THIEMEs
Onkologische Pflege

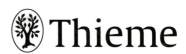

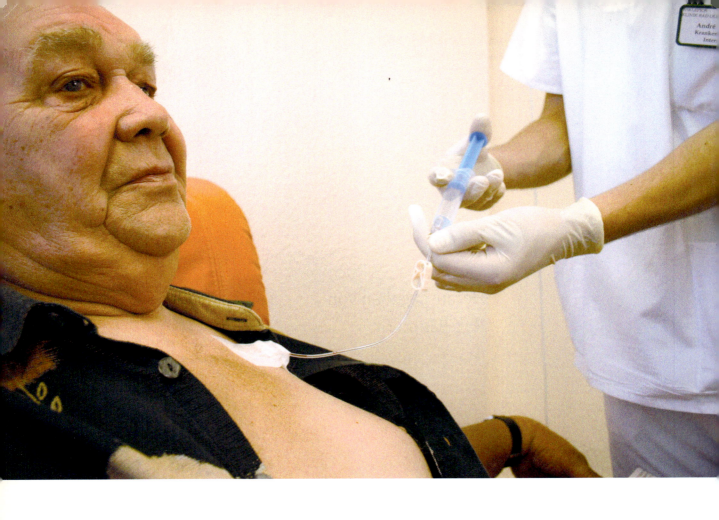

THIEMEs Onkologische Pflege

Herausgegeben von
Rolf Bäumer
Andrea Maiwald

199 Fotos
128 Grafiken
 56 Tabellen

Georg Thieme Verlag
Stuttgart · New York

Videoproduktion

TERRA NOVA, Stuttgart

Sprecher

Mario Hassert

Gestaltung und Layout

Tina Hinkel, Stuttgart

Grafiken

Angelika Brauner, Hohenpeißenberg
Helmut Holtermann, Dannenberg

Bibliografische Information der Deutschen Nationalbibliothek

Die Deutsche Nationalbibliothek verzeichnet diese Publikation in der Deutschen Nationalbibliografie; detaillierte bibliografische Daten sind im Internet über http://dnb.d-nb.de abrufbar.

Wichtiger Hinweis: Wie jede Wissenschaft ist die Medizin ständigen Entwicklungen unterworfen. Forschung und klinische Erfahrung erweitern unsere Erkenntnisse, insbesondere was Behandlung und medikamentöse Therapie anbelangt. Soweit in diesem Werk eine Dosierung oder eine Applikation erwähnt wird, darf der Leser zwar darauf vertrauen, dass Autoren, Herausgeber und Verlag große Sorgfalt darauf verwandt haben, dass diese Angabe **dem Wissensstand bei Fertigstellung des Werkes** entspricht.

Für Angaben über Dosierungsanweisungen und Applikationsformen kann vom Verlag jedoch keine Gewähr übernommen werden. **Jeder Benutzer ist angehalten,** durch sorgfältige Prüfung der Beipackzettel der verwendeten Präparate und gegebenenfalls nach Konsultation eines Spezialisten festzustellen, ob die dort gegebene Empfehlung für Dosierungen oder die Beachtung von Kontraindikationen gegenüber der Angabe in diesem Buch abweicht. Eine solche Prüfung ist besonders wichtig bei selten verwendeten Präparaten oder solchen, die neu auf den Markt gebracht worden sind. **Jede Dosierung oder Applikation erfolgt auf eigene Gefahr des Benutzers.** Autoren und Verlag appellieren an jeden Benutzer, ihm etwa auffallende Ungenauigkeiten dem Verlag mitzuteilen.

Wir bitten um Verständnis, dass aus Gründen der Lesbarkeit im Buch die männlichen Formen, z.B. Patient, Schüler, Lehrer verwendet werden. Natürlich ist uns bewusst, dass die Pflege überwiegend ein Frauenberuf ist – die Gleichberechtigung der Frau ist jedoch selbstverständlich Grundlage der Konzeption und des Menschenbildes, so dass eine Dopplung der Begriffe unnötig erscheint.

Die Verantwortung für die Filme liegt beim Verlag. Bitte wenden sie sich bei Fragen an die Pflegeredaktion.

Bedienungshinweise

Systemanforderungen
Die DVD ist auf allen handelsüblichen DVD-Playern abspielbar sowie auf PCs mit DVD-Laufwerk. Zum Betrieb auf PCs ist eine spezielle DVD-Player-Software nötig. Zum Start der DVD diese in das DVD-Laufwerk einlegen und die Schublade des Laufwerks schließen. Die DVD startet daraufhin automatisch und kann mit Hilfe der Fernbedinung bzw. der Steuertasten der Software bedient werden.

Unterstützte Betriebssysteme:
– Microsoft Windows XP, 2000, ME, 98SE
– Apple Mac OS X
Empfohlene Konfiguration:
– DVD-ROM-Laufwerk
– SVGA-Auflösung mit 800x600 Pixel
– 24-Bit Farbtiefe mit 16,7 Mio. Farben
– Soundkarte, Lautsprecher

© 2008 Georg Thieme Verlag KG
Rüdigerstraße 14
D–70469 Stuttgart
Unsere Homepage: http://www.thieme.de

Printed in Germany

Umschlaggestaltung: Thieme Verlagsgruppe
Umschlagfoto: Alexander Fischer, Baden Baden
Satz: medionet Publishing Services Ltd., Berlin
Satzsystem: Adobe Indesign CS2
Druck: Firmengruppe APPL. aprinta druck, Wemding

ISBN 978-3-13-143871-3

Vorwort

Die pflegerische Versorgung von krebskranken Menschen sowie die Begleitung und Unterstützung von Angehörigen Krebskranker fordert von Pflegekräften in der Onkologie hohe Kompetenzen auf verschiedenen Ebenen. Durch die Entwicklungen im medizinischen Forschungsbereich innerhalb der letzten Jahre konnten neue therapeutische Strategien (z.B. Target-Therapien) entwickelt werden. Verbunden mit den teilweise viel versprechenden prognostischen Ergebnissen erfordert dies auch eine ständige Aktualisierung des pflegefachlichen Wissensspektrums. Speziell im Bereich des Nebenwirkungsmanagements müssen sich Pflegekräfte in onkologischen Fachbereichen auf neue und sehr spezielle pflegerische Probleme einstellen. Pflegeinterventionen müssen problemorientiert und evidenzbasiert entwickelt und definiert werden. Voraussetzung hierfür sind neben umfangreichem Fachwissen auch intensive Kenntnisse in den Bereichen Pflegeforschung, Qualitätsmanagement und Pädagogik. Da gerade onkologische Patienten einen hohen Bedarf an Beratung und Information haben, sind Pflegekräfte in diesem Bereich in der Verantwortung, die Patienten adäquat ,verständlich und aktuell über die erforderlichen Behandlungs- und Pflegemaßnahmen zu informieren.

Dieses Lehrbuch ist aus der Intention entstanden, den Erwartungen, die an die onkologische Versorgung gestellt werden, gerecht zu werden. In erster Linie soll dieses Buch die Teilnehmerinnen und Teilnehmer der Fachweiterbildung unterstützen, das weite Feld der Onkologie auf der kognitiven Ebene zu erfassen. Gleichzeitig sollen Pädagogen in der Fachweiterbildung Onkologie mit Wissen und Fakten in ihrer Arbeit begleitet und unterstützt werden. Die „neuen" Entwicklungen in diesem Bereich erfordern ein differenziertes Fachwissen. Für dieses Buch konnten wir anerkannte Wissenschaftler aus der Onkologie, Fachexperten aus der Praxis und der Bildung gewinnen. Somit ist ein umfangreiches Lehrbuch entstanden, das den Anforderungen der verschiedenen Ebenen Rechnung trägt. Als Herausgeber mit langjähriger Erfahrung in den verschiedenen Sektoren der Onkologie haben wir uns vorgenommen ein Lehrbuch zu entwickeln, das die Perspektive der Pflegenden verstärkt in den Fokus stellt.

THIEMEs Onkologische Pflege wendet sich nicht ausschließlich an Weiterbildungsteilnehmerinnen und –teilnehmer und Lehrende, sondern spricht aufgrund seiner Aktualität und Komplexität alle in diesem Bereich Tätigen an. Dieses Buch eignet sich ebenfalls zur Einarbeitung neuer Mitarbeiterinnen und Mitarbeiter, dient somit auch den Praxisanleiterinnen und Praxisanleitern in diesem Fachbereich. Die Arbeit in der Onkologie fordert eine ständige Reflexion und persönliche Auseinandersetzung, die ohne psychosoziale und fachliche Kompetenz nicht geleistet werden kann.

Um Ihnen, liebe Leserinnen und Leser, in der Bearbeitung der verschiedenen Themen eine weitere Unterstützung zu geben, sind die Texte mit ausführlichem Bildmaterial versehen. Die Verknüpfung von Wort und Bild in Form einer DVD ermöglicht es, komplexe Handlungsabläufe besser nachzuvollziehen.

Düsseldorf, Duisburg
im Februar 2008

Andrea Maiwald
Rolf Bäumer

Danke

Wir als Herausgeber bedanken uns insbesondere bei dem zuständigen Redakteur des Thieme Verlages Herrn Christian von Braun, der mit unbeschreiblicher Geduld, die Entwicklung des Buches begleitet hat, bei Herrn Karl Gampper, der die filmischen Beiträge entwickelt und bearbeitet hat, bei Frau Elsbeth Elwing, die für den herstellerischen Ablauf verantwortlich war und bei Frau Christine Grützner, die als Programmleiterin das Lehrbuch mit angeregt hat und das Konzept mit entwickelt hat.

Großer Dank gilt den Autorinnen und Autoren, die mit großem Engagement ihre Beiträge verfasst haben, und somit zu dem umfangreichen Fachbuch beigetragen haben. Im Besonderen haben wir uns über die Unterstützung der Betroffenen und deren Angehörige, die sich für Film- und Fotoaufnahmen zur Verfügung gestellt haben, gefreut.

Weiterhin bedanken wir uns bei Merck Serono, eine Sparte der Merck KGaA, für das Bereitstellen von Filmmaterial, sowie bei der Asklepios Klinik Bad Oldesloe und der Klinik für Tumorbiologie in Freiburg, die die Filmaufnahmen ermöglicht haben.

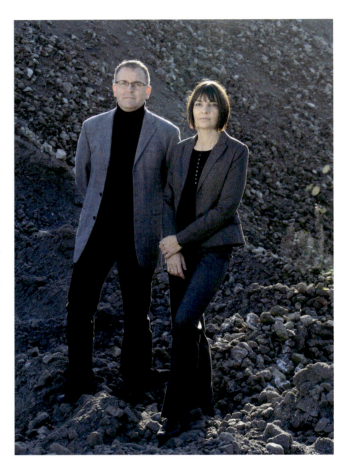

Herausgeber

Rolf Bäumer
Institut f. Sozial- und Kulturforschung e. V.
Bismarckstr. 67
47057 Duisburg

Andrea Maiwald
Universitätsklinikum Düsseldorf
Bildungszentrum Geb. 15.21
Moorenstraße 5
40225 Düsseldorf

Autoren

(die Ziffern hinter den Namen der Autoren
kennzeichnen die Kapitel, an denen sie mitgewirkt haben)

Ulrike Ambrosy (18)
Dipl.- Pädagogin
Systemische Organisationsberaterin und Coach
Adolph-Kolping-Str. 9
59609 Anröchte

Rolf Bäumer (1, 14, 17)
Krankenpfleger, Soziologe
Berater Ethik im Gesundheitswesen
Kommunikationspsychologe
Institut f. Sozial- und Kulturforschung e. V.
Bismarckstr. 67
47057 Duisburg

Prof. Dr. Stephan Baldus (6)
Alter Traßweg 24a
51427 Bergisch Gladbach

Prof. Dr. Michael Bamberg (8)
Universitätsklinikum Tübingen
Klinik für Radioonkologie
Hoppe-Seyler-Str. 3
72076 Tübingen

Prof. Dr. med. habil.Nadežda Basara (8, 12)
Oberärztin
Universitätsklinikum Leipzig
Abt. Hämatologie und Int. Onkologie
Johannisallee 32A
04103 Leipzig

Dr. Volker Beck (2)
Im Schwalbengrund 5a
63579 Freigericht

Ralf Becker (12)
Dipl. Pflege- und Gesundheitswissenschaftler, Fachkrankenpfleger
in der Onkologie, wissenschaftlicher Mitarbeiter
Universitätsklinikum Gießen und Marburg GmbH, Standort Marburg
Institut für Theoretische Chirurgie - Kooperationsstudien Pflege-
dienst / Ärztlicher Dienst
Baldingerstraße
35033 Marburg

Prof. Dr. med. Hans K. Biesalski (9)
Ernährungsmediziner
Institut für Biologische Chemie und Ernährungswissenschaft
Universität Hohenheim
Garbenstr. 30
70593 Stuttgart

Gisela Blaser (11)
Krankenschwester
Referentin für Pflegeberufe
Pflegeberaterin für naturheilkundliche Pflege
Krausbitzchen 22
53332 Bornheim -Sechtem

Klaus Brummel (12)
Dipl.-Pflegepädagoge (FH)
Krankenpfleger für Onkologie
Pflegeexperte der HNO-Klinik, der Klinik für
Strahlenheilkunde und der Palliativstation
Universitätsklinikum Freiburg
Killianstr. 5
79106 Freiburg

Dr. med. Johannes Bruns (18)
Genaralsektretär der DKG e.V.
Deutsche Krebsgesellschaft e.V.
Straße des 17. Juni 106-108
10623 Berlin

Ina Citron (11)
Dipl.-Sozialpädagogin, Sportpädagogin
Leitende Ausbilderin
Deutsche Gesellschaft für Kinästhetik und Kommunikation e.V.
Althoffstr. 20
12169 Berlin

Dr. med. Patrick de Geeter (12)
Urologe, FEBU (fellow european board urology)
Klinikum Kassel GmbH
Klinik für Urologie
Mönchebergstr. 41-43
34125 Kassel

Axel Doll (9)
Dipl.-Pflegepädagoge
Fachkrankenpfleger Onkologie
Kommunikationstrainer
Multiplikatorenschulung „Fatigue"
Wannseeschule e.V.
Zum Heckeshorn 36
14109 Berlin

Birgit S. Etzel (3)
Direktorin für Pflege und Pflegeforschung
Klinik für Tumorbiologie Freiburg
Breisacher Str. 117
79106 Freiburg

Siamak Farhur (17)
Paulinenstr. 15
45130 Essen

Dr. Heike Fink (7)
ltd. Oberärztin Hämatologie, Onkologie, Endokrinologie
Asklepios Klinik Bad Oldesloe
Innere Abteilung
Schützenstr. 55
23843 Bad Oldesloe

Jan Foubert (1)
European Oncology Nursing Society
Avenue E. Mounier 83/8
1200 Brussels
Belgien

Sabine Gärtner (2)
Gesundheits- und Krankenpflegerin
Fachpflege Onkologie
Stationsleitung
Studentin Management im Gesundheitswesen
KOK Beirat
Klinik für Tumorbiologie
Onkologische Rehabilitation und Nachsorge
Breisacher Str. 117
79106 Freiburg

Dieter-Eckhard Genge (5)
Ass. jur., Dozent für Sozialrecht
Excurs professional GmbH
Fachakademie und Studienzentrum
Rotekreuzstraße 33
30627 Hannover

Prof. Dr. med. Gerd Goeckenjan (12)
Facharzt für Innere Medizin (Pneumologie)
Am Ziegenberg 95
34128 Kassel

Elke Goldhammer (9)
Dipl. Pflegewissenschaftlerin
Fachkrankenschwester für die Pflege in der Onkologie
Kursleitung der onkologischen Fachweiterbildung
Universitätsklinikum Münster
Weiterbildungsstätte für Intensivpflege,
Anästhesie und Pflege in der Onkologie
Schmeddingstr. 56
48129 Münster

Matthias Grünewald (3)
Dipl.-Pflegepädagoge (FH)
Universitätsklinikum Düsseldorf
Bildungszentrum
Moorenstr. 5
40225 Düsseldorf

Dr. Stefan Heuer (12)
Assistenzarzt
Chirurgische Klinik und Poliklinik
FAU Erlangen-Nürnberg
Krankenhausstr. 12
91054 Erlangen

Prof. Dr. Ulrike Höhmann (18)
Professorin für Pflegewissenschaft
Ev. Fachhochschule Darmstadt
Zweifalltorweg 12
64293 Darmstadt

Prof. Dr. med. Dr. h.c. Werner Hohenberger (8, 12)
Direktor der Chirurgischen Klinik
Universitätsklinikum Erlangen
Krankenhausstr. 12
91054 Erlangen

Dr. med. Ulrike Holtkamp (15)
DLH-Patientenbeistand
Deutsche Leukämie- und Lymphom-Hilfe e.V.
Thomas-Mann-Str. 40
53111 Bonn

Elke Irlinger Wimmer (MHSc, RN) (12)
Gesundheits- und Pflegewissenschaftlerin,
Pflegeexpertin für Onkologie
Birkenwaldstrasse 88/2
70191 Stuttgart

Prof. Dr. med. Dr. h.c. Manfred Kaufmann (12)
Direktor der Klinik für Gynäkologie und Geburtshilfe
Johann-Wolfgang-Goethe-Universität
Theodor-Stern-Kai 7
60596 Frankfurt am Main

Martina Kern (16)
Bereichspflegedienstleitung
Malteser Krankenhaus Bonn/Rhein-Sieg
Akademisches Lehrkrankenhaus der Universität Bonn
Zentrum für Palliativmedizin
Von Hompesch-Str. 1
53123 Bonn

Carola Kisters (12)
Kinderkrankenschwester für die Pflege in der Onkologie, Stationsleitung in der pädiatrischen Onkologie, Hämatologie und Immunologie
Universitätsklinikum Düsseldorf
Zentrum für Kinder- und Jugendmedizin
Schlossmannhaus
Moorenstr. 5
40225 Düsseldorf

Alexander Kleefeld (12)
Krankenpfleger
Zentrum für Neurologie
Hoppe-Seyler-Str. 3
72076 Tübingen

Peter König (3)
Dipl. Pflegewirt (FH), Pflegewissenschaftler MScN
Pflegedienstleiter, DRG-Beauftragter
Klinik für Tumorbiologie
Lehenerstr. 86
79106 Freiburg

Andrea Küpper (12, 18)
Onkologie-Fachkrankenschwester
Case Managerin (Pflegeberatung und
Koordination im Brustzentrum)
Luisenhospital
Boxgraben 99
52064 Aachen

Mirko Umberto Laux (1, 4)
Dipl.-Berufspädagoge (FH)
Berater für Ethik im Gesundheitswesen
Fachkinderkrankenpfleger in der Onkologie
Städtische Kliniken Frankfurt am Main Höchst

Andrea Maiwald (1, 10, 12)   • Fachkrankenschwester für
Universitätsklinikum Düsseldorf   die Pflege in der Onkologie
Bildungszentrum Geb. 15.21   • Beraterin für Ethik im
Moorenstraße 5   Gesundheitswesen
40225 Düsseldorf   • Lehrgangsleitung oder onko-
                                     logischen Fachweiterbildung

Elke Ostgathe (16)
Dipl.-Berufspädagogin (FH)
wissenschaftliche Mitarbeiterin
Malteser Krankenhaus Bonn/Rhein-Sieg
Akademisches Lehrkrankenhaus der Universität Bonn
Zentrum für Palliativmedizin
Von Hompesch-Str. 1
53123 Bonn

Claudia Paul (9)
Ernährungsmedizinische Beraterin/DGE
Klinikum Leverkusen
Abt. Allgemeinchirurgie
Am Gesundheitspark 11
51375 Leverkusen

Kerstin Protz (9)
Krankenschwester
Managerin im Sozial- und Gesundheitswesen
Wundexpertin ICW e.V.
Referentin für Wundversorgungskonzepte
Fachautorin
Mitglied der Expertengruppe „Pflege von Menschen
mit chronischen Wunden"
Bachstr. 75
22083 Hamburg

Mirjana Pruss (16)
Bestattungsmeisterin
Hasselsstr. 111
40599 Düsseldorf

Dr. med. Knuth Rass (12)
Oberarzt (Onkologie, operative Dermatologie)
Universitätsklinikum des Saarlandes
Klinik für Dermatologie, Venerologie und Allergologie
Kirrberger Straße 15a
66421 Homburg/Saar

Dr. Christine Freiin von Reibnitz (1)
Lehrbeauftragte Universität Witten-Herdecke, Referentin
Gesundheitspolitik
Lesserstr. 165
22049 Hamburg

Karl Reif (3)
Universität Bremen
Institut für Public Health und Pflegeforschung
Grazer Str. 4
28359 Bremen

Sylvia Rohloff (9)
Lehrerin für Pflege
Weiterbildungsberaterin
Fort- und Weiterbildung für Gesundheitsberufe
Wannsee-Akademie
Zum Heckeshorn 36
14109 Berlin

Priv.-Doz. Dr. Claudia Rössig (8)
Oberärztin
Universitätskinderklinik Münster
Pädiatrische Hämatologie und Onkologie
Albert-Schweitzer-Str. 33
48149 Münster

Nicola Sakowski (9)
Dipl. Psych., Systemische Supervisorin, Coach, Trainerin
Heimat 47b
14165 Berlin

Prof. Dr. Marie-Luise Sautter-Bihl (8)
Direktorin der Klinik für Strahlentherapie
Städt. Klinikum Karlsruhe
Moltkestraße 90
76133 Karlsruhe

Clarissa Schaumburg (12)
Krankenschwester
Zentrum für Neurologie
Hoppe-Seyler-Str. 3
72076 Tübingen

Dr. med. habil. Henning Schulze-Bergkamen (8)
Internist, Gastroenterologe
I. Medizinische Klinik und Poliklinik
Universitätsklinikum
Johannes-Gutenberg-Universität
Langenbeckstr. 1
55101 Mainz

Priv.-Doz. Dr. med. Dr. med. habil. Johann Schwegler (8)
Zehntwiesenstr. 64C
76275 Ettlingen

Dr. med. Ulf Seifart (2)
Chefarzt, Facharzt für Innere Medizin, Onkologie /Hämatologie
Klinik Sonnenblick
Amöneburger Straße 1-6
35043 Marburg

Alrun Sensmeyer (9, 12)
Mainzer Weg 1
64754 Hesseneck

Prof. Margot Sieger (3)
pädea-Institut für Bildung
Beratung und Forschung im Sozial- und Gesundheitswesen
Nienkamp 82-84
48147 Münster

Dr. med. Hans-Bernd Sittig (10)
Facharzt für Anästhesie, spezielle Schmerztherapie, Palliativmedizin
Medizinisches Versorgungszentrum Buntenkamp GmbH
Buntenkamp 5a
21502 Geesthacht

Xaver Skibbe (12)
Dozent für Gynäkologie und Geburtshilfe, Anatomie und Physiologie
An der Bahn 3
41749 Viersen

Dr. med. Christof Steigerwald (12)
Facharzt für HNO, Belegarzt an der Hofgartenklinik Aschaffenburg
Landingstr. 2
63739 Aschaffenburg

Marion Steinbach (9)
Universitätsklinikum Münster
Weiterbildungsstätte für Intensivpflege, Anästhesie und Pflege in der Onkologie
Schmeddingstr. 56
48129 Münster

Elisabeth Stoll-Salzer (12)
DGKS, Fachschwester für Stoma und Kontinenzberatung
Wolkensteinstraße 2A/Top 2
6176 Völs
Österreich

Doris Strauch (11)
freigestellte Praxisanleiterin
Universitätsklinikum Düsseldorf
Bildungszentrum für Kompetenzentwicklung im Gesundheitswesen
Geb. 15-21
Moorenstr. 5
40225 Düsseldorf

Barbara Strohbücker (9)
Pflegewissenschaftlerin (MscN), Qualitätsbeauftragte
Klinikum der Universität Köln
Medizinische Synergien
Kerpener Str. 62
50924 Köln

Dr. med. Dorothea Tadler (12)
Benzinoring 12
67657 Kaiserslautern

Elke Teloo (10)
Leitende Physiotherapeutin
Universitätsklinikum Düsseldorf
Moorenstr. 5
40225 Düsseldorf

Ulrike Thielhorn (2)
Klinik für Tumorbiologie
Universität Freiburg
Breisacher Str. 117
79106 Freiburg

Prof. Dr. phil. Joachim Weis (13)
Psychotherapeut, Leiter Abteilung Psychoonkologie
Klinik für Tumorbiologie
Universität Freiburg
Breisacher Str. 117
79106 Freiburg

Prof. Dr. med. Michael Weller (12)
Klinikdirektor
Neurologische Klinik
Universitätsspital
Frauenklinikstr. 26
8091 Zürich

Gerlinde Wiesinger (12)
Diplomierte Gesundheits- und Krankenschwester
Salzburger Landeskliniken
Müllner Hauptstr. 48
5020 Salzburg
Österreich

Dr. med. Gudrun Zürcher (9)
Medizinische Universitätsklinik Freiburg
Abteilung Innere Medizin I
Sektion Ernährungsmedizin und Diätetik
Schwerpunkt Hämatologie und Onkologie
Hugstetterstr. 55
79106 Freiburg

Inhalt

Teil I Arbeitsfeld Pflege in der Onkologie

1 Berufsbild Pflege in der Onkologie 2

1.1 Gesellschaftliche Aspekte der Pflege in der Onkologie 2
Rolf Bäumer
1.1.1 Pflegende der Onkologie heute 2
1.1.2 Onkologische Pflege in der Versorgung Betroffener 3
1.1.3 Konferenz Onkologische Kranken- und Kinderkrankenpflege (KOK) 3

1.2 Weiterbildung Pflege in der Onkologie 4
Andrea Maiwald
1.2.1 Entstehung und Entwicklung der Weiterbildung Pflege in der Onkologie . . . 4
1.2.2 Fachweiterbildung Pflege in der Onkologie heute 5
1.2.3 Entwicklung und Zukunft der Weiterbildung Pflege in der Onkologie . . . 5

1.3 Pflege in der Onkologie in Europa 7
Jan Foubert
1.3.1 European Oncology Nursing Society (EONS) 7
1.3.2 Weiterbildungen in der Onkologiepflege . . 7
1.3.3 EONS - europäische Leitlinie für onkologische Weiterbildung 8
1.3.4 Problem Lernqualität – Kluft zwischen Angebot und Nachfrage 8

1.4 Medizinische Fachangestellte in der Onkologie . . . 9
Mirko Umberto Laux
1.4.1 Berufsbild Medizinische Fachangestellte . . 9
1.4.2 Berufsbild Medizinische Fachangestellte in der Onkologie 10

1.5 Homecareversorgung 12
Christine von Reibnitz
1.5.1 Einleitung 12
1.5.2 Was ist Homecare? 13
1.5.3 Vernetzung durch Case-Management 15
1.5.4 Vorteile von Homecare und Case-Mangement 16

2 Gesundheitswissenschaftliche Aspekte der onkologischen Pflege 18

2.1 Gesundheitsförderung nach dem Modell der Salutogenese 18
Ulrike Thielhorn
2.1.1 Biomedizinisches Modell 18
2.1.2 Modell der Salutogenese 19

2.2 Chancen und Potenziale der Krebsprävention 21
Volker Beck
2.2.1 Grundlagen 21
2.2.2 Brennpunkt Rauchen 22
2.2.3 Alkoholkonsum und Krebsrisiko 23
2.2.4 Krebsprävention durch Ernährung 24
2.2.5 Krebsprävention am Arbeitsplatz 25
2.2.6 Impfung gegen das Humane Papillom-Virus (HPV) 25
2.2.7 Möglichkeiten der Primärprävention 26
2.2.8 Zukunft der Krebsprävention 30

2.3 Onkologische Rehabilitation 31
Sabine Gärtner
2.3.1 Grundlagen 31
2.3.2 Aufgaben der Pflege 32
2.3.3 Perspektiven der onkologischen Rehabilitationspflege 34
2.3.4 Gesetzliche Regelung der Rehabilitation . . 34

2.4 Sport und Krebs 35
Ulf Seifart
2.4.1 Sport und Tumorentstehung 35
2.4.2 Sport und Krebsprognose 35
2.4.3 Wirkpotenziale des Sports bei Krebspatienten 36
2.4.4 Voraussetzungen einer ausgewogenen Sporttherapie 37
2.4.5 Fazit 38

3 Pflegewissenschaft 41

3.1 Einführung in die onkologische Pflegeforschung . . 41
Margot Sieger
3.1.1 Wissenschaftsentwicklung und Pflegeforschung 41
3.1.2 Dimensionen der Pflegeforschung 42
3.1.3 Methodologie 43
3.1.4 Der Forschungsprozess 44

3.2 Klinische Pflegeforschung 45
Margot Sieger
3.2.1 Differenzierung der klinischen Pflegeforschung 45
3.2.2 Befunde aus der klinischen onkologischen Pflegeforschung 46

3.3 Evidence-Based Nursing (EBN) 48
Karl Reif
3.3.1 Einleitung 48
3.3.2 Methodisches Vorgehen bei EBN 48

3.4 Pflegetheorien und Pflegemodelle 52
Birgit S. Etzel
3.4.1 Einleitung – Was ist ein Pflegemodell? . . . 52
3.4.2 Pflegetheorie von D.E. Orem 53
3.4.3 Fürsorge-Theorie von Patricia Benner und Judith Wrubel 54
3.4.4 Umsetzung von Pflegemodellen in die Praxis 55

3.5 Methoden und Instrumente 55
3.5.1 Pflegeprozess 55
Matthias Grünewald
3.5.2 Pflegediagnosen 58
Peter König

4 Ethik in der onkologischen Pflege 62
Mirko Umberto Laux

Einführung 62

4.1 Grundlagen der Ethik 63
4.1.1 Was ist eigentlich Ethik? 63
4.1.1 Ziele, Aufgaben und Funktionen der Ethik . 63

4.2	**Ethische Regeln und Prinzipien**	**64**
	4.2.1 Vier Prinzipien der Medizinethik	64
	4.2.2 Ethische Leitprinzipien der Pflege	64
	4.2.3 Der ICN Ethik-Kodex für Pflegende	65
4.3	**Ethisch-moralisches Handeln in der onkologischen Pflege**	**66**
	4.3.1 Selbstbestimmung	66
	4.3.2 Aufklärung im Sinne des „Informed Consent"	67
	4.3.3 Vorsorge für den Fall der Nichteinwilligungsfähigkeit	67
4.4	**Spezifische Problemfelder in der Onkologie**	**69**
	4.4.1 Schmerz und Ethik	69
	4.4.2 Ethische Probleme am Lebensende	69
	4.4.2 Ethische Probleme im Rahmen der Sterbehilfe	70
	4.4.3 Ethische Probleme im Rahmen der onkologischen Forschung	72
4.5	**Institutionen der Medizinethik**	**72**
	4.5.1 Ethikkommissionen	72
	4.5.2 Klinische Ethikkomitees (KEK)	72
4.6	**Klinische Ethikberatung**	**74**
	4.6.1 Aufgaben	74
	4.6.2 Fallbesprechungen	75
	4.6.3 Struktur und Ablauf der Ethikberatung	75
	Schlussbemerkungen	**77**

5	**Rechtliche Aspekte der onkologischen Pflege**	**79**
	Dieter Eckhard Genge	
5.1	**Pflegerisches Handeln im sozialrechtlichen Beziehungsgeflecht**	**79**
5.2	**Pflichten der Pflegekräfte aus dem Arbeitsverhältnis**	**80**
5.3	**Strukturen der zivilrechtlichen Haftung**	**81**
	5.3.1 Haftung aus Vertrag und Deliktshaftung	81
	5.3.2 Rechtsgüter der Deliktshaftung	83
5.4	**Delegation im Rahmen des Anweisungsverhältnisses Arbeitgeber – Arbeitnehmer**	**84**
	5.4.1 Delegation und Übernahmeverschulden	84
	5.4.2 Delegationsfähigkeit ärztlicher Tätigkeiten	85
	5.4.3 Verfahren in der Praxis	85
	5.4.4 Haftungsrechtliche Besonderheiten	86
	5.4.5 Bewertung einzelner Fallgruppen	86
	Fazit	87
5.5	**Selbstbestimmungsrecht des Patienten und Fürsorgepflicht des rechtlichen Leistungserbringers**	**87**
	5.5.1 Patientenwille und gesetzliche Regelung der Sterbehilfe	87
	5.5.2 Gegenwärtige Regelungsversuche	87
	Fazit	88

Teil II   Medizinische Grundlagen

6	**Biologie und Pathologie**	**90**
	Stephan E. Baldus	
	Einführung	**90**
6.1	**Systematik der Tumoren**	**91**
	6.1.1 Einteilung nach der Dignität	91
	6.1.2 Einteilung nach dem Tumorstadium	92
	6.1.3 Einteilung nach der geweblichen Herkunft	93
6.2	**Risikofaktoren der Tumorentstehung: karzinogene Agenzien**	**96**
	6.2.1 Chemische Karzinogene	96
	6.2.2 Ultraviolette und ionisierende Strahlen	97
	6.2.3 Virale und mikrobielle Erreger	97
6.3	**Molekulare Grundlagen der Tumorentstehung**	**98**
	6.3.1 Grundprinzipien der malignen Tumorentstehung	98
	6.3.2 Onkogene (Protoonkogene)	98
	6.3.3 Tumorsuppressorgene	99
	6.3.4 Apoptose-regulierende Gene	100
	6.3.5 DNA-Reparaturgene	100
6.4	**Biologie des Tumorwachstums**	**100**
	6.4.1 Angiogenese	100
	6.4.2 Invasion	100
	6.4.3 Metastasierung	101
7	**Epidemiologie, Risikofaktoren und Diagnoseverfahren**	**102**
	Heike J. Fink	
7.1	**Epidemiologie**	**102**
7.2	**Risikofaktoren**	**104**

7.3	**Diagnoseverfahren**	**105**
	7.3.1 Sonografie	105
	7.3.2 Konventionelles Röntgen	107
	7.3.3 Magnetresonanztomografie (MRT)	107
	7.3.4 Computertomografie	107
	7.3.5 Positronen-Emissions-Tomografie (PET)	107
	7.3.6 Endoskopie	108
	7.3.7 Knochenszintigrafie	108
8	**Grundlagen der onkologischen Therapie**	**110**
8.1	**Operative Verfahren**	**110**
	Werner Hohenberger, Stefan Heuer	
	8.1.1 Therapieplanung	110
	8.1.2 Diagnosesicherung	111
	8.1.3 Festlegung der Tumorausbreitung (Staging)	112
	8.1.4 Therapieentscheid	112
	8.1.5 Prinzipien der chirurgischen Therapie	113
8.2	**Zytostatika**	**115**
	8.2.1 Grundlagen: Zellzyklus und Zellteilung	115
	Johann Schwegler	
	8.2.2 Definition und Einteilung von Zytostatika	117
	Nadezda Basara	
8.3	**Zielgerichtete Therapien**	**121**
	Henning Schulze-Bergkamen	
	8.3.1 Einleitung	121
	8.3.2 Formen zielgerichteter Therapie	122
	8.3.3 Spezielle Therapieformen	132
	8.3.4 Grenzen zielgerichteter Therapien	134
	8.3.5 Ausblick	134

8.4 **Stammzelltherapie** 135
Claudia Rössig

8.5 **Radioonkologie** 140
Michael Bamberg, M.-L. Sautter-Bihl
8.5.1 Einführung 140
8.5.2 Wirkungen der Strahlentherapie 141
8.5.3 Technik der Strahlentherapiebehandlung . 141

8.5.4 Ziele der Strahlentherapie 143
8.5.5 Nebenwirkungen der Strahlentherapie . . . 144
8.5.6 Kombination der Strahlenbehandlung
mit anderen Therapieverfahren 144
8.5.7 Dosisbegriffe und Fraktionierung 145
8.5.8 Ablauf der Bestrahlung 145

Teil III Pflege in der Onkologie

9 **Ausgewählte Pflegeprobleme in der Onkologie** . . . 150

9.1 **Ernährungsstörungen** 150
Gudrun Zürcher, Hans Konrad Biesalski, Claudia Paul
9.1.1 Mangelernährung 150
Gudrun Zürcher, Hans Konrad Biesalski
9.1.2 Ernährungstherapie 154
9.1.3 Ernährungsberatung 158
Claudia Paul

9.2 **Übelkeit und Erbrechen** 161
Axel Doll
9.2.1 Beschreibung des Pflegeproblems 161
9.2.2 Ursachen und Einflussfaktoren 162
9.2.3 Formen von Übelkeit und Erbrechen 162
9.2.4 Symptome von Übelkeit und Erbrechen . . 165
9.2.5 Pflegeanamnese und Assessment 165
9.2.6 Pflege- und Behandlungsziele 166
9.2.7 Pflegeinterventionen 167
9.2.8 Evaluation und Dokumentation 169

9.3 **Diarrhö und Obstipation** 170
Gudrun Zürcher, Hans Konrad Biesalski
9.3.1 Diarrhö 170
9.3.2 Obstipation 176

9.4 **Fatigue** 181
Axel Doll
9.4.1 Beschreibung des Pflegeproblems 181
9.4.2 Ursachen und Einflussfaktoren 182
9.4.3 Symptome von Fatigue 184
9.4.4 Pflegeanamnese und Assessment 185
9.4.5 Pflege- und Behandlungsziele 185
9.4.6 Pflegeinterventionen 185
9.4.7 Evaluation und Dokumentation 188

9.5 **Knochenmarkdepression** 189
Elke Goldhammer, Marion Steinbach
9.5.1 Physiologie der Blutbildung 189
9.5.2 Definitionen 190
9.5.3 Ursachen der Knochenmarkdepression
bei Tumorpatienten 190
9.5.4 Auswirkungen der
Knochenmarkdepression 191

9.6 **Aspekte der modernen feuchten Wundversorgung** 196
Kerstin Protz
9.6.1 Wundanamnese 196
9.6.2 Feuchte/moderne Wundversorgung vs.
trockene/traditionelle Wundversorgung . . 196
9.6.3 Hautschutz und -pflege 197
9.6.4 Wundreinigung 198
9.6.5 Wundspülung 198
9.6.6 Auswahl der Wundauflage 199
9.6.7 Unzeitgemäße Produkte 204

9.7 **Mund- und Schleimhautveränderungen** 205
Barbara Strohbücker
9.7.1 Pathophysiologische Grundlagen 205
9.7.2 Symptome und Folgen 205
9.7.3 Vorbeugung von Entzündungen
im Mund- und Rachenraum 206
9.7.4 Linderung von Beschwerden 207

9.8 **Körperbildveränderungen** 209
Alrun Sensmeyer
9.8.1 Krankheit und Auswirkungen
auf das Körpererleben 209
9.8.2 Körper erleben, Körper erfahren 210
9.8.3 Körperversöhnung 212

9.9 **Störungen der Sexualität** 213
Alrun Sensmeyer

10 **Schmerzmanagement** 219

10.1 **Aktuelle Aspekte der Tumorschmerztherapie** . . . 219
Hans-Bernd Sittig
10.1.1 Einleitung 219
10.1.2 Auswahl der Analgetika 220

10.2 **Expertenstandard** 223
Andrea Maiwald
10.2.1 Einleitung 223
10.2.2 Schmerzeinschätzung 223
10.2.3 Aufgaben der Pflegenden bei der
medikamentösen Schmerztherapie 225
10.2.4 Schulung und Beratung von
Schmerzpatienten in der Onkologie 226

10.3 **Schmerzreduzierende Massagen** 227
Elke Teloo
10.3.1 Einleitung 227
10.3.2 Formen der Physikalischen Therapie 228
10.3.3 Klassische Massage 229

11 **Komplementäre Pflegeangebote** 232

11.1 **Naturheilkundliche Verfahren** 232
Gisela Blaser
11.1.1 Übelkeit 232
11.1.2 Schmerzen 233
11.1.3 Mundschleimhautentzündung (Mukositis) 233
11.1.4 Husten, Reizhusten, Bronchitis,
Verschleimung 234
11.1.5 Hautveränderungen 235
11.1.6 Naturheilkundliche Prophylaxe gegen
Nebenwirkungen der Bestrahlungstherapie 237
11.1.7 Störungen der Wundheilung 238

11.2 **Basale Stimulation** 239
Doris Strauch
11.2.1 Einleitung 239
11.2.2 Grundlagen und Ziele des Konzepts 240

11.2.3 Fallbeispiel Herr Peterson 241
11.2.4 Sinn und Technik der ASE 242
11.2.5 Berührungsqualität und
biografische Anamnese 243

11.3 Kinästhetik (Kinaesthetics) **244**
Ina Citron
11.3.1 Psychosoziale Aufgaben und Belastungen
der Pflegenden in der Onkologie 244
11.3.2 Kinästhetik als ein Instrument
des Pflegeprozesses 245
11.3.3 Kinästhetik in der beruflichen Bildung . . . 245
11.3.4 Grundlagen des Lernprozesses 246
11.3.5 Ökologie menschlicher Bewegung 247

12 Ausgewählte Tumorentitäten **249**

12.1 Bronchialkarzinom **249**
12.1.1 Medizin 249
Gerd Goeckenjan
12.1.2 Pflege 253
Elke Irlinger Wimmer

12.2 Mammakarzinom **256**
12.2.1 Medizin 256
M. Kaufmann, A. Rody
12.2.2 Pflege 261
Andrea Küpper

12.3 Gastrointestinale Tumore **266**
12.3.1 Medizin 266
Werner Hohenberger, Stefan Heuer
12.3.2 Pflege 271
Alrun Sensmeyer
12.3.3 Spezielle Stomapflege 275
Elisabeth Stoll-Salzer, Gerlinde Wiesinger

12.4 Hämatologische Erkrankungen **281**
12.4.1 Medizin 281
Nadezda Basara
12.4.2 Pflege 285
Ralf Becker

12.5 Häufige Tumoren in der pädiatrischen Onkologie . . **288**
12.5.1 Medizin 288
Hans-Jürgen Laws
12.5.2 Pflege 292
Carola Kisters, Andrea Maiwald

12.6 Prostatakarzinom **297**
12.6.1 Medizin 297
Patrick de Geeter

12.7 Hirntumoren **301**
12.7.1 Medizin 301
Michael Weller
12.7.2 Pflege 305
Alexander Kleefeld, Clarissa Schaumburg

12.8 Tumore des Kopf- und Halsbereichs **308**
12.8.1 Medizin 308
Christof Steigerwald
12.8.2 Pflege 311
Klaus Brummel

12.9 Dermatologische Tumore **318**
12.9.1 Medizin 318
Knuth Rass, Dorothea Tadler

12.10 Gynäkologische Tumoren **325**
12.10.1 Medizin 325
Xaver Skibbe
12.10.2 Pflege (Prä- und postoperative Maßnahmen
bei abdominaler Hysterektomie) 329
Xaver Skibbe

Teil IV   Psychosozialer Bereich in der Onkologie

13 Krankheitsverarbeitung und Lebensqualität **332**
Joachim Weis

13.1 Krankheitsverarbeitung bei Krebs **332**
Einführung 332
13.1.1 Theoriemodelle zur
Krankheitsverarbeitung 332
13.1.2 Krankheitsverarbeitung und
Ressourcenorientierung 333
13.1.3 Krankheitsverarbeitung im
sozialen Kontext 333
13.1.4 Patientenkompetenz und
Krankheitsverarbeitung 334
13.1.5 Diagnostik der Krankheitsverarbeitung . . . 334
13.1.6 Krankheitsverarbeitung und
Krankheitsverlauf 335
Zusammenfassung 335

13.2 Lebensqualität in der Onkologie **336**
13.2.1 Begriffbestimmungen und
konzeptionelle Ansätze 336
13.2.2 Erfassung der gesundheitsbezogenen
Lebensqualität 337
13.2.3 Anwendungsgebiete in der Onkologie . . . 338
Zusammenfassung 339
Ausblick 339

14 Beratung und Kommunikation **341**
Rolf Bäumer

14.1 Grundlagen der Kommunikation **341**

14.2 Das schwierige Gespräch in der Onkologie **342**

14.3 Patientenberatung **343**

15 Selbsthilfegruppen und Patientenanwaltschaft **345**
Ulrike Holtkamp

15.1 Historie der Selbsthilfebewegung **345**

15.2 Selbsthilfe heute **346**
15.2.1 Begriffsbestimmungen 346
15.2.2 Der Weg zur Selbsthilfe 347

15.3 Selbsthilfe im onkologischen Bereich **347**

**15.4 Arbeit einer Selbsthilfeorganisation am Beispiel der
Deutschen Leukämie- & Lymphom-Hilfe e.V. (DLH)** . **348**

16 Sterben und Tod **352**

16.1 Sterbeprozess **352**
Axel Doll
16.1.1 Körperlicher Sterbeprozess 353
16.1.2 Sterbephasen und emotionale
Sterbebegleitung 355
16.1.3 Soziale Dimension des Sterbens 358

16.2	**Palliative Care**	**359**
	Martina Kern, Elke Ostgathe	
	16.2.1 Einführung	359
	16.2.2 Entwicklung und Organisationsformen . .	359
	16.2.3 Begleitung am Lebensende – Der Patient und sein Umfeld	362
	16.2.4 Trauer – die Verlusterfahrung	362
	16.2.5 Pflege unter dem Aspekt der radikalen Patientenorientierung	364
	16.2.6 Palliativpflegerische Wundversorgung . . .	366
	16.2.7 Pflege in der Terminal- und Finalphase . . .	369

	16.2.8 Palliativpflege: Teil eines multidisziplinären Teams	373
	16.2.9 Abschluss	376
16.3	**Bestattungen**	**377**
	Mirjana Pruss	
	16.3.1 Der Bestatter – ein Berufsbild im Wandel der Zeit	377
	16.3.2 Aufgaben des Bestatters heute	377
	16.3.3 Der Tod ist eingetreten – was ist jetzt zu tun?	378
	16.3.4 Wer entscheidet die Bestattungsart?	379
	16.3.5 Zum Schluss	379

Teil V Qualitätsmanagement und Organisationsformen

17	**Grundlagen und Instrumente der Qualitätssicherung**	**382**
17.1	**Grundlagen**	**382**
	Siamak Farhur	
	17.1.1 Begriffsbestimmungen	382
	17.1.2 Qualitätsmanagement	384
	17.1.3 Instrumente im Qualitätsmanagement . . .	386
	17.1.4 Qualitätszirkel in der Onkologie	386
17.2	**Clinical Pathways in der Onkologie**	**388**
	Rolf Bäumer	
	17.2.1 Einleitung	388
	17.2.2 Clinical Pathways	388
18	**Organisationsformen**	**390**
18.1	**Entlassungs- und Verlegungsmanagement**	**390**
	Ulrike Höhmann	
	18.1.1 Einleitung	390
	18.1.2 Zentrale Brückungsmodelle im Vergleich . .	391
	18.1.3 Der Expertenstandard „Entlassungsmanagement in der Pflege"	392

18.2	**Entwicklung und gesetzlicher Rahmen der Integrierten Versorgung**	**397**
	Johannes Bruns	
18.3	**Case Management**	**400**
	Andrea Küpper	
	Einleitung	400
	18.3.1 Definition und Entwicklung	400
	18.3.2 Falleinschätzung und Hilfeplanung in sechs Phasen	401
	18.3.3 Fallbeispiel einer Patientin mit Mamma-karzinom	401
	18.3.4 Ziele der Methode	402
18.4	**Systemisches Projektmanagement**	**403**
	Ulrike Ambrosy	
	18.4.1 Einleitung	403
	18.4.2 Inhalts- und Systemebene in den verschiedenen Phasen des Projekts	403

Anhang

Kompetenzprofil der BAGL	410	Patientenbroschüre zu Beschwerden im Mundbereich	414
Erhebungsbogen zur Schmerzeinschätzung	413	Sachverzeichnis	415

TEIL I

Arbeitsfeld Pflege
in der Onkologie

1   Berufsbild Pflege in der Onkologie · 2

2   Gesundheitswissenschaftliche Aspekte der onkologischen Pflege · 18

3   Pflegewissenschaft · 41

4   Ethik in der onkologischen Pflege · 62

5   Rechtliche Aspekte der onkologischen Pflege · 79

1 Berufsbild Pflege in der Onkologie

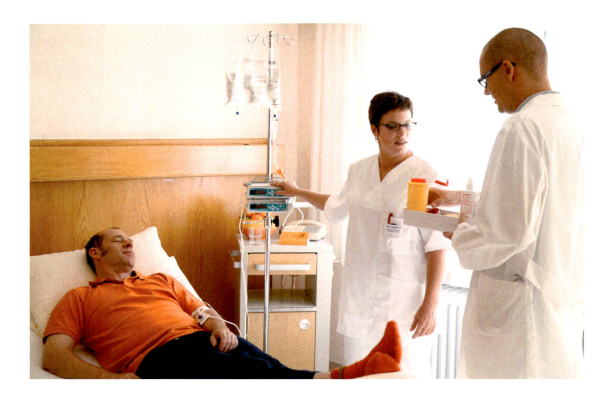

1.1 Gesellschaftliche Aspekte der Pflege in der Onkologie

Rolf Bäumer

Die Disziplin der Onkologischen Pflege in Deutschland ist noch sehr jung. Die Pflege von Menschen mit Krebs gibt es schon so lange, wie es Krebserkrankungen gibt. Eine Spezialisierung in der Pflege wurde erkannt. Zeitlich kann man diese Spezialisierung auf Mitte der 80iger Jahre des letzten Jahrhunderts datieren. Zu diesem Zeitpunkt wurden die ersten Diskussionen einer eigenständigen Fachweiterbildung „Pflege in der Onkologie" geführt. Diese wurde dann Anfang der 90er Jahre in Heidelberg etabliert. Heute wird die Diskussion geführt, ob eine Qualifikation der Pflege auf Hochschulebene nötig ist. In anderen europäischen Ländern ist der Master of Oncology ein etabliertes Studium nicht nur für Pflegende in der Onkologie (S. 7).

1.1.1 Pflegende der Onkologie heute

Das Arbeitsfeld der Pflege unterliegt einer fast täglichen Veränderung. Wichtige Gründe der Veränderung sind neben anderen:
- veränderte Krebstherapien und dem damit verbundenen Assessment,
- veränderte Nebenwirkungen und dem damit verbundenen pflegerischen Assessment,
- Zunahme von Krebserkrankungen,
- hohes Patientenaufkommen in den Kliniken,
- veränderte ökonomische Situation in den Kliniken,
- Verbesserung der Überlebenschancen,
- Verlagerung der Behandlung vom stationären in den ambulanten Sektor,
- Diskussion der Rolle von Pflegenden in der Versorgung.

Natürlich hat die Veränderung der Rolle auch mit einer Veränderung der Versorgungsstrukturen zu tun. Die Versorgung der Patienten wird sich immer mehr in Zentren vollziehen. Die Etablierung von Organzentren, Comprehensive Cancer Center (CCC) und dem National Comprehensive Cancer Center wird der Pflege eine neue Rolle zuweisen. Die Herausforderung besteht in der eigenen Gestaltung der pflegerischen Berufsrolle der Zukunft.

Die Onkologische Pflege wird aber nicht nur in den Zentren vollzogen, sondern auch zentrumsfern in den Krankenhäusern, Altenheimen, ambulanter Pflege und Home Care Versorgung (S. 12), um nur die wichtigsten Orte zu nennen. Die zentrale Frage wird sein, wie das spezialisierte Wissen zu den Orten der Versorgung transferiert werden kann. Die Onkologische Pflege wird sich der großen Herausforderung der Vernetzung stellen müssen.

1.1.2 Onkologische Pflege in der Versorgung Betroffener

Nebenwirkungen in der Krebstherapie haben bedeutende Auswirkungen auf Krebspatienten. Sie beeinträchtigen nicht nur das Wohlbefinden der Betroffenen, sondern haben einen erheblichen Einfluss auf Lebensqualität. Die bedeutende Aufgabe der Onkologischen Pflege sowohl im Therapieprozess als auch im rehabilitativen Bereich wird immer deutlicher gesehen, aber noch nicht adäquat benannt.

Das Nebenwirkungsmanagement wird zu einer wichtigen Aufgabe von Onkologisch Pflegenden. Die Gründe liegen nicht nur in den veränderten Therapieformen, sondern ein Schwerpunkt ist die Perspektive der Onkologischen Pflege, die sich das Phänomen anschaut und nicht nur den Defekt.

M Die Aufgabe der Pflege bei der Bewältigung chronischer Krankheiten in der Onkologie fängt bei der Diagnosestellung an und begleitet den Betroffenen über den klinischen Therapiezeitraum hinaus.

Die Anwendung von Assessments im Nebenwirkungsmanagement ist von großer Bedeutung. Das Vorhandensein einer Nebenwirkung gibt noch keine verlässliche Aussage über die subjektiv erlebte Belastung. Die vorhandenen Assessments in der onkologischen Pflege geben noch keine Auskunft über das tatsächlich Erlebte. Die zentrale Aufgabe der onkologischen Pflege ist es, Assessments zu entwickeln, die sich sowohl mit der Erfassung der tatsächlich erlebten Belastung beschäftigt als auch mit der sichtbar gewordenen Nebenwirkung z.B. Mukositis.

Die Untersuchung vorhandener Assessments in ihrer Wirksamkeit bezüglich der tatsächlich erlebten Belastung und der Identifizierung und Klassifizierung der vorhandenen Nebenwirkung, ausgelöst durch die Therapie, ist Schwerpunkt dieser Aufgabe und wird der Onkologischen Pflege im klinischen Bereich eine große Hilfestellung sein.

Neu entwickelte Assessments werden in den Kliniken auf Wirksamkeit untersucht und evaluiert, damit Instrumente Einzug in die Praxis halten, die die verschiedenen Perspektiven der Nebenwirkungen erfassen. Die pflegerischen Interventionen können entsprechend angepasst werden. Die Ergebnisse dieser Arbeit haben erheblichen Einfluss auf die klinische onkologische Pflegepraxis und werden die Arbeit der professionellen Pflege wesentlich beeinflussen.

1.1.3 Konferenz Onkologische Kranken- und Kinderkrankenpflege (KOK)

Geschichte der KOK

Die KOK wurde 1987 als Arbeitsgemeinschaft in der Deutschen Krebsgesellschaft e.V. gegründet und verfolgt das Ziel, die pflegerische und ambulante Versorgung krebskranker Menschen in Deutschland zu verbessern. Damals stand die Bildung von Onkologischen Pflegekräften und Arzthelferinnen im Mittelpunkt der Arbeit. Zur Zeit hat die KOK ca. 1000 Mitglieder und die Zielsetzungen haben sich im Laufe der Jahre verändert und sich den gesundheitspolitischen Bedingungen angepasst.

Die KOK entsendet den Präsidenten als beratendes Mitglied in den Vorstand der Deutschen Krebsgesellschaft e.V. Die Förderung der onkologischen Pflege und Pflegeforschung ist als Ziel der Deutschen Krebsgesellschaft in die Satzung aufgenommen worden.

Der Vorstand der KOK besteht aus drei Vorstandsmitgliedern: Juniorpräsident, Präsident und Pastpräsident. Der Beirat setzt sich zusammen aus fünf Mitgliedern mit verschiedenen Arbeitsschwerpunkten wie Bildung, Forschung, ambulante Versorgung und Öffentlichkeitsarbeit.

Ziele der KOK

Die Arbeit der KOK hat sich in der Gegenwart verändert und sich den gesellschaftspolitischen und gesundheitspolitischen Veränderungen angepasst. Folgende Zielsetzungen wurden in der KOK formuliert:

– Entwicklung und Förderung der onkologischen Pflege und der ambulanten

Pflege innerhalb der Versorgung krebskranker Menschen,

– Berufsbildentwicklung der Onkologischen Arzthelferin und der Onkologischen Gesundheits- und KrankenpflegerIn,

– Förderung und Entwicklung pflegewissenschaftlicher Erkenntnisse für die Pflegepraxis,

– Bildung von Onkologischen Pflegekräften,

– Förderung von Qualitätsmaßnahmen in der Onkologischen Pflege,

– Durchführung von Symposien, Kongressen und Fortbildungsmaßnahmen,

– Vernetzung von Onkologischen Pflegekräften und Arzthelferinnen,

– Entwicklung und Förderung Onkologischer Pflegeforschung.

Gremienarbeit

Die KOK ist in den Kommissionen der Deutschen Krebsgesellschaft vertreten und hat direkten Einfluss auf Entscheidungen der Onkologischen Versorgung. In folgenden Gremien der Deutschen Krebsgesellschaft ist die KOK vertreten:

– Kommission zur Zertifizierung der Brustzentren,

– Kommission zur Zertifizierung onkologischer Einrichtungen,

– Kommission zur Entwicklung von Therapieleitlinien in der Deutschen Krebsgesellschaft,

– Beratendes Mitglied im Vorstand der Deutschen Krebsgesellschaft.

Die Zusammenarbeit mit anderen Organisationen der onkologischen Pflege ist in den letzten Jahren intensiviert worden. So konnten mit der EONS (S. 7) Bildungsprojekte wie TITAN und TARGET mit großem Erfolg durchgeführt werden und in das Bildungsprogramm der KOK aufgenommen werden.

Weiterhin besteht eine Kooperation zwischen der Deutschen Gesellschaft für Pflegeforschung und der KOK. Zielsetzung dieser Arbeitsgruppe ist es, die onkologische Pflegeforschung in Deutschland zu intensivieren und pflegewissenschaftliche Erkenntnisse in die Pflegepraxis einzubringen (s. Kap. 3). Dadurch soll die pflegerische Versorgungsqualität langfristig verbessert werden.

Bildung in der Onkologie

Die Fachweiterbildung „Pflege in der Onkologie" ist die einzige anerkannte Fachweiterbildung für den Bereich Onkologie. Die Durchführung der Weiterbildung „Pflege in der Onkologie" wird nach den Empfehlungen der Deutschen Krankenhausgesellschaft an Weiterbildungszentren der Krankenhäuser durchgeführt Die Qualifizierung nach Bachelor und Master wird derzeit in Deutschland diskutiert.

Bildungsangebote der KOK. Dies sind:

- Palliative Care für krebskranke Menschen zu Hause,
- Fortbildungen zum Nebenwirkungs- und Symptommanagement,
- Onkologische Fachweiterbildung für Arzthelferinnen,
- Fortbildungen für Arzthelferinnen.

Kongresse. Die KOK führt mit seinen Kooperationspartnern folgende Kongresse durch:

- Onkologischer Pflegekongress im Rahmen der Deutschen Krebskongresses,
- Onkologische Fachtagungen,
- Onkologischer Pflegekongress im Rahmen des DGHO in Zusammenarbeit mit den Österreichischen und Schweizerischen Pflegeverbänden,
- Krebskongress für Patienten.

Aufgabenprofil

Die Leitungen der Fachweiterbildung Onkologie (BAG) haben für die onkologisch Pflegenden ein Anforderungs- und Aufgabenprofil entwickelt. Die KOK hat die zentralen Punkte aufgenommen und Aufgabenfelder in der pflegerischen Versorgung entwickelt (Abb. 1.1).

Aufgabenfelder in der pflegerischen Versorgung sind:

- Beziehungen zu den krebskranken Menschen gestalten
- onkologische Versorgung im Sinne des Betroffenen koordinieren
- Patienten im Krankheitsprozess anleiten und beraten
- Pflege und fachpraktisches Handeln in der Pflege evaluieren
- bei der onkologischen Pflegeforschung mitwirken
- gesellschafts- und berufspolitische Arbeit leisten

Abb. 1.1 Aufgabenfelder in der pflegerischen Versorgung (KOK).

Die Arbeit der KOK hat sich in den letzten Jahren verändert. Die Stellung der Onkologischen Pflege in der Versorgung krebskranker Menschen hat sich durch den gesellschaftlichen Wandel verändert. Onkologisches Pflegepersonal hat die Aufgabe, Betroffene zu beraten und im Sinne eines Case Managements zu handeln (S. 15 u. S. 400). Durch die kurzen Verweilzeiten in den Krankenhäusern werden immer mehr Menschen zu Hause versorgt. Das erfordert eine Neuorientierung der onkologischen Pflege. Die KOK sieht den Schwerpunkt der zukünftigen Arbeit im ambulanten Sektor und versucht diesen zu fördern.

KOK Arbeit in der Zukunft

Die KOK will die multiprofessionelle Zusammenarbeit in der Versorgung krebskranker Menschen fördern und stärken. Daraus folgt, dass Vernetzungsstrukturen aufgebaut werden und der Stellenwert der Onkologischen Pflege definiert werden muss. Weiterhin

wird die KOK zukünftig die Zusammenarbeit und die Vernetzung in der onkologischen Pflege intensivieren.

Pflegewissenschaftliche Projekte werden gefördert, um die Versorgungsqualität in der Onkologischen Pflege zu sichern und zu entwickeln.

Die europäische Zusammenarbeit ist ein zentraler Aufgabenschwerpunkt in der Arbeit der KOK.

Auswahl von wichtigen Internetadressen zur Pflege in der Onkologie

Konferenz Onkologische Kranken- und Kinderkrankenpflege: www.kok-krebsgesellschaft.de
Onkologiepflege Schweiz: www.onkologiepflege.ch
Deutsche Krebsgesellschaft: www.krebsgesellschaft.de
International Classification for Nursing Practice ICNP: www.icn.ch/icn.htm
Radiation Oncology nursing practice and education: www.guideline.gov
The online World of Cancer: www.cancerworld.org
Academic Center for Evidence-Based Nursing: www.acestar.uthscsa.edu
Deutscher Pflegerat e.V.: www.deutscher-pflegerat.de
Deutsches Zentrum für Evidence based Nursing: www.ebn-zentrum.de
Arbeitsgemeinschaft hämato-onkologischer Pflegepersonen in Österreich: www.ahop.at
Austausch- und Infomationsbörse für Pflegekräfte: www.pflegeboard.de/forum/onkologie-haematologie-and-kmt
Hilfe für onkologisch Pflegende für eine bessere Versorgung der Patienten: www.onconurse.com

---

1.2 Weiterbildung Pflege in der Onkologie

Andrea Maiwald

Die pflegerische Versorgung krebskranker Menschen und die Begleitung ihrer Angehörigen ist eine besondere Herausforderung für Pflegende. Im Umgang mit onkologischen Patienten zeigt sich ein erheblicher und stetig wachsender Beratungs- und Schulungsbedarf. Dies erfordert neben den speziellen und anspruchsvollen fachpraktischen Fähigkeiten ein hohes Maß an kommunikativer, psychosozialer und pädagogischer Kompetenz. Eine

Spezialisierung für Pflegekräfte in der Onkologie z.B. in Form einer Fachweiterbildung ist heute mehr denn je erforderlich.

1.2.1 Entstehung und Entwicklung der Weiterbildung Pflege in der Onkologie

Schon Anfang der 90er Jahre wurden in Deutschland die ersten zweijährigen berufsbegleitenden Fachweiterbildungen für Pflegende in der Onkologie angeboten. Diese ersten Weiterbildungslehrgänge basierten auf dem „Aufbau-Lehrplan für Pflegekräfte in der Onkologie" 1990 von der European Oncology Nursing Society (EONS) im Auftrag der Europäischen Union (EU) erarbeitet wurde. Die EU schlug damals im Rahmen ihrer Kampagne „Europa gegen den Krebs" („Europe Against Cancer, EAC; 1987 bis 1989) vor, dass „jeder Mitgliedstaat den speziellen Charakter der Onkologie anerkennen solle", und im Bereich der Onkologie die Aus- und Weiterbildung von Pflegekräften gefördert werden sollte. 1991 einigten sich onkologische Pflegeexperten aus verschiedenen europäischen Ländern und Vertreter nationaler Behörden auf die Kursinhalte und die Umsetzung des Basislehrplans für den Aufbaukurs für Pflegekräfte in der Onkologie. Im Jahr 1999 wurde der Lehrplan überarbeitet, aktualisiert und veröffentlicht (Basis Lehrplan für einen Aufbaukurs für Pflegekräfte in der Onkologie, EONS, 1999).

In Deutschland verabschiedete 1998 die Deutsche Krankenhausgesellschaft (DKG) das „Muster für eine landesrechtliche Ordnung der Weiterbildung und Prüfung zu Krankenschwestern, Krankenpflegern, Kinderkrankenschwestern und Kinderkrankenpflegern für die Pflege in der Onkologie" als Empfehlung. Hierin wurden Ziele und Aufgabengebiete für Pflegekräfte in der Onkologie definiert und festgelegt (Abb. 1.2).

> „Die Weiterbildung soll Krankenschwestern, Krankenpfleger, Kinderkrankenschwestern und Kinderkrankenpfleger befähigen, krebskranke Menschen aller Altersstufen in ihren verschiedenen Krankheitsphasen unter Berücksichtigung ihrer körperlichen, sozialen, geistigen und seelischen Bedürfnisse und ihrer individuellen Interessen mit Hilfe angewandter aktueller wissenschaftlicher Erkenntnisse zu pflegen. Zudem sollen sich die Teilnehmerinnen und Teilnehmer mit berufsspezifischen Problemen, Ängsten und Bedürfnissen auseinandersetzen und Möglichkeiten der Konfliktlösung und Selbstpflege kennen lernen."

Abb. 1.2 Aus dem § 1 der DKG-Empfehlung zur Weiterbildung von Krankenpflegepersonen für die Pflege in der Onkologie, (1998).

1.2.2 Fachweiterbildung Pflege in der Onkologie heute

Die Weiterbildungslehrgänge im Fachbereich der onkologischen Pflege werden in Deutschland entweder nach länderrechtlichen Regelungen oder auf der Grundlage der Empfehlung der DKG durchgeführt. In der Regel sind die Lehrgänge berufsbegleitend und erstrecken sich über einen Zeitraum von zwei Jahren. Der theoretische und fachpraktische Unterricht umfasst mindestens 720 Stunden. Die praktische Weiterbildung erfordert Einsätze in verschiedenen Fachbereichen der Onkologie. Schwerpunkte bilden hier die internistische Onkologie, die Radioonkologie und die chirurgische Onkologie. Hinzu kommen Einsätze in fakultativen Bereichen, z.B. Brustzentren, Stammzelltransplantationseinheiten, onkologischen Ambulanzen und Rehabilitationszentren. Die Hospitation in einem Hospiz oder in einer palliativen Einrichtung gilt als obligat.

Die Weiterbildungslehrgänge für Pflegende in der Onkologie werden in Deutschland an staatlich zugelassenen oder von der Deutschen Krankenhausgesellschaft anerkannten Weiterbildungsstätten durchgeführt. Die entsprechenden Abschlüsse werden länderübergreifend anerkannt. Zugangsvoraussetzung für die Weiterbildung ist eine abgeschlossene Ausbildung in der Gesundheits- und Krankenpflege oder Gesundheits- und Kinderkrankenpflege sowie Berufserfahrung im Bereich der onkologischen Pflege.

1.2.3 Entwicklung und Zukunft der Weiterbildung Pflege in der Onkologie

Die Anforderungen in der onkologischen Pflege gehen weit über die Kompetenzen von dreijährig ausgebildeten Pflegekräften hinaus. Im Umgang mit krebskranken Menschen und deren Angehörigen übernehmen Pflegekräfte ein hohes Maß an Verantwortung. In ihrem professionellen Handeln sind sie in der Lage den Krankheitsverlauf bzw. die Krankheitsbewältigung der Betroffen positiv zu beeinflussen. Die Bundesarbeitsgemeinschaft der Leitungen der Weiterbildungsstätten für die Fachkrankenpflege

in der Onkologie (BAGL) hat u.a. ein Aufgaben- und Kompetenzprofil für Absolventen der Weiterbildung Pflege in der Onkologie verfasst (Aufgabenprofil Pflegender in der Onkologie, BAGL, 2004).

Zu den Aufgaben fachweitergebildeter Pflegekräfte in der Onkologie gehören demnach:
- fachpraktisch handeln,
- anleiten und beraten,
- Beziehungen gestalten,
- sich für den Patienten einsetzen,
- koordinieren,
- organisieren,
- bei der Forschung mitwirken,
- berufs- und gesellschaftspolitisch aktiv sein.

Die EONS veröffentlichte 2005 den modifizierten „Aufbau-Lehrplan für Pflegekräfte in der Onkologie". Die Struktur dieses Lehrgangs wurde grundlegend überarbeitet und verändert. Der Aufbau-Lehrgang ist bausteinartig gestaltet und bietet 8 Einheiten (Module). Jedes Modul bietet ein unabhängiges Schulungsprogramm mit Inhalten und Lernzielen. Diese Lerneinheiten können entweder zusammen oder einzeln absolviert werden. Die Gesamtlänge des Kurses beträgt 40 Wochen bzw.1200 Stunden.

Die Ausbildungsziele des EONS- Lehrgangs sind (European Oncology Nursing Society, Brüssel, 2005):
1. Förderung des Bewusstseins, dass onkologische Pflege eine Spezialisierung im Rahmen der medizinischen Versorgung in Europa darstellt,
2. Bereitstellung eines praxisorientierten Rahmens für Ausbilder und Leiter zur Förderung eines Aufbaukurses für onkologisches Pflegepersonal und dessen beruflicher Entwicklung,
3. Förderung von Wissen, Verständnis und praktischen Fähigkeiten des onkologischen Pflegepersonals, um die medizinische Versorgung von Krebspatienten zu verbessern,
4. Befähigung des Pflegepersonals, einen Beitrag im Rahmen eines multidisziplinären Teams zur Krebsbehandlung für Forschung, Betreuung und Praxis zu liefern,
5. Förderung der Entwicklung von strategischen Fähigkeiten im Rahmen der Krebsbehandlung.

Speziell in den Bereichen Symptom- und Nebenwirkungsmanagement, Anleitung und Beratung sowie psychosozialer Unterstützung sind die Anforderungen in der onkologischen Pflege in den letzten Jahren erheblich gewachsen. Ein vertieftes Wissen und eine erweiterte Professionalität sind hier unumgänglich. Schließlich entwickeln sich durch die zunehmenden Bedürfnisse der Krebskranken nach kompetenter Information und Beratung neue und höhere Anforderungen für Pflegende in diesem Fachbereich.

Immer wieder wird in Deutschland über die Notwendigkeit bzw. eine Verkürzung oder Reduzierung der Weiterbildung diskutiert. Leider ist häufig der wirtschaftliche Druck im Gesundheitswesen Grundlage der Diskussion. Ein Vorschlag zur Veränderung der Weiterbildungsstruktur in Form einer Modularisierung wird in der BAGL aktuell erarbeitet (Abb. 1.3). Hierbei handelt es sich aber vordergründig um eine an Handlungsfeldern orientierte Modularisierung und nicht um die Entwicklung von Kurzlehrgängen für verschiedene Fachrichtungen in der Onkologie.

Die Qualität der onkologischen Fachweiterbildung in Deutschland wird auch in Zukunft erhalten bleiben. Der Bedarf an onkologischen Fachpflegekräften ist hoch und wird in den nächsten Jahren erheblich zunehmen. Onkologische Kompetenzzentren in Deutschland müssen schon heute ihre Qualität u.a. durch eine hohe Anzahl an weitergebildeten und fachqualifizierten Mitarbeitern nachweisen. Hierzu zählt natürlich die große Berufsgruppe der Pflegenden. Fachpflegekräfte in der Onkologie werden in Zukunft eine entscheidende Rolle bei der Beurteilung von Qualität und Qualitätskriterien in onkologischen Versorgungszentren einnehmen.

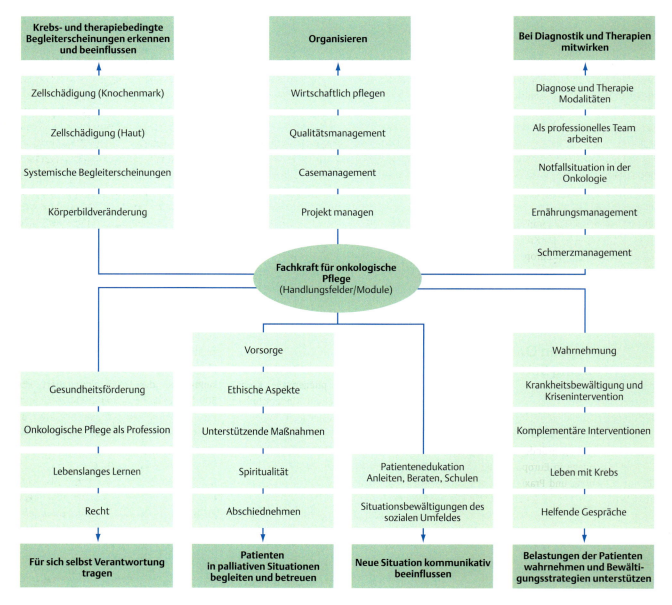

Abb. 1.3 Entwurf der Bundesarbeitsgemeinschaft der Onkologie-Weiterbildungsstätten für eine modular strukturierte Weiterbildung.

Literatur

Bachmann-Mettler, I.: Die zukünftige Rolle der Pflegenden in der Onkologie. Der Onkologe 4 (2007) 356

Deutsche Krankenhausgesellschaft (DKG): DKG-Empfehlung zur Weiterbildung von Krankenpflegepersonen für die Pflege in der Onkologie. Das Krankenhaus 2 (1999) 104

European Oncology Nursing Society (EONS): A Core Curriculum for a Post- Basic Course in Cancer Nursing. Überarbeitete Version. Erstellt für das Programm "Europe Against Cancer Nursing", Europäische Kommission, Brüssel (V/604/91) 1991

EONS: Aufbau-Lehrplan für Pflegekräfte in der Onkologie. Brüssel, 2005, www.cancerworld.org/eons (Menü: education, curriculum) Stand:05.11.2007

Maiwald, A., Wecht, D.: Module gewünscht. Onkologiepflege in Deutschland. Padua 3 (2006) 14

Maiwald, A.: Interview. Onko-Care 1 (2006) 2

Müller-Fröhlich, C., Naegele, M.: Krebskranke und ihre Familien benötigen kompetente Pflegende. Die Schwester/Der Pfleger 10 (2007) 876

Wecht, D.: Fachweiterbildung für Pflegekräfte in der Onkologie. Forum 5 (2007) 62

Internetadressen

http://cancerworld.org./eons.

http://kok-krebsgesellschaft.de/Weiterbildung/ Dokumente/BAGL: Aufgabenprofil Pflegender in der Onkologie

1.3 Pflege in der Onkologie in Europa

Jan Foubert

Innerhalb der Pflege werden Pflegende in der Onkologie europaweit oft als avantgardistisch angesehen, weil sie führend in der Entwicklung der Onkologiepflege als besondere Qualifikation waren und sich schon früh auf europäischer Ebene zusammengesetzt haben, um Fähigkeiten und Wissen zu teilen, sodass die Arbeit in der Krebspflege sicher und kompetent würde (Fawcett-Henesy, 2000). Nichtsdestotrotz existiert in Europa eine Vielfalt an Kompetenzen, Ausbildungen, Arbeitsverhältnissen und Berufsansehen und diese variieren zwischen und auch innerhalb der einzelnen Länder. Da Krebs als eine der Haupterkrankungen in Europa gilt, erhöhen sich die Anforderungen ständig und die Bedingungen von Pflege verändern sich dramatisch.

1.3.1 European Oncology Nursing Society (EONS)

Die European Oncology Nursing Society, also die Europäische Gesellschaft für Onkologiepflege, wurde 1984 gegründet mit dem Ziel, die Onkologiepflege in Europa mittels Ausbildung, Forschung und Praxisinitiativen zu entwickeln und zu verbreiten. EONS Absicht ist es, Sprachrohr für die Mitgliedsgesellschaften zu sein, um ihnen zur Sichtbarkeit zu verhelfen und sie in ihren Aktivitäten zu unterstützen. EONS kommuniziert mit seinen Mitgliedern über einen eigenen Newsletter, das European Journal of Oncology Nursing und seine Webseite www.cancereurope.org.

EONS setzt sich zusammen aus:
- nationalen Onkologiepflegegesellschaften (33),
- individuellen Onkologiepflegenden (300),
- Institutionen and Vereinen, die an der Krebspflege beteiligt sind (19).

EONS versucht im Rahmen der EU-Erweiterung mit den neuen Ländern in Kontakt zu kommen und auf die Entwicklung dort einzuwirken. Kontakte wurden zu 27 Ländern aufgebaut, darunter auch Mazedonien, Kroatien, Georgien, Ungarn, Kasachstan, Lettland, Polen, Rumänien, Russland, Ukraine, Armenien, Weißrussland, Bosnien Herzegowina und Bulgarien.

1.3.2 Weiterbildungen in der Onkologiepflege

Spezielle Palliativpflege gibt es in 17 Ländern, nicht in Griechenland, der Türkei und in Serbien. Spezielle pflegerische Krebsprävention steckt in seinen Kinderschuhen und entwickelt sich nur langsam. Stellen für weitergebildete Pflegende auf Masters-Niveau stehen in 4 Ländern zur Verfügung. Die Disziplin Pflegewissenschaft hat nur in wenigen Ländern Tradition, z.B. in England und Schweden.

Weiterbildungen in der Onkologiepflege gibt es in 16 von 20 Mitgliedsländern, ihre Dauer reicht von 6 bis zu 24 Monaten und 40 bis zu 800 Unterrichtsstunden. Die EONS - Leitlinie für onkologische Weiterbildung dient in 18 Ländern in der einen oder anderen Form als Leitlinie (Glaus, 2001). Die Aus-

wirkungen der Onkologieweiterbildungen wurden noch in keinem europäischen Land untersucht und es gibt außer aus England und Island auch keine genauen Zahlen, wie hoch die Anzahl der weitergebildeten Onkologiepflegenden ist. Onkologiepflege wird in 11 Ländern als eigene Disziplin erachtet und als solche auch entsprechend bezahlt. Dies ist der Fall in: Belgien, der tschechischen Republik, Griechenland, Island, Israel, den Niederlanden, Schweden, der Schweiz, der Türkei und England. Österreich, Deutschland, die Schweiz und Israel haben Antrag auf Zulassung ihrer Weiterbildungskurse beim EONS-Zulassungsbüro gestellt.

EONS Zulassungen sind nicht nur ein Mittel, um das Produkt zu implementieren, sondern dienen den Onkologiepflegenden auch dazu, ihre Qualität und Weiterbildung zu evaluieren und so die Professionalität zu steigern. In den letzten 5 Jahren wurden über 22 lange und kurze Kurse vom Zulassungskonsil des EONS akkreditiert. Über 500 Pflegende besuchten 2004/2005 solche Kursen. Von diesen nahmen 305 an Kursen teil, die auf dem Weiterbildungscurriculum von EONS beruhen und 234 an speziellen Themenkursen. Nur wenige der Kurse (18%) hatten akademischen Standard, d.h. dass die Weiterbildung nicht automatisch auf andere Institutionen und Länder übertragen werden kann und nicht auf bereits vorhandenen professionellen Qualifikationen aufbaute, wie es vom lebenslangen Lernen verlangt wird. Es ist ratsam, dass alle Kurse geeignete Qualitätssicherungsmaßnahmen aufweisen und von externen Prüfern feed-back bekämen.

1

Nur wenige Kurse förderten die Praxiskompetenz und nur eine evaluierte diesen klinischen Teil als Teil der Weiterbildung. Die Weiterbildung befindet sich in stetigem Wandel. Veränderungen der Kurse in der Onkologiepflege sind:
- gesteigerter Fokus auf die Altenpflege,
- mehr spezielle Unterrichtsthemen,
- mehr Inhalte der Palliativpflege.

Stellenkürzungen und Einsparungen im Gesundheitswesen stellen in den meisten europäischen Ländern ein Alarmzeichen für das Weiterbildungsangebot dar.

1.3.3 EONS - europäische Leitlinie für onkologische Weiterbildung

Die European Oncology Nursing Society (EONS) und ihr Curriculum bilden einen Orientierungsrahmen für die künftige Entwicklung einer umfassenden Onkologiepflegeausbildung in Europa (Abb. 1.4).

Das Curriculum für eine Nachdiplom-Ausbildung in Krebspflege ist modular aufgebaut und umfasst acht Module, die über einen Zeitraum von insgesamt 40 Wochen belegt werden können. Der Kurs sieht 30 Unterrichtsstunden pro Woche vor, sowohl Praxis als auch Theorie. Insgesamt dauert der Kurs 1200 Stunden, was 60 ECTS-Punkten (European Credit Transfer System) entspricht. Lernziele und Kompetenzen wurden so festgelegt, dass die Absolventen die Anrechnung von Kreditpunkten respektive eine entsprechende berufliche Einstufung beantragen können. Jedes Modul bietet ein

> - **Ziel:** Qualität der Pflege und Betreuung von Personen mit einem erhöhten Krebsrisiko, einer Krebserkrankung oder nach der Heilung einer solchen in Europa zu verbessern.
> - EONS fördert die Forschung, Weiterbildung und Praxis der onkologischen Pflege.
> - EONS entwickelte ein Curriculum für einen Weiterbildungsgang für diplomierte Pflegende in der Onkologie und bewertet Fort- und Weiterbildungskurse im Bereich onkologischer Pflege (Zertifizierung).
> - **Vorteil:** europaweite Anerkennung des Weiterbildungsganges in der Onkologie für Pflegende.

Abb. 1.4 Aufgaben und Ziele von EONS.

Ausbildungspaket zum Selbststudium mit Inhalt, Bewertung der Lernresultate und Praxiskompetenzen.

Die EONS-Mitglieder können und sollen das Curriculum den beruflichen Erfordernissen im eigenen Land anpassen. Ein Begleitdokument erleichtert die Anwendung, indem es Informationen dazu liefert, wie man zu Lernergebnissen kommt und welchen Kompetenzen diese entsprechen. Es enthält eine Anleitung zur Supervision der Praxis, bietet Übungsmöglichkeiten und nennt Anforderungen der Qualitätssicherung.

1.3.4 Problem Lernqualität – Kluft zwischen Angebot und Nachfrage

Die American Nursing Association definiert berufliche Weiterbildung als „geplante berufliche Aktivität zur Verbesserung der Praxis, der Ausbildung, der Verwaltung, der Forschung und der Theorieentwicklung, aufbauend auf dem Wissen und auf der Erfahrung der professionell Pflegenden, mit dem Ziel, die Gesundheitsfürsorge zu verbessern." In der Realität wird Weiterbildung jedoch oft nur als ein Mittel gesehen, um Pflegekräfte für den Einsatz im Betrieb zu trainieren, anstatt sie als eine Entwicklungsmöglichkeit des Einzelnen zu betrachten. Das kann zu Unzufriedenheit und Widerstand gegenüber der Weiterbildung führen, sowohl auf Seiten der Bildungsanbieter als auch auf Seiten der Pflegenden. In vielen Ländern bezahlen die Pflegenden für ihre Weiterbildung selbst und besuchen sie in ihrer Freizeit (z.Z. ist das z.B. ein großes Problem in Großbritannien, wo ein Überangebot an Kursen besteht und wo es keine Mittel mehr für Weiterbildung gibt). Das macht es schwer, umfangreichere Kurse durchzuführen und erfordert neue Wege in der Fort- und Weiterbildung.

In vielen Ländern Europas ist die Onkologiepflege als Spezialisierung nicht anerkannt, was dort die Finanzierung erschwert.

Was wollen Pflegende lernen? Verschiedene Studien haben die Angebote beruflicher Weiterbildung untersucht; sie zeigen, dass es wenig empirisch belegbare Erkenntnisse dazu gibt, wie Weiterbildungen am besten anzubieten sind und ob sie überhaupt die Sichtweisen der Pflegenden und ihre Praxis

verändern (Barriball et al., 1992). Hier besteht Forschungsbedarf: Wir wissen sehr wenig darüber, wie Fort- und Weiterbildung in einem sich wandelnden Gesundheitswesen zu gestalten ist. Die Motivation der Weiterbildung liegt oft beim Einzelnen, deshalb ist die Nachfrage eher von der Attraktivität der Kurse abhängig als davon, was wirklich gebraucht wird. Das führt zu einem Unterschied zwischen dem, was die Bildungseinrichtungen anbieten und dem, was Pflegende im Interesse ihrer eigenen Weiterentwicklung lernen wollen. „Aschenbrödel-Themen" wie die Pflege und Rehabilitation älterer Menschen, die an Krebs erkrankt sind, lassen sich wegen mangelnder Nachfrage nur schwer verkaufen, obwohl gerade sie zur Verbesserung der onkologischen Pflege besonders wichtig wären.

Wer braucht Fort- und Weiterbildung? Eine weitere Herausforderung ist es, die Fort- und Weiterbildung denjenigen Pflegenden zukommen zu lassen, die sie wirklich brauchen. Dieses Problem wurde schon in vielen Bildungsbereichen diskutiert: Wer berufliche Weiterbildung wünscht, benötigt sie oft nicht, und wer sie nötig hätte, lehnt sie ab (Furze, Pearcey, 1999). Die Motivationsfaktoren mögen vielfältig sein, wichtige Ziele der Weiterbildung sind immer erhöhte Berufszufriedenheit und -kompetenz sowie steigende Professionalisierung der Pflege (Kristjanson, Scanlon, 1989).

Wie viel Wissen kommt in der Praxis an? Bislang ebenfalls wenig erforscht sind der Transfer und die Fortsetzung des Lernprozesses nach dem Abschluss einer Bildungsmaßnahme. Corner (Corner, Wilson-Barnett, 1992) fand heraus, dass bei Pflegenden drei Monate nach dem Besuch einer onkologischen Weiterbildung die Kompetenz abnahm, sodass der Nutzen der Maßnahme nicht erhalten blieb. Pädagogen müssen nachweisen können, wie berufliche Weiterbildung die Fähigkeiten der Pflegenden verbessert – nicht nur, um die Investition in die Weiterbildung zu rechtfertigen, sondern auch um zu zeigen, wie die erreichte Verbesserung langfristig aufrecht erhalten werden kann.

Fazit

Für die Onkologiepflege gibt es derzeit viele Möglichkeiten der Weiterentwicklung, nicht nur infolge der verbesserten Krebsbehandlung, sondern auch, weil die berufliche Aus- und Weiterbildung generell hinterfragt wird. Die Pädagogen müssen diese Möglichkeiten nutzen, sie müssen die Fort- und Weiterbildung auch für diejenigen Pflegenden forcieren, die sich ihres eigenen Bildungsbedarfs noch nicht bewusst sind. Verbesserungen der spezialisierten Onkologiepflege kommen allen zugute, die Versorgung der Krebserkranken wird verbessert, und schließlich wirken sich die Erkenntnisse aus der Verbesserung der Onkologiepflege auch auf andere Pflegebereiche aus.

Literatur

Barriball, K. et al.: Continuing professional education for qualified nurses: a review of the literature. Journal of Advanced Nursing 9 (1992) 1129

Corner, J., Wilson-Barnett, J.: The newly registered nurse and the cancer patient: an educational evaluation. International Journal of Nursing studies 2 (1992) 177

Corner, J.: Academia, cancer nursing and a new decade. European Journal of Cancer Care 10 (2001) 164

Fawcett-Henesy, A.: Foreword. In Kearney, N. et al.: Cancer nursing practice. Churchill Livingstone, Edinburgh 2000

Glaus, A.: The status of cancer nursing – a European perspective. EONS website, 2001

Gould, D. et al.: The impact of commissioning processes on the delivery of continuing professional education for cancer and palliative care. Nurse Education Today 24 (2004) 443

Gopee, N.: Facilitating the implementation of lifelong learning in nursing. British Journal of Nursing 1 (2005) 761

Furze, G., Pearcey, P.: Continuing education in nursing: a review of the literature. Journal of Advanced Nursing 2 (1999) 355

Kirshbaum, M. et al.: The changing face of cancer care in the UK: can nurses help to structure new services? European Journal of Cancer Care (2004) 246

Kristjanson, L., Scanlon, J.: Assessment of continuing nurse education needs: a literature review. Journal of Continuing Education in Nursing 3 (1989) 118

Pearce, S. et al.: More than just money - widening the understanding of the costs involved in cancer care. Journal of Advanced Nursing 33 (2001) 371

Internetadressen

Internetseite der EONS, überwiegend in englischer Sprache: http://www.cancerworld.org/home.asp

Internetseite der Konferenz Onkologischer Kranken- und Kinderkrankenpflege (KOK), u.a. mit Informationen zu einem Weiterbildungslehrgang zur Breast-Care-Nurse: http://www.kok-krebsgesellschaft.de

1.4   Medizinische Fachangestellte in der Onkologie

Mirko Umberto Laux

Neben den Pflegekräften und dem ärztlichen Personal sind v.a. Medizinische Fachangestellte (ehemals Arzthelferinnen) in der Onkologie tätig. Im Folgenden soll zu Beginn das Berufsbild vorgestellt werden und im Weiteren dann auf die Rolle der Medizinischen Fachangestellten in der Onkologie genauer eingegangen werden.

1.4.1   Berufsbild Medizinische Fachangestellte

Berufsgeschichte

Der Beruf der Medizinischen Fachangestellten gehört zu den klassischen Assistenzberufen im Gesundheitswesen und wird überwiegend von Frauen ausgeübt. Er entstand in den fünfziger Jahren aus dem Bedürfnis der Ärzte heraus, in der Praxis Unterstützung zu haben durch Personen, die über Kenntnisse und Fertigkeiten sowohl im medizinischen wie im verwaltungstechnischen Bereich verfügen. Deshalb galt die Berufsbezeichnung lange auch als „Arzthelferin". Zu Beginn er-folgte die Ausbildung noch eher ungeregelt und fand eher in Form eines „Anlernens" oder aber an Privatschulen statt.

1965 wird dann der Beruf mit einer 2-jährigen Ausbildungszeit als Lehrberuf anerkannt. Im Jahr 1969 wird durch die Einführung des Berufsbildungsgesetzes (BBiG) in der Bundesrepublik Deutschland die Ausbildung in das Duale System überführt (§ 25 BBiG).

1986 tritt eine offizielle Ausbildungsordnung in Kraft. Die Berufsausbildung dauert nun 3 Jahre und erstmals werden auch Weiterbildungsmöglichkeiten nach §46 BBiG (1969) ermöglicht. Seit 1991 wurden auch die Arzthelferinnen aus den neuen Bundesländern nach der Ausbildungsverordnung von 1986 ausgebildet und der Beruf vereinheitlicht.

Seit dem 1. August 2006 ist die neue Verordnung der Berufsausbildung in Kraft. Die Berufsbezeichnung ändert sich in: Medizinische Fachangestellte / Medizinischer Fachangestellter.

Ausbildung

Die Ausbildung dauert 3 Jahre und erfolgt im Dualen System, d.h. dass die Ausbildung sowohl in einer Praxis als auch in einer Berufschule stattfindet. Die Berufsschule verteilt sich meist auf zwei Berufschultage in der Woche. Die Ausbildung in der Berufsschule erfolgt nach dem Rahmenlehrplan bzw. Lehrplan eines jeweiligen Bundeslandes, die Ausbildung in der Praxis erfolgt auf Grundlage des Ausbildungsrahmenlehrplanes bzw. des sog. betrieblichen Ausbildungsplanes.

Die Ausbildung wird im Rahmen des Ausbildungsplanes in insgesamt 144 Lernzielen formuliert, die Handlungsformulierungen enthalten (planen, durchführen, informieren, übermitteln, kontrollieren, assistieren u.a.). Laut § 3 der Ausbildungsverordnung sollen die im Ausbildungsrahmenplan aufgeführten Kenntnisse, Fertigkeiten und Fähigkeiten so vermittelt werden, dass die Auszubildenden zur Ausübung einer qualifizierten beruflichen Tätigkeit befähigt werden.

Während der Ausbildung muss ein Ausbildungsnachweis (z. B. Berichtsheft) geführt werden. Dieser ist Zulassungsvorraussetzung

1

für die Abschlussprüfung. Am Ende des 2. Ausbildungsjahres findet eine Zwischenprüfung statt. Hier soll festgestellt werden, ob es Ausbildungsdefizite gibt, die noch bis zur eigentlichen Abschlussprüfung ausgeglichen werden können.

Abschlussprüfung. Am Ende des 3. Ausbildungsjahres findet dann die eigentliche Abschlussprüfung statt. Sie besteht aus einem schriftlichen und einem praktischen Teil **(Abb. 1.5).** Die Prüfungsanforderungen sind in der Ausbildungsverordnung vorgegeben.

Nach bestandener Prüfung vor dem Prüfungsausschuss der Ärztekammer werden ein Prüfungszeugnis und/oder ein „Kammerbrief" ausgehändigt. Der Berufsabschluss ist i.d.R. dann erreicht, wenn im Berufsschulzeugnis bis auf ein Lernfeld bzw. Unterrichtsfach alle Leistungen mit mindestens ausreichend bewertet wurden.

Ausbildungsinhalte. Diese ergeben sich aus dem Ausbildungsberufsbild (Grobstruktur):
1. der Ausbildungsbetrieb,
2. Gesundheitsschutz und Hygiene,
3. Kommunikation,
4. Patientenbetreuung und Beratung,
5. Betriebsorganisation und Qualitätsmanagement,

6. Verwaltung und Abrechnung,
7. Information und Dokumentation,
8. Maßnahmen bei Diagnostik und Therapie unter Anleitung und Aufsicht des Arztes oder der Ärztin,
9. Grundlagen der Prävention und Rehabilitation,
10. Handeln bei Not- und Zwischenfällen.

Vergütung. Nach BBiG § 17 haben die Auszubildenden einen Vergütungsanspruch. Es existiert ein aktueller Gehalts- und Manteltarifvertrag, der als zusätzliche Vereinbarung für das Auszubildendenverhältnis aufgenommen werden soll.

Qualifikationsprofil

Erklärtes Ausbildungsziel ist die berufliche Handlungskompetenz der Medizinischen Fachangestellten. Sie sollen selbstständig arbeiten, d.h.:
– sie informieren sich (z.B. zum Patienten, zur Assistenz, zur Betriebsorganisation),
– sie planen (z.B. einzelne Arbeitsschritte in logischer Reihenfolge),
– sie entscheiden (z.B. wann was gearbeitet wird),
– sie führen jeden einzelnen Arbeitsschritt durch,
– sie kontrollieren ihr Arbeitsergebnis,
– sie bewerten (z.B. ihre Vorgehensweise) und entwickeln (z.B. Verbesserungsvorschläge).

Die berufliche Handlungskompetenz erstreckt sich dabei auf den medizinischen Bereich, den Verwaltungsbereich bzw. die Betriebsorganisation, das Labor und ebenso auf allgemeine Anforderungen wie Kommunikations- und Konfliktfähigkeit, Verantwortungsbewusstsein und Flexibilität sowie hohe psychische Belastbarkeit.

Einsatzmöglichkeiten

Die Einsatzmöglichkeiten von Medizinischen Fachangestellten sind umfangreich und reichen von Arztpraxen (Algemeinmedizin und Schwerpunktpraxen), Medizinischen Versorgungszentren (MVZ), Arbeitsmedizinischen Zentren, Klinikambulanzen und medizinischen Laboratorien bis hin zur medizinischen Forschung, pharmazeutischen Industrie sowie Institutionen und Organisationen des Gesundheits- und Sozialwesens. Unter anderem erfolgt auch der Einsatz in

hämatologisch-onkologischen Schwerpunktpraxen, Tageskliniken und Ambulanzen und zuletzt auch vermehrt im klinischen Bereich.

1.4.2 Berufsbild Medizinische Fachangestellte in der Onkologie

Die erläuterten Grundzüge des Berufsbildes der medizinischen Fachangestellten sollen im Folgenden näher erläutert werden. Trotz vielfältiger Überschneidungen und ähnlicher Tätigkeitsbereiche unterscheiden sich das Berufsbild der medizinischen Fachangestellten und der Pflegenden erheblich. Dies macht v.a. die frühere Berufsbedeutung „Arzt-Helferin" deutlich. Dennoch gehören beide Berufe zu den Medizinischen Assistenzberufen.

Im Gegensatz zu den Pflegeberufen, wo in den Ausbildungsinhalten auch Onkologische Erkrankungen und die daraufhin bezogenen speziellen pflegerischen Kompetenzen Inhalte der Ausbildung sind, sind in der Ausbildung der Medizinischen Fachangestellten keine onkologischen Inhalte vertreten. Deshalb werden onkologische Kompetenzen in Form einer Fortbildung nach der Ausbildung erworben. Es gibt nicht wie in der Pflege eine anerkannte Weiterbildung.

Die Fortbildungmöglichkeiten der medizinischen Fachangestellten sind anders aufgebaut. Die sog. Aufstiegsfortbildung zur „Arztfachhelferin" mit insgesamt 400 Fortbildungsstunden wird z.Z. novelliert. Es gibt keine spezielle „Onkologische Arztfachhelferin" Aufstiegsfortbildung. Allerdings werden Lehrgänge zu unterschiedlichen Schwerpunkten/Themenbereichen angeboten, um sich beruflich auf dem aktuellen Stand zu halten und sich weiter zu entwickeln. Diese Fortbildungen werden über Curricula gesteuert, welche von der Bundesärztekammer verabschiedet werden und durch das Bildungswerk für Gesundheitsberufe e.V. (BIG) des Verbandes medizinischer Fachberufe e.V., den Ärztekammern, Ärzteverbänden und Pharmafirmen angeboten werden. Weitere Fortbildungmöglichkeiten sind Qualitätsmanagement, Case Management, palliativmedizinische Versorgung durch die ärztliche Praxis.

Für die Medizinische Fachangestellten, die in der Onkologie tätig sind, gibt es die Möglichkeit der Fortbildung nach dem „Muster-

---

1. Schriftlich:
  1.1 Behandlungsassistenz
  1.2 Betriebsorganisation- und Verwaltung
  1.3 Wirtschafts- und Sozialkunde

2. Praktisch:
  2.1 Assistieren bei Diagnose- und Therapiemaßnahmen einschl. Betreuung des Patienten vor, während und nach der Behandlung; Pflegen, Warten und Handhaben von Geräten und Instrumenten; Durchführung von Hygienemaßnahmen, Abrechnen und Dokumentieren von Leistungen sowie Aufklären über Möglichkeiten und Ziele der Prävention

  oder

  2.2 Assistieren bei Untersuchungs- und Behandlungsmaßnahmen einschl. Betreuung des Patienten vor, während und nach der Behandlung; Pflegen, Warten und Handhaben von Geräten und Instrumenten; Durchführung von Hygienemaßnahmen, Abrechnen und Dokumentieren von Leistungen sowie Durchführen von Laborarbeiten

Abb. 1.5 Die Abschlussprüfung erstreckt sich auf 2 Prüfungsteile.

„Die Versorgung über besondere Maßnahmen zur Verbesserung der onkologischen Versorgung, Stand Juli 1995, schreibt in § 4 Abs. 2 vor, dass für die Durchführung der intravasalen zytostatischen Chemotherapie in onkologischen Schwerpunktpraxen die Beschäftigung qualifizierten Personals sicherzustellen ist. Neben staatlich geprüftem Pflegepersonal mit onkologischer Erfahrung können in begründeten Ausnahmen als Assistenz qualifizierte Arzthelferinnen (jetzt Medizinische Fachangestellte (A. d. V.)) hinzugezogen werden. Der onkologisch verantwortliche Arzt in einer Schwerpunktpraxis hat gegenüber der Kassenärztlichen Vereinigung den Nachweis der Fortbildung zu führen."

Abb. 1.6 Zitat aus dem Mustercurriculum „Fortbildung von Arzthelferinnen in der Onkologie" der Bundesärztekammer Köln, 1996.

curriculum Fortbildung von Arzthelferinnen in der Onkologie". Dieser Qualifizierungslehrgang kann bei Bedarf auf den Wahlteil für die Aufstiegsfortbildung zur Arztfachhelferin anerkannt werden. Grundlage ist die „Vereinbarung über besondere Maßnahmen zur Verbesserung der onkologischen Versorgung" (Abb. 1.6).

Die Qualifikation der medizinischen Angestellten in der Onkologie besteht dabei schwerpunktmäßig in der praktischen Unterstützung des Arztes und in der begleitenden und beratenden Versorgung von onkologischen Patienten und deren Angehörigen. Hier wird auch die Abgrenzung zu den Angehörigen der Pflegeberufe mit Weiterbildung in der Onkologie deutlich.

Mustercurriculum

Das Curriculum „Fortbildung für Medizinische Fachangestellte in der Onkologie" sieht eine Qualifizierungsfortbildung mit 120 Std. fachtheoretischen und fachpraktischen Unterricht sowie 2 x 20 Std. Hospitation/ Praktikum vor (Abb. 1.7). Zum Teil werden die Qualifizierungsfortbildungen über Modulsystem angeboten (z.B. Landesärztekammer Hessen / Carl Oelemann Schule) oder auch in Seminarform über 3 Jahre durch die KOK (S. 3).

Voraussetzungen für die Teilnahme an einer solchen Qualifizierungsfortbildung sind die erfolgreich abgeschlossene Berufsausbildung zur Medizinischen Fachangestellten und die Anstellung in einer onkologischen oder teilonkologischen Schwerpunktpraxis.

Inhalte der Fortbildung

Die Inhalte der Fortbildungen orientieren sich am Berufsbild der medizinischen Fachangestellten und unterscheiden sich dadurch erheblich von den Inhalten der Weiterbil-

Ziel:
Unterstützung des Arztes bei der Versorgung onkologischer Patienten im Rahmen der Qualitätssicherung der onkologischen Schwerpunktpraxen.
Dauer:
Die Fortbildung sollte innerhalb von 3 Jahren abgeschlossen sein, bei modularen Fortbildungskonzepten innerhalb von 5 Jahren.
Fortbildungsinhalte:
1. Fachpraktischer und fachtheoretischer Unterricht mit 120 Stunden
2. Fachpraktische Unterweisung/ Hospitation von 2 x 20 Stunden in
   2.1 einer onkologischen Schwerpunktpraxis (alternativ in tagesklinischen Einrichtungen mit überwiegend Tumorerkrankten), in der die/der Teilnehmer/in nicht tätig ist
   2.2 einem ambulanten Pflegedienst oder alternativ in einer Palliativeinrichtung oder einem Hospiz
Fortbildungsabschluss:
Ein 15 Min. qualifiziertes Abschlussgespräch zu den Inhalten der Fortbildung.
Zusatzbedingung:
Nach erfolgreicher Qualifizierung muss die Medizinische Fachangestellte jährlich an mindestens zwei onkologischen Fortbildungsveranstaltungen teilnehmen (sowohl medizinische als auch pflegerische Inhalte müssen berücksichtigt werden).

Abb. 1.7 Qualifizierungsfortbildungen für medizinische Fachangestellte in der Onkologie.

dungen in der Pflege. Schwerpunktinhalte der Fortbildungen sind:

1. allgemein medizinische Grundlagen der Onkologie und Palliativmedizin inkl. unterschiedlicher Therapieansätze,
2. Versorgung und Betreuung der Patienten (z.B. Ernährungsmaßnahmen durchführen, Stoffwechselkontrolle und Schmerzkontrolle und –therapie),
3. Therapien in der Onkologie (Grundlagen der Tumorchirurgie, Strahlentherapie und medikamentösen Therapie) inkl. sicherer Umgang mit Zytostatika, Interventionen in Notfällen, unkonventionelle Behandlungsmethoden und Komplikationen,

4. Dokumentation von Patientenakten inkl. Studienteilnahme und rechtliche Grundlagen,
5. ausgewählte therapeutische und pflegerische Grundlagen (z.B. Katheter- und Pumpensysteme, Übelkeit und Erbrechen, Fatigue und patientenorientierte Schmerztherapie),
6. psychoonkologische Grundlagen (z.B. Aufgaben der Psychoonkologie, Bewältigungsstrategien, Nachsorge und Rehabilitation).

Aufgabengebiete

Die Aufgabengebiete sind vielfältig und auf S. 10 bereits dargestellt. Die Aufgabengebiete beziehen sich aber in erster Linie auf onkologische Schwerpunktpraxen und Onkologische Versorgungszentren. Die in der Qualifizierungsfortbildung erworbenen Handlungskompetenzen sollen der Verbesserung der onkologischen Versorgung der Patienten dienen. In den letzten Jahren stellte sich ein Wandel ein, sodass heute immer häufiger auch Medizinische Fachangestellte im stationären Bereich zu finden sind und gemeinsam mit den Pflegekräften und dem ärztlichen Personal die Versorgung onkologischer Patienten gewährleisten. Wenn beide Berufsgruppen im stationären Alltag zusammenarbeiten, sind durch Arbeitsplatzbeschreibungen die Aufgaben sinnvoll nach den jeweiligen Handlungskompetenzen zu verteilen.

Handlungskompetenzen

Die Medizinische Fachangestellte in der Onkologie:
- verfügt über Kenntnisse der Entstehung von onkologischen Erkrankungen, der onkologischen Diagnostik und Therapie inkl. der supportiven Begleittherapien,
- unterstützt den Arzt bei der Vorbereitung, Durchführung und Nachbereitung onkologischer und palliativmedizinischer Maßnahmen, insbesondere bei der Verabreichung der intravasalen zytostatischen Chemotherapie,
- kommuniziert situationsgerecht mit den Patienten und Angehörigen während des Aufenthaltes in der Praxiseinrichtung oder auch bei Hausbesuchen,
- unterstützt die psychosoziale Betreuung der Patienten und Angehörigen und

vermittelt Kontakte zu Psychoonkologen und Selbsthilfegruppen,
- versorgt den Patienten hinsichtlich der supportiven Therapien nach Anordnung des Arztes,
- engagiert sich für die Berufsrolle der medizinischen Angestellten und der Verbesserung der Versorgung onkologischer Patienten,
- setzt im Sinne des "lebenslangen Lernens" Inhalte der Fortbildungen in die Praxis um und trägt Sorge dafür, durch weitere Fortbildungen und Besuchen von Kongressen ihr Wissen stetig zu verbessern und zu erweitern.

Fazit

Neben den Pflegefachkäften in der Onkologie tragen die medizinischen Fachangestellten zur Verbesserung der onkologischen Versorgung bei. Dabei kommt es immer häufiger vor, dass Pflegekräfte in niedergelassenen Schwerpunktpraxen arbeiten sowie Medizinische Fachangestellte auch im klinischen Bereich eingesetzt werden, sodass sich beide Berufsgruppen sinnvoll ergänzen. Trotz der Unterschiede und der unterschiedlichen Entwicklung der Berufsgruppen gilt es, die Zusammenarbeit zu verbessern und zu stärken, und so gemeinsam die Verbesserung der Versorgung und Pflege von Patienten mit onkologischen Erkrankungen voranzubringen. Dabei sollten beide Berufsgruppen wertschätzend die jeweiligen Handlungskompetenzen der anderen Berufsgruppe respektieren.

Literatur

Fortbildungscurriculum (z.Z. vergriffen): http://www.bundesaerztekammer.de
Informationen zur Ausbildung und Fortbildungsmöglichkeiten beim Berufsverband Medizinischer Fachberufe, Bissenkamp 12-16, 44135 Dortmund, http://www.vmf-online.de

Internetadressen

Informationen zu Fortbildungen für Med. Fachangestellte in der Onkologie:
http://www.bundesaerztekammer.de/
http://www.laekh.de/Fortbildungszentrum/Fortbildungszentrum-Carl-Oelemann-Schule/Carl-Oelemann-Schule,cat557.html
http://www.kok-krebsgesellschaft.de/
Weitere Internetpräsenzen:
Bundesinstitut für Berufsbildung: http://www.bibb.de
Bundesministerium für Berufsbildung und Forschung: http://www.bmbf.de
Berufsportal der Bundesagentur für Arbeit: http://www.berufenet.de
Bildungswerk für Gesundheitsberufe e.V.: http://www.bildungswerk-gesundheit.de
LearnART - Projekt einer Weiterbildung für Arzthelferin: http://www.learnart-online.de

1.5 Homecareversorgung

Christine von Reibnitz

1.5.1 Einleitung

Die ambulante und stationäre Palliativversorgung haben sich in den letzten Jahren weltweit dynamisch entwickelt. Dies betrifft v.a. die Zunahme an ambulanten und stationären palliativmedizinischen Angeboten, die zu einer Verbesserung der Betreuung und Begleitung schwerkranker und sterbender Menschen geführt hat (S. 359). Eine flächendeckende hospizliche und palliativmedizinische, den ambulanten und stationären Bereich vernetzende Versorgung ist aber bei Weitem noch nicht erreicht. Nicht zuletzt wird die demografische Entwicklung in Deutschland, wie auch in anderen westlichen Ländern, in Zukunft noch zu einem weiteren überproportionalen Anstieg des Anteils der Menschen führen, die älter als 65 Jahre alt sein werden. Diese Veränderung der Altersstruktur ist mit einer Zunahme chronischer Erkrankungen und Tumorerkrankungen verbunden. Das führt bereits aktuell aber auch mittel- und langfristig zu einem weiter zunehmenden Bedarf an medizinischer und pflegerischer Behandlung, Betreuung und Begleitung, sowie menschlicher Fürsorge am Lebensende.

Defizite liegen derzeit in einem noch zu wenig an den spezifischen Bedürfnissen Schwerstkranker ausgerichteten ambulanten Angebot, der fehlenden Vernetzung ambulanter und stationärer palliativmedizinischer Einrichtungen und Dienste, sowie in einer noch unzureichenden Regelung der Finanzierung zu erbringender Leistungen. Für eine optimale, den Bedürfnissen der Patienten entsprechende palliative Versorgung schwerstkranker und sterbender Menschen kommt es in besonderer Weise auf die Organisation integrativer Versorgungsabläufe und die Vernetzung ambulanter und stationärer Einrichtungen sowie auf ein abgestimmtes Zusammenwirken ärztlicher, pflegerischer, psychosozialer und seelsorgerischer Betreuung, Behandlung und Begleitung an.

Oberstes Ziel ist es, ein Sterben zu Hause zu ermöglichen, wann immer dies möglich ist und gewünscht wird. Hierzu ist es erforderlich, eine angemessene und flächendeckende, insbesondere auch qualitätsgesicherte ambulante Versorgung mit entsprechender palliativmedizinischer Infrastruktur, möglichst ohne regionale Versorgungslücken zu entwickeln. Dies beinhaltet auch eine Verständigung der Verantwortlichen darüber, dass regionale Parallelvorhaltung und Überkapazitäten vermieden werden. Voraussetzung hierfür ist neben der Entwicklung und Stärkung ambulanter palliativmedizinischer und palliativpflegerischer Dienste eine Strukturierung der Versorgungsabläufe im Sinne der Integration von Homecare sowie darüber hinaus die Bildung von multidisziplinären Netzwerken. Dadurch wird die Qualität und Effizienz erhöht und nicht zuletzt auch mehr Transparenz für die an der Versorgung schwerkranker und sterbender Patienten beteiligten Berufsgruppen sowie für Patienten und Patientinnen und deren Angehörige erreicht. Ziel ist es, komplexe palliativmedizinische und palliativpflegerische Probleme im häuslichen Umfeld zu lösen. Krankenhausaufenthalte können bei einem qualifizierten und klar strukturierten Unterstützungsangebot oftmals vermieden werden. Eine wichtige Rolle kommt hierbei der Homecare-Versorgung zu.

1.5.2 Was ist Homecare?

Homecare wird häufig aus dem Englischen als „häusliche Pflege" übersetzt. In Deutschland versteht man allerdings unter „häuslicher Pflege" die Betreuung von pflegebedürftigen Menschen. Homecare ist die englische Bezeichnung für „häusliche Versorgung". Die wörtliche Definition von Homecare ist somit nicht korrekt und beschreibt auch nicht die tatsächlich erbrachten Dienstleistungen. Auch lässt sich Homecare nicht über den Aufenthaltsort des Patienten definieren. Ambulante Regelversorgung kann nicht pauschal als Homecare bezeichnet werden. Auch die Schreibweise „Homecare", „Home Care" gibt Anlass zur Diskussion. Im Folgenden wird die Schreibweise Homecare verwendet.

Seit ca. 20 Jahren hat sich in Deutschland unter dem Begriff Homecare eine sich von der häuslichen Pflege abgrenzende Versorgungsstruktur etabliert, die die häusliche Therapie und damit ärztlich verordnete Leistungen, die von der Krankenversicherung und nicht der Pflegeversicherung finanziert werden, umfasst. Krankenbehandlungen, die früher ausschließlich auf die stationäre Behandlung (Krankenhaus) beschränkt waren, sind vermehrt durch Homecare im häuslichen Bereich durchzuführen. Den Fokus bildet die Versorgung eines Patienten zu Hause mit erklärungsbedürftigen Hilfsmitteln, Medizinprodukten, Verbandmitteln und Arzneimitteln sowie die Betreuung, Beratung und Schulung der Patienten durch qualifiziertes Fachpersonal im Rahmen einer ärztlich verordneten, ambulanten Therapie (Abb. 1.8).

Homecare versorgt schwerpunktmäßig chronisch erkrankte und/oder multimorbide Patienten, die die Unterstützung und Pflege durch Dritte benötigen. Die Komplexität der Krankheitsbilder, die individuellen Fähigkeiten der Patienten und das Zusammenwirken der unterschiedlich verordneten Therapien erfordern eine Begleitung dieser Patienten durch medizinisch qualifiziertes Pflegepersonal. Homecare grenzt sich somit von der klassischen Pflege mit Grund- und Behandlungspflege ab. Im Rahmen der Homecare-Versorgung kommt Pflegefachkräften im interdisziplinären Team, aufgrund ihres häufigen und engen Kontaktes zu den Patienten und Bewohnern, eine Schlüsselrolle zu. Grundvoraussetzung für eine Homecare-Versorgung ist eine personelle Kontinuität in der pflegerischen Betreuung sowie eine gute Kooperation mit den behandelnden Ärzten. Zur Stärkung der Eigenkompetenzen der Patienten/Betroffenen und ihrer Angehörigen gehört das Angebot von Schulungen und Beratungen zu einem möglichst frühen Zeitpunkt. Unter Homecare sind alle Maßnahmen zu verstehen, die die Versorgung von Patienten in der häuslichen Umgebung sicherstellen. Dazu gehören insbesondere die Beratung, die Schulung und die Versorgung des Patienten unter Einbeziehung der Angehörigen. Dabei sollten die notwendigen Maßnahmen von Pflegefachkräften im Sinne des Case-Managements (S. 15) durchgeführt werden.

Aufgaben und Leistungsbereiche von Homecare

Homecare setzt i.d.R. eine im Krankenhaus begonnene Therapie im häuslichen Umfeld fort. Bei der Entlassung aus dem Krankenhaus sind viele der Patienten auf sich alleine gestellt, die aber aufgrund ihrer meist chronischen Erkrankung und ggf. Pflegebedürftigkeit, nicht in der Lage sind, die Fortführung der Krankenbehandlung selbst zu koordinieren. Kenntnisse über weiterführende oder ergänzende Therapieformen, zuständige Kostenträger (Kranken- Pflegeversicherung oder Rentenversicherung), Einrichtungen zur Weiterversorgung und Fachexperten fehlen i.d.R. Homecare-Unternehmen übernehmen daher drei wesentliche Aufgaben:

1. Versorgung des Patienten mit Produkten (inkl. Beratung, Betreuung),
2. Koordination der ambulanten Behandlung,
3. Case-Management.

Die aktive Einbindung des Patienten in die Krankenbehandlung erhöht die Compliance. Hier leistet Homecare einen wesentlichen Beitrag, in dem eine auf die jeweilige Therapie hin qualifizierte Fachkraft, z.B. examinierte Kranken- oder Altenpflegerin, den Patienten bzw. dessen Betreuer unterstützt, durch:

- Informationen zum Krankheitsbild, Therapiemöglichkeiten,
- Bildung einer Vertrauensperson, insbesondere bei psychisch belastenden Erkrankungen,
- Anleitung des Patienten zur Selbsthilfe und kontinuierliche Betreuung,
- Organisation der notwendigen Maßnahmen zur Fortsetzung der Therapie im ambulanten Bereich (Kontaktaufnahme mit dem zuständigen niedergelassenen Arzt, unverzügliche Bereitstellung der benötigten Produkte, Überprüfung der häuslichen Infrastruktur, Koordination mit ambulantem Pflegedienst und betreuenden Angehörigen),
- Einweisung und Schulung in die Handhabung der Produkte, ggf. Anpassung an die patientenindividuellen Bedürfnisse,
- kontinuierliche Kontrolle der richtigen Produkthandhabung, ggf. Empfehlung zur Therapieanpassung/Produktumstellung,
- Information des Patienten über Begleitkosten der Versorgung (z.B. Zuzahlungen, Eigenanteile, Produkte, die nicht von der Krankenkasse erstattet werden usw.).

Therapie-Bereiche. Die wichtigsten Therapie-Bereiche von Homecare sind:

- enterale und parenterale Ernährung (S.157),
- Heim- und Peritonealdialyse,
- Schmerztherapie (S. 219),
- Stoma- und Inkontinenzversorgung (S. 275),
- moderne Wundversorgung (S. 196),
- Versorgung bei Tracheostomie- und Laryngektomie (S. 313),
- Infusions- und Schmerztherapie,
- respiratorische Heimtherapie.

Leistungserbringer. Am Versorgungsprozess sind neben dem Patienten verschiedene Leistungserbringer (Arzt, Klinik, Rehabilitationseinrichtung, ambulante Pflege, Pflegeheim, pflegende Angehörige, Kostenträger usw.) beteiligt. Homecare-Teams koordinieren die Behandlung zwischen den an der Patienten-

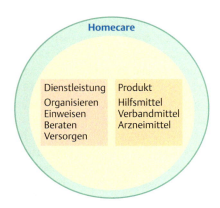

Abb. 1.8 Homecare koordiniert Produkt und Dienstleistung in der Versorgung (von Reibnitz, 2006).

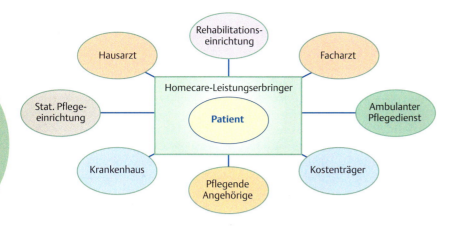

Abb. 1.9 Koordination der Versorgung durch Homecare-Unternehmen.

versorgung beteiligten Leistungserbringern (**Abb. 1.9**).

Qualifikationen und Kompetenzen für Homecare

Die Therapie-Bereiche zeigen, wie anspruchsvoll und vielschichtig eine Homecare-Versorgung ist. Diesem Anspruch muss auch die eingesetzte Fachkraft gerecht werden, die der primäre Ansprech- und Koordinationspartner für den Patienten und das multiprofessionelle Team ist. Grundvoraussetzungen, um ein interdisziplinäre Homecare erfolgreich durchzuführen, sind hohe Qualifikationen und fundierte, mehrjährige Erfahrung im Bereich ambulanter und stationärer Versorgung der eingesetzten Fachkräfte. Hierzu zählen insbesondere:

– fachliche Kompetenzen,
– persönliche Kompetenzen,
– Pflege-Management,
– beratende Tätigkeiten,
– pflegepädagogische Tätigkeiten.

Fachliche Kompetenzen. Hierzu zählen:

– eine anerkannte Ausbildung für Gesundheits-, Alten- und Krankenpflege, vorzugsweise eine Weiterbildung im Bereich Case- und Care-Management und/oder andere einschlägige Weiterbildungsnachweise,
– Praxiserfahrung im ambulanten Bereich und in der Organisation von ambulanter Betreuung, Kenntnis und Sicherheit im Umgang mit den Strukturen im ambulanten Bereich (z. B. erstattungsrechtliche Grundlagen, Kenntnisse über Heil- und Hilfsmittel, Kenntnisse über das Sozialversicherungssystem),
– Praxiserfahrung im stationären Bereich (Erfahrungen im Umgang mit der Krankenhaushierarchie und -kultur führen zu Akzeptanz beim Krankenhauspersonal),
– Gesprächsführung und Beratungskompetenz,
– EDV-Kenntnisse (z. B. Word, Excel).

Persönliche Kompetenzen. Diese umfassen:

– Fähigkeit zur multiprofessionellen und organisationsübergreifenden Zusammenarbeit (Umgang mit unterschiedlichen Organisations- und Berufskulturen),
– Selbstorganisation (selbstständiges Arbeiten, Entscheidungsfähigkeit, Prioritäten setzen können),
– Fähigkeit zur Gestaltung und Durchführung von Verhandlungsprozessen,
– Zuhören (Bedürfnisse der Patienten),
– Empathie,
– Umgang mit Widerständen und Widersprüchen (Konflikt-, Mediationsfähigkeit),
– Verbindlichkeiten herstellen (Commitment).

Pflege-Management. Zu den Aufgabenfeldern in der Homecare-Versorgung zählen darüber hinaus Aufgaben des Pflege-Managements:

– Durchführung und Überwachung eines effektiven, schriftlichen und mündlichen Berichtsystems zwischen Klinikum, Hausärzten und externen Pflegeeinrichtungen; zusätzlich Weiterleitung von Informationen an andere beteiligte Berufsgruppen wie Krankengymnastik, Ergotherapie, u.ä.,
– Vermittlung und Beschaffung von Hilfsmitteln für Patienten, die ambulant weiterversorgt werden,
– Koordination mit Kostenträgern und MDK,
– Dokumentieren und Evaluieren der neu einzuführenden Überleitungsdokumentation,
– Kontaktpflege mit Patienteninitiativen und Selbsthilfegruppen.

Beratende Tätigkeiten. Zu den beratenden Tätigkeiten gehören:

– Erfassen der Überleitungsanamnese beim Patienten,
– frühzeitiges Erkennen von Problemen, die einer Kontinuität der Pflegequalität nach der Entlassung im Wege stehen,
– Beratung und Unterstützung bei Problemen mit Patienten, die der Palliativ Care Gruppe zuzuordnen sind,
– persönliche Beratung von Patienten und Angehörigen über Pflegeeinrichtungen nach dem Klinikaufenthalt,
– Pflegevisiten auf den Stationen.

Pflegepädagogische Tätigkeiten. Dazu zählen:

– Schulung der Pflegekräfte auf den Stationen, insbesondere bezüglich der Pflegeplanung für die Überleitung, Handhabung von Dokumenten und Verbesserung der Schnittstellen,
– Unterrichtstätigkeit an der Krankenpflegeschule, um den Aufgabenbereich der Homecare-Versorgung zu vermitteln,
– Organisation und Durchführung von Fortbildungsveranstaltungen für pflegende Angehörige und externe Pflegeeinrichtungen.

M Für die Palliativversorgung ist eine weitere Qualifikation, z. B. Palliative Care Weiterbildung notwendig. Homecare-Unternehmen können entweder eng mit bestehenden Palliative Care Teams zusammenarbeiten, oder auch, wenn eine Zulassung als Pflegedienst vorliegt, selbst direkt mit der entsprechenden Qualifikation in der palliativen Versorgung tätig werden.

Zielgruppen in der Homecareversorgung

Zielgruppen von Homecare sind neben chronisch Kranken und multimorbiden Patienten, insbesondere Patienten mit einer nicht heilbaren, progredienten und weit fortgeschrittenen Erkrankung mit begrenzter Lebenserwartung, die an den körperlichen

Symptomen dieser Erkrankung und den mit ihr einhergehenden psychosozialen und spirituellen Problemen leiden, sowie deren Angehörige. Palliativpatienten benötigen für den Erhalt oder die Wiederherstellung ihrer Lebensqualität die bestmögliche Linderung körperlicher Symptome, die Respektierung ihrer Integrität und Würde, psychosoziale Unterstützung bis zum Tod. Auch die Familie von Palliativpatienten benötigt Hilfe (z. B. Pflegeanleitung und psychosoziale Unterstützung, Trauerbegleitung vor, während und nach dem Versterben). Es handelt sich hierbei um Patientinnen und Patienten, die an einer unheilbaren Krankheit leiden,

– die so weit fortgeschritten ist, dass lediglich eine Lebenserwartung von Wochen oder wenigen Monaten zu erwarten ist,
– bei denen eine ambulante palliative Versorgung möglich und von ihnen erwünscht ist und
– eine Krankenhausbehandlung im Sinne des § 39 SGB V nicht erforderlich ist.

Weitere Aufgaben für Homecare-Teams. In der Palliativversorgung ergeben sich für Homecare-Teams noch weitere Aufgaben:

– Unterstützung und Beratung der Haus- und Fachärzte bei der Behandlung von Patienten mit einer nicht heilbaren, progredienten, weit fortgeschrittenen Erkrankung mit begrenzter Lebenserwartung,
– Vermeidung unnötiger Einweisungen von schwerstkranken Palliativpatienten und Sterbenden in das stationäre Versorgungssystem,
– Vorbereitung und Erleichterung des Übergangs vom stationären zum ambulanten Versorgungssystem für Betroffene, ihre Angehörigen und involvierte Pflegedienste,
– Entlastung und Stabilisierung pflegender Angehöriger von Palliativpatienten,
– Unterstützung des Selbstbestimmungsrechts Schwerstkranker und Sterbender,
– Anleitung und Unterstützung ambulanter Pflegedienste,
– Anleitung und Unterstützung der Kranken- und Altenpflegekräfte in geriatrischen Einrichtungen,
– Hilfe bei der Umsetzung gesundheitspolitischer Forderungen, z. B. „ambulant vor stationär",

– Sterben in Würde, und wo möglich, frei von Ängsten, Schmerzen und anderen Symptomen, zu Hause ermöglichen,
– Vernetzung der beteiligten Professionen einschließlich des dokumentierten Informationsaustausches über Maßnahmen/Therapien,
– umfangreiche Dokumentation und jährlich Evaluation zum Nachweis von Bedarf und Effizienz sowie möglicher Kosteneinsparung,
– Organisation von Fort- und Weiterbildung der verschiedenen Berufsgruppen, ihre weitere Unterstützung in palliativmedizinischer Arbeit,
– Verbreitung palliativen Gedankengutes in der Öffentlichkeit.

1.5.3 Vernetzung durch Case-Management

Die Homecare-Versorgung zielt auf die Schaffung eines nahtlosen Übergangs zwischen der stationären und der ambulanten Versorgung der Patienten. Die Rückführung des Patienten in seine gewohnten Lebensumstände und Umgebung durch gezielte psychisch und physisch ganzheitliche Betreuung, sollte gewährleistet werden. Um eine rasche Wiederaufnahme ins Krankenhaus bzw. eine frühzeitige Einweisung in ein Pflegeheim zu vermeiden, sollte die Förderung der Selbstständigkeit des Patienten und Anleitung, sowie Unterstützung der betreuenden Angehörigen, einbezogen werden. Die Verbesserung der Kooperation der nachstationär versorgenden Einrichtungen/Personen muss optimiert werden (**Abb. 1.10**).

Zur Lösung der Kernprobleme eignet sich die Methode des Case-Management, wo Palliative Care Teams und Homecare in Hand arbeiten.

Aufgaben des Case-Managers

Case-Management oder Unterstützungsmanagement, zunächst als Erweiterung der Einzelfallhilfe in den USA entwickelt, ist zu einer methodischen Neuorientierung in der sozialen Arbeit und im Gesundheitswesen geworden (S. 400). Case-Management ist mittlerweile in den USA als Dienstleistung anerkannt. In den Neunzigerjahren gewann diese Methode auch im deutschsprachigen Raum an Bedeutung. Case-Management findet Anwendung im Schnittstellenmanagement. Es gewährleistet die Kontinuität der Versorgung und vernetzt alle in die Betreuung von Patienten involvierten Berufsgruppen. Die bedürfnis- und bedarfsorientierte Versorgung sorgt für einen effizienten Umgang mit den vorhandenen, mittlerweile knappen Ressourcen. Case-Manager arbeiten aktiv im Bereich der Weiterentwicklung und der Qualitätssicherung der Versorgungsleistungen mit. Case-Management soll Fachkräfte im Sozial- und Gesundheitswesen befähigen, unter komplexen Bedingungen Hilfemöglichkeiten abzustimmen und die vorhandenen institutionellen Ressourcen im Gemeinwesen oder Arbeitsfeld koordinierend heranzuziehen.

Die Aufgaben im interdisziplinären Überleitungsmanagement lassen sich analog den Phasen des Case-Managements darstellen (**Abb. 1.11**). Erläuterungen zu den einzelnen Phasen des Case-Managements finden Sie in Kap. 18.3 (S. 400).

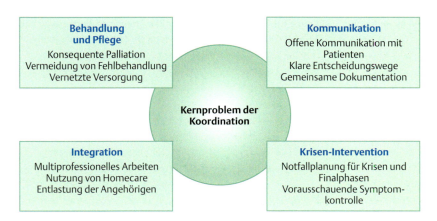

Abb. 1.10 Kernprobleme in der Palliativversorgung.

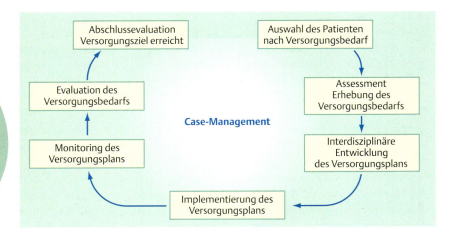

Abb. 1.11 Phasen des Case-Managements (von Reibnitz, 2006).

Auswahl des Patienten nach Versorgungsbedarf. Die Auswahl der Patienten erfolgt fast ausschließlich vom stationären, interdisziplinären Betreuungsteam (Case-Manager, Arzt, Stationsschwester). Es handelt sich um Patienten mit poststationärem Betreuungsbedarf. Auf Stationen mit regelmäßig stattfindenden interdisziplinären Besprechungen entscheidet das multiprofessionelle Team, wer aus medizinischer, therapeutischer und pflegerischer Sicht entlassen werden kann. Besprechungen, an denen alle in die Betreuung involvierten Berufsgruppen teilnehmen, ermöglichen eine ganzheitliche Sichtweise und einen auf die individuellen Bedürfnisse der Patienten abgestimmten Therapieplan (z.B. Patienten nach Schlaganfall, Patienten mit chronischen Wunden). Eine Fallgeschichte zum Case-Management finden Sie in Kap.18.3 (S. 401).

Assessment (Erhebung des Versorgungsbedarfs). Ein Case-Manager ermittelt den notwendigen Betreuungsbedarf (Assessment). Dabei werden Selbstversorgungsdefizite und Ressourcen der Patienten berücksichtigt, aber auch das persönliche Umfeld. Die Organisation der notwendigen Dienstleistungsangebote von ambulanter Pflege, Homecare-Unternehmen und Kooperationspartnern sowie Hilfsmaßnahmen stehen im Vordergrund. Case-Manager unterstützen den Betroffenen, aus der Vielzahl der Gesundheitsangebote die individuell hilfreichen herauszufinden. Dieser Arbeitsschritt ist von zentraler Bedeutung.

Interdisziplinäre Entwicklung eines Versorgungsplans. Auf Basis des Assessments wird der Versorgungsplan erstellt. Der Patient wird nach Hause begleitet, um ihn bei seinem gewohnten Tagesablauf zu beobachten. Einschätzung und Beratung, ob und in welcher Weise Veränderungen in der Wohnung notwendig sind und in welchen Bereichen der Patient und seine Angehörigen Unterstützung benötigen. Bei komplexen medizinischen, pflegerischen und sozialen Problemen der Patienten vereinbart der Case-Manager die Anschlussversorgung durch die ambulanten häuslichen Pflege/Palliative Care Teams. Wenn bereits vor der Aufnahme ambulante Betreuung bestand, wird auch die betreuende Institution/Organisation kontaktiert. Nach einem ausführlichen Gespräch mit dem Patienten und den Angehörigen entwickelt der Case-Manager in Abstimmung mit den Betroffenen einen differenzierten Versorgungsplan, der festlegt, in welchem Ausmaß Betreuung erforderlich ist: Wer erbringt welche Leistung (professionelle Anbieter, Laienpflege)? Welche Heil- und Hilfsmittel müssen besorgt werden, damit der Patient zu Hause leben kann?

Implementierung des Versorgungsplans. Wenn Patienten dem Betreuungsvorschlag zustimmen, kümmert sich der Case-Manager um die notwendigen Bewilligungen, nimmt Kontakt zu Kooperationspartnern auf, organisiert Heil- und Hilfsmittel, Medikamente und Verbandsmaterialen. Die Informationsweitergabe an die weiter betreuenden Institutionen wird durch Case-Manager fachbereichsübergreifend koordiniert. Der Patient wird auch am Entlassungstag vom Case-Manager begleitet. Angehörige/Vertrauenspersonen und die ambulante Pflege werden hinsichtlich des weiteren Betreuungsbedarfs koordiniert und zusammengeführt. Um den sog. Drehtüreffekt zu vermeiden, ist es erforderlich pflegenden Angehörigen Sicherheit und Hilfe nach der Entlassung des Patienten zu bieten. Ist ein Angehöriger, trotz vorheriger Einschätzung, akut mit der Pflege überfordert oder steht er vor einem für ihn unlösbaren Pflegeproblem, wird der Angehörige erneut angeleitet sowie eine Verlaufsbesprechung und die weitere Nachbetreuung erörtert. Am Tag nach der Entlassung erkundigt sich der Case-Manager z.B. telefonisch nach dem Befinden des Patienten. Am darauf folgenden Tag erfolgt ein Besuch. Je nach Bedarf werden daraus resultierend weitere Visiten vereinbart. Während der Versorgung erfolgt regelmäßig ein Monitoring der Leistungserbringung und eine Evaluation des Versorgungsplans durch ein interdisziplinäres Team, um zu ermitteln, ob das Ziel der Betreuung erreicht wurde.

1.5.4 Vorteile von Homecare und Case-Mangement

Eine der wichtigen Aufgaben von Homecare ist es, über einen definierten Zeitraum oder über den gesamten Betreuungsverlauf hinweg, die Koordination einer Versorgung des Patienten sicherzustellen. Angestrebt werden die Optimierung von Versorgungsprozessen, die Stärkung der Eigenverantwortung der Patienten sowie ein effizienterer Einsatz vorhandener Ressourcen. Ziel ist es, bereits während des stationären Aufenthaltes von Patienten mit Versorgungsproblemen den poststationären Behandlungsprozess mittels Information, Beratung und Koordination durch im Krankenhaus tätige Homecare Fachkräfte zu unterstützen. Durch rechtzeitige Information über die Entlassung der Patienten, ist gewährleistet, dass genügend Vorbereitungszeit für die Einsatzplanung der Homecareversorgung bleibt.

Aus Sicht des Klinikpersonals können Case-Manager anhand ihrer einschlägigen ambulanten Erfahrung die Patienten und Angehörigen besser über die Betreuungsmöglichkeiten zu Hause informieren und diese in ihren Entscheidungsprozessen kompetenter begleiten. Die frühzeitige Entlassungsplanung des Patienten, in Zusammenarbeit mit allen am Prozess Beteiligten, unterstützt die Weiterführung der in der stationären Einrichtung begonnenen Therapie in der ambulanten Versorgung. Während der Betreuungszeit des Patienten werden standardisierte Patientendokumentationen geführt, um bei Komplikationen und eventuell stationärer Wiederaufnahme einen schnellen Informationsaustausch sicherzustellen und eine unverzügliche Therapieanpassung zu erleichtern.

Besonders in der Palliativversorgung bildet das Überleitungsmanagement vom stationären Aufenthalt im Krankenhaus in das häusliche Umfeld einen wesentlich Schwerpunkt in der Homecarearbeit. Noch während des stationären Aufenthalts begleitet eine speziell ausgebildete Krankenschwester den Patienten und nimmt Befunde, Medikamente und Hinweise von Ärzten und Pflegepersonal auf. Bereits vor Entlassung aus der Klinik plant und koordiniert die Krankenschwester den reibungslosen Ablauf der weiteren Pflege außerhalb des Krankenhauses und gewährleistet einen nahtlosen Übergang der Pflege und Betreuung. Dadurch werden die Betroffenen, deren Angehörige und der Hausarzt entlastet. Bei allen anstehenden Fragen ist die Schwester zur Stelle, berät, empfiehlt und unterstützt. Die enge Zusammenarbeit mit besonders qualifizierten und zertifizierten ambulanten Fachpflegediensten zur häuslichen Krankenversorgung ist für die Basis für angemessene Versorgung und Pflege. Homecare Teams ermöglichen eine umfassende Versorgung von ambulanten Palliativpatienten im häuslichen Umfeld in Zusammenarbeit mit Kooperationspartnern, die gemeinsam die Versorgung mit enteraler und parenteraler Ernährung, tragbaren Pumpensysteme zur ambulanten Schmerztherapie und ambulanter Antibiotika- und Chemotherapie für die Patienten sicherstellen.

Eine Vielzahl struktureller Verbesserungen und Neuerungen, aber auch ein gesellschaftliches Umdenken insgesamt, ist für die Vernetzung in der Palliativversorgung notwendig. Besondere Dringlichkeit haben dabei die Stärkung der Sterbebegleitung und der angemessenen Palliativversorgung im häuslichen Bereich sowie die Integration von Homecare Leistungen in die palliativen Versorgungsstrukturen. Hierzu sind die Verbesserung der ambulanten Pflege am Lebensende und die Vernetzung der vorhandenen Strukturen notwendig.

Literatur

Ewers, M., Schaeffer, D. (Hrsg.): Case-Management in Theorie und Praxis. Hans Huber, Bern 2000

Leschner, U.: Wenn die letzte Maske fällt. KV-Blatt (Kassenärztliche Vereinigung) 10 (2006) 22

Leschner, U.: Das tun, wozu anderen keine Zeit bleibt. KV-Blatt 11 (2006) 26

Löcherbach, P.: Qualifizierung im Bereich Case-Management - Bedarf und Angebote. In: Löcherbach, P. u.a. (Hrsg.): Case-Management – Fall- und Systemsteuerung in Theorie und Praxis.: Luchterhand, Neuwied 2002

von Reibnitz, C.: Homecare- Zukunft in Deutschland. In: Hagemeier, O., von Reibnitz, C. (Hrsg.): Homecare - Ein Versorgungskonzept der Zukunft. Economica, Heidelberg 2005

von Reibnitz, C.: Kompetenzen der Pflege in der Überleitung. Heilberufe 8 (2005) 56

von Reibnitz, C.: Homecare – Was braucht der Patient? Heilberufe 3 (2007) 48

von Reibnitz, C.: Die Rolle von Homecare in der Rehabilitation – neues Aufgabenfeld für die Pflege? In: Deutsche Gesellschaft für medizinische Rehabilitation e.V. (Hrsg.): Die Rolle der Pflege in der Rehabilitation. Der pflegerische Beitrag zwischen Anspruch und Wirklichkeit. Wolfsburger Institut für Gesundheitsforschung und Gesundheitsförderung e.V. 2007. Eigenverlag, Berlin 2007

1

2 Gesundheitswissenschaftliche Aspekte der onkologischen Pflege

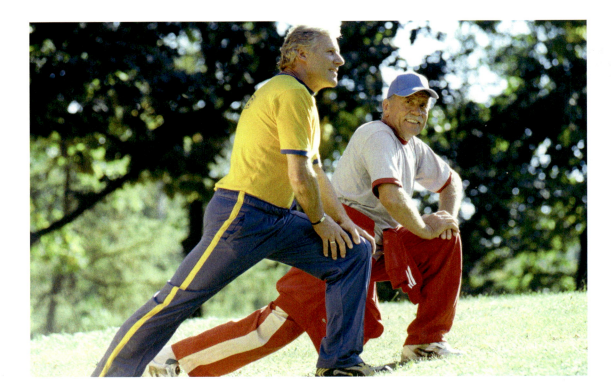

2.1 Gesundheitsförderung nach dem Modell der Salutogenese

Ulrike Thielhorn

Das Denken und Handeln in der deutschen Gesundheitsversorgung ist weitgehend von einer pathogenetischen Sichtweise geprägt. Dies gilt ganz besonders für den Bereich der Onkologie. Im Zentrum des Interesses der professionellen Akteure stehen die Krebserkrankung und deren Symptome. Ziel einer Behandlung ist das Beseitigen der Symptome und, wenn möglich, die ihnen zugrunde liegenden Ursachen. Diese Betrachtungsweise scheint einsichtig, möchte doch jeder an Krebs erkrankte Mensch wieder genesen oder möglichst lange Zeit mit guter Lebensqualität leben können. Dennoch weist das traditionelle biomedizinische Modell bei der Pflege und Versorgung von Krebspatienten Mängel auf.

2.1.1 Biomedizinisches Modell

Bereits im 18. Jahrhundert wurden Überlegungen angestellt, auch Krankheiten nach der naturwissenschaftlichen Methode zu behandeln, die bereits in der Chemie und der Physik zu großen Erfolgen geführt hatte. Durch die Diagnostik – welche dank der Entwicklung entsprechender Geräte nun erst möglich geworden war – konnten Funktionsstörungen des Menschen objektiv erfasst werden. Der Mensch wurde fortan nicht mehr als geistig-körperliche Einheit betrachtet, sondern als Organismus, der in seine Einzelteile zerlegt und – gleich einer defekten Maschine – im Krankheitsfall wieder „repariert" werden kann. Auch die Pflegenden übernahmen dieses Verständnis bei der Betreuung der Patienten.

Das biomedizinische Modell wurde seit seiner Entstehung immer wieder in Frage gestellt, da es einseitig die körperlichen Probleme des Menschen fokussiert und die psychischen, sozialen und spirituellen Bedürfnisse der Patienten vernachlässigt. Gerade das Leben mit einer Krebserkrankung jedoch ist für die Betroffenen mit vielfältigen psychosozialen Belastungen verbunden, die es bei der Pflege zu berücksichtigen gilt. Im Zuge der Entwicklung von bedürfnisorientierten und patientenzentrierten pflegewissenschaftlichen Konzepten begann sich das pflegerische Verständnis von Gesundheit und Krankheit von dem biomedizinischen Modell zu unterscheiden (S. 20). Heute gehören zu den pflegerischen Aufgaben sowohl die Erhaltung und die Förderung von Fähigkeiten und Ressourcen der Patienten Abb. 2.1), trotz eingeschränkter Gesundheit.

  Fallbeispiel Definition Merke 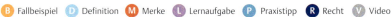 Lernaufgabe Praxistipp Recht Video

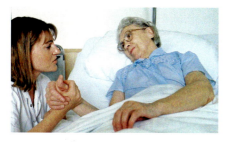

Abb. 2.1 Bedürfnisorientierte und patientenzentrierte Pflege. Sie erhält und fördert nicht nur die Fähigkeiten des Patienten, sondern auch seine Ressourcen.

2.1.2 Modell der Salutogenese

Das Modell der Salutogenese wurde von dem Medizinsoziologen Aaron Antonovsky entwickelt (S. 333). Ausschlaggebend waren seine Untersuchungen über die Auswirkungen der Wechseljahre bei Frauen verschiedener ethnischer Gruppen. Die untersuchten Frauen der Geburtsjahrgänge 1914–1926 wurden in Zentraleuropa geboren. Einige von ihnen waren in Konzentrationslagern inhaftiert gewesen. Die Gruppe der Inhaftierten war – wie erwartet – gesundheitlich deutlich stärker belastet als die anderen Frauen. Gleichwohl berichteten 29 % der inhaftierten Frauen über eine relativ gute psychische Gesundheit. Antonovsky fragte sich, wie es diese Frauen geschafft hatten, trotz extremer Belastungen, relativ gesund zu bleiben. Die Frage „Was erhält Menschen gesund?" im Gegensatz zu der traditionellen Frage „Was macht Menschen krank?" leitete einen grundlegenden Perspektivwechsel ein und bestimmte Antonovskys weitere Forschungsarbeit. Antonovsky starb 1994 im Alter von 71 Jahren (Bengel u.a., 2001).

Konzept

Wie schaffen es Menschen – trotz vieler potenzieller gesundheitsgefährdender Einflüsse – dennoch gesund zu bleiben? Wie gelingt es ihnen, sich von schweren Erkrankungen zu erholen? Was macht das Besondere an Menschen aus, die trotz außergewöhnlicher Belastungen nicht krank werden? Solche Fragen waren Ausgangspunkt von Antonovskys theoretischer und empirischer Arbeit. Für diese besondere Blickrichtung prägte er den Begriff „Salutogenese".

D Salus (lat.) bedeutet Unverletztheit, Heil, Glück; Genese (griech.) meint die Entstehung.

Dieser Begriff sollte den Gegensatz zur bislang dominierenden „Pathogenese" des biomedizinischen Modells verdeutlichen. Salutogenese bedeutet für Antonovsky nicht lediglich die Kehrseite einer pathogenetisch orientierten Perspektive. Grundlegende Annahme des Modells der Salutogenese ist, dass alle Menschen als mehr oder weniger gesund und mehr oder weniger krank zu betrachten sind. Daher lautet die grundsätzliche Frage: Wie wird der Mensch mehr gesund und weniger krank (Bengel et al., 2001)?

Die traditionelle Denk- und Handlungsweise der Medizin und die salutogenetische Sichtweise vergleicht Antonovsky in einer Metapher: Die pathogenetische Perspektive möchte den Menschen unter hohem Aufwand aus einem reißenden Fluss retten, ohne darüber nachzudenken, wie er dort hineingeraten ist und, warum er nicht besser schwimmen kann.

Für die Salutogenese benutzt Antonovsky eine andere Metapher: „… meine fundamentale philosophische Annahme ist, daß der Fluß der Strom des Lebens ist. Niemand geht sicher am Ufer entlang. Darüber hinaus ist für mich klar, daß ein Großteil des Flusses sowohl im wörtlichen wie auch im übertragenen Sinn verschmutzt ist. Es gibt Gabelungen im Fluß, die zu leichten Strömungen oder in gefährliche Stromschnellen und Strudel führen. Meine Arbeit ist der Auseinandersetzung mit folgender Frage gewidmet: „Wie wird man, wo immer man sich in dem Fluß befindet, dessen Natur von historischen, soziokulturellen und physikalischen Umweltbedingungen bestimmt wird, ein guter Schwimmer?" (Antonovsky, 1997)

In seinen Ausführungen wird deutlich, das alle Menschen sich in einem mehr oder weniger gefährlichen Umfeld bewegen. Forschungsfragen können sehr unterschiedlich ausfallen, je nach dem, ob untersucht werden soll, wie man am schnellsten ertrinkt oder wie jemand am schnellsten aus dem Wasser gerettet werden kann oder wie Menschen gute Schwimmer werden. Die individuell ausgeprägte Fähigkeit zu „schwimmen" hängt von Persönlichkeitseigenschaften ab, die Antonovsky mit dem Begriff „Kohärenzgefühl" bezeichnet (Antonovsky, 1997; Bengel u.a., 2001).

Kohärenzgefühl

Der Gesundheits- und Krankheitszustand wird nach Antonovsky ganz wesentlich durch einen psychologischen Einflussfaktor bestimmt: eine allgemeine Grundhaltung des Menschen gegenüber der Welt und dem eigenen Leben. Diese Grundhaltung bezeichnet er als Kohärenzgefühl (sense of coherence = SOC).

D Kohärenz bedeutet Stimmigkeit, Zusammenhang. Je ausgeprägter das Kohärenzgefühl eines Menschen ist, desto gesünder sollte er sein beziehungsweise desto schneller sollte er wieder genesen. Das Kohärenzgefühl ist trotz des Begriffes nicht einfach ein „Gefühl", sondern als Wahrnehmungs- und Beurteilungsmuster zu verstehen.

Das Kohärenzgefühl setzt sich aus drei zusammenhängenden Komponenten zusammen:

– Gefühl von Verstehbarkeit,
– Gefühl der Handhabbarkeit,
– Gefühl der Sinnhaftigkeit.

Gefühl von Verstehbarkeit. Diese Komponente beschreibt, inwieweit jemand das Gefühl hat, dass er seine innere und äußere Welt durchschauen kann. Das Gefühl der Verstehbarkeit ist ein kognitives Verarbeitungsmuster von Informationen.

Gefühl der Handhabbarkeit. Das Gefühl der Handhabbarkeit ist die Überzeugung eines Menschen, dass Schwierigkeiten lösbar sind. Das „Ausmaß, in dem man wahrnimmt, daß man geeignete Ressourcen zur Verfügung hat, um den Anforderungen zu begegnen" (Antonovsky, 1997). Dazu gehören nicht nur eigene Kompetenzen und Ressourcen, sondern auch der Glaube daran, dass eine andere Person oder eine höhere Macht bei der Lösung von Schwierigkeiten hilft. Das Gefühl der Handhabbarkeit ist ein kognitiv-emotionales Verarbeitungsmuster.

Gefühl der Sinnhaftigkeit. Diese Komponente beschreibt das „Ausmaß, in dem man das Leben als emotional sinnvoll empfindet: Daß wenigstens einige der vom Leben gestellten Probleme und Anforderungen es wert sind, daß man Energie in sie investiert, daß man sich für sie einsetzt und sich ihnen verpflichtet, daß sie eher willkommene Herausforderungen sind als Lasten, die man gerne los wäre" (Antonovs-

2

2

ky, 1997). Diese motivationale Komponente schätzt Antonovsky als die Wichtigste ein (Brieskorn-Zinke, 1996; Bengel u.a., 2001).

Kohärenz im Leben

Menschen mit einem großen Kohärenzgefühl kommen im Leben – vereinfacht gesagt – gut zurecht. Sie können Schwierigkeiten und Herausforderungen meistern und sind, mit der Metapher von Antonovsky gesprochen „gute Schwimmer". Das Kohärenzgefühl entwickelt sich im Alter der Kindheit und der Jugend und wird von Erlebnissen und gesammelten Erfahrungen beeinflusst. Mit etwa 30 Jahren ist nach der Ansicht von Antonovsky das Kohärenzgefühl voll ausgebildet und ab diesem Zeitraum nur schwer veränderbar. Das Kohärenzgefühl dient jedoch keineswegs einer Typenbildung, sondern gilt als eine anlagebedingte, überdauernde Orientierung im Leben. Das Kohärenzgefühl kann mithilfe eines Fragebogens zur Lebensorientierung, der SOC-Skala bestimmt werden (Antonovsky, 1997).

Bis heute sind zahlreiche Untersuchungen zu den Einflussfaktoren und Auswirkungen des Kohärenzgefühls durchgeführt worden (eine Übersicht bieten Bengel u.a., 2001). Während das Kohärenzgefühl und die psychische Befindlichkeit offenbar miteinander in Verbindung stehen, konnte ein Zusammenhang mit körperlicher Gesundheit nicht eindeutig nachgewiesen werden. Ob Menschen ein starkes oder schwaches Kohärenzgefühl entwickeln, hängt insbesondere von gesellschaftlichen Gegebenheiten ab, von der Verfügbarkeit generalisierter Widerstandsressourcen (Bengel u.a., 2001).

Generalisierte Widerstandsressourcen

Gesunde Menschen, so die Annahme Antonovskys, verfügen über ein hohes Maß an Widerstandskräften, mit denen sie Problemen, Stresssituationen oder Spannungen begegnen. Die als „generalisierte Widerstandsressourcen" bezeichneten Kräfte sind wesentliche Protektivfaktoren der Gesundheit. „Generalisiert" bedeutet, dass diese Ressourcen in Situationen aller Art wirksam werden können. Es sind individuelle, kulturelle und soziale Fähigkeiten oder Bedingungen, die dazu beitragen, Probleme zu lösen oder

Schwierigkeiten zu meistern. Zu diesen Ressourcen zählen:

– körperliche Konstitution, das körpereigene Immunsystem,
– finanzielle Sicherheit,
– Wissen, Intelligenz,
– stabiles Selbstwertgefühl,
– Werte und Haltungen (Optimismus, Flexibilität),
– zwischenmenschliche Beziehungen,
– orientierungsgebende Rollen und Normen.

Funktionen. Widerstandsressourcen haben zwei wichtige Funktionen:
1. Sie ermöglichen es, Lebenserfahrungen zu machen und stärken auf diese Weise das Kohärenzgefühl.
2. Sie bilden ein Potenzial, das abgerufen werden kann, wenn Spannungszustände auftreten (Brieskorn-Zinke, 1997; Bengel u.a., 2001).

Stressoren und Spannungszustände

Probleme und Risiken jeder Art gehören zum Leben dazu. Sie sind die Regel in der tagtäglichen Auseinandersetzung des Menschen mit seiner Umgebung. Stressoren sind von innen oder außen kommende Anforderungen, welche zunächst einmal physiologische Spannungszustände herbeiführen. Diese Spannungszustände müssen nicht zwangsläufig krank machen, sondern können sich durchaus gesundheitsförderlich auswirken. Erst wenn eine Spannungsbewältigung misslingt, entsteht „Stress" oder eine Situation, die für den Menschen subjektiv und/oder objektiv belastend ist. Es kann zwischen physikalischen, biochemischen und psychosozialen Stressoren unterschieden werden. Wie ein Stressor bewertet wird, hängt vom Kohärenzgefühl des Menschen ab:
– **Primäre Bewertung 1:** Ein Mensch mit einem hohen Kohärenzgefühl (SOC) kann einen Reiz als neutral bewerten, den ein anderer Mensch mit einem schwachen SOC als Stressor definieren würde.
– **Primäre Bewertung 2:** Wenn ein Mensch mit einem hohen SOC einen Reiz als Stressor bewertet, kann er noch unterscheiden, ob dieser für ihn bedrohlich, günstig oder irrelevant ist.
– **Primäre Bewertung 3:** Auch dann, wenn ein Stressor als gefährlich definiert wird,

wird sich ein Mensch mit einem hohen SOC nicht wirklich bedroht fühlen. Ihn schützt sein Vertrauen, dass er die Situation bewältigen kann. Er reagiert mit Gefühlen, die in der Situation angemessen sind. Im Gegensatz dazu wird eine Person mit einem niedrigen SOC mit diffusen, schwer zu regulierenden Emotionen reagieren (Bengel u.a., 2001).

Gesundheits-/Krankheitskontinuum

Antonovsky kritisiert die übliche Teilung des Gesundheitszustandes eines Menschen in gesund oder krank, mit der die wissenschaftliche Medizin und das Gesundheitssystem arbeiten. Er setzt dieser Vorstellung ein Kontinuum entgegen, das die Endpunkte Gesundheit/körperliches Wohlbefinden und Krankheit/körperliches Missempfinden aufweist **(Abb. 2.2)**. Die beiden Endpunkte völlige Gesundheit oder völlige Krankheit sind nicht zu erreichen. *„Wir sind alle terminale Fälle. Aber solange wir einen Atemzug Leben in uns haben, sind wir alle bis zu einem gewissen Grad gesund"* (Antonovsky, 1997). Vor dem Hintergrund des Gesundheits-/Krankheitskontinuums kommt es nicht darauf an, ob ein Mensch entweder krank oder gesund ist, sondern wie weit er von den Polen Gesundheit und Krankheit entfernt ist (Bengel u.a., 2001).

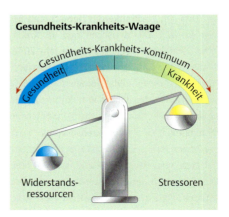

Abb. 2.2 Salutogenetisches Modell nach Antonovsky (1979). Die Widerstandsressourcen und die Stressoren sind die Gewichte, die die Waage in Richtung Gesundheit oder Krankheit ausschlagen lassen.

Bedeutung des Modells für die onkologische Pflege

Die Mitglieder der Weltgesundheitsorganisation (WHO) haben im Jahr 1986 ein Grundsatzpapier – die so genannte „Ottawa Charta" – verabschiedet, in dem wesentliche Ziele und Strategien der Gesundheitsförderung festgelegt wurden. Die Behandelnden werden dazu aufgerufen, die Interessen von bestimmten Zielgruppen zu vertreten und sie beispielsweise durch Information und Beratung zu gesundheitsförderlichem Verhalten zu befähigen. Dazu müssen die verschiedenen Gesundheitsdienstleistungen nach dem individuellem Bedarf der Betroffenen ausgewählt und abgestimmt werden.

Diese Strategien werden auch in der onkologischen Gesundheits- und Krankenpflege aufgegriffen. Der informierte und selbst gesteuerte Umgang der Patienten mit der Erkrankung ist dabei ein Ziel der pflegerischen Gesundheitsförderung. Hierzu benötigen die Patienten und ihre Angehörigen Beratung und Anleitung. Pflegende sind hierbei wichtige Ansprechpartner mit spezifischem Expertenwissen. Für Patienten kann es wichtig sein, dass sie lernen, sich selbst eine Injektion beispielsweise mit Insulin oder mit einem Mistelpräparat zu geben. Eine systematische Anleitung kann Unsicherheiten verringern und dabei helfen, Fehler zu vermeiden.

Nicht alle Patienten können jedoch aufgrund ihrer aktuellen Lebens- und Krankheitssituation ihre Bedürfnisse klar benennen und selbst ihre Interessen wahrnehmen. Ein anwaltschaftliches Eintreten der Pflegenden für die Belange der Patienten ist vor allem dann erforderlich, wenn eine Orientierung an deren Wünschen und Vorstellungen nur unzureichend erfolgt.

Für die Zeit nach einem Krankenhausaufenthalt kann es notwendig sein, weitere ambulante oder stationäre Behandlungsangebote für den Patienten zu vermitteln. Damit keine Versorgungslücken entstehen, welche den Gesundheitszustand des Patienten weiter beeinträchtigen, bereiten Pflegende die anschließende Betreuung vor. Die Aufgaben der Pflegenden als Gesundheits- und Krankenpflege beziehen sich nicht nur auf die Unterstützung bei Krankheit und Pflegebedürftigkeit. Sie schließen gleichermaßen die Förderung und Erhaltung der Gesundheit mit ein und sind damit so vielfältig, wie die Bedürfnisse und Anforderungen der Patienten (Thielhorn, 2005).

Literatur

Anschütz, F.: Geisteswissenschaftliche Grundlagen der modernen Medizin. In: Beckmann, J. (Hrsg.): Fragen und Probleme einer medizinischen Ethik. de Gruyter, Berlin/New York 1996

Antonovsky, A.: Salutogenese. Zur Entmystifizierung der Gesundheit. Übersetzung nach Franke. DGVT, Tübingen 1997

Bartsch, H.-H.: Salutogenese in der Onkologie. Karger, Basel u.a. 1997

Bengel, J. u.a.: Was erhält Menschen gesund? Antonovskys Modell der Salutogenese – Diskussionsstand und Stellenwert. BZgA, Reihe Forschung und Praxis der Gesundheitsförderung, erweiterte Neuauflage Bd. 6, Köln 2001

Brieskorn-Zinke, M.: Gesundheitsförderung in der Pflege. Ein Lehr- und Lernbuch zur Gesundheit. Kohlhammer, Stuttgart 1996

Kolip, P.: **Geschlechtergerechte Gesundheitsförderung und Prävention.** Theoretische Grundlagen und Modelle guter Praxis. Juventa, Weinheim/München 2006

Schiffer, E.: **Wie Gesundheit entsteht.** Salutogenese: Schatzsuche statt Fehlerfahndung Beltz, Weinheim/Basel 2003

Thielhorn, U.: Gesundheits- und Krankenpflege: Stärkung gesundheitsförderlicher Potenziale. Brückenschlag 45 (2005) 7

Weltgesundheitsorganisation (WHO) (Hrsg.): Ottawa-Charta 2007. In: http://www.euro.who.int/AboutWHO/Policy/20010827_2?language=german (Stand: Mai 2007)

2.2 Chancen und Potenziale der Krebsprävention

Volker Beck

2.2.1 Grundlagen

Nach aktuellen Schätzungen des Robert Koch-Instituts (RKI) erkranken in Deutschland im Jahr ca. 425.000 Menschen neu an Krebs. Etwa 220.000 Menschen sind im Jahr 2004 in der Bundesrepublik an Krebs verstorben (Gesellschaft der epidemiologischen Krebsregister in Deutschland e.V. u. Robert Koch-Institut, 2006). Vor allem die Zunahme der tabakbedingten Lungenkrebserkrankungen bei Frauen ist erschreckend (**Abb. 2.3**).

Nach wie vor wird das Potenzial der Krebsprävention nicht ausreichend genutzt. *„Bis zur Hälfte aller Krebserkrankungen kann durch eine umfassende primäre und sekundäre Prävention vermieden werden"* (Colditz u. Stein, 2004), so lautet das Resümee der angesehenen Harvard-Universität. Ähnliche

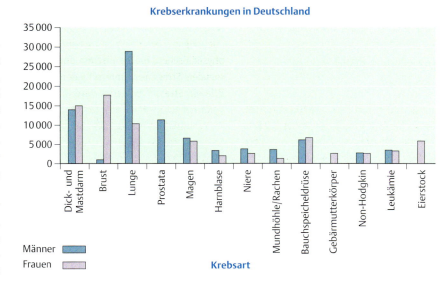

Abb. 2.3 Krebserkrankungen in Deutschland. Diese Zahlen dokumentieren eine enorme Belastung der Gesundheitssituation durch Krebs in Deutschland (Quelle: Robert Koch-Institut, 2007).

Zahlen nennt die Weltgesundheitsorganisation WHO: *„43 % aller Krebstodesfälle sind durch eine wirksame Prävention vermeidbar"* (World Health Organization, 2002). Und vor Kurzem erschien ein Beitrag in der Fachzeitschrift Lancet mit dem Tenor, dass ein Drittel der Krebserkrankungen mit neun vermeidbaren Risikofaktoren einhergehen (Danaei et al., 2005). Hierzu gehören:

1. Rauchen,
2. Fettleibigkeit und Übergewicht,
3. zu geringer Verzehr von Gemüse und Obst,
4. wenig Bewegung,
5. übermäßiger Alkoholkonsum,
6. ungeschützter Geschlechtsverkehr,
7. Luftverschmutzung,
8. Rauchbelastung durch Kohlefeuer in geschlossenen Räumen,
9. verunreinigte Injektionen.

Diese und ähnliche Erkenntnisse beschreiben den außerordentlich hohen Nutzen einer wirksamen und übergreifenden Krebsprävention.

Eine wirksame, umfassende Prävention verringert die Häufigkeit und Sterblichkeit durch Krebserkrankungen und verbessert und fördert die Lebensqualität und die Gesundheit.

Zu einer Prävention führen mehrere Wege. Bereits ein gutes Gespräch über die Krebsprävention kann viel bewirken; besonders, wenn es von einem Arzt oder Experten ausgeht. Kommunikation und Information sind wichtige Instrumente für die Krebsprävention. Dazu gehört auch die schnelle Vermittlung von Wissen und aktuellen wissenschaftlichen Ergebnissen. Wissenstransfer und Wissensmanagement sind entscheidende Säulen für eine wirksame Prävention. Dieses Wissen muss verständlich und wissenschaftlich fundiert sein.

Zwischen 5 und 10 % aller Krebserkrankungen sind erblich bedingt. Diesen Krebserkrankungen liegen Veränderungen in verschiedenen Erbanlagen (Genen) zugrunde. Personen, die eine erbliche Vorbelastung für eine bestimmte Tumorerkrankung tragen, können in manchen Fällen anhand von Gentests überprüfen lassen, ob sie die bei ihrem betroffenen Angehörigen erkannte krebsverursachende Genveränderung auch geerbt haben. Gentests bieten so für manche Krebsformen die Möglichkeit, das persönliche Erkrankungsrisiko zu ermitteln. Die

Bestimmung des genetischen Risikos ist nur dann sinnvoll, wenn das Erkrankungsrisiko durch persönliches gesundheitsbewusstes Verhalten verringert werden kann und/oder geeignete Behandlungsmöglichkeiten zur Verfügung stehen. Eine genetische Untersuchung sollte in jedem Fall mit einer Beratung durch einen Arzt für Humangenetik und eventuell auch durch einen Psychologen verbunden sein.

2.2.2 Brennpunkt Rauchen

Der Konsum von Tabak ist heute weltweit die führende vermeidbare Todesursache. Jedes Jahr sterben etwa 140.000 Bundesbürger an den Folgen des Tabakkonsums. Der Verzicht auf das Rauchen ist für Ihre Gesundheit äußerst wertvoll.

Wer über Jahre hinweg etwa 20 Zigaretten pro Tag raucht, hat ein 15- bis 20-mal höheres Risiko, an Krebs zu erkranken. Rund 50 % der Raucher sterben früher oder später an den Folgen des Rauchens. Wenn Sie Ihr Krebsrisiko senken wollen, sollten Sie deshalb möglichst sofort mit dem Rauchen aufhören.

M Wer mit dem Rauchen aufhört, senkt eindeutig sein Krebserkrankungsrisiko. Nach etwa fünf Jahren Rauchabstinenz sinkt das Risiko, durch das Rauchen an Krebs zu erkranken, um ca. 80 Prozent.

Zahlen und Fakten

In Deutschland rauchen 39 % der Männer und 31 % der Frauen im Alter zwischen 18 und 59 Jahren. Die Raucherquote bei Kindern liegt ebenfalls auf einem viel zu hohen Niveau (12–13 Jahre: 10 %; 14–15 Jahre 30 % und 17 Jahre 44 %). Bei den Männern ging der Anteil der Raucher in den vergangenen 10 Jahren um 3,6 % zurück; bei den Frauen stieg dieser Anteil um 0,6 % an (Deutsche Hauptstelle für Suchtfragen, 2006).

Die Tabakrauchbelastung in Deutschland ist enorm. Nach Angaben des Deutschen Krebsforschungszentrums Heidelberg (DKFZ) werden schätzungsweise 170.000 Ungeborene im Mutterleib den Schadstoffen des Tabakrauchs ausgesetzt; über 8 Millionen Kinder und Jugendliche unter 18 Jahren leben in einem Haushalt mit mindestens einem Raucher. In Deutschland sterben nach Berechnungen zwischen 110.000 und

140.000 Menschen an den Folgen des Tabakkonsums und 3300 Menschen an den Folgen des Passivrauchens.

Soziale und individuelle Kosten

Indem der Tabakkonsum eingedämmt wird, werden auch die sozialen und individuellen Kosten des Rauchens reduziert. Und diese Kosten sind erdrückend. In einer aktuellen Publikation verdeutlichen Neubauer und Kollegen den Schaden durch das Rauchen und vergleichen diesen mit dem Status von vor 10 Jahren (Neubauer et al., 2006). Im Jahr 2003 werden 114.647 Todesfälle und 1.6 Mio. verlorene Lebensjahre dem Rauchen zugeschrieben. Die Gesamtkosten des Rauchens belaufen sich in Deutschland auf 21.0 Mrd. Euro im Jahr! Davon entfallen 7.5 Mrd. Euro auf die direkten Kosten (Therapie, Rehabilitation, ambulante Versorgung), 4.7 Mrd. Euro auf die indirekten Kosten und 8.8 Mrd. Euro auf die Produktivitätseinbußen und Frührentung. Vor allem bei den direkten Kosten des Rauchens ist ein deutlicher Anstieg innerhalb der zurückliegenden Dekade festzustellen.

Auf der vermeintlichen Einnahmeseite des Rauchens stehen jährliche Steuereinnahmen von 14,3 Mrd. Euro bei der Tabaksteuer im Jahr 2005 (ca. 0.5 Mrd. Euro mehr als im Jahr 2004).

Rauchfrei am Arbeitsplatz

In Deutschland sind schätzungsweise etwa drei bis vier Millionen nicht rauchende Beschäftigte regelmäßig am Arbeitsplatz Tabakrauch ausgesetzt. Sie gefährden dadurch ihre Gesundheit in nicht unerheblichem Maße. Mittlerweile ist unstrittig, dass Raucher und Passivraucher die gleichen akuten und chronischen Gesundheitsschäden befürchten müssen (**Abb. 2.4**). Die mitrauchenden Nichtraucher sind lediglich in geringerem Ausmaß betroffen.

Zu Recht wurde Tabakrauch in der Raumluft bereits 1998 als bedeutendster und gefährlichster Innenraumschadstoff als für den Menschen eindeutig krebserzeugend in die höchste Gefahrenstufe krebserzeugender Arbeitsstoffe eingestuft (Deutsche Forschungsgemeinschaft, 1998).

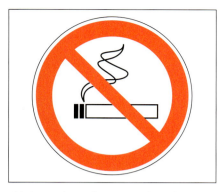

Abb. 2.4 Rauchen verboten. Der Nichtraucherschutz stellt auch am Arbeitsplatz eine wesentliche Maßnahme der Krebsprävention dar.

Rauchen in Gaststätten und Restaurants

Die gesetzlichen Regelungen zum Rauchen in Betrieben in Deutschland sind erste wichtige Schritte hin zu einem umfassenden Nichtraucherschutz der Beschäftigten. Doch wirft man einen Blick auf den Gesundheitsschutz von Beschäftigten in Gaststätten und Restaurants, wird deutlich, dass dieser besondere Bereich, in dem in Deutschland etwa eine Millionen Menschen beschäftigt sind, noch (längst) nicht zufriedenstellend gelöst ist. Die im § 5 Abs. 2 der Arbeitsstättenverordnung formulierten Ausnahmeregelungen versperren einen wirksamen Schutz der Beschäftigten in diesem Bereich. Hier besteht ein dringender Nachholbedarf. Rauchfreie Arbeitsplätze müssen auch an Orten mit Publikumsverkehr eingeführt werden. International setzen mehr und mehr Länder diesen umfassenden Schutz der Beschäftigten um.

Rauchfreie Krankenhäuser

Rauchfreie Krankenhäuser können viele Menschen erreichen. Ca. 17,3 Mio. Patienten werden dort pro Jahr in deutschen Krankenhäusern behandelt und die Anzahl der Angehörigen und Besucher liegt weitaus höher. Das Krankenhaus ist zudem ein idealer Ort, um mit dem Rauchen aufzuhören. Jeder 3. bis 4. Raucher unternimmt jährlich einen Aufhörversuch – ohne Unterstützung sind davon lediglich 3–5% erfolgreich. Über 66% der Raucher erwarten im Krankenhaus Beratung über die Risiken des Rauchens, außerdem legen viele Raucher im Krankenhaus freiwillig einen Rauchstopp ein.

Rauchfreie Krankenhäuser können über die Kompetenz der Mitarbeiter in Beratung und qualifizierter Behandlung mehr Qualität für Raucher bieten. Dazu muss die Diagnostik und Therapie der Tabakabhängigkeit systematisch in die Behandlungspläne der Krankenhäuser integriert und Mitarbeiter entsprechend geschult werden. Es müssen Angebote zur Tabakentwöhnung vermittelt oder eigene Raucherberatungszentren eingerichtet werden. Ein Rauchstopp der Patienten lohnt sich auch für die Klinik. Denn Rauchen verursacht z.B. durch Komplikationen wie Wundheilungsstörungen eine Verlängerung der Verweildauer um etwa 2–3 Tage. Ein Rauchstopp 4–6 Wochen präoperativ reduziert Wundheilungsstörungen um 50% gegenüber aktiven Rauchern. In Dänemark gehören deshalb in rauchfreien Krankenhäusern die Beratung zum Rauchstopp und eine entsprechende Wartezeit zur Vorbereitung bei planbaren Operationen.

2.2.3 Alkoholkonsum und Krebsrisiko

Die Rolle, die der Alkohol bei der Krebsentstehung spielt, wird häufig unterschätzt. Alkohol ist zwar nicht direkt ein krebserzeugender Stoff, aber er hilft krebserregenden Substanzen, ihre Wirkung zu entfalten. Deshalb sind Alkohol und Rauchen in Kombination besonders gesundheitsschädlich (**Abb. 2.5**). Entscheidend ist dabei nicht die Art des Getränks, sondern die Alkoholmenge.

Bei etwa 80 g Alkohol pro Tag (ca. eine Flasche Wein oder zwei Liter Bier) steigt das Risiko für Rachenkrebs um das 50-Fache, für Kehlkopfkrebs um das 10- bis 15-Fache an. Wenn Frauen täglich mehr als 20 g Alkohol zu sich nehmen, verdoppelt sich das Brust-

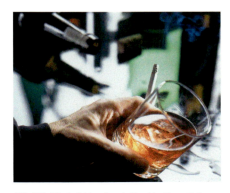

Abb. 2.5 Alkohol. Vor allem in Kombination mit Rauchen ist die „Volksdroge Nr. 1" besonders schädlich.

krebsrisiko. Eine wichtige Rolle scheint bei Alkohol trinkenden Frauen ein erhöhter Hormonspiegel (von Östrogen und Androgen) zu spielen.

Richtlinien und Empfehlungen im Umgang mit Alkohol

Jeder Mensch hat ein eigenes spezifisches Risikoprofil im Umgang mit Alkohol. Liegen keine zusätzlichen Erkrankungen oder andere Risikofaktoren vor, so gelten folgende Empfehlungen:

- Der tolerable obere Alkoholzufuhrwert liegt für die erwachsene Frau bei 10 g pro Tag und für den erwachsenen Mann bei 20 g pro Tag.
- Der Getränketyp spielt bezüglich der alkoholischen Nebenwirkungen keine entscheidende Rolle.
- Junge Erwachsene und insbesondere Jugendliche sollten ihren Alkoholkonsum maximal reduzieren.
- Bei älteren Personen nimmt zwar die protektive Wirkung bezüglich Herz-Kreislauf-Erkrankungen zu, es sollte aber verstärkt das individuelle Risikoprofil berücksichtigt werden.
- Wird Alkohol getrunken, sollte dieser langsam und bevorzugt zu den Mahlzeiten getrunken werden.
- Alkoholkarenz an mindestens 2 Tagen in der Woche ist sinnvoll.
- Alkohol ist kein Koronartherapeutikum. Es gibt keinen Grund, abstinente Personen zum Alkoholkonsum wegen einer protektiven Wirkung auf das Herz-Kreislauf-Risiko zu bewegen. Zur Reduktion des Koronarrisikos stehen andere Möglichkeiten in Vordergrund.
- Alkohol sollte in folgenden Situationen komplett gemieden werden:
  - in der Schwangerschaft, zur Vermeidung des fetalen Alkoholsyndroms sowie fetaler Alkoholeffekte,
  - während des Stillens, um eine Exposition des Kindes gegenüber Alkohol zu vermeiden (Gefahr des akuten Kindstodes),
  - bei gleichzeitiger Einnahme von Medikamenten,
  - bei chronischen Erkrankungen des Gastrointestinaltraktes, des Pankreas, der Leber (insbesondere Hepatitis C), des Herzmuskels (Kardiomyopathie,

schwere Rhythmusstörungen), des zentralen und peripheren Nervensystems, bei psychiatrischen Erkrankungen (Depressionen, Psychosen), bei Stoffwechselerkrankungen wie Gicht und intermittierende hepatische Porphyrie.

2.2.4 Krebsprävention durch Ernährung

Eine gesunde Ernährung kann das Krebsrisiko beeinflussen, auch wenn der Nutzen offensichtlich etwas geringer einzuschätzen ist als noch vor einigen Jahren angenommen.

Eine Analyse der weltweit verfügbaren Studienergebnisse und deren Bewertung hinsichtlich der Beweiskraft einer risikosenkenden oder risikoerhöhenden Wirkung veröffentlichte 1997 der World Cancer Research Fund (WCRF). Dieselbe Art der Bewertung benutzen auch die internationalen Gremien der Weltgesundheitsorganisation (WHO), so die International Agency for Research on Cancer (IARC, Lyon) und in Deutschland die Deutsche Gesellschaft für Ernährung (DGE). Dabei wurde aufgrund neuer Studienergebnisse, vor allem auch der europäischen EPIC-(European Prospective Investigation into Cancer and Nutrition-)Studie in den letzten Jahren deutlich, dass einige Ernährungsfaktoren in ihrer Wirkung auf die Krebsentstehung neu gewichtet werden müssen.

Aus der wissenschaftlichen Literatur ist zu entnehmen, dass für Krebsformen wie Speiseröhre, Lunge und Dickdarm ein risikosenkender Effekt eines hohen Gemüse- und Obstverzehrs anzunehmen ist. Darauf wies auch eine von der Deutschen Krebsgesellschaft einberufene Expertengruppe im Jahr 2006 in einem Statement ausdrücklich hin. Es ist außerdem gesichert, dass Herz-Kreislauferkrankungen in Bevölkerungsgruppen mit hohem Gemüse- und Obstverzehr vermindert auftreten (**Abb. 2.6**).

Eine zusammenfassende Bewertung der wissenschaftlichen Datenlage zur Ernährung in der Krebsprävention macht die Probleme deutlich. Dies konzentriert sich auf die komplexe Zusammensetzung der Nahrung, der unterschiedlichen Konzentration einzelner Nahrungsinhaltsstoffe, der gegenseitigen Beeinflussung von Makro- und Mikronährstoffen, der Variabilität der Speisenzubereitung, dem unterschiedlichen und wechseln-

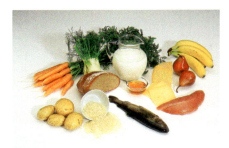

Abb. 2.6 Krebsprävention durch Ernährung. Die Ernährungsweise stellt einen zentralen Aspekt in der Krebsvorsorge dar.

den Ernährungsverhalten des Einzelnen und schließlich der Dauer der Krebsentstehung sowie Faktoren des Lebensstils wie Alkoholkonsum und Rauchen.

Dazu kommt, dass die Wirkung von Expositionsfaktoren durch die individuelle genetische Veranlagung modifiziert werden kann.

M Dennoch gilt: Es gibt evidente Beweise dafür, dass risikosenkende Ernährungsfaktoren und körperliche Aktivität das Krebsrisiko senken können.

Primärprävention durch Ernährung

In einer aktuellen Zusammenfassung über die Rolle der Ernährung bei Primärprävention von Krebs kommt eine Forschergruppe um Pischon vom Deutschen Institut für Ernährungsforschung zu dem Schluss, *„dass zum gegenwärtigen Zeitpunkt für Präventionsmaßnahmen, die sich auf die Senkung der Prävalenz von Übergewicht und Adipositas sowie die Reduktion des Alkoholkonsums konzentrieren, die stärkste wissenschaftliche Evidenz vorliegt, die Krebsinzidenz in Deutschland zu reduzieren"* (Pischon u.a., 2007).

Diese führen jedoch weg von der Suche nach einzelnen krebshemmenden bzw. krebsfördernden Lebensmitteln und Nahrungsinhaltsstoffen hin zur Propagierung eines gesunden Lebensstils mit dem Ziel, Übergewicht zu vermeiden bzw. abzubauen und körperliche Aktivität zu fördern. Wie Studien belegen, bedarf es dazu unverändert einer energieangepassten, nährstoffdichten Ernährung mit einem hohen Anteil an Obst und Gemüse und reichlich Ballaststoffen zur Sättigung, fettmodifiziert, mit einem gerin-

gen Anteil an tierischen Lebensmitteln außer Fisch und einer mäßigen Alkoholzufuhr.

Tertiärprävention durch Ernährung

Patienten mit den häufigsten Tumorarten leben heute länger (Ausnahme Lungenkrebs). Das bedeutet, dass sich die Medizin auch um die Rezidivprophylaxe und das Langzeitüberleben einer Vielzahl von Krebspatienten kümmern muss. Zahlreiche Untersuchungen der letzten Jahre, vor allem beim Brustkrebs, zeigen, dass Übergewicht und mangelnde körperliche Aktivität sowohl das Rezidivrisiko als auch das Langzeitüberleben von Patienten negativ beeinflussen. Somit ist auch in der Tertiärprävention von Krebserkrankungen ein gesunder Lebensstil mit einer gesunden Ernährung von Bedeutung.

Faktor Übergewicht

Mit Blick auf das Ernährungsverhalten und die Ernährungssituation muss auch der Faktor Übergewicht betrachtet werden (**Abb. 2.7**). Übergewicht stellt ein Risikofaktor für zahlreiche Erkrankungen dar. Einige Studien weisen darauf hin, dass Übergewicht auch das Krebsrisiko erhöht. Ein besonders stark zunehmendes Problem stellt das Übergewicht bei Kindern dar. In den Industrienationen leiden rund 20% aller Kinder und Jugendlichen unter 18 Jahren an Übergewicht oder Fettsucht (Adipositas). Ab dem Jugendalter bleibt eine solche Störung mit großer Wahrscheinlichkeit auch im Erwachsenenalter bestehen.

Die genauen Auswirkungen von Übergewicht auf die Gesundheit – insbesondere auf das Krebsrisiko – sind jedoch in einigen Punkten umstritten. Dies liegt vor allem daran, dass neben dem Körpergewicht viele andere Faktoren bei der Krebsentstehung eine Rolle spielen, unter anderem mangelnde Bewegung, Rauchverhalten, Alkoholkonsum.

Die dauerhaft niedrigeren Raten an Krebserkrankungen in südeuropäischen Ländern werden u. a. auf die „mediterrane Küche" zurückgeführt. Charakteristisch für die Mittelmeerküche ist viel Fisch, Obst und Gemüse und wenig Fleisch und tierische Fette. In Deutschland werden im Vergleich zu unseren südlichen Nachbarn zu viel tierische Fette verzehrt. Ein hoher Anteil von

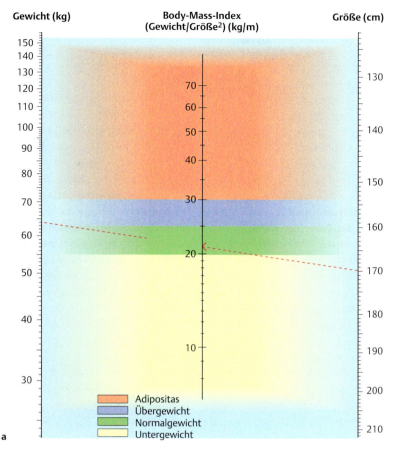

Gewicht (kg) Body-Mass-Index (Gewicht/Größe²) (kg/m) Größe (cm)

a

Formel:

$$BMI = \frac{Körpergewicht (KG) \text{ in kg}}{(Körpergröße \text{ in m})^2}$$

Beispiel:

$$BMI = \frac{64 \text{ kg}}{(1{,}70 \text{ m})^2} = \frac{64 \text{ kg}}{(1{,}70 \times 1{,}70)} = 22{,}15$$

b

Abb. 2.7 Body-Mass-Index. Der BMI bezeichnet das Verhältnis von Größe und Gewicht eines Menschen. Bei einem BMI von 25 bis 29,9 gilt ein Patient als übergewichtig, ab einem BMI von 30 als adipös.

grundsätzlich auf die Einstufung von Kanzerogenen und ihre Elimination ausgerichtet bzw. auf den Einsatz entsprechender Schutzmaßnahmen. Vorrangig sind also bekannte und bisher unbekannte krebserzeugende Einwirkungen zu erkennen, zu bewerten und gegebenenfalls auch wiederkehrender aktualisierender Bewertungen zu unterziehen.

Um die Arbeitnehmer so weit wie möglich zu schützen, gibt es bestimmte Sicherheitsvorschriften. Welche Vorschriften einzuhalten sind, hängt von der Art der Arbeit und dem jeweiligen krebserregenden Stoff ab. Bei der Asbestsanierung müssen zum Beispiel Schutzanzüge getragen werden, die den direkten Kontakt mit krebserregenden Stoffen verhindern. Wenn sich der Kontakt mit diesen Stoffen nicht vermeiden lässt, gilt es, bestimmte Hygienebestimmungen einzuhalten. In den entsprechenden Räumen darf zum Beispiel weder gegessen noch getrunken werden.

2.2.6 Impfung gegen das Humane Papillom-Virus (HPV)

Jährlich erkranken derzeit etwa 6.500 Frauen in Deutschland an einem Zervixkarzinom (Gesellschaft der epidemiologischen Krebsregister in Deutschland e. V. und Robert Koch-Institut, 2006). Die Entstehung ist ein multifaktorielles Geschehen, in dem Rauchen und Promiskuität Hauptfaktoren sind. Das HPV ist weltweit das am häufigsten sexuell übertragene Virus. Etwa 70 % der Frauen in Deutschland werden im Laufe des Lebens mit diesem Virus infiziert.

Ⓜ Der entscheidende Risikofaktor für die Entstehung des Zervixkarzinoms ist die Infektion mit Hochrisiko-Humanen Papillomviren (HPV).

Bei fast allen Frauen mit einem Zervixkarzinom oder Vorstufen liegt eine Infektion mit dem HP-Virus vor (S. 97). Mindestens 13 verschiedene Typen humaner Papillomviren (HPV) wirken ursächlich bei der Entstehung des Zervixkarzinoms und anderer Tumoren im Genitalbereich. Das Zervixkarzinom liegt weltweit an zweiter Stelle der Krebserkrankungen bei Frauen. Besonders Frauen in den Entwicklungsländern sind von dieser Krank-

faser- und stärkehaltigen Lebensmitteln (z. B. Kartoffeln, Gemüse oder Bananen) sorgt für eine schnellere Verdauung. Der Vorteil: Schädliche Stoffe bleiben nicht so lange im Darm. Die Vitamine A, C und E und Selen sind sogenannte Antioxidantien, die freie Radikale unschädlich machen. Freie Radikale sind aggressive Moleküle, die Zellen angreifen und an der Entstehung von Krebs beteiligt sind. Vitamin A und C kommen in fast allen Obst- und Gemüsesorten vor. Vitamin E ist hauptsächlich in pflanzlichen Fetten und Vollkornprodukten, Selen in Fisch und Nüssen enthalten.

2.2.5 Krebsprävention am Arbeitsplatz

Wissenschaftler nehmen an, dass zwischen vier und acht Prozent aller Krebserkrankungen durch Einflüsse der Arbeitswelt verursacht sind. Grundsätzlich ist zum Schutz der Arbeitnehmer auf solche Stoffe zu verzichten. In der Arbeitswelt ist dies aber trotz der auch von den Berufsgenossenschaften vorgeschriebenen Sicherheitsvorkehrungen nicht immer möglich. Zwischen dem Umgang mit einem krebsfördernden Arbeitsstoff und dem Auftreten eines Tumors vergehen manchmal Jahrzehnte.

Die primäre Krebsprävention am Arbeitsplatz und in der allgemeinen Umwelt ist

heit in einem starken Maße betroffen. In den Industrieländern wurde die Häufigkeit des Zervixkarzinoms dank der Früherkennung relativ gut eingedämmt. Dennoch betrifft diese Krebsform und besonders die Frühstadien immer noch zu viele Frauen auch in Deutschland.

Zielgruppe

Das primäre Ziel nationaler HPV-Vakzinierungsprogramme ist die prophylaktische Impfung einer hohen Zahl junger Mädchen. Nur eine hohe Durchimpfungsrate (>70 %) kann die Inzidenz von HPV-induzierten Neoplasien in der Gesamtbevölkerung signifikant senken. Dies wäre optimal im Rahmen einer Schulimpfung zu erzielen, die es in Deutschland nicht mehr gibt. Der Stellenwert der gesetzlichen Früherkennung, d.h. die Früherkennungsuntersuchung auf Gebärmutterhalskrebs, bleibt unangetastet.

2.2.7 Möglichkeiten der Primärprävention

Blasenkrebs

Mit jährlich 25.000 Neuerkrankungen in Deutschland zählt der Blasenkrebs zu den häufigeren Krebsarten. Männer sind mehr als doppelt so häufig betroffen wie Frauen. Das Harnblasenkarzinom ist ein Krebs der „späten Lebensjahre"; das mittlere Erkrankungsalter liegt für Männer bei 70 Jahren, für Frauen bei 72 Jahren.

Risikogruppen

Zu den Risikogruppen gehören Menschen, die rauchen; Nikotinkonsum steht ganz vorn auf der Liste der Risikofaktoren. Amerikanische Studien zeigen, dass Zigarettenraucher zwei- bis dreimal so häufig erkranken wie Nichtraucher, die bestimmten chemischen Stoffen ausgesetzt sind. Sogenannte Amine können z. B. zur Entstehung eines Tumors in der Blase beitragen. Besonders Arbeiter in der Gummi-, Chemie- und Lederindustrie sowie Friseure, Metallarbeiter, Drucker, Maler, Textilarbeiter und Lastwagenfahrer können einem erhöhten Risiko ausgesetzt sein.

Brustkrebs

Brustkrebs ist in den westlichen Industrienationen, so auch in Deutschland, die häufigste bzw. zweithäufigste Krebserkrankung der Frau. In Deutschland erkrankt jede 11. Frau im Lauf ihres Lebens daran. Jedes Jahr sind dies ca. 47.000 Frauen. Fast 20.000 Frauen sterben jedes Jahr an Brustkrebs.

Das mittlere Erkrankungsalter liegt bei etwas über 60 Jahren. Auch jüngere Frauen erkranken leider zunehmend an Brustkrebs. Dies liegt dann meist an einer erblichen Veranlagung. In sehr seltenen Fällen können auch Männer an Brustkrebs erkranken.

Risikogruppen

Die Ursachen von Brustkrebs sind nicht bekannt. Aus statistischen Erhebungen lassen sich jedoch bestimmte Risikofaktoren ableiten, die die Gefahr einer Brustkrebserkrankung erhöhen können. Dies bedeutet jedoch nicht, dass jede Frau, auf die ein oder sogar mehrere Risikofaktoren zutreffen, zwangsläufig an einem Tumor in der Brust erkrankt.

Zu den Risikogruppen gehören Frauen:
- deren Mutter oder Schwester schon einmal an Brustkrebs erkrankt ist,
- die bereits früher an Brustkrebs erkrankt waren,
- die älter als 50 Jahre sind (allgemeines Altersrisiko),
- die nie ein Kind oder ihr erstes Kind nach dem 30. Lebensjahr geboren haben,
- bei denen die Regelblutung früh und die Wechseljahre spät eingesetzt haben,
- die regelmäßig über einen längeren Zeitraum Hormonpräparate eingenommen haben.

Präventionsmaßnahmen

Zu den wesentlichen Maßnahmen der Krebsvorsorge und Diagnostik gehören folgende Untersuchungen:
- regelmäßige Inspektion und Palpation der Brust (Selbstuntersuchung),
- Sonografie zur genaueren Beurteilung der tastbaren Veränderungen und zur Abgrenzung von Zysten und soliden Strukturen,
- Mammografie (Abb. 2.8).

V Zur präventiven Selbstuntersuchung der Frau können Sie sich das Video „Selbstabtastung der Brust" auf der DVD ansehen.

Darmkrebs

In Deutschland versterben jährlich fast 30.000 Menschen an den Folgen von Darmkrebs. Über 60.000 Neuerkrankungen sind pro Jahr zu verzeichnen. Nach Daten des Robert Koch-Instituts hat sich die Inzidenz von Darmkrebs 1960 bis 1980 verdoppelt, seitdem ist sie auf hohem Niveau stabil und scheint inzwischen einen leicht rückläufigen Trend anzunehmen (GEKID, RKI, 2006).

Insbesondere jenseits des 50. Lebensjahres steigt die Inzidenz des Tumors stark an und verdoppelt sich dann mit jeder Lebensdekade. Aktuelle Studienergebnisse konnten eindeutig belegen, dass durch die gezielte

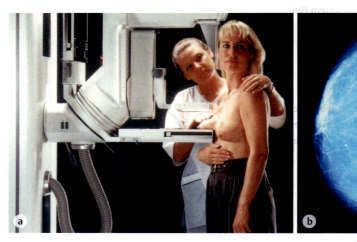

Abb. 2.8 Mammografie. a Das bildgebende Verfahren stellt die apparative Untersuchungsmethode mit der größten Aussagekraft für die Brustkrebsdiagnostik und -vorsorge dar. **b** Mammografieaufnahme eines kleinen brustwandnahen Mammakarzinoms.

Vermeidung von Risikofaktoren und durch die Wahrnehmung von Früherkennungsmaßnahmen die Erkrankungs- und Sterblichkeitsrate um die Hälfte gesenkt werden könnte. Diese Chancen gilt es zu nutzen.

Risikofaktoren

Darmkrebs tritt überwiegend im Alter ab 50 Jahren auf, das Durchschnittsalter liegt bei 70 Jahren. Aber auch viel jüngere Menschen können an Darmkrebs erkranken: Bei etwa 30 % aller Neuerkrankungen liegt ein familiäres Risiko zugrunde. Darüber hinaus erhöhen folgende Aspekte das Erkrankungsrisiko:

- zahlreiche, gutartige Geschwülste (Polypen),
- lang anhaltende und schwere Dickdarmentzündungen (z. B. Colitis ulcerosa),
- Verzehr von großen Mengen an tierischen Fetten und fettem Fleisch. Es gibt zahlreiche Hinweise, dass solche Essgewohnheiten vor allem im Kindes- und Jugendalter zu späteren Schäden im Erwachsenenalter führen können.

Präventionsmaßnahmen

Folgende Maßnahmen tragen zur Prävention von Darmkrebs bei:

- auf körperliche Bewegung achten (30 bis 60 Minuten täglich),
- übergewichtigen Personen (BMI > 25 kg/m²) zur Gewichtsreduktion raten,
- auf das Rauchen von Zigaretten verzichten,
- vermehrt Obst und Gemüse essen (5 Portionen am Tag),
- auf den täglichen Konsum von rotem und/oder verarbeitetem Fleisch verzichten,
- den Alkoholkonsum limitieren,
- die Ballaststoffaufnahme erhöhen,
- auf Folsäure- und kalziumreiche Ernährung achten.

Keine Empfehlungen gibt es zum Fischkonsum, zur Reduktion des Fettverzehrs und zu Mikronährstoffen und Medikamenten. Diese Angaben gelten für Kalzium, Magnesium, Betacarotin, Vitamin A, Vitamin C, Vitamin D, Vitamin E, Folsäure, Selen, Aspirin sowie Pro- und Präbiotika.

Gebärmutterhalskrebs

An Gebärmutterhalskrebs erkranken in Deutschland jährlich etwa 6.200 Frauen. Jedes Jahr sterben etwa 2.000 Frauen an dieser Krankheit. Das entspricht einem Anteil von 4 % an allen bösartigen Neuerkrankungen bei Frauen.

Vom Gebärmutterhalskrebs sind vor allem Frauen um das 50. Lebensjahr betroffen. Allerdings gehören auch immer mehr junge Frauen unter 35 Jahren zu den Patientinnen: Bei jeder fünften Frau, die im Alter zwischen 25 und 35 einen Tumor entwickelt, wird Gebärmutterhalskrebs diagnostiziert.

Risikofaktoren

Der Hauptrisikofaktor für Gebärmutterhalskrebs ist die Infektion mit sogenannten High-Risk Humanen Papillom-Viren (HPV). Diese Papillom-Viren können durch Geschlechtsverkehr übertragen werden (S. 97). Die Mehrzahl der Menschen wird irgendwann im Laufe ihres Lebens mit genitalen humanen Papillom-Viren infiziert. Diese Infektionen heilen aber bei mehr als 80 % spontan aus und sind nach einem Jahr nicht mehr nachweisbar. Nur bei wenigen infizierten Frauen ist die Virusinfektion über längere Zeit nachweisbar und kann zu Krebsvorstufen und, wenn diese nicht behandelt werden, zu Krebs führen.

Jeder Gebärmutterhalskrebs ist mit humanen Papillom-Viren verbunden. Es werden aber viele Frauen mit genitalen Papillom-Viren infiziert und nur wenige Frauen entwickeln Krebs. Dies macht deutlich, dass neben HPV auch andere Faktoren eine wichtige Rolle spielen. So besteht eine erbliche Veranlagung für die Entstehung von Gebärmutterhalskrebs. Eine hohe Anzahl natürlicher Geburten sowie Geburten in jungen Jahren, die Einnahme von oralen Verhütungsmitteln (Pille), eine vitaminarme Ernährung und Immundefekte sind weitere Risikofaktoren.

Präventionsmaßnahmen

Einer Infektion mit humanen Papillom-Viren kann durch Vermeidung der Übertragung beim Geschlechtsverkehr vorgebeugt werden. Ein häufiger Wechsel von Sexualpartnern erhöht das Risiko. Inwieweit die Verwendung von Kondomen schützt, ist noch nicht klar.

Hautkrebs

Die Zahl der Neuerkrankungen an Hautkrebs ist in den zurückliegenden Jahren drastisch angestiegen. Die Steigerungsrate ist mit etwa 7 % höher als bei allen anderen Krebsarten mit Ausnahme von Lungenkrebs bei Frauen. Allein in Deutschland erkranken jedes Jahr mehr als 11.000 Menschen am braunen bzw. schwarzen Tumor, dem malignen Melanom. Frauen und Männer sind gleichermaßen betroffen.

Die meisten Patienten erkranken im dritten oder vierten Lebensjahrzehnt. Patienten um das 20. Lebensjahr sind jedoch auch keine Seltenheit. Hauttumoren entwickeln sich üblicherweise sehr langsam.

Risikogruppen

Zur Risikogruppe gehören Personen:

- mit besonders heller Haut, d.h. Menschen mit rötlichen oder blonden Haaren und Sommersprossen,
- deren enge Familienmitglieder an einem malignen Melanom erkrankt sind (familiäre Vorbelastung),
- die zahlreiche Pigmentmale aufweisen, d.h. die mehr als 40 bis 50 „Leberflecke" haben.
- die in ihrer Kindheit häufig Sonnenbrände hatten. In diesen Fällen besteht ein zwei- bis dreimal so hohes Risiko, an Hautkrebs zu erkranken.

Die UV-Strahlung steht eindeutig als Hauptrisikofaktor für die Entwicklung von Hautkrebs fest (**Abb. 2.9**). Besonders das gewandelte Freizeitverhalten der Bevölkerung hat zu einem deutlichen Anstieg der Erkrankungsrate geführt. Viele Menschen verbringen immer längere Zeit in der Sonne oder

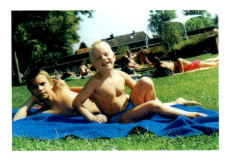

Abb. 2.9 Risikofaktor UV-Strahlung. Vor allem Kinder können das Risiko der direkten Sonnenbestrahlung noch nicht abschätzen. Sie müssen daher lernen, sich vor Sonnenbrand zu schützen und damit Hautkrebs vorzubeugen.

setzen sich in Sonnenstudios künstlicher UV-Strahlung aus. Die möglichen Risiken dieses Verhaltens werden oft unterschätzt.

Präventionsmaßnahmen

Das Risiko, an Hautkrebs zu erkranken, kann man vermindern, in dem man sich vor Sonnenbränden schützt. Vor allem in der Mittagszeit von 11 bis 15 Uhr sollte man die Sonne meiden. Dies gilt ganz besonders für Kinder. Sonnendichte Kleidung und geeignete Sonnenschutzmittel helfen, schmerzhafte Erfahrungen mit der Sonne zu verhindern.

Vor allem helle Hauttypen sollten sich nicht zu intensiv der Sonne aussetzen, sondern die Haut langsam an die Sonnenbestrahlung gewöhnen. Lange Zeit hat man geglaubt, dass die Verwendung von Sonnenschutzmitteln mit einem hohen Lichtschutzfaktor vor Hautkrebs schützt. Diese Hoffnung hat sich als trügerisch erwiesen. Der wirkungsvollste Schutz besteht darin, die Sonne zu meiden.

Um den starken Anstieg dieser Krebsform zu stoppen, bedarf es intensiver Aufklärung der gesamten Bevölkerung über die Risiken langer, ungeschützter Aufenthalte in der Sonne. Mit einer derartigen Aufklärung muss nicht zuletzt bereits in Kindergärten und Schulen begonnen werden.

Hodenkrebs

Hodenkrebs gehört einerseits zu den seltenen Tumoren, ist andererseits aber die häufigste Krebsart bei Männern zwischen 20 und 40 Jahren. Das größte Risiko liegt zwischen 20 und 30, aber auch jüngere oder ältere Männer können an Hodenkrebs erkranken. Die Heilungschancen sind sehr gut. Auch das Entdecken von frühen Anzeichen ist für einen Mann sehr leicht, wenn er sich regelmäßig abtastet.

Risikogruppen

Zu den Risikogruppen gehören Männer, die mit einem Hodenhochstand geboren wurden. Auch wenn eine ausgleichende Operation erfolgte, können beide Hoden zu Erkrankungen neigen.

Präventionsmaßnahmen

So wie Ärzte Frauen raten, ihre Brüste regelmäßig selbst auf Anzeichen von Krebs zu untersuchen, so sollten Männer entsprechend einmal im Monat ihre Hoden sorgfältig ab-

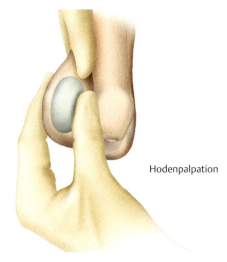

Hodenpalpation

Abb. 2.10 Hodenpalpation. Abtasten des Hodens mit beiden Händen.

tasten (**Abb. 2.10**). Die Heilungschancen für Hodenkrebs betragen 90 %, wenn er rechtzeitig erkannt und behandelt wird.

Auf folgende Warnsignale sollte ein Mann reagieren:

- tastbare schmerzlose Verhärtungen am linken oder rechten Hoden,
- Schwellungen oder Schmerzen im Hodenbereich,
- Schweregefühl im Hoden,
- ziehende einseitige Schmerzen im Hoden oder Samenstrang,
- Anschwellen der Brustdrüse.

Lungenkrebs

Der Lungenkrebs hat in den zurückliegenden Jahren stark zugenommen. Er gehört zu den häufigsten Krebsarten und betrifft Männer etwa dreimal so oft wie Frauen. Pro Jahr erkranken in Deutschland etwa 37.000 Menschen an Lungenkrebs.

Bei den Krebsneuerkrankungen steht der Lungenkrebs bei Männern und Frauen an dritter Stelle. Bei den Krebssterbefällen nimmt das Bronchialkarzinom bei Männern den Spitzenplatz ein, bei Frauen steht es an dritter Stelle. Die Anzahl der Frauen mit Bronchialkarzinom steigt aufgrund der veränderten Rauchgewohnheiten stark an. In den vergangenen zehn Jahren hat sich diese Zahl verdoppelt.

Das durchschnittliche Erkrankungsalter liegt bei etwa 60 Jahren. Bei dem sogenannten kleinzelligen Lungenkrebs sind die Heilungschancen stark eingeschränkt.

Symptome

Weil es bei Lungenkrebs ausgesprochen wenig Frühsymptome gibt, wird er häufig erst spät erkannt. Die ersten Anzeichen sind länger dauernder, chronischer Reizhusten, Heiserkeit, pfeifende Atmung/Atemnot, Fieber, Nachtschweiß und blutiger Auswurf beim Husten. Auch ungewollter Gewichtsverlust, Abgeschlagenheit, Leistungseinschränkungen und Brustschmerzen können, müssen aber nicht, auf Lungenkrebs hinweisen.

Risikofaktoren

In 85 % der Lungenkrebsfälle ist der Tabakrauch die Hauptursache für die Erkrankung. Die Dauer und das Ausmaß des Zigarettenkonsums bestimmen das Lungenkrebsrisiko. Auch Passivrauchen erhöht das Risiko für Bronchialkrebs etwa um das 1,3- bis 2-Fache. In Deutschland führt das passive Rauchen zu etwa 400 Todesfällen durch Lungenkrebs pro Jahr.

M Beim Rauchen gilt das Dosis-Wirkungsprinzip, d.h., je früher jemand mit dem Rauchen beginnt und je stärker der Tabakkonsum ist, umso größer ist das Risiko, an Lungenkrebs zu erkranken. Andererseits gilt: Wer mit dem Rauchen aufhört, vermindert sein Risiko deutlich. Fünf Jahre nach der letzten Zigarette ist dies um 60 % und 15–20 Jahre nach dem Rauchstopp sogar um 90 % zurückgegangen.

Krebserregende Arbeitsstoffe sind für ca. weitere 10 % der Bronchialkarzinome verantwortlich. Weit im Vordergrund steht hier eine Belastung mit Asbest. Weitere Risiken liegen im Umgang mit Arsen, Chrom, Nickel, aromatischen Kohlenwasserstoffen am Arbeitsplatz sowie in der natürlichen Umweltbelastung mit Radongas (S. 250). Untersuchungen haben ergeben, dass die radioaktive Bestrahlung durch Radon verantwortlich für ca. 7 % der Lungenkrebstoten in Deutschland ist.

Lungennarben stellen ebenfalls einen Risikofaktor für die Entstehung von Lungenkrebs dar. Weiterhin spielt die Fähigkeit des Organismus, auf bestimmte negative Einflüsse zu reagieren, eine große Rolle. Hier sind auch erbliche Voraussetzungen zu berücksichtigen. Bei einem Elternteil mit Bronchialkarzinom steigt das Risiko für Kinder, ebenfalls an einem Bronchialkarzinom zu erkranken, auf das 2- bis 3-fache an.

Magenkrebs

Die Neuerkrankungen an Magenkrebs, bis vor 50 Jahren noch die häufigste Krebserkrankung in Europa, sind seit mehr als 20 Jahren rückläufig. Die Anzahl der Erkrankten hat sich in dieser Zeit halbiert. Heute sind in Deutschland rund 20.000 Menschen pro Jahr betroffen. Trotzdem liegt diese Erkrankung bei Frauen an fünfter, bei Männern an vierter Stelle krebsbedingter Todesursachen.

Mögliche Gründe für diesen Erkrankungsrückgang sind eine höhere Lebensmittelqualität, veränderte Ernährungsgewohnheiten und Konservierungsmethoden (es werden weniger geräucherte und stark gesalzene Speisen verzehrt).

Risikogruppen

Einige Gefahrenquellen für Magenkrebs sind wissenschaftlich nachgewiesen. Zu den Risikogruppen gehören Frauen und Männer, die:
– an einer chronisch-atrophischen Gastritis (spezielle Form der chronischen Magenschleimhautentzündung) leiden,
– an chronischen Magengeschwüren leiden,
– gutartige Magenpolypen besitzen,
– enge Verwandte haben, die an Magenkrebs erkrankt sind oder waren (familiäre Vorbelastung),
– sich einmal mit Helicobacter pylori infiziert haben (bei Nachweis dieses Erregers wird heutzutage mit Antibiotikakombinationen behandelt),
– vor mindestens 15–20 Jahren einen Teil des Magens operativ entfernt bekommen haben (in der Forschung ist jedoch noch umstritten, ob in diesem Fall tatsächlich ein erhöhtes Risiko vorliegt),
– bestimmte Ernährungsgewohnheiten haben (z.B. sehr ballaststoffarme Ernährung, zu heiße Speisen und vermehrter Alkohol- und Nikotingenuss; die Nitrataufnahme mit der Nahrung gilt als eine weitere Gefahrenquelle).

Präventionsmaßnahmen

Der Verzicht auf Nikotin und Alkohol sowie ein eingeschränkter Verzehr von gepökelten und geräucherten Speisen senken hingegen das Magenkrebsrisiko.

Eine länger andauernde Magenschleimhautentzündung – mit und ohne Magengeschwür – sollte sorgfältig auskuriert werden.

Dafür steht heute eine Reihe von Medikamenten zur Verfügung.

Prostatakrebs

Das Prostatakarzinom ist der weltweit am häufigsten diagnostizierte Tumor des Mannes. In Deutschland werden zurzeit (2004) mehr als 40.000 Neuerkrankungen pro Jahr erkannt. Nur etwa 10% der Erkrankten sterben am Prostatakarzinom, trotzdem ist der Tumor aufgrund der hohen Prävalenz die dritthäufigste zum Tod führende Krebserkrankung des Mannes (nach Lunge und Darm). Bei steigenden Inzidenzen sinkt seit 1994 die prostatakrebs-spezifische Mortalität um etwa 4% pro Jahr. Die Gründe hierfür sind noch nicht vollständig klar (besseres Gesamtüberleben mit Prostatakrebs, bessere Therapie aufgrund früherer Diagnose).

Das Prostatakarzinom ist – früh genug erkannt – eine heilbare Krebserkrankung. Mit zunehmender Latenz in der Diagnose sinkt jedoch die Chance auf Heilung durch biologische Veränderungen im Tumor und eine erhöhte Metastasierungsrate.

Ein fortgeschritten metastasiertes Prostatakarzinom reduziert die Überlebenszeit auf im Mittel 15 Monate. Damit reduziert eine metastasierte Erkrankung auch in fortgeschrittenem Lebensalter die Lebenszeit. Zudem sind bei einer Metastasierung, die besonders häufig ossär erfolgt, Folgeerkrankungen (pathologische Frakturen, Querschnittslähmungen) häufig.

Die Ursache für Prostatakrebs kennt man bis heute nicht.

Risikogruppen

Zu den Risikogruppen gehören Männer:
– die älter als 50 Jahre alt sind (allgemeines Altersrisiko; das Durchschnittsalter zum Zeitpunkt der Diagnose beträgt 72 Jahre),
– deren Vater oder Großvater an Prostatakrebs erkrankt ist (familiäre Vorbelastung),
– die bestimmte Berufe ausüben (einige Studien zeigen, dass Landwirte oder Schweißer häufiger betroffen sind. Dieses erhöhte Risiko kann daraus resultieren, dass die Betroffenen bei bestimmten Tätigkeiten (Schweißen, Galvanisieren, Herstellen von Batterien) metallischem Kadmium ausgesetzt werden. Ebenso

scheint das Arbeiten in der Gummi-(Kautschuk-)Industrie das Erkrankungsrisiko zu steigern),
– die sich sehr fettreich ernähren (einige Erkenntnisse deuten darauf hin, dass fettreiche Ernährung das Risiko erhöht, an einem Prostatakarzinom zu erkranken; eine Ernährung, die reich an Gemüse und Obst ist, scheint hingegen das Risiko zu senken),
– die Anabolika einnehmen (möglicherweise provozieren Anabolika, die z.B. Bodybuilder zum Aufbau ihrer Muskeln einnehmen, die Bildung von Prostatakrebs).

Präventionsmaßnahmen

Ernährungsgewohnheiten spielen eine große Rolle bei der Entstehung von Prostatakrebs. Der übermäßige Verzehr von tierischem Fett und rotem Fleisch wird heute als Risikofaktor angesehen. Dies wird aus der weltweiten Häufigkeitsverteilung von Prostatakrebs abgeleitet. Eine gesunde Ernährung kann also das Risiko, Prostatakrebs zu bekommen, reduzieren.

Plattenepithelkarzinome des oberen Atmungs- und Verdauungstraktes

Plattenepithelkarzinome im Bereich der Mundhöhle, des Rachens und des Kehlkopfes stellen die mit Abstand häufigsten bösartigen Tumoren im Kopf-/Halsbereich dar. In Deutschland wird die Zahl der Neuerkrankungen auf 8.000–10.000/Jahr geschätzt. Diese Erkrankungen treten gehäuft im Alter zwischen 50 und 70 Jahren auf, wobei in Abhängigkeit von der Tumorlokalisation Männer 5–10-mal häufiger betroffen sind als Frauen.

Risikofaktoren

Um Vorsorgeuntersuchungen sinnvoll durchführen zu können, ist es erforderlich, Risikogruppen innerhalb der Bevölkerung zu charakterisieren. Plattenepithelkarzinome des oberen Atmungs- und Verdauungstraktes (Abb. 2.11) bieten diesbezüglich gute Voraussetzungen.

Im Gegensatz zu vielen anderen Krebserkrankungen sind die wesentlichen Risikofaktoren für diese Tumorerkrankungen bekannt.

2

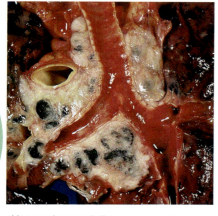

Abb. 2.11 Plattenepithelkarzinom an der Aufga-belung der Trachea. Alkohol und Zigaretten sind die Hauptursachen für bösartige Tumoren der oberen Atmungsorgane.

Somit ist eine wichtige Grundlage für die Definition von Risikopopulationen gegeben.

Als Hauptrisikofaktoren sind Tabak und Alkohol zu nennen. Bei ca. 95 % aller Patienten, die an einem Plattenepithelkarzinom des Kopf-/Halsbereichs erkrankt sind, besteht anamnestisch ein langjähriger regelmäßiger Tabak- und/oder Alkoholkonsum. Der chronische Konsum dieser Genussgifte lässt das Krebsrisiko im Sinne eines Dosis-Wirkungsprinzips ansteigen. Insbesondere der kombinierte Konsum führt zu einem zusätzlichen, fast schon multiplikativen Anstieg des Krebsrisikos.

Präventionsmaßnahmen

Nach derzeitigem Kenntnisstand könnten ca. 90 % dieser Tumoren durch Verzicht auf Alkohol- und Tabakkonsum vermieden werden.

2.2.8 Zukunft der Krebsprävention

Die Krebsprävention verändert sich rapide. Neben den bisher dominierenden Modellen der Vermeidung von Krebsrisikofaktoren (Primärprävention) und der Früherkennung von Krebs (Sekundärprävention) werden die Vorhersagemöglichkeiten von Krebserkrankungen (prädiktive Medizin) und eine vollständige Vorstellung des Prozesses der Krebsentstehung (Karzinogenese) systematisch erforscht.

Die Paradigmen der Krebsprävention entstehen aus den komplexen und dynamischen Wechselbeziehungen kultureller, ökonomischer, sozialer und medizinischer Parameter. Das Verständnis und die Definition von Krebs sind der Schlüssel dafür, die Krankheit einzudämmen. Der 1971 in den USA im sog. National Cancer Act proklamierte „Krieg gegen den Krebs" droht verloren zu gehen, wenn es nicht zu einem grundlegenden, durch den medizinisch-naturwissenschaftlichen Fortschritt getragenen Paradigmenwandel in der Krebsmedizin kommt (Leaf, 2004).

Die Erfahrungen in den USA haben eine richtungsweisende Signalwirkung für Deutschland und Europa. Auf die Krebsprävention gerichtet bedeutet dies, dass wir neben der Primär- und Sekundärprävention auch die prädiktive Medizin und die Erforschung der Karzinogenese vorantreiben und zu einer tragenden Säule der Krebsmedizin machen müssen.

Der medizinisch-technische Fortschritt bietet hierfür vielfältige Chancen. Neue Entwicklungen und Erkenntnisse in der Genetik, in der Molekularbiologie und in der Nanotechnologie, die Optionen der Chemoprävention und von Impfungen gegen spezielle Krebsformen sowie die Erforschung von biologischen Markern begründen den Paradigmenwandel in der Krebsprävention. Ein Kennzeichen der zukünftigen Krebsprävention ist die Identifikation von speziellen Krebsrisikogruppen. Dabei spielen auch Unterschiede der Geschlechter beim Gesundheitsverhalten und die Erkenntnisse der Gender- und Migrationsforschung eine wichtige Rolle.

Die rasche Etablierung einer prädiktiven Krebsmedizin wird in wenigen Jahren zu einem neuen Modell der Krebsprävention mit tiefgehenden Veränderungen in unserem Alltag führen.

Die Krebsprävention ist eine übergreifende, alle Bereiche der Gesellschaft berührende Aufgabe. Die Perspektiven des medizinisch-naturwissenschaftlichen Fortschritts bieten Anlass für einen optimistischen Blick nach vorne. Es kommt darauf an, diesen Prozess mit aller Kraft und Entschiedenheit zu forcieren.

Literatur

Colditz, G. A., Stein, C.J.: Handbook of cancer risk assessment and prevention. Harvard center for cancer prevention, Boston 2004

Danaei, G. et al.: Causes of cancer in the world: comparative risk assessment of nine behavioural and environmental risk factors. Lancet 366 (2005) 1784

Deutsche Forschungsgemeinschaft (Dfg): Maximale Arbeitsplatz-Konzentrationen- und Biologische Arbeitsstoff-Toleranzwerte-Werte-Liste 1998 der Senatskommission zur Prüfung gesundheitsschädlicher Arbeitsstoffe bei der Deutschen Forschungsgemeinschaft, Mitteilung 34 (1998) 114f.

Deutsche Hauptstelle für Suchtfragen e.V. (Hrsg.): Jahrbuch Sucht. Neuland, Geesthacht 2007

Gesellschaft der epidemiologischen Krebsregister in Deutschland e.V. (GEKID) in Zusammenarbeit mit dem Robert Koch-Institut (RKI) (Hrsg): Krebs in Deutschland. Häufigkeiten und Trends. 5. Ausgabe, Saarbrücken 2006

Leaf, C.: Why we're losing the war on cancer. And how to win it. Fortune 149 (2004) 77

Neubauer, S. et al.: Mortality, morbidity and costs attributable to smoking in German. Update and 10-year comparison. Tobacco Control 15 (2006) 464

Pischon, T. u.a.: Primärprävention maligner Tumoren durch die Ernährung. Epidemiologische Evidenz. AktuelErnaehrMed 32 (2007) 31

Robert Koch-Institut, www.rki.de

World Health Organization (WHO): National Cancer Control Programmes. Policies and Managerial Guidelines. WHO, Genf 2002

Kontaktadressen

Robert Koch-Institut
Nordufer 20
13353 Berlin
www.rki.de

2.3 Onkologische Rehabilitation

Sabine Gärtner

2.3.1 Grundlagen

 Die Rehabilitation aller Patienten beginnt mit der ersten Pflegehandlung.

In der Neufassung des Krankenpflegegesetzes vom 19. Juli 2003 § 3.1 und 3.2.1 werden die Maßnahmen der Rehabilitation erstmals als Aufgabe der professionellen Pflege beschrieben.

Die meisten Pflegenden sehen die Pflege nicht oder kaum als Teil der Rehabilitation an. Sie verbinden mit Rehabilitation den Begriff einer Kur, bei der es um Erholung, Physiotherapie und gegebenenfalls noch um Psychotherapie geht.

Dieses verzerrte Bild von Pflegenden in Rehabilitationskliniken sowie von den Aufgaben der Pflege in der Rehabilitation kommt auch dadurch zustande, dass die weitgehenden spezifischen Anforderungen der Rehabilitation während der Ausbildung von Pflegekräften unberücksichtigt bleiben.

Die Vorstellung, dass Rehabilitationskliniken als Schonarbeitsplatz für Pflegekräfte dienen, korrespondiert eng mit der Debatte über das Kurimage der Rehabilitation und der Vorstellung, Rehabilitationspatienten bedürfen eigentlich gar keiner pflegerischen Leistungen, da die Rehabilitationsfähigkeit streng genommen Pflegebedürftigkeit ausschließt (Schliehe u. Röckelein, 1996).

Hierbei wird auch außer Acht gelassen, dass sich die Klientel der Rehabilitanden verändert. Dies geschieht einerseits aufgrund der demografischen Entwicklung und damit der zunehmenden Zahl älterer, hilfsbedürftiger und multimorbider Patienten, und andererseits wegen des medizinischen Fortschrittes, der eine Zunahme an chronisch kranken Menschen mit sich bringt. All diese Menschen werden in Zukunft Rehabilitationseinrichtungen aufsuchen und dort adäquat versorgt werden müssen.

Pflegeverständnis

Einen weiteren Punkt stellt die Sichtweise der Pflegenden von ihrem eigenen Pflegeverständnis dar. Pflege ist nicht nur rein kompensatorische Körperpflege. Pflege ist ebenso Hilfe zur Selbsthilfe und unterstützt den Patienten auf seinem Weg zu mehr Selbstständigkeit und Unabhängigkeit. Gleichwohl unterstützt und begleitet Pflege die Rehabilitanden bei der Wiederaneignung von Alltagspraktiken und dieses nicht nur im körperlichen Bereich, sondern auch im psychosozialen Kontext. Dieses sollten sich Pflegende und Leitungen von Rehabilitationskliniken bewusst machen und die Aufgabenfelder für Pflegende dementsprechend gestalten (Hotze, 2006).

Die rehabilitative Pflege erfordert folgende Aufgaben und Fähigkeiten von den Pflegenden:
- Orientierung an den Ressourcen der Rehabilitanden,
- Fähigkeit zur Zusammenarbeit im therapeutischen Team,
- gesundheitspädagogische Qualifikationen wie Schulung und Anleitung von Rehabilitanden und Angehörigen.

Werden diese Aufgaben von Pflegenden in der Rehabilitation wahrgenommen, wie dies schon teilweise erfolgt ist, kommt der Pflege in der Rehabilitation eine wichtige Rolle im therapeutischen Team zu.

Die American Nurses Association (ANA) definiert Pflege als *„… die Diagnose und Behandlung menschlicher Reaktionen auf aktuelle oder potenzielle Gesundheitsprobleme"* (Hotze, 2007). Demnach steht bei der Rehabilitation nicht die Erkrankung im Vordergrund, sondern ihre Folgeerscheinungen. Genau hier setzt die onkologische Rehabilitation an.

Anschlussheilbehandlung (AHB)

Bei der Rehabilitation wird zwischen Anschlussheilbehandlung (AHB) und Heilverfahren (HV) unterschieden. Die Anschlussheilbehandlung muss, wie der Name schon sagt, unmittelbar bzw. spätestens 14 Tage nach dem Krankenhausaufenthalt oder der Akutbehandlung, angetreten werden.

Anschlussheilbehandlung bedeutet aber nicht, dass sie eine Weiterführung der Akutbehandlung ist. Die Ziele, die in einer Anschlussheilbehandlung verfolgt werden, unterscheiden sich von der Akutbehandlung und deren Zielen.

In der Anschlussheilbehandlung steht das Erlernen mit dem Umgang der Erkrankung, mit Folgeschäden, mit veränderten beruflichen und sozialen Folgen im Vordergrund.

Folgeschäden können z. B. bei einer an Brustkrebs erkrankten und therapierten Frau ein Lymphödem, eingeschränkte Armbeweglichkeit, Hitzewallungen mit Schweißausbrüchen und Schlafstörungen sein.

Daraus können sich berufliche und soziale Probleme generieren. Die Rehabilitandin kann in ihrem Beruf (z. B. als Altenpflegerin) nicht mehr arbeiten, da die schwere körperliche Arbeit das Lymphödem fördern würde. Die Folge wäre eine Arbeitsplatzumsetzung oder auch eine Umschulung, die bewusst mit der Rehabilitandin besprochen und geplant werden muss.

Soziale Folgen können sowohl beruflicher, wie auch privater Art sein. Nehmen wir an, die Rehabilitandin hatte einen Kinderwunsch, aber aufgrund der erfolgten Therapie setzte die Menopause verfrüht ein. Nun muss sie sich mit ihrem Partner auf die veränderte Situation einstellen und ihre Zukunftsplanung neu überdenken. Hierbei ist ebenfalls eine gewichtige Begleitung durch die Pflegenden erforderlich.

Neben diesen für die Rehabilitandin wichtigen Fragen stehen auch die körperliche und seelische Erholung sowie eine Regeneration von der Therapie an.

Heilverfahren (HV)

Das Heilverfahren kann später, auch noch Jahre nach der Erstdiagnose begonnen werden. Häufig ist hierbei der Schwerpunkt anders gelagert als bei der Anschlussheilbehandlung.

Bei dem Heilverfahren haben die Patienten oft schon eine Weile gearbeitet und merken nun, dass ihre Leistungsfähigkeit sowohl körperlich wie auch mental unter der Erkrankung und Behandlung gelitten hat. Es ist auch nicht auszuschließen, dass sich durch die Erkrankung Probleme im sozialen Bereich ergeben haben, die alleine zu Hause nicht lösbar sind. So kann es z. B. bei einem an Prostatakrebs erkrankten Mann durch die anschließende Therapie und die veränderte Hormonlage zu sexuellen Funktionsstörungen und damit zu Partnerschaftsproblemen kommen.

Ebenso können sich bei Menschen, die an Krebs erkrankt sind oder waren, aufgrund der Erfahrungen in der Erkrankungszeit Lebensgewohnheiten verändern oder sie müssen umgestellt werden. Dies kann auf Dauer im Familien- und Freundeskreis oft nur schwer toleriert werden und es entsteht daraus ein unumgängliches Konfliktpotenzial.

Ein weiterer Grund für ein Heilverfahren ergibt sich bei Patienten, bei denen ein Rezidiv entdeckt wurde und denen eine erneute Behandlung bevorsteht. Auf diese gilt es, den Patienten körperlich wie auch seelisch darauf vorzubereiten, damit eine weitere Therapie überhaupt möglich wird.

Interdisziplinäre Teamarbeit

Die Indikationen für eine onkologische Rehabilitation sind vielfältig, so auch die Anforderungen an die dort arbeitenden Berufsgruppen. Daher ist in der onkologischen Rehabilitation eine enge Zusammenarbeit aller Berufsgruppen unabdingbar (**Abb. 2.12**).

Dabei ist es wichtig, dass sich die Pflege ihrer Position im therapeutischen Team bewusst ist und sich über ihr erweitertes Aufgabengebiet, insbesondere über die Versorgung hauptsächlich körperorientierter Funktionspflege hinaus, auch mit der Unterstützung angemessener Bewältigungsformen von chronischen Krankheiten beziehungsweise bleibender körperlicher, geistiger oder seelischer Beeinträchtigung beschäftigt.

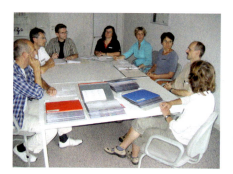

Abb. 2.12 Teamarbeit. Vor allem durch ihre 24 Stunden-Präsenz kommt den Pflegenden eine besondere Schnitt- und Vermittlerposition im interdisziplinären Team zu.

Je klarer das berufliche Handeln auf die Ziele der Einrichtung abgestimmt ist, desto eher gelingt es den Pflegenden, dies als Beitrag zur rehabilitativen Versorgung der Patienten wahrzunehmen (Hotze, 2007). Kommt es nicht zu diesem Professionalisierungsprozess in einer Einrichtung, wird die Pflege lediglich als zuarbeitende Berufsgruppe und nicht als eigenständiges Therapeutenteam in der interdisziplinären Arbeit gesehen.

In interdisziplinären Teambesprechungen, die in vielen Rehabilitationseinrichtungen etabliert sind, findet eine ausgiebige Kommunikation über den Rehabilitanden statt. Dabei kommt es zum Austausch zwischen den verschiedenen, am Behandlungsplan beteiligten Berufsgruppen. Hierbei wird die Therapiekoordination für den Rehabilitanden nach individuellen Zielvorgaben zusammengestellt und der Behandlungsplan darauf abgestimmt. Teilnehmer an interdisziplinären Teambesprechungen sollten daher alle Berufsgruppen sein, die mit dem Rehabilitanden arbeiten. Dies können Therapeuten sein oder auch Mitarbeiter aus verschiedenen Berufsgruppen, wie z.B. Physiotherapeuten, Ergotherapeuten, Psychologen, Ärzte, Pflegende, Ernährungsberater, Kunsttherapeuten, Ergotherapeuten, Sozialarbeiter, Seelsorger und andere.

Ⓥ Um die Inhalte zu vertiefen, können Sie sich das Video „Onkologische Rehabilitation" auf der DVD ansehen.

2.3.2 Aufgaben der Pflege

Welches sind nun gezielt die pflegerischen Aufgaben in der onkologischen Rehabilitation? Der Bereich der Allgemeinen Pflege spielt in der onkologischen Rehabilitation eine untergeordnete Rolle. Die pflegerischen Schwerpunkte liegen daher vor allem in folgenden Bereichen:
– Beratung und Anleitung der Patienten und ihrer Angehörigen,
– Gesprächsführung und Krankenbeobachtung,
– Koordination der Therapien.
Durch ihre 24 Stunden-Präsenz bilden insbesondere die Pflegenden eine wichtige Schnitt- und Vermittlerstelle.

Der Zeitraum der onkologischen Rehabilitation ist von vornherein durch die Rentenversicherer, die meistens die Kostenträger

darstellen, auf drei Wochen festgelegt. Hier gilt es, in dieser Zeit die verschiedenen Anliegen und Probleme der Patienten zu bearbeiten. Die Probleme können hierbei auf der körperlichen, kognitiven, sozialen, beruflichen und auch seelischen Ebene liegen. In all diesen Bereichen werden die Patienten von Pflegenden beraten und bei der Bewältigung ihrer Probleme unterstützt.

Häufige Pflegediagnosen

Gerade bei Patienten in der Anschlussheilbehandlung liegen häufig körperliche Folgestörungen der Behandlung durch die Chemotherapie, Bestrahlung, Operation, aber auch der Hormon- oder Immuntherapie vor. Folgeschäden der Chemotherapie können u.a. Mukositis, Appetitlosigkeit oder Diarrhöe sein. Pflegediagnosen nach Bestrahlung und Operation sind in der Regel veränderte Haut und auch Wunden.

Bei Hormontherapien treten häufig übermäßiges Schwitzen, trockene Schleimhäute sowie bei Frauen besonders Vaginal- und Körperbildstörungen auf.

Durch die Immuntherapie kann es zur potenziellen Pflegediagnose der Infektionsgefahr und damit verbundenen Beratungsleistungen und Prophylaxen vonseiten der Pflegenden kommen.

Übergreifend über allen Behandlungsfolgen steht häufig eine durch die Krebsdiagnose hervorgerufene Pflegediagnose wie Angst und Fatigue als zentrales Problem.

Pflegerische Schwerpunkte

Der Handlungsbedarf besteht hier vor allem in folgenden Aspekten:
– Probleme im Rahmen von pflegerischen Anamnesen eruieren,
– Pflegediagnosen stellen,
– Maßnahmen mit dem Patienten planen,
– ihn pflegerisch beraten,
– ihn zur Selbsthilfe und Selbstpflege anleiten,
– das Ergebnis regelmäßig besprechen und ggf. andere Maßnahmen ergreifen.
Ebenso wichtig ist es, pflegerische Behandlungsstrategien zu vermitteln, die der Patient oder die Angehörigen auch zu Hause weiterführen können. Schriftliches Informationsmaterial dient hier als Gedankenstütze für zu Hause.

Beratungsthemen können alle in der Onkologie vorkommenden Themen sein (**Abb.**

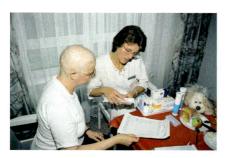

Abb. 2.13 Beratung. Diese Patientin wird nach einer fremd allogenen Stammzelltransplantation (PBSCT) zur selbstständigen Medikamenteneinnahme beraten.

2.13), wie z.B. Mukositis, Stomatitis, Diarrhöe, Hautschäden nach Bestrahlung, Wundheilungsstörungen, Appetitlosigkeit, Kachexie, Schlafstörungen, aber auch Beratung im Umgang mit der veränderten Alltagssituation zu Hause.

B Bei dem schon erwähnten Beispiel einer Patientin mit Brustkrebs, Lymphknotenentfernung, Chemotherapie, Hormontherapie und Bestrahlung können die Beratungsthemen sein:
- pflegerische Beratung zur Narbenpflege und Anleitung,
- pflegerische Beratung zur Hautpflege bei veränderter Haut durch Bestrahlung und Anleitung zum Umgang mit Hilfsmitteln,
- pflegerische Beratung bei Xerostomie durch die Chemotherapie, Kontrolle der Mundhöhle und Anleitung,
- pflegerische Beratung bei übermäßigem Schwitzen, hervorgerufen durch Hormonentzug und damit verbundenen klimakterischen Beschwerden,
- Umgang mit der veränderten Situation im Lymphgebiet, hier Vermittlung von Alltagsverhalten, Verhalten bei Verletzungen usw.,
- evtl. Umgang mit Prothesen, aber auch Möglichkeiten der operativen Rekonstruktion, ggf. Weiterleitung an die Ärzte,
- Erfassung der beruflichen Situation und eine Weiterleitung der Information an das therapeutische Team, wenn es um Arbeitsplatzveränderungen geht,
- Erkennen der psychischen Situation der Patientin und enge Zusammenarbeit mit der psychologischen Abteilung.

Dieses Beispiel stellt nur einen kleinen Ausschnitt an möglichen pflegerischen Beratungsaufgaben bei einer Tumorerkrankung dar. Da Patienten mit allen Tumoridentitäten an einer onkologischen Rehabilitation teilnehmen können, ist der Aufgabenbereich deutlich vielfältiger.

Spezielle pflegerische Herausforderungen

Eine besondere Herausforderung stellen Patienten nach allogener Stammzelltransplantation (PBSCT) dar, die auch im Rahmen einer Anschlussheilbehandlung oder eines Heilverfahrens in der onkologischen Rehabilitation behandelt werden. Hier kommt häufig zu der beratenden und koordinierenden Pflege noch eine deutlich unterstützende Komponente dazu.

Geriatrische Rehabilitanden. Wie schon eingangs erwähnt, stellen zunehmend geriatrische Rehabilitanden für die onkologische Pflege eine Herausforderung dar. Hier lassen sich die Erfahrungen, die mit jüngeren Krebspatienten gemacht wurden, nicht eins zu eins übernehmen. Man ist gefordert, neue Pflegestrategien gerade für diese, in Zukunft noch zunehmende Gruppe der onkologischen Rehabilitanden, zu erstellen.

Durch neue bzw. modifizierte Therapieverfahren ist es möglich, auch immer mehr ältere onkologische Patienten zu behandeln. Diese Patienten haben häufig eine längere Rekonvaleszenz oder benötigen eine intensivere Betreuung während und nach der Therapie.

Chronisch kranke Rehabilitanden. Eine weitere große Gruppe der onkologischen Rehabilitanden stellen die chronisch krebskranken Patienten dar. Immer mehr Patienten leben viele Jahre mit ihrer immer wieder auftretenden Krebserkrankung. Sie müssen wie andere chronisch Kranke lernen, mit Einschränkungen und der veränderten Lebenssituation umzugehen. Auch hier bietet sich unterstützend eine onkologische Rehabilitation an.

Bei diesen Patienten spielt die tertiäre Prävention (häufig wird sie in der Literatur mit Rehabilitation gleichgesetzt) eine wichtige Rolle. Bei der tertiären Prävention geht es darum, Folgeschäden bestehender Krankheiten zu vermindern.

Sterbende Rehabilitanden. Zuletzt kann sich der Patient in der onkologischen Rehabilitation mit professioneller Hilfe auf das Sterben und den Tod vorbereiten, denn auch dieses kann für Patienten in der letzten Phase ihrer Krankheit wichtig sein. Pflegende sollten hier Gesprächspartner zwischen Patienten und Angehörigen sein. Sie können Patienten und Angehörige beraten, wie sie mit dieser Situation am besten umgehen, können versuchen, Ängste zu minimieren und auch hier individuelle Wünsche des Patienten und seiner Angehörigen eruieren und deren Umsetzung vorbereiten. Dies kann die Organisation auf ein Sterben zu Hause sein, aber auch die Kontaktaufnahme mit Hospizen oder speziellen ambulanten Pflegediensten. Baden-Württemberg gibt hier ein hervorragendes Beispiel, die Brückenpflege.

Entlassungsmanagement

Ein zusätzlicher Bedarf an onkologischer Rehabilitation entsteht durch die veränderte soziale Situation vieler Menschen. Immer mehr Menschen leben alleine, sowohl in jungen Jahren, wie auch im Alter. Dieses spielt bei einer onkologischen Erkrankung immer öfter eine Rolle, da die Folgen der Erkrankung nicht alleine durchgestanden werden können. In der Rehabilitation besteht die Möglichkeit, eine Überleitungskoordination im Sinne eines Entlassungsmanagements zu implementieren.

Rehabilitanden, die häufig ein Entlassungsmanagement benötigen, sind z.B. Patienten, die:
- weitere oder erneute ambulante, pflegerische, aber auch medizinische Unterstützung benötigen,
- von ihren Angehörigen zu Hause gepflegt werden,
- Grund- und Behandlungspflege nach dem Sozialgesetzbuch 5 benötigen,
- sich mit entsprechenden Heil- und Hilfsmitteln selbst zu Hause versorgen können,
- Unterstützung durch soziale Dienste (Nachbarschaftshilfe, Essen auf Rädern) benötigen.

In der Praxis kommt es häufig zu einer Korrelation von verschiedenen Versorgungsproblemen. Ein Rehabilitand mit einem Tumor in der Hals-Nasen-Ohren-Region benötigt z.B. nach Therapie häufig eine parenterale Ernährung und Schmerztherapie, aber ebenso auch eine Wundversorgung, eine Sauerstofftherapie und die Hilfe im hauswirtschaftlichen Bereich.

V Um die Inhalte zu vertiefen, können Sie sich das Video „Pflege in der onkologischen Rehabilitation" auf der DVD ansehen.

2.3.3 Perspektiven der onkologischen Rehabilitationspflege

Professionelle Pflege kann interdisziplinäre Innovationsprozesse initiieren und in Gang halten, um Systemverbesserungen und Leistungsoptimierungen innerhalb der onkologischen Rehabilitation zu entwickeln, wenn sie sich ihrer wichtigen Aufgabe in der Rehabilitation bewusst geworden ist.

Erstmalig wird der Profession Pflege auch Beratung, Anleitung und Unterstützung von zu pflegenden Menschen und ihren Angehörigen in der individuellen Auseinandersetzung mit Gesundheit und Krankheit als eigenverantwortliche Aufgabe durch den Gesetzgeber übertragen. Durch die Initiierung individuell angepasster Beratungssituationen können Rehabilitanden im Erwerb von Fertigkeiten, Fähigkeiten und Wissen durch Pflege gefördert werden (Hockauf, 2007).

Diesem wird seit einigen Jahren durch eine 2-jährige Weiterbildung zur Fachpflegekraft für Rehabilitation und die 2-jährige Weiterbildung zur Fachpflegekraft in der Onkologie Rechnung getragen. In diesen Weiterbildungen wird das spezielle Wissen vermittelt, welches benötigt wird, um Rehabilitanden bei ihren sozialen, körperlichen und seelischen Problemen kompetent beraten zu können.

2.3.4 Gesetzliche Regelung der Rehabilitation

Kostenträger der onkologischen Rehabilitation sind die Rentenversicherungen (§§ 9, 15 und 31 SGB VI) und die Krankenversicherungen (§ 11, SGB V).

Die Anschlussheilbehandlung (§ 40, SGB V) wird durch das Akutkrankenhaus eingeleitet und soll zu einem nahtlosen Übergang in ambulante, teilstationäre und stationäre Leistungen zur medizinischen Rehabilitation führen.

Rehabilitationsverfahren können alle 4 Jahre bewilligt werden, es sei denn, eine vorzeitig erbrachte Leistung ist aus medizinischen Gründen dringend erforderlich. Hierbei unterscheidet man folgende drei Leistungsarten:

– ambulant,
– teilstationär,
– stationär.

Ambulante Rehabilitation. Reicht eine ambulante Krankenbehandlung nicht aus, kann die erforderliche ambulante Rehabilitationsleistung in anerkannten Krankenhäusern oder in wohnortnahen Einrichtungen erbracht werden (§ 40, SGB V).

Teilstationäre Rehabilitation. Eine teilstationäre Leistung ist ein Übergang zwischen ambulant und stationär. Der Patient wohnt zu Hause, nimmt aber tagsüber an einem geregelten Programm in einer wohnortnahen Einrichtung teil (§ 39, SGB V).

Stationäre Rehabilitation. Dagegen ist bei einer stationären Behandlung das Krankheitsbild nach Feststellung des Arztes derart komplex, dass ambulante Rehabilitationsmaßnahmen nicht ausreichen. Dann kann stationäre Rehabilitation mit Unterkunft und Verpflegung in einer Rehabilitationseinrichtung erbracht werden (§ 40, SGB V).

Literatur

Bundesanstalt für Arbeit (Hrsg.): Teilhabe durch berufliche Rehabilitation – Handbuch für Beratung, Förderung, Aus- und Weiterbildung. Bundesanstalt für Arbeit, Nürnberg 2002

Bundesarbeitsgemeinschaft für Rehabilitation (Hrsg.): Rehabilitation und Teilhabe – Wegweiser für Ärzte und andere Fachkräfte der Rehabilitation, 3. Aufl. Deutscher Ärzte Verlag, Köln 2005

Bengel, J., Jäckel, W. H. (Hrsg.): Patientenzufriedenheit in der medizinischen Rehabilitation – Eine Studie zur Konstruktvalidität. S. Roderer, Regensburg 2002

Dangel, B. u.a.: Rehabilitation Pflegebedürftiger. Konzept – Umsetzung – Ergebnisse. Urban und Fischer, München 2005

Hausdorfer-Reinert, S.: Von der Krüppelfürsorge zur Rehabilitation für Körperbehinderte – Ein Beitrag zur Verortung sozialer Arbeit. Lippe, Lage 2005

Hockauf, H.: Zukunftsperspektiven der rehabilitativen Pflege in Deutschland – Entwicklungsmöglichkeiten, Chancen und Risiken. In: Deutsche Gesellschaft für Medizinische Rehabilitation e.V. (Hrsg.): Die Rolle der Pflege in der Rehabilitation – Der pflegerische Beitrag zwischen Anspruch und Wirklichkeit. Veröffentlichung der Vorträge einer Fachtagung am 9. November 2006 der Deutschen Gesellschaft für Medizinische Rehabilitation e.V. und des Wolfsburger Instituts für Gesundheitsforschung und Gesundheitsförderung e.V., Berlin 2007

Hotze, E.: Zur Rolle und dem Selbstverständnis der Pflege in der Rehabilitation. In: Deutsche Gesellschaft für Medizinische Rehabilitation e.V. (Hrsg.): Die Rolle der Pflege in der Rehabilitation – Der pflegerische Beitrag zwischen Anspruch und Wirklichkeit. Veröffentlichung der Vorträge einer Fachtagung am 9. November 2006 der Deutschen Gesellschaft für Medizinische Rehabilitation e.V. und des Wolfsburger Instituts für Gesundheitsforschung und Gesundheitsförderung e.V., Berlin 2007

Mühlum, A., Gödecker-Geenen, N.: Soziale Arbeit in der Rehabilitation. Ernst Reinhardt, München 2003

Lauber, A., Schmalstieg, P. (Hrsg.): Prävention und Rehabilitation. Thieme, Stuttgart 2004

Seyd, W., Brand, W.: Ganzheitliche Rehabilitation in Berufsförderungswerken. Arbeitsgemeinschaft Deutscher Berufsförderungswerke, Hamburg 2002

Schliehe, F., Röckelein, E. (Hrsg): Einleitung und Durchführung der Rehabilitation. In: Delbrück, H., Haupt, E. (Hrsg): Rehabilitationsmedizin: Therapie- und Betreuungskonzepte bei chronischen Krankheiten. Urban und Schwarzenberg, München 1996

Schmid, L. u.a.: Rehabilitation von onkologischen Patienten – Manual supportiver Maßnahmen und symptomorientierte Therapie, Tumorzentrum München 2001

Thielhorn, U.: Die Bedeutung der Pflege in der onkologischen Rehabilitation. Forum 1 (2007) 68

van Bennekom, C. A. M. u.a.: RAP – Reha Aktivitäten Profil – Handbuch und Beschreibung. Universitätsverlag, Ulm 2000

Vohs, M., Winter, I.: Fachpflege Rehabilitation. Urban und Fischer, München 1999

Welti, F.: Behinderung und Rehabilitation im sozialen Rechtsstaat. Mohr Siebeck, Tübingen 2005

2

2.4 Sport und Krebs

Ulf Seifart

Viele Erkrankungen, wie z.B. die koronare Herzerkrankung, Diabetes mellitus Typ II, arterielle Hypertonie, degenerative Gelenkerkrankungen, Adipositas, Depression u.a. können durch regelmäßige Bewegung sowie eine ausgewogene Ernährung gebessert und z.T. sogar verhindert werden.

Inwieweit Sport in der Prävention bzw. Therapie von Krebserkrankungen eine Rolle spielt, ist lange Zeit nicht untersucht worden, denn es galt bisher die Vorstellung, dass sportliche Betätigung die möglicherweise geschwächte körperliche Verfassung onkologischer Patienten weiter schwächen könnte. Fernerhin war unklar, ob regelmäßige sportliche Betätigung eine Metastasierung begünstigen könnte.

Seit den 80er-Jahren konnte in vielen Untersuchungen belegt werden, dass diese Annahmen nicht richtig sind, sondern im Gegenteil, onkologische Patienten von einer regelmäßigen sportlichen Betätigung während und nach der Therapie profitieren können (Schüle, 1983).

Eine Studie an der Sporthochschule Köln konnte zeigen, dass regelmäßiger Sport in der Rehabilitation von Mammakarzinom-Patientinnen einen positiven Einfluss auf die Lebensqualität der Patientinnen hat (Schüle, 1983). Aber auch nach dieser Untersuchung wurde die Empfehlung, regelmäßig Sport zu betreiben, ausschließlich für Patientinnen mit Mammakarzinom in kompletter Remission ausgesprochen. Neuere Studien (Pinto et al., 2005; Holms et al., 2005) zeigen jedoch, dass bei Frauen mit einem Mammakarzinom, die sich wöchentlich mit einer Intensität von mindestens 9 MET (S. 38) pro Stunde körperlich betätigen, das Rezidivrisiko gesenkt werden konnte bzw. dass nach einem 12-wöchigen Trainingsprogramm die Frauen über eine erhöhte Fitness und ein stabilisiertes psychologisches Wohlbefinden berichten.

Eine aktuelle Metaanalyse (Knols, 2005) zeigt, dass sportliche Aktivität bei Tumorpatienten während und nach der Therapie sowohl die Lebensqualität und körperliche Fitness verbessert als auch zu einer Reduktion des sog. Fatigue-Syndroms (s. S. 181 und S. 37) führt (Abb. 2.14).

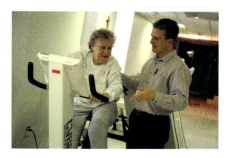

Abb. 2.14 Sport im Krankenhaus. Nach, aber auch während der Krebstherapie kann eine moderate sportliche Betätigung das Wohlbefinden steigern und therapiebedingte Nebenwirkungen abmildern.

M Nach aktuellem Wissensstand lässt sich somit festhalten, dass Krebspatienten von regelmäßigem Sport profitieren können.

Auf die speziellen Aspekte des Sports, die Intensität des Sports, die Lokalität der Durchführung, aber auch auf die Nachteile des Sports für onkologische Patienten soll nun etwas detaillierter eingegangen werden.

2.4.1 Sport und Tumorentstehung

Interessant ist die Frage, ob durch regelmäßigen Sport eine Krebserkrankung verhindert werden kann. Diese Aussage ist prinzipiell zu verneinen, denn bekanntermaßen sind selbst Spitzensportler wie z.B. der Fahrradfahrer Lance Armstrong an Krebs erkrankt.

Neue Erkenntnisse deuten allerdings darauf hin, dass Übergewicht und Fettleibigkeit das Erkrankungsrisiko für verschiedene Tumorformen erhöhen kann (Key et al., 2004).

Körperliche Aktivität führt zu einer Steigerung des Energieverbrauches und – mit zunehmender Muskelmasse – auch zu einer Steigerung des Grundumsatzes und folglich zu einer Gewichtsreduktion. Neben diesem Effekt beeinflusst regelmäßiger Sport auch andere Faktoren und Hormone wie z.B. Insulin, IGF1 u.a., die mit der Entartung von Zellen in Verbindung gebracht werden (Schepard u. Sheck, 1998).

Bei körperlich aktiven Patienten findet sich eine geringere Insulin- und IGF1-Konzentration, dafür eine höhere Konzentration der IGF-Bindungsproteine. Durch eine Reduzierung des Fettgewebes kann eine „Downregulierung" verschiedener ungünstiger Faktoren und Hormone erreicht werden. Neben den oben genannten Hormonen sind dies auch Geschlechtshormone wie z.B. Östrogen, welches Einfluss auf die Entstehung eines Mammakarzinoms haben kann. Für das Kolonkarzinom kann durch regelmäßige Bewegung die Transitzeit des Faeces im Darm reduziert werden. Dies könnte dazu führen, dass der Kontakt der Darmschleimhaut mit potenziell karzinogenen Substanzen verkürzt wird (Friedenreich, 2001).

M Aufgrund dieser Daten kann jedoch nicht davon ausgegangen werden, dass durch regelmäßigen Sport eine Krebserkrankung verhindert werden kann. Möglicherweise kann durch regelmäßige Bewegung das Risiko, insbesondere für Brustkrebs und Dickdarmkrebs, leicht reduziert werden.

2.4.2 Sport und Krebsprognose

Inwieweit regelmäßiger Sport die Prognose einer Krebserkrankung verändern kann, ist weiterhin umstritten. In neueren Untersuchungen finden sich Hinweise darauf, dass regelmäßiger Sport bei einzelnen Tumortypen möglicherweise eine Verbesserung der Prognose bedingen kann.

So konnten Meyerhardt et al. (2006) an 573 Patienten, die an einem kolorektalen Karzinom Stadium I–III erkrankt waren, zeigen, dass durch regelmäßigen Sport, unabhängig von der körperlichen Fitness vor Diagnosestellung, eine Reduktion der karzinomspezifischen Mortalität um 0,39 und der Gesamtsterblichkeit um 0,43 erreicht werden konnte. Es konnte ein spezifischer Überlebensvorteil sowohl für die Grunderkrankung (hazard ratio 0,48) als auch hinsichtlich der Gesamtmortalität (hazard ratio 0,51) nachgewiesen werden. Patienten, die ihr Aktivitätslevel nach der Diagnosestellung reduzierten, zeigten allerdings keinen signifikanten Anstieg der tumorspezifischen und Gesamtmortalität.

In einer weiteren Studie konnten Haydon et al. (2005) an 526 Patienten mit einem kolorektalen Karzinom in den Stadien II und III UICC einen signifikanten Überlebensvorteil nachweisen, wenn sie nach der Therapie mindestens 2 x pro Woche für mindestens 20 Minuten Sport betrieben hatten.

Die Arbeitsgruppe von Abrahamson et al. (2006) untersuchte 1264 Frauen mit einem Mammakarzinom. Sie konnten zeigen, dass Frauen, die vor der Diagnose mindestens ein Jahr moderat Sport getrieben hatten, eine bessere 5-Jahresprognose hatten als Frauen, die keinen Sport betrieben hatten. Auffällig war, dass insbesondere Frauen mit einem BMI von > 25 von der Sporttherapie profitierten, im Gegensatz zu Frauen mit einem BMI < 25. In dieser Studie zeigte sich, dass der alte Satz „Viel hilft viel" für die Frage „Sport und Krebs" nicht gilt, denn eine Subanalyse dieser Untersuchung weist nach, dass für Frauen, die besonders viel Sport betrieben, kein zusätzlicher Benefit bestand.

Vergleichbare Resultate fand die Arbeitsgruppe um John Pierce (2007). Sie untersuchten 1490 Frauen mit Brustkrebs in einem sehr frühen Stadium zwischen 1991–2000. Nach zwei Jahren Nachbeobachtungszeit konnten bis auf 7 Frauen bei allen Teilnehmerinnen die Effekte einer moderaten Sporttherapie und einer „gesunden" Ernährung überprüft werden.

Es zeigte sich, dass die Frauen, die sich nach der „5 am Tag"-Regel ernährten und 6 Mal pro Woche 30 Min. intensiv spazieren gehen, ein signifikant besseres Überleben (hazard ratio 0,56 95 % CI, 031–0,98) zeigten. In anderen Worten bedeutet dies eine Risikoreduktion um 50%. Diese Effekte waren gewichtsunabhängig und besonders ausgeprägt bei Frauen mit einem Hormonrezeptor positiven Tumor.

Eine mögliche Erklärung für die Prognoseverbesserung könnte sich durch die Reduktion von IGF I und die Induktion von IGFBP–III im Zusammenhang mit körperlichem Sport ergeben. In einer Arbeit von Slattery et al. (2005) zeigt sich eine signifikante Interaktion zwischen körperlicher Aktivität, IGF-I Genotyp und einem Kolonkarzinom und zwischen IGFBP3 Genotyp und einem rektalen Karzinom. Patienten, die körperlich äußerst aktiv waren und einen 192/192 IGF-I Genotyp trugen, hatten ein signifikant geringeres Risiko an einem Kolonkarzinom zu erkran-

ken verglichen mit den anderen Genotypen. Umgedreht schien eine geringe körperliche Aktivität und ein hoher BMI in der Anwesenheit des AC oder AA IGFBP3 Genotyps mit einem erhöhten Kolonkarzinomrisiko zu korrelieren.

Verbesserung der Diagnostik. Bei Frauen mit einem Mammakarzinom ist die sogenannte Dichte des Gewebes in der Mammografie ein unabhängig prognostischer Faktor für ein Rezidiv.

In einer Untersuchung von Melinda et al. (2007) konnte gezeigt werden, dass bei Frauen mit einem BMI > 30, die keinen oder wenig Sport treiben, die radiologische Dichte des Drüsenkörpers signifikant erhöht ist. Es ist also anzunehmen, dass durch regelmäßigen Sport die radiologische Dichte des Drüsenkörpers gesenkt werden kann und somit die Effektivität eines radiologischen Screening verbessert werden kann. Inwieweit dies auf die Prognose der Erkrankung Einfluss hat, ist derzeit nicht geklärt.

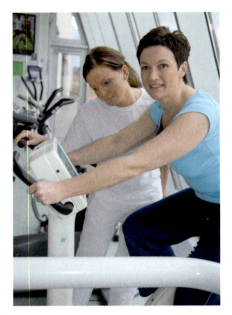

Abb. 2.15 Wirkpotenzial. Regelmäßiger und moderater Sport wirkt sich auch bei onkologischen Patienten positiv auf das Allgemeinbefinden, die Lebensqualität und die körperliche Fitness aus.

2.4.3 Wirkpotenziale des Sports bei Krebspatienten

Allgemeineffekte des Sports

Bewegungstherapeutische Programme haben fernerhin den Vorteil, dass sie nicht nur möglicherweise Nebenwirkungen der Chemotherapie verbessern oder in Einzelfällen sogar die Tumorerkrankung beeinflussen können, sondern sie wirken sich natürlich auch auf andere, für die Therapie der Patienten wichtige Faktoren aus **(Abb. 2.15)**. So können z.B. Kontrakturen der Schulter bei Z.n. Brustoperation, Zuckererkrankungen (z.B. bei Steroidgaben), Bluthochdruck, Übergewicht usw. reduziert werden.

Nachgewiesenermaßen verbessert eine frühe moderate sportliche Intervention unmittelbar nach der Operation bei Frauen mit einem Mammakarzinom die Beweglichkeit des Schultergelenkes und das Allgemeinbefinden (Na et al., 1999; Baumann et al., 2005).

Einfluss auf therapiebedingte Nebenwirkungen

Regelmäßiger Sport scheint bei einigen Patienten auch eine Steigerung der Hämoglobin-

Konzentration sowie eine Aktivierung der Immunparameter, vor allen Dingen der sogenannten natürlichen Killerzellen, erreichen zu können (Dimeo et al., 1997; Peters et al., 2002; Schulz et al., 2002).

Ein bestehendes Lymphödem kann nach McKenzie und Kalda (2003) nach Brustkrebsoperationen oder eingeschränkter Darmfunktion bei Darmkrebs (McKinert et al., 2006) ebenfalls durch regelmäßigen Sport gebessert werden. Vereinzelte Berichte zeigen, dass eine körperliche Aktivität auch therapiebedingte Neutropenien, Thrombopenien, schwere Durchfälle und auch das Fatigue-Syndrom (S. 181) verbessern können (Visovsky u. Dvorak, 2005; Dimeo, 2001; Schmitz et al., 2005; McNeely et al., 2006).

Postmenopausale Frauen mit einem Mammakarzinom werden in zunehmendem Maße mit sogenannten Aromatasehemmern antihormonell behandelt. Eine der bekannten Nebenwirkungen dieser Medikamentengruppe ist eine erhöht auftretende Osteoporose-Rate. In der Konsensus-Konferenz von St. Gallen 2007 sprachen sich die Entscheidungsträger gegen eine Therapie mit Bisphosphonaten und für eine vermehrte körperliche Aktivität zur Prophylaxe der Osteoporose aus (Konsensus Konferenz St. Gallen, 3.5.2007).

Sport und Fatigue

D In der Forschung wird das sog. Chronic-Fatigue-Syndrom als ein subjektives Gefühl von Erschöpfung, welches in Qualität und Dauer das normale alltägliche Erleben von Müdigkeit übersteigt, bezeichnet.

Eine der häufigsten Langzeitnebenwirkungen einer Krebsbehandlung ist ein chronischer Müdigkeits- bzw. Erschöpfungszustand. Dieses Symptom geben bis zu 78 % aller Patienten nach oder während einer Krebsbehandlung an. Dieser Zustand kann über mehrere Jahre anhalten und für die Patienten so quälend sein, dass sie ihren Tätigkeiten im häuslichen und beruflichen Bereich nicht mehr nachkommen können. So stellt das Fatigue-Syndrom derzeit eine der häufigsten Ursachen für eine Berentung von Krebspatienten dar.

Gegen dieses Symptom gibt es derzeit keine bewiesene medikamentöse Therapie. Die bisher etablierteste Therapie gegenüber diesem Symptom ist Sport.

Eine aktuelle Metaanalyse von Knols et al. (2005) untersuchte verschiedene Parameter wie körperliche Fitness, Lebensqualität und Fatigue-Syndrom bei Krebspatienten und konnte einen signifikanten Vorteil für Patienten zeigen, die regelmäßig Sport trieben. Eine mögliche Erklärung ist, dass durch die Chemotherapie und eine zunehmende Immobilisation während und nach der Therapie (z.B. durch ein Erschöpfungssyndrom) und der damit einhergehenden eingeschränkten körperlichen Aktivität, es zu einer Reduktion der Muskelmasse kommt. Regelmäßiger Sport führt dann wieder zu einem verbesserten Muskelaufbau und somit zu einer Besserung der Müdigkeitssymptomatik.

Allerdings stellt der Sport kein Allheilmittel dar. So finden sich auch Untersuchungen, die einen solch positiven Effekt von Sport nicht nachweisen konnten (z.B. Markes et al., 2006; Watson u. Mock, 2004).

Sport und Palliation

Auch in der Palliation gibt es inzwischen Hinweise, dass eine regelmäßige Sporttherapie (so sie denn möglich ist) sinnvoll sein kann. Ziel des Sportes ist es hier, die Mobilität des Patienten so lange wie möglich zu erhalten und dadurch Selbstständigkeit und Autonomie zu gewährleisten. Zu diesem Bereich gibt es allerdings bisher wenig fundierte Untersuchungen.

Mögliche negative Wirkungen auf die Krebstherapie

Wie alle Therapien besitzt die Sporttherapie ebenfalls ihre Nebenwirkungen bzw. Limitationen. Es ist bekannt, dass sportliche Überbelastungen zu Schlafstörungen führen können. Ferner können andere Folgen wie Verletzungen, Distorsionen, Stürze, Muskelkrämpfe usw. das Therapieintervall verzögern. Ebenfalls sollte darauf geachtet werden, dass eine Dehydratation oder eine Elektrolytverschiebung aufgrund extremen Schwitzens zu vermeiden ist, denn nicht selten sind dies Nebenwirkungen von Chemotherapien (z.B. Cisplatin) und können durch Sport verstärkt werden.

Ein viel diskutiertes Thema ist, inwieweit Brustkrebspatientinnen bei körperlichen Aktivitäten – speziell des Oberkörpers – ein Lymphödem ausbilden können. Alle neueren Studien, die diese Fragestellung untersucht haben, zeigen jedoch, dass diese Annahme nicht richtig ist. So konnten Ahmed et al. (2006) zeigen, dass ein moderates Training, welches unter ärztlicher Beratung durchgeführt wird, keinen negativen Effekt auf die Entwicklung eines Lymphödems hat.

2.4.4 Voraussetzungen einer ausgewogenen Sporttherapie

Geeigneter Zeitpunkt

Bei Patienten, die in der Therapie stehen und bestimmte Zytostatika wie z.B. Anthrazykline, 5 FU Cyclophosphamid, Taxane und platinhaltige Substanzen erhalten, kann eine belastungsbedingte Abnahme der Nierendurchblutungen während des Trainings die Nebenwirkung dieser Medikamente erhöhen. Aus diesem Grund sollten sich die Patienten in den ersten 24 Stunden nach einer Chemotherapie körperlich schonen (Baumann et al., 2005). Dies gilt ebenfalls für Patienten, die eine mediastinale bzw. Ganzkörperbestrahlung erhalten.

An behandlungsfreien Tagen können die Patienten i.d.R. trainieren. Neuere Untersuchungen von Chicco et al. (2005 u. 2006) zeigen, dass die frühzeitige Einleitung von Sport bei Patienten unter Chemotherapie eine Verringerung der Kardiotoxizität von Anthrazyklinen erreichen kann.

Eine Bestrahlung über begrenzte Körperareale stellt keine Kontraindikation für ein körperliches Training dar. Im Gegenteil, in Studien konnte gezeigt werden, dass Training bei dieser Patientengruppe zu einer Reduktion der therapiebedingten Beschwerden führt.

Patienten, die eine Immuntherapie erhalten (Interferon oder Interleukin-2-Therapie), können unkompliziert nach Abklingen der grippeähnlichen Nebenwirkungen der Therapie Sport betreiben.

Patientinnen, die Trastuzumab erhalten, sollten, da z.Zt. keine Daten vorliegen, inwieweit Sport bei dieser Therapie schädlich ist oder nicht, derzeit keinen Sport betreiben. Bei Patientinnen, die dennoch Sport treiben wollen, sollte eine strenge medizinische Kontrolle durchgeführt werden.

Bei Patienten mit einer Thrombopenie von weniger als $20.000/\mu l$ sollten intensive körperliche Belastungen untersagt werden, da ein deutlich erhöhtes Blutungsrisiko besteht. Bei Thrombozyten zwischen 20.000 und $50.000/\mu l$ ist bei unauffälligen Blutdruckwerten ein Ausdauertraining möglich. Ein Krafttraining bzw. intensive körperliche Belastungen, die eine Erhöhung des Blutdrucks bewirken, sollten erst ab Thrombozyten von mehr als $50.000/\mu l$ absolviert werden.

Bei anämischen Patienten mit einem Hämoglobinwert < 8 g/dl ist körperliches Training kaum durchführbar. Bei Hb-Werten zwischen 8 und 12 g/dl sind Belastungen möglich, jedoch muss die Trainingsintensität an den aktuellen Leistungsstand der Patienten angepasst werden. Eine Leuko- bzw. Neutropenie stellt keine Kontraindikation für ein körperliches Training dar, jedoch sollten Sportarten im Freien, insbesondere im Wald gemieden werden. Generell sollten die Patienten einen Mundschutz tragen, eine ausführliche Händedesinfektion betreiben sowie Menschenmengen vermeiden (Dimeo, 2004).

2

Individuell angepasstes Leistungsniveau

Prinzipiell muss hier vorausgeschickt werden, dass natürlich jeder Patient eine individuelle Leistungsgrenze besitzt und diese sollte auch respektiert werden.

Metabolisches Equivalent. Sportliche Belastungen werden in wissenschaftlichen Studien mit dem sog. „Metabolischen Equivalent" (MET) erfasst. Ein MET entspricht etwa 1 kcal/Std. und kg Körpergewicht. Der Zeitaufwand, den eine Person mit einer Tätigkeit verbringt, wird mit dem entsprechenden Wert des Energieaufwandes (ausgedrückt in MET) multipliziert, um den MET-hour-score zu ermitteln.

Aktivitäten mit moderater Intensität sind diejenigen, die den Ruheumsatz einer Person auf 3–6 METs steigern und mit einer Anhebung der Herzfrequenz sowie einer verstärkten Atmung einhergehen. Ein MET-Level von 3,8 entspricht somit etwa schnellem Gehen und ein Level von 6 und mehr entsprechend anstrengenden Tätigkeiten, die mit einem deutlichen Anstieg der Herzfrequenz und einer verstärkten Atmung mir hoher Frequenz einhergehen. So zählen Joggen (7,0 METs) und Rennen (18,0 METs) zu den anstrengenden Tätigkeiten (President`s Council on Physical Fitness and Sports, 2003).

Andere Untersuchungen haben ein Sportprogramm mit anfänglich 10 Minuten an 2 Tagen pro Woche, gesteigert auf 30 Minuten Walking an 5 Tagen pro Woche über 12 Wochen durchgeführt (z. B. Pinto et al., 2005).

Thorsen et al. (2005) führte seine Untersuchung mit 2 Trainingseinheiten pro Woche über 30 Minuten Dauer durch. Die Wahl der körperlichen Aktivität war in diesen Untersuchungen den Patienten freigestellt. Die Patienten selber favorisierten Walking, Radfahren, Krafttraining, Wassersport und Ballspiele.

Ⓜ In allen Untersuchungen zeigt sich jedoch, dass eine niedrig bis mittel intensive Sporttherapie sinnvoll ist.

Therapeutische Betreuung

Generell kann Sport natürlich überall ausgeübt werden. Aufgrund aktueller Daten (Knols et al., 2005) zeigt sich allerdings, dass eine überwachte Sporttherapie etwas effektiver

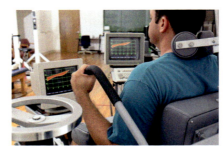

Abb. 2.16 Leistungsniveau. Bei Krebspatienten ist meist ein niedrig bis mittel intensives Sportprogramm sinnvoll.

zu sein scheint als alle selbstständig durchgeführte Therapien. In dieser Metaanalyse wurden 34 Studien (70–134 Patienten/Studie) mit den Parametern körperliche Fitness, Lebensqualität und Fatigue-Syndrom ausgewertet. Dabei konnte jeweils ein signifikanter Vorteil für Patienten, die regelmäßig Sport betrieben, nachgewiesen werden. Interessanterweise profitierten die Patienten von therapeutenüberwachten Therapien mehr als von selbst durchgeführten Therapien.

Sport in der onkologischen Rehabilitation

In Deutschland besteht die Besonderheit, dass onkologische Patienten durch jeden behandelnden Arzt in eine onkologische Rehabilitation überwiesen werden können. Ziel dieser Rehabilitationsmaßnahme ist es, onkologischen Patienten ihre individuelle Belastungsgrenzen sowohl im positiven wie auch im negativen Sinne aufzuzeigen und ihnen ein Sportprogramm, welches für sie individuell zugeschnitten ist, für zu Hause mit in die Hand zu geben. Untersuchungen, die zeigen, dass ein regelmäßig überwachtes Therapieprogramm, welches dann in ein ambulantes Setting übergeht, sinnvoll sein kann, gibt es verschiedentlich (Dimeo, 2001; Schmitz et al., 2005; McNeely et al., 2006; Peters et al., 2002; Mc Tiernan et al., 2006).

In diesen Studien zeigt sich, dass das Training im niedrig- bis mittelintensiven Ausdauerbereich besonders empfehlenswert ist (Burnham u. Wilcox 2002; Visovsky u. Dvorak, 2005; Thorsen et al., 2005).

Diese ambulante Fortführung der Sporttherapie kann in Deutschland in sogenannten Nachsorgegruppen für Patienten mit malignen Erkrankungen durchgeführt werden. In Deutschland existieren ca. 6.600 Gruppen bundesweit (Schüle, 2006).

Ⓡ Das von den gesetzlichen Krankenkassen angebotene Programm „Sport in der Krebsnachsorge" umfasst 50 Übungseinheiten, die der Patient in einem Zeitraum von 18 Monaten in Anspruch nehmen kann. Die Verordnung kann über jeden niedergelassenen Arzt, über den sogenannten „Antrag auf Kostenübernahme für Rehabilitationssport" gestellt werden. Im Gegensatz zu krankengymnastischen Maßnahmen ist diese Verordnung nicht budgetiert und für den Patienten kostenlos.

Ⓥ Um die Inhalte zu vertiefen, können Sie sich das Video „Sporttherapie" auf der DVD ansehen.

2.4.5 Fazit

Zusammenfassend ist festzustellen, dass nach ersten Studien und Metaanalysen regelmäßiger Sport einen positiven Effekt bei onkologischen Patienten auf Lebensqualität, körperliche Fitness und Fatigue haben. Möglicherweise besitzt regelmäßiger Sport nach einer adäquat durchgeführten Tumortherapie eine zusätzliche Bedeutung in Hinblick auf die Prognose der Erkrankung, was aber sicher in weiteren Studien noch erhärtet werden muss. Erste molekularbiologische Erklärungsansätze können diese Theorie jedoch unterstützen.

Aufgrund des derzeitigen Standes der Wissenschaft muss sicherlich die bisherige Auffassung revidiert werden, dass sich Patienten nach einer Chemotherapie oder einer Bestrahlung schonen sollten. Vielmehr erscheint es sinnvoll, die Patienten im Rahmen ihrer Möglichkeiten zu körperlichen Aktivitäten anzuhalten. Kleine Untersuchungen zeigen, dass zumindest für die Anfangszeit die sportlichen Aktivitäten therapeutisch überwacht werden sollten. Hierzu bieten sich die in Deutschland etablierten Sportgruppen nach Krebs sowie Rehabilitationsmaßnahmen an.

Literatur

Abrahamson, P.E. et al.: Recreational Physical Activity and Survival Among Young Women with Breast Cancer. Cancer 107 (2006) 1777

Adamsen, L. et al.: Feasibility, physical capacity and health benefits of a multidimensional exercise program for cancer patients under-

2

going chemotherapy. Supportive Care in Cancer 11 (2003) 707

Adamsen, L. et al.: 'Brothers in arms': how men with cancer experience a sense of comradeship through group intervention which combines physical activity with information relay. Journal of Clinical Nursing 10 (2001) 528

Ahmed, R. L. et al.: Randomized controlled trial of weight training and lymphedema in breast cancer survivors. J Clin Oncol 24 (2006) 2765

Baker, F. et al.: Cancer problems in living and quality of life after bone marrow transplantation. Journal of Clinical Psychology in Medical Settings 10 (2003) 27

Bardwell, W. A. et al.: Health-related quality of life in women previously treated for early-stage breast cancer. Psychooncology 13 (2004) 595

Bartsch, H. H. et al.: Rehabilitation von Patienten nach allogener hämatologischer Stammzelltransplantation. Der Onkologe 6 (2000) 44

Baumann, F. T.: Bewegungstherapie in der onkologischen Akut-Klinik. Sportmedizin in Nordrhein 2 (2006) 8

Baumann, F. T. u.a.: Auswirkungen von Bewegungstherapie bei und nach Knochenmark-/Stammzelltransplantation. Deutsche Zeitschrift für Onkologie 37 (2005) 152

Blanchard, C.M. et al.: Is absolute amount or change in exercise more associated with quality of life in adult cancer survivors. Preventive Medicine 37 (2003) 389

Burnham, T. R., Wilcox, A.: Effects of exercise on physiological and psychological variables in cancer survivors. Med Sci Sports Exerc 34 (2002) 863

Chicco, A. J. et al.: Low-intensity exercise training during doxorubicin treatment protects against cardiotoxicity. J Appl Physiol 100 (2006) 519

Chicco, A. J. et al.: Exercise training attenuates acute Doxorubicin-induced cardiac dysfunction. J Cardiovasc Pharmacol 47 (2006) 182

Chicco, A. J. et al.: Voluntary exercise protects against acute doxorubicin cardiotoxicity in the isolated perfused rat heart. Am J Physiol Regul Integr Comp Physiol 289 (2005) R424

Courneya, K. S. et al.: Randomized controlled trial of exercise training in postmenopausal breast cancer survivors: Cardiopulmonary and quality of life outcomes. J Clin Oncol 21 (2003a) 1660

Courneya, K. S. et al.: The group psychotherapy and homebased physical exercise (group-hope) trial in cancer survivors: physical fitness and quality of life outcomes. Psycho-Oncology 12 (2003b) 357

Courneya, K. S. et al.: Physical exercise and quality of life in cancer patients following high dose chemotherapy and autologous bone marrow transplantation. Psycho-Oncology 9 (2000) 127

Dimeo, F.: Standards in der Sportmedizin: Körperliche Aktivität und Krebs. Ref Type: Generic (2004)

Dimeo, F.: Körperliche Aktivität und Krebs: Eine Übersicht. Dtsch Z Sportmed. 9 (2001) 238

Dimeo, F. et al.: Effects of physical activity on the fatigue and psychologic status of cancer patients during chemotherapy. Cancer 85 (1999) 2273

Dimeo, F. et al.: Effects of aerobic exercise on the physical performance and incidence of treatment-related complications after high-dose chemotherapy. Blood 90 (1997) 3390

Dimeo, F. et al.: Aerobic exercise in the rehabilitation of cancer patients after high dose chemotherapy and autologous peripheral stem cell transplantation. Cancer 79 (1997) 1717

Dimeo, F. et al.: An aerobic exercise program for patients with haematological malignancies after bone marrow transplantation. Bone marrow transplantation 18 (1996) 1157

Eyre, H. et al.: Preventing cancer, cardiovascular disease, and diabetes. A common agenda for the American Cancer Society, the American Diabetes Association and the American Heart Association. Published by the American Heart Association, Inc. Diabetes Care 27 (2004) 1812

Friedenreich, C. M.: Physical activity and cancer prevention. From observational to intervention research. Cancer Epidemiol Biomarkers Prev. 10 (2001) 287

Galvao, D. A, Newton, R. U.: Review of exercise intervention studies in cancer patients. J Clin Oncol 23 (2005) 899

Hartvig, P. et al.: Physical exercise for cytotoxic drug-induced fatigue. J Oncol Pharm Pract 12 (2006) 183

Haydon, A. M. et al.: The effect of physical activity and body size on survival after diagnosis with colorectal cancer. Gut I (2005) 62

Holmes, M. D et al.: Physical activity and survival after breast cancer diagnosis. JAMA 293 (2005) 2479

Kabat-Zinn, J.: Gesund durch Meditation – das große Buch der Selbstheilung. 2. Aufl. Fischer, Frankfurt 2006

Kendall, A. R. et al.: Influence of exercise activity on quality of life in long-term breast cancer survivors. Quality of Life Research 14 (2005) 361

Key, T. J. et al.: Diet, nutrition and the prevention of cancer. Public Health Nutr 7 (2004) 187

Kilbreath, L. et al.: Progressive resistance training and stretching following surgery for breast cancer. Study protocol for a randomised controlled trial. BMC Cancer 6 (2006) 273

Kirshbaum, M. N.: A review of the benefits of whole body exercise during and after treatment for breast cancer. J Clin Nurs 16 (2007) 104

Knols, R. et al.: Physical exercise in cancer patients during and after medical treatment. A systemic review of randomized and controlled clinical trials. J Clin Oncol 23 (2005) 3830

Kunkel, E. J. et al.: Consultations for 'maladaptive denial of illness' in patients with cancer. Psychiatric disorders that result in noncompliance. Psychooncology 6 (1997) 139

Lötzerlich, H. et al.: Influence of physical activity on the immunesystem and the mood of colon cancer patients. Int. J Sports Medicine 19 (1998) 336

Lötzerich, H., Peters, C.: Krebs und Sport: Einfluss eines moderaten Ausdauertrainings auf Psyche und Immunsystem. In: Leyk, D., Lötzerich, H. (Hrsg.): Sportwissenschaftliche Arbeiten aus dem Bereich Medizin und Naturwissenschaften. Band 4, Sport und Buch Strauß, Köln 1997

Marciniak, C. M. et al.: Functional outcome following rehabilitation of the cancer patient. Archives of Physical Medicine and Rehabilitation 77 (1996) 54

Markes, M. et al.: Exercise for women receiving adjuvant therapy for breast cancer. Cochrane Database of Systematic Reviews 4 (2006) CD005001

McKenzie, D. C., Kalda, A. L: Effect of upper extremity exercise on secondary lymphedema in breast cancer patients. A pilot study. J Clin Oncol 21 (2003) 463

McNeely, M. et al.: Effects of exercise on breast cancer patients and survivors. A systematic review and meta-analysis. CMAJ 1 (2006) 34

McTiernan, A. et al.: Effect of a 12-month exercise intervention on patterns of cellular proliferation in colonic crypts. A randomized controlled trial. Cancer Epidemiol Biomarkers 15 (2006) 1588

McTiernan, A.: Physical activity after cancer: Physiologic outcomes. Cancer investigation 22 (2004) 68

Melinda, L. et al.: Physical activity, body mass index and mammographic density in postmenopausal breast cancer survivors. J Clin Oncol 25 (2007)1061

Meyerhardt, J. A. et al.: Impact of physical activity on cancer recurrence and survival in patients with stage III colon cancer. Findings from CALGB 89803. J Clin Oncol 24 (2006) 3572

Mock V, Frangakis C, Davidson NE, et al: Exercise manages fatigue during breast cancer treatment: a randomized controlled trial. Psychooncology 14 (2005) 464

2

Montagnini, M. et al.: The utilization of physical therapy in a palliative care unit. Journal of Palliative Medicine 6 (2003) 11

Mock, V. et al.: Effects of exercise on fatigue, physical functioning, and emotional distress during radiation therapy for breast cancer. Oncol Nurs Forum 24 (1997) 991

Mock, V. et al.: nursing rehabilitation program for women with breast cancer receiving adjuvant chemotherapy. Oncol Nurs Forum 21 (1994) 899

Mock, V. et al.: Fatigue and quality of life outcomes of exercise during cancer treatment. Cancer Practice 9 (2001) 119

Na, Y. M. et al.: Early rehabilitation program in postmastectomy patients. A prospective clinical trial. Yonsei Medical Journal 40 (1999) 1

President´s Council on Physical Fitness and Sports. The compendium of physical activity. Research Digest (2003) in: http://prevention.sph.sc.edu

Pierce, J. et al.: Greater survival after breast cancer in physically active women with high vegetable-fruit intake regardless of obesity. J Clin Oncol 25 (2007) 2345

Pickett, M. et al.: Adherence to moderate-intensity exercise during breast cancer therapy. Cancer Pract 10 (2002) 284

Pinto, B. M. et al.: Home-based physical activity intervention for breast cancer patients. J Clin Oncol 23 (2005) 3577

Richardson, J. L. et al.: The influence of symptoms of disease and side effects of treatment on compliance with cancer therapy. J Clin Oncol 6 (1988) 1746

Samad, A. K. et al.: A meta-analysis of the association of physical activity with reduced risk of colorectal cancer. Colorectal Dis 7 (2005) 204

Schmitz, K. H. et al.: Controlled physical activity trials in cancer survivors. A systematic review and meta-analysis. Cancer Epidemiol Biomarkers Prev 14 (2005) 1588

Scheier, M. F. et al.: Interventions to enhance physical functioning among younger women, who are ending nonhormal adjuvant treatment for early-stage breast cancer. J Clin Oncol 23 (2005) 4298

Schüle, K.: Zum aktuellen Stand von Bewegungstherapie und Krebs. Bewegungstherapie und Gesundheitssport 22 (2006) 170

Schüle, K.: Zum Stellenwert der Sport- und Bewegungstherapie bei Patientinnen mit Brust- oder Unterleibskrebs. Die Rehabilitation 22 (1983) 36

Schulz, K. H. u.a.: Implementierung und Evaluation eines ambulanten bewegungstherapeutischen Rehabilitationsangebotes für Brustkrebspatientinnen. Psychotherapie, Psychosomatik und Medizinische Psychologie 48 (1998) 398

Schwartz, A. L.: Exercise and weight gain in breast cancer patients receiving chemotherapy. Cancer Pract 8 (2000) 231

Schwarz, A. L. et al.: Exercise reduces daily fatigue in woman with breast cancer receiving chemotherapy. Med Sci Sports Exerc 33 (2001) 718

Segal, R. et al.: Structured exercise improves physical functioning in women with stages I and II breast cancer. Results of a randomized controlled trial. J Clin Oncol 19 (2001) 657

Segal, R. J. et al.: Resistance exercise in men receiving androgen deprivation therapy for prostate cancer. J Clin Oncol 21 (2003) 1653

Segar, M. L. et al.: The effect of aerobic exercise on self-esteem and depressive and anxiety symptoms among breast cancer survivors. Oncol Nurs Forum 1 (1998) 107

Shephard, R. J., Shek, P. N.: Association between physical activity and susceptibility to cancer. Sports Med 26 (1998) 293

Slattery, M. L. et al.: Energy balance, insulin-related genes and risk of colon and rectal cancer. Int J Cancer 115 (2005) 148

Thorsen, L. et al.: Effectiveness of physical activity on cardiorespiratory fitness and health-related quality of life in young and middle-aged cancer patients shortly after chemotherapy. J Clin Oncol 23 (2005) 2378

Turner, J. et al.: Improving the physical status and quality of life of women treated for breast cancer. A pilot study of a structured exercise intervention. Journal of Surgical Oncology 86 (2004) 141

Tschuschke, V.: Literatur-Review zum wissenschaftlichen Stand psychoonkologischer Maßnahmen von LebensWert e.V. Universitätsklinikum Köln 2005, unveröffentlichtes Manuskript

Tschuschke, V.: Psychoonkologie. Psychologische Aspekte der Entstehung und Bewältigung von Krebs. 2. Aufl. Schattauer, Stuttgart 2006

Visovsky, C., Dvorak, C.: Exercise and cancer recovery. Online J Issues Nurs 10 (2005) 7

Watson, T., Mock, V.: Exercise as an intervention for cancer-related fatigue. Phys Ther 84 (2004) 736

Winningham, M. L. et al.: Fatigue and the cancer experience. The state of the knowledge. Oncol Nurs Forum 21 (1994) 23

Winningham, M. L. et al.: Effect of aerobic exercise on body weight and composition in patients with breast cancer on adjuvant chemotherapy. Oncol Nurs Forum 16 (1989) 683

Winningham, M. L., MacVicar, M. G.: The effect of aerobic exercise on patient reports of nausea. Oncol Nurs Forum 15 (1988) 447

Young-McCaughan, S. et al.: Change in exercise tolerance, activity and sleep patterns, and quality of life in patients with cancer participating in a structured exercise program. Oncol Nurs Forum 30 (2003) 441

3 Pflegewissenschaft

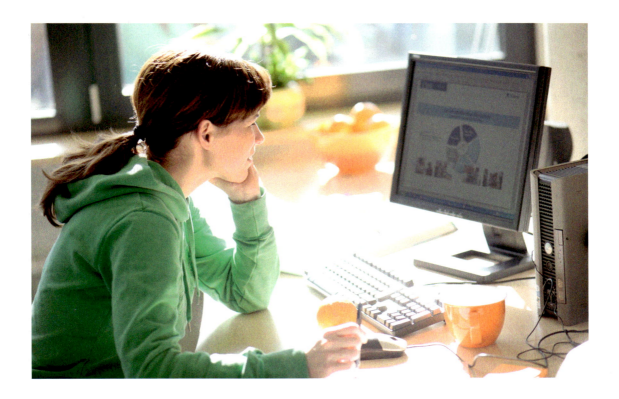

3.1 Einführung in die onkologische Pflegeforschung

Margot Sieger

3.1.1 Wissenschaftsentwicklung und Pflegeforschung

Seit gut zehn Jahren, seit der Akademisierung der Pflegeberufe durch die Etablierung von Studiengängen und der Einrichtung pflegewissenschaftlicher Institute, beschäftigt sich die Pflege systematisch mit dem Aufbau einer eigenen Wissenschaft. Ausgangspunkt für eine solche wissenschaftliche Bearbeitung des eigenen beruflichen Gegenstands ist die Verständigung innerhalb der ‚community' darüber, was zum eigenen Berufsfeld gehört. Denn erst nach Konturierung des eigenen Handlungsbereichs kann dieser dann mit spezifischen Fragen erschlossen und erforscht werden. Auf der Basis der gewonnen Erkenntnisse wird es dann möglich, nach und nach pflegerisches Handeln über wissenschaftlich fundierte Ansätze zu erklären und zu begründen.

Auf die folgende Position zur Pflege haben sich Vertreter der Berufsverbände und der Wissenschaft im Wesentlichen verständigt (Auszug aus: Sieger u. Kunstmann, 1998):

Pflege ist eine Dienstleistung für den pflegebedürftigen Menschen in seinen verschiedenen Lebenssituationen. Sie wird erbracht mit dem Ziel, die Selbstständigkeit des Pflegebedürftigen zu erhalten, sobald als möglich wieder herzustellen oder diesen zu befähigen, mit Einschränkungen in der eigenen Lebensgestaltung umzugehen bzw. trotz der Einschränkungen neue Lebensqualitäten für sich zu entdecken. Die Entscheidungsfähigkeit und Handlungsautonomie des Pflegebedürftigen gilt es zu sichern, seine emotionale Betroffenheit zu verstehen. Damit leistet Pflege ihren gesellschaftlichen Beitrag zur Gesundheitsvorsorge, Krankheitsverhütung, zur Wiederherstellung von Gesundheit, zur Unterstützung und Hilfeleistung bei chronischen Erkrankungen sowie Gebrechlichkeit und im Sterbeprozess.

Zentral zeigt sich pflegerische Arbeit im unmittelbaren Handeln an der Person und in der handwerklichen Unterstützung des Pflegebedürftigen bei der alltäglichen Lebensbewältigung. Dieser sichtbare Anteil pflegerischer Arbeiten leitet sich ab aus dem Aufbau, der Entwicklung und Gestaltung einer professionellen Beziehung als Kern pflegerischer Arbeit. Denn Hilfe und Unterstützung werden dann notwendig, wenn die Selbstpflegekompetenz eingeschränkt ist durch körperliche Beeinträchtigung, durch Schmerz, Funktionseinschränkungen, durch psychische Veränderungen und / oder Prozesse des Alterns oder durch besondere Lebensereignisse. Auf der Basis dieser professionellen Beziehung begleiten

 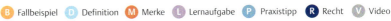

*und unterstützen die Pflegenden den Pflegebe-
dürftigen in der Auseinandersetzung mit dem
Krank- und Pflegebedürftigsein mit dem Ziel,
die Selbstständigkeit zu erhalten, sobald als
möglich wieder herzustellen bzw. den Kranken
zu befähigen mit Beeinträchtigungen und Leiden umzugehen und diese in seinen Lebensall-
tag zu integrieren. Diese Begleitung und Förderung des Selbstmanagements ist gerade in der
Pflege von chronisch Kranken, ein zentrales
Aufgabenfeld professioneller Pflege* (Enquete
Kommission Landtag NRW, 2005).

Damit eröffnet sich die gesamte Breite
des Aufgabenfeldes der Pflege optional als
Forschungsgegenstand. Der Sachverständigenrat (SVR) ist in seinem Gutachten von
2003 dieser Beschreibung gefolgt, wies aber
auch auf den ungelösten Widerspruch hin
„zwischen der traditionellen Einordnung der
Pflege und dem bestehenden Bedarf an moderner Pflege" (SVR, 2003). Hier weist er der
Pflegeforschung eine besondere Rolle und
Aufgabe zu bei der Überprüfung der Wirksamkeit von pflegerischen Potenzialen (SVR,
2003).

Somit sind Wissenschaftsentwicklung,
Forschung und die Professionalisierung
pflegerischen Handelns eng miteinander
verbunden. Will die Pflege die Wirksamkeit
ihres Handelns für den Genesungsprozess
des Kranken oder auch die Linderung eines
Leidens belegen, bedarf es der Forschung.
Die Forschungsergebnisse sind aber nur zu
erzielen, wenn wiederum in der Pflegepraxis
wirksames Pflegehandeln überprüft werden
kann. Und Wissenschaft kann sich erst kon-
turieren, wenn entsprechende Erkenntnisse
verknüpft werden mit einer Theoriediskussi-
on, die die Entwicklung einer eigenen Disziplin rechtfertigen. Darum empfiehlt Schaeffer
(1999) die traditionelle Unterscheidung von
grundlagen- und anwendungsorientierter
Forschung auch in der Pflegeforschung aufzunehmen:

Grundlagenforschung dient der Erarbeitung theoretischer und methodischer Grundlagen um eine generelle zusammenhängende
systematische pflegewissenschaftliche Wis-
sensbasis zu entwickeln, während sich die
anwendungs- und praxisorientierte Pflegeforschung vorrangig der Bearbeitung zentraler Problemstellungen in der Pflegepraxis
widmen sollte. Ob diese Bereiche immer zu
trennen und zielführend zu verfolgen sind,

bleibt für die Pflegeforschung z.Z. noch un-
beantwortet.

L Arbeiten Sie in Ihrer Arbeitsgruppe im
Feld der onkologischen Pflege Unter-
schiede heraus:
– Was versteckt sich Ihrer Einschätzung
nach hinter einem alten traditionellen
Profil der Pflege?
– Woraus resultieren die neuen Anforde-
rungen?
– Entwerfen Sie eine Vision für die Zukunft!

3.1.2 Dimensionen der Pflegeforschung

Das Spezifische der Pflegeforschung ergibt
sich aus der Perspektive der Betrachtung und
der daraus entwickelten Fragestellung, mit
der man sich einem Forschungsgegenstand
nähert. Für die onkologische Pflegeforschung
liegt die Fokussierung des Gegenstandsbereichs auf den onkologisch erkrankten Menschen, also eher eine Herleitung des Gegenstandsbereichs aus der Krankheit denn aus
Phänomenen, die als Belastung und Beeinträchtigung von den Erkrankten als leidvolle
Erfahrung erlebt werden.

Eine weitere Möglichkeit zur Bestimmung der Gegenstandsbereiche von Pflegeforschung leistete eine Arbeitsgruppe zur
Standortbestimmung der Pflegewissenschaft
(Robert-Bosch Stiftung, 1996) indem sie fünf
Gegenstandsbereiche der Pflegeforschung
identifizierte (Abb. 3.1):

Dieser Systematik folgend ließe sich die
onkologische Forschung unter die Praxisfor-

schung subsumieren. Denn in diesem Bereich
geht es neben dem zentralen Thema des Be-
ziehungsprozesses zwischen Pflegendem
und Patienten bzw. Pflegebedürftigen (Ertl-
Schmuck u.a., 2005; Sieger u. Kunstmann,
1998) um „alle Methoden und Handlungen
der Pflege, die den Menschen in seiner Gesamtheit betreffen." (......) „Weiterhin sind
als Grundlage für eine fundierte Qualitätssicherung empirisch überprüfbare Kriterien
für die Effektivität von Pflegehandlungen zu
entwickeln" (Robert Bosch Stiftung, 1996).
Diese wissenschaftlichen Belege über wirksames Pflegehandeln und ihr Umgang damit
finden ihren Ausdruck in dem Begriff von
evidence based nursing (S.48).

Aber bereits unter dem Gegenstandsbereich „Pflegepolitik als Teil der Gesundheits-
und Sozialpolitik" wird auf die gesellschaftliche und gesundheitspolitische Bedeutung
der Pflegewissenschaft hingewiesen und
die Pflegeforschung aufgefordert, den Blick
nach vorne zu richten und in größere gesellschaftliche Zusammenhänge zu stellen. Dazu
gehört, Entwicklungen und Auswirkungen
gesundheitspolitischer Maßnahmen und gesellschaftliche bzw. soziale Entwicklungen zu
antizipieren und sie hinsichtlich ihrer Auswirkungen auf die Gesundheitsversorgung zu
untersuchen sowie pflegerische Bedarfe aus
den Veränderungen und den unterschiedlichen Settings abzuleiten, zu analysieren
und die daraus entwickelten Angebote auf ihre Wirkung und Nützlichkeit zu untersuchen
(Robert Bosch Stiftung, 1996; Hasseler, 2005;
Sieger, 2005). Diese erweiterte Betrachtung
von Pflegeforschung sieht Pflege als Teil des

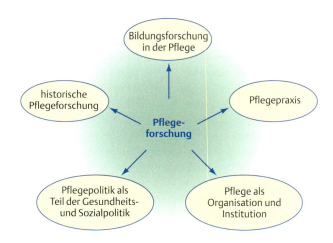

Abb. 3.1 Eine Arbeitsgruppe zur Standortbestimmung der Pflegewissenschaft identifizierte fünf Gegenstandsbereiche der Pflegeforschung (Robert-Bosch Stiftung, 1996).

Systems der Gesundheitssicherung und damit pflegerische Versorgungsforschung als Teil einer interdisziplinären Versorgungsforschung (Schwerdt, 2003).

Auf der internationalen Ebene hat die europäische Arbeitsgruppe der Pflegeforscher und –forscherinnen (Work Group of European Nurse Researchers WENR) in ihrem Positionpaper (2003) auf der globalen und europäischen Ebene Forschungsprioritäten ausgewiesen. Auf der globalen Ebene des ICN (International Council of Nurses) identifiziert der ICN zwei prioritäre Forschungsbereiche für die Pflege: Gesundheit, Krankheit und die pflegerische Versorgung. Eingesetzt in diese Sastematik sind die Themen des Positionpapers:

- „quality and cost effectiveness of care,
- community based care,
- the nursing workforce
- and health care reform" (WENR, 2003).

Auf der Europäischen Ebene gibt die Arbeitsgruppe folgende Empfehlungen: Für die nächsten zehn Jahre sind folgende Forschungsbereiche zu bearbeiten:

- „clinical outcomes with reflect the burden of disease,
- multi – disciplinary working between all health and social professionals,
- Evidence – based nursing practice" (WENR, 2003).

Bei diesen Empfehlungen wird Bezug genommen auf die Salamanca Konferenz 1999, auf der 12 europäische Staaten und Israel eine europäische Pflegeforschungsstrategie verabschiedeten (Salamanca Conference Report, 1999).

L Wenn Sie diese aktuellen gesundheitspolitischen Veränderungen z. B. in der Einrichtung von Brustkrebszentren oder in der Ambulantisierung der Langzeitbehandlung krebserkrankter Menschen o.a. reflektieren:

- Welche Angebote sollten Ihrer Einschätzung nach auf ihre Wirksamkeit und Nützlichkeit aus der Perspektive der Pflegeforschung untersucht werden?
- Unter welcher Fragestellung würden Sie eine interdisziplinäre Versorgungsforschung anstreben? Begründen Sie bitte aus dem gedanklichen Gebäude der Pflege heraus, welche Themenaspekte in einem solchen Verbund prioritär von der Pflegeforschung zu bearbeiten wären.

- Prüfen Sie: Gibt es Anknüpfungspunkte an die internationalen und europäischen Forschungsprioritäten?

3.1.3 Methodologie

Die deutsche Pflegeforschung selbst hat bis heute noch keine spezifischen eigenen Forschungsmethoden entwickelt, sondern orientiert sich im Wesentlichen an den zwei großen Richtungen der empirischen Sozialforschung, der quantitativen und der qualitativen Forschung.

Während sich die quantitative Forschung eher einer naturwissenschaftlichen Grundorientierung zuordnen lässt, ist die qualitative Forschung eher einer geisteswissenschaftlichen Orientierung verpflichtet und in der wissenschaftstheoretischen Position von Hermeneutik und Phänomenologie beheimatet (s. hierzu die Übersicht bei Lamnek, 1988). Damit ist auch die Grundausrichtung, unter der der Forschungsgegenstand betrachtet wird, bestimmt:

Qualitative Forschung. Das Erkenntnisprinzip qualitativer Forschung ist eher das Verstehen von komplexen Zusammenhängen als die Erklärung einzelner isolierter Ursache-Wirkung Beziehungen. Sie verfolgt mit ihrer Fragestellung und ihrem Vorgehen eher einem Anwendungsbezug und will die Lebenswelt von innen, aus der Sicht der handelnden Menschen beschreiben (Flick u. a., 2000a). Um dieses Ziel zu erreichen, ist die Datenerhebung vom Prinzip der Offenheit geprägt. Der Forscher sucht, methodisch kontrolliert, die Nähe seines Untersuchungsgegenstandes, er geht ins Feld (Lamnek, 1988; Flick, 2000b).

Quantitative Forschung. In der quantitativen Forschung wird mit dem Ziel eine größere Objektivität zu erreichen, bewusst eine Distanz zum Forschungsgegenstand aufgebaut. Das Erkenntnisprinzip ist das Aufdecken von Wirkungs-, Ursachen und Funktionszusammenhängen. Darum werden standardisierte Methoden der Datenerhebung und statistische Verfahren in der Auswertung präferiert.

Beispiel „Interview"

Folgt man dem Grundsatz, dass die Methoden der jeweilige Fragestellung bzw. dem Gegenstand der Forschung angemessen sein müssen, so haben sicher beide Positionen je nach Ausrichtung ihre Berechtigung und lassen sich miteinander kombinieren. Das gilt auch für die Pflegeforschung. Durch die Art des Gegenstands der Forschung stellt eine Integration verschiedener Ansätze sicher eine besondere Herausforderung dar (Robert Bosch Stiftung, 1996)

Am Beispiel einer gängigen Forschungsmethode, dem Interview, lassen sich die Unterschiede im Aufbau und in der Handhabung der gleichen Methode aufzeigen:

Qualitative Forschung. In der qualitativen Forschung werden je nach Fragestellung zwischen verschiedenen Formen unterschieden, z.B. das problemzentrierte Interview, das narrative, das fokussierte sowie das Tiefen- oder Intensivinterview (Lamnek, 1995). Doch bleiben die Fragen zur Erhebung offen, der Befragte kann mit eigenen Worten die gestellten Fragen beantworten oder angestoßen durch einen Impuls seine Geschichte erzählen.

Quantitative Forschung. In der quantitativen Forschung sind die Antworten zu den Fragen festgelegt, der Befragte erhält die Möglichkeit, sich für eine oder mehrere der angebotenen Antwortkategorien zu entscheiden. Häufig ist auch die Reihenfolge der Fragen nicht veränderbar. Auch hier gibt es unterschiedliche Formen des Interviews, im Groben wird unterschieden zwischen einer mündlichen und einer schriftlichen Befragung. Bei der mündlichen Befragung lassen sich die Unterschiede festmachen:

- nach dem Ausmaß der Standardisierung,
- nach dem Autoritätsanspruch des Interviewers,
- nach der Art des Kontaktes (z.B. persönlich, Telefon),
- nach der Anzahl der befragten Personen,
- aber auch nach der Anzahl der Interviewer.

Die schriftliche Befragung, auch mit Unterstützung durch den Computer, erfordert eine hohe Strukturiertheit der Inhalte, denn hier wird auf ein steuerndes Eingreifen eines Interviewers verzichtet und die Antworten werden statistisch ausgewertet (Bortz u. Döring, 1995).

3.1.4 Der Forschungs-
prozess

Die Unterschiede zwischen qualitativer und quantitativer Forschung wirken sich auch auf die Konzeption und den Verlauf des Forschungsprozesses aus.

Als entscheidend wird aber in beiden Ansätzen die Entwicklung der Forschungsfrage gesehen, denn darüber wird nicht nur der Forschungsgegenstand bestimmt, sondern ebenfalls das Forschungsdesign und die Auswahl der Methoden. Mit der Entscheidung für eine konkrete Fragestellung ist jeweils auch eine Reduktion der Vielfalt und eine Strukturierung des Untersuchungsfeldes verbunden. Bestimmte Aspekte geraten in den Vordergrund, andere werden als weniger bedeutsam in den Hintergrund gerückt (Flick 2000b). Anhand der Fragestellungen lassen sich in der Beurteilung der Forschung auch die Schlüssigkeit des Designs und die Angemessenheit der Methoden bewerten.

Die nächsten Schritte im Forschungsprozess (nach der Entwicklung der Forschungsfrage) unterscheiden sich in der qualitativen und quantitativen Forschung (Abb. 3.2).

Qualitativer Forschungsprozess

Dem Prinzip der Offenheit folgend eruiert der Forschende in der qualitativen Forschung die Literatur, um das eigene Vorhaben in dem Kontext der vorliegenden Ergebnisse zu dem Forschungsgegenstand zu verorten, bleibt aber offen für die vorfindbaren Realitäten im Feld. Diese Offenheit kann im Forschungsprozess auch zu einer Modifikation der Fragestellung führen. Die Auswahl der Methoden folgt der Fragestellung. Neben der Vollerhebung einer definierten Untersuchungsgruppe erfolgt die Auswahl der Probanden nach einem theoretischem Sampling, d.h. die Auswahl von Fällen bzw. Untersuchungspersonen folgt konkreten inhaltlichen Kriterien, folgt der Reichhaltigkeit der relevanten Informationen. Dabei bewegt sich die Auswahl zwischen dem Erfassen der Breite eines Feldes und dem Anspruch, eine möglichst tiefgründige Analyse zu leisten (Flick, 2000b). Qualitative Forschung erlaubt es dem Forscher, nahe an den Untersuchungsgegenstand heran zu gehen und dabei die analytischen, begrifflichen und kategorialen Bestandteile zwar systematisch, aber aus dem vorliegenden Material selbst zu entwickeln (Lamnek, 1995).

Die Bewertung und Diskussion der Ergebnisse münden im günstigsten Fall in einer Thesenbildung und/oder in der Entwicklung von „Theorien mittlerer Reichweite". Dieser Begriff geht auf R.K. Merton zurück und definiert damit Theorien, die zwischen den Arbeitshypothesen, die während der Forschungsarbeit entstehen, und einer allumfassenden Theorie liegen, die das gesamte Phänomen in dem erforschten Feld erklärt (Merton, 1967 zit. in Corbin u. Hildenbrand, 2000).

Quantitativer Forschungsprozess

In der quantitativen Forschung verläuft der Prozess genau anders herum. Ausgangspunkt ist ein Theoriegebäude, aus dem heraus, also deduktiv, zu Beginn des Forschungsprozesses Begriffe geklärt und Hypothesen gebildet werden, die das wahrscheinlich zu erwartende Ergebnis der Forschung präzisieren. Und zwar so formuliert, dass eine Beziehung zwischen zwei oder mehr Variablen (Symbol für eine Menge von Merkmalsausprägungen) hergestellt wird. Diese Beziehung gilt dann für eine definierte Population vergleichbarer Objekte oder Ereignisse (Bortz u. Döring, 1995).

Die Methoden werden nun daraufhin gewählt, ob sie geeignet sind, die gewählten Ausschnitte der Realität, die in der Untersuchung interessieren, möglichst genau zu beschreiben oder abzubilden. Im Vordergrund steht dabei die Frage, wie die zu erhebenden Merkmale operationalisiert bzw. quantifiziert werden können (Bortz u. Döring, 1995).

Bei der Auswahl der zu untersuchenden Population geht es um eine große Zahl, wenn nicht sogar um die Darstellung von Repräsentativität, der ausgewählten Population. Die Bewertung und Diskussion der Ergebnisse mündet im günstigsten Fall in einer Zustimmung oder Verwerfung der Hypothesen. In jedem Fall geht es aber darum, objektivierbare Aussagen herauszuarbeiten, die möglicherweise auch eine Generalisierung der Ergebnisse erlauben.

L Diese skizzierten Unterschiede zwischen qualitativer und quantitativer Forschung lassen sich am deutlichsten anhand von Beispielen aufzeigen. Wählen sie zwei oder mehrere Forschungsberichte aus der onkologischen Pflegeforschung aus, z. B. aus der wissenschaftlichen Zeitschrift „Pflege", die der quantitativen oder der qualitativen Forschung folgen.

– Anhand des Artikels verfolgen Sie bitte die einzelnen Forschungsschritte und diskutieren mit Ihrem Nachbarn oder mit einer Arbeitsgruppe die Zusammenhänge zwischen Forschungsfrage, gewählten Methoden und Forschungsergebnissen.

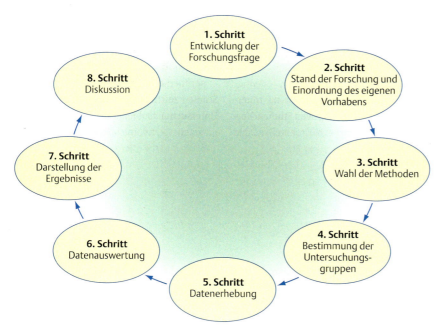

Abb. 3.2 Die acht Schritte des Forschungsprozesses als Regelkreis.

Welche Unterschiede lassen sich heraus-
arbeiten?

– Bewerten Sie diese Ergebnisse vor dem
Hintergrund Ihres Arbeitsalltags: Wo gibt
es Anknüpfungspunkte und wo liegen
Anwendungsmöglichkeiten? Welcher
Aspekt in der Pflege einer bestimmten
Patientengruppe ist damit abgedeckt,
welche Anteile der Pflege aber nicht?

Literatur

Bortz, J., Döring, N.: Forschungsmethoden und
Evaluation, 2. Aufl. Springer, Berlin 1995

Corbin, J., Hildenbrand, B.: Qualitative Forschung.
In: Rennen-Allhoff, B., Schaeffer, D. (Hrsg.):
Handbuch Pflegewissenschaft. Juventa, Wein-
heim 2000

Ertl-Schmuck, R. u.a.: Ermittlung der Gestaltungsmöglichkeiten pflegerischer Interaktionen durch PatientInnen – am Beispiel der
Pflege querschnittsgelähmter Menschen im

Krankenhaus. Pflege & Gesellschaft 1 (2005)
54

Flick, U. u.a. (Hrsg.): Qualitative Forschung. Ein
Handbuch. rororo, Reinbek 2000a

Flick, U.: Qualitative Forschung. 5. Aufl., ro ro ro,
Reinbek 2000b

Hasseler, M.: Pflegewissenschaft und Pflegeforschung – Quo vadis?. Pflege 5 (2005) 279

Lamnek, S.: Qualitative Sozialforschung. Bd. 1:
Methodologie. Psychologie Verlags Union,
Weinheim 1988

Lamnek, S.: Qualitative Sozialforschung. Bd. 2:
Methoden und Techniken. Beltz, Weinheim
1995

Landtag Nordrhein- Westfalen (Hrsg.): Situation
und Zukunft der Pflege in NRW. Bericht der
Enquete Kommission des Landtags. Eigenverlag, Düsseldorf 2005

Merton, R. K.: On sociological theorie of the
middle range. In: Merton, R.K.,: On theoretical
sociology. The Free Press, New York 1967

Robert-Bosch Stiftung (Hrsg.): Pflegewissenschaft
Grundlegung für Lehre, Forschung und Praxis.
Denkschrift Bleicher, Gerlingen 1996

Sachverständigenrat zur Begutachtung der Entwicklung im Gesundheitswesen. Band II No-
mos, Baden – Baden 2003

Salamanca Conference Report Instituto de Salud
Carlos III: Building a European Nursing research Strategy. 1999

Schaeffer, D.: Entwicklungsstand und – herausforderungen der bundesdeutschen Pflegewissenschaft . Pflege 3 (1999) 141

Schwerdt, R.: Pflege wird zur Profession. Pflege 4
(2003) 182

Sieger, M., Kunstmann, W.: Pflegerischer Fortschritt und Wandel – Beitrag zum Sondergutachten 1997 des Sachverständigenrates für
die konzertierte Aktion im Gesundheitswesen. Deutscher Pflegerat (Hrsg.). Eigenverlag,
Göttingen 1998

Sieger, M.: Pflege im Spannungsfeld von Wissen-
schaftlichkeit und Beruflichkeit. In: Schneider, K. u.a. (Hrsg.): Pflegepädagogik, 2. Aufl.
Springer, Heidelberg 2005

Work Group of European Nurse Researchers: a
Position Paper: Nursing research in Europe
2003 (www.wenr.org)

3.2 Klinische Pflegeforschung

Margot Sieger

D Unter der klinischen Pflegeforschung
werden alle die Forschungsaktivitäten
gefasst, die unmittelbar das pflegerische
Handeln in den verschiednen Orten der Pflegepraxis berühren.

Wie leicht nachzuvollziehen ist, umschließt
diese grobe Skizzierung ein umfassendes,
kaum zu greifendes Handlungsfeld der Pflege. Gemeint sind nicht nur die Handlungsbereiche aller drei Pflegeberufe, wie Gesund-
heits- und Krankenpflege, Gesundheits- und
Kinderkrankenpflege, die Altenpflege sondern auch die gesamte Breite der Handlungsfelder wie Akut- und Langzeitversorgung
aber auch die Zuordnung nach medizinischen
Fachgebieten, wie die Onkologie, die Psychiatrie usw. Dazu kommt die Vielfalt in den sozialen Settings, wie ambulant, stationär oder
eine Ordnung nach den Versorgungsformen
wie Prävention, Kuration, Rehabilitation und
palliativer Versorgung. Nahe liegend ist es also, hier eine Systematisierung einzufordern.
Bei einer solchen anzustrebenden Systematisierung muss allerdings den unterschiedlichen Voraussetzungen und Schwerpunkten
Rechnung getragen und dabei sicher auch die

gesundheitspolitischen strukturellen Entwicklungen in unserem Gesundheitssystem
bedacht werden (Hasseler, 2005).

3.2.1 Differenzierung der klinischen Pflegefor-schung

Eine Differenzierung der klinischen Pflegeforschung legt Evers (2000) nahe, indem er
vorschlägt im Forschungsdesign zu unterscheiden zwischen deskriptiven Studien, Korrelationsstudien und experimentellen und
quasiexperimentellen Studien (**Abb. 3.3**).

Die deskriptiven Studien können methodisch sowohl qualitativ als auch quantitativ
angelegt sein. In Korrelationsstudien werden Zusammenhänge zwischen zwei Merkmalen, wie Selbstpflege und Lebensqualität
bei Brustkrebspatienten unter Chemotherapie (Bras, 1995; Tanghe u.a., 1996; zitiert
in Evers, 2000) aber auch Zusammenhänge
bzw. Ähnlichkeiten zweier oder mehrerer
Personen (Bortz u. Döring, 1995) hergestellt.
Experimentelle bzw. quasiexperimentelle
Studien zeichnen sich dadurch aus, dass die
Untersuchungsobjekte per Zufall in Gruppen
eingeteilt (Randomisierung) werden. So soll
statistisch eine Neutralisierung personen-

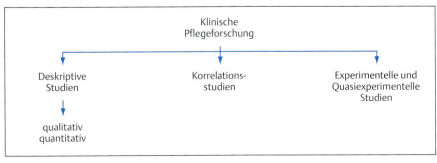

Abb. 3.3 Differenzierung der klinischen Pflegeforschung (Evers, 2000).

3

bezogener Störvariablen erreicht werden. In quasiexperimentellen Studien werden die Untersuchungsteilnehmer den Untersuchungsbedingungen nicht zufällig zugewiesen. Hier werden natürliche Gruppen miteinander verglichen und zwischen einer Interventions- und Kontrollgruppe unterschieden.

B Eine Untersuchung über die Auswirkungen der Diabetes-Aufklärung durch Pflegende: Die Versuchsgruppe erhielt ein Intensivausbildungsprogramm (Intervention) in der Klinik , die Kontrollgruppe rekrutierte sich aus ambulant betreuten Patienten, diese erhielten keine Ausbildung, allerdings entsprachen sich die Gruppen in Alter und Geschlecht (Evers, 2000; Bortz u.Döring, 1995). Untersucht wurde nun, welche Effekte diese Intervention sowohl in der Versuchs- als auch in der Kontrollgruppe zeigten.

Mit diesem Vorschlag von Evers werden hilfreiche Ordnungsprinzipien geschaffen zur Einordnung der jeweiligen Studien, allerdings sind damit aber keine inhaltlich systematischen Gliederungen verbunden. Somit müssen wir uns z.Z. noch mit Forschungsergebnissen vertraut machen, die in unterschiedlichen systematischen Zusammenhängen zu verorten sind und auch die Themen nicht einem „roten Faden" folgen.

3.2.2 Befunde aus der klinischen onkologischen Pflegeforschung

Anknüpfend an die Überlegungen zum spezifischen Zugang der Pflegeforschung zu ihrem Forschungsgegenstand werden beispielhaft Studien ausgewählt, die ausgehend von der Krebserkrankung, sich intensiv mit den Nebenwirkungen der Chemotherapie beschäftigen. Untersucht wurden die unterschiedlichen quantitativen und qualitativen Einschätzungen der Belastungen und Wirkungen der Chemotherapie sowie ihre Bedeutung für den Patienten einerseits und für die Pflegenden andererseits (Zhao u.a. 2003; Uitterhoeve u.a. 2003; Parsaie u.a. 2000; Tanghe u.a. 1998). Zugleich wird darauf hingewiesen, dass das Vorhandensein einer Ne-

benwirkung keine verlässliche Aussage hinsichtlich der subjektiv erlebten Belastungen durch den Patienten erlaubt.

Von den Pflegenden werden teilweise die Belastungen für den Patienten unterschätzt oder übersehen, z.B. im Bereich der Geschmacksveränderungen (Cameron u.a. 2000), bei Fatigue (Persson u.a. 1997) oder bei Schlafstörungen (Sitzia u. Huggins 1998). Auf der anderen Seite berichten Patienten auch von positiven Einschätzungen der Chemotherapie: Sie wird als Bestätigung dafür verstanden, dass etwas gegen die Krankheit getan wird (Uitterhooeve u.a. 2003). Wurster weist allerdings daraufhin, dass trotz neuer Medikation (Cunningham, 1997; Goodman, 1997; Mignat u. Saller, 1997 zit. in Wurster, 2003) Übelkeit und Erbrechen bei onkologischen Therapien auch weiterhin eine große Rolle spielen. Für die Pflege hebt er zwei Bereiche hervor, die von den Pflegenden in den Blick genommen werden sollten:

– Zum einen die Auseinandersetzung mit dem Krankheitsgeschehen aus der Erlebensperspektive des Patienten sowie auf den Zusammenhang zwischen den innerpsychischen Prozessen der Auseinandersetzung und deren Wechselwirkungen mit körperlichen Reaktionen.

– Zum anderen das Wissen und die Fähigkeiten der Pflegenden mit diesen Veränderungsprozess der Patienten umgehen zu lernen und die konkreten Unterstützungen, die Begleitung während des Krankheitsverlaufs, die Absprachen wie gemeinsam gegen Übelkeit und Erbrechen vorzugehen sei, auf die jeweilige Krankheitssituation bzw. –phase abzustimmen.

Klinische Forschung unter diesen beiden Perspektiven anzugehen und zu betrachten folgt dem Handeln der Pflegenden in der Praxis, d.h. die Forschungsergebnisse sind in ihrer Wirkung und in ihrem Nutzen für die Problemstellungen der Pflegepraxis leichter einzuordnen und zu bewerten. Zum anderen ist der Fokus unter dem der Forschungsgegenstand (hier: das Erbrechen bei onkologischen Therapien) betrachtet wird, dem beruflichen Feld und dem beruflichen Selbstverständnis der Pflege nahe. „Pflegende unterstützen den Patienten in seiner Auseinandersetzung mit dem Krank- und Pflegebedürftigsein" (Sieger u. Kunstmann, 1998). Der Zugang zum For-

schungsgegenstand folgt also eher einer pflegewissenschaftlichen Fragestellung.

Zu diesen Fragen der psychischen Verarbeitung der Erkrankung, der Behandlungsfolgen und deren Belastungen sowie zur Entwicklung von Konzepten zur professionellen Unterstützung existiert inzwischen eine breite Forschungsliteratur aus den Gebieten der Medizinpsychologie, der Psychoonkologie (s. Kap.13, S. 332) und der Rehabilitationsforschung. Auch die angloamerikanische Pflegewissenschaft hat sich intensiv mit diesen Themen auseinandergesetzt. Wichtig wäre es also insbesondere für die deutsche onkologische Pflegeforschung, Anschluss zu gewinnen an diese Entwicklungen und auch zur Kenntnis zu nehmen, dass hier bereits relevante Forschungsergebnisse aus anderen Wissenschaftsdisziplinen vorliegen (Remmers 2001).

Systematische Übersichtsarbeiten

Um sich einen Überblick über die Vielfalt einzelner Forschungsarbeiten auf diesem Feld zu verschaffen, dienen systematische Übersichtsarbeiten. Da es Interessierten kaum gelingt, sich einen Überblick über den aktuellen Stand der Forschung zu einem für sie relevanten Problem zu verschaffen, leisten solche Metasynthesen bzw. Reviews je nach Gliederung eine aktuelle Aufstellung, manchmal auch eine Bewertung über den Grad der Evidenz und sie bieten Schlussfolgerungen an für ein Problem bzw. eine Fragestellung der Praxis (Hasseler, 2007). Beispielhaft werden hier drei unterschiedliche Formen solcher Übersichten vorgestellt:

Literaturübersicht 1. Die erste Literaturübersicht bearbeitet Belastungs- und Verarbeitungsprobleme bei Patientinnen mit Brustkrebs (Remmers, 2001). Diese Studie erhebt den Anspruch, Bausteine zu liefern für qualifizierte pflegerische Betreuungs- und Unterstützungsmaßnahmen bei Brustkrebspatientinnen. Die Literaturstudie gliedert sich nach Fragestellungen unter den Themenkomplexen:

– präoperatives Krisenerleben,
– präoperative Faktoren,
– präoperatives Kranheitserleben,
– physiologische Wahrnehmungsebene,
– informelles/soziales Unterstützungssystem,

– interprofessionelle Information/Koordination.

Die Ergebnisse werden bewertet, diskutiert und Schlussfolgerungen für pflegerisches Handeln gezogen. Gleichzeitig wird als weiteres Ergebnis dieser Literaturstudie festgehalten, dass wenige Forschungsergebnisse über Belastungen und Verarbeitungsprozesse aus der Perspektive der Patientinnen vorliegen. Nur aus der Perspektive der Betroffenen erschließt sich, welche Bedeutung die Krankheit für die Patientin hat, was für sie wichtig ist, um ihr Krankheitserleben zu verarbeiten und welche konkreten Anforderungen und Erwartungen sie an die Pflegenden hat. Hier wird also ein großes Feld für die klinische onkologische Pflegeforschung eröffnet.

Literaturübersicht 2. Der zweite Literaturüberblick bezieht sich auf die gleiche Zielgruppe Patientinnen mit Brustkrebs, verfolgt aber eine andere Zielsetzung und ist demzufolge auch anders aufgebaut. Ziel ist es, bestehende Erkenntnisse zur Wirksamkeit von Interventionen bei Brustkrebspatientinnen durch spezialisierte Pflegende darzustellen. Diese Übersicht dient als Basis um zukünftigen Forschungsbedarf zu eruieren und neue Dienstleistungen zu konzipieren (Eicher, 2005). Die elektronische Suche über Literaturdatenbanken folgt den Kriterien:

– Beschreibung und Analyse spezialisierter pflegerischer Beratung und Begleitung in einem vergleichbaren Design,
– experimentelle, quasiexperimentelle und deskriptive Designs,
– qualitative und quantitative Methoden,
– deutsch- und englischsprachige Artikel,
– Stichproben/Auswahl der Teilnehmerinnen bezieht sich auf Frauen mit Brustkrebs.

Die ausgewählten Studien wurden einer kritischen Methodenanalyse unterzogen und mit Hilfe von Gütekriterien bewertet. Die Ergebnisse werden diskutiert und Schlussfolgerungen gezogen: Auf der Grundlage eines einheitlichen und evaluierten Konzepts der spezialisierten Pflege im Bereich Brustkrebs lässt sich eine Forschungsagenda entwickeln, die dann als Grundlage dient für zukünftige gesundheitssystemische Entscheidungen.

Literaturübersicht 3. Eine dritte Form bearbeitet das Ziel und den Aufbau von Übersichtsarbeiten grundsätzlicher und unterscheidet sich demzufolge von den vorgenannten. Hasseler (2007) empfiehlt, einheitliche

wissenschaftliche Kriterien zu entwickeln nach denen die Übersichtsarbeiten gefertigt werden und zwar unterschieden nach quantitativer und qualitativer Forschung. Die Schritte zur Erstellung systematischer reviews für quantitative Forschungen liegen vor und Ähnliches soll nun für die qualitative Forschung entwickelt werden, da beide Forschungsrichtungen von Relevanz sind für eine hochwertige Gesundheits- und Pflegeversorgung.

Ⓛ Wählen Sie zwei oder mehrere Studien zu einem für Sie relevanten Thema aus Ihrer Berufspraxis aus:

– Stellen Sie fest: Handelt es sich um eine quantitative oder um eine qualitative Forschung?
– Welche Perspektive umfasst die Fragestellung, die professionelle und /oder die Perspektive der Patienten?
– Wenn beide Perspektiven in die Forschung eingeschlossen wurden, diskutieren Sie in Ihrer Arbeitsgruppe bzw. mit Ihrem Lernpartner welcher Aspekt Sie noch zusätzlich interessieren würde und entwickeln Sie daraus eine Forschungsfrage, die anschlussfähig ist.
– Wenn das Forschungsprojekt lediglich eine dieser Perspektiven ausweist, ergänzen Sie bitte die andere und diskutieren Sie in Ihrer Arbeitsgruppe bzw. mit Ihrem Lernpartner die Begründungen.

Literatur

Bortz, J., Döring, N.: Forschungsmethoden und Evaluation, 2. Aufl. Springer, Berlin 1995

Bras, L.: De relatie tussen zelfzorggedrag en kwaliteit van leven bij borstkankerpatienten na chemotherapie. Licentiaatsthesis Katholieke Universiteit, Leuven 1995

Cameron, K. u.a.: The perception of fatigue in cancer patients during chemotherapy treatment. Assist Inferm Ricerca 3 (2000) 153

Cunningham, R. S.: 5HT3 – Receptor Antagonoists: A Revie of Pharmacology and Clinical Efficacy. Oncology Nursing Forum, Suppl. 7 (1997) 33

Eicher, M.R.E.: Pflegeexpertise bei Frauen mit Brustkrebs. Ein systematischer Literaturüberblick zur Wirksamkeit von Interventionen durch spezialisierte Pflege. Pflege 18 (2005) 353

Evers, G.C.M.: Klinische Pflegeforschung. Pflege 3 (2000) 133

Goodman, M.: Risk factors and Antimetic management of Chemotherapy. Induced Nausea and Vomiting. Oncology Nursing Forum, Suppl. 7 (1997) 20

Hasseler, M.: Pflegewissenschaft und Pflegeforschung – Quo vadis? Pflege 5 (2005) 279

Hasseler, M.: Systematische Übersichtsarbeiten in qualitativer Gesundheits- und Pflegeforschung-eine erste Annäherung. Pflege & Gesellschaft 3 (2007) 249

Mignat, Ch., Saller, R.: Physiologische Faktoren von Motilität und Nausea. In: Huchzermeyer, H.: Erbrechen. Thieme, Stuttgart 1997

Parsaie, F. A. et al.: A comparison of nurse and patient perceptions of chemotherapy treatment stressors. Cancer Nurs 5 (2000) 371

Persson, L. et al.: Survivors of acute leukaemia and highly malignant lymphoma-retrospective views of daily life problems during treatment and when in remission. J Adv Nurs 1 (1997) 68

Remmers, H.: Belastungs und Verarbeitungsprobleme bei Patientinnen mit Brustkrebs. Anforderungen an pflegerische Betreuungs- und Unterstützungskonzepte. Pflege 6 (2001) 367

Sieger, M., Kunstmann, W.: Pflegerischer Fortschritt und Wandel. Beitrag zum Sondergutachten 1997 des Sachverständigenrates für die konzertierte Aktion im Gesundheitswesen. Deutscher Pflegerat (Hrsg.). Eigenverlag, Göttingen 1998

Sitzia, J., Huggins, L.: Side effects of cyclophosphamide, methotrexate, an 5-fluorouracil (CMF) chemotherapy for breast cancer. Cancer pract 1 (1998) 13

Tanghe, A. et al.: De relatic bussen zelfzorggedrag en kwaliteit van leven bij borstkrankerpatienten met chemotherapie. VVRO Oncologisch Tijdschrift 11 (1996) 26

Tanghe, A. et al.: Nurses' assesments of symptom occurrence and symptom distress in chemotherapy patients. Eur J Oncol Nurs 1 (1998) 14

Uitterhoeve, R. et al.: Turning toward the psychosocial domain of oncology nursing: a main problem analysis in the Netherlands. Cancer Nurs 1 (2003) 18

Wurster, J.: Pflege von Patienten mit Erbrechen bei onkologischen Therapien. In: Deutscher Verein für Pflegewissenschaft e.V. (Hrsg.): Das Orginäre der Pflege entdecken. Pflege beschreiben, erfassen, begrenzen. Mabuse, Frankfurt 2003

Zhao, H. et al.: Evaluation of quality of life in Chinese patients with gynaecological cancer: assessments by patients and nurses. Int J Nurs Pract 1 (2003) 40

3.3 Evidence-Based Nursing (EBN)

Karl Reif

3.3.1 Einleitung

Im Pflegealltag fallen immer wieder Fragen an, welche Pflegemaßnahmen für bestimmte Patienten geeignet sind, z. B. welche Art der Mundspülung am besten Mukositis verhindert. Oder Patienten möchten darin beraten werden, was sie bei Fatigue unternehmen können, um das Syndrom zu lindern. Zur Beantwortung dieser Fragen sind Kenntnisse über wirksame und angemessene Interventionen erforderlich. Traditionellerweise werden diese Kenntnisse in Aus- und Weiterbildung als Expertenwissen vermittelt. Mithilfe von EBN wird darüber hinaus nach wissenschaftlichen Belegen (= research evidence) gesucht. Zudem müssen die Patientenpräferenzen, die klinischen Bedingungen und ggf. wirtschaftliche Überlegungen in die Entscheidungsfindung einbezogen werden. Die klinischen Kenntnisse und Erfahrungen von professionellen Pflegefachpersonen dienen dazu, all diese Komponenten zu integrieren und eine Entscheidung herbeizuführen (**Abb. 3.4**). Damit reicht EBN über das Konzept der reinen Forschungsanwendung hinaus.

D Evidence-Based Nursing ist die Integration der besten wissenschaftlichen Belege mit den vorgefundenen klinischen Bedingungen sowie den Patientenpräferenzen mit dem Ziel der Verbesserung der klinischen Entscheidungsfindung. Die klinischen Kenntnisse und Erfahrungen der Pflegefachpersonen sind das integrierende Element.

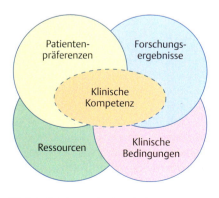

Abb. 3.4 Klinische Entscheidungsfindung (DiCenso et al., 2005).

3.3.2 Methodisches Vorgehen bei EBN

In der Literatur zu evidenzbasierter Praxis finden sich Vorschläge von vier, fünf oder sechs methodischen Schritten. Das 5-Schritte-Modell (Fragestellung, Literatursuche, kritische Bewertung, Anwendung und Evaluation) ist das häufigste in der nationalen und internationalen Literatur. Daneben existieren auch 6-Schritte-Modelle, z. B. schlagen Behrens und Langer (2004 u. 2007) einen neuen 1. Schritt der „Aufgabenklärung" vor. Zweck der neuen Schritte ist die frühe Einbindung der klinischen Erfahrungen und der Patientenpräferenzen in den Prozess. In der Anwendung von EBN sind diese Schritte jedoch nicht linear und auch nicht zirkulär einzuhalten. Daher wird an dieser Stelle das methodische Vorgehen ohne feste Reihenfolge dargestellt. Jedoch sollten immer alle methodischen Schritte durchgeführt werden.

M Methodisches Vorgehen bei EBN:

- Zielklärung und Formulierung der Fragestellung unter Berücksichtigung der eigenen klinischen Kenntnisse und Erfahrungen,
- Suche nach wissenschaftlicher Literatur,
- kritische Bewertung der wissenschaftlichen Literatur,
- Anwendung der Forschungsergebnisse unter dem Aspekt der gemeinsamen Entscheidungsfindung zwischen Pflegefachperson und Patient (Shared Decision-Making),
- Überprüfung der erzielten Ergebnisse in der Praxis.

Im Folgenden werden die einzelnen Schritte näher erläutert.

Zielklärung und Formulierung der Fragestellung

Zu Beginn des EBN-Prozesses ist es sinnvoll, sich die eigenen Ziele, die Ziele der Institution oder Abteilung sowie die Ziele und Präferenzen der betroffenen Patienten zu verdeutlichen. So wird klarer, zu welchem Zweck EBN eingesetzt wird und welche Vorteile sich die Institution und die Patienten versprechen können.

Nach Klärung der Ziele wird die Fragestellung formuliert, die mit EBN beantwortet werden soll. Eine Literatursuche ist Erfolg versprechend, wenn sie mit einer präzisen Frage begonnen wird. Klinische Probleme stellen sich meist recht unspezifisch dar, sodass es erforderlich ist, sie in strukturierte Fragestellungen zu fassen. Es gibt zwei grundsätzliche Typen von Fragestellungen:

- Fragen nach der Wirksamkeit von Interventionen, nach Ursachen, Prognosen oder Häufigkeiten (hier erhält man Antworten in Form von quantitativen Studien),
- Fragen nach Erfahrungen und Wertvorstellungen von Patienten (hier erhält man Antworten in Form von qualitativen Studien).

PIKE-Schema (quantitativen Studien). Für Fragen nach der Wirksamkeit von Interventionen stellt das sog. PIKE-Schema ein gutes Hilfsmittel dar. PIKE steht für P = Patient(engruppe), I = Intervention, K = Kontrollintervention und E = Ergebnis.

- Patient(engruppe): Wer sind die betroffenen Patienten? Welches gesundheitliche Problem haben sie? Und weitere Fragen.
- Intervention: Welche therapeutische oder präventive Maßnahme ist von Interesse?
- Kontrollintervention: Mit welcher Maßnahme soll die Intervention verglichen werden? Dies kann eine Standardmaßnahme oder auch keine Intervention sein.
- Ergebnis: Mit welchen patientenbezogenen Endpunkten soll der Erfolg oder Misserfolg der Intervention gemessen werden?

B Fallbeispiel Interventionsstudie:

- P = Krebspatienten, die Chemotherapie zu therapeutischen Zwecken erhalten
- I = Stomatitisprophylaxe durch Kryotherapie
- K = Stomatitisprophylaxe durch Mundspülungen mit Kamillentee

– E = Häufigkeit des Neuauftretens einer Stomatitis (Inzidenz)
– Fragestellung: Kann bei Krebspatienten, die Chemotherapie zu therapeutischen Zwecken erhalten, die Häufigkeit des Neuauftretens einer Stomatitis besser durch Kryotherapie als durch Mundspülungen mit Kamillentee verhindert werden?

Qualitative Studien. Für qualitative Studien kann man die Fragestellung in zwei Teile gliedern:
– Patient(engruppe): Wer sind die betroffenen Patienten? Welches gesundheitliche Problem haben sie? Und weitere Fragen.
– Situation: Welche Erfahrungen oder Wertvorstellungen sind von Interesse?

B Fallbeispiel qualitative Studie:

– Patient(engruppe): Patienten mit Chemotherapie
– Situation: Erfahrungen mit Stomatitis

Suche nach wissenschaftlicher Literatur

Entscheidend für die Umsetzung von EBN in der Praxis ist die Verfügbarkeit neuester wissenschaftlicher Literatur. Haynes (2007) entwickelte eine Pyramide von höchsten zum niedrigsten Organisationsgrad, die „5S" der Organisation wissenschaftlicher Literatur (**Abb. 3.5**). Haynes schlägt vor, bei der Literatursuche zuerst nach Quellen mit höherem Organisationsgrad zu suchen, bevor nach Einzelstudien gesucht wird. Quellen mit hohem Organisationsgrad wird man selten bis gar nicht finden, während Einzelstudien am häufigsten vorkommen und damit die

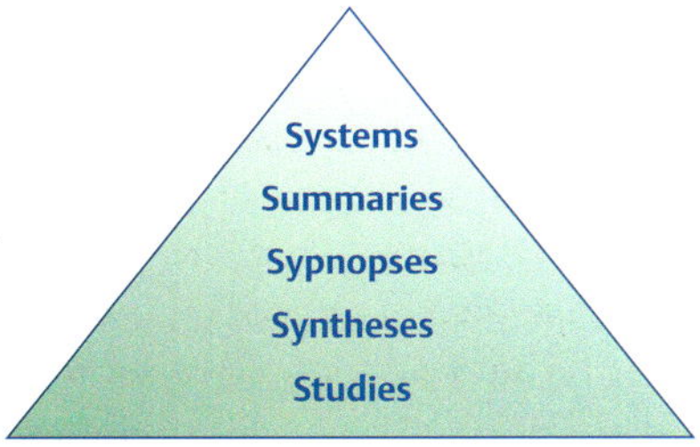

Abb. 3.5 Die „5S" der Organisation wissenschaftlicher Literatur (Haynes, 2007).

Grundlage für die höheren Organisationsgrade darstellen.

Wenn von wissenschaftlicher Literatur gesprochen wird, sind meist Einzelstudien und Übersichtsarbeiten gemeint. Diese erfassen jedoch oft nur einen Teilaspekt eines klinischen Problems. Um einen Überblick über die gesamte Studienlage zu einem Thema zu erhalten, sind große Anstrengungen erforderlich.

Systems. Diesbezüglich bieten die „Systems" nach den „5S" den höchsten Organisationsgrad. Es handelt sich um klinische Informationssysteme, die alle relevanten wissenschaftlichen Belege über ein klinisches Problem zusammenfassen und mit der elektronischen Patientenakte verbinden. Sie sollten auf guten evidenzbasierten Leitlinien, die regelmäßig aktualisiert werden, beruhen. Solche Systeme befinden sich derzeit in Entwicklung. Evidenzbasierte Leitlinien nationaler und internationaler Anbieter können im Internet unter www.leitlinien.de/home_html recherchiert werden.

D Leitlinien sind systematisch entwickelte, wissenschaftlich begründete und praxisorientierte Entscheidungshilfen für die angemessene Vorgehensweise bei speziellen Problemen.
Evidenzbasierte Leitlinien sind durch die systematische Recherche, Bewertung und Synthese der besten verfügbaren wissenschaftlichen Evidenz sowie die Herleitung des empfohlenen Vorgehens aus der wissenschaftlichen Evidenz gekennzeichnet.

Summaries. Elektronische Fachbücher stellen als „Summaries" evidenzbasierte Informationen zu ausgewählten klinischen Themen mit regelmäßigen Updates zur Verfügung. Das bekannteste ist BMJ Clinical Evidence (www.clinicalevidence.com).
Synopses. Als „Synopses" werden Zusammenfassungen von Studien und systematischen Übersichtsarbeiten einschließlich einer kritischen Bewertung sowie eines Kommentars aus der Praxis zur Anwendbarkeit bezeichnet. Pflegerelevante Synopsen dieser Art sind in der Zeitschrift „Evidence-Based Nursing" (ebn.bmj.com) zu finden.
Syntheses. Als „Syntheses" werden Einzelstudien zu einer systematischen Übersichtsarbeit (engl. Systematic Review) integriert. Die Literatur zu einer Fragestellung wird

nach vorgegebenen Kriterien systematisch gesucht und bewertet. Damit erhält man eine Übersicht über den aktuellen Forschungsstand. Manchmal können die Ergebnisse statistisch verknüpft werden, um eine größere Aussagekraft zu erhalten (= Meta-Analyse). Eine Datenbank mit den höchsten Qualitätsanforderungen an systematische Übersichten ist die Cochrane Library (www.cochrane.org), in der auch viele pflegerelevante Arbeiten zu finden sind.
Studies. Schließlich stellen „Studies" als Originalstudien die Grundlage für alle höher angesiedelten Organisationsgrade dar. Als eine Datenbank mit sehr guten Suchmöglichkeiten gilt PubMed von der National Library of Medicine in den USA (www.ncbi.nlm.nih.gov/entrez/query.fcgi?db=PubMed).

M Um einen Überblick über die gesamte Studienlage zu einem Thema zu erhalten:
– Suche nach evidenzbasierten Leitlinien: www.leitlinien.de
– Suche nach Studiensynopsen: Zeitschrift „Evidence-Based Nursing"
– Suche nach Einzelstudien und systematischen Übersichtsarbeiten: Cochrane Library
– Suche nach Einzelstudien, Übersichtsarbeiten und Leitlinien: PubMed

Datenbank PubMed

Einige wichtige Funktionen der Datenbank PubMed werden im Folgenden näher beschrieben. Durch ihre Anwendung wird die Literatursuche effektiver als bei reiner Freitextsuche. Für weiterführende Informationen empfiehlt es sich, die PubMed-Hilfe und die Tutorials zu lesen.

Die Medical Subject Headings (MeSH) stellen die medizinischen Schlagwörter dar, mit deren Hilfe sich die Beiträge innerhalb der Datenbank suchen lassen. Die MeSH-Begriffe sind hierarchisch strukturiert (MeSH-Tree).

B Der Begriff „stomatitis" hat den Überbegriff „Mouth Diseases" und einen Unterbegriff „Stomatitis, Aphthous". Der einzelne MESH-Begriff wird durch Subheadings, d. h. durch Unterbegriffe, die jeden Terminus genauer umschreiben, ergänzt. Beispiele für „stomatitis" sind: nursing, prevention and control, etiology u. a. Die MeSH-

3

Datenbank lässt sich ebenso wie andere Datenbanken nach Stichwörtern durchsuchen. Somit lässt sich bei Synonymen der richtige Begriff finden, z. B. bei „stomatitis" und „oral mucosis". Der gefundene Mesh-Term lässt sich anschließend in eine Suchanfrage in PubMed übertragen.

In PubMed lassen sich klinische Suchanfragen (Clinical Queries) starten. Wahlweise kann nach Artikeln über Therapie, Diagnostik, Ätiologie, Prognose oder nach systematischen Übersichtsarbeiten (Systematic Reviews) recherchiert werden. Zudem kann man zwischen einer sensitiven und einer spezifischen Suchstrategie wählen. Einerseits kann eine Suche darauf abzielen, die Zahl der nicht-relevanten Zitate auf ein Minimum zu beschränken, sodass möglichst viele der angezeigten Zitate für die gestellte Suchanfrage relevant sind. In PubMed Clinical Queries muss man für diese Suchstrategie „specificity" (Spezifität) anklicken. Für den Fall, dass das Ziel einer Suche darin besteht, möglichst viele Artikel zu einem Thema zu finden, die in der betreffenden Datenbank vorhanden sind, wird in PubMed Clinical Queries die Option „sensitivity" (Sensitivität) angeklickt. „Sensitivity" erweitert die Suchabfrage und „specificity" engt sie ein.

Auch für qualitative Studien gibt es geeignete Suchstrategien, die jedoch (noch) nicht gut in die Datenbank integriert sind. Sie müssen z.T. von Hand eingegeben werden.

– Verwendung von MeSH-Terms: In PubMed sind dafür die MeSH-Terms „Qualitative Research" und „Nursing Methodology Research" geeignet.
– Verwendung von Freitext-Begriffen: Es kommen hierfür sehr viele Begriffe in Frage. Für erste Versuche: „phenomen* OR grounded theory OR hermeneut* OR ethnomethod*.
– Verwendung einer breiten Suchanfrage: Hierfür kommen im Freitext die Begriffe „qualitative", „findings" und „interview*" sowie der MeSH-Term „Interviews" in Frage.

Da die verschiedenen Strategien jeweils verschiedene Ergebnisse erzielen, wird für eine hohe Sensitivität die Anwendung aller drei Suchstrategien empfohlen.

Kritische Bewertung der wissenschaftlichen Literatur

Da das Ziel von EBN eine verbesserte Patientenversorgung ist, sollten Veränderungen in der Pflegepraxis in erster Linie auf der Basis von hochwertiger klinischer Forschung erfolgen und erst in zweiter Linie von weniger gesicherten Erkenntnissen oder Expertenmeinungen. Leider sind nicht alle Forschungsartikel von der gewünschten hohen Qualität, sodass eine kritische Bewertung erforderlich ist.

Für jede klinische Frage, die mit quantitativen Studien beantwortet werden kann, gibt es eine Hierarchie an Studiendesigns, die aufgrund ihrer Methodik eine unterschiedliche Glaubwürdigkeit (= innere Validität) mit sich bringen. Bei Interventionen hat die höchste Glaubwürdigkeit die systematische Übersichtsarbeit aus mehreren randomisierten kontrollierten Studien (RCTs). Für Prognosen, Diagnosen und ökonomische Analysen gibt es ebenfalls Aufstellungen dieser sog. „Levels of Evidence" (Oxford Centre for Evidence-based Medicine, 2003).

Ein gutes Studiendesign ist jedoch noch keine Garantie für eine glaubwürdige Studie. Daher werden zusätzlich noch die Studienqualität, die Ähnlichkeit mit vergleichbaren Studien und die Ähnlichkeit mit den Zielgruppen in der Praxis für eine Beurteilung benötigt. Die GRADE Working Group, ein international besetztes Gremium, entwickelte die Levels of Evidence weiter und integrierte die o.g. Elemente in die „Grades of Evidence". Für Interventionen stellen demnach randomisierte Studien einen hohen, Beobachtungsstudien einen niedrigen und sonstige Evidenz einen sehr niedrigen Evidenzgrad dar. Jedoch kann bei sehr guter oder mangelhafter Qualität jede Studienart im Evidenzgrad auf- oder abgestuft werden (GRADE Working Group 2004).

Für qualitative Studien hat sich ein derartiges Verfahren bisher nicht durchgesetzt.

M Für die Beurteilung der Wirksamkeit von Interventionen sind randomisierte kontrollierte Studien (RCTs) das beste Studiendesign. Jedoch ist eine kritische Bewertung der Studienqualität zur genaueren Einschätzung der Glaubwürdigkeit erforderlich.

Bei der kritischen Bewertung von Leitlinien, Übersichtsarbeiten und qualitativen wie quantitativen Studien werden Fragen beantwortet, die Aufschluss über die Qualität und Anwendbarkeit der Literatur geben. Für jede Art pflegerelevanter klinischer Forschung wurde ein entsprechender Fragenkatalog erarbeitet. Dieses Material kann auf der Internetseite des German Center for Evidence-based Nursing (www.ebn-zentrum.de) heruntergeladen werden. Zur kritischen Bewertung von Leitlinien wird das Deutsche Instrument zur methodischen Leitlinien-Bewertung (DELBI) verwendet. Die je aktuelle Fassung sowie weitere Informationen können unter www.delbi.de heruntergeladen werden.

Die kritische Bewertung wird bei allen Studiendesigns in drei Abschnitten vorgenommen:
– **Einschätzung der Glaubwürdigkeit:** Mit Glaubwürdigkeit (= innere Validität) wird das Ausmaß bezeichnet, mit dem die Ergebnisse einer Studie die Verhältnisse in der Realität widerspiegeln können. Sie hängt v.a. davon ab, ob die Methoden angemessen waren. Die innere Validität ist Voraussetzung für die Anwendbarkeit der Studienergebnisse in der Pflegepraxis.
– **Einschätzung der Aussagekraft:** Es wird danach gefragt, welche Ergebnisse die Studie erbracht hat, und wie die Ergebnisse zu interpretieren sind.
– **Einschätzung der Anwendbarkeit:** Es wird geprüft, ob die Ergebnisse auf die Zielgruppe in der Praxis übertragen werden können.

Für die einzelnen Studiendesigns werden innerhalb dieser Abschnitte jeweils andere Fragen gestellt. Die kritische Bewertung ist der umfangreichste Teil von EBN und kann hier nur verkürzt dargestellt werden. Für weitere Informationen sei auf die Internetseite des German Center for Evidence-based Nursing und auf weiterführende Literatur verwiesen (Behrens und Langer 2006, DiCenso et al., 2005). Beispielhaft wird nachfolgend ein Auszug aus dem Fragenkatalog aufgeführt, wie ihn das German Center for Evidence-based Nursing für die Beurteilung von Interventionsstudien erarbeitet hat.

Einschätzung der Glaubwürdigkeit:
– Wie wurden die Teilnehmer rekrutiert und den Untersuchungsgruppen zugeteilt? Diese Frage bezieht sich darauf, wie die Teilnehmer ausgewählt wurden,

und ob die Zuordnung per Zufall, d. h. randomisiert, erfolgte oder nach anderen Prinzipien. Die Randomisierung soll bewirken, dass sich die Gruppen zu Beginn der Studie nur wenig unterscheiden.

– Waren die Teilnehmer, das Personal und die Untersucher verblindet? Bei einer Verblindung ist gewährleistet, dass diejenige Gruppe, die die tatsächliche Intervention erhält, nicht anders behandelt wird als die Gruppe, die eine Schein-Intervention (Plazebo) oder keine Intervention erhält. Jedoch ist in Pflegeprojekten eine Verblindung häufig nicht möglich (z. B. bei den Interventionen Lagerung oder Schulung).

– War die Größe der Stichprobe ausreichend gewählt, um einen Effekt nachweisen zu können? Bei einer kleinen Stichprobe sind i.d.R. nur große Effekte zu entdecken. Um auch kleinere Effekte nachweisen zu können, muss eine große Stichprobe gewählt werden. Um dies offen zulegen, muss vor Beginn der Intervention eine Stichprobenberechnung durchgeführt werden.

Einschätzung der Aussagekraft:

– Wie ausgeprägt war der Behandlungseffekt? Zur Darstellung der Ergebnisse können verschiedene Angaben verwendet werden, z. B. relative Risikoreduktion oder Mittelwertunterschiede. Entscheidend ist die korrekte Interpretation der Daten.

– Sind die unterschiedlichen Ergebnisse nicht nur auf einen Zufall zurückzuführen? P-Werte beschreiben die Wahrscheinlichkeit, dass der beobachtete Effekt einer Studie auf Zufall zurückzuführen ist. Es ist Konvention, dass ein p-Wert gleich oder kleiner 0,05 als statistisch signifikant angesehen wird. Nur ein statistisch signifikantes Ergebnis ist als Wirksamkeit zu interpretieren, unabhängig von der Größe des Effekts.

Einschätzung der Anwendbarkeit:

– Sind die Ergebnisse auf meine Patienten übertragbar? Es ist im Einzelfall zu prüfen, ob mein Patient der Studienpopulation hinreichend ähnlich ist, um die Ergebnisse anzuwenden. Hat man Grund zur Annahme, dass die Unterschiede zu groß sind und dass in der Praxis kein positives Ergebnis erzielt wird, sollte von einer Anwendung abgesehen werden.

– Wurden alle für mich wichtigen Ergebnisse betrachtet? Wenn z. B. in einer Studie nur die Rate unerwünschter Ereignisse (Inzidenz) gemessen wurde, für meine Patienten aber die Lebensqualität wichtiger ist, fehlt ein wesentliches Ergebnis, und die Studie ist nur bedingt übertragbar.

Anwendung der Forschungsergebnisse

Durch die Literatursuche und die Bewertung der gefundenen Evidenz erhält man einen Überblick über die Stärke der „Beweiskraft" für bestimmte Interventionen. Ist diese hoch, weil z. B. Ergebnisse aus systematischen Übersichten von guter Qualität vorliegen, so darf das Vertrauen in die Wirksamkeit recht groß sein. Vertrauen in die Wirksamkeit bedeutet aber nur zu wissen, dass die Intervention für einen Prozentsatz von Patienten ein positives Ergebnis erzielt, das nicht auf Zufall sondern auf der Intervention beruht. Daraus kann nicht abgeleitet werden, dass in der Praxis alle Patienten von der Intervention profitieren.

Jede Intervention ist eine Entscheidungssituation, in der auf Basis der klinischen Kenntnisse und Erfahrungen von professionellen Pflegefachpersonen die wissenschaftliche Literatur, die Patientenpräferenzen, die klinischen Bedingungen und ggf. wirtschaftliche Überlegungen zu berücksichtigen sind (s. **Abb. 3.4**). Um die Patienten in den Pflege-

prozess einzubeziehen, eignet sich Shared Decision-Making (Gemeinsame Entscheidungsfindung). Shared Decision-Making (SDM) ist ein Modell der Beziehung zwischen Pflegefachperson und Patient, in dem beide Partner in gleichberechtigter Weise zu Entscheidungen beitragen. Der Patient bringt seine individuelle Lebenssituation und seine Erwartungen an das Ergebnis ein, die Pflegefachperson die wissenschaftliche Evidenz, ihr Fachwissen und ihre Erfahrungen. Ziel des SDM-Prozesses ist eine Entscheidung, die auf gegenseitigem Einverständnis und beidseitiger Bereitschaft zur aktiven Umsetzung beruht.

Überprüfung der erzielten Ergebnisse in der Praxis

Bei der Bewertung der veränderten Pflegepraxis (Evaluation) wird überprüft, ob die Interventionen zu wünschenswerten Resultaten führen, und ob die Resultate mit den angestrebten Zielen in Einklang stehen.

Literatur

Behrens, J., Langer, G.: Evidence-based Nursing. Huber, Bern 2004

Behrens, J., Langer, G.: Evidence-based Nursing and Caring, 2. Aufl., Huber, Bern 2006

DiCenso, A. et al.: Evidence-Based Nursing. A Guide to Clinical Practice. Mosby Inc. St. Louis USA 2005

GRADE Working Group: Grading quality of evidence and strength of recommendations. British Medical Journal 328 (2004) 1490

Haynes, B.: Of studies, syntheses, synopses, summaries, and systems. The «5S» evolution of information services for evidence-based healthcare decisions. Evidence-Based Nursing 10 (2007) 6

Oxford Centre for Evidence-based Medicine: Levels of Evidence and Grades of Recommendation. URL: http://www.cebm.net/levels_of_evidence.asp (20.04.2007)

3.4   Pflegetheorien und Pflegemodelle

Birgit S. Etzel

3.4.1   Einleitung – Was ist ein Pflegemodell?

Pflege-Modelle und theoretische Beschreibungen beschäftigen sich mit verschiedenen Aspekten der Pflege auf sehr hohem und allgemeinem Niveau und beschreiben zentrale Begriffe der Pflege und ihre Beziehungen zueinander. Weitgehend einig ist man sich in der Pflege heute darin, dass deren Metaparadigma-Begriffe „Mensch", „Gesundheit", „Umwelt" und „Pflege" sind (Fawcett, 1989). Allgemein lässt sich über den Inhalt der Modelle sagen:

- die verwendeten Begriffe sind sehr abstrakt und allgemein,
- die zu Grunde liegenden Annahmen sind philosophischer Art oder betreffen Werthaltungen,
- die Definitionen der Begriffe sind weit gefasst,
- die Zusammenhänge zwischen den Begriffen werden beschrieben,
- es wird ein fachspezifisches Vokabular verwendet.

Verschiedene Modelle repräsentieren verschiedene Schulen oder Richtungen mit unterschiedlichen Ansichten zu grundlegenden philosophischen und wissenschaftstheoretischen Fragen. Bezogen auf die Pflege kann es bereichernd und fruchtbar sein, wenn die Modelle die verschiedenen Seiten der Pflegefunktion aus unterschiedlichen Blickwinkeln einschätzen. So tragen die Modelle dazu bei, den Verantwortungsbereich der Pflegenden abzustecken.

Funktion der Pflegemodelle

Pflegemodelle können helfen, Brennpunkte der Pflege zu identifizieren, fachliches Denken in der Pflege anzuregen, die Kommunikation unter den Pflegekräften zu erleichtern, die Pflegepraxis in den Bereichen Datenerfassung, Interaktion und Problemlösung zu orientieren, eine Richtung für Pflegeforschung und Theorieentwicklung anzugeben und als Grundlage für Ausbildungspläne im Fach Pflege zu dienen. Nicht geeignet sind solche Theorien jedoch als Anleitung für jeweils konkretes Handeln der Pflegeperson in konkreten Situationen; dazu sie sind zu abstrakt.

Kategorien von Pflegemodellen

Pflegemodelle können auf unterschiedliche Weise eingeteilt werden, je nachdem, auf welcher theoretischen Grundlage das Modell beruht. Folgende Hauptgruppen gibt es:

- Entwicklungsmodelle (z. B. Jean Watson),
- Interaktionsmodelle (z. B. Ida J. Orlando, Joice Travelbee, Josephine Paterson, Loretta Zderad, Patricia Benner und Judith Wrubel),
- Systemmodelle (z. B. Karl Ludwig von Bertalanffy, Callista Roy),
- Bedürfnismodelle (z. B. Virginia Henderson, Dorothea Orem),
- Fürsorgemodelle (z. B. Kari Martinsen, Katie Eriksson).

Einige Modelle lassen sich unter mehrere Kategorien einreihen, z. B. Dorothea Orems Modell, das sowohl als Entwicklungsmodell wie als Bedürfnismodell bezeichnet werden kann.

Entwicklungsmodelle. Modelle, die ihre Aufmerksamkeit auf Entwicklung oder Veränderung richten, legen großes Gewicht auf die lebenslange Entwicklung des Menschen in physischer, kognitiver, sozialer, geistiger und moralischer Hinsicht. Sie sind besonders geeignet, eine Pflege einsichtig zu machen, die mit Menschen verschiedenen Alters und verschiedener Lebenssituationen zu tun hat.

Interaktionsmodelle. Modelle, die von der Interaktion ausgehen, betrachten die Beziehung zwischen Pflegeperson und Patient als grundlegend in der Pflege. Das zentrale Anliegen besteht darin, dass der Mensch Ereignissen und Situationen einen Sinn abgewinnt. Die Meinungen des Menschen bilden deshalb den Ausgangspunkt für seine Reaktionen und Verhaltensweisen (Orlando u. a., 1961). Die zentrale Aufgabe der Pflegeperson besteht darin, herauszufinden, wie der Patient seine Situation erlebt, also die Art seiner Wahrnehmung (Perzeption) zu erkennen. Auch Kommunikation, Selbstbild und Rolle sind wesentliche Begriffe in den Interaktionsmodellen.

Systemmodelle. In Modellen, die von der Systemtheorie ausgehen, wird der Mensch als ein System betrachtet, das sich in enger Beziehung zur Umwelt befindet, als ein komplexes System von Subsystemen, die größeren und übergeordneten Systemen angehören, den sog. Suprasystemen. Die Subsysteme des Menschen setzen sich aus verschiedenen Organfunktionen und aus Bewältigungsmechanismen zusammen, während Suprasysteme die Familie, die Gemeinschaft oder die Gesellschaft als Ganzes sein können. Systemtheorien unterscheiden weiterhin zwischen offenen und geschlossenen Systemen. Alle lebenden Organismen werden als offene Systeme betrachtet, die sich in dauerndem Zusammenwirken mit ihrer Umwelt befinden (Bertalanffy, 1968).

Bedürfnismodelle. Diese Modelle gehen von allgemein menschlichen und grundlegenden Bedürfnissen aus, die für die Erhaltung normaler menschlicher Funktionen und für Gesundheit und Wohlbefinden wesentlich sind. Die Funktionen der Pflegenden werden hier als ein Wahrnehmen der grundlegenden Bedürfnisse des Menschen bei Krankheit und Gesundheitsverlust gesehen. Die Pflege-Modelle von Henderson (1960) und Orem (1971) sind Beispiele für Bedürfnismodelle.

Fürsorgemodelle. Die Bezeichnung „Fürsorgemodell" wird hier verwendet, um die Beschreibung der Pflege einiger Theoretiker(innen) einordnen zu können. Einige dieser Beschreibungen sind keine eigentlichen Pflegemodelle. Theorien, welche die Fürsorge als grundlegend für das Leben des Menschen betrachten und für die Basis der Pflege halten, können als Fürsorgemodelle bezeichnet werden. Darunter fallen Martinsen, Eriksson sowie Benner und Wrubel. Die Vorstellungen von Eriksson und von Benner und Wrubel könnten auch den Interaktionsmodellen zugeordnet werden.

Aufbau und Inhalt von Pflegemodellen

Der Philosoph Robert Chin (1980) stellte nach umfassender Analyse vorhandener Pflegemodelle fest, dass diese auf zwei Arten von Komponenten aufgebaut sind. Er nannte sie strukturelle und funktionelle Komponenten.

Strukturelle Komponenten. Sie bilden das Fundament des Modells. Sie setzen sich aus Werten und grundlegenden Annahmen zusammen, welche die entsprechende Theoretikerin mit den Begriffen der Metaparadigmen in der Pflege verbindet, d.h. mit „Mensch", „Gesundheit", „Pflege" und „Umwelt". Hier kommt die Grundauffassung von der Natur des Menschen zum Ausdruck, d.h. das Verhältnis zwischen Mensch und Umwelt, die Vorstellung von Gesundheit und von Pflege.

Funktionelle Komponenten. Diese Komponenten des Modells hängen mit Begriffen für zentrale Pflege-Phänomene zusammen, die mit Pflege-Situationen zu tun haben sowie mit der Beziehung zwischen diesen Begriffen. Die funktionellen Komponenten beschreiben Ziel, Gegenstand und Zweck der Pflege als Dienstleistung, Rolle und Methoden der Pflegekraft, weshalb der Patient Hilfe benötigt, und das erhoffte Ergebnis.

3.4.2 Pflegetheorie von D.E. Orem

Das Pflegemodell, welches das Pflegedenken in Deutschland in den letzten 15 Jahren wahrscheinlich am meisten beeinflusst hat, ist die Selbstpflegetheorie bzw. Selbsthilfedefizit-Theorie von D.E. Orem. Es ist ein Modell, welches – wie andere ab den 70-er Jahren entwickelte Modelle – eine individualisierte, ganzheitliche Ausrichtung widerspiegelt.

Selbsthilfe-Defizit-Modell

Dorothea E. Orem, 1914 in Baltimore geboren, bezeichnete ihre in den 60-er und 70-er Jahren entwickelte und später kontinuierlich weiterentwickelte Selbsthilfedefizit-Theorie als allgemeines Selbsthilfe-Defizit-Modell („Self-care deficit theorie of Nursing – a general theory"). In das Modell sind drei miteinander verwandte Theorien eingebunden:
- Theorie der Selbstpflege (Self-Care),
- Theorie des Selbstpflegedefizits (Self-Care-Deficit),
- Theorie der Pflegesysteme.

Theorie der Selbstpflege. Orem beschreibt Selbstpflege als zielgerichtete Handlung, die der Mensch aus eigenem Antrieb für sich selbst und für hilfebedürftige Familienmitglieder vornimmt. Es ist eine Form allgemein menschlichen Verhaltens, das in der Kultur und in dem sozialen Umfeld, in dem man aufwächst, gelernt wird.

Theorie des Selbstpflegedefizits. Diese vertieft den Begriff der Selbstpflege. Sie beschreibt die Ziele, Voraussetzungen und Bedingungen (Orem: self-care requisites) für Selbstpflege in Bezug auf menschliche Normalfunktion, Entwicklung und Gesundheit – zudem, wie die Fähigkeit des Individuums zu Selbstpflegehandlungen entwickelt wird und welche Faktoren diese Entwicklung beeinflussen.

Theorie der Pflegesysteme. In dieser Theorie beschreibt Orem, wie Pflege gestaltet und organisiert werden muss, wenn die Selbstpflegefähigkeit beim Patienten eingeschränkt oder nicht mehr vorhanden ist.

Selbstfürsorge

Orem stellt die persönliche Verantwortung des Einzelnen für seine Gesundheit in den Mittelpunkt - sowie Handlungen, die Leben, Gesundheit und Wohlbefinden erhalten. Demnach ist jeder Mensch motiviert, für sich selbst zu sorgen, und hält mit seinen Handlungen eine Balance aufrecht zwischen den Anforderungen, die an seine Selbstfürsorge gestellt werden und seinen Fähigkeiten, diesen Anforderungen gerecht zu werden. Um diese Balance aufrechtzuerhalten, muss sowohl der Gesunde wie der Kranke folgende Handlungen vollziehen:
- ausreichende Luft, Wasser, Nahrung aufnehmen,
- zufriedenstellend ausscheiden,
- ausgewogenes Verhältnis von Aktivität und Ruhe herstellen,
- Gefahren verhüten,
- „normal" sein.

Wird der Mensch nun verletzt oder krank, sieht er sich durch Abweichungen, welche seine physische, psychische oder Verhaltensstruktur verändern, erhöhten Anforderungen ausgesetzt.

Pflegerische Intervention

Wenn der Patient bzw. seine Angehörigen diesen Anforderungen an die Selbstfürsorge nicht mehr genügen können, wenn also das Gleichgewicht zwischen Anforderungen und Fähigkeiten derart gestört ist, dass die Ressourcen zur Kompensierung der Defizite nicht mehr ausreichen, dann entsteht Bedarf an pflegerischer Für-Sorge.

Durch pflegerisches Handeln werden die Fähigkeiten zur Selbstfürsorge ergänzt und unterstützt, d.h. die Defizite werden ausgeglichen. Die Rolle der Pflegeperson ist komplementär zum Patienten: sie stützt die Gesundheit, damit er diese nach Möglichkeit wiedererlangen oder mit einer bleibenden Krankheit umgehen kann. Ziel der pflegerischen Intervention ist demnach die Wiedererlangung bzw. Aufrechterhaltung der Selbstfürsorge. Das übergeordnete Ziel der Pflege besteht darin, die normalen Funktionen, Gesundheit und Wohlbefinden zu fördern.

Die Pflegenden unterstützen die Selbstpflege auf verschiedene Weise:
1. vollständig kompensatorisch (wobei sie jegliche Selbstpflegehandlungen für den Patienten ausführen),
2. teilweise kompensatorisch (wobei der Patient die Selbstpflege-Handlungen ausführt, zu denen er noch imstande ist),
3. unterstützend-edukativ (wobei die Pflegekraft dem Patienten behilflich ist, die Einschränkungen in seiner Selbstpflege zu überwinden).

Beziehung zum Pflegeprozess

Orems Modell der Selbstfürsorge (oder eine Reihe anderer Pflegemodelle) kann man auf die 4 Stufen des sog. Pflege-Prozesses beziehen (S. 55):

Einschätzung. In einer 1. Phase stellt man fest, ob und in welchem Ausmaß die individuellen Fähigkeiten des Patienten ausreichen, um den erhöhten Anforderungen hinsichtlich der Selbstfürsorge zu genügen (Feststellung des Defizits an Selbstpflegeressourcen). Das Verhältnis zwischen Kapazität und Anforderung variiert mit der Zeit und wird von vielen Faktoren beeinflusst. Unter dem Einfluss dieser Faktoren werden neue Selbstpflegebedürfnisse entstehen und damit neue Erfordernisse des Handelns. Die aktuelle Situation kann evtl. auch die Selbstpflegekapazität reduzieren.

Ursachen und Gründe für Defizite. In der 2. Phase werden die Gründe ermittelt, die zum Defizit geführt haben. Mögliche Gründe können sein:
- Informationsmangel,
- Motivationsmangel,

3

– mangelnde Fähigkeiten,
– eingeschränktes Verhaltensrepertoire.

Zielsetzung und Planung. Ausgangspunkt sind die Defizite in der Selbstfürsorge: Zuerst werden Ziele verschiedener Reichweite formuliert, die den möglichen Grad der Wiederherstellung bzw. Erhaltung der ‚Self-Care' beschreiben. Dann legen Pflegeperson und (soweit als möglich) Patient gemeinsam fest, ob und wo die Pflegeperson(en) vollständig ersetzend, teilweise ersetzend und/oder unterstützend und beratend tätig werden soll(en).

Ausführung. Orem beschreibt sechs Möglichkeiten pflegerischen Handelns:

1. etwas für einen anderen tun,
2. einen anderen führen oder leiten,
3. physische Unterstützung zur Verfügung stellen,
4. psychologische Unterstützung zur Verfügung stellen,
5. eine Umgebung schaffen, die Entwicklungen positiv unterstützt,
6. einen anderen unterrichten.

Evaluierung. Abschließend wird ermittelt, inwieweit der Patient in der Lage war, seine Selbstfürsorge aufrechtzuerhalten oder wiederherzustellen. Ggf. beginnt der 4-stufige Zyklus von neuem.

3.4.3 Fürsorge-Theorie von Patricia Benner und Judith Wrubel

Patricia Benner (geb. 1934) und Judith Wrubel (geb. 1942) sind beide „Associate Professor" für Pflege an der University of California in San Francisco. Erstere wurde in den 80-er Jahren durch ihr Buch "From Novice to Expert" bekannt, welches die Entwicklung klinischer Pflegekompetenz zum Gegenstand hat.

Kritik an Pflegemodellen – Theorie und Praxis

Benner und Wrubel hatten nicht die Absicht, ein ganzheitliches und zusammenhängendes Pflegemodell zu entwickeln, ein Modell mit klar definierten Begriffen, die einander eindeutig zugeordnet sind. Ihre Überlegungen zur Pflege bestehen vielmehr in der Kritik der bestehenden Modelle. Daher lassen sich ihre

Vorstellungen von Krankenpflege nur schwer in einem Analyseschema darstellen.

In ihrem 1989 erschienenen Buch „The Primacy of Caring" kritisieren beide Pflegetheoretikerinnen u.a., dass die bestehenden Pflegemodelle nicht genügend an der Praxis ausgerichtet seien und dass einige traditionelle Modelle ein mechanistisch-fragmentarisches Menschenbild vermittelten. Praktische Krankenpflege, mit Expertenkompetenz ausgeübt, habe viel zur fachlichen Theoriebildung beigetragen. Daher sollte Theoriebildung von der Praxis ausgehen und eine Dialogbeziehung zwischen theoretischer und praktischer Pflege bestehen. Die Autorinnen erkennen jedoch auch die Stärke der traditionellen Theoriebildung an, die darin liegt, dass sie die Komplexität der Pflegewirklichkeit vereinfachen und Zusammenhänge und Muster aufzeigen kann.

Pflegepraxis: Ausgangspunkt für Theoriebildung

Theoretisches Wissen ermöglicht Übersicht und ein grundlegendes Verständnis für empirische Phänomene. Doch allmählich wird die zunächst unerfahrene Pflegekraft komplexe Fertigkeiten und ein intuitives Ganzheitsverständnis von konkreten Situationen entwickeln und sich von der bewussten Anwendung theoretischer Prinzipien und Richtlinien lösen. Pflegende, die diese Stufe erreicht haben, können – von Beispielen der praktischen Expertise ausgehend – neue Erkenntnisse für die Pflege entwickeln.

Auch Benner und Wrubel sehen klare Zusammenhänge zwischen bestimmten Begriffen wie Stress, Bewältigung, Gesundheit und Wohlbefinden. Sie können jedoch nicht unabhängig von der jeweiligen Person, von der konkreten Situation oder dem konkreten Umfeld verstanden werden.

Menschenbild

Benner und Wrubel definieren den Menschen aus phänomenologischer Sicht: Der Mensch zeichnet sich dadurch aus, dass er sich zu seiner Umwelt auf sinnvolle Weise verhält. Er verhält und entwickelt sich in Beziehung zu Faktoren in seiner Umwelt. Dieses Zusammenwirken verschiedener Faktoren erfassen die beiden Pflegetheoretikerinnen mit vier

Begriffen oder Aspekten, die sie für wesentlich erachten, um Menschen zu verstehen.

– Fürsorge (Caring),
– Internales Wissen (embodied intelligence),
– Hintergrundverständnis (background meaning),
– besondere Anliegen (concern).

Fürsorge. Obwohl Benner und Wrubel Fürsorge als grundlegend für jede Krankenpflege ansehen, enthalten sie sich in ihren Ausführungen einer genauen Definition, was Fürsorge ist. Andererseits kann man aus ihren Musterbeispielen herausfiltern, was man unter Fürsorge verstehen kann.

Internales Wissen. Hierbei handelt es sich um die menschliche Fähigkeit, den Sinn in einer Situation intuitiv zu erfassen und in vertrauten Situationen ohne bewusstes Reflektieren zweckmäßig zu handeln. Dieses immanente Wissen entspringt dem Unbewussten und wird in Situationen aktiv, in denen bewusste Aufmerksamkeit oder Reflexion nicht erforderlich sind, z.B. wenn wir uns bewegen oder handeln, ohne im Einzelnen darüber nachzudenken: etwa wenn wir gehen, Rad fahren oder – als Pflegende – eine Spritze geben oder das Bett machen. Dieses Vermögen wird im sozialen Umfeld entwickelt, erweitert und verfeinert.

Hintergrundverständnis. Ein weiterer Aspekt, der den Menschen ausmacht, ist sein Hintergrundverständnis. Darunter verstehen Benner und Wrubel, dass Kultur, Subkultur, Familie und persönliche Lebenserfahrungen dafür ausschlaggebend sind, was eine Person von der Geburt an als „wirklich" ansieht. Von dem, was ist, gibt es innerhalb der eigenen Kultur ein gemeinsames, ursprüngliches Verstehen. Und dieses bestimmt das Wirklichkeitsverständnis des Einzelnen. Aufgrund seines internalen Wissens wird der Mensch befähigt, dieses kulturelle ursprüngliche Verstehen von Geburt an in sich aufzunehmen. Dieses von der Kultur überformte ursprüngliche Verstehen hilft dem Menschen, dass er die täglichen Pflichten und Aktivitäten des Alltags ohne übermäßige Anstrengungen und Reflexionen bewältigen und verstehen kann.

Besondere Anliegen. Hinzu kommt ein dritter wichtiger Aspekt. Dieser hängt mit dem Verstehen von Gesundheit und Gesundheitsausfall zusammen. Es ist eine Fürsorge für Menschen und Dinge, die uns etwas bedeuten. Für diese engagieren wir uns, nehmen wir uns in die Pflicht. Diese Form des Tätigseins und des Engagements bezeichnen Benner und Wrubel als besondere Anliegen (concern). Der Mensch befindet sich immer in einer (zeitlich begrenzten) Situation, welche wiederum Teil eines gesellschaftlichen, kulturellen und geschichtlichen Zusammenhangs ist. Er wird immer versuchen, der gegebenen Situation einen Sinn beizumessen, und diese Sinngebung ist Ausgangspunkt dafür, welche Möglichkeiten, Denkschemata und Gefühle er für den Versuch einsetzen kann, diese Situation zu meistern. Bezogen auf Pflegende besteht ihre Aufgabe darin, jeweils herauszufinden, wie der Patient seine Situation erlebt.

Rolle und Methoden der Pflegenden

Die Autorinnen geben keine Rezepte für richtiges Pflegehandeln, jedoch eine Reihe konkreter Musterbeispiele für ein richtungweisendes pflegerisches Verhalten. In derartigen Beschreibungen sehen sie die Grundlage für eine normative Theoriebildung. Auf einer allgemeinen Ebene liegt es in der Verantwortung der Pflegenden zu ermitteln, wie der Patient seine Situation erlebt und welchen Sinn er ihr beimisst, um danach alle Umstände zu deuten, die sein Krankheitsverständnis beeinflussen. Mit solcher Einsicht ist die Pflegeperson imstande, die Belange des Patienten auch gegenüber Ärzten und Angehörigen zu vertreten und die Situation in einer für den

Patienten angemessenen und würdigen Weise zu bewältigen.

Heutzutage, wo die Pflegeausbildung tendenziell droht, zu theorielastig zu werden, ist es für die in der Praxis stehenden Pflegenden lohnend, sich von Benners und Wrubels Gedanken zur Fürsorge inspirieren und aufrichten zu lassen.

3.4.4 Umsetzung von Pflegemodellen in die Praxis

Praxis ist immer Handeln und Reflexion. Ziel muss es sein, auf der Folie eines oder mehrerer Pflegemodelle ein eigenes Pflegekonzept zu entwickeln und dieses auf der Grundlage der gemachten Erfahrungen kontinuierlich weiterzuentwickeln. Ziel: Optimale Anpassung an die verschiedenen Bereiche der Klinik oder Institution.

Will man Pflegemodelle oder Elemente von solchen in der eigenen Pflegepraxis erproben - als vorläufige Orientierung für ein eigenes zu entwickelndes Pflegekonzept - wird man in bestimmten Zeitabständen eine Bewertung vornehmen. Folgende Fragestellungen können helfen:
- Wie effektiv ist das Pflegemodell bzw. das einzelne Element in speziellen Pflegebereichen?
- Hat es sich bewährt (wo? inwiefern? inwieweit?)?
- Welche Konsequenzen ergeben sich daraus?

- Welche Modifikationen, welche Weiterentwicklung sind erforderlich, denkbar, wünschenswert?

Langjährige Erfahrungen in der Onkologie zeigen, dass Elemente aus den Theorien von Orem und Benner/Wrubel sich gut in ein eigenes Pflegekonzept einbinden lassen, z.B. im Hinblick auf die Formulierung von Pflegediagnosen.

Literatur

Benner, P., Wrubel, J.: The Primacy of Caring. Stress and Coping in Health and Illness. Menlo Park, (California) Addison Wesley 1989

Benner, P.: From Novice to Expert. Excellence and power in Clinical Nursing Practice. Menlo Park, (California) Addison Wesley 1984

Benner, P.: Stufen zur Pflegkompetenz. From Novice to Expert. Hans Huber, Bern 1994

Chin, R.: The utility of system models and developmental models for practitioners. In: Riehl, J.P., C. Roy (ed.): Conceptional models for nursing practice. Appleton-Century-Crofts, Norwalk, (Connecticut)

Etzel, B.S.: Pflegekonzept. Entwicklung und Umsetzung in die Praxis. Hüthig, Heidelberg 1999

Etzel, B.S. u.a.: Die Pflege von Menschen mit Tumorerkrankungen. In: Immenschuh, U. u.a. (Hrsg.): Ambulante Pflege. Die Pflege gesunder und kranker Menschen, Bd. 2. Schlütersche, Hannover 2005

Kirkevold, M.: Sykepleieteorier. Analyse og Evaluering. Ad Notam Gyldendal, Oslo 1992

Orem, D.: Nursing. Concepts of Practice. Mc Graw-Hill, New York 1971 (1980 u. 1985)

Orem, D.: Nursing. Concepts of Practice. Mosby Year Book, St. Louis (Missouri) 1991 u. 1995

3.5 Methoden und Instrumente

3.5.1 Pflegeprozess

Matthias Grünewald

Einleitung

Tumorerkrankungen stellen in Deutschland trotz der erreichten Fortschritte in der Behandlung und Pflege der betroffenen Menschen nach wie vor die zweithäufigste Todesursache dar (Schelhase u. Rübenach, 2006), sodass in der Zukunft weitere Anstrengungen zur Verbesserung der Behandlungskonzepte erforderlich sind. Damit steigen die Anforderungen an die pflegerische Versorgung und der Bedarf an pflegerischer Expertise. Um diese bei begrenzten Ressourcen des Gesundheitswesens für die betroffenen Menschen wirksam einsetzen zu können, ist die Planung und Steuerung pflegerischer Leistungen auf der Basis nachvollziehbarer Verfahren erforderlich. Der Pflegeprozess ist ein solches systematisches, auf Problemlösung spezialisiertes zweckorientiertes Handlungsmodell. Es steht den beruflich Pflegenden einerseits als ein möglicher Denkstil und andererseits als Basis der sprachlichen oder schriftlichen Planung, Dokumentation und Evaluation pflegerischer Leistungen in komplexen Pflegesituationen, wie sie regelmäßig bei der Behandlung krebskranker Menschen auftreten, zur Verfügung. Auf diesem Weg kann die pflegerische Expertise für die Berufsangehörigen selbst, für die weiteren an der Behandlung Beteiligten, die Kostenträger und nicht zuletzt die Patienten transparent gemacht werden. Die Anwendung des Pflegeprozesses durch die Pflegepraktiker kann als Ausdruck eines Modernisierungsprozesses der beruflichen Pflege betrachtet werden, der mit einer Ausdifferenzierung pflegerischer Rollen und Aufgaben einhergeht. Die Berufe trennen sich dabei von dem historischen, im caritativen wurzelnden Berufsbild, das einer diffusen, heute nur noch als Ideologie aufrecht zu erhaltenden, Ganzheitlichkeit verpflichtet war und beginnen, ein professionelles Profil zu entwickeln.

Definition des Pflegeprozesses

Der Pflegeprozess wurde von Yura und Walsh (1967) als Drei-Schritt-Modell zur Lösung pflegerischer Probleme vorgestellt. In der Folge wurde das Modell durch die Weltgesundheitsorganisation (WHO 1979) aufgegriffen und weltweit als Vier-Schritt-Modell propagiert (Abb. 3.6). Die Schweizerinnen Fichter und Meier (1988) beeinflussten das Verständnis vom Pflegeprozess als Sechs-Schritt-Modell im deutschsprachigen Raum. An dieser Stelle wird das weltweit verbreitete Vier-Schritt-Modell der WHO näher vorgestellt.

D Mit dem Pflegeprozess wird ein systematisches und prozesshaftes Handlungsmodell in vier aufeinander folgenden Schritten zu Lösung von Gesundheitsproblemen durch beruflich Pflegende bezeichnet. Es ist zur Steuerung der pflegerischen Dienstleistung mit Rückkopplungsmechanismen versehen.

Der Pflegeprozess gilt heute eine der wenigen weltweit etablierten pflegerischen Arbeitstechniken (Meleis, 1999). Mit der 1985 erfolgten Verankerung im Krankenpflegegesetz fand er Einzug in die deutschen Pflegeausbildungen (Hundenborn, 2007). Heute gilt die prozesshaft geplante Pflege als obligate Form pflegerischer Dienstleistung. Allerdings wird in Deutschland der Pflegeprozess bis heute noch nicht flächendeckend umgesetzt (Scho-

eniger u. Zegelin-Abt, 1998). Die Gründe dafür sind in einer noch nicht ausreichend etablierten systematischen Qualitätssicherung, in fehlenden Instrumenten zur Unterstützung der Umsetzung sowie in nach wie vor bestehendem Fortbildungsbedarf zu sehen.

Struktur des Pflegeprozesses

Im Kern handelt es sich beim Pflegeprozess um eine gedankliche Arbeitstechnik, die aus vier aufeinander aufbauenden Anteilen zusammensetzt ist (Abb. 3.6):
1. Pflegebedarf einschätzen,
2. Pflegeplan erstellen,
3. Pflegeplan ausführen,
4. Wirkung der Pflege evaluieren.
Mit der linearen Abfolge des Pflegeprozesses der WHO ist die logische und nicht die zeitliche Struktur des Prozesses dargestellt. In der Praxis werden sich die Schritte überschneiden und einen eher spiralförmigen Verlauf nehmen.

Der Pflegeprozess kann als eine für berufliches Pflegehandeln spezialisierte Form eines Problemlösungsprozesses verstanden werden. Seine besondere Leistungsfähigkeit als Instrument der Pflegepraxis liegt in der rational begründeten und nachvollziehbaren Gliederung der Handlungen. Weiterhin werden diese diagnostischen, planerischen und ausführenden Handlungen durch einen Feedback-Mechanismus rückgekoppelt. Es wird fortlaufend gefragt, ob diese Handlungen zu den gewünschten Zielen führen. So werden Korrektur- und Steuerungsmöglichkeiten geschaffen, die zur Effektivität, Effizienz und Nachvollziehbarkeit der pflegerischen Behandlung des Patienten führen.

M Der Pflegeprozess an sich ist inhaltsleer. Er muss mit spezifischem pflegerischen Wissen gefüllt werden, um sinnvoll eingesetzt zu werden.

Die Quellen dieses Wissens liegen auf drei Ebenen. Zum einen muss der Pflegende eine Vorstellung davon haben, was Pflege ist. Hierbei sind Pflegetheorien und –konzepte eine sinnvolle Hilfe (S. 52). Weiterhin müssen Pflegende Wissen über die Entstehung von Pflegebedürftigkeit und die Bewältigung gesundheitlicher Einschränkungen durch die Patienten verfügen (S. 332). Letztendlich sind einerseits pflegewissenschaftlich fundiertes und andererseits Erfahrungswissen über die Möglichkeiten erforderlich, wie Pflegende helfen können, die Gesundheitsprobleme der Patienten zu lösen. Nur unter Zuhilfenahme dieser Wissensquellen ist die sinnvolle Anwendung des Pflegeprozesses möglich.

Pflegebedarf einschätzen

Das Einschätzen des Pflegebedarfs stellt den ersten Schritt des Pflegeprozesses dar und verfolgt das Ziel, eine Aussage über die Pflegebedürftigkeit des Patienten zu treffen. Dabei werden innerhalb des diagnostischen Prozesses Informationen gefiltert und eine Aussage über die gesundheitlichen Einschränkungen und Risiken eines Menschen getroffen. Die Ergebnisse dieses diagnostischen Prozesses bilden den Ausgangspunkt für einen schriftlich fixierten Pflegeplan. Dabei können patientenbezogene Pflegeprobleme oder Pflegediagnosen verwendet werden (S. 58).

D Pflegeprobleme sind gesundheitliche Beeinträchtigungen eines Menschen, die er nicht selbst bewältigen kann und die durch pflegerisches Handeln erfasst und beeinflusst werden können.

Die schriftliche Formulierung eines Pflegeproblems beinhaltet Aussagen über Bereich, Art, Umfang und Ursache des Problems (Hundenborn, 2007). Sie soll kurz, klar, objektiv und fachsprachlich beschrieben werden.

Zur Angabe eines Bereiches eines Pflegeproblems eignen sich Kategorien zur Einteilung der Pflegebedürftigkeit, wie sie Pflegetheorien entnommen werden können. Zusätzlich muss angegeben werden, welcher Art das Problem innerhalb des Bereiches ist und in welchem Ausmaß es besteht. Dabei werden möglichst quantifizierbare Parameter verwendet. Die Probleme repräsentieren innerhalb des Prozesses den Ist-Zustand und sind Ausgangspunkt für die Problem-

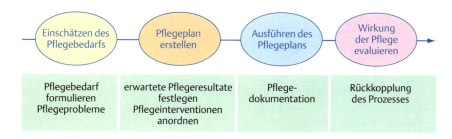

Abb. 3.6 Pflegeprozess als Vier-Schritt-Modell (WHO, 1979).

lösung, auf die der Prozess ausgerichtet ist. Abschließend sollte eine Aussage über die Ursache des Pflegeproblems gemacht werden. Ist sie bekannt, besteht die Möglichkeit, eine kausale Lösung anzustreben und damit die Problemursache abzustellen. Ist die Ursache (noch) unbekannt, kann das Problem nur lindernd angegangen und seine Auswirkungen vermindert werden. Nicht selten ist eine Kombination kausaler und lindernder Lösungen sinnvoll, da bei einer kausalen Problemlösung nicht selten einige Zeit vergeht, bis die Auswirkungen eines Problems den Gesundheitszustand eines Patienten nicht mehr belasten.

Potenzielle Pflegeprobleme. Neben den Pflegeproblemen, die augrund wahrnehmbarer Zeichen erkennbar sind, können Pflegende spezifische Risiken eines Patienten, die auch als potenzielle Pflegeprobleme bezeichnet werden, erkennen. Pflegende verlängern die derzeit noch nicht problematischen Zustände einer Pflegesituation in die Zukunft und erkennen, dass ein aktuelles Problem auftreten wird, sofern sich die Risikofaktoren nicht ändern. Dabei haben sich wissenschaftlich getestete Instrumente für das Aufdecken von Risiken in der Praxis bewährt. Für diese spezifischen Risiken gelten ebenfalls die oben genannten Anforderungen an die schriftliche Formulierung. **Tab. 3.1** zeigt beispielhaft den Auszug aus einem Pflegeplan.

Pflegeplan erstellen

Im zweiten Schritt des Pflegeprozesses erfolgt die Planung der zur Problemlösung erforderlichen Handlungen. Planung kann hier als gedankliche Vorbereitung zukünftiger, zielgerichteter Handlungen verstanden werden. Hierzu sind zwei Schritte erforderlich. Zuerst müssen die angestrebten Resultate des pflegerischen Handels, die Pflegeziele, gesetzt werden. Im zweiten Schritt werden Pflegeinterventionen angeordnet, die in einer konkreten Pflegesituation geeignet sind, mit einem vertretbaren Gebrauch von Mitteln innerhalb eines angemessenen Zeitraums die Ziele zu erreichen.

Erwartete Pflegeresultate (Pflegeziele). Die erwarteten Pflegeresultate besitzen innerhalb des Pflegeprozesses eine zentrale Funktion. Sie stellen die angestrebten Soll-Zustände der gesundheitlichen Situation eines Patienten dar. Pflegeproblem (Ist-Zustand) und Pflegeziel (Soll-Zustand) sind logisch aufeinander bezogen. Pflegeresultate unterstützen pflegerische Entscheidungen und sind damit handlungsleitend. Professionell Pflegende setzen diese Ziele für einen Patienten fest. Da es letztendlich der Patient ist, der die Entscheidung treffen muss, ob dieser Zustand für ihn anstrebenswert ist, müssen die Resultate mit ihm abgestimmt werden und seine Zustimmung finden. Erwartete Pflegeresultate sollen realistisch, erreichbar, eindeutig und überprüfbar formuliert sein. Um dies zu erreichen werden Inhalt, Ausmaß und zeitlicher Bezug in die Formulierung aufgenommen. Der Zielinhalt korrespondiert mit dem Bereich und der Art des zugrunde liegenden Pflegeproblems und das Zielausmaß mit dem Problemumfang. Zur Überprüfbarkeit des erwarteten Pflegeresultates ist es zwingend, dass ein zeitlicher Bezug angegeben wird.

(M) Der logische Bezug des Pflegeziels auf das Pflegeproblem kann durch folgende Frage überprüft werden: Ist das Pflegeproblem beseitigt, wenn das angestrebte Resultat (Ziel) erreicht ist?

Anordnung von Pflegeinterventionen. Um den Pflegeplan zu komplettieren, werden pflegerische Maßnahmen angeordnet, die geeignet sind, die angestrebten Pflegeresultate zu erreichen. Die Planung der Pflegeinterventionen muss ziel-, und dadurch problemorientiert sein, um zu einem rational begründbaren Pflegehandeln zu führen. Die Wirkungen der Pflegeinterventionen müssen bekannt und sollten überprüft sein. Dabei kann es sich um einen wissenschaftlichen Nachweis oder eine schwächere, aus der Erfahrung einer Pflegeperson resultierende Aussage handeln.

(M) Die in einem Pflegeplan angeordneten Pflegeinterventionen stellen verbindliche Anordnungen dar. Ihre Ausführung und ihre Wirkungen müssen daher kontrolliert und dokumentiert werden.

Die Formulierung von Pflegeinterventionen umfassen die Art (was), die Qualität (wie), die zeitlichen Abstände (wie oft) und die Bedingungen (wann), unter denen die Intervention eingesetzt werden soll. Sie sind kurz und verständlich zu formulieren. Der logische Bezug der Pflegeintervention auf das Pflegeziel kann durch die folgende Frage überprüft werden: Sind die angeordneten Pflegeinterventionen nachweislich geeignet, um das angestrebte Pflegeresultat zu erreichen?

Tab. 3.1 Beispielhafte Formulierung eines Pflegeplans für die 15 jährige Corinna, die wegen Non-Hodgkin-Lymphom stationär aufgenommen wurde und eine Chemotherapie erhält (vereinfachter Auszug)

Pflegeprobleme	Pflegeresultate	angeordnete Pflegeintervention
Übelkeit, gekennzeichnet durch einen Wert von 8 auf einer Numerischen Rating Skala (NRS 0-10) und Erbrechen (sechs mal täglich) aufgrund der Nebenfolgen der Chemotherapie mit der Folge einer unzureichende Aufnahme von Nahrung und Flüssigkeit	– Linderung der Übelkeit innerhalb der nächsten 24 Stunden auf einen NRS-Wert < 3 – Corinna trinkt täglich 1,5 – 2 Liter Flüssigkeit – Corinna nimmt täglich mehr als 2000 kcal zu sich	– Assessment der Übelkeit mit der NRS 3 x täglich – Kostform: Wunschkost ab sofort – Information des behandelnden Arztes mit dem Ziel der Anpassung der antiemetischen Medikation – Corinna am Nachmittag über ihre Ernährungsgewohnheiten und –vorlieben befragen und über die Auswirkung ihrer Ernährung auf die Übelkeit beraten – angenehme Umgebung zu den Mahlzeiten schaffen – Möglichkeit der hochkalorischen Anreicherung der Nahrung im Behandlungsteam spätestens bis morgen beraten – mehrmals täglich Getränke anbieten

3

Wirkung der Pflege evaluieren

Im letzten Schritt des Pflegeprozesses, der Evaluation, schließt sich der Prozess. Durch einen Vergleich des aktuellen Zustandes des Patienten zum Zeitpunkt 1 und 2 mit den erwarteten Pflegeresultaten kann eine Aussage über die Wirkung des Pflegeplans gemacht werden. Besteht eine Diskrepanz zwischen dem aktuellen Zustand und den erwarteten Resultaten, werden die Ursachen hierfür in Erfahrung gebracht und Lösungen hierfür gesucht. Auf diesem Wege ist eine Anpassung des Pflegeplans an die tatsächlich bestehende Pflegebedürftigkeit des Patienten fortlaufend möglich. Da berufliche Pflege immer in Arbeitsgruppen geleistet wird, ist es unumgänglich, dass dieser Schritt explizit durchgeführt und dokumentiert wird.

P Die Evaluation des Abschnittes eines Pflegeplans kann als Pflegeintervention zeitlich geplant und nach der Ausführung dokumentiert werden.

Anwendung des Pflegeprozesses in der onkologischen Pflege

Die einheitliche Umsetzung des Prozesses ist an die Bedingungen eines Arbeitsbereiches gebunden. In Bezug auf die Anwendung und Dokumentation des oben beschriebenen Pflegeprozesses im Feld der onkologischen Pflege wirken sich folgende Besonderheiten aus:

– es handelt sich um Patienten mit komplexer, mehrschichtiger Pflegebedürftigkeit,
– Patienten erleben durch ihre Erkrankung nicht selten eine existenzielle Krise und überblicken die Folgen ihrer Erkrankung noch nicht,
– später sind die Patienten nicht selten sehr gut informiert und wünschen eine Partizipation an den Entscheidungen der Behandlung und Pflege,
– die lang andauernden Behandlungsphasen können die Lebensqualität beeinträchtigen,
– Patienten wechseln häufig zwischen verschiedenen Versorgungsstrukturen des Gesundheitswesens (ambulant, stationär).

Unter diesen spezifischen Bedingungen ist ein schriftlich fixierter Pflegeplan erforderlich und sinnvoll. Geht man davon aus, dass

bis zu zwei Drittel der Pflegeprobleme krankheitsbedingt oder durch die Behandlung bedingt sind und etwa ein Drittel in der Gesundheitsbiografie des Patienten begründet liegt, kann es zur Entlastung der Pflegenden sinnvoll sein, Standardpflegepläne einzusetzen, die um die individuellen Bedingungen, Bedürfnisse und Ziele eines Patienten ergänzt bzw. verändert werden. Auf diesem Weg wird ein einheitliches Qualitätsniveau der Pflegepläne gefördert.

Zur Umsetzung des Pflegeprozesses bedarf es weiterhin eines geeigneten Dokumentationssystems, das den Pflegeprozess abbildet und idealer Weise in einem Krankenhaus durchgängig angewendet wird, um Informationsverlusten vorzubeugen.

Literatur

Fichter, V., Meier, M.: Pflegeplanung, 6. Aufl. Recom, Basel 1988

Hundenborn, G.: Fallorientierte Didaktik in der Pflege - Grundlagen und Beispiele für Ausbildung und Prüfung. Elsevier, München 2007

Meleis, A.: Pflegetheorie - Gegenstand, Entwicklung und Perspektiven des theoretischen Denkens in der Pflege. Hans Huber, Bern 1999

Schelhase, T., Rübenach, S.: Die Todesursachenstatistik – Methodik und Ergebnisse 2004. Online im Internet (2006): http://www.destatis.de/jetspeed/portal/cms/Sites/destatis/Internet/DE/Content/Publikationen/Querschnittsveroeffentlichungen/WirtschaftStatistik/Gesundheitswesen/Todesursachen2004,property=file.pdf (abgerufen am: 30.10.2007)

Schoeniger, U., Zegelin-Abt, A.: Hat der Pflegeprozess ausgedient? Die Schwester/Der Pfleger 4 (1998) 305

Weltgesundheitsorganisation (WHO): Mittelfristiges Programm Europa, Ausbildung von Krankenpflege- und Hebammenpersonal. Deutsche Krankenpflegezeitschrift 7 Beilage (1979) 3

Yura, H., Walsh, M.B.: The nursing process: Assessing, planning, implementing, and evaluating. Appleton-Century-Crofts, Norwalk 1967

3.5.2 Pflegediagnosen

Peter König

Das Konzept der Pflegediagnosen wurde entwickelt, um die pflegebezogene Einschätzung eines Patienten systematisch zu strukturieren und die gewonnenen Ergebnisse in fachsprachlichen Begriffen zu fassen. Das aus den USA stammende Konzept ist in Deutsch-

land nur punktuell in der Praxis eingeführt, erlangt jedoch im Aus- und Weiterbildungsbereich zunehmend an Bedeutung. In anderen Ländern haben die Pflegediagnosen eine langjährige Entwicklung durchlaufen, die in der derzeitigen Diskussion in Deutschland nur ansatzweise berücksichtigt wird. Es erscheint deshalb sinnvoll, zunächst auf die Entstehungsgeschichte von Pflegediagnosen einzugehen, deren Aufbau aufzuzeigen, um so dem Wesen und der Bedeutung von Pflegediagnosen in der Onkologie näher zu kommen.

Entstehung von Pflegediagnosen

Im Zuge einer beginnenden Professionalisierung der Krankenpflege in den USA wurde in den 1950er Jahren der Pflegeprozess als Problemlösungs- und Beziehungsmodell eingeführt (S. 55). Mit dem Pflegeprozess konnte der Rollenwandel der Pflegekräfte in den USA vom ärztlichen Assistenzpersonal zur eigenständigen Berufsgruppe unterstützt werden. Im prozessgeleiteten Arbeiten wurde dem „Erkennen und Benennen" von Pflegeproblemen ein hoher Stellenwert zugeordnet, da dies die Grundlage zur Feststellung des Pflegebedarfs und die Ausgangslage zur Planung pflegerischer Handlungen darstellt. Der Begriff Pflegediagnose wurde bereits 1953 von Frey (Gordon, 1994) in der Fachliteratur erwähnt. Sie vertrat die Ansicht, dass zur Entwicklung kreativer Arbeit in der Pflege die Formulierung von Pflegediagnosen und das Erstellen eines individuellen Pflegeplans notwendig seien. Es dauerte allerdings noch viele Jahre, bis sich diese Auffassung in der Pflege durchsetzte.

Erst Anfang der 1970er Jahre war ein deutlicher Trend hin zu mehr selbstständiger Diagnostik in der Pflege zu beobachten. Diese Entwicklung wurde durch starke Bestrebungen zur Professionalisierung in der amerikanischen Pflege begleitet. In „The Standards of Nursing Practice" (McFarland u. McFarlane, 1993) wurde auf nationaler Ebene durch die American Nursing Assossiation (ANA) festgestellt, dass Diagnostizieren zu den Aufgaben des Pflegepersonals gerechnet wird. Entsprechend dieser Entwicklung erlangten Pflegediagnosen größere Bedeutung. Bereits 1973 wurde die erste nationale Konferenz der USA zur Klassifikation von Pflegediagnosen mit der Absicht einberufen, Zustände zu identifizieren und zu ordnen, die durch Pflegekräfte diagnostiziert und behandelt werden. Einen entscheidenden Aufschwung nahm die Weiterentwicklung durch die Publikation der ANA von 1980, in der die Definition von Pflege wie folgt lautet:

D "Pflege ist das Erkennen und Behandeln von menschlichen Reaktionen auf bestehende und potentielle Gesundheitsprobleme" (Doenges u. Moorhouse, 1994).

Der Gegenstand der Pflege wurde dadurch deutlicher beschrieben und pflegerisches Diagnostizieren konnte besser von ärztlichem Diagnostizieren unterschieden werden. 1982 wurde die North American Nursing Diagnoses Association (NANDA) gegründet, welche damit beauftragt wurde, ein umfassendes und professionelles Klassifikationsschema zur Einordnung der Pflegediagnosen zu entwickeln. Bis zur Konferenz von 2006 wurden 187 Pflegediagnosen verabschiedet (NANDA, 2007). Die Aktivitäten innerhalb der NANDA richten sich verstärkt darauf, einheitliche Definitionen zu finden, Begriffe zu erklären und die Klassifikation weiterzuentwickeln. 2003 wurde eine neue, völlig überarbeitete Pflegediagnosenklassifikation (Taxonomie II) verabschiedet. Seit Beginn der 90iger Jahre sind starke internationale Anstrengungen zu beobachten, Pflegediagnosen weiterzuentwickeln. In vielen Ländern, auch Europas, sind etliche große und kleinere Projekte zur Arbeit mit Pflegediagnosen durchgeführt worden.

Entwicklung in Deutschland. In Deutschland ist seit Beginn der 1990er Jahre eine überschaubare Zahl an Veröffentlichungen zum Thema erschienen, die sich zum großen Teil darauf beschränken, die Entwicklung in den USA aufzuzeigen. In jüngster Zeit scheint dem Thema Pflegediagnosen allerdings eine größere Bedeutung zuzukommen, was an der zunehmenden Diskussion der Übertragbarkeit von NANDA-Pflegediagnosen auf deutsche Verhältnisse abzulesen ist. In den erschienenen Büchern zu Pflegediagnosen werden vermehrt konkrete Anregungen zur Verwendung von Pflegediagnosen gegeben. Dies ist nicht zuletzt auf die gesetzliche Verpflichtung zur Anwendung von Pflegediagnosen in Österreich und die verstärkte Diskussion in der Schweiz zurückzuführen (Stefan u. Allmer, 2003). Ein deutlicher Hinweis darauf, dass Pflegediagnosen kein Randthema mehr in Deutschland sind, spiegelt sich in den pflegerischen Standardwerken für die Ausbildung wider. Dort sind Pflegediagnosen inzwischen als fester Bestandteil integriert, in einem Lehrbuch wird der Lernstoff sogar nach Pflegdiagnosen gegliedert (Heuwinkel-Otter u. a., 2006).

Pflegediagnostischer Prozess

Pflegediagnosen können als Vorbereitung zur Erstellung eines Pflegeplans, dessen Umsetzung und Auswertung eingesetzt werden. Dem liegt der Pflegeprozess als eine Methode der Problemidentifikation und Problemlösung zugrunde (S. 55).

Die Phase der Problemidentifikation wird auch als diagnostischer Prozess bezeichnet, beginnt mit der Sammlung von Informationen und endet mit einer einschätzenden Beurteilung über den Gesundheitsstatus des Klienten. In jüngerer Zeit wird dieser Schritt auch als Pflegeassessment bezeichnet, was im Wesentlichen den gleichen Vorgang beschreibt. Der ganze Vorgang der Informationsverarbeitung kann darüber hinaus noch detaillierter betrachtet werden. In **Abb. 3.7** sind schematisch die einzelnen Arbeitsschritte einer idealtypischen Pflegediagnostik dargestellt.

Es handelt sich hierbei nicht um einen linearen Denk- und Problemlösungsprozess, sondern um ein vielschichtiges und komplexes Geschehen. Der Prozess kann sowohl bewusst als auch unbewusst, sowohl rational als auch intuitiv ablaufen. Wird er als eine gemeinschaftliche Aktivität zwischen dem Pflegenden und dem Patienten aufgefasst, dürfte sich die Validität der formulierten Pflegediagnosen erhöhen, da die Bewertung der Pflegenden durch den Patienten geprüft wird.

M Der Begriff Pflegediagnose bezeichnet das vorläufige Endprodukt der Analyse der gesundheitlichen Situation eines Patienten.

Definition

Die NANDA definierte 1990 den Begriff Pflegediagnose wie folgt:

D "Eine Pflegediagnose ist eine klinische Beurteilung der Reaktion eines Individuums, einer Familien oder Gemeinde/ Gemeinschaften auf aktuelle oder potentielle Gesundheitsprobleme/ Lebensprozess. Pflegediagnosen bilden die Grundlagen, um Pflegeinterventionen auszuwählen, um Ergebnisse zu erreichen für die Pflegende verantwortlich sind." (NANDA International, 2005).

Anhand dieser Definition werden die wesentlichen Elemente einer Pflegediagnose aus US-amerikanischer Sicht beschrieben. Die Definition lässt deutlich erkennen, welcher Aufgaben- und Kompetenzbereich den Pflegenden in USA zugesprochen wird. Die Übertragung dieser Definition auf die Pflege in Deutschland erscheint vor diesem Hintergrund nicht ganz unproblematisch. Zumindest ist dringend zu empfehlen, die Bedeutung der einzelnen Passagen mit dem Verständnis von Pflege in Deutschland bzw. einer bestimmten Institution in Kontext zu setzen. Andererseits können die Inhalte dieser Definition als Sollkonzept für eine professionelle Diagnostik in der Pflege verstanden

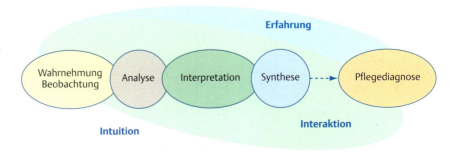

Abb. 3.7 Phasen des diagnostischen Prozesses (vgl. König, 2001)

3

werden, die es – auch berufspolitisch- umzu-setzen gilt.

Struktur

Form und Bestandteile

Pflegediagnosen können als ein-, zwei- oder dreiteilige diagnostische Aussage formuliert werden. Die drei möglichen Komponenten (für aktuelle Pflegediagnosen) werden wie folgt umschrieben (Alfaro-LeFevre, 1994; Carpenito, 1995; Gordon, 1994).

A. Problem. Das Problem wird formuliert als kurzer und prägnanter Pflegediagnosentitel und bezeichnet oder beschreibt die Reaktion eines Patienten auf ein Gesundheitsproblem, also dessen augenblicklichen Zustand oder einen abgelaufenen Prozess.

B. Ätiologie und in Beziehung stehende Faktoren. Diese beschreiben die Einflüsse, auf den der veränderte Zustand zurückzu-führen ist. Diese in Beziehung stehenden Faktoren können im Verhalten des Patienten liegen, von der Umwelt bedingt oder in der Interaktion von beidem begründet sein.

C. Zeichen und Symptome. Dies sind ty-pische Charakteristika, die von außen beob-achtbar sind oder vom Patienten demons-triert oder beschrieben werden können.

Der Aufbau einer Pflegediagnose durch diese drei Komponenten wird abgekürzt als PÄS-Format bezeichnet (Gordon, 1994). Eine komplette pflegediagnostische Aussage in vereinfachter Form ist in **Abb. 3.8** dargestellt.

Für den praktischen Einsatz werden Pfle-gediagnosen von manchen Autoren (z.B. Cox u.a., 1993; Doenges u. Moorhouse, 1994; Gordon, 1994b) entsprechend dem PÄS-For-mat dargestellt **(Abb. 3.9)**.

Darüber hinaus empfiehlt die NANDA, die Situation des Patienten exakter zu beschrei-ben, in dem ein Grad, eine Stufe oder die In-tensität eines Problems angegeben wird (z.B. Oral Assessment Guide). Auch die Erschei-nungsform (z.B. Wissensdefizit bezüglich Ernährung) und der zeitliche Verlauf unter-stützen die präzise Beschreibung.

Schmerz
zurückzuführen auf
chirurgischen Gewebeschnitt
begründet durch
verbale Äußerungen und Körperhaltung

Abb. 3.8 Beispiel einer kompletten pflegediagnosti-schen Aussage in vereinfachter Form.

Mangelernährung

Definition: Nahrungszufuhr, die den Stoffwechselbedarf nicht deckt.

Ätiologische oder beeinflussende Faktoren:
- Unvermögen, Nahrung zu sich zu nehmen, zu verdauen oder Nährstoffe zu resorbieren aufgrund von biologischen, psychologischen oder ökonomischen Faktoren

Kennzeichen und Symptome:
- Körpergewicht 20 % oder mehr unter dem Idealgewicht
- Berichte über ungenügende Nahrungszufuhr, die nicht der empfohlenen täglichen Mindestmenge entspricht
- blasse Bindehaut und Schleimhäute
- Schwäche der Kau- und Schluckmuskulatur
- empfindliche, entzündete Mundhöhle
- Sättigung unmittelbar nach dem Essen
- Aussagen über Mangel an Nahrungsmitteln
- Hinweise auf das Fehlen von Nahrungsmitteln
- Aussage über verändertes Geschmacksempfinden
- Gefühl, keine Nahrung zu sich nehmen zu können
- Fehlinformation, falsche Vorstellungen
- Gewichtsverlust bei genügender Nahrungszufuhr
- Abneigung gegen das Essen
- abdominelle Schmerzen im Zusammenhang mit oder ohne pathologische Umstände
- schwacher Muskeltonus
- abdominelle Krämpfe
- fehlendes Interesse am Essen
- kapilläre Brüchigkeit
- Durchfall und/oder Fettstühle
- ausgeprägter Haarausfall
- übermäßige Darmgeräusche
- fehlende Informationen

Abb. 3.9 Auszugsweise Darstellung einer Pflegediagnose im PÄS-Format (vgl. NANDA International, 2005).

Typen

Von dieser Struktur abgesehen, werden vier verschiedene Typen (Gordon u. Bartholo-meyczik, 2001) von Pflegediagnosen unter-schieden:

- Aktuelle Pflegediagnosen,
- Risiko-Pflegediagnosen (Gefahrendiag-nosen),
- Syndrom-Pflegediagnosen,
- Wellness-Pflegediagnosen.

Aktuelle Pflegediagnosen. Sie beschreiben aktuelle, d.h. derzeitige Reaktionen von Menschen auf Gesundheitsprobleme oder Lebensprozesse. Aktuelle Pflegediagnosen sind dreiteilig und nach dem PÄS-Schema aufgebaut:

- **P** = Pflegediagnosetitel – beeinflusst durch:
- **Ä** = Ätiologie (in Beziehung stehende Faktoren) – angezeigt durch:
- **S** = Symptome, Zeichen und Merkmale

Risiko-Pflegediagnosen. Sie benennen Zu-stände die vorhergesagt werden können, aber noch nicht eingetreten sind. Risikofak-toren sind gefährdende Indikatoren, die das Auftreten einer Pflegediagnose begünstigen. Die Struktur einer Risiko-Pflegediagnose be-steht aus zwei Anteilen:

- Gefahr von .... (Pflegediagnosentitel) – beeinflusst durch:
- einen oder mehrere Risikofaktor/en

Syndrom-Pflegediagnosen. Diese sind eine Weiterentwicklung, anhand derer versucht

wird, noch komplexere Zusammenhänge mit emotionalen, sozialen und physischen Kom-ponenten zu erfassen. Dies entspricht im Grunde dem Vorsatz, Gesundheitsprobleme in ihrer ganzen Dimension zu beschreiben. Von der NANDA sind bis jetzt jedoch nur fünf Syndrome (z.B. Immobilitätssyndrom, Verle-gungsstresssyndrom) verabschiedet worden. **Wellness-Pflegediagnosen.** Wellness wird als Zustand geistiger und körperlicher Ge-sundheit angesehen. Die **Wellness-Pflege-diagnosen** entstehen aus dem verstärkten Engagement der Pflege in der Gesundheits-vorsorge, aber auch aus einem Wandel im Pflegeverständnis, welches nach den Res-sourcen, Fähigkeiten, und Kräften eines Pa-tienten fragt (McFarland u. McFarlane, 1993). Wellnessdiagnosen werden dann formuliert, wenn ein gesunder Mensch den Wunsch äu-ßert, sein Gesundheitsverhalten zu ändern, um von einem bestehenden Gesundheits-niveau zu einem höheren zu gelangen oder um sich persönlich weiterzuentwickeln. Gesundheitsdiagnosen bestehen aus einem Pflegediagnosetitel und deren direkten Aus-sagen des Betroffenen über die gewünschte Gesundheitsveränderung.

Erfahrungen mit Pflegediagnosen in der Onkologie

Zunächst muss vorausgeschickt werden, dass Pflegediagnosen nicht für einen speziellen Bereich der Patientenbetreuung entwickelt werden, sondern so aufgebaut sind, dass sie möglichst universell zur Anwendung kommen können. Dies bezieht sich nicht nur auf die verschiedenen zugrunde liegenden Krankheiten und Behinderungen, sondern auch auf die verschiedenen Pflegesituationen im Krankenhaus, im Pflegeheim oder zuhause. Demzufolge sind die einzelnen Pflegediagnosen nicht speziell für onkologische Patienten vorgesehen, sondern sind für alle Betroffenen mit bestimmten pflegebezogenen Problemstellungen (z.B. „Schlafstörung") gedacht.

Bei der Anwendung von Pflegediagnosen in der Onkologie fällt auf, dass bestimmte Pflegediagnosen, sowie bestimmte Kennzeichen und Ursachen häufig, andere dagegen selten vorkommen. Es erscheint deshalb sinnvoll, bei der praktischen Anwendung zunächst festzustellen, welches die typischen pflegebezogenen Problemstellungen bei einer bestimmten Patientengruppe sind. In einem Projekt zur Implementierung von Pflegediagnosen an der Klinik für Tumorbiologie in Freiburg wurden z.B. 65 Pflegediagnosen identifiziert, die bei der Betreuung von onkologischen Patienten gehäuft auftreten (König, 2004). Dazu gehören z.B. Schmerz, beeinträchtigte Mundschleimhaut, Erschöpfung, Schlafstörung und Selbstversorgungsdefizit: Körperpflege. Die Konzentration auf die maßgeblichen Themenbereiche trägt dazu bei, den Pflegenden speziell die Informationen anzubieten, die für die praktische Arbeit relevant sind.

Für den praktischen Einsatz empfiehlt es sich, die Inhalte der Pflegediagnosen in einem speziellen Skript (in Form eines Ordners, im Intranet oder vorgedruckt auf Formularen) zur Verfügung zu stellen. Es erweist sich als vorteilhaft, wenn die Anwendung von Pflegediagnosen als integraler Bestandteil zur Einschätzung des pflegebezogenen Zustandes des Patienten genau abgestimmt wird. So muss z.B. geklärt werden, wie die Verwendung des OAG einerseits und der Kennzeichen der Pflegediagnose „beeinträchtigte Mundschleimhaut" andererseits sinnvoll aufeinander abgestimmt werden können.

Im Pflegediagnosenkonzept der NANDA wird darauf hingewiesen, dass die diagnostizierten Zustände nach Bedarf detaillierter beschrieben werden können. Dies trifft auch bei onkologischen Patienten zu. So kann z.B. eine beeinträchtigte Mundschleimhaut in manchen Fällen eindeutig in Beziehung zu einer bestimmten Chemotherapie gebracht werden. Werden solche Zusammenhänge identifiziert, bietet es sich an, die relevanten Kennzeichen bzw. beeinflussenden Faktoren in die Pflegediagnosenbeschreibung aufzunehmen.

Die konsequente Verwendung von diagnostischen Instrumenten wie die der Pflegediagnosen kann die Qualität der Pflegediagnostik bei fachgerechter Anwendung nachhaltig verbessern. Die reflektierte Vorgehensweise in der Einschätzungsphase sowie die konsequente Verwendung fachsprachlicher Ausdrücke trägt zu einem professionellen Handeln in der Pflege und zu einer Förderung der interdisziplinären Kommunikation bei.

Diese verbesserte Qualität in der Pflegediagnostik kann dann erreicht werden, wenn die Einführung der Pflegediagnosen in der Praxis systematisch innerhalb eines Projekts erfolgt. Die Beschreibung der Pflegediagnosen in der Fachliteratur ist hierbei nur als unterstützender Leitfaden zu sehen. Die eigentliche Kunst einer fundierten Diagnostik besteht darin, das eigene Wissen, die eigene Erfahrung und Intuition kritisch und reflektiert mit dem aktuellen fachlichen Wissen aus der Pflegewissenschaft und der Sichtweise des Patienten in Verbindung zu bringen. Daraus kann dann ein diagnostisches Ergebnis entstehen, das eine deutlich bessere Qualität aufweist. Es kommt also letztlich auf die fachliche Expertise und die situative Kompetenz des Pflegenden an, ob die pflegediagnostischen Instrumente zum Erfolg führen.

Literatur

Arets, J. u.a.: Professionelle Pflege 1. Eicanos, Bocholt 2006

Carpenito, L.: Handbook of Nursing Diagnoses, 6. Aufl. Lippincott, Philadelphia 1995

Carpenito, L.: Nursing Care Plans & Documentation. Lippincott, Philadelphia 1995

Carpenito, L.: Nursing Diagnosis-Application to clinical practice, 8. Aufl. Lippincott, Philadelphia 2000

Collier, I. u.a.: Arbeitsbuch Pflegediagnosen. Ullstein Medical, Wiesbaden 1998

Doenges, M., Moorhouse, M.F.: Pflegediagnosen und Maßnahmen, 3. Aufl. Hans Huber, Bern 2002

Etzel, B.: Einführung von Pflegediagnosen in der Klinik für Tumorbiologie. In: Pflegediagnosen und die ICNP. Kohlhammer, Stuttgart 2000

Etzel, B. (Hrsg.): Pflegediagnostik und Pflegeklassifikationssysteme. Entwicklung und Anwendung. Kohlhammer, Stuttgart 2003

Georg, J.: Pflegediagnosen als Instrument der Qualitätssicherung. In: Hessisches Ministerium für Umwelt, Energie, Jugend, Familie und Gesundheit (Hrsg.): Qualitätssicherung in der Pflege. Wiesbaden 1995

Gordon, M., Bartholomeyczik, S.: Pflegediagnosen. Urban & Fischer, München 2001

Heuwinkel-Otter, A. u.a. (Hrsg.): Menschen pflegen. Springer, Heidelberg 2006

Käppeli, S.: Pflegediagnosen in der Akutpflege. In: Pflege, Bd. 8. Hans Huber, Bern 1995

König, P.: Entstehung, Entwicklung und Aufbau von Pflegediagnosen. In: Kollack, I., Georg, M. (Hg.): Pflegediagnosen: Was leisten sie – Was leisten sie nicht? Mabuse, Frankfurt a.M. 1999

König, P.: Implementierung von Pflegediagnosen. PR Internet.com für die Pflege 5 (2000)

König, P.: Was sind Pflegediagnosen? In: Eisenreich, T., BALK (Hrsg.): Handbuch Pflegemanagement. Luchterhand, Neuwied 2001

König, P.: Implementierung von Pflegediagnosen. URL http//www.bosch-stiftung.de/foerderung/gesundheit (14.3.2007)

König, P.: Pflegeklassifikation und ihre Bedeutung. Am Beispiel der NANDA-Pflegediagnosen und der ICNP Version 1. In: Zegelin-Abt, A., Schnell, M. (Hrsg.): Die Sprachen der Pflege. Schlütersche, Hannover 2006

Kean, S.: Pflegediagnosen: Fragen und Kontroversen. Pflege 4 (1999)

McFarland, G., McFarlane, E.: Nursing Diagnoses and Interventions, 3. Aufl. 1997

NANDA International: NANDA-Pflegediagnosen. Definitionen und Klassifikation 2005-2006. Hans Huber, Bern 2005

NANDA International: Nursing Diagnoses: Definitions & Classifications. Philadelphia 2007

Settelen-Strub, Ch.: Der diagnostische Prozess bei der Pflege. Pflege 10 (1997)

Stefan, H. u.a.: Praxishandbuch Pflegeprozess. Lernen – verstehen – anwenden. Springer, Wien 2006

3

4 Ethik in der onkologischen Pflege

Mirko Umberto Laux

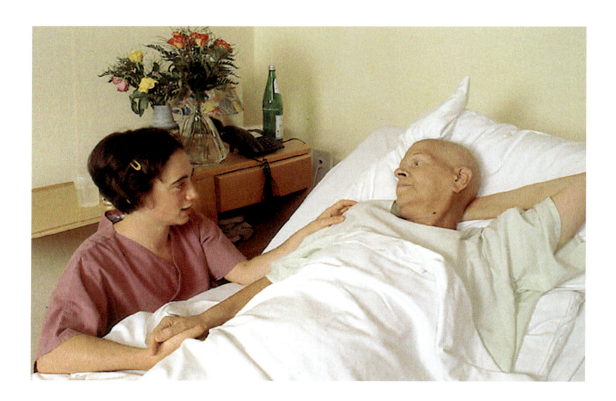

Einführung

B Bei einer 54-jährigen Patientin steht eine Operation zur Entfernung eines Zervixkarzinoms an. Die behandelnde Ärztin klärt die Patientin im Beisein ihrer Tochter und ihres Mannes auf und gibt dabei auch eine ungefähre Dauer der Operation an. Der Patientin wird im Gespräch mitgeteilt, dass aufgrund der diagnostischen Maßnahmen von einer großen Ausbreitung des Tumors auszugehen ist, endgültig aber das Ausmaß der Tumorausdehnung erst während der Operation bestimmt werden kann.
Die folgende Operation läuft dann allerdings anders als geplant. Während der Operation wird deutlich, dass der Tumor weit aus mehr ins Gewebe infiltriert ist als ursprünglich angenommen. Der Tumor ist bis zur Beckenwand ausgedehnt und hat ebenso die Schleimhaut vom Rektum infiltriert. Regionäre Metastasen sind ebenfalls vorhanden. Daher entscheiden sich die Chirurgen, die

geplante Operation nicht durchzuführen und die Patientin palliativ zu behandeln.
Die Patientin kommt schnell wieder zu Bewusstsein. Sie wundert sich darüber, dass die Operation sehr viel kürzer gedauert hat als ursprünglich geplant. Auch die Tochter, die während der Operation auf der Station anwesend war, ist sehr verwundert. Beide denken sich unabhängig von einander, dass dies kein gutes Zeichen sein kann und sind entsprechend beunruhigt und sehr verunsichert.
Bei der Übernahme der Patientin vom Aufwachraum auf die Station richten sich die Fragen der Patientin und der Tochter an den zuständigen Pfleger, der bereits über die schlechten Befunde unterrichtet ist.

Wie soll der Pfleger auf die drängenden Fragen der Patientin reagieren? Er weiß um den Befund, hat aber nicht den Auftrag, diesen der Patientin mitzuteilen.

Diese und ähnliche Grenzsituationen bestimmen den Alltag auf einer onkologischen Station. Die Frage: „Was soll ich tun" stellt dabei den Fokus der ethisch-moralischen Probleme dar, die Pflegende tagtäglich erleben.

Im vorangestellten Fallbeispiel entsteht ein moralisches Problem dadurch, dass der Pfleger rechtlich nicht befugt ist, Auskunft zu erteilen – obwohl hier durchaus eine Notwendigkeit im moralischen Sinne besteht. Um diese und viele weitere Konflikte geht es, wenn wir uns mit ethischen Fragestellungen im klinischen Alltag und in der Pflege onkologischer Patienten beschäftigen.

Im folgenden Kapitel sollen Grundlagen zur Ethik und Moral und ethische Prinzipien erläutert werden. Zudem werden ethische Grundsätze erläutert, die das verantwortliche Pflegehandeln in der onkologischen Pflege bestimmen und beeinflussen. Außerdem sollen Formen der ethischen Entscheidungsfindung vorgestellt werden und ebenso besondere ethische Grenzsituationen der Pflege von Patienten mit onkologischen Patienten vertieft werden.

4.1 Grundlagen der Ethik

4.1.1 Was ist eigentlich Ethik?

Pflegerisches Handeln ist eine sehr verantwortungsvolle Aufgabe. Handeln meint dabei, pflegerische Maßnahmen (ebenso die Kommunikation und Interaktion mit Patienten) reflektiert, also „nachdenkend" zu vollziehen und nicht einfach aus Intuition oder bloßer Routine heraus etwas zu tun.

Handlungsorientierung besteht dabei aus vier unterschiedlichen Kompetenzen:
– fachliche Kompetenz,
– kommunikative Kompetenz,
– soziale Kompetenz,
– personale Kompetenz.

M Handeln in der onkologischen Pflege erfordert differenzierte Kompetenzen und ist immer mit einer Reflexion der Handlung verbunden.

In den letzten Jahren hat sich die Medizin sehr stark entwickelt und gerade in der Onkologie haben sich viele neue Behandlungsoptionen eröffnet. Dadurch werden heute Patienten mit einem Tumorleiden weit aus häufiger wieder gesund als noch vor einigen Jahren.

Der medizinische Fortschritt hat aber auch seine Kehrseite. Je mehr Behandlungsoptionen man hat, umso intensiver möchte man sie auch nutzen, denn die Berufsgruppen im Gesundheitswesen sind entsprechend sozialisiert, vor allem Gesundheit wiederherzustellen.

Welche Pflege können wir verantworten?

In der Ethik stellen wir uns die Frage: Welche Pflege können wir verantworten? Darf z. B. einem Patienten eine Behandlungsoption verschwiegen werden, wenn das therapeutische Team der Meinung ist, diese sei für den Patienten ungeeignet? Oder wie reagiert man auf drängende Fragen eines Patienten zur Diagnose, wenn diese noch nicht vom Arzt mitgeteilt wurde?

Weitere Themen sind der Umgang mit palliativen und sterbenden Menschen und die dadurch entstehenden ethischen Konfliktsituationen, wie z. B. der Umgang mit der Selbstbestimmung und Patientenverfügungen.

Was soll ich tun?

Was aber heißt es, wenn man sich die Frage stellen muss: „Was soll ich tun?" Was heißt eigentlich ethisches und moralisches Handeln und wie wende ich es auf die Patientenbetreuung an?

Zu Beginn steht eigentlich immer eine besondere Form der Sensibilität: das Gefühl, dass eine Situation nicht wirklich gut gelaufen ist, dass man sich falsch verhalten hat oder dass man sich bedrängt fühlt, Dinge zu tun, die man nicht für richtig hält.

Diese Aufmerksamkeit ist vergleichbar mit der eines Kindes, das ein schlechtes Gewissen hat, weil es der Mutter etwas verschwiegen hat. Das ist die Moral in uns.

Wenn ich aber auf diese Sensibilität höre und reflektiere, warum ich in dieser Situation das Gefühl habe, etwas nicht gut gemacht zu haben oder es hätte besser machen können, wenn ich mich also mit der Ursache meines Aufmerksamwerdens beschäftige, dann ist das Ethik.

Gut und ethisch vertretbar ist eine Handlung immer nur dann, wenn sie fachlich und mitmenschlich zugleich ist.

M *Moral* ist das Empfinden oder Verhalten eines Einzelnen oder auch eines Teams zu der Frage, was gut oder schlecht ist bzw. was richtig oder falsch ist. Sie ist der Handlungsmaßstab, den wir tagtäglich in der Pflege der Patienten ansetzen, oft ohne darüber nachzudenken.
Ethik ist die Auseinandersetzung oder Reflexion dieser Handlungsmaßstäbe. Sie beschäftigt sich mit den Motiven, den Methoden und den Folgen menschlichen Handelns. *Ethisch-moralisches Handeln* ist demnach das bewusste und aktive Tätigwerden eines Menschen in Gedanken, Worten und Taten, wenn er sein Tun und/oder Lassen auf der Basis ethischer Prinzipien rechtfertigen kann.

4.1.1 Ziele, Aufgaben und Funktionen der Ethik

Ethik ist ein Teilgebiet der praktischen Philosophie und setzt sich mit der Frage auseinander: „Was soll ich tun?"

Ethik ist dabei keine praktische Tätigkeit, sondern vielmehr eine Form der theoretischen Auseinandersetzung (Reflexion), mit der man sein Handeln hinterfragt und gegebenenfalls untermauert. Nach Auffassung von Pieper (2002) verfolgt Ethik dabei folgende Ziele:
– menschliche Praxis hinsichtlich ihrer moralischen Qualität aufklären,
– moralische Urteilskraft erwerben,
– die kritische Auseinandersetzung und Beurteilung von Maßstäben, die wir an unser Handeln anlegen,
– ethische Argumentationen und Begründungen einüben,
– auf die überaus wichtige Bedeutsamkeit von moralischer Kompetenz aufmerksam machen,
– zur Einsicht führen, dass moralisches Handeln nie etwas Willkürliches, sondern vielmehr etwas Wohldurch- und Überdachtes ist, was das Handeln des Menschen als Besonderes auszeichnet.

Im Zentrum pflegerischen Handelns und auch im Fokus der pflege-ethischen Auseinandersetzung steht dabei meist das konkrete Geschehen zwischen Pflegenden und Patienten. Aber auch andere Handlungsfelder sind möglich, so z. B. Handlungen zwischen Pflegenden und Angehörigen oder das Handlungsfeld Patient – Pflegekraft – Arzt.

4.2 Ethische Regeln und Prinzipien

4.2.1 Vier Prinzipien der Medizinethik

Beauchamp und Childress (1994) haben vier Prinzipien entwickelt, die inzwischen als die klassischen Prinzipien der Medizinethik gelten (Abb. 4.1). Diese Prinzipien sind auch auf die Pflegeethik anwendbar und somit der klassischen Prinzipienethik zuzuordnen. Sie wurden von den beiden Autoren 1979 zum ersten Mal vorgestellt.

Prinzip: Autonomie

Das Autonomieprinzip gesteht jeder Person das Recht zu, seine eigenen Entscheidungen zu fällen und Handlungen zu vollziehen, die ihren eigenen Wertvorstellungen entsprechen. Dieses Recht beinhaltet nicht nur „negative" Freiheitsrechte wie Freiheit vor äußerem Zwang oder Freiheit vor Manipulation, sondern ebenso positive Freiheitsrechte wie die Förderung der Entscheidungsfähigkeit. Autonom, also selbstbestimmt kann nämlich eine Person nur dann handeln, wenn sie soviel Informationen hat, dass sie das Für und Wider abwägen kann, um dann einen Entschluss zu fassen.

Folglich hat der Arzt oder die Pflegekraft nicht nur die (negative) Verpflichtung, die eigenen Entscheidungen des Patienten zu respektieren, sondern auch die (positive) Verpflichtung, durch eine sorgfältige und auf die Bedürfnisse des Patienten zugeschnittene Aufklärung zu unterstützen.

Das Prinzip Autonomie findet seinen besonderen Ausdruck im sog. „informierten Einverständnis" (Informed Consent), das in Kapitel 4.3.2 (S. 67) näher beschrieben wird.

Prinzip: Schaden vermeiden

Das Prinzip der Schadensvermeidung greift die traditionellen Grundsätze der Ärzte und Pflegekräfte auf: Beide sollen dem Patienten keinen Schaden zufügen. Dies erscheint jedem im Gesundheitswesen Tätigen zunächst als selbstverständlich. Allerdings kann sich z.B. bei einem Patienten mit einer unheilbaren Erkrankung im fortgeschrittenen Stadium durchaus die Frage stellen, ob ein weiterer Therapiezyklus dem Patienten noch

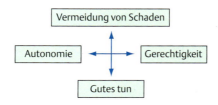

Abb. 4.1 **Vier Prinzipien der Medizinethik.** Die vier medizinethischen Prinzipien stehen sich gleichwertig gegenüber (Beauchamp u. Childress, 1994).

nützt, beziehungsweise nicht sogar eher Schaden zufügt (unerwünschte Nebenwirkungen wiegen den positiven Effekt nicht mehr auf).

Gerade deshalb gerät das Prinzip der Schadensvermeidung ganz oft in Konflikt mit dem nächsten Prinzip.

Prinzip: Gutes tun

Dieses Prinzip wird oft auch mit dem Prinzip der Fürsorge beschrieben. Der Arzt und die Pflegekraft sollen das Wohl des Patienten fördern und dem Patienten nützen. Dies umfasst die Verpflichtung des Arztes, Krankheiten zu behandeln oder präventiv zu vermeiden, Beschwerden zu lindern und das Wohlergehen zu fördern.

Die Verpflichtung der Pflegekraft liegt in der auf Selbstbestimmung und Individualität begründeten Pflege, die mal kompensierend, mal unterstützend, anleitend oder beratend tätig werden kann.

Das Wohl des Kranken steht im Ansatz von Beauchamp und Childress gleichberechtigt neben den anderen drei Prinzipien. Oft kann der Arzt oder die Pflegekraft dem Patienten aber nur Gutes tun, wenn gleichzeitig ein eventueller Schaden in Form von unerwünschten Nebenwirkungen in Kauf genommen wird. Dies erfordert im Einzelfall eine individuelle Abwägung von Nutzen und Schaden, die immer nur vor dem Hintergrund der Individualität und dem Willen des Patienten zu erfolgen hat.

Prinzip: Gerechtigkeit

Als letztes Prinzip fordert das Prinzip der Gerechtigkeit u.a. eine faire Verteilung von Gesundheitsleistungen. Ebenso fordert es für Pflegekräfte einen fairen und gerechten

Umgang mit dem Patienten, auch vor dem Hintergrund knapper Zeit- und Personalressourcen.

Dieses Grundprinzip ist eigentlich unbestritten und jeder würde ihm zustimmen. Aber es stellt sich die Frage, wie dieses Prinzip der Gerechtigkeit in der täglichen Praxis aussehen soll. „Gleiche Fälle werden gleich behandelt" ist ein guter Ansatz, aber gerade die Autonomie und die Individualität jedes einzelnen Patienten implizieren, dass dies nicht immer gegeben sein kann.

In Zeiten immer knapper werdenden Ressourcen im Gesundheitswesen wird das Prinzip Gerechtigkeit in der Zukunft einen noch viel höheren Stelenwert einnehmen und so manche ethisch-moralische Diskussion bestimmen.

4.2.2 Ethische Leitprinzipien der Pflege

Neben den traditionellen Prinzipien von Beauchamp und Childress finden sich in der Pflegefachliteratur zumeist ethische Modelle, die auf den klassischen vier Prinzipien aufbauen und sie z.T. erweitern. So formuliert Arndt (1996) die fünf Prinzipien einer Ethik der Verantwortung:

- Achtung vor dem Leben,
- das Gute und das Richtige,
- Gerechtigkeit und Fairness,
- Wahrheit und Ehrlichkeit,
- individuelle Freiheit und Selbstbestimmung (Autonomie).

Lay (2004) formuliert in seinem Buch „Ethik in der Pflege" einen Kompromissvorschlag mit folgenden pflegeethischen Prinzipien (Abb. 4.2):

- Förderung von Wohlergehen/Wohlbefinden,
- Förderung von Autonomie/Selbstständigkeit,
- Gerechtigkeit,
- Aufrichtigkeit,
- dialogische Verständigung.

Er betont, dass ohne eine dialogische Verständigung eine Selbstbestimmung der Patienten nicht umsetzbar ist. Gerade in Zeiten einer lebensbedrohlichen Erkrankung und Pflegebedürftigkeit ist es für Patienten schwierig, ihre Selbstbestimmung wahrzunehmen, des-

Ethische Leitprinzipien der Pflege
(nach Lay, 2004)

1. Förderung von Wohlergehen/Wohlbefinden
2. Förderung von Autonomie/Selbstbestimmung
3. Gerechtigkeit
4. Aufrichtigkeit
5. Dialogische Verständigung

Abb. 4.2 Ethische Leitprinzipien der Pflege (nach Lay, 2004). Die dialogische Verständigung ist laut Lay nicht unter dem Prinzip der Autonomie einzuordnen, sondern muss jene ergänzen.

halb obliegt es sowohl den Ärzten wie auch den Pflegekräften durch dialogische Verständigung den Patienten dahingehend zu befähigen, ihre Selbstbestimmung wahrnehmen zu können.

Ethische Leitprinzipien lassen sich auch in Ethikkodizes der Pflege wiederfinden, die Pflegenden ein Axiom für ethisch-moralisches Handeln bieten soll. Der wohl bekannteste Ethikkodex ist der des ICN (International Council of Nurses), in dem sich die vorgestellten Prinzipien wieder finden lassen.

4.2.3 Der ICN Ethik-Kodex für Pflegende

Der ICN Ethik-Kodex ist der wohl bekannteste in Deutschland. Erstmals wurde der internationale Kodex für Pflegende im Jahr 1953 vom Weltbund der Krankenschwestern und Krankenpfleger (ICN) formuliert und verbreitet. Der Kodex wurde seither mehrmals überprüft und bestätigt. Die neueste Fassung ist die Überarbeitung von 2000 (**Abb. 4.3**) .

Berufskodizes sollen den Angehörigen einer Berufsgruppe – hier den Pflegenden – einen Eindruck vermitteln, von welchen Kriterien ihr Pflegehandeln bestimmt sein soll. So tragen sie zur Identität eines Berufes bei. Sie sind aber sehr allgemeingehalten formuliert und helfen sicherlich nicht, in konkreten ethisch-moralischen Konfliktsituationen zu einer Entscheidung zu kommen. Sie dienen vielmehr als „Richtungsanweisung". So ist es auch verständlich, dass es für einzelne Fachrichtungen der Pflege eigene Ethikrichtlinien gibt.

 ICN Ethik Kodex für Pflegende

Präambel

Pflegende haben vier grundlegende Aufgaben:
- Gesundheit zu fördern,
- Krankheit zu verhüten,
- Gesundheit wiederherzustellen,
- Leiden zu lindern.

Es besteht ein universeller Bedarf an Pflege.

Untrennbar von Pflege ist die Achtung der Menschenrechte, einschließlich dem Recht auf Leben, auf Würde und respektvolle Behandlung. Sie wird ohne Rücksicht auf das Alter, Behinderung oder Krankheit, das Geschlecht, den Glauben, die Hautfarbe, die Kultur, die Nationalität, die politische Einstellung, die Rasse oder den sozialen Status ausgeübt.

Die Pflegende übt ihre berufliche Tätigkeit zum Wohle des Einzelnen, der Familie und der sozialen Gemeinschaft aus; sie koordiniert ihre Dienstleistungen mit denen anderer beteiligter Gruppen.

Der Kodex

Der ICN Kodex für Pflegende hat 4 Grundelemente, die den Standard ethischer Verhaltensweise bestimmen.

Elemente des Ethik Kodex

1. Pflegende und ihre Mitmenschen

■ Die grundlegende berufliche Verantwortung der Pflegenden gilt dem pflegebedürftigen Menschen.

■ Bei ihrer beruflichen Tätigkeit fördert die Pflegende ein Umfeld, in dem die Menschenrechte, die Wertvorstellungen, die Sitten und Gewohnheiten sowie der Glaube des Einzelnen, der Familie und der sozialen Gemeinschaft respektiert werden.

■ Die Pflegende gewährleistet, dass der Pflegebedürftige ausreichende Information erhält, auf die er seine Zustimmung zu seiner pflegerischen Versorgung und Behandlung gründen kann.

■ Die Pflegende behandelt jede persönliche Information vertraulich und geht verantwortungsvoll mit der Informationsweitergabe um.

■ Die Pflegende teilt mit der Gesellschaft die Verantwortung, Maßnahmen zugunsten der gesundheitlichen und sozialen Bedürfnisse der Bevölkerung, besonders der von benachteiligten Gruppen, zu veranlassen und zu unterstützen.

■ Die Pflegende ist auch mitverantwortlich für die Erhaltung und den Schutz der natürlichen Umwelt vor Ausbeutung, Verschmutzung, Abwertung und Zerstörung.

2. Pflegende und die Berufsausbildung

■ Die Pflegende ist persönlich verantwortlich und rechenschaftspflichtig für die Ausübung der Pflege, sowie die Wahrung ihrer fachlichen Kompetenz durch kontinuierliche Fortbildung.

■ Die Pflegende achtet auf ihre Gesundheit, um ihre Fähigkeit zur Berufsausübung zu erhalten und sie nicht zu beeinträchtigen.

■ Die Pflegende beurteilt die individuellen Fachkompetenzen, wenn sie Verantwortung übernimmt oder delegiert.

■ Die Pflegende soll in ihrem beruflichen Handeln jederzeit auf ein persönliches Verhalten achten, das dem Ansehen der Profession dient und das Vertrauen der Bevölkerung in sie stärkt.

■ Die Pflegende gewährleistet bei der Ausübung ihrer beruflichen Tätigkeit, dass der Einsatz von Technologie und die Anwendung neuer wissenschaftlicher Erkenntnisse vereinbar sind mit der Sicherheit, der Würde und den Rechten des Menschen.

3. Pflegende und Profession

■ Die Pflegende übernimmt die Hauptrolle bei der Festlegung und Umsetzung von Standards für die Pflegepraxis, das Pflegemanagement, die Pflegeforschung und Pflegebildung.

■ Die Pflegende wirkt aktiv an der Weiterentwicklung der wissenschaftlichen Grundlagen der Profession mit.

■ Durch ihren Berufsverband setzt sich die Pflegende dafür ein, dass gerechte soziale und wirtschaftliche Arbeitsbedingungen in der Pflege geschaffen und erhalten werden.

4. Pflegende und ihre Kollegen

■ Die Pflegende sorgt für gute Zusammenarbeit mit den Kollegen aus der Pflege und anderen Professionen.

■ Die Pflegende greift zum Schutz des Patienten ein, wenn sin Wohl durch einen Kollegen oder eine andere Person gefährdet ist.

Pflegende sind Personen, die die Profession Pflege ausüben:
Krankenschwester/-pfleger, Kinderkrankenschwester/-pfleger, Altenpfleger/in

Abb. 4.3 ICN Ethik-Kodex. Er ist der Maßstab für das Handeln und Verhalten der Pflegepersonen. Die Berufsverbände von 122 Ländern (neben den europäischen Ländern auch Länder wie Nigeria, Kuba, Pakistan) haben dies erklärt.

4

4.3 Ethisch-moralisches Handeln in der onkologischen Pflege

Ethisch-moralisches Handeln in der onkologischen Pflege bedarf keiner eigenen ethischen Prinzipien oder gar einer „Sonderethik" – sondern vielmehr bezieht sich das Handeln in der Onkologie auf besondere Situationen. Hierzu gehören:

- Umgang mit Krankheit und Schmerz,
- Diagnostik, Therapie und Nebenwirkungen,
- Sterben und Tod.

Zu berücksichtigen ist, dass sowohl das Wohl wie auch der Wille des Patienten im Fokus des moralischen Handelns stehen.

Dabei darf es weder eine Dominanz des paternalistischen Arzt/Pflegekraft-Patienten-Verhältnisses geben, noch ein neuerdings vielfach proklamiertes Vertragsdenken im Sinne einer Sicht auf den Patienten, dass dieser als „Kunde" selber wissen muss, was ihm gut tut.

Vielmehr muss das Handeln der Professionellen von einer „partnerschaftlichen" Grundhaltung gekennzeichnet sein, in der sich beide Parteien wechselseitig als Person wahr- und ernst nehmen, und beide anerkennen, dass sie sowohl Rechte als auch Pflichten haben. Dabei müssen Lebensqualität und -quantität einer differenzierten Beurteilung unterliegen und alle pflegerischen und medizinischen Maßnahmen müssen im Fokus des Lebens des Patienten getroffen werden. Dabei sind die beiden Werte und Normen der Würde und Solidarität entscheidend:

Die Würde als Anerkennung des Menschen als Selbstzweck und nicht bloß als Mittel für andere („Sie dürfen sich nicht hängen lassen – denken Sie mal an Ihre Familie") sowie die Solidarität als tätige Unterstützung durch Familie, Freunde und Gesellschaft.

M Ethisch-moralisches Handeln in der onkologischen Pflege setzt ein Verständnis voraus, in dem sowohl Patient und Professionelle sich als gleichwertige Partner wechselseitig ernst nehmen. Dabei haben die Professionellen die moralische Pflicht, das Ungleichgewicht durch ihre Fachlichkeit im Sinne der Fürsorgepflicht wahrzunehmen, sodass der Wissensvorsprung nicht dazu genutzt wird, dem Patienten etwas aufzuzwingen, was nicht in sein Lebenskonzept

passt, sondern ihn vielmehr dazu befähigen, seine Selbstbestimmung wahrzunehmen.

Den Patienten als Subjekt wahrzunehmen und nicht als Objekt in der Rolle als Patient, der in die onkologisch-medizinische Welt hineingestoßen wird, ist das primäre Handlungsziel in der onkologischen Pflege, welche auf moralischen Prinzipien ruht.

Dabei sind zwei Dinge von besonderer Relevanz: zum einen die Anerkennung der Selbstbestimmung des Patienten und zum anderen die aufgeklärte Einwilligung des Patienten im Sinne eines „Informed Consent".

4.3.1 Selbstbestimmung

D Selbstbestimmung bezeichnet „die Möglichkeit und Fähigkeit des Individuums frei dem eigenen Willen gemäß zu handeln" (Brockhaus, 1993). Mit „Wille" wird die Fähigkeit des Menschen bezeichnet, sich bewusst für ein Verhalten zu entscheiden und ein Ziel anzustreben.

Selbstbestimmung bedeutet Autonomie, umfasst Selbstverantwortung und Selbststeuerung. Sie ist das Gegenteil von Fremdbestimmung.

Der Mensch ist von Geburt an auf einen Zuwachs von Autonomie/Freiheit angelegt. Das bedeutet, dass Selbstbestimmung ein natürliches, biologisch begründbares Bedürfnis des Menschen darstellt und sein Wohlbefinden u. a. von der Befriedigung dieses Bedürfnisses abhängt. Die Weiterentwicklung und Entfaltung der eigenen Persönlichkeit ist dabei ohne Autonomie nicht denkbar. Das Streben nach Autonomie gehört unabdingbar zum Menschsein dazu.

Diese Bedeutung zeigt sich allerdings nicht nur in dem Streben nach Selbstbestimmung, sondern gleichzeitig auch in der Angst, seine Autonomie zu verlieren bzw. die Kontrolle über sich selbst zu verlieren.

In der onkologischen Pflege ist unter Selbstbestimmung die Möglichkeit und die kognitive Fähigkeit eines Menschen zu verstehen, selbst Entscheidungen über sein Handeln, sein Verhalten und seinen Körper zu treffen. Dabei ist zu beachten, dass Selbst-

bestimmung nicht gleich zu setzen ist mit Selbstständigkeit.

So kann ein Mensch etwas aufgrund seiner Krankheit und körperlichen Einschränkungen in seiner Selbstständigkeit erheblich eingeschränkt sein und daher bei der Bewältigung des Alltages auf intensive Hilfe angewiesen sein. Dies schließt jedoch nicht gleichzeitig aus, dass er selbst über sein Leben bestimmen und entscheiden kann. Denn auch mit dieser Einschränkung können Wünsche geäußert und Anweisungen gegeben werden, z. B. wann, wo und in welcher Art die Hilfestellung aussehen soll.

Juristisch gesehen findet sich das Recht auf Selbstbestimmung bzw. das Recht, eine Behandlung abzulehnen, in folgenden verfassungsrechtlichen Gesetzen:

- Recht auf körperliche Unversehrtheit (Art. 2, Abs. 2 GG),
- allgemeines Persönlichkeitsrecht (Art. 2, Abs. 1 GG),
- verbürgtes Recht auf menschliche Würde (Art. 1, Abs. 1 GG).

Aus diesen grundgesetzlichen Rechten des Patienten ergibt sich, dass eine Behandlung unzulässig ist, wenn der Patient sie verweigert oder seine Einwilligung widerruft. Sonst macht sich der Arzt der vorsätzlichen Körperverletzung (§ 223 StGB) schuldig.

M Selbstbestimmung in der onkologischen Pflege ist die Abkehr von der Betrachtung des kranken Menschen als ein Objekt der Fürsorge hin zu einer vom professionellen Pflegehandeln bestimmten Beziehung von Subjekt zu Subjekt. Voraussetzung hierfür ist die Hilfe und Unterstützung der Patienten durch die Pflegenden zur Stärkung des Vertrauens in die eigenen Fähigkeiten, das Anbieten von Wahlmöglichkeiten, Mitsprache in der Festlegung von Pflegezielen und durch eine partnerschaftliche Kommunikation (Laux, 2005).

4.3.2 Aufklärung im Sinne des „Informed Consent"

Selbstbestimmt kann der Patient nur dann sein, wenn er alle Informationen hat, die ihm Orientierung in seinen Entscheidungsmomenten geben. Dafür steht das Konzept des Informed Consent, der eine Grundvoraussetzung für ethisch-moralisches Handeln darstellt.

Dieses Konzept ist eine Form des verständigungsorientierten, gemeinsamen Gespräches, in dem der Patient dazu angeregt wird, seine persönlichen Vorstellungen zur Sprache zu bringen. Das Konzept soll die Asymmetrie der Arzt/Pflege-Patienten-Beziehung abschwächen. Nur der Patient, dem man keine Informationen vorenthält, kann seine Selbstbestimmung wahrnehmen (Abb. 4.4).

Eine Bedingung dafür ist, dass man die Haltung, wahrhaftig gegenüber dem Patienten zu sein, als Prinzip in das Handeln integriert. Dabei bedeutet die geforderte Offenheit in diesem Konzept nicht schonungslose und rücksichtslose „Wahrheit" zu verbreiten, sondern den Patienten in die Lage zu versetzen, umfassend über seine Krankheit und die Auswirkungen aufgeklärt zu sein.

Aufklärung ist keine einmalige Information des Patienten, sondern ein Prozess, der sich am Wissen, der physischen und psychischen Verfassung und an der Behandlung immer wieder neu orientieren muss.

M Aufklärung im Sinne des Informed Consent:
- dient der Selbstbestimmungs- und Krankheitsaufklärung,
- ist ein Prozess, der sich immer am Patienten (Sprache, Wissen, Lebenssituation,

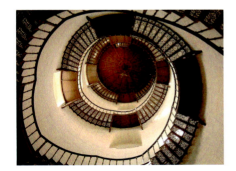

Abb. 4.4 Informed Consent. Nur durch eine umfassende Aufklärung findet der Patient aus dem Labyrinth der Unwissenheit.

Verarbeitungs- und Krankheitsbewältigungsphase) orientiert,
- beinhaltet auch, zu akzeptieren, wenn ein Patient bewusst keine Informationen will,
- bedeutet nicht, schonungslos Hoffnung zu zerstören, sondern vielmehr Hoffnung zu geben, damit der Patient um seine Situation weiß und sich entsprechend darauf einstellen kann,
- bedeutet für Arzt und Pflegekraft, dass sie bereit sind, den Patienten in seinen Ängsten und Nöten wahr- und ernst zu nehmen und ihm als Gesprächspartner zur Verfügung zu stehen.

4.3.3 Vorsorge für den Fall der Nichteinwilligungsfähigkeit

Für viele Patienten ist es wichtig, Vorsorge zu treffen für den Moment, in dem sie ihren Willen nicht mehr äußern können. Die große Angst der Patienten besteht darin, dass aufgrund der vielfältigen Möglichkeiten in der Medizin ihre persönliche Sicht und ihre Autonomie zurückstehen gegenüber der Macht der behandelnden Teams. Wie erwähnt wurde, darf der Arzt einen Patienten nicht gegen seinen ausdrücklichen Willen behandeln, ohne sich damit strafbar zu machen. Von großer Relevanz ist dabei, dass nicht nur eine Behandlung abgelehnt werden kann, sondern dass ein Patient sich ebenso gegen eine Weiterführung einer Behandlung aussprechen kann.

Die ärztliche und pflegerische Pflicht auf (Weiter-)Behandlung endet also dort, wo der Patient diese nicht (mehr) wünscht. Ethisch ist dies oft für ein Behandlungsteam ein großes Problem, da das Prinzip der Selbstbestimmung gegen das Prinzip der Fürsorge abgewogen werden muss und immer noch viele Professionelle meinen, dass die Fürsorge höher anzusetzen ist als der Wille des Patienten, ganz im Sinne des Satzes: „In dubio pro vita" – „Im Zweifel für das Leben".

Hat der Patient aber seine Behandlung und die Folgen ihrer Ablehnung verstanden, gilt auch ethisch, den Willen des Patienten als höheres Prinzip anzuerkennen. Dies kann und darf aber nur dann geschehen, wenn der Patient im Sinne des Informed Consent entsprechend aufgeklärt wurde. Hier wird nochmals deutlich, dass es die ethische Pflicht

eines Arztes ist, einen Patienten so aufzuklären, dass er eine persönliche „Nutzen-Risiko-Abwägung" vornehmen kann. Nur dann kann die Entscheidung auch selbstbestimmt gefällt werden.

Die Erfahrungen der Praxis zeigen, dass diese ethisch-moralische Handlungsempfehlung selten ein Problem ist, solange der Patient sich entsprechend äußern kann. Ist dies nicht mehr der Fall, wird immer noch oft das Prinzip der Fürsorge als handlungsleitendes Motiv gesehen. Aus diesem Grund ist es von Bedeutung, den Willen des Patienten auch dann zu ermitteln, wenn er diesen selbst nicht mehr äußern kann. Dies kann auf unterschiedliche Arten erfolgen:

Mutmaßlicher Wille

Ist der Patient nicht mehr in der Lage, seinen Willen zu bekunden bzw. seine Einwilligung in eine Behandlung oder für einen Behandlungsabbruch kundzutun, muss der so genannte *mutmaßliche Wille* des Patienten ermittelt werden. Durch das „Kemptener Urteil" des Bundesverfassungsgerichtes wurde höchstrichterlich erläutert, was im Sinne des mutmaßlichen Willens eines Patienten zu bedenken ist, um diesen zu ermitteln. Hierzu gehören folgende Aspekte:
- frühere mündliche und schriftliche Äußerungen des Patienten,
- religiöse Überzeugungen des Patienten,
- seine sonstigen persönlichen Wertvorstellungen,
- seine altersbedingte Lebenserwartung,
- das Erleiden von Schmerzen.

Sowohl ethisch als auch rechtlich gilt für den Fall, dass der mutmaßliche Wille nicht festgestellt werden kann, den allgemeinen Wertvorstellungen zu entsprechen und den Patienten entsprechend zu behandeln.

Patientenverfügung

Eine Patientenverfügung (oft fälschlicherweise als Patiententestament benannt – es ist ja eine Verfügung mit Gültigkeit *vor* dem Todesfall) bietet jedem Patienten die Möglichkeit, bereits im Vorfeld einer schweren oder zum Tode führende Erkrankung Behandlungswünsche festzulegen bzw. seinen Willen zu bekunden für den Fall, dass er diesen nicht mehr äußern kann. Sie ist also eine Willensäußerung eines Menschen, die so-

4

wohl ärztliche wie pflegerische Maßnahmen beschreibt, die der Patient in einem ebenso beschriebenen Fall ablehnt oder unbedingt wünscht (**Abb. 4.5**). Die Patientenverfügung soll dem Arzt und dem Behandlungsteam den mutmaßlichen Willen eines Patienten verdeutlichen. Sie dient also als eine Art „Interpretationshilfe" für den mutmaßlichen Willen des Patienten.

Noch gibt es keine gesetzlichen Vorschriften, wie eine Patientenverfügung formuliert werden sollte, auch wenn dies immer wieder diskutiert wird. Eine Patientenverfügung sollte aber schriftlich verfasst werden und ebenso in regelmäßigen Abständen unterschrieben werden (alle 1–2 Jahre). So kann der Patient mit den Unterschriften

deutlich machen, dass sich seine Meinung zum einen nicht geändert und zum anderen sogar verfestigt hat, wenn er deutlich macht, dass sein Wille konstant geblieben ist.

Dem Patienten ist unbedingt zu empfehlen, dass er sich mit einem Arzt seines Vertrauens bespricht, um die Bedeutung und die Tragweite seiner Behandlungswünsche zu reflektieren.

In der Praxis geschieht dies leider immer noch zu wenig. Oftmals werden Patientenverfügungen wegen ihrer unkonkreten Formulierungen nicht beachtet, aber im Gegenzug keine Patientenverfügungen mit vermeintlich besseren bzw. präziseren Formulierungen empfohlen. Auch beim Pflegepersonal hat es sich bislang nicht durchge-

setzt, bei Beginn einer Pflegebeziehung (z.B. im Rahmen einer Pflegeanamnese) nach einer Patientenverfügung zu fragen. Im Internet finden sich viele unterschiedliche Vordrucke für Patientenverfügungen, die es dem Patienten erleichtern sollen, entsprechende Formulierungen zu finden (**Abb. 4.5**).

Vorsorgevollmacht und Betreuungsverfügung

Durch eine Vorsorgevollmacht oder eine Betreuungsverfügung hat der Patient die Möglichkeit, Stellvertreter für seinen Willen zu benennen, die im Einzelfall den Patientenwillen bekunden können.

Vorsorgevollmacht

In der Vorsorgevollmacht (§ 1896 Abs. 2 BGB) wird eine Person des eigenen Vertrauens als Bevollmächtigte eingesetzt, die im Unterschied zum Betreuer nicht vom Vormundschaftsgericht bestellt werden muss, sondern im Fall der eigenen Entscheidungsunfähigkeit sofort für den Vollmachtgeber handeln kann. Sie muss schriftlich erteilt werden und bedarf keiner notariellen Beglaubigung.

In welchen Bereichen der Patient die Vorsorgevollmacht überträgt, muss deutlich gemacht werden (Gesundheitssorge, Aufenthalts- und Wohnungsangelegenheiten, Vertretung bei Behörden wie Banken und Post usw.).

Betreuungsverfügung

Die Betreuungsverfügung (§ 190 a BGB) dient dem Zweck, eine Person des eigenen Vertrauens zu benennen, die für den Fall, dass eine Betreuung notwendig werden sollte, vom Vormundschaftsgericht bestellt werden soll. Das Vormundschaftsgericht muss dem Wunsch entsprechen, sofern diese nicht dem Wohl des Betreuenden zuwiderhandelt. Sie kann ergänzend zu einer Vorsorgevollmacht erstellt werden.

Trotzdem das Selbstbestimmungsrecht und die Autonomie des Patienten mehr und mehr anerkannt werden, sind oft ethische Konflikte gerade im Rahmen von Behandlungsbegrenzung oder -verzicht in der Praxis zu beobachten. Im folgenden Kapitel wird darauf noch einmal detaillierter eingegangen.

Patientenverfügung

Für den Fall, dass ich nicht mehr in der Lage bin, meine Angelegenheiten selbst zu regeln, verfüge ich:

- An mir sollen keine lebensverlängernden Maßnahmen vorgenommen werden, wenn medizinisch festgestellt ist,
  - dass ich mich im unmittelbaren Sterbeprozess befinde, bei dem jede lebensverlängernde Maßnahme das Sterben oder Leiden ohne Aussicht auf erfolgreiche Behandlung verlängern würde,

  oder
  - dass es zu einem nicht behebbaren Ausfall lebenswichtiger Funktionen meines Körpers kommt, der zum Tode führt.

- Ärztliche Begleitung und Behandlung sowie sorgsame Pflege sollen in diesen Fällen auf die Linderung von Schmerzen, Unruhe und Angst gerichtet sein, selbst wenn durch die notwendige Schmerzbehandlung eine Lebensverkürzung nicht auszuschließen ist.
  Ich möchte in Würde und Frieden sterben können, nach Möglichkeit in Nähe und Kontakt mit meinen Angehörigen und nahestehenden Personen und in meiner vertrauten Umgebung.

- Ich bitte um seelsorgerischen Beistand.

- Maßnahmen aktiver Sterbehilfe lehne ich ab.

Ich unterschreibe diese Verfügung nach sorgfältiger Überlegung und als Ausdruck meines Selbstbestimmungsrechtes. Ich wünsche nicht, dass mir in der aktuellen Situation eine Änderung meines hiermit bekundeten Willens unterstellt wird. Sollte ich meine Meinung ändern, werde ich dafür sorgen, dass mein geänderter Wille erkennbar zum Ausdruck kommt.

Name: ....
geb. am: ....
Anschrift: ....

Ort, Datum: .... Unterschrift: ....

Diese Patientenverfügung wird von mir erneut bestätigt.

Ort, Datum: .... Unterschrift: ....

Ort, Datum: .... Unterschrift: ....

Ort, Datum: .... Unterschrift: ....

©2002 Evangelische Kirche in Deutschland

Abb. 4.5 Patientenverfügung. Handreichung und Formular der Deutschen Bischofskonferenz und des Rates der Evangelischen Kirche in Deutschland in Verbindung mit den übrigen Mitglieds- und Gastkirchen der Arbeitsgemeinschaft Christlicher Kirchen in Deutschland 1998.

4.4 Spezifische Problemfelder in der Onkologie

Wie im vorangegangenen Kapitel beschrieben, gibt es grundsätzlich keine spezielle Ethik in der Onkologie. Die spezifischen Erkrankungen und die daraus resultierenden Therapien mit all den bekannten Nebenwirkungen und letztendlich die Tatsache, dass trotz großer Anstrengungen in der Forschung viele onkologische Erkrankungen nicht oder nur begrenzt behandelbar sind, werfen viele Problemfelder auf, die zu moralischen Dilemmata führen.

Die gängigsten Behandlungsmethoden in der Onkologie sind dabei Operationen, Strahlentherapie, Chemo- und Hormontherapie sowie stetig wachsende neue Therapiemethoden wie z. B. die Target Therapys. Neben dem therapeutischen Ziel auf Heilung sind auch die Verbesserung der Lebensqualität und die Verlängerung der Überlebenszeit von großer Bedeutung.

Von ethischer Relevanz sind dabei zum einen die Auswirkungen der unterschiedlichen Therapien und die damit verbundenen „Lebensauswirkungen" auf den individuellen Patienten und der Respekt vor der Selbstbestimmung des Patienten. Ebenso haben wir im Rahmen der Onkologie immerzu Bedenken, dass neben einem realistischen Ziel auf Heilung auch eine fortschreitende Erkrankung den Tod immer wahrscheinlicher werden lässt und sich das therapeutische und pflegerische Ziel dann auf eine umfassende palliative Pflege (S. 373) bezieht.

Vor allem am Lebensende gibt es viele ethische Fragen, die das Behandlungsteam beschäftigen. Spezielle Problemfelder werden nun im Folgenden kurz näher beschrieben.

4.4.1 Schmerz und Ethik

Schmerzen gehören zu vielen Krankheitsbildern und auch in der Onkologie sind sie eine große Belastung für die Patienten. Oft wird ein Patient erst durch den Schmerz aufmerksam, dass etwas nicht „in Ordnung ist". Der Schmerz ist Begleiter in der Therapie (Schmerzen durch operative Eingriffe, Chemo- und Strahlentherapie oder durch unerwünschte Nebenwirkungen). Zudem kommt es zum so genannten „psychischen/seelischen Schmerz", weil es schmerzt, an solch einer Erkrankung mit all ihren Auswirkungen erkrankt zu sein („Warum gerade ich?").

Schmerzen zu nehmen oder zu lindern gehört zum ärztlichen und pflegerischen Auftrag (s. Schmerzmanagement S. 219). Ethisch beruht diese Pflicht auf dem Fürsorgeprinzip und auf dem Prinzip der Autonomie bzw. Selbstbestimmung (S. 66), die erhalten bzw. wieder hergestellt werden muss.

Moralisch kommt es vor allem dort zu Problemen, wo Patienten und Professionelle meinen, dass Schmerz zur Heilung dazu gehört oder der Schmerz als Strafe für etwas angesehen wird („Hätte ich nicht so viel geraucht, hätte ich heute kein Bronchialkarzinom.").

Schmerz und Kommunikation

Ebenso von großer Relevanz ist das Thema Schmerz im Rahmen der alltäglichen Kommunikation mit dem Patienten. Unbedachte Äußerungen wie: „Sie können gar keine Schmerzen haben, Sie haben doch gerade erst ein Medikament bekommen", oder gar: „Stellen Sie sich nicht so an, Sie müssen schon ein wenig mithelfen", führen zu einem Bruch im partnerschaftlichen Verhältnis zwischen dem behandelnden Team, dem Patienten und/oder seinen Angehörigen. Der Patient fühlt sich mit dem Schmerz allein gelassen.

Handlungsleitend im Sinne eines ethischen-moralischen Handelns muss es daher sein, grundsätzlich zu akzeptieren, dass nur der Patient Experte für seinen Schmerz ist. Es muss sowohl toleriert werden, ob ein Patient z. B. den Wunsch nach optimaler Linderung hat (dann ist Fürsorge das handlungsleitende Prinzip), oder ob er den Schmerz nicht lindern möchte (dann kommt das Prinzip der Selbstbestimmung zum Tragen).

4.4.2 Ethische Probleme am Lebensende

Kaum ein anderer Bereich der Medizin wirft so viele ethisch-moralischen Fragen auf wie die Entscheidungen am Lebensende (**Abb. 4.6**). Auch in der Onkologie ist dies ein Thema. Dilemmata entstehen vor allem dadurch, dass es erhebliche Unsicherheiten gibt, wie

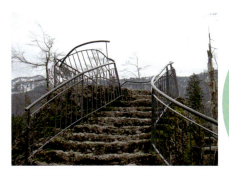

Abb. 4.6 Ethische Probleme am Lebensende. Die hier zu treffenden Entscheidungen sind ethisch-moralisch hoch komplex.

die Grenze zwischen moralischen und rechtlichen Geboten und Verboten verläuft. Ebenso herrscht häufig Unsicherheit über die rechtlichen Absicherungen dieser Entscheidungen am Lebensende.

Medizinische und pflegerische Entscheidungen am Lebensende sind hochkomplexe, von hoher Emotionalität geprägte Entscheidungen, die oft zu kontroversen Diskussionen zwischen dem Behandlungsteam, dem Patienten und seinen Angehörigen führen können.

Diese hohe Emotionalität ist einfach zu erklären: Bei all diesen Entscheidungen geht es im wahrsten Sinne um Leben und Tod. Vor allem die persönliche Auseinandersetzung mit der eigenen Endlichkeit und den eigenen Ängsten, Wünschen, Hoffnungen zum Thema Sterben und Tod sind dabei ganz ausschlaggebend. Nur wenn man sich selbst mit dem Thema auseinander gesetzt hat, erschreckt man nicht bei den nun auftretenden Fragen.

Entscheidungsfindung bei Behandlungsabbruch

Bei Entscheidungen zum Behandlungsabbruch oder -verzicht kommt diese Emotionalität besonders zum Tragen. Hier muss oft im Rahmen einer ethischen Fallbesprechung ein Konsens gefunden werden, den alle im Behandlungsteam moralisch mittragen können. Handlungsleitend ist einmal mehr der Selbstbestimmungswille und Wunsch des Patienten (artikuliert oder in Form einer vorher verfassten Patientenverfügung).

4

Güterabwägung

Im Rahmen der ethischen Diskussion kommt es hier zu einer sogenannten Güterabwägung, d.h., welche Prinzipien höher zu bewerten sind als andere (Selbstbestimmung vor dem Prinzip der Fürsorge). Das ist für alle Beteiligten emotional belastend. Hier ist auf folgende Stellungnahmen des Nationalen Ethikrates hinzuweisen, die hilfreich sein können:

– Selbstbestimmung und Fürsorge am Lebensende (2006),
– Patientenverfügung – ein Instrument der Selbstbestimmung (2005).

Diese Güterabwägung oder die Diskussion, welche ethischen Prinzipien in einer individuellen Situation höher zu bewerten sind, sind immer vor dem Hintergrund des Patientenwillens und des Lebensentwurfes des Patienten zu bestimmen.

Ethiknormen der Palliativmedizin

Holtappels und Lehmann (2005) haben in ihrer Handreichung zur Ethik in der Palliativmedizin ethische Normen formuliert, die an dieser Stelle zum „Sich-im-Denken-orientieren" anregen sollen.

1. Die Partner des Dialogs sollen sich während desselben als gleichwertige Menschen brüderlich wahrnehmen.
2. Jeder der Partner soll uneingeschränkt wahrhaftig mit dem anderen sein.
3. Die Partner sollen bereit sein, ihre eigenen und die Ängste und Schwächen des jeweils anderen wahrzunehmen und sollen versuchen, sich wechselseitig in ihrer dadurch begründeten Verletzlichkeit zu schützen.
4. Der Wissensvorsprung der Ärzte und Pflegekräfte soll von diesen zwar genutzt, aber nicht ausgenutzt werden.
5. Ärzte und Pflegekräfte sollen in der Kommunikation mit den Patienten oder deren Angehörigen auf jede Art von Machtausübung verzichten.
6. Die Partner des Dialoges sollen die Privatsphäre des anderen achten und schützen.
7. Die Partner des Dialogs sollen die Autonomie des jeweils anderen achten und schützen.
8. „Primum non nocere".

4.4.2 Ethische Probleme im Rahmen der Sterbehilfe

Schon der Begriff der „Sterbehilfe" bleibt und ist umstritten. Er umfasst sowohl die Hilfe *zum* Sterben als auch die Hilfe *im* Sterben und ist deshalb nicht klar umrissen. Dies spielt bei allen Interpretationen eine Rolle.

Formen der Sterbehilfe

In Deutschlang gibt es verschiedene Formen der Sterbehilfe, die sowohl rechtlich wie moralisch unterschiedlich zu bewerten sind (Abb. 4.7).

Aktive Sterbehilfe

D Aktive Sterbehilfe bezeichnet die gezielte Lebensverkürzung durch Tötung des Sterbenden. Sie ist strafrechtlich verboten, auch wenn der Patient dies ausdrücklich verlangt (§ 216 Tötung auf Verlangen).

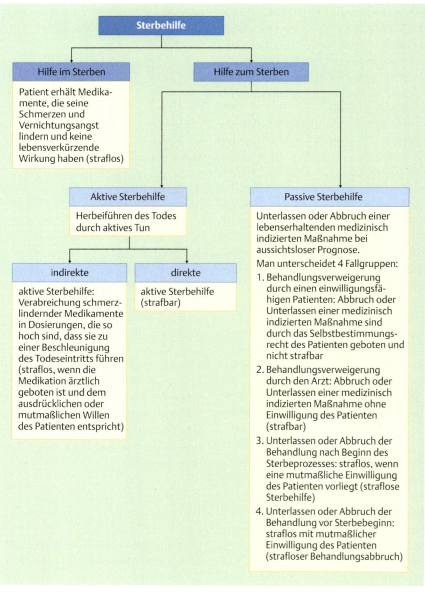

Abb. 4.7 Sterbehilfe. Der Begriff „Sterbehilfe" wird unterschiedlich verwendet und inhaltlich gefüllt, je nachdem von welchen Berufs- oder Interessensgruppen er gebraucht wird. Unter rechtlichen Aspekten (strafbar oder straffrei) kann die Sterbehilfe in 4 Unterbegriffe unterteilt werden. Rechtslage 12/2005 (Weber, 2004).

Als Gründe für diese gesetzliche Regelung wird u.a. die Gefahr des Missbrauches bei (eingeschränkter) Legalisierung angeführt; moralisch besteht grundsätzliches Bedenken, inwieweit das Prinzip der Achtung vor dem Leben gewahrt bleibt.

Indirekte Sterbehilfe

D Indirekte Sterbehilfe bezeichnet jede Form der ungewollten Lebensverkürzung. Sie kann z. B. aufgrund von Nebenwirkungen von Medikamenten auftreten (hohe Dosen von Schmerzmitteln führen zur Atemdepression).

Deutsche Gerichte haben mehrfach bestätigt, dass die Leidensminderung eines Patienten höher zu bewerten ist als die bloße Lebensverlängerung. Jedwede Form des Aufdrängens von Leben ist nicht gewollt und moralisch auch nicht vertretbar. Hier kommt ethisch das Prinzip der Doppelwirkung zum Tragen: Demnach kann die Konsequenz einer schlechten oder gar verbotenen Handlungsfolge moralisch erlaubt sein (werden), wenn sie zur Erreichung eines notwendigen Guten unabdingbar ist (ethischer Fokus: „Was ist die beste Handlung im Sinne des Patienten?").

Die Grenze zur aktiven Strebehilfe ist hier also fließend bzw. sie ist abhängig von der Intention der Handlungsfolge (ethischer Fokus: „Verabreiche ich ein Medikament, um dem Patienten die Schmerzen zu erleichtern oder um ihn zu ‚erlösen'?").

Passive Sterbehilfe

D Passive Sterbehilfe beschreibt das Sterbenlassen des Patienten unter Verzicht auf lebenserhaltende Maßnahmen.

Die häufigsten Fragen ergeben sich aus der passiven Sterbehilfe. Auch hier gibt es eindeutige Rechtssprechungen, die besagen, dass es keine Rechtsverpflichtung zum Erhalt erlöschenden Lebens um jeden Preis gibt (Landgericht Ravensburg, 1987).

Vor allem die Selbstbestimmung (z.B. in Form der Patientenverfügung) kommt hier zum Tragen. Es wurde bereits festgestellt, dass eine medizinische Behandlung nur dann ausgeführt werden darf, wenn der Patient dieser zustimmt. Tut er dies nicht, macht man sich strafbar (S. 66).

Im ethischen Fokus bedeutet dies, dass es letztendlich gar nicht darum geht, ob man

den Verzicht oder den Abbruch einer lebenserhaltenden Maßnahme ethisch vertreten kann, sondern im Umkehrschluss muss gefragt werden, ob es ethisch und moralisch vertretbar ist, eine Behandlung zu beginnen oder fortzusetzen, wenn diese nicht dem ausdrücklichen Willen des Patienten entspricht.

Beihilfe zum Suizid

Die vierte Form ist die Beihilfe zum Suizid. Diese ist in Deutschland nicht strafbar, da der Suizid selbst keinen Straftatbestand darstellt. Der Arzt könnte theoretisch dem Patienten auf dessen Bitten hin ein tödlich wirkendes Medikament zur Verfügung stellen, wenn dieser den Wunsch entsprechend glaubhaft und gefestigt geäußert hat. Nimmt der Patient dieses Medikament aber im Beisein des Arztes ein, so wäre der Arzt im Rahmen seiner Fürsorgepflicht und seiner Aufgabe, Leben zu retten (ebenso die Pflegekräfte) verpflichtet, bei Eintreten von Bewusstlosigkeit alles zu tun, um den Patienten vor dem Tod zu schützen.

Dies führt moralisch zu einem Dilemma, denn man müsste als Sterbehelfer, der nur den Patientenwillen erfüllen will, diesen alleine lassen, um keiner strafrechtlichen Verfolgung ausgesetzt zu werden. Hier wird nochmals deutlich, dass wir die Hilfe im Sterben, die wir ja im Rahmen der palliativen Versorgung ethisch-moralisch hoch ansetzen, nicht einhalten können.

Grundsätze der ärztlichen Sterbebegleitung

Darüber hinaus entstehen häufig ethische Konflikte, wenn der Sterbeprozess noch nicht offensichtlich begonnen hat. Hier können im ethischen Abwägungsprozess u.a. ärztliche Standesrichtlinien eine Hilfe in der Auseinandersetzung sein (z.B. Grundsätze der Bundesärztekammer zur ärztlichen Sterbebegleitung). In dieser Neufassung von 2004 wird u.a. unterschieden zwischen:

– Sterbenden,
– Patienten mit infauster Prognose,
– Patienten mit schwerer zerebraler Schädigung und anhaltender Bewusstlosigkeit.

Diese Konkretisierung kann im Einzelfall für die differenzierte Auseinandersetzung um Therapieentscheidungen (Aufnahme oder

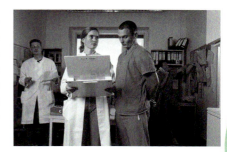

Abb. 4.8 Entscheidungsfindung. Die Abwägung und Auseinandersetzung um den Therapieverlauf kann zu ethischen Konflikten führen.

Abbruch) von Bedeutung sein (**Abb. 4.8**). Nochmals sei darauf hingewiesen, dass Entscheidungen immer nur dann gerechtfertigt sind, wenn sie vor dem Hintergrund der Autonomie und des Willens der Patienten getroffen werden.

Der Wille des Patienten ist entscheidend

Dass der Wille des Patienten ethisch von größerer Relevanz ist, hat sich erst in den letzten Jahren mehr und mehr durchgesetzt. So macht auch die Bundesärztekammer in ihren Grundsätzen zur ärztlichen Strebebegleitung (2004) deutlich, dass das Selbstbestimmungsrecht des Patienten zu beachten ist. Der paternalistische Grundzug der früheren Richtlinien ist aufgehoben. Der Patient muss über seinen Zustand wahrheitsgemäß unterrichtet werden. Sein Wille ist entscheidend für den Übergang von lebensverlängernden zu palliativ-medizinischen Maßnahmen. So heißt es: *„Art und Ausmaß einer Behandlung sind gemäß der medizinischen Indikation vom Arzt zu verantworten. (…) Er muss dabei den Willen des Patienten beachten. Bei seiner Entscheidungsfindung soll der Arzt mit ärztlichen und pflegenden Mitarbeitern einen Konsens suchen. (…) Bei einwilligungsfähigen Patienten hat der Arzt die durch den angemessen aufgeklärten Patienten aktuell geäußerte Ablehnung einer Behandlung zu beachten, selbst wenn sich dieser Wille nicht mit den aus ärztlicher Sicht gebotenen Diagnose- und Therapiemaßnahmen deckt. Das gilt auch für die Beendigung schon eingeleiteter lebenserhaltender Maßnahmen. Der Arzt soll Kranken, die eine notwendige Behandlung ablehnen, helfen, die Entscheidung zu überdenken."*

4.4.3 Ethische Probleme im Rahmen der onkologischen Forschung

Klinische Studien und Forschung sind in der Onkologie besonders weit verbreitet. Sie zielen darauf hin, die diagnostischen Methoden und Therapien zu verbessern und so der Gesunderhaltung der Patienten zu dienen. Dieses legitime Ziel birgt allerdings viele Gefahren, die oftmals ethische und moralische Fragestellungen aufwerfen.

So stellt sich die Frage, ob das Ziel der verbesserten und optimierten Diagnostik und Therapie alle Mittel der Forschung legitimiert. Dies ist moralisch zu verneinen. Denn man darf nicht vergessen, dass der Anreiz für klinische Forschung nicht nur im medizinischen Erkenntnisgewinn liegt, sondern dass unter Umständen auch die berufliche Karriere des Publizierenden positiv beeinflusst werden kann. Daher sollten Forschungsvorhaben wie klinische Studien grundsätzlich von einer Ethikkommission genehmigt werden (s. u.).

Problematik der Probanden

Von großer moralischer Bedeutung ist besonders die Patientenauswahl. Viele onkologische Patienten sind besonders verzweifelt, weil gängige Therapiemethoden nicht oder nur unzureichend anschlagen. Manche Patienten drängen förmlich darauf, an Studien teilzunehmen, in der Hoffnung, dass ihre Krankheit damit doch noch geheilt werden kann.

Hier ist auf eine besondere Form der Aufklärung mit dem Patienten, vor allem im Rahmen des Informed Consent zu achten. Der Anspruch der informierten Zustimmung stößt nämlich schnell an seine Grenzen, wenn es sich z. B. um randomisierte klinische Studien handelt (Goldstandard der Studien). Diese Studien, in denen der Patient mittels einer Zufallseinteilung in eine Interventionsgruppe oder eine Kontrollgruppe zugeordnet wird, beinhaltet nämlich auch den Verzicht auf individuelle Therapiewahl und somit unter Umständen auch auf die bestmögliche Therapie.

Ebenso sollte man bedenken, dass die Teilnahme an Studien oft auch eine höhere Belastung für den Patienten darstellt (studienbedingte Untersuchungen und Blutentnahmen). Auf die Lebensqualität der teilnehmenden Patienten ist daher unbedingt zu achten. Zudem macht es einen großen Unterschied, ob der Patient entsprechend moralisch aufgeklärt wurde oder ob er „überzeugt" wurde, an einer Studie teilzunehmen.

Forschung im Sinne des Patienten

Es bleibt darauf zu hoffen, dass die Studienleitung entsprechende Ergebnisse frühzeitig veröffentlicht und kundgibt, falls schon während der Durchführung der Studie deutlich wird, dass Patienten in der Kontrollgruppe einen gesundheitlichen Nachteil erfahren.

Ebenso bleibt zu wünschen, dass sich der behandelnde Arzt seiner Doppelrolle als Arzt und Forscher bewusst wird und er moralisch immer im Sinne des Patienten und weniger im Sinne der Wissenschaft tätig wird.

Für die Teilnahme an einer Studie spricht u. a. die Tatsache, dass heutige Patienten ja von der Teilnahme ehemaliger Patienten profitieren. Dies kann man als eine Art Generationsvertrag verstehen.

Studien in der pädiatrischen Onkologie

Eine besondere Problematik stellen die klinischen Studien in der pädiatrischen Onkologie dar. Die Patienten, an denen geforscht wird, haben z. T. keine oder nur eine eingeschränkte Einwilligungsfähigkeit. Ethisch sind Studien an pädiatrischen Patienten demnach nur vertretbar, wenn sich ein mittelbarer oder unmittelbarer Nutzen daraus für das Kind ergibt. Die zentrale Ethikkommission der Bundesärztekammer (2004) hat hierzu u. a. Folgendes festgelegt:

- Forschungsvorhaben an Minderjährigen dürfen nur durchgeführt werden, wenn vergleichbare Studien bei Erwachsenen nicht oder nur unzureichend beantwortet werden können,
- die Einwilligung der Eltern ist einzuholen, aber auch die schriftliche Zustimmung in Form eines „Informed Assent" bei allen Kindern ab 12 Jahren.

4.5 Institutionen der Medizinethik

Grundsätzlich werden in Deutschland zwei institutionelle Strukturen unterschieden:
- Ethikkommissionen,
- klinische Ethikkomitees (KEK).

4.5.1 Ethikkommissionen

Sie geben seit den 1970er Jahren ethische Voten zu medizinischen Forschungsuntersuchungen am Menschen ab. Sie bestehen aus forschenden Ärzten, Juristen, Pharmakologen und treten z. B. dann zusammen, wenn neue Operationsmethoden oder klinische Studien an Patienten durchgeführt werden sollen, um deren ethische Unbedenklichkeit zu bestätigen und sie zu genehmigen.

4.5.2 Klinische Ethikkomitees (KEK)

Die klinischen Ethikkomitees (KEK) haben sich seit den neunziger Jahren in verschiedenen Gesundheitseinrichtungen etabliert. Ihre Aufgabe ist die klinische Versorgung im Krankenhaus und/oder Pflegeheimen unter Berücksichtigung ethischer Prinzipien. Ihnen gehören neben Ärzten und Pflegekräften auch andere, an der Patienten-/Bewohnerbetreuung beteiligten Berufsgruppen an wie (z. B. Seelsorger, Psychologen, Sozialarbeiter u. a.). Im Gegensatz zu den Ethikkommissionen haben sie keine Rechtsgrundlage, sondern beraten bei schwierigen ethischen Fragen das Behandlungsteam, ohne die Entscheidungsbefugnis oder die Verantwortung der behandelnden Ärzte einzuschränken.

Strukturen

In der Praxis haben sich ganz unterschiedliche Strukturen von klinischen Ethikkomitees entwickelt, die letztendlich auch die

INSTITUTIONEN DER MEDIZINETHIK

Vielfalt der Arbeitsbereiche und Berufsgruppen im Krankenhaus oder Pflegeheim widerspiegeln.

Die Mitglieder einer KEK werden von der Krankenhausleitung berufen und meist wird aus dem berufenen Personenkreis ein Verantwortlicher gewählt. Dabei ist es wichtig, dass die Krankenhausleitung das Komitee auch entsprechend unterstützt (Räume, Sachmittel).

Die Initiativen für eine solche „ethische Institution" sind unterschiedlich. Oft findet sie „von oben" (Top-down-Modell) statt, weil sich u.a. die Strukturen der klinischen Ethik in unterschiedlichen Zertifizierungsverfahren positiv auswirken können.

In manchen anderen Institutionen geht die Initiative eher von engagierten Mitarbeitern aus (Bottom-up-Modell). Dies hat den Vorteil, dass sich schon Mitarbeiter gefunden haben, die sich aktiv beteiligen wollen. Somit ist oft auch die Akzeptanz der Kollegen besser, was von zentraler Bedeutung in der Umsetzung ist.

Aufgaben

Zu den primären Aufgaben eines klinischen Ethikkomitees gehört die klinische Ethikberatung im Einzelfall. Ebenso wichtig ist die Entwicklung von Leitlinien, welche sich oft aus aktuellen Fällen erarbeiten lassen, da sich die ethischen Probleme häufig wiederholen.

Außerdem sollte ein KEK die Fort- und Weiterbildung der Mitarbeiter forcieren, um die ethisch-moralische Kompetenz zu fördern und zu verbessern (Tab. 4.1).

Wenn alle drei Aufgabenbereiche von einem KEK wahrgenommen werden, entstehen positive Synergieeffekte, die sich v.a. auf die „Kultur" eines Krankenhauses auswirken bzw. die Qualität der Patientenversorgung nachhaltig verbessern.

Weitere Aufgaben ergeben sich durch folgenden Bedarf:
– Unsicherheiten in der ethischen Beurteilung einer klinischen Frage,
– Wahrnehmung eines Konfliktes zwischen ethischen Verpflichtungen (z.B. einerseits die Selbstbestimmung eines Patienten zu respektieren, andererseits die bestmögliche Behandlung zu realisieren),
– Schwierigkeiten mit einem Dissens auf der Station über eine klinisch relevante ethische Frage im Kreis der Behandelnden und Betreuenden,
– Probleme, die sich aus der Haltung bzw. Kooperation des Kranken oder der Angehörigen für das klinische Team ergeben (vgl. Reiter-Theil, 2005).

Arbeitsformen

Die Strukturen, Arbeitsformen und Aufgabenstellungen eines KEK können sehr unterschiedlich sein und variieren von Klinik zu Klinik stark. Dies hängt u.a. mit der Geschichte der Implementierung der KEKs in den einzelnen Institutionen zusammen. Zwei Arbeitsformen der KEKs sollen hier kurz dargestellt werden.

Klinisches Ethikkomitee

Das klinische Ethikkomitee besteht aus unterschiedlichen Berufsgruppen eines Krankenhauses und tagt ehrenamtlich zu festen Terminen. Durch die unterschiedlichen Berufsgruppen, welche in einem KEK vertreten sind, kann ein ethisch relevantes Problem von unterschiedlicher Seite aus betrachtet werden, was meist die Auseinandersetzung mit einem konkreten Fall nicht einfach macht, aber bereichernd wirkt, weil die unterschiedlichsten Facetten mit bedacht werden. Problematisch ist hierbei allerdings, dass Entscheidungen oft kurzfristig gefällt werden müssen und so eine Anfrage zu einem ethischen Problem an ein KEK meist nicht schnell genug für den einzelnen, individuellen Fall zu einem Ergebnis führt.

Klinischer Ethikberater

Die durchaus flexiblere Form der klinischen Ethikberatung stellt der klinische Ethikberater dar. Er gehört einer einzelnen Berufsgruppe an, sollte als hauptamtlicher Mitarbeiter eines Krankenhauses tätig sein. Dadurch kann er flexibel Termine wahrnehmen und z.B. auf Abruf bei einem aktuell auftretenden ethischen Problem direkt vor Ort auf der Station eine Beratung durchführen und damit zur ethischen Entscheidungsfindung beitragen. Er sollte Mitglied des KEKs sein, um seine eigene Position und Rolle entsprechend reflektieren zu können.

Vorrausetzung hierfür ist eine gute Zusammenarbeit und Kooperation mit allen vertretenden Berufsgruppen, d.h., die Position muss von einer fachlich geschulten und erfahrenen Person übernommen werden, die bereit ist, gute Kontakte zu allen Berufsgruppen zu pflegen und sich ihrer großen Verantwortung bewusst ist.

Da der Ethikberater mit Mitarbeitern unterschiedlicher Berufsgruppen zusammenarbeiten muss, die alle eigene, berufsgruppenspezifische ethische Positionen haben können, sollte er eine möglichst unparteiische Position einnehmen können.

Der klinische Ethikberater kann neben seiner Unterstützung in aktuellen Problemsituationen v.a. als Koordinator für Fort- und Weiterbildungsmaßnahmen tätig werden. Zudem kann er dafür Sorge tragen, dass die Entscheidungen der KEK für alle Mitarbeiter des Krankenhauses transparent werden.

Tab. 4.1 Aufgaben klinischer Ethikkomitees

Aufgaben	Beispiel
klinische Ethikberatung	– Identifizierung und Analyse von ethischen Fragen, Unsicherheiten und Problemen – Anwendung ethischer Prinzipien im Einzelfall
Leitlinienentwicklung	– Interpretation von Ethik-Richtlinien oder rechtlichen Rahmenbedingungen – Entwicklung von spezifischen institutionsbezogenen ethischen Leitlinien
Fort- und Weiterbildung	– Schulungen zu ethisch relevanten Themen – retrospektive Fallbesprechungen

4.6 Klinische Ethikberatung

Der Bedarf an ethischer Beratung ergibt sich in der Onkologie aus ganz unterschiedlichen Gründen. Hierzu gehören u. a. folgende Aspekte:
– zunehmende Pluralität der gesellschaftlichen Werte (religiös, weltanschaulich, politisch),
– erweiterte Möglichkeiten der Medizin,
– wachsender Einfluss rechtlicher Aspekte,
– immer komplexere Versorgungsstrukturen im Gesundheitswesen,
– erhöhter Kostendruck im Gesundheitswesen,
– Grenzen der Zumutbarkeit (belastende und hochaufwendige Therapie- und Supportivmaßnahmen können und müssen schärfer als bisher auf ihren Nutzen hin überprüft werden; Fokus der Entscheidung muss hier der Patientenwille und die Auswirkungen auf die Lebensqualität sein),
– oft unbefriedigende Therapieerfolge und somit ein ungünstiges Verhältnis zwischen Belastung und Erfolg,
– wachsende Autonomiebestrebungen der Patienten und die daraus resultierende ethische Problematik zwischen Fürsorge- und Autonomieprinzip,
– Besonderheit der klinischen Studien in der Onkologie (Patienten greifen oft nach jedem Strohhalm und die Betreuenden

laufen Gefahr, Behandlungen anzubieten, die nicht ihren fachlichen und moralischen Überzeugungen entsprechen).

4.6.1 Aufgaben

Die Aufgaben der Ethikberatung ergeben sich aus einem Beratungsbedarf, der meist durch die ärztlichen Behandelnden oder die Pflegefachkräfte wahrgenommen und artikuliert wird. Ebenso bitten Patienten und ihre Angehörigen häufig um Gespräche und die Abwägung verschiedener Lösungsmöglichkeiten.

Dabei wird es in der Zukunft nicht nur im klinischen Kontext Bedarf an Ethikberatungen geben, sondern ebenso in niedergelassenen onkologischen Schwerpunktpraxen, palliativen Einrichtungen oder auch in Bereichen der Alten- und Langzeitpflege. Gerdes und Richter (1999) formulieren folgende Aufgabenstellungen für eine klinische Ethikberatung:
– Identifikation ethischer Probleme, die in der Behandlung konkreter, individueller Patienten entstehen können,
– Analyse der ethischen Problematik im Dialog mit allen an dem konkreten Fall Beteiligten, die von verschiedenen ethischen Perspektiven beeinflusst werden,

– kenntnisreiche und rücksichtsvolle Teilnahme am Lösungsversuch solcher ethischer Probleme im Rahmen eines konsensorientierten Prozesses unter Beteiligung all derjenigen, die in den Fall involviert sind.

Reiter-Theil und Ohnesorge (2006) konkretisieren und betonen, dass es sowohl kognitive wie emotionale Herausforderungen gibt, die die Aufgaben der Ethikberatung verdeutlichen.

Kognitive Herausforderungen. Hierzu gehören:
– Identifizierung und Analyse von ethischen Fragen, Unsicherheiten und Problemen,
– Vermittlung und Erläuterung ethischer Begriffe,
– Anwendung und Abwägung verschiedener ethischer Prinzipien im Einzelfall,
– Interpretation von Ethik-Richtlinien oder rechtlichen Rahmenbedingungen.

Emotionale Herausforderungen. Hierzu zählen v. a. folgende Aspekte:
– Vermittlung bei Konflikten im therapeutischen Team,
– Unterstützung in der Kommunikation mit schwierigen Patienten und Angehörigen,
– Bearbeitung von Problemen, die nicht immer ohne „Rückstände" an moralischen und Belastungen und Zweifel der Verantwortlichen gelöst werden können (Dilemmasituationen, in denen Vorteile einer jeweiligen Alternative ebenso mit Nachteilen verbunden sind.)

Beide Bereiche sind zwar voneinander zu trennen und sollten im Beratungsverlauf analytisch unterschieden werden. In der Beratungssituation sind sie aber nicht klar voneinander abgrenzbar, da grundsätzlich davon auszugehen ist, dass sich der Beratungsbedarf immer auf beide Herausforderungen gleichermaßen bezieht.

Anzumerken bleibt, dass die Ethikberatung sowohl aufgrund eines aktuellen Bedarfs stattfinden kann, weil in einem konkreten Fall nach einer ethisch-moralischen Lösung gesucht wird, ebenso kann es aber auch Fallbesprechungen mit einem Ethikberater geben, in denen ein Fall besprochen wird, der bereits abgeschlossen ist, um Ent-

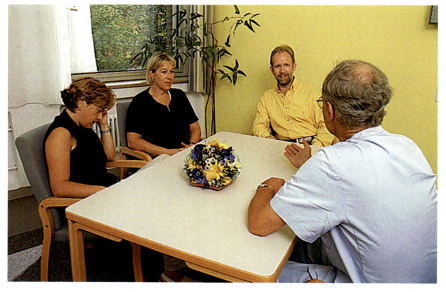

Abb. 4.9 Ethikberatung. Der zunehmende Beratungsbedarf konzentriert sich nicht nur auf die Kliniken, sondern zunehmend auch auf onkologische Praxen, palliative Einrichtungen und Bereiche der Alten- und Langzeitpflege.

scheidungskriterien kritisch zu reflektieren und dabei die ethisch-moralische Kompetenz zu schulen.

4.6.2 Fallbesprechungen

Im Rahmen der Ethikberatung kommt es zu Fallbesprechungen, in denen der Ethikberater meist als Moderator fungiert. Allerdings kann es auch andere Formen der Fallbesprechung geben. Anhand von zwei Begriffspaaren (extern – intern, prospektiv – retrospektiv) lassen sich vier Typen ethischer Fallbesprechungen unterscheiden:

- **externe retrospektive Fallbesprechung:** Besprechung einer abgeschlossenen Handlungssituation, ohne die Situation aus eigener Anschauung zu kennen,
- **interne retrospektive Fallbesprechung:** Besprechung einer abgeschlossenen Handlungssituation durch die Beteiligten selbst,
- **externe prospektive Fallbesprechung:** Besprechung einer konkret zu treffenden Entscheidung durch ein klinisches Ethikkomitee oder einen Ethikberater, das/der eine Empfehlung ausspricht (vorausgegangen ist bei dieser Form der Fallbesprechung, dass ein Behandlungsteam einem Ethikkomitee oder einem Ethikberater einen Fall vorgetragen hat und um eine Stellungnahme bittet),
- **interne prospektive Fallbesprechung:** Besprechung einer konkret zu treffenden Entscheidung durch das davon betroffene interdisziplinäre Team. Das Behandlungsteam bittet einen Ethikberater um die Moderation einer Fallbesprechung, bei der alle am Fall beteiligten Personen anwesend sind. Der Ethikberater fällt keine Entscheidung, sondern trägt mit seiner Kompetenz zu einem gemeinsamen Konsens der Beteiligten bei.

4.6.3 Struktur und Ablauf der Ethikberatung

Ethikberatungen dienen der ethischen Urteilsbildung. Gemeinsam soll das interdisziplinäre Team (Ärzte, Pflegekräfte, Psychologen, Sozialarbeiter, Seelsorger), welches die Verantwortung für den Patienten, um den es bei der Fallbesprechung geht, übernommen hat, einen Konsens finden, wie in einer problematischen Situation eine ethisch-moralisch

zu vertretende Entscheidung aussehen kann. Handlungsleitend bei dieser Fallbesprechung muss immer der Wille und das Wohl des Patienten sein.

Dabei sollte die Besprechung strukturiert und möglichst nach einem vorher festgelegten Ablauf durchgeführt werden. Dies ermöglicht zum einen, dass alle Beteiligten die gleichen Chancen haben, ihre Stellungnahmen abzugeben, zum anderen verhindert die feste Struktur, dass man nicht vergisst, alles für eine Entscheidung Notwendige zu durchdenken und anzusprechen.

Es gibt unterschiedliche Entwürfe bzw. Raster, wie eine solche Besprechung durchgeführt werden kann. Sowohl der Ethikberater als auch die Beteiligten können sich daran orientieren. Im Folgenden werden zwei Schemata, die ein solches Raster bzw. einen solchen Gesprächsleitfaden darstellen können, exemplarisch vorgestellt.

Sieben Schritte ethischer Urteilsbildung

Der Gesprächsleitfaden „Sieben Schritte der Urteilsbildung" nach Baumann-Hölze und Strebel (1999) ist als Idee entstanden, um den teilnehmenden Mitarbeiter/innen einer Fallbesprechung ein Entscheidungsverfahren näher zu bringen, dass ihnen die Entscheidungssituation erleichtert, ohne ihnen die Entscheidungsverantwortung abzunehmen (Abb. 4.10).

Baseler Ansatz zur klinischen Ethikkonsultation

Der Ansatz von Reiter-Theil (2005) wird seit einigen Jahren erfolgreich am Universitätshospital in Basel durchgeführt und wurde von vielen anderen Klinken als Grundlage zur Entwicklung eigener Leitfäden und Pro-

Sieben Schritte ethischer Urteilsbildung
(nach Baumann-Hölze und Strebel, 1999)

1. Erfahrung eines Sachverhaltes als sittliches Problem:	• Um was geht es? • Wie lautet der medizinische Sachverhalt? • Welches ist unser Problem?
2. Kontextanalyse:	• Wie hat sich das Problem entwickelt und wie war sein Verlauf? • Wo findet das Problem statt? • Wer ist am Problem beteiligt?
3. Formulierung des ethischen Dilemmas (Wertanalyse):	• Welche Werthaltungen der Betroffenen stehen auf dem Spiel? • Welche Prinzipien geraten miteinander in Konflikt? • Wie lässt sich das ethische Dilemma formulieren?
4. Entwurf von mindestens drei Verhaltensmöglichkeiten (Alternativen):	• Welche verschiedenen Verhaltensmöglichkeiten gibt es?
5. Juristische und ethische Analyse der alternativen Verhaltensmöglichkeiten:	• Welche Gesetze bestehen in Bezug auf die vorgeschlagenen Handlungsmöglichkeiten? • Welche Ethikentwürfe stehen hinter den genannten Verhaltensmöglichkeiten?
6. Konsensfindung und Verhaltensentscheid:	• Welches moralische Klima wollen wir? • Welchen Entscheid treffen wir in einer bestimmten Situation?
7. Überprüfung des gefassten Entscheides:	• Stimmt die getroffene Entscheidung für den Patienten? • Wie sind die getroffenen Entscheidungen aus zeitlicher Distanz zu beurteilen? (Was hat sich bewährt, was könnte verbessert werden?)

Abb. 4.10 Sieben Schritte der Urteilsbildung (nach Baumann-Hölze u. Strebel, 1999). Diese Schritte sollen gemeinsam besprochen werden und dienen als Gesprächsleitfaden.

tokolle übernommen oder in geänderter Form modifiziert (Abb. 4.11).

Theoretische und methodische Grundlagen des Baseler Ansatzes sind v.a. der Vier-Prinzipien-Ansatz nach Beauchamp und Childress (S. 64), die ethische Einzelfallanalyse und der Ansatz des systematischen Perspektivwechsels (s. u.).

Ansatz des systematischen Perspektivwechsels

Der Ansatz des systematischen Perspektivwechsels beinhaltet das „Über-den-eigenen-Tellerrand-hinaussehen" bzw. dient als Grundlage des Verstehens anderer ethisch-moralischer Haltungen. Wenn man sich mit den unterschiedlichen Perspektiven der anderen Beteiligten in der Fallbesprechung auseinandersetzt und selbstverständlich auch mit denen des Patienten, gelingt es allen, ihren Horizont zu erweitern und Verständnis aufzubringen für die unterschiedlichen Positionen. Indem man sich selber zurücknimmt und eine andere Perspektive

Baseler Leitfaden zur klinisch-ethischen Fallbearbeitung
(nach Reiter-Theil, 2005)

1. Vorbereitung:	• Klärung des Rahmens und des Vorgehens (soweit nötig) • problemzentrierter Bericht aus dem klinischen Team • Gelegenheit für Rückfragen und Ergänzungen
2. spontane Falldiskussion der direkten Beteiligten (nach Bedarf):	• gemeinsame Formulierung eines Ethikfokus für die weitere Bearbeitung
3. methodische Ethikanalyse:	• ethische Prinzipien, Werte, Normen • systematischer Perspektivwechsel • Pro- und Kontraoptionen • ggf. Identifikation und Schließen von Lücken oder Korrektur von Fehleinschätzungen
4. fokussierte Ergebnisse – explizite Formulierung:	• Entscheidung(en) und ethische Begründungen • weiteres Vorgehen, Dokumentation
5. Feedback, Evaluation, Begleitforschung (wenn möglich)	

Abb. 4.11 Baseler Ansatz zur klinischen Ethikkonsultation (nach Reiter-Theil, 2005). Schematische Darstellung des Baseler Leitfadens. Er kann als Grundkonzept übernommen und von den Teilnehmern eines Ethikkomitees so modifiziert werden, dass diese sich wiederfinden und ein Leitfaden entsteht, der den Strukturen der jeweiligen Institution angepasst ist.

Tab. 4.2 Systematischer Perspektivwechsel (Reiter-Theil 2005; modifiziert d. Verf.)

Perspektive	Inhalt
Ich-Perspektive	– Bedürfnisse aller beteiligten Personen – persönliche Werte aller Beteiligten im Kontext der onkologischen Behandlung – Selbstbestimmung und Lebensqualität der Patienten in der Onkologie, oder: – Wie würde ich mich fühlen und was würde ich mir wünschen, wenn ich der Patient wäre?

Ich-Du-Perspektive	– Beziehungsebene zwischen onkologischen Fachkräften (Ärzten, Pflegenden, Psychoonkologen und Patienten oder:
	  – Welche Erwartungen hat der Patient an das Team?
	  – Welche Erwartungen hat das Team in dem Patienten hervorgerufen (Prognose, Aufklärungsinhalte)?

persönliche Wir-Perspektive	– In welchem Beziehungskontext lebt der Patient?
	– Welche Positionen vertritt die Familie?
	– Sind alle bisherigen Entscheidungen gemeinsam gefällt worden?
	– Welche belastenden Vorerfahrungen im Rahmen onkologischer Erkrankungen bringen Patient und/oder Angehörige in den Behandlungsprozess mit ein?
	– Welcher Beziehungskontext besteht im Team und wie beeinflusst er die gemeinsamen Entscheidungen?
	  – Wie einig ist sich das Team im Rahmen der Behandlung und der Prognose?
	  – Welche Vorerfahrungen mit anderen Patienten spielen in der Entscheidungsfindung eine Rolle?

institutionelle Perspektive	– Welches Leitbild im Umgang mit onkologischen Patienten und deren Angehörigen gibt es? – Wie viel Entscheidungsspielraum und wie viel Gewissensfreiheit gibt die Institution den einzelnen Behandelnden *und* dem Patienten?
professionelle Perspektive	– ICN Ethikkodex – Standard der deutschen Krebsgesellschaft zur Behandlung onkologischer Patienten – Integration von psychoonkologischen Standards
kollektive Perspektive	– Welche onkologische Medizin wollen wir und können wir vor unserem eigenen Wertehorizont vertreten? – Welches Bild vom Umgang mit onkologischen Patienten wollen wir „mitgestalten"?

einnimmt, kann jeder Beteiligte zu einer umfassenden und ausgewogenen Einschätzung der Gesamtsituation gelangen. **Tab. 4.2** zeigt die Inhalte des systematischen Perspektivwechsels auf.

Schlussbemerkungen

Ethisches Handeln in der onkologischen Pflege ist die Auseinandersetzung mit der Frage: „Was soll ich tun?". Diese Frage impliziert eine bewusste Auseinandersetzung mit dem Tun und den Entscheidungen im Alltag (**Abb. 4.12**).

Durch die Fragestellung, was eine kompetente Pflegefachkraft tun soll, wird ein Reflexionsprozess in Gang gesetzt, der zu einem bewussten Nachdenken über das pflegerische Handeln anregt. Ebenso beinhaltet es das bewusste Vordenken, was im Rahmen des Tuns und Unterlassens von moralischer Relevanz ist. Dieses bewusste Vor- oder Nachdenken ist ein abwägendes Tätigwerden im Gegensatz zum bloßen und routinemäßigen Tun. Somit stärkt die Auseinandersetzung mit ethischen Fragestellungen auch das Verantwortungsbewusstsein gegenüber sich selbst und den Patienten.

Deshalb besteht das Ethische in der Pflege onkologischer Patienten im verantwortlichen Handeln.

„In der Welt ist es sehr selten mit dem „Entweder-oder" getan, so Johann Wolfgang von Goethe. Das ethische Handeln in der onkologischen Pflege umfasst neben der Sensibilität für ethische Fragestellungen auch die fachliche Professionalität im Rahmen der onkologischen Pflege sowie die Einsicht, das pflegeethisches Handeln immer eines individuellen Abwägungsverfahrens bedarf.

Literatur

Arndt, M.: Zwischen Macht und Hilflosigkeit. Moralische Ansprüche und berufliche Praxis in der Pflege. Teil 2. In: Heilberufe 1 (2000) 30

Arbeitsgruppe Pflege und Ethik der Akademie für Ethik in der Medizin e.V.: Für alle Fälle. Brigitte Kunz, Hannover 2005

Baumann-Hölzle, R., Strebel, U.: Betreuung von chronisch Kranken und Sterbenden. In: Bondolfi, A., Müller, H. (Hrsg.): Medizinische Ethik im ärztlichen Alltag. EMH Schweizerischer Ärzteverlag AG, Basel 1999

Beauchamp, T. L., Childress, J. F.: Principles of biomedical Ethics. Oxford University Press, New York, Oxford 1994

Braun, H.: Ethik sozialer Berufe. Ferdinand Schöningh, Paderborn 1996

Deutsche Gesellschaft für Hämatologie und Onkologie e.V. (DGHO): Entscheidungen am Lebensende. Ein Memorandum. Berlin 2005 in: http://www.dgho.de/aktuell/050126_dgho-entsch-am-lebensende.pdf (August 2007)

Engelhardt, D.: Dem Kranken Menschen gerecht werden. In: Focus Onkologie 9 (2006) 65 In: www.onkosupport.de/aso/content/e974/e1093/e1350/ifo0609_65.pdf

Fry, S.: Ethik in der Pflegepraxis. Druckerei Henrich, Frankfurt 1995

Gerdes, B., Richter, G.: Ethik-Konsultationsdienst nach dem Konzept von J.C. Fletcher an der University of Virginia, Charlottesville, USA. Ein Praxisbericht aus dem Klinikum der Philipps-Universität Marburg. In: Ethik Med 11 (1999) 249

Gillen, E.: Wie Ethik Moral voranbringt. LIT, Berlin 2006

Grundsätze der Bundesärztekammer zur ärztlichen Sterbebegleitung. Deutsches Ärzteblatt 19 (07.05.2004) A 1298

Heffels, W.: Auf der Station ist wieder viel los. Ethische Probleme als Unterrichtsthema. PADUA 2 (2006) 44

Höffe, O.: Lexikon der Ethik. 6. Aufl. C. H.Beck, München 2002

Holtappels, P., Lehmann, H. J.: Handreichungen zur Ethik in der Palliativmedizin. Hamburg 2005. In: http://www.palliativ-rissen.de/file-admin/user_upload/PDF/Artikel7.pdf (Oktober 2007)

Hoppe, E. u. a.: Ethik. Ein Arbeitsbuch für Schwestern und Pfleger. LAU, Reinbek 1995

Knipping, C.: Lehrbuch Palliative Care. Huber, Bern 2006

Körtner, U.: Grundkurs Pflegeethik. Facultas, Wien 2004

Lachmann, M.: Gelebtes Ethos in der Krankenpflege. Kohlhammer, Stuttgart 2005

Lay, R.: Ethik in der Pflege. Schlütersche, Hannover 2004

Laux, M. U.: Selbstbestimmung in der Pflege. Unveröffentlichtes Unterrichtskonzept, 2005

Margulies, A. u.a.: Onkologische Krankenpflege. 4. Aufl. Springer, Heidelberg 2006

Pieper, A.: Einführung in die Ethik. 4. Aufl. A. Francke, Tübingen, Basel. 2000

Reiter-Theil, S., Ohnsorge, K.: Ethikberatung I: Aufgaben – Ziele –Organisation – Module. In:

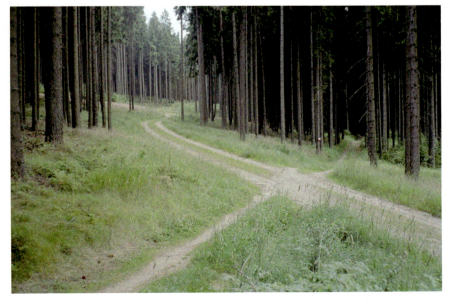

Abb. 4.12 Der richtige Weg. Ethisch-moralisches Handeln bedeutet, nach dem richtigen Weg in der individuellen Situation zu suchen.

4

Fernlehrgang Berater/in für Ethik im Gesundheitswesen, Modul III, 2006

Reiter-Theil, S.: Klinische Ethikkonsultationen – eine methodische Orientierung zur ethischen Beratung am Krankenbett. Schweizerische Ärztezeitung. 6 (2005) 346

Röttger, K.: Psychosoziale Onkologie für Pflegende. Schlütersche, Hannover 2003

Schulz, St. u.a.: Geschichte, Theorie und Ethik in der Medizin. Suhrkamp, Frankfurt 2006

Sehring, U., Segbers, F. (Hrsg.): Ethisch Handeln im Krankenhaus. Eine Handreichung für den Alltag, Plag gGmbH, Schwalmstadt 2005

Strittmatter, G. u.a.: Ethik in der Onkologie. Tosch, Münster 1995

Tanner, K.: Ethik in der Medizin. Ärzteblatt Sachsen 12 (2002) 571

Van der Arend, A., Gastmans, C.: Ethik für Pflegende. Huber, Bern 1996

Weber, M.: Der Wille des Patienten sollte immer respektiert werden. In: Pflege aktuell 12 (2004) 656

Wiesing, U.: Ethik in der Medizin. 2. Aufl. Reclam, Stuttgart 2004

Zentrale Ethikkommission bei der Bundesärztekammer: Stellungnahme der Zentralen Kommission zur Wahrung ethischer Grundsätze in der Medizin und ihren Grenzgebieten (Zentrale Ethikkommission) bei der Bundesärztekammer zur Ethikberatung in der klinischen Medizin. Deutsches Ärzteblatt 24 (2006), A 1703

Kontaktadressen

Akademie für Ethik in der Medizin e.V. http://www.aem-online.de

Centrum für Kommunikation, Information, Bildung (CeKIB), Klinikum Nürnberg: Zertifizierter Fortbildungskurs zum Berater für Ethik im Gesundheitswesen http://www.klinikum-nuernberg.de/klinikum/kliniken/zd/cekib/index.html

Ethikberatung im Krankenhaus. Internetportal für klinische Ethik-Komitees, Konsiliar- und Liasiondienste http://www.ethikkomitee.de

Institut für angewandte Ethik und Medizinethik an der medizinischen Fakultät der Universität Basel http://pages.unibas.ch/aeme/

Nationaler Ethikrat (Hrsg).: Selbstbestimmung und Fürsorge am Lebensende. Nationaler Ethikrat, Berlin 2006 http://www.ethikrat.org/stellungnahmen/pdf/Stellungnahme_Selbstbestimmung_und_Fuersorge_am_Lebensende.pdf

Nationaler Ethikrat (Hrsg).: Patientenverfügung. Ein Instrument der Selbstbestimmung. Nationaler Ethikrat, Berlin 2005 http://www.ethikrat.org/stellungnahmen/pdf/Stellungnahme_Patientenverfuegung.pdf

http://www.ethikrat.org

Pflegeleitlinien der Deutschen Gesellschaft für Palliativmedizin e.V. http://www.dgpalliativmedizin.de

Zentrale Kommission zur Wahrung ethischer Grundsätze in der Medizin und ihren Grenzgebieten (Zentrale Ethikkommission) http://www.zentrale-ethikkommission.de

5 Rechtliche Aspekte der onkologischen Pflege

Dieter Eckhard Genge

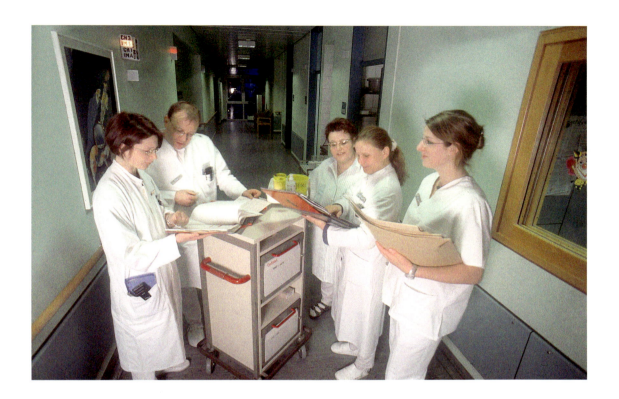

5.1 Pflegerisches Handeln im sozialrechtlichen Beziehungsgeflecht

In der Onkologie leisten Pflegekräfte nicht nur Hilfestellung bei den Aktivitäten des täglichen Lebens, sondern unterstützen das ärztliche Personal vielfach bei der Durchführung diagnostischer und therapeutischer Maßnahmen. Pflegemaßnahmen werden somit häufig in Erfüllung der durch Ärzte delegierten Aufgaben erbracht, denn Diagnose und Therapie als solche liegen – wie auch Anamnese und Aufklärung – ausschließlich in deren Kompetenz.

Dementsprechend übernehmen onkologisch tätige Pflegekräfte hierbei im Arbeitsalltag vor allem die Betreuung der Patienten bei zytostatischen Behandlungen oder gewährleisten die Durchführung der Radio- und Schmerztherapie. Auch ihr Handeln vollzieht sich aus sozialrechtlichem Blickwinkel stets im Rahmen eines komplexeren Beziehungsgeflechts. Man spricht insoweit auch von einem klassischen Leistungsdreieck (Abb.

5.1), weil in ihm drei tragenden „Akteuren" eine maßgebliche Rolle zukommt.

Klassisches Leistungsdreieck

Gebildet wird es zum einen durch den Leistungsempfänger (in der Regel den behandlungs- und/oder pflegebedürftigen Patienten), zum anderen durch die beiden relevanten Leistungserbringer: Diese unterscheidet man wiederum nach sogenannten rechtlichen und tatsächlichen Leistungserbringern (Abb. 5.1).

Leistungserbringer im rechtlichen Sinn

Unter Leistungserbringer im rechtlichen Sinn versteht man die Organisation, die als juristische Person einen Klinikbetrieb leitet (bspw. der Träger eines Krankenhauses im Sinne der §§ 107, 108 SGB-V, der eine onkologisch-internistische Abteilung unterhält). Diese ga-

rantiert dem Leistungsempfänger über den Behandlungsvertrag bestimmte Leistungen wie etwa diagnostische Untersuchungen, medizinische Behandlung und Pflege. Neben die intern geregelte Gesamtverantwortlichkeit des ärztlichen Personals tritt parallel hierzu die des Pflegebereichs.

Rechtsgrundlagen für eine derartige Einstandspflicht können sich – je nach Behandlungsleistung und Art der Unterbringung – aus unterschiedlichen Dienstleistungsverträgen herleiten. Im Klinikbereich wird weitgehend der sogenannte einheitliche Krankenhausaufnahmevertrag Verwendung finden. Hier erbringt der Krankenhausträger alle anfallenden Leistungen im Zusammenhang mit der ärztlich und pflegerisch notwendigen Betreuung.

Im Falle der stationären Betreuung ist maßgebend der Heimvertrag, den beispielsweise eine Palliativpflegeeinrichtung be-

 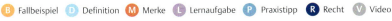

5

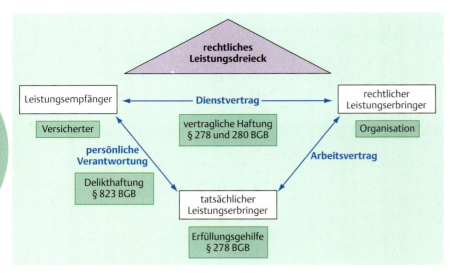

Abb. 5.1 Klassisches Leistungsdreieck. Leistungsempfänger (Patient), rechtlicher Leistungserbringer (z. B. Krankenhausträger) und der tatsächliche Leistungserbringer (Pfleger) stehen sozialrechtlich in einem komplexen Beziehungsgeflecht zueinander.

nutzt. Bei ambulanter Leistungserbringung beanspruchen die dort üblichen Pflegeverträge Geltung.

Tatsächlicher Leistungserbringer

Tatsächlicher Leistungserbringer hingegen ist der als Pfleger Beschäftigte in seiner Eigenschaft als Arbeitnehmer, der seine Arbeitsleistung in den Dienst einer Organisation stellt. Nach § 611 BGB erbringt er seine Arbeitspflicht als Hauptleistungspflicht auf der Grundlage eines besonderen Dienstvertrages, des Arbeitsvertrages. Dabei wird die Erbringung der Pflege als Dienstleistung weiter konkretisiert durch die Bestimmungen etwa des Krankenpflegegesetzes (KrPflG)

oder – im Bereich der Heimpflege – des Pflegequalitätssicherungsrechts (SGB-XI).

R § 611 BGB: „Durch den Dienstvertrag wird derjenige, welcher Dienste zusagt, zur Leistung der versprochenen Dienste, der andere Teil zur Gewährung der vereinbarten Vergütung verpflichtet."

Der neu gefasste § 3 KrPflG eröffnet dem Gesundheits- und Krankenpfleger erweiterte Kompetenzen, weist ihm damit aber zugleich auch qualitativ andere Pflichten zu. Neben präventiv wirkenden Leistungen der Grundpflege und Betreuung sind nunmehr von der einzelnen Pflegekraft auch rehabilitative

und palliative Maßnahmen zu veranlassen (Sträßner, 2006).

Durch den Dienstvertrag werden die täglich neu abzurufende Arbeitsleistung und der vom Arbeitgeber geschuldete Lohn wechselseitig ausgetauscht. Letzterer delegiert die unmittelbare Ausführung der dem Patienten geschuldeten Leistungen an den Arbeitnehmer als sog. „Erfüllungsgehilfen". Dieser ist es, der die individuelle Pflegehandlung in direktem Kontakt mit dem Leistungsempfänger erbringt und damit seiner primären Pflicht aus dem Dienstvertrag nachkommt.

Pflegerisches Handeln im rechtlichen Interessenwiderstreit

Aus diesem rechtlichen Beziehungsgeflecht allein wird bereits deutlich, dass pflegerisches Handeln oft im Spannungsfeld unterschiedlichster Interessenlagen stattfindet. Denn es betrifft einerseits die Rechtssphäre des Patienten, insbesondere sein aus Art. 2 GG abgeleitetes Selbstbestimmungsrecht. Dieser kann ggf. eine bestimmte Behandlungs- oder Pflegemaßnahme ablehnen. Andererseits berührt es auch unmittelbar wirtschaftliche und rechtliche Kompetenzen des Trägerverantwortlichen und des weisungsunterworfenen Arbeitnehmers. Dabei sind nicht nur Problembereiche des Arbeitsrechts, sondern auch jene des Haftungs- und Delegationsrechts angesprochen.

5.2 Pflichten der Pflegekräfte aus dem Arbeitsverhältnis

Hier ist vor allem die von der Pflegefachkraft bzw. nachgeordneten Pflegekraft erwartete korrekte Durchführung einer von ihr ausgeübten pflegerischen Maßnahme hervorzuheben. Jede Schlecht- oder gar Nichterfüllung in diesem Bereich löst eine rechtlich relevante Leistungsstörung aus. Einer Haftung wegen Nichterfüllung etwa ist der völlige Ausfall einer geschuldeten Pflege- bzw. Betreuungsleistung vorangegangen.

Von Schlechterfüllung spricht man, wo Defizite in Arbeitstechnik, Kommunikation oder Dokumentation zu sogenannter „gefährlicher Pflege" geführt haben. Eine solche

liegt z. B. vor, wenn infolge dieser Mängel Hygienevorschriften missachtet worden sind. **Rechtliche Folgen von Leistungsstörungen.** Aus einer Verletzung dieser Pflichten kann eine Haftung der Pflegekraft gegenüber dem Arbeitgeber wegen Verletzung des Arbeitsvertrags – neben arbeitsrechtlichen Konsequenzen wie Abmahnung oder Kündigung – resultieren.

Maßstab für die kunstgerechte Ausführung einer Maßnahme ist insoweit der aktuelle Stand der medizinisch-pflegerischen Erkenntnisse.

Anordnungsbefugnisse des rechtlichen Leistungserbringers

Da jedoch im Arbeitsvertrag die geschuldeten Tätigkeiten häufig nur rein fachlich bestimmt sind, werden sich dienstliche Anordnungen im Rahmen der beruflichen Praxis situationsbedingt auch auf Einzelheiten des Arbeitsablaufs erstrecken (Böhme, 1998). Ihnen hat der Arbeitnehmer innerhalb bestimmter, noch zu erörternder Grenzen Folge zu leisten.

Insoweit macht der rechtliche Leistungserbringer nur von seinem legitimen Direk-

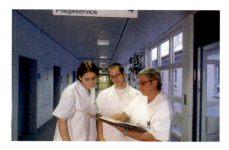

Abb. 5.2 Delegation. Der Arbeitnehmer hat den Dienstanweisungen des Arbeitgebers Folge zu leisten.

tionsrecht als Arbeitgeber Gebrauch; diesen Vorgang nennt man Delegation im engeren Sinn. Auch die mittels Dienstanweisung übertragenen Aufgaben werden zu Hauptpflichten des Arbeitnehmers, deren prinzipielle Beherrschbarkeit vom Delegierenden im Allgemeinen vorausgesetzt werden darf (Abb. 5.2).

Allgemeine rechtliche Grenzen der Delegation

Jedoch hat der Arbeitgeber hier auch seiner Fürsorgepflicht gegenüber dem Arbeitnehmer zu entsprechen. Entschließt er sich näm-

lich dazu, Aufgaben und Kompetenzen an namentlich benannte Mitarbeiter zu übertragen, so muss er auf eine Umsetzung im Sinne präziser Anordnungen achten. Denn nur auf diese Weise kann der rechtliche Leistungserbringer sicherstellen, dass den vertraglichen Ansprüchen des Leistungsempfängers, die sich nicht zuletzt auch aus seinem individuellen Versicherungsschutz ergeben, auch tatsächlich vollauf entsprochen wird. Zudem trägt er so den Ansprüchen des Patienten aus Art. 2 Abs. 2 GG auf persönliche Sicherheit und Unversehrtheit Rechnung.

Das vertragliche Regelwerk der geltenden Sozialversicherung (bestehend aus Arbeitslosen-, Kranken-, Renten-, Unfall- und Pflegeversicherung) bindet insofern das Handeln der Leistungserbringerseite. Krankenhauspflege auf Basis des § 92 SGB-V darf nicht zu einer rechtswidrigen Beeinträchtigung der zur Disposition stehenden Rechtsgüter des Patienten führen. Andernfalls greift, wie ansonsten auch, der staatliche Gefahren- bzw. Verbraucherschutz regulierend ein.

Oberstes Gebot: Patientenschutz

Im Zentrum pflegerischen Handelns spiegelt sich daher der vorrangige Schutz des sich Pfleger und Ärzten anvertrauenden Patienten wider. Er wirft immer dann die Frage nach Verantwortlichkeiten auf, wenn im Rahmen einer pflegerischen Maßnahme eine Sorgfaltspflichtverletzung zu einer maßgeblichen Schädigung von Rechtsgütern (Leben, Körper und Gesundheit) geführt hat.

Pflegerisches Handeln ist daher auch stets im Zusammenhang mit möglichen Haftungslagen zu sehen. Dies gilt um so mehr, als es sich um die Übernahme von an sich ärztlichen Tätigkeiten handelt, die im Wege des Dienstrechts durch Vorgesetzte (Ärzte, Stationsleitungen) angeordnet wurden und hierbei Schädigungen verursacht worden sind. In diesem Zusammenhang wird rechtlich zutreffend vom sog. „Übernahmeverschulden" (S. 84) der Pflegekraft gesprochen. Gemeint ist hiermit der Überschneidungsbereich von Haftungs- und Delegationsrecht. Es ist daher sinnvoll, sich zunächst die Struktur des Haftungsrechts vor Augen zu führen.

5.3 Strukturen der zivilrechtlichen Haftung

Wie sich aus dem oben näher beschriebenen Beziehungsgeflecht entnehmen lässt, kann im Falle von Leistungsstörungen sowohl eine Haftung des rechtlichen als auch des tatsächlichen Leistungserbringers in Betracht kommen. Tatsächlich unterscheidet das deutsche Haftungsrecht streng zwischen folgenden Verantwortlichkeiten:
- Organisationsverantwortung (oder Trägerverantwortung) des Klinikbetreibers,
- Eigenverantwortung der einzelnen agierenden Pflegekraft.

5.3.1 Haftung aus Vertrag und Deliktshaftung

D Unter Haftung versteht man die rechtlich begründete Verpflichtung, für ein bestimmtes (Fehl-)verhalten einstehen zu müssen.

Schadensersatz und Schmerzensgeld. Haftung resultiert vorrangig aus einer Verlet-

zung der oben angeführten vertraglichen Grundlagen im stationären bzw. ambulanten Bereich. Wird die Pflicht zur sorgfältigen Pflege z. B. aus dem zugrunde liegenden Behandlungsvertrag verletzt, kann der Patient – als Gläubiger – nach der grundlegenden Bestimmung des § 280 BGB Schadensersatz verlangen, wenn Trägerverantwortlichem oder pflegerischem Personal hieran ein Verschulden trifft. Daneben eröffnet sich über § 253 Abs. 2 BGB dem Patienten die Möglichkeit, bei derartigen Vertragsverletzungen einen Schmerzensgeldanspruch zu verfolgen.

R § 280 Abs. 1 BGB: „Verletzt der Schuldner eine Pflicht aus dem Schuldverhältnis, so kann der Gläubiger Ersatz des hierdurch entstehenden Schadens verlangen. Dies gilt nicht, wenn der Schuldner die Pflichtverletzung nicht zu vertreten hat."

Haftung des Trägers aus Vertrag

Dabei hat sich der rechtliche Leistungserbringer das Verschulden der Personen, derer er sich zur Erfüllung der ihm obliegenden Verbindlichkeiten aus dem Behandlungsvertrag bedient, grundsätzlich wie eigenes Verschulden entgegenhalten zu lassen.

Er haftet daher vertraglich aufgrund dieser gesetzlichen Zurechnung gegenüber einem mutmaßlich geschädigten Patienten auf Schadensersatz, wenn eine Pflegekraft mangelhafte Pflegeleistungen erbracht hat bzw. ihren Pflichten überhaupt nicht nachgekommen ist.

§ 278 BGB stellt insofern die maßgebliche gesetzliche Haftungsgrundlage zu Lasten des Trägers dar, soweit es um das Fehlverhalten eines Mitarbeiters (*fremdes* Verschulden) geht. Eine Entlastungsmöglichkeit des Trägers ist insoweit nicht gegeben.

(R) § 278 BGB: „Der Schuldner hat ein Verschulden seines gesetzlichen Vertreters und der Personen, deren er sich zur Erfüllung seiner Verbindlichkeit bedient, in gleichem Umfang zu vertreten wie eigenes Verschulden."

Organisationsverschulden des Trägers. Daneben kann den Träger unter dem Gesichtspunkt des sogenannten Organisationsverschuldens auch eine Haftung aus *eigenem* Versagen treffen, sofern er die zu fordernde übliche Sorgfalt bei der Auswahl, Anleitung und Überwachung des Pflegepersonals außer Acht lässt. Denn aus dem Behandlungsvertrag schuldet er dem Patienten auch die organisatorische Kontrolle darüber, ob die eingesetzten Mitarbeiter die entsprechenden pflegerischen Maßnahmen nach dem Stand der Künste erbringen können sowie die entsprechende Durchführungsbefähigung für an sie delegierte ärztliche Tätigkeiten besitzen. Darüber hinaus muss er sicherstellen, dass er das zur Erfüllung seiner vertraglichen Pflichten erforderliche Personal vorhält und so einzusetzen vermag, dass „gefährliche Pflege" auszuschließen ist (Sträßner, 2006).

Die vertragliche Haftung des Krankenhausträgers knüpft daher regelmäßig an eine Situation an, in der der vertraglich vereinbarte und gesetzlich durch § 39 SGB-V in Verbindung mit §§ 115 a, 115 b SGB-V vorgeschriebene Versorgungsstandard im fachärztlichen bzw. fachpflegerischen Bereich nicht mehr gewährleistet ist. Darüber hinaus umfasst dieser die Versorgung des Patienten mit Arznei-, Heil- und Hilfsmitteln sowie entsprechend abgesicherter Unterkunft und Verpflegung.

Pflichtenkreis und Deliktshaftung der einzelnen Pflegekraft

Anders als beim Trägerverantwortlichen, der einen Behandlungsvertrag mit dem Patienten geschlossen hat, scheidet eine Haftung des tatsächlichen Leistungserbringers auf vertraglicher Grundlage aus. Denn mit dem Patienten verbindet die Pflegekraft regelmäßig gerade keine vertragliche Beziehung, sie ist nicht Vertragspartner. Ihr Verhältnis zum versicherten Leistungsempfänger ist vielmehr geprägt durch das Prinzip der persönlichen Verantwortung für dessen Wohlergehen (Abb. 5.3).

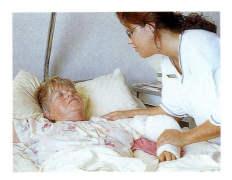

Abb. 5.3 Rechtsverhältnis. Das Verhältnis der Pflegenden zum Patienten basiert auf dem Prinzip der persönlichen Verantwortung für dessen Wohlergehen.

Deliktische Haftung

Wird dieses durch ein Handeln bzw. Unterlassen des Pflegers beeinträchtigt, so hat dies jedoch möglicherweise seine Haftung wegen sogenannter unerlaubter Handlung zur Folge. Diese auch als deliktische Haftung bezeichnete Verantwortlichkeit stellt einen weiteren wichtigen Haftungstyp des Zivilrechts dar und ist in § 823 Abs. 1 BGB geregelt worden (Abb. 5.4, S. 83).

(R) § 823 Abs. 1 BGB: „Wer vorsätzlich das Leben, den Körper, die Gesundheit, die Freiheit, das Eigentum oder ein sonstiges Recht eines anderen widerrechtlich verletzt, ist dem anderen zum Ersatz des daraus entstehenden Schadens verpflichtet."

Ersetzt werden über die deliktische Haftung alle materiellen Schäden des Patienten (wie etwa anfallende Rehabilitationskosten oder Zahlungen für Hilfsmittel), aber auch immaterielle Schäden (wie beispielsweise erlittene Schäden an Körper und Gesundheit).

Sie tritt als eigenständige Anspruchsgrundlage neben die vertragliche Haftung des Organisationsverantwortlichen. Allerdings setzt die Haftung einer Pflegekraft erst dann ein, wenn sie die ihr aus dem Arbeitsvertrag obliegenden Pflichten entweder überhaupt nicht oder nur mangelhaft erfüllt, somit die zu fordernde Pflicht zur Sorgfalt außer Acht gelassen hat und es gerade aufgrund dessen zu einer Schädigung (Rechtsgüterverletzung) des Patienten gekommen ist.

Haftungsbegründender Ursachenzusammenhang

Juristen sprechen insoweit auch vom sog. haftungsbegründenden Ursachenzusammenhang. Dieser rechtliche Bewertungsmaßstab des § 823 Abs. 1 BGB bedingt folgenden dreifachen Prüfungsaufbau:

1. Vorliegen einer Rechtsgüter- und Pflichtverletzung,
2. Rechtswidrigkeit der Rechtsgüterverletzung,
3. Verschulden des Schädigers in Form von Fahrlässigkeit oder Vorsatz.

Rechtsgüter- und Pflichtverletzung

Vorangegangen sein muss eine Rechtsgüter- und Pflichtverletzung, also eine Beeinträchtigung von Patientengütern wie Leben, körperliche Unversehrtheit oder Gesundheit. Diese muss dem Verhalten des Schädigers zugerechnet werden können.

Rechtswidrigkeit der Rechtsgüterverletzung

Darüber hinaus muss diese Rechtsgüterverletzung auch in rechtswidriger Weise erfolgt sein. Davon ist regelmäßig auszugehen, da der Patient gegenüber dem Pfleger keine Einwilligung in eine potenzielle Körperverletzung abgegeben haben wird.

Von einer wirksam abgegebenen Einwilligung wird nur bei Heileingriffen wie etwa Operationen zugunsten von Ärzten auszugehen sein. Die jederzeit freiwiderrufliche Einwilligung muss jeweils immer vor dem geplanten ärztlichen Eingriff bzw. der angeordneten pflegerischen Maßnahme abgegeben worden sein. Im Hinblick auf ärztliche Leistungen verbleibt es bei der ausschließlichen ärztlichen Aufklärungskompetenz. Auch die Berufung auf einen sogenannten Rechtfertigungsgrund, wie er in § 34 Strafgesetzbuch (StGB) geregelt ist, lässt die Rechtswidrigkeit einer Verletzungshandlung entfallen. Der dort normierte rechtfertigende Notstand hebt somit eine an sich gegebene zivil- oder strafrechtliche Verantwortlichkeit auf: Zugunsten eines höherrangigen Rechtsguts wird in einer Notfallsituation ein niederrangiges in rechtlich vertretbarer Weise verletzt.

Verschulden durch Fahrlässigkeit oder Vorsatz

Schließlich muss dem Schädiger auch ein Verschuldensvorwurf gemacht werden können. Verschulden kann in Form von Fahrlässigkeit und Vorsatz auftreten.

Fahrlässigkeit. Fahrlässig handelt nach der gesetzlichen Definition des § 276 Abs. 2 BGB, wer die im Verkehr, d.h. die nach seinem beruflichen Pflichtenkreis gebotene Sorgfalt außer Acht lässt („objektiver Pflichtenmaßstab"). Der Begriff der verkehrsüblichen Sorgfalt erfährt im Rahmen der §§ 2, 11 SGB-XI durch die neu eingeführten Kriterien des Pflegequalitätssicherungsgesetzes eine Erweiterung: Hier wird zusätzlich berücksichtigt, ob und inwieweit der Träger die angemessene bzw. ausreichend sichere Qualität gewährleistet.

Man unterscheidet leichte und grobe Fahrlässigkeit. Erstere lässt sich mit der Wendung „das kann schon einmal passieren", Letztere mit dem Satz „das darf auf gar keinen Fall vorkommen" zutreffend umschreiben.

Vorsatz. Demgegenüber versteht man unter Vorsatz „Wissen und Wollen" des Handlungserfolgs.

M Jeder in der Pflege Tätige, der aufgrund eines derartigen unerlaubten Handelns eine Rechtsgüterverletzung provoziert, wird mit der in § 823 Abs. 1 BGB geregelten deliktischen Haftung konfrontiert. Sie ist gerichtet gegen sämtliche potenzielle Schädiger, m. a. W. gegen alle Pflegefach- und nachgeordneten Pflegekräfte, aber auch u. U. gegen beteiligte Ärzte.

Deliktshaftung des Trägers

Wie im Bereich der vertraglichen Haftung knüpft auch die deliktische Haftung des Krankenhausträgers bzw. der Hauptfunktionsträger (Chefarzt und Pflegedienstleitung) nach § 823 Abs. 1 BGB an ein ihm/ihnen zur Last gelegtes Organisationsverschulden an.

Ein solcher betrieblicher Organisationsmangel liegt beispielsweise vor, wenn er als rechtlicher Leistungserbringer nicht den Erfordernissen eines hinreichenden quantitativen und qualitativen Personalbestandes entsprochen hat und damit seine Verkehrssicherungspflicht verletzt hat. Eröffnung und Gestaltung des Krankenhausbetriebs dürfen keine Verletzung von Rechtsgütern des Patienten herbeiführen.

Schließlich kann die Deliktshaftung des Trägers auch durch Mitarbeiter ausgelöst werden, die er zu einer „Verrichtung bestellt", d.h. in pflegerischen Funktionen eingesetzt hat. Ist nämlich ein Verschulden des Geschäftsherrn bei der Auswahl, Anleitung oder Überwachung eines Gehilfen festgestellt worden, und steht auch fest, dass diese Pflichtverletzung des Trägers ursächlich war für eine durch den Mitarbeiter verübte unerlaubte Handlung, so haftet der Träger gegenüber dem Patienten auf Schadensersatz nach § 831 BGB.

R § 831 Abs. 1 BGB: „Wer einen anderen zu einer Verrichtung bestellt, ist zum Ersatz des Schadens verpflichtet, den der andere in Ausführung der Verrichtung einem Dritten widerrechtlich zufügt.
Die Ersatzpflicht tritt nicht ein, wenn der Geschäftsherr bei der Auswahl der bestellten Person (...), bei der Beschaffung oder der Leitung die im Verkehr erforderliche Sorgfalt beobachtet oder wenn der Schaden auch bei Anwendung dieser Sorgfalt entstanden sein würde."

Die Bedeutung dieser Haftungsnorm liegt darin begründet, dass sie dem geschädigten Patienten den oft schwierigen Beweis für ein Auswahl- und Aufsichtsverschulden des Trägers erspart. Auch muss er nicht darlegen, dass genau diese Pflichtverletzung für den von der Pflegekraft verursachten Schaden maßgeblich war. Vielmehr erlegt § 831 BGB gerade dem Träger die Rechtspflicht auf, sich entsprechend zu entlasten. Nur wenn es ihm gelingt, diese Kausalitätsvermutung im Sinne des § 831 Abs. 1 Satz 2 BGB zu widerlegen, scheidet seine deliktische Haftung aus.

Deliktshaftung der Führungskräfte

Eine deliktische Haftung nach § 831 BGB kann – neben dem Träger – auch jede mit Führungsverantwortung ausgestattete Pflegefachkraft (wie Pflegedienstleitung- oder Stationsleitung) treffen (**Abb. 5.4**).

Sie besitzt ein direkt vom Träger abgeleitetes, quasi auf sie übertragenes Weisungsrecht. Denn ihr obliegt in ihrem Organisationsbereich die Fachaufsicht über das nachgeordnete Pflegepersonal und damit auch die Sicherstellung der Pflegequalität. Dementsprechend hat sie gemäß § 831 BGB für eine fehlerhafte Auswahl, Anleitung oder Überwachung der ihr unterstellten Mitarbeiter einzustehen. Insbesondere hat sie auf die Formulierung klarer Dienstanweisungen und die Bestimmung klarer Verantwortungsbereiche zu achten. Darüber hinaus ist sie sogar zum Einschreiten gegenüber dem Trägerverantwortlichen selbst verpflichtet, wenn dieser – etwa bei zu geringem Pflegepersonal – seinem Sicherstellungsauftrag nicht mehr nachkommt.

5.3.2 Rechtsgüter der Deliktshaftung

Zu den wesentlichen geschützten Rechtsgütern der Deliktshaftung gehören u. a.:
– das Leben,
– der Körper,
– die Freiheit.

Das Leben

Jede Verletzung des Lebens bedeutet Tötung. Neben § 823 Abs. 1 BGB findet der Schutz des Lebens über § 823 Abs. 2 BGB in Verbindung mit einzelnen strafrechtlichen Bestimmun-

Handlungsverantwortung
§ 823 Abs. 1 BGB

- korrekte, nach den Regeln der Kunst erfolgte Durchführung
- Fortbildungsverpflichtung zum Erwerb der aktuell erforderlichen Erkenntnisse
- Verweigerungsrecht/-pflicht im Falle fehlender Qualifikation
  - ansonsten Übernahmeverschulden
  - Demonstration von Zivilcourage

Führungsverantwortung
§ 831 Abs. 1 BGB, § 823 Abs. 1 BGB

- korrekte, zutreffende Anordnung
- Notwendigkeit der Anordnung; ggf. Haftung für Unterlassen bei Garantenstellung
- richtige Anleitung des Mitarbeiters
- richtige Auswahl des Mitarbeiters („Auswahlverschulden")
- ausreichende Überwachung des Mitarbeiters, Supervisionspflichten („Überwachungsverschulden")

Abb. 5.4 Handlungs- und Führungsverantwortung. Zusammenfassende Darstellung.

5

gen statt. Zu nennen sind hier beispielsweise:

- einschlägige Tötungsdelikte wie etwa Totschlag (§ 212 StGB), Tötung auf Verlangen (§ 216 StGB), fahrlässige Tötung (§ 222 StGB),
- Körperverletzungsdelikte wie Körperverletzung mit Todesfolge (§ 227 StGB) oder Vergiftung (§ 224 Abs. 1 Nr. 1 StGB).

Der Körper

D Körperverletzung ist jeder äußere Eingriff in die körperliche Unversehrtheit.
Unter Gesundheitsverletzung versteht man dagegen die Störung der inneren Lebensvorgänge.

Die Grenzen zwischen beiden Verletzungshandlungen können fließend verlaufen. Der Verletzungsbegriff kann dann Probleme bereiten, wenn die Verletzungshandlung als solche schon vor oder erst bei Entstehung des beeinträchtigten Rechtsguts stattfindet.

Rechtlich problematisch ist deshalb die Behandlung von Missbildungsfällen, in denen das noch ungeborene Leben (der sog. „nasciturus") verletzt wird. Ähnlich zweifelhaft ist die Beurteilung der Haftung, wenn – wie im Falle des Präparates Contergan – eine Missbildung des Embryos infolge einer schuldhaft verursachten Infektion der Mutter bereits vor der Konzeption des Kindes heraufbeschworen wird (sog. „nondum conceptus")

Rechtsfähigkeit eines Menschen

Diesen Fällen ist gemeinsam, dass eine Körperverletzung nur bejaht werden kann, wenn die Leibesfrucht und das noch nicht einmal gezeugte Kind als ein „anderer" im Sinne des § 823 Abs. 1 BGB gelten können. Denn nach § 1 BGB beginnt die Rechtsfähigkeit eines Menschen erst mit Vollendung der Geburt.

Gleichwohl betont der Bundesgerichtshof (BGH), dass dieser Umstand der deliktischen Haftung nicht entgegensteht. Er betont, dass das ungeborene Leben von vornherein dazu bestimmt ist, später als Mensch ins Leben zu treten. Dieser zeitlich nachgelagerten Identität muss auch das Haftungsrecht entsprechen: Im Ergebnis führen Verletzungen des nasciturus und angeborene Missbildungen zumindest mit Vollendung der Geburt auch zu einer Beeinträchtigung der Gesundheit des nun auch äußerlich als Mensch in Erscheinung tretenden Wesens (BGHZ 93,351).

Die Freiheit

D Freiheitsverletzung im deliktsrechtlichen Sinn meint ausschließlich die Entziehung der körperlichen Bewegungsfreiheit.

Abgesehen von der daraus eventuell resultierenden zivilrechtlichen Haftung ist damit zugleich auch eine betreuungsrechtlich bedeutsame Dimension eröffnet. Jede Pflegekraft sollte sich vergegenwärtigen, dass es im Arbeitsalltag – sei es aus Unwissenheit

oder anlässlich einer Überforderungssituation – zu an sich nicht zulässigen Fixierungen kommen kann. Den Grad einer Freiheitsentziehung kann auch eine nicht statthafte Verabreichung bestimmter Präparate – wie etwa Psychopharmaka – erreichen. Auch jene aus reiner sozialer Fürsorglichkeit vorgenommene Fixierungen oder das Einflößen von Medikamenten gegen den Patientenwillen können zudem leicht in den strafrechtlich relevanten Bereich der Freiheitsberaubung münden (Klie, 2001).

Das Betreuungsrecht wertet alle Maßnahmen mit freiheitsentziehendem Charakter als sogenannte unterbringungsähnliche Maßnahmen, die nur unter den engen Vorschriften des Betreuungsrechts, hier des § 1906 BGB, zulässig sind. Sie bedürfen nach § 1906 Abs. 2 BGB stets der Genehmigung durch das Vormundschaftsgericht, es sei denn, es bestünde ansonsten eine akute Gefährdung für den betroffenen Patienten.

R § 1906 Abs. 4 BGB: „Die Absätze 1 bis 3 gelten entsprechend, wenn dem Betreuten, der sich in einer Anstalt, einem Heim oder einer sonstigen Einrichtung aufhält, ohne untergebracht zu sein, durch mechanische Vorrichtungen, Medikamente oder auf andere Weise über einen längeren Zeitraum oder regelmäßig die Freiheit entzogen werden soll."

5.4 Delegation im Rahmen des Anweisungsverhältnisses Arbeitgeber – Arbeitnehmer

5.4.1 Delegation und Übernahmeverschulden

Wie bereits erläutert ist die Delegation vor dem Hintergrund des Schnittstellenbereichs von Arbeits- und Haftungsrecht zu sehen. Aus § 611 BGB folgt, dass Pflegekräften nur die an sich geschuldete, mögliche und zumutbare Tätigkeit übertragen werden darf. Im Vordergrund steht daher die Versorgung des Patienten durch die Übernahme von Tätigkeiten auf den Gebieten der Grund-, Behandlungs- und Funktionspflege.

Dieser originäre Bereich der Pflege hat in der Praxis schon längst eine Erweiterung erfahren: Vorrangig anzuführen sind hier insbesondere Übernahme und Vollzug pflegefremder Verrichtungen wie ärztliche oder technische Tätigkeiten.
Durchführungs- und Übernahmeverantwortung. Dies ist haftungsrechtlich von großer Relevanz, da auch hier die angewiesene Pflegefachkraft in der sog. Durchführungs- und Übernahmeverantwortung steht: Sie schuldet insoweit die fachgerechte Ausführung sowohl pflegerischer als auch ärztlicher Anordnungen. Bei unsachgemäßer

Durchführung der ihr übertragenen Tätigkeit können Haftungslagen ausgelöst werden, für die sie aus dem Rechtsgedanken des sog. Übernahmeverschuldens (S. 83) verantwortlich gemacht werden kann.

B Der die Therapie durchführende Arzt weist die Pflegekraft P. an, beim Patienten E. einen sogenannten Portnadel-Wechsel durchzuführen. P. vertritt unter Hinweis auf seine unzureichende Ausbildung und praktische Schulung den Standpunkt, dass die gefahrenbehaftete Maßnahme von dem dazu ausgebildeten Arzt vollzogen werden müsse. Hat er dennoch der ärztlichen Anordnung Folge zu leisten?

5.4.2 Delegationsfähigkeit ärztlicher Tätigkeiten

Problematisch ist bei der hier konkret übertragenen Aufgabe, wie auch in ähnlich gelagerten Fällen (z. B. der Anweisung, intravenös zu injizieren, **Abb. 5.5**), dass eine ausdrückliche Zuweisung weder den Inhalten des Arbeitsvertrages noch den Bestimmungen des Berufsrechts für Pflegekräfte ausdrücklich zu entnehmen ist. Die einschlägigen Vorschriften aus dem KrPflG oder dem AltPflG enthalten keine Vorgaben für die Zulässigkeit der Delegation ärztlicher Tätigkeiten auf Pflegekräfte.

Allerdings gibt das KrPflG einen allgemeinen Rahmen vor, indem es aus dem der Ausbildung entlehnten Arbeitsbereich bestimmte mögliche Aufgabenfelder hervorhebt. In § 3 Abs. 2 Ziff. 2 KrPflG sind ausdrücklich assistierende Tätigkeiten und Aufgaben aus der interdisziplinären Zusammenarbeit aufgeführt:

R § 3 Abs. 2 Ziff. 2 KrPflG: „Die Ausbildung für die Pflege nach Absatz 1 soll insbesondere dazu befähigen, (…) die folgenden Aufgaben im Rahmen der Mitwirkung auszuführen:
a) eigenständige Durchführung ärztlich veranlasster Maßnahmen
b) Maßnahmen der medizinischen Diagnostik, Therapie oder Rehabilitation,
c) Maßnahmen in Krisen- und Katastrophensituationen (…).“

Das Berufsrecht vermittelt insoweit lediglich eine Orientierungshilfe für ein infrage kommendes Tätigkeitsfeld. Daraus lässt sich

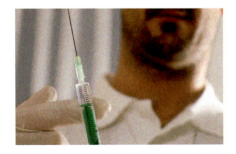

Abb. 5.5 Intravenöse Injektionen. Ihre Übertragbarkeit an pflegerisches Personal ist nach wie vor umstritten.

aber noch nicht ohne Weiteres eine eindeutige Stellungnahme über die Übernahme von Maßnahmen wie den Portanstich oder die intravenöse Injektion ableiten.

Mangels eindeutiger gesetzlicher Regelungen hat die Rechtsprechung zu den Bereichen Delegationszulässigkeit und Delegationsfähigkeit geeignete Kriterien entwickelt.

Teleologische Auslegung der Schutznormen des KrPflG und AltPflG

Zutreffend wird man jeweils aus dem Sinn und Zweck der Normen des KrPflG bzw. des AltPflG im Wege der Auslegung ermitteln müssen, ob mit ihnen Tätigkeiten gemeint sind, die in ihrem Kernbereich besondere medizinische Fachkenntnisse voraussetzen (Böhme, 1998). Eine derartig eingrenzende Auslegung hat insbesondere der Intention dieser Regelungen zu entsprechen, sowohl die Allgemeinheit als auch den einzelnen Patienten vor der Gefahr potenzieller Gesundheitsbeeinträchtigungen zu bewahren.

Im arbeitsteiligen Zusammenwirken zwischen ärztlichem Personal und Pflegekräften ist es dennoch nicht ausgeschlossen, dass bisher als ärztliche Vorbehaltungsaufgaben verstandene Tätigkeiten im Einzelfall auf entsprechend fachkompetent geschultes Personal übertragen werden könnten.

Wie die Preisgabe ärztlicher Kompetenzen im Bereich der Übertragbarkeit intramuskulärer und später auch intravenöser Injektionen veranschaulicht hat, kann auch vorliegend im Falle des Portanstichs maßgebendes Kriterium nur das persönliche und fachliche Vermögen der angewiesenen Pflegekraft sein. Besitzt diese die durch berufliche Ausbildung nicht nur theoretisch, sondern auch praktisch erworbene Befähigung, diese Maßnahme durchzuführen, steht deren Übernahme auch in unmittelbarem Zusammenhang mit ihrem Aufgabenbereich.

Dabei darf seitens der Ärzte indes die Delegation nicht als willfähriges Mittel dazu missbraucht werden, um originär ärztliche Aufgaben auf Pflegekräfte generell zu übertragen. Denn in diesen Konstellationen hat der delegierende Arzt selbst sorgfältig zu prüfen, ob die angewiesene Fachkraft über das erforderliche Fachwissen verfügt.

Darüber hinaus muss er den Gesichtspunkten der Gefahrenkontrolle und -prävention Rechnung tragen, indem er die praktischen Ergebnisse der durch den angewiesenen Mitarbeiter schon in der Vergangenheit geleisteten ärztlichen Tätigkeit regelmäßig auf deren Erfolg hin überprüft.

5.4.3 Verfahren in der Praxis

Zu Recht sind die Sorgfaltsanforderungen bei Heilbehandlungen und Pflegeleistungen hoch angesetzt. Denn hier werden ständig und unmittelbar höchste Rechtsgüter wie Leben, Gesundheit und Selbstbestimmung berührt.

Das insoweit vordringlich zu beachtende Sicherheitsgebot erfährt indes in der Praxis insofern Einschränkungen, als bestimmte Patientengruppen sich ungeachtet der hohen Risiken bewusst für den fraglichen Heileingriff entscheiden werden.

Die Motivation, die dieser Entscheidung zugrunde liegt, kann unterschiedlicher Natur sein: Oft spielt die Erwartung, ein von Krankheiten weniger belastetes Leben zu führen, eine wesentliche Rolle, zuweilen auch die Hoffnung, schmerzfrei leben zu können.

Delegationsfähigkeit ärztlicher Aufgaben und Kompetenzen

Die rechtliche Lizenz, ärztliche Aufgaben im Wege der Delegation auf Pflegepersonal zu übertragen, ergibt sich intern aus den Dienstanweisungen des Trägers. Delegationsfähigkeit von Tätigkeiten als solche wird immer dann nicht anzuzweifeln sein, wenn auch der Patient selbst zu deren Übernahme in der Lage wäre. Dies setzt selbstverständlich dessen Unterweisung voraus. Andererseits wird man von Pflegekräften nichts abverlangen können, was noch nicht einmal die Mehrheit der Ärzte oder allenfalls nur Notärzte beherrschen (Böhme, 1998).

So erscheint es legitim, die Durchführung diagnostisch und therapeutisch notwendiger Maßnahmen auf pflegerisches Personal zu übertragen, wenn diese keine spezifischen ärztlichen Kenntnisse oder Erfahrungen voraussetzen.

Kriterien der Delegationsfähigkeit. Nach der durch die Rechtsprechung entwickelten sogenannten Vollzugstheorie haben sich im Hinblick auf die Delegationsfähigkeit (Böh-

5

5

me, 1998) folgende als geeignet angesehene Kriterien bewährt:

Als übertragbar – abgestuft nach Gefahrenbereichen – werden eingeschätzt:
- Tätigkeiten mit relativer Einfachheit,
- Tätigkeiten mit nur geringer Gefährdungstendenz,
- Tätigkeiten mit absoluter Kontrollierbarkeit bei höherer Gefahrneigung,
- Tätigkeiten mit absoluter Beherrschbarkeit bei fehlender Arztpräsenz.

Alle Kriterien stehen unter dem Vorbehalt, dass die Art des Eingriffs – etwa nach seiner Schwierigkeit und Komplikationsträchtigkeit – nicht zwingend das Handeln des Arztes bedingt. Rechtlich zu berücksichtigen bleibt auch, dass die Anordnungsverantwortung beim Arzt verbleibt.

Qualifikation der Pflegefachkraft. Besonders durch das Kriterium der absoluten Beherrschbarkeit wird deutlich, dass der Qualifikation der einzelnen Pflegekraft – dem Befähigungsnachweis – entscheidende Bedeutung zukommt. Hinsichtlich der konkret angewiesenen Pflegekraft muss sich der delegierende Arzt nachhaltig der Existenz entsprechender Kenntnisse und der Beherrschung der notwendigen Arbeitstechniken (Berufserfahrung!) vergewissert haben. Eine entsprechende vorherige Schulung und Überwachung des nichtärztlichen Mitarbeiters wird hierbei vorausgesetzt.

Nur wenn sowohl das Qualifikations- als auch das Leistungsprofil der Pflege*fach*kraft in dieser Weise belegt ist, erlauben Rechtsprechung und die einschlägigen Empfehlungen der berufsständischen Vereinigungen die Übertragung z.B. subkutaner, intramuskulärer oder etwa intravenöser Injektionen.

5.4.4 Haftungsrechtliche Besonderheiten

Sorgfaltspflicht

Entschließt sich die Pflegefachkraft dazu, die ärztliche Anordnung zu befolgen, so hat sie hinsichtlich der ausgeführten Maßnahme denselben Sorgfaltsmaßstab zu beachten, wie er für den Arzt gegolten hätte. Je gefahrenträchtiger der Eingriff, desto höher sind auch die zu stellenden Sorgfaltsanforderungen (BGH NJW 1974, 1424).

Davon abgesehen ist jedem körperlichen Eingriff die Verwirklichung des Straf-rechtstatbestandes der Körperverletzung immanent. Der angewiesenen Pflegefachkraft obliegt daher eine innere Gewissensprüfung dahingehend, ob sie die ihr konkret übertragene Aufgabe auch in ihrem Vollzug technisch vollauf beherrscht.

Leistungsverweigerungsrecht

Andernfalls kann sie sich auf ein ihr zustehendes Leistungsverweigerungsrecht berufen, wenn sie nicht zur Durchführung der Aufgabe befähigt ist oder ihr der Eingriff als solcher – ungeachtet ihres Qualifikationsgrades – als zu gefährlich erscheint.

Prinzip der Unzumutbarkeit

Ebenso kann sie die Leistung verweigern, wenn für sie die Durchführung der Anordnung – etwa aus weltanschaulichen oder religiösen Gründen – nicht zumutbar ist (z.B. Mitwirkung an einem Schwangerschaftsabbruch; Böhme, 1998).

Von Unzumutbarkeit ist auch auszugehen, wenn durch die Ausführung einer Anweisung die Gesundheit der Pflegekraft selbst beeinträchtigt werden könnte. Allerdings gilt dies nicht, wenn beispielsweise der tägliche Umgang mit hochinfektiösen Patienten als solcher Vertragsinhalt der pflegerischen Leistung geworden ist. Auch durch Dokumentation belegte unzureichende Arbeitsbedingungen begründen schließlich eine Ablehnung delegierter Aufgaben.

Handlungsverantwortung

Prinzipiell gilt, dass individuelle Fachvorbehalte von allen am Pflegegeschehen beteiligten Mitarbeitern geltend gemacht werden können, ja sogar müssen.

Ein Berufen auf derartige anerkannte Leistungsverweigerungsrechte steht nicht im Wertungswiderspruch zu der an sich zu erfüllenden Arbeitsleistung einer Pflegekraft. Denn die hier vollzogene Ablehnung stellt gerade keine rechtswidrige Arbeitsverweigerung dar.

Vielmehr setzen sich Pflegefachkräfte, die eine Maßnahme nicht ausreichend beherrschen, bei einem etwaigen Zwischenfall dem Vorwurf aus, dass eine derartige Aufgabe unzulässigerweise übernommen worden ist (Übernahmeverschulden). Das bedeutet, dass der angewiesene Mitarbeiter letzten Endes voll und ganz in der Handlungsverantwortung steht.

Überlastungsanzeige

In dieser Konstellation ist es sinnvoll, eine sogenannte Überlastungsanzeige (bzw. ein „Entlastungsschreiben") gegenüber dem rechtlichen Leistungserbringer zum Ausdruck zu bringen und diesen Umstand entsprechend zu dokumentieren.

Aus Perspektive der Pflegefachkraft darf die Anweisung für sie als Ausführende nicht tatsächlich und rechtlich unmöglich sein. Sofern sie daher die Vornahme beispielsweise eines Portanstichs oder einer intravenösen Injektion nicht im Rahmen der Ausbildung oder innerhalb einer betriebsinternen Zusatzausbildung kunstgerecht erlernt hat, ist ihr die Befolgung der Anweisung zumindest subjektiv nicht möglich.

B Pfleger P kann unter dieser Voraussetzung die Übernahme der an ihn delegierten Handlung ablehnen. Vor dem haftungs- und strafrechtlichen Hintergrund und nicht zuletzt vor dem Gebot des Patientenschutzes muss er dies dann sogar. Einer vom Arbeitgeber angeregten Weiterbildungsverpflichtung könnte er sich indes nicht verschließen.

5.4.5 Bewertung einzelner Fallgruppen

Im intensivmedizinischen Bereich wird es sich ausschließlich um ärztliche Vorbehaltstätigkeiten handeln. Dies ist beispielsweise beim intravenösen Injizieren von Röntgenkontrastmitteln oder Anlegen von Infusionen der Fall (**Abb. 5.6**). Im Rahmen von Transfusionen muss der Arzt selbst die Kontrolle des Blutprodukts vorgenommen haben (Sträßner,

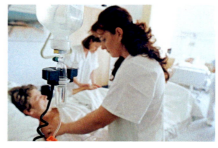

Abb. 5.6 Ärztliche Vorbehaltstätigkeiten. Das Anlegen von Infusionen unterliegt stets der ärztlichen Kontrolle.

2006). Hier steht die unvertretbare Einzelfallentscheidung des Arztes im Vordergrund.

Anerkannt ist, dass Katheterisierungen, die sich als echter operativer Eingriff darstellen, an entsprechend gut qualifiziertes Pflegepersonal übertragen werden können. Dies gilt ebenfalls für intravenöse Injektionen. In Analogie hierzu ist auch die zulässige Übernahme des Portnadel-Wechsels vom Absolvieren einer Intensivausbildung abhängig.

Fazit

Pflegerisches Handeln vollzieht sich nie isoliert, sondern ist eingebettet in die interdisziplinäre Zusammenarbeit mit ärztlichem Personal und Trägerverantwortlichem.

Die an diese tatsächliche Situation anknüpfende rechtliche Bewertung betrifft vor allem Probleme aus dem Bereich der Delegation. Unbefriedigend wird aus der Perspektive der einzelnen handelnden Pflegekraft bleiben, dass es gerade hier an gesetzlichen Vorgaben fehlt.

5.5 Selbstbestimmungsrecht des Patienten und Fürsorgepflicht des rechtlichen Leistungserbringers

5.5.1 Patientenwille und gesetzliche Regelung der Sterbehilfe

Grundproblematik

Wie bereits in Kapitel 4 (S. 66) erörtert, erweist sich die Beachtung des Selbstbestimmungsrechts des Patienten als wesentlicher Teil des ärztlichen und pflegerischen Aufgabenbereichs. In den Fällen bereits eingetretener Äußerungsunfähigkeit eines Patienten kommt bei der Ermittlung des mutmaßlichen Willens der sogenannten Patientenverfügung (S. 68) besondere Bedeutung zu. Allerdings ersetzen derartige Patientenverfügungen nicht restlos die notwendige Kommunikation unter den Betroffenen und oft auch nicht die persönliche Auseinandersetzung innerhalb dringlicher komplexer Entscheidungsabläufe. Nicht zuletzt deshalb, und weil jeder davon berührt sein kann, rückt die Diskussion um Vorsorge und Selbstbestimmung wieder in den Mittelpunkt des öffentlichen Interesses.

Gerade auch in den Handlungsfeldern der Onkologie fehlt es an klarstellenden Regelungen zu folgenden Aspekten:
- mögliche Hilfe beim Suizid,
- Straffreiheit im Fall der Nichthinderung am Freitod (bspw. könnte dies unter strafrechtlichen Aspekten dadurch erreicht werden, dass man die zu den sogenannten Unterlassungsdelikten entwickelten Garantenpflichten des Täters (durch Unterlassen) lockert bzw. ganz entfallen lässt),
- erlaubter Abbruch lebensverlängernder Maßnahmen,
- sogenannte indirekte Sterbeverkürzung.

Die Etablierung eines umfassenden Sterbe- bzw. Patientenverfügungsgesetzes, in dem die verschiedenen strafrechtlich relevanten Abstufungen der Sterbehilfe – von der bloßen mitmenschlichen Sterbebegleitung bis hin zur Tötung Kranker auf Verlangen – eine differenzierte Regelung erfahren hätten, ließ sich entgegen einem breiten gesamtgesellschaftlichen Konsens nicht durchsetzen.

Angesichts dieser als Dilemma empfundenen Situation wird mehr denn je der Standpunkt vertreten, dass Palliativmedizin, Hospizarbeit und bloßes Unterlassen von intensivmedizinischen Maßnahmen nicht ausreichend sind, um die Defizite auszugleichen, die auch heute noch in vielen Fällen einem würdevollen, individuell bestimmten Lebensende entgegenstehen.

Tendenzen der Rechtsprechung

Mit Urteil vom 17.03.2003 hat der Bundesgerichtshof (BGH) einen aus Art. 1 GG („Menschenwürde") und Art. 2 GG („allgemeine Handlungsfreiheit") abgeleiteten Rechtsanspruch auf ein selbstbestimmtes Sterben prinzipiell bejaht (Klie u. Student, 2006). Indes will er dieses Recht nur auf den Fall begrenzt wissen, in dem zuvor ein irreversibel tödlicher Verlauf eines Krankheitsgeschehens bzw. eine infauste Prognose diagnostiziert worden ist. Nur unter diesen engen Voraussetzungen können daher lebenserhaltende Maßnahmen unterbleiben. Ihre Beendigung bleibt aber nach wie vor in jenen Konstellationen umstritten, in denen der eigentliche Sterbeprozess nach dem jeweils zugrunde liegenden Krankheitsbild gerade noch nicht begonnen hat.

Rechtlich problematisch bleibt ferner, ob und inwieweit ein aus der Verfassung abgeleitetes Recht eines schwerstkranken oder behinderten Menschen, auf Verlangen getötet zu werden, gegen den Strafrechtstatbestand des § 216 StGB abgegrenzt werden kann. Favorisiert wird derzeit ein Vorschlag, der Straffreiheit nur demjenigen vermittelt, der aus einer inneren und/oder äußeren Notsituation heraus einen schwerstleidenden Menschen tötet *und* sich dabei gezielt auf einen rechtfertigenden Notstand nach § 34 StGB berufen kann. Zusätzlich wird gefordert, dass auch durch den Einsatz der Palliativmedizin, die terminale Sedierung oder den bloßen Abbruch lebensverlängernder Maßnahmen ein qualvolles Sterben nicht hätte abgewendet werden können.

5.5.2 Gegenwärtige Regelungsversuche

Zulässiger Inhalt einer Patientenverfügung

Die Patientenverfügung (S. 68) ist nur teilweise geeignet, einer Fremdbestimmung verbliebener Lebensqualität rechtlich wirksam zu begegnen. Dem (noch) einsichtsfähigen Patienten, der sich noch nicht einmal im Stadium einer Erkrankung befinden muss, wird über die Abfassung einer derartigen Verfügung die Möglichkeit eingeräumt, seinem Willen rechtsgeschäftliche Qualität zu verleihen, falls später in seiner Person Umstände eintreten, die dazu führen, dass er in einem späteren Lebensabschnitt diesen frei erklärten Willen gerade nicht mehr zum Ausdruck bringen kann. Als zulässiger Regelungsinhalt wird dabei anerkannt:

- das bewusste Verzichten auf Maßnahmen (z. B. keine Bluttransfusion, keine Sondennahrung), die den Sterbevorgang bzw. das individuelle Leiden verlängern,
- die Bestimmung einer dritten bevollmächtigten Person im Sinne einer Patientenanwaltschaft: Diese soll die Kompetenz besitzen, den schriftlich fixierten Willen gerade im Hinblick auf das spätere Unterlassen lebensnotwendiger Maßnahmen gegenüber den unmittelbar Verantwortlichen (Ärzte- und Pflegeteam) nicht nur zu erklären, sondern auch durchzusetzen.

Nach wie vor wird die Aufnahme folgender Formulierungen als rechtlich problematisch angesehen, weil ihnen Forderungen immanent sind, die einen strafrechtlich relevanten Bereich berühren können:

- Durch eine großzügige Gabe von Medikamenten soll gezielt erreicht werden, unerträgliche Schmerzen und Beschwerden zu beseitigen. Hierbei soll auch eine vollständige Betäubung des Patienten in Kauf genommen werden.
- Vorgesehen wird eine Hilfe zur Selbsttötung sowie die Begleitung bis zum Tod, jeweils unter ärztlicher Assistenz, wobei jedoch die letztendliche Tatherrschaft, der quasi zum Ableben führende Akt, der Kontrolle ausschließlich des Patienten unterliegen soll.

Nach aktueller Rechtslage löst der erste Formulierungsvorschlag zwangsläufig einen Konflikt mit den strafbewehrten Vorschriften des Betäubungsmittelrechts aus. Der zweite hebt die strafrechtlich relevante Grenze zwischen den Begehungsformen von Täterschaft und Teilnahme auf und führt in letzter Konsequenz zu einer Art ärztlicher Freitod-Beihilfe. Dies aber würde zu einer Preisgabe ärztlicher Verantwortlichkeiten und Kontrollinstanzen führen.

Rechtliche Verbindlichkeit von Patientenverfügungen

Indes sagt auch der rechtlich zulässige Regelungsinhalt einer Patientenverfügung nur in eingeschränktem Maße etwas über dessen Beachtlichkeit im Rechtsverkehr aus. Denn durch das oben angeführte BGH-Urteil werden Therapiebegrenzungen, die grundsätzlich in *jeder* Krankheitsphase ermöglicht werden sollten, wieder in Frage gestellt. Zunehmend wird daher die rechtlich eingeengte Verbindlichkeit von Patientenverfügungen bezüglich Erkrankungen mit tödlichem Verlauf diskutiert. Einigkeit besteht lediglich darüber, dass die geplanten, im Betreuungsrecht zu erlassenden Regelungen, in keinem Fall das absolute Tötungsverbot infrage stellen dürfen.

Fazit

Angesichts der angesprochenen Regelungslücken werden auch die Instrumente der Patientenverfügung respektive Betreuungsverfügung nur sehr bedingt dazu beitragen können, dem rechtskräftig erklärten Patientenwillen nach außen Geltung zu verschaffen. Indes hat die Diskussion um den Entwurf eines modernen, diesen verbleibenden Defiziten Rechnung tragenden Sterbegesetzes alle durch ihren Pflichtenkreis Betroffenen einmal mehr dazu veranlasst, ihre jeweiligen Wertvorstellungen über Krankheit, Behinderung und Tod kritisch zu hinterfragen.

Literatur

Böhme, H.: Arbeitsrecht für die Pflege. Kohlhammer, Stuttgart Berlin Köln 1998

Klie, Th.: Rechtskunde. Das Recht der Pflege alter Menschen. Vincentz, Hannover 2001

Klie, T., Student, J. C.: Die Patientenverfügung. Herder, Freiburg i. Breisgau 2006

Sträßner, H.: Haftungsrecht für Pflegeberufe. Ein Leitfaden. Kohlhammer, Stuttgart 2006

TEIL II

Medizinische Grundlagen

6   Biologie und Pathologie · 90

7   Epidemiologie, Risikofaktoren und Diagnoseverfahren · 102

8   Grundlagen der onkologischen Therapie · 110

6 Biologie und Pathologie

Stephan E. Baldus

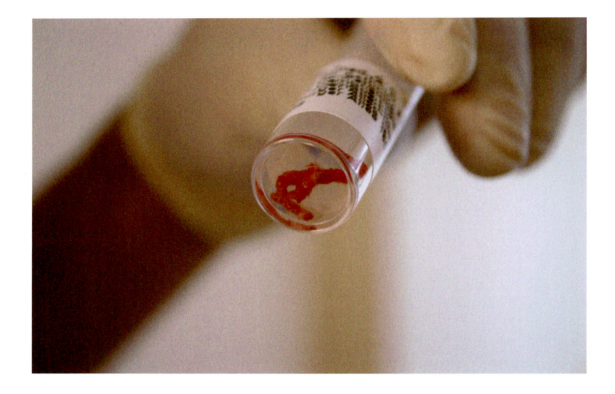

Einführung

Als „Tumor" oder „Geschwulst" im weiteren Sinne wird im medizinischen Sprachgebrauch zunächst jede Volumenzunahme eines Gewebes ohne Berücksichtigung ihrer Ursache bezeichnet. Somit kommt es auch im Rahmen entzündlicher Prozesse oftmals zu einer „Tumorbildung". Im engeren Sinne ist jedoch ein abnormes Überschusswachstum, d. h. eine echte Gewebsneubildung (Neoplasie) gemeint.

Dieser Prozess entsteht durch eine Entartung von Zellen, die zunächst Ausdruck in einem veränderten Wachstumsverhalten, d. h. Veränderungen der Wachstumskontrolle und Differenzierung (Zellproliferation) sowie des Zellverlustes (Apoptose) der Tumorzellen findet. Dabei ergibt sich zunächst keine Aussage über das biologische Verhalten, die sog. „Dignität" (S. 91) des Tumors. Von entscheidender klinischer Bedeutung ist infolgedessen die Differenzierung zwischen gutartigen (benignen) und bösartigen (malignen) Tumoren.

Diagnostik

Die Diagnostik von Tumoren erfolgt durch:
- klinische Untersuchung (Inspektion, Palpation),
- bildgebende Verfahren (z. B., Sonografie, Röntgenuntersuchungen, Magnetresonanztomografie),
- endoskopische Untersuchungen,
- zytologische Diagnostik und andere Verfahren.

Die Diagnosesicherung wird durch eine feingewebliche (histopathologische) Untersuchung nach Biopsie oder Entfernung des Tumors gewährleistet.

  Fallbeispiel Definition Merke 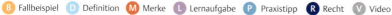 Lernaufgabe Praxistipp Recht Video

6.1 Systematik der Tumoren

Die Einteilungen der Tumoren erfolgen aufgrund internationaler Übereinkunft gemäß der Nomenklatur der Weltgesundheitsorganisation (WHO) und der Internationalen Union gegen den Krebs (UICC).

Tumoren werden aufgrund folgender Grundprinzipien klassifiziert:
– Einteilung nach der Dignität,
– Einteilung nach dem Tumorstadium,
– Einteilung nach der geweblichen Herkunft bzw. -differenzierung.

6.1.1 Einteilung nach der Dignität

Die Einteilung nach der Dignität (Wertigkeit) berücksichtigt das Wachstumsverhalten bzw. die biologischen Eigenschaften der Tumoren. Wie zu Beginn des Kapitels dargestellt, erfolgt die Einteilung in:
– benigne Tumoren: gutartiges Verhalten,
– maligne Tumoren: bösartiges Verhalten,
– semimaligne Tumoren: teil gutartiges, teils bösartiges Verhalten (z. B. lokal destruktives Wachstum).

Gutartige Tumoren

Gutartige (benigne) Tumoren zeichnen sich in der Regel durch ein gut umschriebenes, lokalisiertes Wachstum aus (Abb. 6.1) und können durch eine fibröse Kapsel umgrenzt sein. Da sie meist langsam wachsen, entstehen klinische Symptome oft ebenfalls langsam im Verlauf von Monaten oder Jahren.

Aufgrund des expansiv-verdrängenden Wachstums benigner Tumoren kann es durch Zunahme der Tumormasse zu einer Verdrängung bzw. Kompression bis hin zu einer Druckatrophie der benachbarten normalen Gewebe kommen.

Im Unterschied zu bösartigen Tumoren erfolgen keine Absiedlungen in Lymphknoten oder andere Körperregionen. Nach kompletter chirurgischer Entfernung kommt es lediglich in Ausnahmefällen zu einem Wiederauftreten (Rezidiv) der Erkrankung, sodass gutartige Tumoren nur in Einzelfällen zum Tode des Patienten führen. Zu nennen sind in diesem Zusammenhang beispielsweise schwere Blutungen (z. B. aus Hämangiomen der Leber) oder hormonelle Überfunktionen (z. B. Hochdruckkrisen infolge von Noradrenalin-/Adrenalin-ausschüttenden Tumoren des Nebennierenmarkes, Hypoglykämien infolge einer massiven Insulinausschüttung aus Inselzelladenomen der Bauchspeicheldrüse).

Bösartige Tumoren

Bösartige (maligne) Tumoren zeigen im Unterschied zu gutartigen Tumoren ein aggressiveres Wachstumsverhalten (Abb. 6.2). Kennzeichen sind infiltratives bzw. invasives Wachstum und die Fähigkeit zur Metastasierung.

Infiltratives oder invasives Wachstum

Ein wichtiges Kriterium ist zunächst das rücksichtslose Einwachsen in umgebende Strukturen oder Organe (infiltratives oder invasives Wachstum), das im weiteren Verlauf zu deren Zerstörung führt (destruktives Wachstum). Fortgeschrittene maligne Tumoren sind daher oft durch eine unscharfe Begrenzung charakterisiert.

Metastasierung

Ein weiteres Kennzeichen ist die Fähigkeit zur Invasion in histologisch definierte Strukturen, z. B. Nervenscheiden, Lymph- und Blutgefäße. Infolgedessen kommt es im weiteren Verlauf zu einer Ausbreitung von Tumorzellen in Lymphknoten oder andere Körperregionen. Dieser als Metastasierung bezeichnete Prozess führt zur Ausbildung von Tochtergeschwülsten (Metastasen) und stellt ein weiteres Kriterium der Bösartigkeit eines Tumors dar.

Auch bei kompletter chirurgischer Entfernung kommt es deswegen in vielen Fällen entweder zu einem lokalen Tumorrezidiv oder zur Ausbildung von Fernmetastasen in anderen Organen, teilweise Monate oder auch Jahre nach der Operation des Primärtumors.

Semimaligne Tumoren

Diese Tumoren lassen sich aufgrund der genannten Kriterien nicht eindeutig als gut- oder bösartig einordnen. Sie zeichnen sich zum einen durch ein lokal invasives und destruktives Wachstum aus, metastasieren jedoch nur äußerst selten oder gar nicht.

B Ein semimaligner Tumor ist z. B. das *Basaliom* der Haut. Bei entsprechender Lokalisation durch Infiltration lebenswichtiger Strukturen (z. B. des Gehirns) kann es in Einzelfällen zum Tode führen.

Histologische Unterschiede zwischen gut- und bösartigen Tumoren

Einen entscheidenden Unterschied beobachtet man grundsätzlich bezüglich der Wachstumsdynamik (Tab. 6.1). Während gutartige Tumoren meist langsam wachsen, entstehen bösartige Tumoren oftmals rasch, sodass Symptome (wenn überhaupt) erst kurz vor Diagnosestellung und oft leider erst in einem bereits fortgeschrittenen Tumorstadium auftreten.

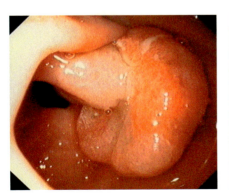

Abb. 6.1 Gutartiger Tumor. Gestielter Magenpolyp, histologisch ein Adenom.

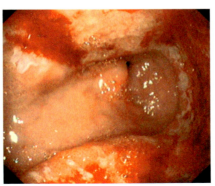

Abb. 6.2 Bösartiger Tumor. Der Tumor dringt invasiv in das umliegende Gewebe ein.

6

Tab. 6.1 Unterschiede gutartiger und bösartiger Tumoren

Merkmale	gutartig	bösartig
Wachstumsrate	– meist niedrig	– niedrig bis hoch – oft zahlreiche, teils atypische Mitosen
Histologie	– hoch differenziert (ähnlich dem Ursprungsgewebe)	– Verlust der Differenzierung – zelluläre Atypien
lokale Invasion	– gewöhnlich gut abgrenzbar – expansiv wachsend – nicht infiltrierend	– meist schlecht begrenzt – infiltrierend und destruierend wachsend
Metastasierung	– keine	– häufig

Dieses Wachstumsverhalten spiegelt sich in der unterschiedlich schnellen Vermehrung von Tumorzellen wieder. Daher weisen benigne Neoplasien eine geringe Zellteilungsrate auf, der eine geringe Mitoserate entspricht. Ein wichtiges Merkmal maligner Neoplasien stellt hingegen eine hohe Zahl von Mitosefiguren im Tumorgewebe dar. Diese sind teilweise abnorm und werden dann als „atypische Mitosen" bezeichnet.

Einen weiteren ganz entscheidenden Aspekt stellt die histologische Differenzierung des Tumorgewebes dar. Gutartige Tumoren bestehen meist aus einem hochdifferenzierten Gewebe, das dem Muttergewebe weitgehend entspricht oder ähnelt. Dies ist bei bösartigen Tumoren nur in Ausnahmefällen zu beobachten. Häufig kommt es im Laufe der Tumorerkrankung zu einer sog. „Entdifferenzierung". Die geweblichen und funktionellen Merkmale des Ursprungsgewebes gehen dabei verloren.

Mikroskopischer Befund. Bei der mikroskopischen Untersuchung erkennt man typische Veränderungen von Tumorzellen und ihren Zellkernen, die auch unter dem Begriff „Atypie" zusammengefasst werden:

- **Zell- und Kernpolymorphie:** Unterschiede in der Zellgröße und Zellform bzw. der Kerngröße,
- **Verschiebung der Kern-Plasma-Relation:** das Verhältnis zwischen Zellkern und Zytoplasma ist zugunsten des Zellkernes verschoben,
- **Anisonukleose (Anisokaryose):** Nachweis unterschiedlich großer Zellkerne,
- **Kernpolychromasie/Kernhyperchromasie:** veränderte/vermehrte Anfärbbarkeit der Zellkerne infolge eines erhöhten DNA-Gehaltes der Tumorzellkerne,

- **Mitosefiguren:** Nachweis von vermehrten, manchmal auch atypischen Mitosen,
- **vergrößerte Nukleolen:** Folge des geänderten Proliferationsverhaltens.

Vorläufer bösartiger Tumoren

Während ein Teil der bösartigen Tumoren direkt durch Entartung normaler Zellen entsteht, entwickeln sich andere maligne Neoplasien manchmal erst über mehrere Vorläuferstufen. Diese Krebsvorläufer bezeichnet man daher als Präkanzerosen.

Präkanzerosen

> **D** Präkanzerosen bezeichnen klinisch, morphologisch oder genetisch erfassbare Erkrankungen, die mit einem statistisch gehäuften Auftreten maligner Tumoren einhergehen.

Beispiele sind:
- chronische Infektionen (z. B. Hepatitis B- und C-Virusinfektion, Infektion mit humanen Papillomaviren, Helicobacter pylori-Infektion),
- familiäre Tumorsyndrome (z. B. familiäre Polyposis coli, multiple endokrine Neoplasie),
- morphologisch fassbare Läsionen (z. B. sog. Dysplasien bzw. intraepitheliale Neoplasien).

Fakultative Präkanzerosen. Sie gehen nur in einem Teil der Fälle und meist erst nach langer Zeit in einen malignen Tumor über, entsprechend einem geringen Entartungsrisiko.
Obligate Präkanzerosen. Sie gehen häufig und oft schon nach kurzer Zeit in einen malignen Tumor über, entsprechend einem hohen Entartungsrisiko.

Dysplasien und intraepitheliale Neoplasien

> **D** Die Begriffe *Dysplasie* bzw. *intraepitheliale Neoplasie* bezeichnen eine zelluläre oder histologische Abweichung eines Gewebes, meist eines Epithels, von der Norm. Dabei treten atypische Zellen in Kombination mit einer Störung der Gewebsarchitektur und -differenzierung auf.

Hier ist eine Graduierung im Sinne des Schweregrades möglich. Mit zunehmendem Grad der Dysplasie bzw. der intraepithelialen Neoplasie nimmt das Entartungsrisiko zu. Oft treten diese Veränderungen infolge einer chronischen Entzündung auf.

6.1.2 Einteilung nach dem Tumorstadium

TNM-Klassifikation

Die Stadieneinteilung maligner Tumoren folgt der Klassifikation der UICC, der sog. „TNM-Klassifikation" (**Tab. 6.2**). Entscheidend sind folgende drei Kriterien:

- Größe und Ausdehnung des Primärtumors (T),

Tab. 6.2 UICC-Tumorklassifikation

Stadium	Erläuterung
Primärtumor (pT)	
pTis	– präinvasives Karzinom (Carcinoma in situ)
pT0	– keine histologische Evidenz für einen Primärtumor
pT1-4	– zunehmende Ausdehnung des Primärtumors
pTX	– Tumorinvasion kann histologisch nicht bestimmt werden
Lymphknotenmetastasen (pN)	
pN0	– keine histologische Evidenz für Lymphknotenmetastasen
pN1-3	– zunehmender Befall regionärer Lymphknoten
pNX	– Lymphknotenbefall kann histologisch nicht bestimmt werden
Fernmetastasen (pM)	
pM0	– keine histologische Evidenz für Fernmetastasen
pM1	– Nachweis von Fernmetastasen
pMX	– Fernmetastasen können histologisch nicht bestimmt werden

6

Tab. 6.3 Differenzierungsgrad (Grading)

Stadium	Erläuterung
G1	– gut (hoch) differenzierter Tumor
G2	– mäßig differenzierter Tumor
G3	– gering differenzierter Tumor
G4	– undifferenzierter Tumor

– Tumorbefall von regionären Lymphknoten (N = lat.: noduli),
– Nachweis von Fernmetastasen (M).

Grading

Außerdem werden Karzinome und Sarkome aufgrund des Differenzierungsgrades der Tumorzellen graduiert (Grading). Ein niedriger Differenzierungsgrad entspricht dabei meist einem hohen Malignitätsgrad, oft aber auch einer erhöhten Empfindlichkeit der Tumorzellen gegenüber einer Strahlen- oder Chemotherapie.

6.1.3 Einteilung nach der geweblichen Herkunft

Die histologische Einteilung erfolgt je nach Ableitung vom differenzierten normalen Ursprungsgewebe (Histogenese) und je nach Festlegung der morphologischen und funktionellen Ähnlichkeiten. Entsprechend ihrer phänotypischen Differenzierung werden die Tumoren in folgende Hauptgruppen unterteilt:

– **Epitheliale Tumoren** leiten sich von epithelialen Geweben (Plattenepithelien, Drüsen, Urothel) her, die Zytokeratine enthalten.
– **Neuroendokrine Tumoren** ähneln endokrinen (hormonproduzierenden) Zellen in verschiedenen Organen und produzieren Synaptophysin.
– **Neuroektodermale Tumoren** sind durch Differenzierungsmerkmale von Gliazellen und mesenchymale Differenzierungsmerkmale gekennzeichnet. Typisch ist eine Expression von glialem fibrillärem saurem Protein (GFAP) oder Vimentin.
– **Mesenchymale Tumoren** leiten sich aus Geweben ab, die embryologisch aus dem dritten Keimblatt (Mesoderm) entstanden sind. Es handelt sich um

Tumoren des Binde- und Stützgewebes sowie des Muskelgewebes. Eine Sondergruppe bilden dabei die Neoplasien des Knochenmarkes und des lymphatischen Gewebes (z.B. Leukämien und maligne Lymphome).
– **Keimzelltumoren** gehen aus (pluripotenten) Keimzellen hervor.
– **Embryonale Tumoren** ähneln embryonalen Geweben und entwicklen sich wahrscheinlich während der embryonalen Organ- und Gewebsentwicklung aus nicht mehr pluripotenten Zellen. Sie treten meist innerhalb der ersten fünf Lebensjahre auf und enthalten oft epitheliale und mesenchymale Anteile.

Gutartige epitheliale Tumoren

Adenome

Adenome sind gutartige Tumoren, die von Drüsen oder Schleimhäuten ausgehen. Sie wachsen expansiv, entweder als umkapselte, scharf begrenzte Knoten (z.B. in Leber, Niere und Schilddrüse) oder als Polypen, die von Schleimhäuten ausgehen und in das Lumen hineinreichen (z.B. im Magen-Darm-Trakt).
Beispiele für Adenome sind:

– **Adenome der Dickdarmschleimhaut:** nach ihrem Aufbau werden sie unterteilt in tubuläre (aus Tubuli bestehenden) und villöse (oberflächlich feinzottige und meist breitflächige) Adenome sowie deren Mischform (tubulo-villös),
– **follikuläre Adenome der Schilddrüse:** sie sind aus neoplastischen Follikeln aufgebaut, die normalem Schilddrüsengewebe ähneln; durch eine fibröse Kapsel sind sie scharf begrenzt,
– **Zystadenome des Ovars:** Tumore mit erweiterten Hohlräumen, die von einschichtigem Epithel ausgekleidet sind und seröse Flüssigkeit oder Schleim enthalten,
– **Nierenadenome:** scharf begrenzte, bis 1 cm große subkapsuläre Tumoren, oft multipel.
Sonderformen. Sonderformen der Adenome sind:
– **Fibroadenome:** Sie bestehen aus Drüsen und Bindegewebe (häufigster gutartiger Mammatumor).
– **Pleomorphe Adenome der Speicheldrüsen:** Sie enthalten zwei Tumorkomponenten (drüsig-epithelial sowie myxo-

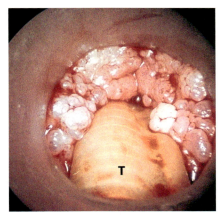

Abb. 6.3 Papillome. Ausgedehnte rezidivierende Papillome des Kehlkopfes bei einem 5-jährigen Kind.

ides, teils auch chondroides Stroma), die offenbar von epithelialen bzw. myoepithelialen Zellen ausgehen.

Papillome

Papillome nehmen ihren Ausgang von verschiedenen Epithelien (z.B. Plattenepithel, Drüsenepithel oder Übergangsepithel). Typischerweise treten sie im oberen Respirationstrakt **(Abb. 6.3)** und der Mundhöhle, in der Mamma und anderen Drüsen sowie in der Harnblase auf.

Papillome wachsen warzenförmig bzw. blumenkohlartig, manchmal auch unterhalb der Ausgangsoberfläche als sog. „invertierte" Papillome (z.B. im Nasen-Rachen-Raum).

Bösartige epitheliale Tumoren (Karzinome)

Maligne epitheliale Tumoren werden als Karzinome bezeichnet und machen mehr als 80% aller malignen Tumoren aus. Sie nehmen ihren Ausgang von epithelialen Geweben (z.B. Schleimhäute, Haut, endo- und exokrine Drüsen, parenchymatöse Organe wie Leber und Niere).

Wachstumsformen. Die Wachstumsmuster sind von der jeweiligen Lokalisation abhängig. Dabei kommt es in soliden Organen (z.B. Leber, Niere, Schilddrüse) zur Ausbildung meist unscharf begrenzter Knoten.

Karzinome der Schleimhäute von Hohlorganen und Haut können verschiedene Wachstumsformen aufweisen:
– **exophytisch:** exophytische Karzinome wachsen nach außen (in das Lumen oder oberflächlich),

- **endophytisch:** endophytisch wachsende Karzinome infiltrieren hingegen die Wand des Organs bzw. die darunterliegenden Strukturen; dabei kann es zu einer diffusen Ausbreitung von Tumorzellen kommen (z. B. diffus wachsendes Magenkarzinom),
- **ulzerierend:** ulzerierende Karzinome sind ebenfalls häufig; sie entstehen durch zentrale Nekrosen sowohl exophytisch als auch endophytisch wachsender Tumoren und imponieren als zentrale Geschwulstkrater mit ringförmigem Randwall,
- **multizentrisch:** treten Karzinomformationen an verschiedenen Stellen innerhalb eines Organs oder Organanteils auf, spricht man von multizentrischen Tumoren (z. B. multizentrische Mammakarzinome).

Differenzierungsmerkmale. Karzinome werden aufgrund ihres Phänotyps, d. h. ihrer Differenzierungsmerkmale, weiter unterteilt in:

- Plattenepithelkarzinome,
- Adenokarzinome,
- Übergangsepithelkarzinome,
- undifferenzierte und anaplastische Karzinome,
- Karzinosarkome.

Plattenepithelkarzinome

Die Karzinome weisen eine plattenepitheliale Differenzierung auf, auch eine Verhornung kann nachweisbar sein **(Abb. 6.4)**. Ihr Ausgangspunkt sind zum einen Plattenepithelien (z. B. Haut, Schleimhäute des oberen Respirationstraktes, der Mundhöhle und des Ösophagus, Cervix uteri, Vagina und Vulva), andererseits aber auch Schleimhäute, in denen es vor der Karzinomentstehung infolge chronischer Entzündungsreize oder Irritationen (toxisch, mechanisch) zu sog. Plattenepithelmetaplasien gekommen ist (z. B. in Bronchial-, Harnblasen-, Gallenblasen-, Uterus- und Zervixschleimhaut).

> **D** Metaplasie bezeichnet den Ersatz eines reifen (differenzierten) Gewebes durch ein anderes reifes (differenziertes) Gewebe.

In einigen Fällen wachsen Plattenepithelkarzinome exophytisch-warzenförmig (sog. „verruköses Plattenepithelkarzinom"), meist

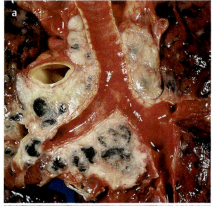
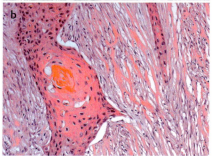

Abb. 6.4 Plattenepithelkarzinome. a Plattenepithelkarzinom an der Aufgabelung der Trachea. **b** Histologie eines verhornenden Plattenepithelkarzinoms der Lunge.

jedoch endophytisch, oft auch mit Ulzerationen. Darüber hinaus werden folgende Differenzierungsgrade unterschieden:

- hochdifferenziert (G1),
- mäßig differenziert (G2),
- gering differenziert, undifferenziert und anaplastisch (G3–4).

Adenokarzinome

Die Karzinome entstehen in den Drüsenepithelien der Schleimhäute, in endo- und exokrinen Drüsen, Leber und Nieren (Abb. 6.5). Die Karzinome der Oberflächenepithelien zeigen ein teils exophytisches (polyöses), bei fortschreitendem Tumorwachstum auch endophytisches Wachstum. Ulzerationen sind häufig zu beobachten. In den soliden Organen (wie Leber und Niere) findet sich meist eine unscharf begrenzte, knotenförmige Tumorbildung.

Wie die Plattenepithelkarzinome zeigen auch Adenokarzinome unterschiedliche Differenzierungsgrade (G1–4). Nach dem histologischen Bautyp werden sie unterschieden in:

- papilläre,
- tubuläre,
- kribriforme,

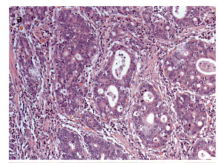
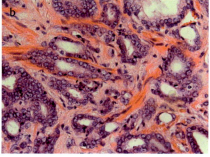

Abb. 6.5 Adenokarzinome. a Adenokarzinom des Ösophagus, **b** der Prostata.

- trabekuläre,
- azinäre,
- solide,
- diffuse Adenokarzinome.

Sonderformen

Sonderformen der Adenokarzinome sind:

- Siegelringzellkarzinome,
- muzinöse Karzinome,
- Zystadenokarzinome.

Siegelringzellkarzinome. Siegelringzellkarzinome bilden Schleim und speichern diesen in intrazytoplasmatischen Vakuolen. Dadurch werden die Zellkerne an den Rand verdrängt und es entsteht der Eindruck eines Siegelringes (Abb. 6.6). Sie weisen ein dif-

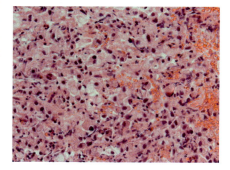

Abb. 6.6 Siegelringzellkarzinom des Magens. Die Zellkerne werden an den Rand verdrängt, im histologischen Schnittbild erscheint der Eindruck eines Siegelringes.

fuses Wachstumsmuster auf und entstehen bevorzugt im Magen.

Muzinöse Karzinome. Muzinöse Karzinome geben den gebildeten Schleim hingegen in die Umgebung ab. Infolgedessen liegen die Tumorzellen in den auch makroskopisch erkennbaren Schleimseen (früher sog. „Gallertkarzinom"). Sie treten am häufigsten im Magen-Darm-Trakt, dem Ovar und der Mamma auf.

Zystadenokarzinome. Zystadenokarzinome gehen zum Teil aus Zystadenomen (z. B. des Ovars) hervor. Sie enthalten ebenfalls Hohlräume, die von seröser Flüssigkeit oder Schleim gefüllt sind. In einem Teil der Fälle ist die Dignität auch anhand histomorphologischer Kriterien nicht eindeutig bestimmbar (sog. „Borderline-Tumoren").

Übergangsepithelkarzinome

Die Übergangsepithelkarzinome (Transitionalzellkarzinome) ähneln der Harnblasenschleimhaut, dem Urothel. Dementsprechend finden sich diese Tumoren meist in den ableitenden Harnwegen (Nierenbecken, Ureter, Harnblase und Urethra) und werden auch als Urothelkarzinome bezeichnet.

Die hochdifferenzierten Karzinome wachsen meist papillär-exophytisch. Bei fortschreitender Tumorerkrankung bzw. geringerer Differenzierung kommt es zu einem endophytischen Wachstum.

Die im Nasen-Rachen-Raum vom respiratorischen Epithel ausgehenden Transitionalzellkarzinome sind selten.

Undifferenzierte und anaplastische Karzinome

Aufgrund ihrer geringen Differenzierung (G3–4) lassen sich diese Karzinome keinem normalen Ursprungsgewebe mehr zuordnen. In einem Teil der Fälle lassen sich noch epitheliale Zellverbände erkennen. Oft gelingt die Identifizierung des epithelialen Ursprungs nur noch durch den immunhistochemischen Nachweis von Zytokeratinen.

Karzinosarkome

Die Karzinosarkome stellen einen Sonderfall dar. Sie enthalten eine bösartige epitheliale und eine bösartige mesenchymale Komponente. Sie sind insgesamt selten und treten meist im weiblichen Genitaltrakt, gelegentlich auch im Respirationstrakt, Kopf-Hals-Bereich und Magen-Darm-Trakt auf.

Mesenchymale Tumoren

Mesenchymale Tumoren entstehen in der Regel im Binde- und Stützgewebe oder in der Muskulatur. Sie werden daher auch als „Weichgewebstumoren" bezeichnet. Sie leiten sich vom Mesenchym, d. h. dem pluripotenten Stützgewebe des Embryos her. Als Sondergruppe gehören die Neoplasien des Knochenmarkes und der lymphatischen Organe zu dieser Familie von Tumoren.

Gutartige mesenchymale Tumoren

Bei der Benennung der benignen mesenchymalen Tumoren erfolgt die Begriffsbildung aus der Bezeichnung der jeweiligen Gewebsdifferenzierung in Kombination mit der Endung „-om". Die Tumoren sind in der Regel scharf begrenzt und weisen histologisch meist starke Ähnlichkeiten zum Ursprungsgewebe auf. Als Beispiele seien genannt:

- **Fibrome:** häufige, in den meisten Organen auftretende Tumoren, die aus hochdifferenzierten Bindegewebszellen und kollagenen Fasern bestehen,
- **Lipome:** häufige Tumoren, die von reifen Fettzellen gebildet werden,
- **Leiomyome:** Tumoren der glatten Muskulatur, meist im Uterus nachweisbar und dort oft auch multipel auftretend,
- **Rhabdomyome:** seltene Tumoren der quergestreiften Muskulatur (z. B. im Herzen),
- **Angiome:** Tumoren der Blut- (Hämangiome) oder Lymphgefäße (Lymphangiome),
- **Chondrome:** langsam wachsende Knorpeltumoren,
- **benignes fibröses Histiozytom:** teils unscharf begrenzter Hauttumor.

Bösartige mesenchymale Tumoren (Sarkome)

Bösartige mesenchymale Tumoren werden in der Regel als Sarkome bezeichnet. Ausnahme ist das maligne Mesotheliom, das sich vom Mesothel ableitet. Es tritt meist im Bereich der Pleura (Rippenfell) nach Asbestexposition auf.

Zu den Sarkomen gehören u. a.:

- **Fibrosarkome:** spindelzellreiche Tumoren mit meist spärlichen kollagenen Fasern,
- **Liposarkome:** von Lipoblasten ausgehende Tumoren; hochdifferenzierte

Tumoren mit Ausreifung zu Fettzellen, manchmal auch geringe Differenzierung,

- **Leiomyosarkome:** v. a. im Uterus, daneben auch im Weichgewebe auftretende Tumoren der glatten Muskulatur,
- **Rhabdomyosarkome:** unregelmäßige spindelförmige, teils quergestreifte Tumorzellen (der Tumor tritt bei Kindern meist im Kopf-Hals-Bereich und Genitale, bei Erwachsenen in der Harnblase auf),
- **Angiosarkome:** maligne Gefäßtumoren,
- **Chondro- und Osteosarkome:** bösartige Tumoren mit Differenzierungsmerkmalen von Knorpel- oder Knochengewebe (z. B. Osteoidbildung bei Osteosarkomen),
- **undifferenzierte Sarkome:** Tumoren ohne histologische Merkmale, die an normale mesenchymale Gewebe erinnern. Lediglich die mesenchymale Differenzierung kann immunhistochemisch durch Nachweis einer Vimentin-Expression gesichert werden.

Sonderformen

Neoplasien des Knochenmarks

Hierzu gehört die akute myeloische Leukämie (AML), bei der es zu klonalen Proliferation und Ausschwemmung unreifer Blasten (Vorläuferzellen der normalen Blutbildung) in das periphere Blut kommt (Erstbeschreibung des Begriffes „Leukämie" (weißes Blut) durch Rudolf Virchow, 1845). Sie wird aufgrund morphologischer, immunhistochemischer/immunzytochemischer und molekularbiologischer Untersuchungen weiter subtypisiert.

Chronische myeloproliferative Erkrankungen gehen mit einer Proliferation einer oder mehrerer Zellreihen der Blutbildung einher, wobei sie heute als monoklonale Erkrankungen der myeloischen Stammzelle angesehen werden. Hierzu gehören v. a. folgende Erkrankungen:

- chronische myeloische Leukämie (CML),
- chronische idiopathische (Osteo-)Myelofibrose (IMF/OMF),
- Polyzythaemia vera,
- essenzielle Thrombozythämie.

Die chronische lymphatische Leukämie wird zu den malignen Lymphomen gezählt.

6

Maligne Lymphome

Hierbei handelt es sich um eine heterogene Gruppe von Krankheitsbildern, deren gemeinsames Merkmal eine Proliferation lymphatischer Zellen ist.

In diesem Zusammenhang kann es zu Lymphknotenschwellungen (Lymphomen; Rudolf Virchow, 1858), einer Knochenmarksinfiltration und/oder einer leukämischen Ausschwemmung der Tumorzellen in das periphere Blut kommen. Prinzipiell werden maligne Lymphome in zwei Hauptgruppen unterschieden:

– Hodgkin-Lymphome,
– Non-Hodgkin-Lymphome (NHL).

Hodgkin-Lymphome. Bereits 1832 von Sir Thomas Hodgkin erstmals beschrieben, stellen die Hodgkin-Lymphome eine monoklonale Proliferation von einkernigen oder mehrkernigen Zellen, den sog. Hodgkin- und Sternberg-Reed-Zellen dar. Diese entsprechen Differenzierungsstufen von B-Zellen aus den Keimzentren der Lymphknoten. Hinzu kommt ein buntes entzündliches Begleitinfiltrat. Aufgrund des Wachstumsmusters und der Zusammensetzung dieses Infiltrates wird eine weitere Subtypisierung durchgeführt.

Non-Hodgkin-Lymphome (NHL). Hierzu gehört eine Vielzahl von klonalen Erkrankungen der B- oder T-Zellen. Über etwa 80% der NHL weisen eine B-Zell-Differenzierung auf (**Abb. 6.7**). Aufgrund von morphologischen, immunhistochemischen und molekularpathologischen Befunde erfolgt die genaue Klassifikation, wobei grundsätzlich zwischen Lymphomen der unreifen Vorläu-

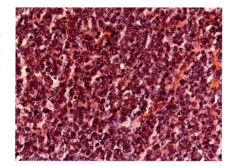

Abb. 6.7 Non-Hodgkin-Lymphom. Diffus großzelliges Non-Hodgkin-Lymphom der B-Zell-Reihe.

ferzellen (Lymphoblasten) und reifzelligen Lymphomen unterschieden wird.

Zu den NHL werden auch die chronische lymphatische Leukämie (CLL) und die Haarzellenleukämie gezählt, bei denen es zu einem Knochenmarksbefall und im Verlauf der Erkrankung zu einem leukämischen Blutbild kommt. Ferner gehört auch das Plasmozytom in diese Gruppe.

Keimzelltumoren

Diese Tumoren gehen von den Keimzellen des Hodens oder (seltener) des Ovars aus und sind bei Männern häufig bösartig.

Teratome. Sie zeigen häufig Gewebsdifferenzierungen aller drei Keimblätter. Histologisch werden sie in reife und unreife Teratome unterteilt. Erstere enthalten ausdifferenzierte Gewebsarten, z.B. Knorpel, Knochen, Zähne, Schleimhäute des Magen-Darm-Traktes und der Bronchien, Haut und Haare.

Ein Sonderfall ist die sog. „Dermoidzyste", die nur aus Haut und Hautanhangsgebilde besteht. Die unreifen Teratome enthalten meist unreife und reife Gewebsarten. Bei Frauen sind Teratome in der Regel gutartig. Weitere Beispiele für Keimzelltumoren sind:

– **Seminom/Dysgerminom:** maligne Tumoren der Keimzellen des Hodens (Seminom) bzw. der Ovars (Dysgerminom),
– **embryonales Karzinom:** maligner Keimzelltumor mit karzinomatöser Differenzierung (trabekulär, drüsig, papillär),
– **Chorionkarzinom:** hochmaligner Keimzelltumor, der sich aus trophoblastären Zellen entwickelt und daher bei Frauen aus einer Schwangerschaftsanlage entsteht. Ganz selten tritt das Chorionkarzinom auch im Hoden auf.

Embyronale Tumoren

Embyronale Tumoren entwickeln sich aus den noch nicht differenzierten Zellen einer Organanlage, die allerdings auch nicht mehr pluripotent sind. Beispiele für embryonale Tumoren sind:

– Nephroblastom (Wilms-Tumor),
– Neuroblastom,
– Medulloblastom,
– Retinoblastom,
– embryonales Rhabdomyosarkom,
– Hepatoblastom,
– Pneumoblastom.

Die Diagnosen werden meist bei Kindern in den ersten fünf Lebensjahren gestellt.

6.2 Risikofaktoren der Tumorentstehung: karzinogene Agenzien

Drei Hauptklassen von Agenzien (d.h. wirkende Substanzen) sind bekannt, die zu einer Schädigung des Genoms und zur Tumorentstehung führen können. Hierzu gehören:
– chemische Substanzen,
– ultraviolette und ionisierende Strahlen,
– virale und mikrobielle Erreger.

6.2.1 Chemische Karzinogene

Die chemischen Karzinogene können in zwei verschiedene Gruppen unterteilt werden (**Tab. 6.4**):

– direkt wirkende Karzinogene,
– indirekt wirkende Agenzien (Prokarzinogene).

Direkt wirkende Karzinogene

Die direkt wirkenden Karzinogene bedürfen keiner Aktivierung durch Stoffwechselprozesse. Sie gehören oftmals zu den als Chemotherapeutika verwendeten Substanzen und haben meist eine nur schwach kanzerogene Wirkung. In einem Teil der Fälle kommt es jedoch Jahre oder Jahrzehnte nach einer Che-

motherapie zur Entstehung einer Zweitneoplasie (oftmals Leukämien).

Indirekt wirkende Karzinogene

Indirekt wirkende Agenzien (Prokarzinogene) bedürfen einer Aktivierung durch Stoffwechselprozesse, bevor es zur Induktion von Tumoren kommt.

In diesem Zusammenhang sind z.B. die aromatischen Kohlenwasserstoffe (z.B. Benzpyrene) zu nennen, die bei fortgesetzter äußerlicher Exposition maligne Hauttumoren, bei Inhalation (bspw. mit Zigarettenrauch)

6

Tab. 6.4 Beispiele chemischer Karzinogene

Gruppe	Beispiel
direkt wirkende Karzinogene	
Alkylantien	– Chemotherapeutika (Cyclophosphamid, Chlorambucil, Nitrosourea u. a.)
azylierende Agentien	– 1-Azetyl-Imidazol
	– Dimethylcarbamylchlorid
Prokarzinogene, die eine metabolische Aktivierung benötigen	
polyzyklische und heterozyklische Kohlenwasserstoffe	– 3,4-Benzpyren
	– Ruß, Teer, Mineralöle
aromatische Amine	– 2-Naphthylamin
	– Benzidin
biologische Substanzen	– Aflatoxin B1
	– Griseofulvin
	– Betelnüsse
andere	– Nitrosamine
	– Vinylchlorid, Benzol
	– arsenhaltige Verbindungen
	– Chrom- und Nickelverbindungen
	– Asbest

Bronchialkarzinome verursachen können. Im Magen-Darm-Trakt können Nitrate und Nitrite, die mit der Nahrung (gepökelte Speisen usw.) aufgenommen werden, durch Bakterien (z.B. Helicobacter pylori) zu kanzerogenen Nitrosaminen umgewandelt werden.

Als Beispiel für biologische Kanzerogene sei Aflatoxin B_1 genannt, das von dem Schimmelpilz Aspergillus flavus produziert wird und zur Entstehung von Leberzellkarzinomen führen kann.

6.2.2 Ultraviolette und ionisierende Strahlen

Seit Langem ist die kanzerogene Wirkung der ultravioletten Strahlung bekannt, die insbesondere die sonnenexponierten Körperareale, v.a. das Gesicht betrifft. Insbesondere die UV-B-Strahlen rufen hier Basaliome und Plattenepithelkarzinome hervor. Eine verstärkte Sonnenexposition (Freizeitverhalten) hat hier in den letzten Jahrzehnten zu einem vermehrten Auftreten dieser Tumoren geführt.

Ionisierende Strahlen (Röntgen-, γ-, β- und α-Strahlen) wirken ebenfalls onkogen. Ihre Wirkung beruht überwiegend auf mutagenen Effekten, d.h. Veränderungen der Chromosomen, Translokationen und Punktmutationen der DNA.

Während Röntgenstrahlen bei sachgemäßer Anwendung nur ein geringes Risiko beinhalten, ist für γ-Strahlen durch berufsbedingte Exposition im Uranbergbau, bei Atombombenexplosionen und Erfahrungen in der Strahlentherapie eine Induktion maligner Neoplasien bekannt. Dieses betrifft v.a. Leukämien, aber auch Karzinome der Schilddrüse, Lunge, Mamma und des Magen-Darm-Traktes.

Durch -Strahler wie ^{131}Jod können papilläre Schilddrüsenkarzinome hervorgerufen werden, wie es nach dem Atomkraftwerkunfall in Tschernobyl beobachtet werden konnte.

Eine deutlich stärkere onkogene Wirkung wird von -Strahlen ausgeübt. Hierbei handelt es sich um Substanzen wie Radium, das beispielsweise Osteosarkome verursachen kann. Ein weiteres Beispiel stellt das früher verwendete ^{232}Thorium-haltige Röntgenkontrastmittel Thorotrast dar, welches Angiosarkome induzierte.

6.2.3 Virale und mikrobielle Erreger

RNA- und DNA-Viren, wie auch einzelne bakterielle Erreger, besitzen ebenfalls eine onkogene Potenz.

RNA-Viren

Hierbei handelt es sich um onkogene „Retroviren", die das Genom des Wirtes transformieren. Nach der Infektion kommt es dabei zunächst durch eine virale reverse Transkriptase zu einer Transkription der Virus-RNA in Virus-DNA. Im weiteren Verlauf wird die provirale DNA in das Wirtsgenom eingebaut. In der Folge werden entweder transformierende virale Onkogene wirksam oder es kommt zu einer Aktivierung von Onkogenen der Wirtszelle.

Beim Menschen spielen als RNA-Viren v.a. das humane T-Zell-Leukämie-Virus Typ 1 (HTLV-1) und das Hepatitis C-Virus eine wichtige pathogenetische Rolle. Während HTLV-1 maligne T-Zell-Lymphome hervorruft, führt eine Hepatitis C-Infektion zu einem gehäuften Auftreten von Leberzellkarzinomen.

DNA-Viren

Als onkogene DNA-Viren spielen beim Menschen insbesondere folgende Viren eine wichtige Rolle:
- humane Papillomaviren (HPV),
- Epstein-Barr-Virus (EBV) und andere Herpesviren (HSV),
- Hepatitis B-Virus (HBV).

Die HPV-Viren werden in zahlreiche Typen unterteilt, die zum Teil gutartige Plattenepithelpapillome, z.T. jedoch auch (besonders HPV16, 18, 31 und 33) intraepitheliale Neoplasien und Karzinome der Plattenepithelien hervorrufen. Besonders betroffen ist dabei der Genitaltrakt, v.a. Portio und Cervix uteri.

Eine Rolle des Epstein-Barr-Virus (EBV) wird für verschiedene Tumoren diskutiert. Als Beispiele seien das in Zentralafrika endemische Burkitt-Lymphom und Nasopharynxkarzinome genannt.

Epidemiologische Daten belegen, dass Leberzellkarzinome in Ländern mit einer hohen Rate an Hepatitis B-Infektionen signifikant gehäuft auftreten. Neben einer Leberzellschädigung durch die Infektion und der nachfolgenden Regeneration wurden Veränderungen der Signaltransduktion beschrieben, die im Rahmen der Leberzell-Karzinogenese von Bedeutung sein können.

6

Bakterielle Infektionen

Zahlreiche Daten sprechen dafür, dass eine Infektion der Magenschleimhaut mit Helicobacter pylori zu einem vermehrten Auftreten von Karzinomen und malignen Lymphomen des Magens führt.

Pathogenetisch ist dabei zum einen die durch die Infektion hervorgerufene chronische Gastritis relevant. Jedoch scheint die Entstehung maligner Tumoren von verschiedenen Virulenzfaktoren des Bakteriums und auch genetischen Polymorphismen des Wirtsorganismus abhängig zu sein, sodass offensichtlich Subgruppen von Menschen mit höherem oder niedrigerem Karzinom- bzw. Lymphomrisiko existieren.

6.3 Molekulare Grundlagen der Tumorentstehung

6.3.1 Grundprinzipien der malignen Tumorentstehung

D *Kanzerogenese* bezeichnet den Prozess der Entstehung maligner Tumoren.

Bösartige Tumoren entstehen in mehreren Schritten (sog. Mehrschritt-Theorie der Krebsentstehung), die jeweils dem Auftreten genetischer Defekte entsprechen (**Abb. 6.8**). Dabei geht man davon aus, dass dieser Prozess mit einer Schädigung der DNA in einer einzelnen Zelle beginnt (sog. monoklonale Entwicklungstheorie). Durch die Zellteilung kommt es dann zu einer Vermehrung des neoplastischen Zellklons. In vielen Fällen entstehen hierdurch zunächst präkanzeröse Veränderungen, z. B. Dysplasien bzw. intraepitheliale Neoplasien oder Adenome (S. 92).

Infolge weiterer Veränderungen der DNA kommt es dann zum Erwerb tumorbiologischer Eigenschaften, die ein malignes Wachstumsverhalten (Fähigkeit zur Invasion und Metastasierung) erlauben (sog. maligner Phänotyp). Dieser Prozess kann sich über einen langen Zeitraum erstrecken, oft über Jahre, teils auch Jahrzehnte.

Dabei stehen vier Klassen von Genen im Zentrum der Tumorentstehung:

1. **Protoonkogene**: Protoonkogene stellen normale Gene dar, die physiologische Abläufe wie die Proliferation und Differenzierung von Zellen regulieren. Durch Mutation entstehen Onkogene und es kommt zur Bildung veränderter Proteine (sog. Onkoproteine). Infolgedessen werden die normalen Regulationsmechanismen und Signalwege in vielfältiger Weise gestört.
2. **Tumorsuppressorgene**: Sie üben in normalen Zellen eine wachstumshemmende Wirkung aus. Aus diesem Grund werden sie auch als Anti-Onkogene bezeichnet. Kommt es zu einem Funktionsverlust (i. d. R. erst dann, wenn beide Allele des Gens verändert sind), führt dies zu einem Verlust der Wachstumskontrolle.

3. **Apoptose-regulierende Gene**: Eine weitere Gruppe stellen Gene dar, die den programmierten Zelltod, die sog. „Apoptose" (griech.: Abfallen der Blätter im Herbst; Kerr et al., 1972) regulieren. Sind diese verändert, kommt es zu einer Störung der normalen Zellmauserung, die eine entscheidende Bedeutung für die Erhaltung des normalen Organismus hat.
4. **DNA-Reparaturgene**: Bei der vierten Gruppe handelt es sich um DNA-Reparaturgene, die für die Reparatur der auch im gesunden Organismus auftretenden genetischen Defekte zuständig sind. Die von ihnen kodierten Reparaturenzyme sorgen dafür, dass die fehlerhaften Sequenzen aus der DNA entfernt und durch die regelrechte Sequenz ersetzt werden.

6.3.2 Onkogene (Protoonkogene)

Wie bereits erwähnt, kommt es durch Mutationen von Protoonkogenen zur Entstehung von Onkogenen, die zu einer Störung der normalen Regulationsmechanismen in der betroffenen Zelle führen. Die Aktivierung kann durch verschiedene Mechanismen erfolgen. Zu nennen sind die Amplifikation (Vermehrung des in der normalen Zelle in zweifacher Kopie vorhandenen Gens), chromosomale Translokationen und Punktmutationen. Da bereits zahlreiche derartige Onkogene entdeckt wurden, ist folgende Einteilung gemäß ihrer Wirkung sinnvoll:

– Wachstumsfaktoren,
– Wachstumsfaktor-Rezeptoren,
– Signaltransduktionsproteine,
– nukleäre Transkriptionsfaktoren,
– Zykline und zyklinabhängige Kinasen.

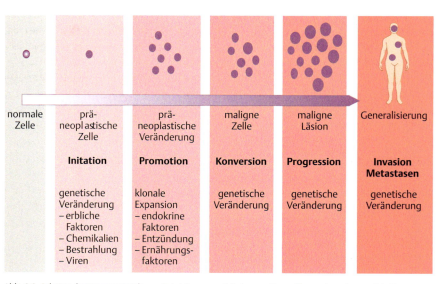

normale Zelle	prä-neoplastische Zelle	prä-neoplastische Veränderung	maligne Zelle	maligne Läsion	Generalisierung
	Initation	**Promotion**	**Konversion**	**Progression**	**Invasion Metastasen**
	genetische Veränderung – erbliche Faktoren – Chemikalien – Bestrahlung – Viren	klonale Expansion – endokrine Faktoren – Entzündung – Ernährungs-faktoren	genetische Veränderung	genetische Veränderung	genetische Veränderung

Abb. 6.8 Schritte der Tumorentstehung. Entstehungsmodell eines malignen Tumors in mehreren Schritten.

Wachstumsfaktoren

Tumorzellen können selbst Wachstumsfaktoren bilden, die das Zellwachstum stimulieren, wenn die entsprechenden Rezeptoren ebenfalls auf den Zellen nachweisbar sind (sog. autokrine Stimulation). Ist gleichzeitig auch die Zahl der Rezeptoren erhöht, kann es zu einer weiteren Steigerung dieses Effektes kommen, sodass die Zelle einem ständigen Stimulus unterliegt. Beispiele hierfür sind:
- der Plättchen-Wachstumsfaktor (PDGF),
- der transformierende Wachstumsfaktor (TGF-α),
- der Fibroblastenwachstumsfaktor (FGF).

Diese Mechanismen sind in einer Vielzahl von unterschiedlichen Tumoren von Bedeutung (z.B. Gliome, Sarkome, Magen- und Mammakarzinome), reichen alleine aber für die Entstehung maligner Tumoren wohl nicht aus.

Wachstumsfaktor-Rezeptoren

Wachstumsfaktoren können nur auf solche Zellen wirken, die die entsprechenden Rezeptoren aufweisen. Sind diese vermehrt nachweisbar oder weisen sie infolge von Mutationen eine dauerhafte Aktivierung (sog. konstitutive Aktivierung) auf, führt dies zu einem ständigen mitogenen Stimulus.

Sehr gut charakterisiert ist die Familie des epidermalen Wachstumsfaktor-Rezeptors (EGFR). Zu ihr gehören u.a. der epidermale Wachstumsfaktor (EGFR) und HER2. Beide werden von einer Vielzahl von Karzinomen (in allerdings unterschiedlicher Häufigkeit) exprimiert.

Dies ist seit einigen Jahren auch von hohem therapeutischem Interesse, da monoklonale Antikörper entwickelt wurden, die diese Rezeptoren blockieren können. Dabei haben anti-HER2 Antikörper bereits eine erhebliche Bedeutung für die Therapie von Mammakarzinomen, anti-EGFR Antikörper wurden bisher vor allem bei Dickdarm- und Kopf-Hals-Karzinomen eingesetzt. Darüber hinaus wurden auch sog. „kleine Moleküle" entwickelt, die die Tyrosinkinaseaktivität der Rezeptoren hemmen und damit die Signaltransduktion blockieren.

Signaltransduktionsproteine

Eine Vielzahl komplexer Signalwege verbinden die (aktivierten) Wachstumsfaktor-Rezeptoren mit dem Zellkern und leiten die entsprechenden Signale weiter. Im Zellkern kommt es dann zu einer Reaktion (z.B. Mitose). Die wichtigsten Signaltransduktoren sind RAS und ABL.

RAS-Gen. Die RAS-Gene sind in etwa 20-30% der malignen Tumoren mutiert. Im Rahmen der Signalvermittlung werden Proliferationsregulatoren aktiviert, es kommt zu einer Überflutung des Zellkerns mit proliferationsfördernden Signalen.

ABL-Gen. Das ABL-Gen wird, besonders bei der chronischen myeloischen Leukämie (CML) und der akuten lymphatischen Leukämie (ALL), von Chromosom 9 nach Chromosom 22 transloziert, wo es mit Teilen des BCR-Gens fusioniert. Es resultiert eine hohe Tyrosinkinaseaktivität, wodurch verschiedene Signalwege beeinflusst werden.

Diese Funktion kann therapeutisch durch Einsatz des Tyrosinkinasehemmers STI 571 geblockt werden. Dadurch konnte die Prognose von CML-Patienten dramatisch verbessert werden.

Nukleäre Transkriptionsfaktoren

Alle Signaltransduktionswege enden letztlich im Zellkern. Hier spielen die sog. Transkriptionsfaktoren eine entscheidende Rolle, da sie die Transkription (mRNA-Synthese) regulieren. In Tumoren führt daher eine Mutation in den entsprechenden Genen zur Entstehung aktivierter Onkogene, es kommt zu einer Autonomie des Zellwachstums.

Wichtige Genfamilien stellen hier MYC, MYB, JUN, FOS und andere dar. Das MYC-Protein bindet an die DNA. Dadurch wird die Transkription verschiedener Gene, z.B. der Zyklin-abhängigen Kinasen, Zyklin D1 und Zyklin A (s.u.) aktiviert.

Zykline und zyklinabhängige Kinasen

Die Zykline, Zyklin-abhängigen Kinasen (CDKs) und ihre Inhibitoren stellen wichtige Regulatoren des Zellzyklus dar. Die D- und E-Zykline sind für den Übergang der Zelle von der G_1- in die S-Phase besonders wichtig. Sie aktivieren dabei die CDKs, deren Aktivität wiederum von Inhibitoren gegensätzlich beeinflusst wird.

Die Inhibitoren kann man in zwei Familien einteilen: die eine umfasst p21, p27 und p57, die andere p15, p16, p18 und p19. Die letztgenannten sind in der Lage, Zyklin D/CDK4 und Zyklin E/CDK6 zu inhibieren.

Mutationen in Zyklin- oder CDK-Genen führen zu einer gesteigerten Zellproliferation. Sie werden in einer Reihe maligner Tumoren beobachtet, z.B. in Mamma- und Ösophaguskarzinom sowie bestimmten malignen Lymphomen (Zyklin D1), in Melanomen, Sarkomen und Glioblastomen (CDK4 Amplifikation).

6.3.3 Tumorsuppressorgene

Die Genprodukte der Tumorsuppressorgene führen in normalen Zellen zu einem negativen (wachstumshemmenden) Effekt auf die Zellproliferation. Kommt es zu einem Verlust dieser Funktion, ist eine Enthemmung des Zellwachstums die Folge.

Die wichtigsten Vertreter dieser großen Gruppe von Genen, die hier beispielhaft genannt werden sollen, sind das Retinoblastoma (RB-) und das p53-Gen.

RB-Gen

Produkt des RB-Gens ist ein DNA-bindendes Protein, das in allen normalen Zellen vorkommt. In aktiviertem Zustand dient RB als Bremse des Überganges von der G_1- in die S-Phase. Sein Verlust führt somit zu einer Proliferationssteigerung.

RB-Mutationen finden sich bei Retinoblastomen (daher die Bezeichnung), aber auch zahlreichen Karzinomen, z.B.: der Mamma und der Lunge, ferner in Melanomen, Sarkomen und Glioblastomen.

P53-Gen

p53 wird häufig auch als der „Hüter des Genoms" bezeichnet. In normalen Zellen übt p53 zum einen antiproliferative Effekte aus und aktiviert DNA-Reparaturmechanismen, zum anderen ist es ein wichtiger Apoptose-Regulator.

Durch die in verschiedenen Tumoren häufig auftretenden p53-Mutationen wird ein fehlerhaft funktionierendes p53-Protein gebildet. In der Folge kommt es zu einer Störung der DNA-Reparaturmechanismen. Darüber hinaus werden die Zellen nicht apoptotisch.

6

6.3.4 Apoptose-regulierende Gene

D Unter Apoptose versteht man den „programmierten Zelltod", der ein Gleichgewicht zwischen der Vermehrung und dem Absterben von Zellen im gesunden Organismus ermöglicht. Ein Ausfall dieser Mechanismen ist ein wichtiger Aspekt der Tumorbiologie.

Die Einleitung der Apoptose erfolgt z. B. durch Bindung des „Todesrezeptors" CD95 (Fas) an seine Liganden, jedoch auch durch DNA-Schädigungen, die zu einer von p53 eingeleiteten Apoptose führen. Reguliert von apoptosefördernden Faktoren (z. B. Bax) und apoptosehemmenden Faktoren (z. B. Bcl-2)

kommt es dann zu einer Freisetzung von Cytochrom C, das wiederum Caspasen aktiviert, die letztlich den Zelltod herbeiführen.

6.3.5 DNA-Reparaturgene

Auch im normalen Organismus erfolgen Basenfehlpaarungen, die aufgrund von Fehlern bei der DNA-Replikation oder durch mutagene Effekte (z. B. chemische oder physikalische Karzinogene) auftreten können. Bei funktionierenden Reparaturmechanismen werden diese Fehler durch entsprechende DNA-Reparaturenzyme behoben.

Ist jedoch die Funktion dieser Reparaturenzyme reduziert, häufen sich Fehlpaarungen, es entsteht eine genetische Instabilität. Dies bezeichnet man auch als „Mu-

tatorphänotyp". Es kommt dabei zu einer hundertfach erhöhten Mutationsrate und zu Mutationen in tumorbiologisch wichtigen Genen.

Ein angeborener Defekt dieser Reparaturmechanismen führt zum sog. hereditären (erblichen) nicht-polypösen kolorektalen Karzinom (HNPCC), das ein Auftreten von Dickdarmkarzinomen auch in jüngerem Lebensalter und eine erhöhte Wahrscheinlichkeit des Entstehens anderer Karzinome (z. B. Endometrium, Ovarien, Magen usw.) beinhaltet. Zugrunde liegt eine Keimbahnmutation in einem Allel sog. Mutatorgene (z. B. MLH1, MSH2, PMS1). Erfolgt im Laufe des Lebens eine Mutation im zweiten Allel, ist eine gestörte Reparaturfähigkeit die Folge.

6.4 Biologie des Tumorwachstums

Gemäß der monoklonalen Entwicklungstheorie wird davon ausgegangen, dass eine DNA-Schädigung in einer einzelnen Zelle den Ausgangspunkt der Tumorentstehung darstellt. Es kommt zu Zellteilungen und einer sog. „klonalen Expansion" einer zunächst noch homogenen Zellpopulation.

Im weiteren Verlauf kommt es jedoch auch in Tumorzellen zu Mutationen, die wiederum an die Tochterzellen weitergegeben werden. Folge dessen ist das Entstehen von Subklonen, die unterschiedlich tumorbiologische Eigenschaften haben können (z. B. bezüglich der Fähigkeit zu Invasion und Metastasierung, Empfindlichkeit gegenüber Strahlen- und Chemotherapie). Ab einer Größe von 1–2 mm können die entstandenen Tumoren nicht mehr aus der Umgebung durch Diffusion mit Sauerstoff und Nährstoffen versorgt werden, eine eigene Blutgefäßversorgung wird notwendig.

6.4.1 Angiogenese

Die Entstehung tumoreigener Blutgefäße wird durch eine Reihe von Faktoren gesteuert, die z. T. von den Tumorzellen selbst, zum anderen aber auch von Entzündungszellen (z. B. Makrophagen) in der Umgebung produziert werden. Dabei wird die Angiogenese von Angiogenese-Stimulatoren (z. B. VEGF, b-FGF, Angiogenin u. a.) positiv, von Angio-

genese-Inhibitoren (z. B. Angiostatin, INF-α, TIMP-2, Heparanase) negativ beeinflusst. Die Balance zwischen diesen Faktoren bestimmt maßgeblich das Tumorwachstum.

In jüngster Zeit wurden therapeutische Ansätze entwickelt, um die Angiogenese bösartiger Tumoren zu unterdrücken. Hierzu finden beispielsweise gegen VEGF gerichtete monoklonale Antikörper Verwendung.

6.4.2 Invasion

Der Prozess der Invasion, d. h. der Infiltration des Tumors in das umgebende Gewebe, erfolgt in einer Vielzahl von Schritten, die letztendlich zu einer Zerstörung (Destruktion) des Normalgewebes führen. Vereinfacht kann man diesen Vorgang in vier Stufen einteilen:

1. Lösung der Zell-Zell-Kontakte und Ablösung einzelner Tumorzellen,
2. Bindung von Tumorzellen an Anteile der Gewebematrix,
3. Zerstörung bzw. Umbau der Gewebematrix (insbesondere durch Enzyme),
4. Fähigkeit der Tumorzellen zur Wanderung (Migration).

Zell-Zell-Kontakte werden durch verschiedene Mechanismen hergestellt. Für die Tumorbiologie besonders bedeutsam ist dabei offenbar die Bindung von E-Cadherin an β-Catenin. Kommt es nämlich, z. T. durch in-

aktivierende Mutationen, zu einem Funktionsverlust des E-Cadherin-Gens, vermindern sich diese Kontakte. Außerdem wird β-Catenin freigesetzt und gelangt in die Zellkerne, wo es die Transkription zahlreicher tumorwachstumsfördernder Gene aktivieren kann.

Bei diesem komplexen Prozess wirken jedoch zahlreiche weitere Zelladhäsionsmoleküle mit. Die Zerstörung der Gewebematrix erfolgt durch mehrere Familien von Enzymen, die die Basalmembran und andere Komponenten der extrazellulären Matrix, die hauptsächlich aus Kollagenen besteht, auflösen. Zu nennen sind dabei:

- Kollagenasen,
- Gelatinasen,
- Stromelysine,
- Metalloproteinasen.

Um nun durch die zerstörte Basalmembran und Matrix in das umgebende Gewebe infiltrieren zu können, müssen die Tumorzellen die Fähigkeit zur Migration erwerben. Zur Anheftung an Matrixkomponenten verwenden sie dabei die Familie der Integrine sowie CD44, einen Rezeptor für Hyaluronsäure. Der von Makrophagen produzierte Hepatozytenwachstumsfaktor (HGF) bindet an seinen Rezeptor Met auf den Tumorzellen und stimuliert sie zur Vereinzelung und Invasion. Aber auch die Spaltungsprodukte der Matrix, wie Kollagene und Laminin „locken" die Tumorzellen chemotaktisch an.

6

6.4.3 Metastasierung

Den entscheidenden, meist den Verlauf der Tumorerkrankung entscheidend negativ beeinflussenden Aspekt stellt die Metastasierung (Ausbildung von Tochtergeschwülsten) dar **(Abb. 6.9)**. Dies geschieht durch Einbrechen in Lymph- und/oder Blutgefäße (lympho- bzw. hämatogen), z.T. auch über die Körperhöhlen (kavitär).

Metastasierungsprozess

Dieser Prozess läuft in drei Hauptschritten ab:

1. Die Tumorzellen müssen in die entsprechenden Gefäße einbrechen (Intravasation). Dabei nutzen sie ähnliche Mechanismen wie für die Invasion beschrieben.
2. In den Lymph- oder Blutgefäßen werden die Tumorzellen verschleppt. Dabei ergeben sich durch die jeweiligen anatomischen Vorgaben auch oft die Zielorte, an denen die Metastasen entstehen. Andererseits metastasieren manche Tumoren auch bevorzugt in bestimmte Zielorgane, ohne dass dies durch die Wege der hämatogenen Metastasierung allein erklärbar wäre. In den Gefäßen kommt es zu einer Ausbildung von Tumorzellkomplexen, die mit Fibrin und Thrombozyten einen „Tumorzellenthrombus" bilden.
3. Begünstigt durch das Entstehen von Tumorzellenthrombi, kommt es zu einer Adhäsion an die jeweiligen Gefäßwände (Extravasation). Das Anheften der Tumorzellen an die Gefäßendothelien wird dabei durch verschiedene Adhäsionsmoleküle gefördert.

Typisierung

Grundsätzlich ergeben sich drei Haupttypen der Metastasierung:

– Cava-Typ,
– Lungenvenen-Typ,
– Pfortader-Typ.

Cava-Typ. Primärtumoren im Kopf-Hals-Bereich, der Schilddrüse, der Nieren und der Leber metastasieren meist über die Vena cava superior bzw. inferior in die Lungen. Ein gleichartiges Verhalten zeigen auch die Karzinome in den tiefen Rektumabschnitten.

Lungenvenen-Typ. Die Zellen von Lungenkarzinomen hingegen gelangen über die Lungenvenen in das rechte Herz und metastasieren von dort aus in Organe, die vom arteriellen System versorgt werden.

Pfortader-Typ. Tumore in Organen, die das venöse Blut über das Pfortadersystem zur Leber führen (Magen-Darm-Trakt mit Ausnahme des tiefen Rektums, Bauchspeicheldrüse und Milz) metastasieren in der Regel zunächst in die Leber.

Im weiteren Verlauf der Erkrankung kann jedoch auch eine generalisierte Metastasierung erfolgen.

Kavitäre Metastasierung. Einen Sonderfall stellt die kavitäre Metastasierung dar. Sie setzt ein Eindringen von Tumorzellen in die jeweiligen Körperhöhlen (Peritoneum, Pleura oder Perikard) voraus. Dadurch kommt es zu zahlreichen Abtropfmetastasen (Karzinose). Dieser Typ der Metastasierung betrifft bei Magen- und Ovarialkarzinomen bevorzugt das Peritoneum, bei Lungen- und Mammakarzinomen vor allem die Pleura.

Literatur

Baldus, S. E.: Klinisch-pathologische und molekulare Prognosefaktoren kolorektaler Karzinome. Pathologe 24 (2003) 1432

Blagosklonny, M. V.: Molecular theory of cancer. Cancer Biol. Ther. 4:6 (2005) 621

Blum, H. E.: Molekulare Medizin – Individualisierte Medizin. Dtsch. Med. Wochenschr. 130 (2005) 1568

Böcker, W. u.a.: Pathologie. 3. Aufl. Urban & Fischer, München, Jena 2004

Daniel, P. T., Dörken, B.: Grundlagen der molekularen Diagnostik und Therapie maligner Tumoren. Internist 46 (2005) 835

De Wever, O., Mareel, M.: Role of tissue stroma in cancer cell invasion. J. Pathol. 200 (2003) 429

Furberg, A. H., Ambrosone, C. B.: Molecular epidemiology, biomarkers and cancer prevention. Trends Mol. Med. 7 (2001) 517

Grimm, C. F. u.a.: Tyrosinkinaseinhibitoren in der Tumortherapie – Teil 1. Dtsch. Med. Wochenschr. 130 (2005) 1318

Grimm, C. F. u.a.: Tyrosinkinaseinhibitoren in der Tumortherapie – Teil 2. Dtsch. Med. Wochenschr. 130 (2005) 1438

Hanahan, D., Weinberg, R. A.: The hallmarks of cancer. Cell 100 (2000) 57

Jäättelä M.: Multiple cell death pathways as regulators of tumour initiation and progression. Oncogene 23 (2004) 2746

Kerr, J. F. et al.: Apoptosis: a basic biological phenomenon with wide-ranging implications in tissue kinetics. Br. J. Cancer 26 (1972) 239

Kumar, V. et al.: Robbins Basic Pathology. 7. Aufl. Saunders, Philadelphia (PA) 2003

Macaluso, M. et al.: Genetic and epigenetic alterations as hallmarks of the intricate road to cancer. Oncogene 22 (2003) 6472

Perera, F. P., Weinstein, I. P.: Molecular epidemiology: recent advances and future directions. Carcinogenesis 21 (2000) 517

Riede, U.-N. u.a.: Allgemeine und spezielle Pathologie. 5. Aufl. Thieme, Stuttgart 2004

Shay, J. W., Roninson, I. B.: Hallmarks of senescence in carcinogenesis and cancer therapy. Oncogene 23 (2004) 2919

Spiekermann, K., Hiddemann, W.: Molekulare Zielstrukturen in der Onkologie. Internist 46 (2005) 847

Suerbaum, S., Josenhans, C.: Helicobacter pylori evolution and phenotypic diversification in a changing host. Nat. Rev. Microbiol. 5 (2007) 441

vom Dorp, F. u.a.: Molekularbiologische Erklärungsansätze einer Lymphknotenmetastasierung. Urologe (A) 44 (2005) 608

Kontaktadressen

Univ.-Prof. Dr. med. Stephan E. Baldus
Institut für Pathologie
Universitätsklinikum Düsseldorf
Moorenstr. 5
40225 Düsseldorf

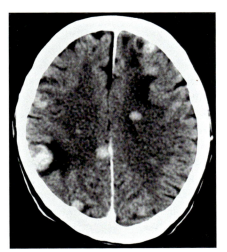

Abb. 6.9 Metastasen. Computertomografisches Bild von Hirnmetastasen eines Bronchialkarzinoms.

7 Epidemiologie, Risikofaktoren und Diagnoseverfahren

Heike J. Fink

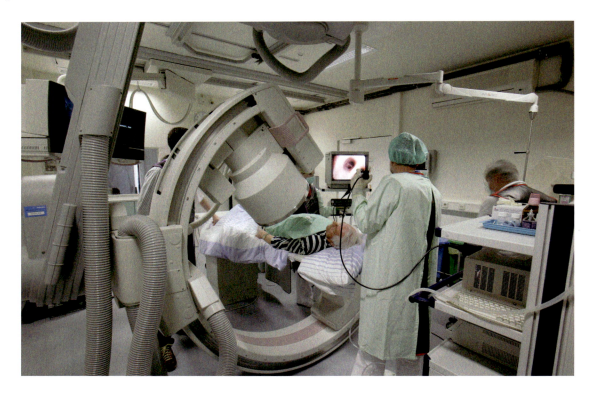

7.1 Epidemiologie

D Epidemiologie in der Onkologie beschreibt die Häufigkeit des Auftretens und die geografische Verteilung von Krebserkrankungen sowie mögliche Zusammenhänge zwischen Erkrankung und Risikofaktoren.

Ziele epidemiologischer Untersuchungen sind die Erforschung ursächlicher Faktoren von Krebserkrankungen (ätiologische Epidemiologie) und das Abschätzen des Erkrankungsrisikos (deskriptive Epidemiologie). Mit diesem Wissen soll Gesundheit gefördert und Krankheit durch Präventionsmaßnahmen verhindert werden.

Inzidenz

D Inzidenz beschreibt die Anzahl der Neuerkrankungen pro Jahr in einer bestimmten Bevölkerung.

Die Gesamtzahl der Sterbefälle durch Krebs ist in Deutschland weiter rückläufig. Sie betrug im Jahr 2002 etwa 209.000, 1998 waren es noch 212.000 krebsbedingte Sterbefälle.

Gestiegen ist dagegen die Inzidenz der Krebsneuerkrankungen. Das Robert Koch-Institut schätzt die Zahl der Krebsneuerkrankungen in Deutschland im Jahr 2002 auf etwa 425.000, davon 218.250 bei Männern und 206.00 bei Frauen.

Die Zunahme der Erkrankungsfälle ist im wesentlichen Folge der vermehrten, frühzeitigen Entdeckung bestimmter Krebserkrankungen z.B. durch die Teilnahme an Krebsfrüherkennungsprogrammen.

Altersspezifische Inzidenz

Angesichts der Bedeutung der Krebserkrankungen in der heutigen Zeit haben sich viele Länder entschlossen, bevölkerungsbezogene Krebsregister zu führen. Mit den Daten epidemiologischer Krebsregister lässt sich die Krebsinzidenz einer Bevölkerung ermitteln.

Die altersspezifische Inzidenz in Deutschland zeigt den Zusammenhang von Lebensalter und Krebsgefährdung und, dass die Krebsinzidenz mit steigendem Lebensalter zunimmt (**Abb. 7.1**). Sie ermöglicht den Vergleich der Krebsgefährdung beider Geschlechter. Aufgrund der steigenden Lebenserwartung wird der Anteil älter Menschen in der Bevölkerung größer und die Krebshäufigkeit steigt. Mit steigender Inzidenz nimmt auch die Sterblichkeit zu, wie die Kurvenverläufe in den zwei Grafiken für den Magen- und Lungenkrebs zeigen (**Abb. 7.2**).

Demografischer Wandel. Anfang des 20. Jahrhunderts wies die Altersstruktur in Deutschland noch weitgehend eine klassische Alterspyramide auf. Dies hat sich in den letzten Jahrzehnten dahingehend verändert, dass die bevölkerungsstärksten Jahr-

B Fallbeispiel **D** Definition **M** Merke **L** Lernaufgabe **P** Praxistipp **R** Recht **V** Video

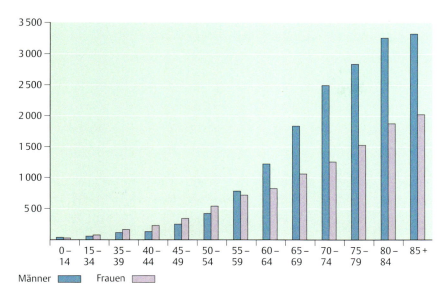

Abb. 7.1 Altersspezifische Inzidenz. Schätzung der altersspezifischen Inzidenz in Deutschland 2002. Neuerkrankungen pro 100.000 in Altersgruppen (GEKID u. RKI, 2006).

Geschlechtsspezifische Mortalität

Prostata, Darm und Lunge sind bei Männern die häufigsten Krebslokalisationen. Die hohe Inzidenz für das Prostatakarzinom kann Folge einer zunehmenden Verbreitung des PSA-Tests in der Früherkennung sein.

Die Sterblichkeit ist jedoch beim Lungenkrebs am höchsten, gefolgt von Darm- und Prostatakrebs (**Abb. 7.3**). Seit Anfang 1990 lässt sich aber ein deutlicher Rückgang der Lungenkrebsmortalität bei Männern erkennen. Bei Frauen findet sich unverändert die höchste Inzidenz für den Brustkrebs, gefolgt von Darm- und Lungenkrebs, letzterer mit steigender Inzidenz.

Der Anstieg der Lungenkrebserkrankungen ist v.a. auf das veränderte Rauchverhalten der Frauen zurückzuführen. Die Ster-

7

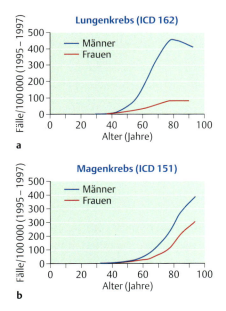

Abb. 7.2 Altersabhängige Mortalitätsraten für Magen- und Lungenkrebs im Jahr 1999. a Lungenkrebs. **b** Magenkrebs (nach Becker, 2005).

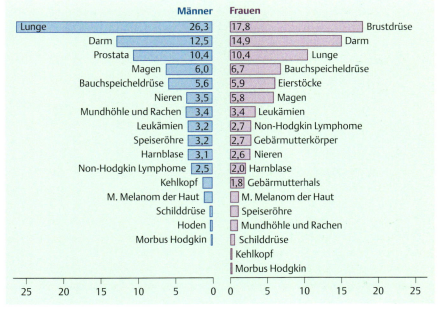

Abb. 7.3 Krebssterbefälle. Prozentualer Anteil an der Zahl der Krebssterbefälle in Deutschland 2002. Männer: n = 109.631, Frauen: n = 99.945 (GEKID u. RKI, 2006).

gänge in einem immer höheren Alter anzutreffen sind.

Ursachen hierfür sind eine geringere Geburtenrate und eine bessere allgemeine Gesundheitsvorsorge. Der demografische Wandel zeigt sich insbesondere in Deutschland bei den Frauen mit einem hohen Anteil ab dem 70. Lebensjahr im Vergleich zur Europa- und Weltstandardbevölkerung.

Tab. 7.1 Inzidenz und Mortalität nach Altersgruppen in Deutschland 2002 (Fälle pro 100.000) (Quelle: GEKID u. RKI, 2006)

Alter in Jahren	Männer		Frauen	
	Inzidenz	Mortalität	Inzidenz	Mortalität
bis unter 45	54,4	12,5	82,7	14,4
45 bis unter 60	444,8	207,3	504,1	157,5
60 bis unter 75	1722,1	796,9	1002,5	449,5
75 und älter	3036,5	1999,3	1759,1	1208,0
rohe Rate	541,4	271,2	488,5	236,4
Standardrate (Europastandard-bevölkerung)	451,6	227,7	335,1	139,6

berate entspricht diesen drei Tumorerkrankungen, wobei die Lungenkrebsmortalität für das weibliche Geschlecht weiter ansteigt.

Die Magenkrebssterblichkeit zeigt für beide Geschlechter einen deutlichen Rückgang.

Insgesamt werden heute bei beiden Geschlechtern mehr Krebserkrankungen festgestellt, an denen jedoch zunehmend weniger Menschen sterben müssen (**Tab. 7.1**).

7.2 Risikofaktoren

Die Entstehung einer Krebskrankheit beruht in der Regel nicht auf einer einzigen Ursache, sondern ist multifaktoriell. Der bisherige Wissensstand erlaubt nur bei einem Teil der häufigeren Tumorarten eine Prävention oder Früherkennung (zu Prävention und Risikofaktoren s. S. 21).

Unter den vermeidbaren Risikofaktoren hat das (Zigaretten-)Rauchen, das zwischen einem Viertel und einem Drittel aller Krebstodesfälle verursacht, besondere Bedeutung (S. 22). Ein weniger genau abschätzbarer, aber vielleicht noch etwas höherer Anteil aller Krebstodesfälle dürfte auf falsche Ernährungsweisen mit Übergewicht, einen zu hohen Anteil (tierischen) Fetts und einen zu geringen Anteil an Obst und Gemüse zurückzuführen sein.

Weitere Risikofaktoren für die Entwicklung bestimmter Krebskrankheiten sind:
- chronische Infektionen,
- zu hoher Alkoholkonsum,
- Expositionen am Arbeitsplatz,
- Einflüsse aus der Umwelt. Dazu zählen neben den ultravioletten Anteilen des Sonnenlichts und dem Feinstaub auch polyzyklische aromatische Kohlenwasserstoffe u. a. aus Auto- und Industrieabgasen sowie Radon und Passivrauchen in Innenräumen (zu Risikofaktoren und karzinogenen Agenzien s. a. S. 21 und S. 96)

Diese Belastungen wirken im Laufe eines Lebens jedoch in vielfältiger Weise zusammen, sodass die Bestätigung einer Ursachenvermutung im Einzelfall und systematisch nur selten möglich ist.

Rauchen

Der Zusammenhang zwischen Rauchen und Krebserkrankungen verschiedener Lokalisationen ist durch langjährige epidemiologische Daten als kausal nachgewiesen (S. 22). Folgende Organe sind betroffen:

- Lunge (75–90% bei Männern, 30–60% bei Frauen),
- Kehlkopf (80%),
- Mundhöhle (ca. 65% sind rauchbedingt),
- Harnblase (50% bei Männern, 25% bei Frauen),
- Speiseröhre (30–50%),
- Bauchspeicheldrüse (30–50% bei Männern, 15–20% bei Frauen),
- Magen (20–35%),
- Nieren (30%).

Es ist auch belegt, dass durch Aufgabe des Rauchens das Risiko vermindert werden kann. 4–5 Jahre nach Beendigung des Rauchens ist eine Abnahme des Risikos und nach 10 Jahren eine Annäherung an das Risiko von Nichtrauchern zu verzeichnen.

Das sog. Passivrauchen ist, durch entsprechende Studien belegt, mit einem 1,3- bis 1,4-fachen Risiko für die Entwicklung rauchbedingter Krebserkrankungen verbunden.

Ernährung

Ein hoher Konsum von Obst und Gemüse ist erwiesenermaßen ein protektiver Faktor für fast alle Krebsarten (S. 24). Der Zusammenhang zwischen einem hohen Fett- bzw. Fleischkonsum und verschiedenen Krebserkrankungen ist nicht zweifelsfrei erwiesen. Allerdings wird eine Risikoerhöhung für kolorektale Karzinome durch einen hohen Konsum an „rotem Fleisch" (Rind, Schwein, Lamm) als wahrscheinlich angesehen. Als krebsvorbeugende Empfehlung gilt auch die Begrenzung des Konsums an tierischen Fetten.

Ernährung sollte vielfältig sein, sie sollte aus einem ausgewogenen Verhältnis von Kohlenhydraten, Eiweißen und Fetten bestehen, wobei bei der Auswahl der Fette der Schwerpunkt auf pflanzlichen Fetten und Fettsäuren aus Seefisch liegen sollte.

Nahrungsmittel sollten richtig gelagert und zubereitet werden. Fleischgenuss in Maßen ist sinnvoll. Dass Obst und Gemüse, vitaminschonend vorbereitet, wesentliche Bestandteile der Ernährung sein sollten, ist heute unumstritten. Dies gilt nicht nur im Hinblick auf die Prävention von Krebserkrankungen (S. 21), sondern auch im Hinblick auf Herzkreislauferkrankungen. Ein weiterer wichtiger Bestandteil der Ernährung sollte die ausreichende Zufuhr von Ballaststoffen sein, wie sie z. B. in Vollkornprodukten enthalten sind.

Übergewicht

Übergewicht und mangelnde körperliche Aktivität stellen einen eigenständigen Risikofaktor bei der Krebsentwicklung dar (S. 24). Bei folgenden Krebslokalisationen bewirkt Übergewicht eine Risikoerhöhung:
- Kolon,
- Brust,
- Endometrium,
- Nieren,
- Speiseröhre.

Protektiv wirkt der Faktor „körperliche Bewegung" auf die Entwicklung von Kolon- und Mammakarzinomen (S. 35).

Alkohol

Alkoholkonsum hat einen Anteil von etwa 3% an der Entwicklung von Krebserkrankungen an den folgenden Organen:
- Mundhöhle und Rachen (50% bei Männern, 40% bei Frauen),
- Speiseröhre (75%),
- Kehlkopf (50% bei Männern, 40% bei Frauen),
- Leber (30%).

Infektiöse Agenzien (Bakterien, Viren)

Infektiöse Erreger haben einen Anteil von etwa 5 % an der Krebsentstehung (S. 97). Betroffen sind v.a. folgende Krebsarten:
- Magenkrebs (Helicobacter pylori; 35–55 %),
- Leberkrebs (HBV, HCV; 50–80 %),
- Gebärmutterhalskrebs (HPV; 90–100 %),
- Lymphome (EBV; 15 %),
- anogenitale Tumore (HPV; 90 %).

Mittlerweile stehen in Deutschland zwei Impfstoffe gegen Papillomaviren-Infektion (HPV) für die primäre und sekundäre Prävention zur Verfügung, die in über 90 % für Tumore der Zervix, Vulva und des Analbereichs verantwortlich sind.

Umweltbelastung

Der Anteil umweltbelastungsbedingter Krebssterblichkeit wird auf etwa 2 % geschätzt. Die Schadstoffbelastung der Umwelt ist schwierig als erhöhtes Krebsrisiko zu quantifizieren. Überhaupt ist es recht difizil, die genaue Rolle von Umweltfaktoren zu definieren, da meist ein langes Intervall zwischen der Exposition und der klinischen Manifestation vorliegt und eine geringe Rate von Malignomen bei entsprechend exponierten Personen. **Tab. 7.2** zeigt Agenzien, die als Karzinogene für menschliche Tumore identifiziert sind.

Tab. 7.2 Karzinogene Agenzien (Quelle: Serve, 2004)

Karzinogen	Tumor
Alkohol	Leber, Ösophagus, Kopf-Hals-Bereich
Alkylanzien (Melphalan, Cyclophosphamid, Mustargen, Nitroseharnstoffe)	AML, Blase
Arsen	Lunge, Haut
Asbest	Lunge, Pleura
Benzol	AML
HTLV-1	adulte T-Zell-Leukämie
ionisierende Strahlen	ubiquitär
polyzyklische Kohlenwasserstoffe	Lunge, Haut
Polyvinylchlorid	Leber
Tabak	Lunge, Kopf-Hals-Bereich, Ösophagus, Blase
UV-Licht	Haut, Retina (Melanom)

7.3 Diagnoseverfahren

Bildgebende Verfahren in der Onkologie nehmen in der Erkennung, Stadieneinteilung, Therapieplanung und -kontrolle sowie der Nachsorge von Tumorerkrankungen eine zentrale Stellung ein. Sie müssen, in Abhängigkeit von der jeweiligen Erkrankung, speziellen Anforderungen gerecht werden.

Die Schnittbildverfahren wie Computertomografie und Kernspintomografie stehen im Zentrum der Tumordiagnostik mit unterschiedlichen Domänen (Kernspintomografie für die ZNS-, CT z. B. für die Lungendiagnostik).

Die Limitationen morphologischer und funktioneller bildgebender Verfahren in der onkologischen Diagnostik sind bekannt. So kann die Differenzierung vitaler Tumoranteile von Gewebsnekrose oder Narbengewebe schwierig sein.

Die Positronenemissionstomografie (PET) als metabolische Diagnostik hat nur eine begrenzte räumliche Auflösung, womit die genaue anatomische Zuordnung einer pathologischen Läsion erschwert ist.

Die kombinierte PET/CT-Bildgebung kompensiert diese Limitationen durch akkurate Bildfusion morphologischer und funktioneller Daten.

7.3.1 Sonografie

Die Sonografie ist das am häufigsten genutzte bildgebende Verfahren in der Medizin überhaupt. Ein wesentlicher Vorteil der Sonografie gegenüber dem ebenfalls häufig verwendeten Röntgen liegt in der Unschädlichkeit der eingesetzten Schallwellen. Damit ist die Sonografie ein risikoarmes, nicht invasives Diagnoseverfahren mit hoher Verfügbarkeit und schneller Durchführung.

Durch den Einsatz von Echokontrastverstärkern (Kontrastmittel) ist in geeigneten Fällen eine weitere Verbesserung der Diagnostik möglich.

Die Sonografie ist geeignet zur Erstbeurteilung und für Verlaufskontrollen, insbesondere bei medikamentösen oder strahlentherapeutischen Behandlungen maligner

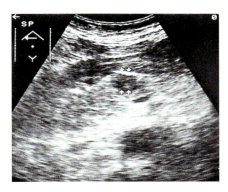

Abb. 7.4 Sonografie. Die Sonografie zeigt ein Karzinom (Pfeile) im Korpus des Pankreas.

Erkrankungen. Neben der Darstellung von z.B. Pankreastumoren (**Abb. 7.4**) können auch sonografisch gesteuerte Biopsien zur Histologie- oder Punktionen von Ergüssen zur Zytologiegewinnung erfolgen.

Kontrastmittelverstärkte Sonografie

Neue Ultraschallkontrastmittel ermöglichen eine Beurteilung der Perfusion von Organen und Tumoren.

Die häufigste Indikation für den Einsatz von Ultraschallkontrastmitteln sind neu entdeckte Leberherde (Abb. 7.5). Die Spezifität der Artdiagnose von Leberherden in der nativen Sonografie liegt bei 60 % mit Ausnahme von klassischen Zysten oder Hämangiomen.

Mit Kontrastmittel gelingt die Differenzierung in benigne und maligne Läsionen in 88–96 %. Die Raten für das kontrastmittelverstärkte MRT und CT sind mit 85–91 % und 68–74 % nicht besser. Somit hat die KM-Sonografie ihren Stellenwert in der Charakterisierung unklarer Leberherde.

Endosonografie

Zur Endosonografie werden Seitblick-Endoskope verwendet, deren starre Spitze den Ultraschall-Transducer enthält. Verschiedene technische Prinzipien (360°-Sektorscanner, Sektor- oder Linearscanner parallel zur Geräteachse) kommen zur Anwendung. Die meisten Erfahrungen bestehen mit Geräten, die eine Ultraschallebene von 360° senkrecht zur Geräteachse entwerfen.

Indikationen

Indikationen zur Endosonografie sind alle der Methode zugänglichen Tumoren des oberen und unteren Gastrointestinaltrakts, sofern sich aus einer Darstellung der transmuralen Ausdehnung und aus einem lokalen Staging diagnostische oder therapeutische Konsequenzen ergeben. Im Einzelnen handelt es sich um:

– Ösophaguskarzinome (Abb. 7.6),
– Magenkarzinome und Magenlymphome,
– submuköse Tumoren,
– Pankreas- und Papillenkarzinome,
– endokrine Pankreastumoren (Lokalisation),
– biliäre Tumoren (Gallenwege, Gallenblase).

Endosonografisches Tumorstaging

Das endosonografische Tumorstaging erleichtert die Therapieplanung und ist für die Resektabilitätsbeurteilung entscheidend.

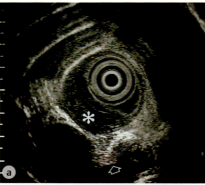

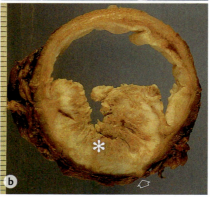

Abb. 7.6 Endosonografie. a Endosonografie des Ösophagus (360° rotierender Schallkopf) bei einem Ösophaguskarzinom (Sterne). **b** Korrespondierendes Operationspräparat: Der Tumor (Stadium T3) hat die Wandschichten bereits durchbrochen (Pfeile).

Das klinische Vorgehen wird v.a. dann beeinflusst, wenn verschiedene Tumorstadien differenzierte Therapiekonzepte nach sich ziehen (z.B. Entscheidung zwischen Operation und palliativer Therapie, lokale Behandlung wie z.B. Exzision usw. versus radikale Exstirpation, multimodale Therapie mit präoperativer Vorbehandlung in fortgeschritteneren Stadien versus primäre Operation in frühen Stadien usw.).

Ösophaguskarzinom. Die Treffsicherheit der Endosonografie liegt bei 80–85 % für das T-Stadium und bei 70–85 % für das N-Stadium. Die Methode ist der Computertomografie hierin deutlich überlegen.

Magenkarzinom. Die Endosonografie kann hier klinisch sinnvoll eingesetzt werden:

– zum Ausschluss eines transmuralen Wachstums beim Magenfrühkarzinom, v.a., wenn eine lokale (endoskopische oder minimale invasive) Therapie erwogen wird,
– wenn in fortgeschritteneren Stadien (T3N2, T4) eine neoadjuvante Chemotherapie vor einer eventuellen Operation in Erwägung gezogen wird.

Pankreastumore. Trotz hoher Treffsicherheit (> 95 %) in der Primärdiagnostik auch kleinerer Pankreaskarzinome kann die Endosonografie die Früherkennung und Prognose nicht verbessern, da sie derzeit nicht als Screeningverfahren einzusetzen ist. Klinisch sinnvoll ist sie hingegen:

– in der Primärdiagnostik des Pankreaskarzinoms (ergänzend zur ERCP bei kleineren Tumoren mit fraglichem/negativem Ultraschall- und CT-Befund); eine zuverlässige Differenzierung eines Malignoms von einer fokal entzündlichen Raumforderung kann jedoch nicht erwartet werden,
– im lokalen Tumorstaging des Pankreas- und Papillenkarzinoms bei potenziell operablen Patienten mit Tumoren ohne Fernmetastasen. Hier ist der relative Wert gegenüber moderneren CT-Verfahren, Kernspintomografie, Angiografie und Laparoskopie (inkl. laparoskopischem Ultraschall) derzeit noch nicht klar.

Rektumkarzinom. Bei guter Treffsicherheit im T- (75–85 %) und etwas geringerer Genauigkeit im N-Stadium (60–80 %) hat sich die Endosonografie im präoperativen Tumorstaging des Rektumkarzinoms etabliert. Sie ist der Computertomografie überlegen. Das

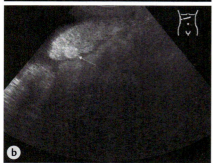

Abb. 7.5 Kontrastmittelsonografie. Hier die Detektion von zwei HCC-Knoten in einer Zirrhoseleber. **a** Arterielle Perfusionsphase, 17 s nach venöser Injektion von 2,4 ml SonoVue. **b** 20 s nach der Injektion.

7

Tumorstadium beeinflusst die Wahl des therapeutischen Vorgehens.

V Um die Inhalte zu vertiefen, können Sie sich das Video „Endosonografie" ansehen.

7.3.2 Konventionelles Röntgen

Auf einer Thoraxübersichtsaufnahme führen Bezirke mit erhöhter Dichte zu einer Verschattung auf dem Film. Dadurch kann z. B. eine Pneumonie oder ein pulmonaler Rundherd diagnostiziert werden.

Unter einem pulmonalen Rundherd versteht man eine von Lungengewebe umgebene, zirkumskripte, mehr oder weniger runde Verschattung (**Abb. 7.7**). Er wird häufig als Zufallsbefund bei einer aus anderen Gründen angefertigten Thorax-Röntgenuntersuchung entdeckt. Ein derart radiologisch erfasster Lungenrundherd muss als malignitätsverdächtig gelten, solange nicht zweifelsfrei das Gegenteil bewiesen ist. Daraus ergibt sich die Indikation zu einer weiterführenden Abklärung.

7.3.3 Magnetresonanztomografie (MRT)

Die Magnetresonanztomografie (MRT, Synonym: Kernspintomografie) ist eine diagnostische Technik zur Darstellung der inneren Organe und Gewebe mithilfe von Magnetfeldern und Radiowellen.

Prinzip

Im Kernspintomografen befindet sich ein sehr starkes Magnetfeld. Dieser zieht die Atome des menschlichen Körpers an, wobei diese ihre Position verändern. Schaltet man den Magneten wieder aus, so springen die Atome an ihre ursprüngliche Position zurück. Dabei senden die Atome Signale aus, die durch hochempfindliche Antennen gemessen werden können.

Indikationen

Die MRT liefert sehr genaue und differenzierte Darstellungen aller Körpergewebe, v.a. nichtknöcherner Strukturen wie z.B. Weichteile, Organe, Gelenkknorpel, Meniskus und Gehirn (**Abb. 7.8**).

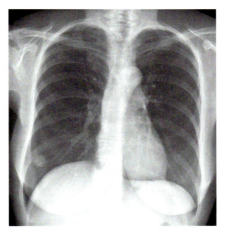

Abb. 7.7 **Röntgen.** Rundherd im rechten Unterlappen: Metastase eines Sarkoms.

Schon geringfügige Veränderungen im Körper, bspw. kleine Entzündungsherde, können auf diese Weise entdeckt werden. Strukturen, die einen geringen Wassergehalt haben (z.B. Knochen) oder luftreiche Regionen wie die Lunge können dagegen mit der MRT nicht gut dargestellt werden.

V Um die Inhalte zu vertiefen, können Sie sich das Video „Magnetresonanztomografie" ansehen.

7.3.4 Computertomografie

Die Computertomografie (CT) ist ein spezielles Röntgenverfahren, das Querschnittsbilder verschiedener Körperregionen liefert.

Die CT-Aufnahme ist übersichtlicher als ein normales Röntgenbild. Dank der besseren Kontrastabstufung können verschiedene Gewebearten wie Knochen, Muskeln oder Fett besser unterschieden werden. Durch den Einsatz von Kontrastmitteln lässt sich dies noch verbessern.

Im Gegensatz zu Röntgenaufnahmen, die nur aus einer Richtung gemacht werden, kreist die Strahlenquelle beim CT rund um den Körper. Auf dem Bild gibt es deshalb keine Überlagerungen von Gewebe. Außerdem lässt sich mithilfe eines Computers ein dreidimensionales Bild erzeugen.

Indikationen

Indikationen für eine Computertomografie sind:
- **CT des Kopfes (CCT):** bei Verdacht auf Blutungen, Erweiterung von Blutgefäßen,

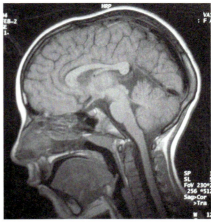

Abb. 7.8 **MRT.** Längsschnitt durch die Mitte des Kopfes. Normalbefund.

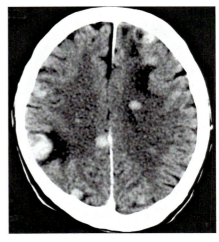

Abb. 7.9 **Computertomografie.** Computertomografisches Bild von Hirnmetastasen eines Bronchialkarzinoms.

Gehirntumoren (**Abb. 7.9**), Schlaganfall, Verdacht auf Schädelbruch,
- **Ganzkörper-CT:** zur Suche nach Tumoren, Abszessen, Zysten im Brust- und Bauchraum, zur Verlaufskontrolle bei bekannten Tumoren und Veränderungen der inneren Organe (z.B. Leber, Milz, Bauchspeicheldrüse, Niere).

V Um die Inhalte zu vertiefen, können Sie sich das Video „Computertomografie" ansehen.

7.3.5 Positronen-Emissions-Tomografie (PET)

Prinzip

Krebszellen benötigen wegen ihres unkontrollierten Wachstums mehr Nährstoffe wie Glukose oder Aminosäuren. Deshalb ist die tumorale Glukose- oder Aminosäure-aufnahme oft um mehr als das Zehnfache gegenüber dem Normalzustand gesteigert.

Dieser gesteigerte Stoffwechsel kann mit geeigneten Radiopharmazeutika und PET bildlich dargestellt werden. Am häufigsten wird derzeit 2-F-18 Fluordesoxyglukose (FDG), ein Glukoseanalog, als „Marker" des Zuckerstoffwechsels verwendet.

Indikationen

PET kann in 1–1,5 Stunden den gesamten Körper nach Primärtumoren und ihren Metastasen absuchen und eignet sich in vielen Fällen zur Frühdiagnostik, Stadieneinteilung und Therapiekontrolle bei Krebserkrankungen.

Positronen-Emissions-Tomografie und Computertomografie (PET/CT): Durch die Kombination beider Verfahren in einem Gerät lässt sich die diagnostische Genauigkeit einer PET- und einer CT-Untersuchung mit Bildvergleich erhöhen. Die anatomische Struktur mit pathologisch gesteigertem Glukosestoffwechsel kann identifiziert werden **(Abb. 7.10).**

7.3.6 Endoskopie

Gastroskopie

Die Gastroskopie ist ein optisches Untersuchungs- und Diagnoseverfahren, bei dem die Speiseröhre, der Magen und der obere Teil des Zwölffingerdarms mit einem Endoskop gespiegelt werden (Ösophago-Gastro-Duodenoskopie). Sie wird zur Diagnose von Magenerkrankungen durchgeführt.

Im Verlauf einer Gastroskopie sind auch Interventionen möglich, wobei chirurgische Mikroinstrumente verwendet werden. Neben der Betrachtung der Schleimhaut können mit einem Endoskop auch Gewebeentnahmen wie die Magenschleimhautbiopsie durchgeführt werden. Durch denselben Arbeitskanal des Schaftes können je nach Art des Eingriffs weitere kleinste chirurgische Instrumente (Fasszangen, Polypektomieschlingen, Bürsten, Spülsonden, Injektionsnadeln, Clips, Ballonsonden, Endoprothesen usw.) eingeführt werden.

Eine PEG-Sonde (Ernährungssonde für Patienten mit schweren Schluckstörungen) kann in einem speziellen Eingriff durch die

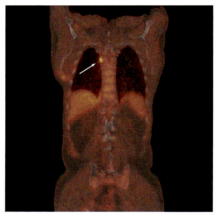

Abb. 7.10 Positronen-Emissions-Tomografie und Computertomografie (PET/CT). Das PET/CT zeigt eine Knochenmetastase in der 6. Rippe rechts (Pfeil).

Bauchdecke direkt in den Magen gelegt werden.

Koloskopie

Bei der Koloskopie wird mit einem flexiblen Endoskop der gesamte Dickdarm bis zum Übergang in den Dünndarm im rechten Unterbauch gespiegelt. Bei der Untersuchung wird zusätzlich Luft in den Darm geblasen und erlaubt damit die Beurteilung der Darmwände. Es werden dabei krankhafte Veränderungen wie Polypen und Entzündungen sichtbar **(Abb. 7.11).** Es können Gewebeproben entnommen und Eingriffe (Entfernung von Polypen, Stillung von Blutungen, Dehnung von Engstellen usw.) durchgeführt werden.

(V) Um die Inhalte zu vertiefen, können Sie sich die Videos „Gastroskopie" und „Koloskopie" ansehen.

7.3.7 Knochenszintigrafie

Um Knochenmetastasen sichtbar zu machen, verwendet man radioaktiv markierte Phosphonate, die in Abhängigkeit vom Knochenstoffwechsel an den Knochen angelagert werden. Da jedoch in Tumorzellen der Stoffwechsel deutlich erhöht ist, speichert befallener Knochen vermehrt den Knochensucher, die Metastasen erscheinen im Szintigramm dunkler **(Abb. 7.12).**

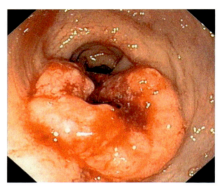

Abb. 7.11 Koloskopie. Schüsselförmig wachsendes Kolonkarzinom einer 58-jährigen Patientin.

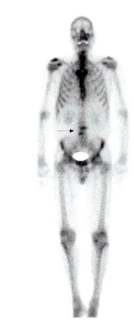

Abb. 7.12 Szintigrafie. Das Knochenszintigramm zeigt das gesamte Skelett. Orte mit erhöhter Radioaktivität werden im Zusammenhang mit Anamnese und klinischem Befund bewertet.

Literatur

Becker, N.: Epidemiologie von Tumoren. In: Schmoll, H.-J. u.a. (Hrsg.): Kompendium internistische Onkologie, 4. Aufl. Springer, Berlin 2005

Bockisch, A. u.a.: PET/CT-Evolution oder Revolution in der onkologischen Diagnostik? Deutsches Ärzteblatt 103 (2006) A-249/B-215/C-210

Classen, M.,Diehl, V., Kochsiek, K.: Innere Medizin, 5. Aufl. Urban & Fischer, München u. Jena 2004

Gesellschaft der epidemiologischen Krebsregister in Deutschland e.V. (GEKID) und des Robert-Koch-Instituts (RKI): Krebs in Deutschland.

Häufigkeit und Trends. 5. Ausg., Saarbrücken 2006

Heuer, C., Becker, N.: Smoking prevalence and lung cancer mortality in Germany. J Epidemiol Biostat 4 (1999) 45

International Agency for Research on Cancer (IARC): IARC Handbooks of Cancer Prevention. Vol. 6. Weight control and physical activity. 1. Aufl. IARC Press, Lyon 2002

Schmoll, H.-J., Höffken, K., Possinger, K. (Hrsg): Kompendium internistische Onkologie, 4. Aufl. Springer, Berlin 2005

Serve, H. u.a.: Allgemeine internistische Onkologie. In: Classen, M., Diehl, V., Kochsiek, K.: Innere Medizin, 5. Aufl. Urban & Fischer, München u. Jena 2004

Stang, A. u.a.: Kontrastmittel in der Abdomensonographie. Aktueller Stand und Perspektiven. Dtsch Med Wochenschr 131 (2006) 1313

8 Grundlagen der onkologischen Therapie

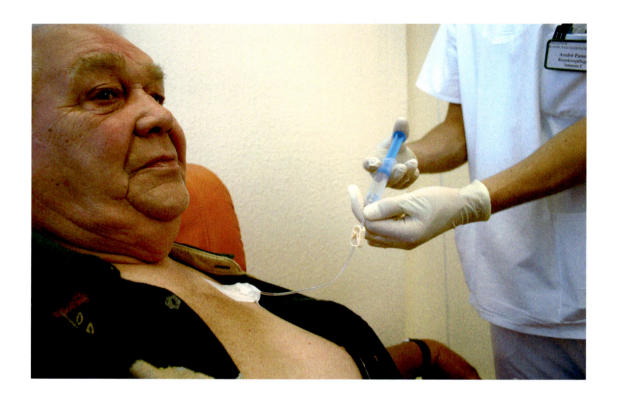

8.1 Operative Verfahren

Werner Hohenberger, Stefan Heuer

Auch in der modernen onkologischen Therapie der soliden Tumore (z.B. von Karzinomen des Gastrointestinaltraktes, der Lunge, der Mamma, der Nierenkarzinome usw.) hat mit sog. kurativer Zielsetzung (Heilung des Patienten) mit wenigen Ausnahmen die operative Entfernung des Primärtumors nach wie vor die größte Bedeutung. Nur für wenige Fälle trifft dies nicht mehr zu, z.B. für das Analkarzinom, welches inzwischen ganz überwiegend ausschließlich durch Radiochemotherapie behandelt wird.

8.1.1 Therapieplanung

Vor jeglicher Therapieplanung stehen jedoch nahezu immer die Malignitätssicherung eines Tumors und möglichst auch die Festlegung des Tumortypes als erste Schritte. Für die weiteren Therapieplanungen ist anschließend die Festlegung der Tumorausdehnung (Tumorstaging) entscheidend. Hierbei wird v.a. auf die verschiedenen bildgebenden Verfahren zurückgegriffen (S. 105).

Anschließend ist dann darüber zu entscheiden, ob primär und dann auch ggf. in welchem Umfang die operative Entfernung des zu behandelnden Tumors erfolgt oder u.U. eine Strahlentherapie und diese auch evtl. in Kombination mit Chemotherapie (Radiochemotherapie), z.B. beim lokal weit fortgeschrittenen Rektumkarzinom, oder auch eine Chemotherapie alleine (z.B. bei grundsätzlich resektablen aber sehr ausgedehnt wachsenden Lebermetastasen) folgen soll. Diese Entscheidungen sollten immer in einem interdisziplinären Tumorboard getroffen werden.

Daneben hat aber auch noch ein gewisser Anteil von Patienten mit Fernmetastasen durch alleinige chirurgische Behandlung Aussicht auf Heilung. Diese Chance ist am größten bei den Tumoren, welche überwiegend nur in einzelne Organe metastasieren (z.B. kolorektale Karzinome mit bevorzugter Metastasierung in die Leber). Andere Tumore, wie das maligne Melanom haben diesbezüglich deutlich schlechtere Heilungschancen, da sie in nahezu alle Organe metastasieren können. In solchen Fällen ist durch entsprechende Untersuchungen (Positronenemissionтomogramm, Computer- / Kernspintomogramm) sehr viel gründlicher die Indikation für eine chirurgische Metastasenbehandlung zu prüfen, die auch bei solchen Tumorentitäten durchaus zur Heilung führen kann.

M Bei all diesen Entscheidungen ist vorab die Festlegung der Tumorausdehnung (Staging) sehr wichtig.

   Fallbeispiel   Definition   Merke   Lernaufgabe   Praxistipp **R** Recht **V** Video

8.1.2 Diagnosesicherung

Jede Therapie setzt i.d.R. eine weitgehend gesicherte Diagnose voraus. Dies ist bei bösartigen Erkrankungen umso wichtiger, da sich aus deren Behandlung oft weitgehende Konsequenzen ergeben, mit u.U. beträchtlichen und auch durchaus lebensbedrohlichen Komplikationsmöglichkeiten. Darüber hinaus haben diese Maßnahmen potenziell beträchtliche Auswirkungen auf die Lebensqualität, wie Funktionseinschränkungen der Gliedmaßen durch die notwendige Resektion von funktionell wichtigen Muskeln (z.B. bei Weichteil- oder Knochensarkomen), Verlust des Kehlkopfes mit der Unfähigkeit zu sprechen, Schluck- oder insgesamt überhaupt Ernährungsproblemen bis hin zum bleibenden Kolo- oder Urostoma (S. 275).

Deshalb muss letztendlich ein bösartiger solider Tumor vor Beginn jedweder Behandlung histologisch gesichert werden. In Ausnahmefällen ist dies aufgrund der anatomischen Lage mit fehlendem endoskopischen Zugang oder geringer Größe nicht möglich. In diesen Fällen sollte nur durch ein sehr erfahrenes Tumorboard über die weitere Behandlung im Falle einer eingreifenden Therapie entschieden werden.

B Die Diagnose eines Tumors an der Lunge sagt durch eine Röntgenübersichtsaufnahme noch nichts über dessen Dignität (benigne oder maligne) aus. Ein beispielsweise über Jahre hinweg größenkonstanter, 1,5 cm im Durchmesser großer runder Tumor entspricht möglicherweise einem gutartigen Hamartom und bedarf u.U. keinerlei operativer Maßnahmen. Andererseits ist im Falle eines neu aufgetretenen Rundherdes der Lunge mit Anstieg des CEA-Werts nach früherer Operation eines Rektumkarzinoms mit sehr hoher Wahrscheinlichkeit von einer Lungenmetastase auszugehen, sodass alleine aufgrund dieser Konstellation die Indikation zur Thorakotomie abzuleiten ist.

Das Spektrum operativer Maßnahmen zur Diagnosesicherung maligner solider Tumore ist recht umfangreich:

– endoskopische Zangenbiopsie (z.B. Magenkarzinom),
– endoskopische Schlingenabtragung (z.B. sehr frühes, polypös wachsendes Kolonkarzinom),
– Exzisionsbiopsie (z.B. malignes Melanom),
– Lymphknotenexstirpation (z.B. Schilddrüsenkarzinom),
– Hohlnadel- (Tru-cut)stanzbiopsie (z.B. Pankreaskarzinom),
– Inzisionsbiopsie (z.B. Weichteilsarkom),
– Mediastinoskopie (z.B. Lymphknotenmetastasen eines Lungenkarzinoms),
– Laparo- oder Thorakoskopie (z.B. bei V.a. Peritoneal- oder Pleurakarzinose),
– explorative Laparo- / Thorakotomie (z.B. Pankreasschwanztumor oder mediastinale Raumforderung unklarer Dignität.

Zangenbiopsie und Schlingenabtragung. Die häufigste Maßnahme zur Diagnosesicherung ist die Zangenbiopsie eines endoskopisch zugänglichen, malignomverdächtigen Tumors, z.B. des Ösophagus, des zentralen Bronchialsystems oder der Blase (**Abb. 8.1**). Vor allem kleinere Karzinome werden nicht selten durch die vollständige Schlingenabtragung (z.B. endoskopische Polypektomie) eines zunächst als Adenom imponierenden Polypen des Kolons diagnostiziert.

Exzisionsbiopsie. Auch an der Haut oder den oberflächlichen Weichteilen werden kleine

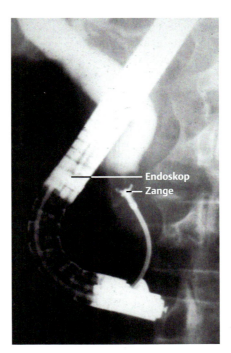

Abb. 8.1 Tranpapilläre Zangenbiopsie einer malignen Struktur im mittleren Ductus choledochus (Classen u.a., 2004).

Tumore durch vollständige Exzision, möglichst zunächst mit knappem Sicherheitsabstand, der histologischen Untersuchungen zugeführt. Gelegentlich sind derbe Lymphknoten an der Körperoberfläche am Hals, in der Supraklavikulärgruppe oder in der Leiste das erste Symptom eines dann bereits lymphogen metastasierten Karzinoms. Bekannte Beispiele hierfür sind der sog. Virchow'sche Lymphknoten links supraklavikulär als Spätsymptom eines Magenkarzinoms. Weitere Möglichkeiten sind Halslymphknotenmetastasen eines Schilddrüsenkarzinoms oder axilläre Lymphknotenmetastasen eines Mammakarzinoms. Die Exzision solcher tumorverdächtiger Lymphknoten führt zur Sicherung, manchmal aber zum Ausschluss maligner Tumore.

M Auch die zytologische Untersuchung, z.B. eines Abstrichs der Zervix kann eine Tumordiagnose wahrscheinlich werden lassen, jedoch meist nie endgültig sichern: Stets ist auch in einem solchen Fall die histologische Sicherung für weitergehende radikale Maßnahmen unabdingbar.

Hohlnadelstanzbiopsien. Weichteilsarkome können häufig durch Hohlnadelstanzbiopsien (z.B. Tru-cut Nadel, **Abb. 8.2**) histologisch gesichert werden. Diese Biopsie erfolgt entweder mittels Tastsinn bei oberflächlichen Tumoren, sie können auch durch die Sonografie oder das Computertomogramm gesteuert werden.

Inzisionsbiopsie. Wird im Falle eines Weichteiltumors mit letzterer Maßnahme kein ausreichendes Material für die histologische Untersuchung gewonnen, kann eine sog. Inzisionsbiopsie in örtlicher oder Allgemeinbetäubung notwendig werden.

Mediastinoskopie. Nicht selten werden bösartige Tumore durch auffällig vergrößerte Lymphknoten um die Trachea herum erfasst. Die Mediastinoskopie über einen Hautschnitt

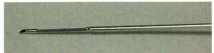

Abb. 8.2 Die Tru-cut-Nadel besteht aus einer inneren soliden Nadel (Obturator) und einer äußeren Hohlnadel, der Kanüle. Der Obturator ist zur besseren Gewebedurchtrennung angespitzt, direkt dahinter befindet sich eine Kerbe für das Biopsiegewebe (Classen u.a., 2004).

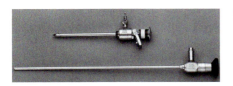

Abb. 8.3 Laparoskop mit 5 mm Außendurchmesser.

in der Fascia jugularis kann durch gezielte Entnahme der verdächtigen Lymphknoten schließlich zur Tumordiagnose führen.

Explorative Laparo- / Thorakotomie. Manchmal ist durch all diese Maßnahmen keine Tumordiagnose zu erbringen, sodass nach wie vor die explorative Thorakotomie oder Laparotomie **(Abb. 8.3)** notwendig werden kann, um zu einer Diagnose zu gelangen.

8.1.3 Festlegung der Tumorausbreitung (Staging)

Die operative Behandlung maligner Tumore erfolgt zunehmend individualisiert, wobei insbesondere neben dem Tumortyp die Tiefeninfiltration des Primärtumors sowie der Nachweis von Lymphknoten- oder Fernmetastasen entscheidenden Einfluss auf das Behandlungskonzept insgesamt nimmt.

Bildgebende Untersuchungen. Die Staging-Maßnahmen fußen v.a. auf den bildgebenden Untersuchungen, hierbei insbesondere auf dem Computer- und Kernspintomogramm. Auch die Ultraschalluntersuchung des Abdomens kann bereits richtungsweisend sein, wenn z.B. ausgedehnte Lebermetastasen oder Aszites als Ausdruck einer möglichen Peritonealkarzinose erfasst werden. Bei sehr frühen Fällen von Ösophagus-, Magen- oder Rektumkarzinomen ist die endosonografische Untersuchung dieser Organe die wichtigste Entscheidungshilfe für ausschließlich lokale Verfahren (Mukosaresektion, Vollwandexzision). Die Positronenemissionstomografie (PET), die zunehmend in Form des PET-CT mit der Computertomografie in einem Untersuchungsgang kombiniert wird, ist v.a. in der Metastasen- oder Rezidivtherapie wichtig, i.d.R. jedoch nicht für die Primärdiagnostik. Sie kann zudem bei sehr weit fortgeschrittenen Tumoren prognostische Hinweise auf das Ansprechen einer neoadjuvanten Chemo- oder Radiochemotherapie geben.

Stadienfestlegung der UICC

Das Ergebnis dieser Untersuchungen führt letztlich zur Festlegung des klinischen Stadiums und wird durch die T- (Tumor), N- (Nodulus für Lymphknoten) und M- (Fernmetastasen) Kategorien festgelegt. In der UICC-Klassifikation maligner Tumore sind die Definitionen dieser Kategorien für alle Tumorentitäten zusammengefasst **(Tab. 8.1)**. Sie werden in regelmäßigen Abständen aktualisiert.

Unter Zusammenfassung aller Tumorkategorien (pT, N, M) wird schließlich das Tumorstadium festgelegt. Für ein malignes Melanom mit einer Tumordicke von 1,3 mm ohne Lymphknoten- , Satelliten- oder Intransitmetastasen sowie ohne Fernmetastasen (pT N0 M0) resultiert das Stadium I mit einer statistischen 5-Jahresüberlebensrate um 90 %.

Nachdem die Tumordiagnose histologisch unter Angabe des Tumortyps (z.B. nichtkleinzelliges Bronchialkarzinom), des Differenzierungsgrads (Grading, z.B. gut differenziert entsprechend G2) und eventueller weiterer Parameter wie Lymphgefäßinvasion (z.B. L0) festgelegt und die Tumorausdehnung bestimmt ist, steht die Entscheidung über das weitere therapeutische Vorgehen an.

Hierbei abgestuft, je nachdem auf welcher Basis die Stadieneinteilung erfolgte, wird der Stadienformel ein Suffix vorausgestellt.

Suffix c. Ist die Stadieneinteilung nach Abschluss der Bildgebung festgelegt worden (klinische Stadieneinteilung – clinical staging → Suffix c) ergibt sich z.B. im Falle eines endosonografisch, die Submukosa nicht überschreitenden, Karzinoms ohne fassbare

Tab. 8.1 Die verschiedenen Modalitäten der Stadienfestlegung der UICC

cTNM	Bewertung aller klinischen Befunde
pTNM	pathohistologische Einteilung
ypTNM	pathohistologische Bewertung eines durch Strahlen- und / oder Chemotherapie vorbehandelten Primärtumors
rTNM	Stadienfestlegung eines Rezidivtumors

Lymphknoten oder Fernmetastasen die Formel cT1N0M0.

Suffix p. Die sicherste Stadieneinteilung ist nach gründlicher pathohistologischer Untersuchung eines Operationspräparates zu treffen. Hieraus resultiert die pathologische Stadieneinteilung. So ergibt die Diagnose eines die Wand überschreitenden Magenkarzinoms mit Befall dreier perigastrischer Lymphknoten sowie dem histologischen Nachweis auch nur kleinster Peritonealkarzinoseherde, die TNM-Formel pT3pN1pM1 (PER).

Suffix yp. Durch die Vorbestrahlung eines Tumors mit entsprechender anschließender Remission kann sich die vormalige klinische Stadieneinteilung ändern. So kann ein ehemals Wand überschreitend wachsendes Karzinom nach einer neoadjuvanten Radiochemotherapie und entsprechender Remission nunmehr lediglich bis in die Submukosa nachweisbar sein. Auf diese Situation wird durch das Suffix y hingewiesen, sodass in diesem Falle ein Rektumkarzinom mit der Tumorkategorie ypT1 zu diagnostizieren ist.

Suffix r. Schließlich wird diese Stadieneinteilung auch bei Rezidivtumoren in gleicher Weise angewandt, wobei dann in Analogie vor die entsprechenden Kategorien das Suffix r gestellt wird.

8.1.4 Therapieentscheid

Nachdem die Tumordiagnose histologisch unter Angabe des Tumortyps (z.B. kleinzelliges Bronchialkarzinom), des Differenzierungsgrads (Grading, z.B. gut differenziert entsprechend G2) und eventuelle weitere Parameter wie Lymphgefäßinvasion (L0) festgelegt und die Tumorausdehnung bestimmt ist, ist über das weitere therapeutische Vorgehen zu entscheiden.

Zunächst ist die Frage zu prüfen, ob als nächster Schritt die operative Behandlung des Primärtumors ansteht, u.U. auch mit simultaner Entfernung z.B. einer resektablen Lebermetastase. Ein Beispiel hierfür wäre ein rechtsseitiges Kolonkarzinom mit einer einzigen Metastase im rechten Leberlappen. In diesem Falle wäre der nächste Schritt die Hemikolektomie rechts, u.U. mit simultaner Resektion der Lebermetastase.

 Das Ergebnis der Fallbesprechung im interdisziplinären Tumorboard wird jedoch im Falle eines wandüberschreitenden Rektumkarzinoms im unteren Rektumdrittel, 1,5 an die Linea dentata heranreichend mit dem zusätzlichen Nachweis von Lymphknotenmetastasen zur Planung einer neoadjuvanten Radiochemotherapie führen. Die Gründe hierfür sind zum einen, dass nach alleiniger operativer Entfernung das Lokalrezidivrisiko deutlich erhöht ist und durch eine zusätzliche Radiochemotherapie wesentlich gesenkt werden kann. Neuere Studien belegen jedoch, dass hierbei die neoadjuvante Bestrahlung zu einer deutlich stärkeren Senkung dieses Rezidivrisikos führt und zudem von einem deutlich niedrigeren Toxizitätsrisikos der Strahlentherapie begleitet ist. Da aber zudem im Falle einer entsprechenden Remission auch mit sehr viel höherer Wahrscheinlichkeit der Schließmuskel erhalten werden kann, führt dies alles zu der Entscheidung einer neoadjuvanten Radiochemotherapie vor der chirurgischen Behandlung.

Weitere Beispiele für eine neoadjuvante Therapie sind grenzwertig resektable Lebermetastasen kolorektaler Karzinome, primär nicht im Gesunden resektable gastrointestinale Stomatumore, inflammatorische Mammakarzinome, oder nicht sicher im Gesunden resektable Pankreaskarzinome.

Mit diesen Beispielen soll wegen der prognostischen Bedeutung darauf hingewiesen werden, dass auch die (nicht sichere) Entfernbarkeit eines soliden Tumors ein Gesichtspunkt für eine vorgeschaltete Chemo- oder Radiochemotherapie sein kann. Voraussetzung für Heilung ist nämlich primär, dass ein maligner Tumor mit angemessenem Sicherheitsabstand im Gesunden entfernt werden kann (sog. R0-Resektion, wobei „R" für Residualtumor steht). Damit ist für die Festlegung der Tumorkategorisierung wie auch Prognoseabschätzung letztendlich auch die R-Klassifikation ein wesentlicher Bestandteil (Tab. 8.2).

R-Klassifikation. Im Falle einer R0-Resektion verbleibt weder makroskopisch noch histologisch Residualtumor. Stellt der Pathologe nach der Resektion eines Tumors fest, dass Tumorausläufer bis an die Resektionsränder heranreichen, der Chirurg aber intraoperativ der Meinung war, dass kein residueller Tumor verbleibt, ergibt sich die R-Klassifikation R1. Damit entspricht der operative Eingriff

Tab. 8.2 R (für Residualtumor) – Klassifikation

R0	kein verbleibender Resttumor
R1	makroskopisch zwar jeglicher Tumor entfernt, histologisch reichen aber Tumorausläufer an die Resektionsränder heran
R2	makroskopisch verbleibender Resttumor (lokal oder in Form von Fernmetastasen)

ebenso einer palliativen Maßnahme, wenn auch der Chirurg aufgrund des intraoperativen Befunds oder der Kenntnisse der präoperativen Stagingmaßnahmen erfasst hat, dass er zwar den Primärtumor u.U. örtlich im Gesunden entfernt hat, Fernmetastasen z.B. im Peritoneum aber zurücklassen musste (= R2-Resektion). In diesen beiden Fällen palliativer chirurgischer Maßnahmen sind postoperativ weitere palliative Maßnahmen wie Chemo- oder Strahlentherapie zu prüfen, da ansonsten für den betroffenen Patienten keinerlei Heilungschancen bestehen.

8.1.5 Prinzipien der chirurgischen Therapie

Ziel der chirurgischen Therapie maligner Tumore ist v.a. die Heilung des betroffenen Patienten durch Entfernung des Primärtumors mit eventuellen Lymphknoten oder Fernmetastasen im Gesunden (kurative Resektion, R0). Beim kolorektalen Karzinom erfolgen nahezu 80 % der Operationen mit dieser Zielsetzung.

Bei bestimmten Tumorentitäten macht auch die Resektion des Primärtumors, dann häufig auch unter Einbeziehung aller Maßnahmen zur Vermeidung eines Lokalrezidivs trotz bestehender Fernmetastasen einen Sinn. Auch hierfür sind wiederum die kolorektalen Karzinome ein gutes Beispiel, da nach Entfernung des Primärtumors mittlerweile einzelne Patienten mit fortdauernder palliativer Chemotherapie 5 Jahre postperativ erleben können. Gelegentlich endet eine primär in kurativer Absicht begonnene lokale Tumorresektion aufgrund der sehr spät zu erfassenden Infiltration nicht entfernbarer Strukturen ebenfalls mit einer palliativen Resektion (R1-Resektion). Aber auch die beabsichtigte lokale, möglichst weitestgehende

Tumorreduktion kann Patienten helfen, z.B. bei einem großen follikulären Schilddrüsenkarzinom, weil erst dann die Möglichkeit einer folgenden Radiojodtherapie gegeben ist.

Daneben gibt es noch ein größeres Spektrum chirurgischer Palliativmaßnahmen, deren Bedeutung aber im Laufe der letzten Jahrzehnte durch die Fortschritte der interventionellen endoskopischen oder perkutanen Therapie zurückgegangen ist.

Kurative Tumorresektionen

Das wesentliche Ziel der operativen Behandlung solider Tumore ist die Heilung des Patienten durch Entfernung des Primärtumors. Hierbei müssen entsprechende Maßnahmen getroffen werden, um ein lokales Wiederauftreten des Tumors (lokoregionäres Rezidiv) zu verhindern.

Verfahren eingeschränkter Radikalität

Für einen kleinen Teil reichen die sog. Verfahren eingeschränkter Radikalität aus. Hierzu gehören lokale Exzisionen, Segmentresektionen am Dünndarm ohne ausgedehnte Lymphknotendissektion oder auch z.B. die Entfernung eines Schilddrüsenlappens unter Belassung des kontralateralen Lappens. Der Anteil dieser Tumore liegt z.B. beim Rektumkarzinom jedoch nur bei allenfalls 5 %. Voraussetzung für diese eingeschränkten Maßnahmen ist, dass der betreffende Tumor sowohl umschrieben wächst (d.h. nicht über die maskroskopisch fassbaren Grenzen hinaus diffus die Umgebung infiltriert) und das Risiko von Lymphknotenmetastasen, die ja bei diesen Verfahren belassen werden, gering ist. Damit scheiden z.B. schlecht differenzierte Karzinome von vornherein aus.

Durch die Einführung der sog. Pförtnerlymphknotendiagnostik wird u.a. auch versucht, das Risiko der lymphogenen Metastasierung zum Zeitpunkt der Diagnose ebenfalls besser abzuschätzen, indem der als repräsentativ für eine lymphogene Metastasierung geltende Pförtnerlymphknoten durch Injektion radioaktiver Substanzen oder von Farblösungen aufgesucht und gezielt der histologischen Untersuchung zugeführt wird. Allerdings hat sich dieses Konzept bisher nur bei malignen Melanomen und dem Mammakarzinom durchgesetzt.

8

Radikale Verfahren

Für die Mehrzahl der malignen soliden Tumore sind jedoch sog. radikale Verfahren angezeigt. Dies bedeutet neben der Entfernung des Primärtumors im Gesunden zusätzlich:

- die Wahrung eines gewissen Sicherheitsabstandes,
- für die meisten Tumore die Dissektion der regionären Lymphknoten, auch wenn sie makroskopisch nicht befallen sind.

Liegt ein Tumor in einem Organabschnitt mit einem potenziellen Lymphabstrom in mehrere Richtungen oder an der Grenze zwischen zwei Organen, so werden sog. **erweiterte Resektionen** erforderlich.

Beispiel 1. Einen bi-direktionalen Lymphabfluss haben z.B. Karzinome im Bereich des Colon transversum. Reicht für ein Colon-ascendens-Karzinom eine einfache Hemikolektomie rechts aus (Abb. 8.4a), erfordert die Lage des Karzinoms z.B. im rechten Kolon transversum eine erweiterte Hemikolektomie rechts, wobei die Resektion nach li. bis zur li. Kolonflexur ausgedehnt wird (Abb. 8.4b). Der Lymphabstrom bei diesen Tumoren ist nämlich nicht nur zur Arteria ileocolica hin, sondern auch zur Arteria colica media möglich, sodass beide Gefäße zentral durchtrennt werden müssen.

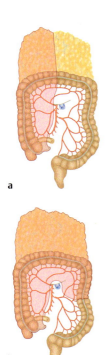

a

b

Abb. 8.4 Therapie des Kolonkarzinoms **a** rechte Hemikolektomie **b** erweiterte rechte Hemikolektomie (Hirner u. Weise, 2004).

Beispiel 2. Das Kardiakarzinom ist ein Beispiel dafür, dass auch ggf. weitere Organanteile mitreseziert werden müssen. In diesem Falle ist es aus Gründen des ausreichenden Sicherheitsabstandes notwendig, dass die Resektion auch auf den unteren Ösophagus ausgedehnt werden muss. Die chirurgische Behandlung dieser Tumore bedingt deshalb sowohl eine totale Gastrektomie wie auch eine aborale Ösophagusresektion mit Dissektion der Lymphknoten, welche beide Organanteile repräsentieren.

Multiviszerale Resektionen. Wächst ein maligner Tumor über die Organgrenzen hinaus, müssen die betroffenen Organe von vornherein en-bloc in die Resektion einbezogen werden (multiviszerale Resektionen). Hat z.B. ein Karzinom der linken Kolonflexur Kontakt zur Bauchwand, zum Pankreas und zur großen Magenkurvatur, so müssen, wiederum unter Wahrung angemessener Sicherheitsabstände, von vornherein mit der linken Kolonflexur, die Bauchwand, das linke Pankreas und Anteile des Magens mitreseziert werden.

Palliative Maßnahmen

Vor der Ära der endoskopischen und perkutanen, sonografisch oder CT-gesteuerten Intervention boten chirurgische Palliativoperationen die einzige Option auf Verbesserung der Lebensqualität bzw. zur Abwendung lebensbedrohlicher Situationen. Ein Großteil dieser Maßnahmen wurde zwischenzeitlich durch sog. interventionelle Eingriffe ersetzt, welche eine deutlich niedrigere Komplikationsrate nach sich ziehen. So werden biliodigestive Anastomosen mit palliativer Intention nunmehr selten durchgeführt, vielmehr wird fast durchweg der endoskopischen Platzierung von Gallengangsstents der Vorzug gegeben. Hierzu gehören auch die Platzierung von Stents zur Beseitigung der Dysphagie bei inoperablen Ösophagus- und Kardiakarzinomen des Magens. Auch Gastrojejunostomien zur Speiseableitung bei inoperablen Karzinomen am Magenausgang erfolgen nur noch selten, da die palliative Chemotherapie oder Radiochemotherapie auch Obstruktionen beseitigen oder lindern kann. Auch die alleinige Anlage eines Dickdarmstomas ist nunmehr sehr selten notwendig, da primär inoperable Rektumkarzinome durch die vorgeschaltete Radiochemotherapie häufiger resektabel werden.

Die Indikation zur palliativen Tumorresektion besteht dann, wenn durch weitere Maßnahmen, i.d.R. durch systemische Therapie, bereits vorhandene Fernmetastasen anschließend effektiv behandelt werden können. Ein gutes Beispiel hierfür sind die kolorektalen Karzinome, bei denen durch die Behandlung mit Zytostatika und Antikörpern auch unter primär palliativer Intention zwischenzeitlich mediane Überlebenszeiten von 2 Jahren die Regel sind. Aber auch in diesen Fällen sollte man stets versuchen, den Primärtumor lokal im Gesunden zu entfernen, um das Risiko von lokoregionären Rezidiven zu senken. Im Falle eines Pankreaskarzinoms mit multiplen Lebermetastasen wird man aber auf eine palliative Tumorentfernung verzichten, auch wenn diese lokal im Gesunden möglich wäre. Die Rate postoperativer Komplikationen ist in diesem Falle deutlich erhöht und zudem die Lebenserwartung mit durchschnittlich 9-12 Monaten deutlich geringer, wobei diese Prognose auch nicht durch die Entfernung des Primärtumors verbessert wird.

In bestimmten Situationen kann man von diesen Regeln abweichen. Auch die Prognose des Karzinoms mit Fernmetastasen, v.a. wenn es sich um peritoneale Metastasen handelt, wird durch die Entfernung des Primärtumors nicht verbessert. Im Falle jedoch eines leicht blutenden, exophytisch wachsenden Magenkarzinoms mit einzelnen Leber-, jedoch Ausschluss von peritonealen Absiedelungen, kann eine Magenresektion insgesamt den betroffenen Patienten durchaus helfen.

Kombinierte Verfahren

Neben diesen resezierenden Verfahren sind in den letzten Jahrzehnten, weitere, häufig an aufwändige Technologie gebundene Methoden in das Spektrum der Chirurgie einbezogen.

Hypertherme Extremitätenperfusion. Zu diesen neuen Methoden gehört z.B. die hypertherme Extremitätenperfusion zur Behandlung regionaler, meistens in Form einer Intransitmetastasierung wachsender, maligner Melanome. Auch bei Weichteilsarkomen wird dieses Verfahren angewandt. Hierbei wird die betroffene Extremität durch Kanülierung der zentralen Gefäße, d.h. im Falle einer Beinperfusion i.d.R. nach Anschluss der Iliakalgefäße an eine Herzlungenmaschine und unter Zusatz von Zytostatika oder Tumornekrosefaktor i.d.R. über 90 Minuten unter gleichzeitiger Erhitzung des Perfusats bis auf über 40 Grad perfundiert.

Hypertherme intraperitoneale Chemotherapie. Dieses ist ein ähnliches Verfahren, wobei nach makroskopisch kompletter Entfernung i.d.R. peritoneal metastasierter kolorektaler Karzinome oder auch Ovarialkarzinome Flüssigkeit in die Bauchhöhle ein-

gebracht wird, ebenfalls wieder unter Zusatz von Zytostatika und Anschluss an eine Pumpe mit einem Zytostatikum erhitzt und in der Bauchhöhle durchspült wird.

Katheterplatzierung. Die Platzierung von Kathetern i.d.R. in Leberarterien, welche z.B. an subkutan platzierte Ports angeschlossen werden können, ist zunehmend verlassen worden, da der Erfolg dieser Maßnahme nie eindeutig nachgewiesen werden konnte.

Literatur

Becker, H. D. u.a.: Chirurgische Onkologie. Thieme, Stuttgart 2002

Classen, M. u.a. (Hrsg.): Gastroenterologische Endoskopie. Thieme, Stuttgart 2004

Hirner, A., Weise, K.: Chirurgie. Schnitt für Schnitt. Thieme, Stuttgart 2004

Wittekind, Ch. u.a.: TNM. Klassifikation maligner Tumoren, 6.Aufl. Springer, Berlin 2007

8.2 Zytostatika

8.2.1 Grundlagen: Zellzyklus und Zellteilung

Johann Schwegler

Zellzyklus

Jede lebende Zelle besitzt prinzipiell die Fähigkeit, sich zu teilen, auch wenn in manchen Zelltypen (z.B. vielen Nervenzellen, weibliche Eizellen) nach der Kindheit keine weiteren Zellteilungen mehr stattfinden. Das „individuelle Leben" einer Zelle, also die Periode von einer identischen Zellteilung (Mitose) bis zur nächsten, heißt Zellzyklus (**Abb. 8.5**).

G1-Phase. Der Zellzyklus beginnt mit der sog. G_1-Phase. Die Tochterzellen sind in die-

sem Stadium relativ klein und arm an Zytoplasma. Außerdem sind alle Zellen, die frisch aus einer Mitose hervorgegangen sind, weitgehend undifferenziert, d.h., sie haben noch nicht alle für die erwachsenen Zellen dieses Gewebes charakteristischen Eigenschaften. Um diese speziellen Eigenschaften zu erlangen (z.B. Erregbarkeit bei Nervenzellen), muss die Zelle während der G_1-Phase zunächst ihre zelleigenen Eiweißstoffe herstellen. Nach Abschluss dieser Wachstumsphase differenziert die Zelle aus und befindet sich nun in einem Funktionszustand, der u.U. jahrelang erhalten bleibt.

Der Ablauf ist für langsam oder gar nicht wachsende Gewebe mit hoher Spezialisierung typisch. Mechanisch oder durch den Stoffwechsel stark belastete Gewebe (z.B.

Darmepithel und weiße Blutkörperchen) verbleiben hingegen nur eine sehr kurze Zeit (Stunden oder gar nur Minuten) in der G_1-Phase, bevor sie entweder zugrunde gehen oder sich auf eine weitere Teilung vorbereiten.

S-Phase. Der Vorbereitung auf die nächste Teilung dient die S-Phase (S wie Synthese). Während der S-Phase verdoppelt sich die DNA, so dass nach der Teilung jede Tochterzelle einen vollständigen Satz der genetischen Information erhält. Die S-Phase dauert beim Menschen typischerweise 6–8 Stunden und findet vorwiegend nachts statt, wenn die Aktivität der meisten Gewebe herabgesetzt ist. Die Zelle nimmt sich nun die Zeit, sich nach getaner Arbeit der Fortpflanzung zu widmen.

G2-Phase. Nach Abschluss der S-Phase tritt die sich teilende Zelle in eine kurze Ruhephase (G_2-Phase) von ca. 30 Minuten ein, bevor die eigentliche Kern- und Zellteilung, die Mitose, beginnt.

Eiweiß und Proteinbiosynthese

Das Trockengewicht einer Zelle besteht zum überwiegenden Teil (mehr als 90%) aus Eiweiß und den Nukleinsäuren DNA und RNA. Eiweißmoleküle (Proteine) bilden als Strukturproteine das Zytoskelett und bestimmen damit die äußere Form der Zelle. Darüber hinaus haben Eiweißmoleküle überragende Bedeutung als Enzyme und Transportproteine. Man nennt sie dann Funktionsproteine.

Aufbau eines Eiweißmoleküls

Primärstruktur. Ein Eiweißmolekül besteht im einfachsten Fall aus einer einzigen langen Kette mehrerer hundert aneinander gelager-

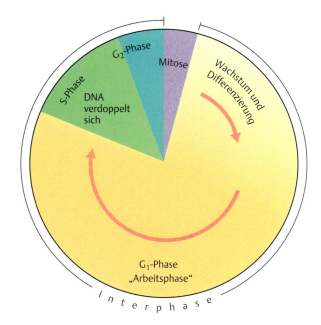

Abb. 8.5 G_1-, S- und G_2-Phase werden oftmals der Mitose gegenübergestellt und dann summarisch als Interphase bezeichnet.

ter Aminosäuren. Diese Aminosäuren liegen perlschnurartig aufgereiht in einer ganz bestimmten Anordnung vor, es gibt also weder Verzweigungen noch Schleifen. Die Art der Anordnung der Aminosäuren in einem Eiweißmolekül, ihre Reihenfolge, nennt man Primärstruktur.

Sekundär- und Tertiärstruktur. Die Aminosäuren-Kette besitzt, ähnlich wie eine in die Länge gezogene Stahlfeder, eine gewisse Eigenspannung. In einer wässrigen Lösung, z. B. im Zytoplasma, schnurrt die Kette zusammen und bildet mehr oder weniger stark spiralisierte Bezirke, die Sekundärstruktur des Proteins. Diese Spiralen können sich noch weiter zur Tertiärstruktur verknäueln.

Translation

Die Primärstruktur jedes Proteins wird durch den genetischen Code exakt festgelegt und vererbt. Wenn die Zelle in der G_1-Phase ein ganz bestimmtes Protein benötigt, dann produziert der Zellkern zunächst eine mRNA, welche genau die Information für die Primärstruktur dieses Proteins enthält. Diese mRNA verlässt den Kern durch die Kernporen und wird von den Ribosomen abgelesen, die aus dieser Matrize das fertige Eiweißmolekül erzeugen (**Abb. 8.6**).

Die m*RNA* ist ein langkettiges Molekül. Es besteht aus einer einzigen unverzweigten Kette aus Zuckermolekülen (Ribose) und Phosphorsäureresten (Phosphat), an die sich jeweils – wie Sprossen einer Leiter – Basen

anlagern. In einer mRNA kommen insgesamt nur vier Basen vor:

– Adenin (A),
– Uracil (U),
– Guanin (G),
– Cytosin (C).

Die Reihenfolge dieser Basen auf dem RNA-Strang trägt die Information für die Primärstruktur eines ganz bestimmten Proteins; jeweils drei aufeinander folgende Basen (ein Triplett bzw. Codon) entsprechen jeweils einer ganz bestimmten Aminosäure.

> **D** Der gesamte Vorgang des „Übersetzens" der mRNA in ein Protein wird als Translation bezeichnet.

Nach der identischen Zellteilung (Mitose) befindet sich die Zelle lange Zeit in der G1-Phase. Dies ist die eigentliche Funktionsphase der Zelle, in der sie ihre spezifischen Aufgaben im Organismus erfüllt, z. B. die Translation und Proteinbiosynthese. Eine Dreiergruppe innerhalb der mRNA ist der Code für eine Aminosäure im entsprechenden Protein. Proteine bestehen aus langen Ketten von Aminosäuren, die sich meist mehrfach spiralisieren.

Transkription und DNA-Replikation

Die DNA ist sehr ähnlich aufgebaut wie die mRNA. Sie besteht aus einem unverzweigten Strang aus Zuckermolekülen – in diesem Fall

dem Zucker Desoxyribose statt Ribose – und Phosphat, an den sich ebenfalls vier verschiedene Basen anlagern:

– Adenin (A),
– Thymin (T) (anstelle von Uracil),
– Guanin (G),
– Cytosin (C).

Im Unterschied zur mRNA liegen jedoch jeweils zwei DNA-Stränge in enger Nachbarschaft; die Basen beider Stränge schauen zueinander und verbinden sich wie die Zähne eines Reißverschlusses. Dabei liegt immer einem Adenin ein Thymin und einem Guanin ein Cytosin gegenüber. Beide Stränge verhalten sich also komplementär zueinander wie Positiv und Negativ und winden sich als Doppelhelix um eine gemeinsame Achse.

Transkription

Jedes Chromosom enthält die Information für viele verschiedene Eiweiße. Der Beginn einer für ein Protein oder eine Gruppe von Proteinen kodierenden DNA-Strecke wird durch eine ganz bestimmte Abfolge der Basenpaare gekennzeichnet, den sog. Promotor. Benötigt die Zelle z. B. neue Glukose-Carrier-Moleküle, dann bindet sich ein Enzym (die *RNA-Polymerase*) an den Promotor der entsprechenden DNA-Stelle und öffnet reißverschlussartig den DNA-Doppelstrang (DNA-Doppelhelix), sodass Positiv und Negativ getrennt sind (**Abb. 8.7**). Das Enzym bildet jetzt eine sog. komplementäre mRNA, d. h. zu

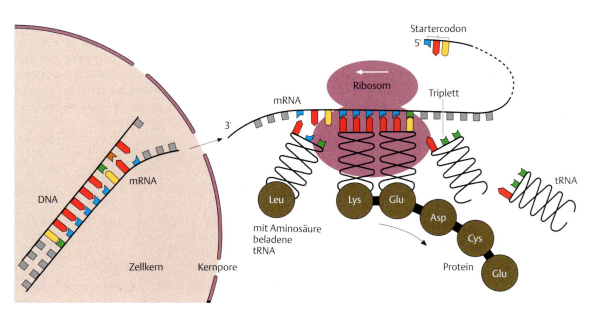

Abb. 8.6 Der gesamte Vorgang des „Übersetzens" der mRNA in ein Protein wird als Translation bezeichnet.

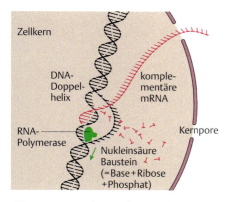

Abb. 8.7 Die RNA-Polymerase bewegt sich ähnlich wie das Ribosom entlang der DNA und öffnet immer weitere DNA-Bereiche, bis schließlich die fertige mRNA entstanden ist.

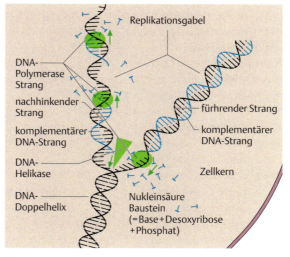

Abb. 8.8 Bei der Replikation wird die DNA identisch verdoppelt, es entsteht zu jedem DNA-Doppelstrang eine absolut identische Kopie.

jeder Base der geöffneten DNA wird die entsprechende Base der mRNA gebildet.

> **M** Der Vorgang der Übersetzung eines DNA-Abschnitts in den komplementären mRNA-Strang heißt Transkription.

DNA-Replikation

Vor jeder Zellteilung – in der S-Phase – wird das genetische Material verdoppelt, um anschließend gleichmäßig an beide Tochterzellen verteilt zu werden. Jede der beiden Tochterzellen erhält exakt denselben Code. Die DNA-Verdoppelung (Replikation) läuft prinzipiell ähnlich wie die Transkription ab. Auch hier wird durch spezielle Enzyme die doppelsträngige DNA in Einzelstränge geteilt und ein neuer – komplementärer – Strang synthetisiert . Es gibt zwei Unterschiede zwischen DNA-Replikation und Transkription:

- Zu jedem Einzelstrang wird ein komplementärer DNA-Strang erzeugt, während bei der Transkription nur einer der beiden DNA-Stränge kopiert wird.
- Die DNA-Verdoppelung kopiert wesentlich längere Strecken der DNA in einem Arbeitsgang als die Transkription, was auch der Grund für die relativ lange Dauer der S-Phase ist.

> **M** Bei der Replikation wird die DNA identisch verdoppelt, es entsteht zu jedem DNA-Doppelstrang eine absolut identische Kopie. Original und Kopie spiralisieren sich zu jeweils einem Chromosom. Jeder der beiden Doppelstränge besteht nach beendeter Replikation aus je einem „originalen" und einem neu synthetisierten Einzelstrang.

Die DNA-Replikation ist für die Zelle jedes Mal ein riskanter Vorgang, da stets die Gefahr eines Ablesefehlers besteht. Wenn lediglich eine Base durch eine andere ersetzt wird (Punktmutation), dann kann der Fehler folgenlos bleiben. Fehlt jedoch in der Kopie eine Base oder kommt irrtümlicherweise eine neue hinzu, dann stimmt der Ableserahmen (Reading frame) bei der Translation nicht mehr: Das Ribosom kommt aus dem Takt und übersetzt sämtliche Codons „stromabwärts" des Fehlers in falsche. Zytostatika rufen neben anderen Angriffspunkten solche „künstlichen Ablesefehler" hervor.

8.2.2 Definition und Einteilung von Zytostatika

Nadezda Basara

> **B** Am Montag wachte der 24-jährige Baumitarbeiter schweißgebadet und doch am ganzen Körper zitternd auf. Heute sollte er mit der Chemotherapie anfangen.

Bei ihm wurde vor 2 Wochen ein Non-Hodgkin Lymphom (NHL), vom Typ diffus großzelliges B-Zell NHL festgestellt. Nach klinischen Kriterien handelt es sich um das Stadium IIIB (Ann-Arbor Klassifikation).

Die Chemotherapie wird gemäß Studienprotokoll mit 6 Zyklen der Therapie nach der kombinierten Behandlung mit Rituximab und Chemotherapie (nach CHOP Zyklus) geplant (Abb. 8.9).

Der Durchbruch bei der Behandlung aggressiver Lymphome in fortgeschrittenen Stadien wurde vor über einem Vierteljahrhundert mit der Einführung des CHOP-Schemas erreicht, dies ist eine Polychemotherapie, bestehend aus den Zytostatika Cyclophosphamid, Doxorubicin, Vincristin und Prednison, erzählt die behandelnde Ärztin. Bereits kurze Zeit nach Veröffentlichung der ersten Zwischenergebnisse von einer Kombination der CHOP Chemotherapie mit dem Anti-CD20-Antikörper Rituximab war klar, dass es die Rate komplette Remissionen steigern und die Rate primärer Progresse

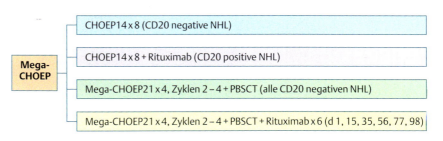

Abb. 8.9 Flussdiagramm einer intensiven konventionellen Chemotherapie (8 × CHOEP-14) mit repetitiver Hochdosistherapie gefolgt von autologer Stammzelltransplantation (Mega-CHOEP mit Rituximab bei CD20+ aggressive Lymphome).

reduzieren konnte. Deshalb wurde bei ihm eine kombinierte R-CHOP Chemotherapie in 3-wöchentlichen Intervallen geplant.

Zytostatika (Antineoplastische Substanzen) sind Substanzen, die das Zellwachstum hemmen, insbesondere das Wachstum von Geweben mit hoher Proliferationsgeschwindigkeit. Da neoplastisches Gewebe sich meistens schnell teilt, ist es bevorzugt betroffen. Der Effekt der Zytostatika ist aber nicht spezifisch, sodass andere Gewebe mit schneller Zellteilung ebenfalls affektiert werden. So muss bei Zytostatika bereits in therapeutischen Dosen gleichzeitig mit der Hemmung des neoplastischen Gewebes auch mit einer Störung der gesunden Gewebe mit hoher Zellproliferationsrate gerechnet werden. Zu den schnell prolieferierenden Geweben zählen das Knochenmark, die Keimdrüsen, die gastrointestinale Schleimhaut und die Haarwurzeln. Die Nebenwirkungen an diesem gesundem Gewebe, z.B. Knochenmarkdepression (S. 189), begrenzen häufig die Dosierung. Eine spezifische Therapie im Sinne einer Elimination der neoplastischen Zellen unter Schonung der gesunden Zellen konnte bis heute nicht erreicht werden. Trotzdem lässt sich die unkontrollierte Proliferation des neoplastischen Prozesses durch eine geeignete Kombination mehrerer Zytostatika mit unterschiedlichen Wirkmechanismen zurückdrängen und in manchen Fällen sogar heilen.

Entwicklung von Zytostatika. Zytostatika werden in mehreren Schritten entwickelt, wobei ethische und gesetzliche Richtlinien eingehalten werden müssen. Die Wirksamkeit eines Zytostatikums wird zuerst mittels Screening-System (z.B. Tumorzelllinien) überprüft. In Phase I - Studien werden pharmakologische Parameter und das Toxizitätsprofil ermittelt. In Phase II - Studien wird die Wirksamkeit bei verschiedenen Tumoren ermittelt und eine optimale Dosierung angestrebt. In der Phase III wird die Wirksamkeit des neuen Zytostatikums mit jener der Standardtherapie an großen Patientenkollektiven verglichen.

M Zytostatikatherapie birgt letale Risiken! Die Anwendung darf nur durch erfahrene internistische Hämatologen/Onkologen und entsprechend ausgebildetes Pflegepersonal erfolgen! Das Protokoll muss

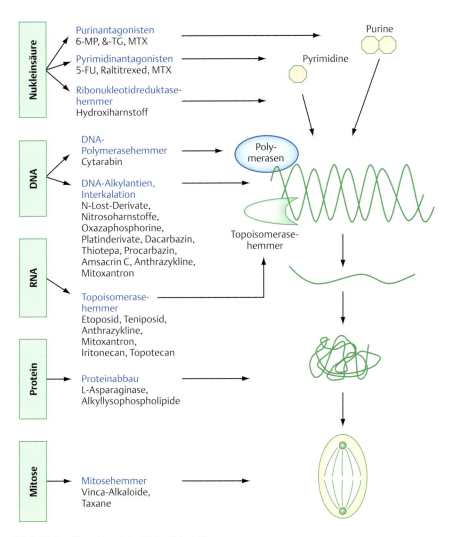

Abb. 8.10 Angriffspunkte gebräuchlicher Zytostatika.

im Einzelfall überprüft und der klinischen Situation angepasst werden.

Wirkmechanismus. Nach dem Wirkmechanismus lassen sich Zytostatika unterteilen (Abb. 8.10):
– Interferenz mit der DNA- Synthese,
– Schädigung der DNA,
– Interferenz mit Mikrotubuli der Mitosespindel,
– weitere Prinzipien.

Interferenz mit der DNA- Synthese

Ziel ist es, die Synthese von DNA-Bausteinen durch sog. Antimetaboliten zellzyklusspezifisch in der S-Phase des Zellzyklus zu hemmen (Abb. 8.11). Dies kann auf verschiedene Weise geschehen. Prinzipiell werden den Enzymen, die an der DNA-Synthese beteiligt sind, „falsche" Bausteine angeboten, die das Enzym wirkungslos werden lassen.

Antifolate. Ein falsches Substrat, z.B. Methotrexat, ersetzt das Enzym Dihydrofolsäure-Reduktase, das für die Bildung der Tetrahydrofolsäure notwendig ist. Tetrahydrofolsäure wiederum ist für die Bildung von Purinkörper und Thymidin notwendig. Methotrexat wird breit als Zytostatikum und als Immunsuppressivum eingesetzt. Methotrexat wird renal unverändert ausgeschieden. Bei Methotrexat wurde eine Retention in flüssigkeitsgefüllten Räumen (Pleuraerguss, Aszites) beschrieben, was zur erhöhten Toxizität führt. Bei hochdosierter Methotrexattherapie muss Folinsäure (Leukovorin-Rescue), ein Antagonist des MTX, i.d.R. 24 Stunden nach MTX für mindestens 36 Stunden gegeben werden. Vor kurzem wurde Pemetrexed, ein wirksamer Metabolit von Methotrexat, zugelassen.

Purinantagonisten. Dazu zählen 6-Merkaptopurin, 6-Thioguanin, 2-Desoxycoformicin,

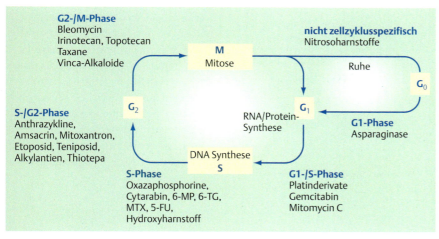

Abb. 8.11 Zellzyklus und Phasenspezifität von Zytostatika (s. auch **Abb. 8.5**).

z.B. CML, oder auch bei akuten Leukämien, eingesetzt.

Schädigung der DNS

Alkylanzien (kovalente Bindung an die DNA). Die Alkylanzien (z.B. Cyclophospha-mide oder reaktives Platin freisetzende Verbindungen, z.B. Cisplatin) binden sich mit Enden ihres Moleküls an die doppelsträn-gigen DNA und führen so zu einer falschen Verknüpfung. Eine weitere Zellteilung wird so verhindert. Alkylanzien beinhalten fol-gende Gruppen (**Tab. 8.3**):

Fludarabinfosfat und 2-Chlorodeoxyadeno-sin (Cladribin). 6-Merkaptopurin und Thio-guanin werden bei Leukämien angewandt. 6-Merkaptopurin wird durch die Xantinoxi-dase zu Thioharnsäure abgebaut, die nicht mehr zytostatisch wirksam ist. Bei gleich-zeitiger Zufuhr des Xanthinoxidase-Hemm-stoffes Allopurinol wird die Elimination von Merkaptopurin verzögert. Um Vergiftungen durch 6-Merkatopurin zu vermeiden, muss dessen Dosierung reduziert werden. Flu-darabin wird bei chronischer lymphatischer Leukämie angewandt. Cladribin enthält ein Chlor-substituiertes Adenin und findet bei Haarzell-Leukämie Verwendung.

Pyrimidinantagonisten. Dazu zählen Fluo-rouracil, Cytarabin, Gemcitabin und Cape-citabin. Cytarabin ist Cytosin, welches mit dem abnormen Zucker Arabinose statt Ri-bose verknüpft wurde. Nach der Applikation kommt es zur intrazellulären Phosphorylie-rung zu aktivem ara-CMP und ara-CTP, die Metaboliten werden renal ausgeschieden. Zugelassene Indikationen sind akute Leuk-ämien sowie auch NHL. Das später einge-führte Gemcitabin enthält als Base ebenfalls Cytosin, als abnormen Zucker eine Fluor-substituierte Desoxyribose. Gemcitabin wird intravenös angewandt bei fortgeschrittenem Pankreaskarzinom bei Patienten mit ausrei-chender Knochenmarkreserve. Fluorouracil wird ebenfalls intravenös bei kolorektalen Tumoren in Kombination mit Folinsäure ein-gesetzt.

Ribosonukleotidreduktase-Hemmer. Hy-droxiharnstoff bzw Hydroxiurea wird auf-grund guter oraler Bioverfügbarkeit in Ta-blettenform bei malignen Erkrankungen,

Tab. 8.3 Einteilung der Zytostatika

Gruppe	Verbindung	Abkürzung/Synonym
Alkylanzien		
N-Lost-Derivate	– Busulfan	– BUS, BU
	– Chlorambucil	– CBL
	– Melphalan	– L-PAM, MPL
Nitrosoharnstoffderivate	– Nimustin	– ACNU
	– Carmustin	– BCNU
	– Lomustin	– CCNU
Oxazaphosphorine	– Cyclophosphamid	– CY, CTX
	– Ifosamid	– IFO
	– Trofosamid	
Platinderivate	– Cisplatin	– CDDP, DDP
	– Carboplatin	– CBCDA
	– Oxaliplatin	
Tetrazine	– Darcabacin	– DTIC
	– Temozolomid	
Aziridine	– Thiotepa	
Andere	– Amsacrin	– AMSA, m-AMSA
	– Estramustinphosphat	
	– Procarbazin	– PBZ
	– Treosulfan	– TREO
Antibiotika		
Anthrazykline	– Daunorubicin	– DNR
	– Doxorubicin	– Adriamycin, ADR, DXR
	– Epirubicin	– EPI
	– Idarubicin	– IDA
Anthracendione	– Mitoxantron	– MITOX
Andere	– Actinomycin	– Dactinomycin, DACT
	– Bleomycin	– BLEO
	– Mitomycin-C	– MMC
Antimetaboliten		
Antifolate	– Methotrexat	– MTX
	– Raltitrexed	

Tab. 8.3 Fortsetzung

Gruppe	Verbindung	Abkürzung/Synonym
Purinantagonisten	– 6-Mercaptopurin	– 6-MP
	– 6-Thioguanin	– 6-TG
	– 2-Desoxycoformicin	– Pentostatin, DCF
	– Fludarabinphosphat	– F-Ara-ATP
	– 2-Chlordeoxyadenosin	– 2-CDA, Cladribin
Pyrimidinantagonisten	– 5-Fluorouracil	– 5-FU
	– Capecitabine	
	– Cytosinarabinosid	– Cytarabin, AraC
	– Difluorodesoxycytidin	– Gemcitabin, DFDC
Ribonukleotidreduktase (RNR)-Hemmer	– Hydroxyharnstoff	– Hydroxycarbamid, HU
Alkaloide		
Podophyllotoxinderivate	– Etoposid	– VP16
	– Teniposid	– VM26
Vincaalkaloide	– Vinblastin	– VBL
	– Vincristin	– VCR
	– Vindesin	– VDS
	– Vinorelbin	– VRLB
Taxane	– Docetaxel	– Taxotere
	– Paclitaxel	– Taxol
Camptothecinderivate	– Irinotecan	– CPT-11
	– Topotecan	
Enzyme	– L-Asparginase	– ASP

– N-Lost-Derivate,
– Nitrosoharnstoffderivate,
– Oxasaphosphorine,
– Platinderivate,
– Tetrazine,
– Aziridine,
– Andere.

Antibiotika (interkalierende Substanzen). Viele dieser Substanzen werden von Bakterien (Streptomyces- oder Aktinomyces-Arten) gebildet. Die Moleküle des Antibiotikums schieben sich dabei zwischen zwei Nukleotid-Basen der DNA und blockieren die Bildung von RNA und Proteinen. Zu den Antibiotika der Antracyclin-Grundstruktur gehören Daunorubicin und Doxorubicin **(Tab. 8.3)**. Diese erwiesen sich als kardiotoxisch: Akut können Rhythmusstörungen auftreten, später eine therapierefraktäre Myokardinsuffizienz. Als weniger kardiotoxisch wurden Epirubicin, Idarubicin und Mitoxantrone entwickelt. Aus der Gruppe der Aktinomycine wird Daktinomycin therapeutisch bei trophoblastären Tumoren, Wilms-Tumor, Rhabdomyosarkom, Hodenkarzinom und auch dem Ewing-Sarkom in Kombination mit anderen Zytostatika verwendet. Bleomycin ist ein Gemisch von Glycopeptiden aus einer Streptomyces-Art. Es ist ein Antibiotikum, das bei Morbus Hodgkin, NHL, Hodentumoren, Plattenepithelkarzinomen sowie malignen Ergüssen zugelassen wurde. Neben den üblichen, bei allen Zytostatika auftretenden, Nebenwirkungen kommt es bei ca. 10% aller behandelten Patienten zu einer Lungenfibrose.

Topoisomerase-Hemmung. Etoposid und Teniposid hemmen das Enzym Topoisomerase II, welches beide DNS-Stränge spaltet, umlagert und wieder verschließt. Dies sind Podofylotoxin Derivate bzw. in der Subgruppe der Zytostatika pflanzliche Alkaloide **(Tab. 8.3)**. Zugelassene Indikationen:

– palliativ bei Bronchialkarzinom, Hodenkarzinom, Ovarialkarzinom, Chorionkarzinom,
– Reinduktionstherapie bei M. Hodgkin, NHL und AML.

Topotecan ist ein semisynthetisches Derivat des Alkaloids Camptothecin aus den Früchten eines chinesischen Baumes. Topotecan hemmt das Enzym Topoisomerase I, welches einen der beiden Stränge der DNS-Doppelhelix spaltet und nach einer Umlagerung wieder zusammenfügt. Zugelassene Indikationen sind Ovarialkarzinome, kleinzellige Bronchialkarzinome und insbesondere auch Hirnmetastasen, da Topotecan liquorgängig ist. Irinotecan ist ein weiteres Camptothecin-Derivat mit der gleichen Wirkung wie Topotecan. Es ist bei metastasierendem Dickdarmkarzinom indiziert als Monotherapie und in Kombination mit Fluorouracil und Folinsäure, wenn eine Therapie mit Fluorouracil erfolglos blieb.

Interferenz mit Mikrotubuli der Mitosespindel

Beispiele aus dieser Gruppe sind Vincristin und Vinblastin. Beide binden an das Protein Tubulin und hindern es daran, sich zu Mikrotubuli, wie sie für die Mitose gebraucht werden, zu polymerisieren. Dadurch wird die Bildung der Mitosespindel verhindert und die Mitose in der Metaphase gestoppt (S. 115). Zugelassene Indikationen sind u.a. M. Hodgkin, NHL, Histiozytosis X, Mycosis fungoides, Hodenkarzinom und das Mammakarzinom. Neben den üblichen, bei allen Zytostatika auftretenden, Nebenwirkungen wird die kumulative Neurotoxizität durch Cisplatin und Etoposid verstärkt. Taxanderivate (Paclitaxel und Docetaxel) hemmen die Mikrotubulus-Depolymerisation, was zu einer pathologischen Stabilisierung der Mitosespindel führt. Paclitaxel ist ein komplex aufgebauter Inhaltsstoff der Rinde der pazifischen Eibe. Es lässt sich heute partialsynthetisch herstellen. Es wird insbesondere biliär eliminiert, die renale Ausscheidung ist gering. Zugelassene Indikationen sind Mamma-, Ovarial- und Bronchialkarzinom.

M Die Applikationssequenz ist von Bedeutung: Paclitaxel immer vor Cisplatin/Carboplatin, aber nach Antazyklinen applizieren.

Docetaxel ist synthetisch hergestelltes Paclitaxel, welches hinsichtlich seiner Wirkung analog zu Paclitaxel ist. Bei kumulativer Dosis >400mg/m2 besteht die Gefahr der Flüssigkeitsretention.

Weitere Prinzipien

Asparaginase. Asparaginase ist ein Enzym, das Asparagin in L-Asparaginsäure und Ammoniak katalysiert. Wenn Tumorzellen nicht in der Lage sind, Asparagin selbst zu synthetisieren, benutzen sie Asparagin aus der Interstitialflüssigkeit. Die intravenöse Zufuhr des Enzyms führt zu intravasaler Depletion (Verbrauch) von Asparagin bzw. hemmt die Proteinsynthese maligner lymphatischer Zellen. Asparaginase ist für die G1-Phase des Zellzyklus spezifisch (S. 115). Zugelassene Indikationen sind die akute lymphatische Leukämie, NHL, sowie die CML im lymphatischen Blastenschub. Neben den üblichen, bei allen Zytostatika auftretenden, Nebenwirkungen kommt es häufig zu Gerinnungsstörungen.

Endokrin aktive Substanzen. Glukokortikoide werden üblicherweise kurzzeitig hoch dosiert bei Leukämien und Lymphomen zur Auslösung der Apoptose (S. 127) eingesetzt. Das Cushing-Syndrom oder die unbeabsichtigte Nebenniereninsuffizienz nach Absetzen des Glukokortikoide gehören neben den Infektionen, welche bei immunsuprimierte Patienten typisch sind, zu den wesentlichen Nebenwirkungen. Tamoxifen, ein inkompletter Östrogenrezeptorantagonist wurde bei Patienten mit östrogenrezeptorpositiven Tumoren (z. B. Mammakarzinom) eingesetzt. Das Nebenwirkungsprofil beinhaltet ein er-

höhtes Risiko für kardiovaskuläre Komplikationen (Thromboembolien) und ein gering erhöhtes Risiko für Endometriumkarzinom bei chronischer Medikation. Dyetilstilbestrol, das als Östogen im Hypothalamus die Produktion von LH reduziert und damit zu einer verminderten Testosteronproduktion der Hoden führt, wird häufig bei Prostatakarzinom eingesetzt. Die Androgenproduktion des Hodens kann durch LHRH-Agonisten, wie Leuprolid und Goserelin erreicht werden. Diese Substanzen verursachen eine Stimulation des LHRH-Rezeptors mit Verlust der normalen repetetiven Aktivierung, wodurch es zur verminderten Freisetzung von LH aus der Hypophyse kommt.

Retinoide. Eine sehr interessante Strategie ist der Einsatz von Retinoiden, wie Tretinoin, die durch Stimulation des Retinoidrezeptors eine Differenzierung der Tumorzellen induzieren. Bei der Behandlung der akuten Promyelozytenleukämie ist Tretinoin ein wesentlicher Bestandteil der kurativen Therapie. Während der Reifung von Promyelozyten zu Granulozyten kann es zu pulmonalen Syndromen mit Sequestration der Granulozyten in der Lungenstrombahn kommen.

Monoklonale Antikörper. Im Allgemeinen sind Antikörper nicht sehr wirksam zur Tumorzellabtötung, da das Immunsystem des Patienten durch den Tumor verändert wird. Humanisierte Antikörper gegen das

CD20-Molekül (Rituximab), das auf B-Lymphozyten exprimiert wird, wird jedoch als zuverlässiges Medikament in der onkologischen Behandlung fast aller B-Zell Lymphome eingesetzt. Rituximab induziert eine Tumorregression und verstärkt den Effekt einer Chemotherapie, wenn die Chemotherapie kurz nach Antikörpergabe erfolgt. Nebenwirkungen sind selten (u.a. Fieber mit Schüttelfrost, Hautausschlag, Hypotonie und Bronchospasmus). Trotz einer stark verlängerten B-Zell-Depletion von >24 Monaten war die Rate an infektiösen Komplikationen in den Studien nicht erhöht.

Auf die monoklonalen Antikörper wird im Teilkapitel „Zielgerichtete Therapien" näher eingegangen.

Literatur

Berger, D.P. u. a.: Das rote Buch. Hämatologie und internistische Onkologie, 3.Aufl. ecomed, Heidelberg 2006

Lüllmann, H. u. a.: Pharmakologie und Toxikologie, 16. Aufl. Thieme, Stuttgart 2006

Pirker, R.: Zytostatische Chemotherapie. In: Hiddemann, W. u. a.: Die Onkologie Teil 1. Springer, Berlin 2004

Schmoll, H.-J. u. a. (Hrsg.): Kompendium internistische Onkologie, 4.Aufl. Springer, Berlin 2006

Schwegler, J.: Der Mensch. Anatomie und Physiologie, 4.Aufl. Thieme, Stuttgart 2006

8.3　Zielgerichtete Therapien

Henning Schulze-Bergkamen

8.3.1　Einleitung

D　Zytostatika wirken sowohl auf gutartige (benigne) als auch auf bösartige (maligne) Zellen (S. 91). Die hohe Zellteilungsrate macht dabei maligne Zellen bzw. Tumorzellen besonders empfindlich für Zytostatika. Im Gegensatz dazu richten sich zielgerichtete Therapien (engl. „targeted therapies") gegen definierte molekulare Strukturen in oder auf Tumorzellen und können dadurch spezifische Signalwege in den Tumorzellen blockieren.

Die Entwicklung einer gezielten Tumortherapie, die möglichst selektiv und effektiv gegen Tumoren gerichtet ist, war vor einiger Zeit

noch eine Vision. In den letzten Jahren ist unser Verständnis von Signalwegsdefekten in Tumorzellen jedoch enorm gewachsen. Dieses Verständnis eröffnet nun neue Möglichkeiten zur zielgerichteten Therapie maligner Tumoren und wird die Therapie von Tumorpatienten in Zukunft weiter verbessern.

M　Wie für andere onkologische Therapieformen gilt auch für zielgerichtete Therapien der Grundsatz, dass bei Progression eines Tumors die Therapie abzubrechen ist.

Zielstrukturen. In den letzten Jahren wurde eine Reihe von Zielstrukturen in Tumorzel-

len identifiziert, die für die Entwicklung von Tumortherapien vielversprechend sind bzw. für die sich bereits Medikamente in der klinischen Anwendung befinden.

　Eigenschaften einer „idealen Zielstruktur" in Tumorzellen sind:
- wichtig für das Überleben einer Tumorzelle,
- Hemmung der Zielstruktur soll zum Tumorrückgang führen,
- möglichst geringe Expression in gesunden Geweben,
- gute diagnostische Bestimmbarkeit,
- Korrelation mit der klinischen Prognose.

Voraussetzungen. Voraussetzung für den Erfolg einer zielgerichteten Therapie ist, dass:
- die Zielstruktur wichtig für das Überleben von Tumorzellen ist,
- sich die Zielstruktur ausschließlich oder überwiegend in oder auf Tumorzellen findet,
- die Zielstruktur für normale (nicht maligne) Körperzellen von untergeordneter oder geringerer Bedeutung ist,
- die Zielstruktur diagnostisch erfassbar ist.

Eine zentrale Voraussetzung für das Entstehen und die Ausbreitung von Tumoren ist eine gestörte Kontrolle des Zellwachstums. Viele zielgerichtete Therapien wenden sich deshalb gegen diese gestörte Wachstumskontrolle von Tumorzellen (S. 128).

Nebenwirkungen. Da die Zielstrukturen in normalen Körperzellen idealerweise nur von untergeordneter Bedeutung sind, haben zielgerichtete Therapien i. d. R. ein geringeres Nebenwirkungspotenzial als Zytostatika oder Bestrahlungstherapien.

Ⓜ Zielgerichtete Therapien weisen i. d. R. ein geringeres Nebenwirkungsprofil als herkömmliche Tumortherapien auf.

Individuelle Diagnostik. Zielgerichtete Therapien werden in den kommenden Jahren zu einem Paradigmenwechsel führen. In der Tumortherapie wird es immer mehr zu einer individuellen Diagnostik von bestimmten Signalwegsdefekten in Tumoren kommen, die dann eine speziell auf den einzelnen Patienten zugeschnittene Therapie zur Folge hat. Nur Patienten, deren Tumor die jeweilige Zielstruktur aufweist, können von der entsprechenden zielgerichteten Therapie profitieren.

Ⓜ Zielgerichtete Therapien sollten individuell auf die genetischen Charakteristika des Tumors abgestimmt werden.

Variable Einsatzgebiete. Da sich bestimmte Defekte häufig bei mehreren verschiedenen Tumorarten finden, ist auch vorstellbar, dass eine bestimmte zielgerichtete Therapie bei Patienten mit ganz verschiedenen Tumorarten zum Einsatz kommt. Umgekehrt kann es sein, dass Patienten mit der gleichen Tumorart mit ganz unterschiedlichen zielgerichteten Therapien behandelt werden, da ihre Tu-

moren völlig unterschiedliche Defekte in der Wachstumskontrolle aufweisen können.

Ⓜ Zielgerichtete Therapien sind häufig gegen Defekte in der Wachstumskontrolle von Tumorzellen gerichtet. Diese Defekte können bei verschiedenen Tumorarten ähnlich sein, sodass eine bestimmte Therapie auch bei verschiedenen Tumoren einsetzbar sein kann.

Nachweis genetischer Veränderungen. Methoden zum Nachweis der verschiedenen Defekte in der Wachstumskontrolle gewinnen in der Onkologie an Bedeutung, damit bei einem Patienten die individuellen genetischen Veränderungen identifiziert werden können und die zielgerichtete Therapie sozusagen maßgeschneidert werden kann. Für die Aufdeckung von Defekten in der Wachstumskontrolle spielt die Methode der Polymerasekettenreaktion (engl.: „polymerase chain reaction", PCR) eine zentrale Rolle. Für die PCR reichen kleine Mengen an genetischem Material (DNA oder RNA) aus Tumorgewebe, um das Vorhandensein bestimmter genetischer Veränderungen nachzuweisen bzw. auszuschließen. Die für die Gewinnung von DNA benötigten Gewebeproben können z. B. durch Punktion oder im Rahmen einer Tumoroperation gewonnen werden. Neuere PCR-Techniken erlauben es, im Rahmen sog. Microarrays in einem Arbeitsschritt nach mehreren Hundert oder mehr genetischen Veränderungen zu suchen (Erstellung eines sog. Genexpressionsprofils eines Tumors).

Ⓜ Durch sog. *DNA-Microarrays* können in Tumorproben mehrere Tausend Gene in einem Arbeitsschritt untersucht werden (Bestimmung des Genexpressionsprofils eines Tumors).

8.3.2 Formen zielgerichteter Therapie

Es befindet sich eine unüberschaubare Zahl neuartiger zielgerichteter Therapien in der Entwicklung. Dieses Kapitel hat keinen Anspruch auf die Nennung aller neuen Therapiestrategien, sondern kann nur einen groben Überblick liefern (Abb. 8.12).

Zielgerichtete Therapien eröffnen neue Möglichkeiten für die Behandlung von Tumorpatienten. So kann z. B. eine gezielte Ausschaltung von Wachstumsfaktorrezeptoren (durch Antikörper oder Kinaseinhibitoren) das Tumorwachstum unterdrücken oder sogar die Tumorzellen zum Absterben bringen. Dieser Therapieansatz ist inzwischen die am weitesten verbreitete zielgerichtete Therapie in der Onkologie. Auch Ansätze zur Hemmung der Angiogenese (ebenfalls durch Antikörper oder Kinaseinhibitoren) haben schon eine weite Verbreitung gefunden. Gentherapien können gezielt Gene in Tumorzellen aus- oder anschalten, und so das Tumorwachstum stoppen, befinden sich aber noch am Anfang der Entwicklung. Letzteres gilt auch für Immuntherapien, durch die die Immunantwort eines Patienten gegen den Tumor verstärkt werden kann. Ein vielversprechender Ansatz ist auch die direkte Stimulation von Apoptose in Tumorzellen. Hierbei sterben Tumorzellen den sog. programmierten Zelltod.

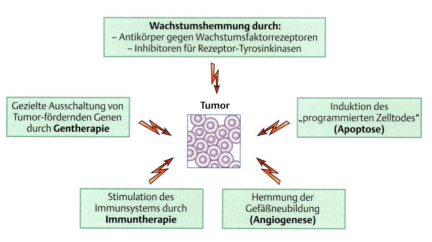

Abb. 8.12 Übersicht über zielgerichtete Therapien.

(Multi-) Kinaseinhibitoren

Wirkmechanismus. Zahlreiche moderne Therapieformen zielen auf die Hemmung (Inhibition) von sog. *Tyrosinkinasen (TK)*. TK sind zentrale Enzyme in normalen Körperzellen und in Tumorzellen und sind an zahlreichen überlebenswichtigen Signalwegen beteiligt. TK sind in der Lage, Phosphatgruppen auf Tyrosinreste anderer Proteine oder Enzyme reversibel zu übertragen. Durch diesen Vorgang der Phosphorylierung kann ein Zielprotein sowohl aktiviert als auch inaktiviert werden. Die übertragenen Phosphatgruppen stammen aus dem sog. Adenosintriphosphat (ATP). ATP ist eine wichtige energiereiche Verbindung, die sich in allen Körperzellen und auch in Tumorzellen befindet. Während des Phosphorylierungsprozesses bindet ATP an spezielle ATP-Bindungsstellen an den Kinasen. Diese ATP-Bindungsstellen sind der Hauptangriffspunkt für Kinaseinhibitoren (s.u.).

M Tyrosinkinasen (TK) sind für die Aktivierung verschiedener Überlebenssignalwege wichtig und daher ein vielversprechender Angriffspunkt zielgerichteter Therapien.

Es gibt sowohl *Rezeptortyrosinkinasen (RTK)* als auch *zytoplasmatische TK*. Ein Beispiel für eine zytoplasmatische TK ist die Phosphatidylinositol-3-Kinase (PI3-Kinase), die für das Überleben verschiedener Tumoren wichtig ist (S. 133). RTK bestehen aus einer extrazellulären Domäne, die die Bindungsstelle für den Liganden enthält, einer transmembranen Helix und einer zytosolischen Domäne, die eine Region mit TK-Aktivität beinhaltet. Nach Ligandenbindung kommt es zu einer Dimerisierung des Rezeptors und dadurch zu einer sog. Autophosphorylierung: Tyrosinreste im intrazellulären Bereich des Rezeptors werden durch die RTK selbst phosphoryliert. An die phosphorylierten Tyrosine können dann weitere Proteine binden, die für die weitere Signalkaskade des Rezeptors wichtig sind. Daneben gibt es Rezeptoren (z.B. Insulinrezeptor), die selbst keine TK-Aktivität besitzen, sondern an deren intrazellulären Teil nach Dimerisierung des Rezeptors und damit verbundener Konformationsänderung zytoplasmatische TK binden, die durch diese Bindung aktiviert werden. Phosphotyrosine

aktivierter RTK interagieren über eine sog. SH2-Domäne mit Adapterproteinen. Diese Adapterproteine können dann ihrerseits andere Proteine z.B. über weitere Phosphorylierungsschritte regulieren. Es gibt etwa 15 verschiedene Familien von RTK, eine davon ist die EGF-R-Familie (S. 128). RTK sind u.a. an der Stimulation zellulärer Wachstumsvorgänge beteiligt (S. 128).

Wirkmechanismus der TK-Inhibitoren. TK-Inhibitoren (häufig auch als sog. „small molecules" bezeichnet) sind in der Lage, die Kinasedomäne von (R-)TK zu hemmen. In Abhängigkeit von bestimmten genetischen Merkmalen zeigen allerdings nicht alle Tumoren die gleiche Sensitivität gegenüber TK-Inhibitoren. Zur Zeit sind mehr als 20 TK-Inhibitoren in klinischer Erprobung, darunter auch vielversprechende Multityrosinkinase- (MTK-) Inhibitoren, die verschiedene TK gleichzeitig blockieren. TK-Inhibitoren können in die Tumorzelle eindringen und die ATP-Bindungsstelle von (R-)TK vorübergehend (reversibel) blockieren. Dadurch wird eine Aktivierung der nachgeschalteten Signalwege verhindert (Wakeling, 2002).

Es sind darüber hinaus TK-Inhibitoren in Entwicklung, die zu einer irreversiblen Kinasehemmung führen. Dies verhindert möglicherweise die Entstehung von Mutationen, die eine reversibel blockierte Kinase resistent gegen einen Inhibitor machen (Kwak et al., 2005).

Bei TK-Inhibitoren, die sich im Wesentlichen gegen eine bestimmte TK richten, kommt es schneller zur Entwicklung von Resistenzen. In der Entwicklung befinden sich deshalb zahlreiche MTK-Inhibitoren, die verschiedene TK gleichzeitig blockieren. Der bereits schon seit einigen Jahren zugelassene MTK-Inhibitor *Imatinib* hemmt spezifisch die TK-Domänen von c-Kit (S. 133), PDGFRa und BCR-abl (Martinelli et al., 2005). Der 2006 u.a. für die Behandlung der chronisch-myeloischen Leukämie (CML) zugelassene MTK-Inhibitor *Dasatinib* (Sprycel) hemmt die TK Bcr-abl, c-Kit, PDGFRb und die Kinasen der sog. SRC-Gruppe. Ein weiterer MTK-Inhibitor ist die seit 2006 u.a. für die Behandlung des Nierenzellkarzinoms in der EU zugelassene Substanz *Sunitinib* (Sutent), die nicht nur c-Kit und PDGFRa, sondern auch eine Reihe weiterer TK hemmt (Atkins et al., 2006). *Sorafenib* (Nexavar) inhibiert neben der VEGF-

R-TK auch die Raf-Kinase sowie weitere Kinasen.

M Um der Ausbildung von Resistenzen vorzubeugen, kommen bei zielgerichteten Therapien häufig *Multi*tyrosinkinaseinhibitoren zum Einsatz.

Applikation. TK-Inhibitoren werden i.d.R. oral verabreicht. Die Handhabung mit TK-Inhibitoren geht prinzipiell mit einer geringeren Gefährdung einher als der Umgang mit Zytostatika. Die meisten TK-Inhibitoren werden nach Auflösen in Wasser verabreicht.

Nebenwirkungen. Die Nebenwirkungen, z.B. des ersten für die klinische Therapie zugelassenen TK-Inhibitors Imatinib, sind im Vergleich zu anderen gängigen onkologischen Therapien wie Chemo- oder Strahlentherapie vergleichsweise gering. Unter anderem kann es wie bei einer Chemotherapie zur Unterdrückung der Blutbildung im Knochenmark (Myelosuppression), zu Diarrhöen, zu Nagel- und Haarveränderungen, zu Entzündungen am Auge (Konjunktivitis), zu EKG-Veränderungen (QT-Zeit-Verlängerung), zu Flüssigkeitsansammlungen (Ödeme, Aszites) oder Leberschädigungen kommen. Eine interstitielle Lungenerkrankung ist eine sehr seltene, aber lebensbedrohliche Nebenwirkung von einigen TK-Inhibitoren, z.B. von Erlotinib und Gefitinib. Hautveränderungen, z.B. bei EGF-R- TK-Inhibitoren, können sich auf das körperliche Erscheinungsbild des Patienten deutlich auswirken und erfordern eine einfühlsame Reaktion des onkologischen Fachpersonals.

Arzneimittelwechselwirkungen. Zu beachten sind auch die Arzneimittelwechselwirkungen bei der Applikation von TK-Inhibitoren. Viele Medikamente, die ein Patient unabhängig von seiner Tumorerkrankung einnimmt, wirken auf das sog. Cytochrom P-System in der Leber. Dieses System ist auch für den Abbau von TK-Inhibitoren verantwortlich. Wird ein Medikament gegeben, das z.B. das Cytochrom P3A4 hemmt (z.B. das Antibiotikum Clarithromycin (Klacid) oder das Pilzmedikament Itraconazol (Sempera)), so erhöhen sich die Spiegel eines zusätzlich applizierten TK-Inhibitors, wenn dieser wesentlich über Cytochrom P3A4 abgebaut wird. Umgekehrt gibt es Medikamente, die Cytochrom P3A4 aktivieren (z.B. das zur Depressionslinderung eingesetzte Johannis-

8

kraut oder das Antiepileptikum Carbamezepin), sodass ein TK-Inhibitor dann in einer höheren Dosis gegeben werden sollte, da er verstärkt abgebaut wird.

Inhibitoren für andere Kinasen. In der Onkologie werden aber nicht nur Inhibitoren für TK, sondern auch Inhibitoren für andere Kinasen angewandt. Während TK Phosphatverbindungen auf Tyrosinreste übertragen, können sog. Serin/Threonin-Kinasen Phosphatverbindungen auf die Aminosäuren Serin und Threonin übertragen. Auch gegen solche Kinasen werden Inhibitoren für die onkologische Therapie entwickelt (S. 133).

Gentherapie

Unter Gentherapie versteht man prinzipiell die gezielte Einführung von Genen in Zellen von Patienten mit Hilfe geeigneter Übertragungsmethoden mit dem Ziel der Heilung oder therapeutischen Besserung. Bei gentherapeutischen Eingriffen ist zwischen der Veränderung der genetischen Information in Körperzellen (somatische Gentherapie) und in Zellen der menschlichen Keimbahn (Keimbahntherapie) zu unterscheiden. Die Keimbahntherapie ist ethisch heftig umstritten. In der Onkologie wird Gentherapie zum Transfer genetischen Materials in Tumorzellen oder auch in Zellen des Immunsystems, die gegen Tumorzellen gerichtet sind, angewandt. Die große Bedeutung der Gentherapie ergibt sich daraus, dass eine solche Therapie eine echte Kausaltherapie sein kann.

In der Phase der klinischen Prüfung befinden sich:

- antisense Oligonukleotide zur Ausschaltung Tumor-fördernder Gene,
- kurze RNA-Verbindungen zur Ausschaltung Tumor fördernder Gene durch sog. RNA-Interferenz,
- Transfer von genetisch veränderten Immunzellen, die gegen Tumorzellen gerichtet sind,
- Transfer von Tumorzellen, in die über eine Gentherapie sog. „Suizidgene" geschleust wurden und die sich und andere Tumorzellen abtöten sollen.

Grundsätzlich kann in einer Gentherapie also ein Gen eingeschleust („Genaddition") oder gezielt ausgeschaltet werden („Anti-Gen-Therapie"). Bei der Genaddition werden Körperzellen durch den Gentransfer veranlasst, bestimmte Proteine selbst zu produzieren.

Gene sind Teilabschnitte auf der DNA einer Zelle. Von ihnen wird eine Kopie in Form einer mRNA (messenger RNA) hergestellt (Vorgang der Transkription, S. 116), die dann in einem weiteren Schritt in ein Protein übersetzt wird (Vorgang der Translation, S. 116).

M Bei einer Gentherapie können entweder die Tumorzellen, oder aber die Zellen des Immunsystems, die den Tumor bekämpfen sollen, Ziel einer genetischen Manipulation sein

Anti-Gen-Therapie. Eine „Anti-Gen-Therapie" kann insbesondere über die Anwendung von sog. Antisense-Oligonukleotiden oder durch einen als RNA-Interferenz bezeichneten Mechanismus erfolgen. Antisense-Nukleotide sind kurzkettige synthetische Desoxyribonukleinsäuren (DNA-Bausteine), die spezifisch an die mRNA eines bestimmten Gens binden und dadurch verhindern, dass ein Protein gebildet wird (Hemmung der Translation, S. 118). Während dem Wirkmechanismus zahlreicher Arzneimittel die Hemmung der Funktion von Proteinen zugrunde liegt, verhindern also Antisense-Oligonukleotide bereits die Biosynthese von Proteinen (Jansen u. Zangemeister-Wittke, 2002).

Eine andere Möglichkeit zur Anti-Gen-Therapie ist die Anwendung eines zellulär natürlich vorkommenden Mechanismus, der sog. RNA-Interferenz (RNAi). Andrew Z. Fire und Craig C. Mello erhielten 2006 für die Beschreibung dieses Mechanismus den Nobelpreis für Physiologie bzw. Medizin (Fire et al., 1998). Gene werden in Zellen, z.B. Tumorzellen, abgelesen und in sog. messenger RNA (mRNA) übersetzt (**Abb. 8.13**). Die mRNA ist dann die Vorlage für die Bildung von Proteinen. Durch RNAi werden einzelne Gene gezielt ausgeschaltet, indem sich doppelsträngige RNA-Moleküle spezifisch an die mRNA eines Gens haften und die mRNA daraufhin abgebaut wird. Auf diese Weise wird dann auch die Bildung des entsprechenden Gens verhindert. RNAi kommt natürlicherweise in Zellen des Menschen, aber auch in Pflanzen und Tieren vor. Um den Mechanismus therapeutisch zu nutzen, können derartige dsRNA-Moleküle (silencing RNA, siRNA), die auf ganz unterschiedliche Art „verpackt" sein können (z.B. in Viren), in die Zelle eingeschleust werden, um auf diese Weise ein Gen in einer Tumorzelle auszuschalten.

Derartige dsRNA-Moleküle können inzwischen in zahlreichen Varianten (sozusagen in ganz unterschiedlichen Verpackungen) hergestellt werden, sodass RNAi auch therapeutisch nutzbar wird. Die Entdeckung dieses Mechanismus stellt einen weiteren Meilenstein in der onkologischen Grundlagenforschung dar, da in Tumorzellen sehr effizient Gene ausgeschaltet werden können und so die Bedeutung einzelner Gene gezielt untersucht werden kann. Bei Krebspatienten könnte die Anwendung der RNAi dazu genutzt werden, wichtige Wachstumsgene in Tumorzellen auszuschalten. Die erste Krankheit, bei der RNAi bereits am Patienten eingesetzt wird, ist die Makuladegeneration, eine Erkrankung, die oft zum Erblinden des Patienten führt.

Ausblick. Die größte Hürde für die Gentherapie stellen derzeit die noch nicht ausgereiften Übertragungssysteme, die sog. Genfähren oder Vektoren, dar. Voraussetzung für eine Gentherapie sind effiziente und sichere Methoden, Gene oder Anti-Gene in Tumorzellen oder Immunzellen einzuführen. Dies kann je nach Anwendung außerhalb des Körpers im Labor (ex vivo bzw. in vitro) oder direkt im Körper (in vivo) geschehen. Gene sind allerdings aufgrund ihrer Größe nur schwierig in Zielzellen einzuschleusen. Ein effizientes Einschleusen von genetischem Material kann durch (virale) Vektoren erzielt werden. Unterschiedliche Vektoren unterscheiden sich in der Effizienz des Transfers und in der Bevorzugung bestimmter Organe. Die bereits zur Gentherapie bei Tumorpatienten eingesetzten Adenoviren haben z.B. die Neigung, in Leberzellen einzudringen. Eine weitere Hürde bei der Gentherapie ist die Dauer der Wirkung. In vielen getesteten Modellen ist die Ausschaltung eines Gens nur von begrenzter Dauer.

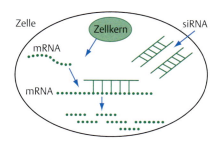

Abb. 8.13 RNA-Interferenz (RNAi).

M Die Gentherapie befindet sich noch weitgehend im experimentellen Stadium, bietet aber enorme therapeutische Möglichkeiten.

Immuntherapie und Antikörpertherapie

Das Immunsystem hat die Fähigkeit, Tumorzellen als potenziell gefährliche Zellen zu erkennen und unter gewissen Umständen zu zerstören. Spontane Regressionen von Tumoren bei Patienten weisen auf das Vorhandensein und die Effektivität einer natürlichen Immunüberwachung hin. Eine effektive Tumorabwehr setzt das Zusammenspiel von verschiedenen Zellen und Faktoren voraus, aus der idealerweise eine Tumorabstoßung resultiert. Dieses Zusammenwirken der Zellen zu verstehen, ist die Voraussetzung für die Entwicklung einer Immuntherapie gegen Krebserkrankungen.

Man unterscheidet grundsätzlich zwischen spezifischen und unspezifischen Immuntherapien, die wiederum über eine Stimulation des Immunsystems (aktive Immuntherapie) oder durch die Gabe von Antikörpern oder Effektorzellen (passive Immuntherapie) erfolgen können.

Spezifische Immuntherapien

Spezifische Immuntherapien beruhen darauf, dass bestimmte Strukturen von Tumorzellen, die sog. Tumorantigene, durch Immunzellen erkannt werden. Bei Antigenen handelt es sich meistens um Proteine, aber auch Lipide und Kohlenhydrate können als Antigene dienen. Antigene sind als Strukturen definiert, die von Antikörpern oder Lymphozyten spezifisch erkannt werden können. Die spezifische Erkennung von Antigenen durch Antikörper und Lymphozyten ist ein fundamentales Prinzip unseres Immunsystems, das eine Abwehr von Fremdkörpern, pathogenen Keimen und potenziell gefährlichen Zellen ermöglicht. Auch Tumorzellen haben auf ihrer Oberfläche oder auch im Zellinneren Strukturen, die vom Immunsystem erkannt werden können. Diese Tumorantigene sind ein vielversprechendes Ziel für eine Tumortherapie: Gelingt es, das Immunsystem gegen ein Tumorantigen zu richten, so ist das Immunsystem im idealen Fall in der Lage, Tumorzellen zu zerstören. Auf diesem Prinzip basieren spezifische Immuntherapien. Unterschieden werden:

– aktive spezifische Tumortherapie,
– passive spezifische Immuntherapie (Antikörpertherapie).

Aktive spezifische Tumortherapie

Bei der aktiven spezifischen Tumortherapie werden z. B. zytotoxische T-Zellen, die spezifisch gegen ein Tumorantigen gerichtet sind, aktiviert. Bei dieser als „adoptiver Zelltransfer" bezeichneten Methode werden T-Zellen aus Tumorproben gewonnen, im Labor durch einen Kontakt mit dem Tumorantigen aktiviert und nach Vermehrung in den Patienten zurückgegeben. Ein solcher immuntherapeutischer Ansatz ist vielversprechend, hat sich aber bislang noch nicht in der klinischen Routine durchgesetzt. Ein Problem bei einer solchen Therapie ist u. a., dass eine Subgruppe von T-Zellen, sog. regulatorische T-Zellen, die Immunantwort unterdrücken können. Auf diese Weise wird das Immunsystem dazu gebracht, Tumorantigene zu tolerieren (Immuntoleranz eines Tumors). Ein anderes Problem ist, dass Tumorzellen ein bestimmtes Antigen nur unzureichend stark auf ihrer Oberfläche exprimieren, sodass das Immunsystem nicht ausreichend aktiviert wird. Es gibt z. Z. eine Reihe von Ansätzen in der Erprobung, um eine Immunantwort gegen Tumorzellen effektiver zu machen. Ein neuer Ansatz ist der Einsatz von Antikörpern (s. u.), die regulatorische T-Zellen unterdrücken, sodass zytotoxische T-Zellen im Kampf gegen Tumorantigene effektiver arbeiten können (Phan et al., 2003).

Passive spezifische Immuntherapie (Antikörpertherapie)

Eine bereits häufig in der klinischen Routine eingesetzte Form der passiven spezifischen Immuntherapie ist die Gabe von Antikörpern. Antikörper (sog. Immunglobuline) sind Proteine, die im (menschlichen) Organismus zur Abwehr von Antigenen gebildet werden. Ein bestimmtes Antigen stimuliert dabei die Bildung eines spezifischen, d. h. dazu passenden, Antikörpers. Antikörper sind zentrale Bestandteile des Immunsystems höherer Wirbeltiere. Mit ihnen können Fremdstoffe bzw. Krankheitserreger effizient abgewehrt werden. Antikörper können im Organismus verweilen und auf diese Weise eine Immunität gegen einen Krankheitserreger aufrechterhalten. Gebildet werden Antikörper von einer Klasse weißer Blutzellen (Leukozyten), den sog. B-Zellen oder auch Plasmazellen. Der Aufbau von Antikörpern ist in **Abb. 8.14** dargestellt.

Der Einsatz von Antikörpern ist ein weit verbreitetes Therapieprinzip, das inzwischen einen festen Platz in der onkologischen Therapie besitzt. Tumorzellen unterschei-

8

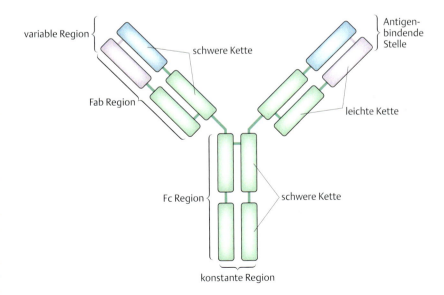

Abb. 8.14 Aufbau eines Antikörpers. Antikörper bestehen aus zwei schweren und zwei leichten Ketten, die jeweils über sog. Disulfidbrücken verbunden sind. Man unterscheidet die konstante Fc-Region und die variable Fab-Region, über die ein Antikörper spezifisch an ein Antigen, z. B. auf der Oberfläche von Tumorzellen bindet. Der Stiel des „Y" stellt den sog. Fc-Anteil dar und besteht aus zwei schweren Ketten. Mit dem Fc-Teil können Immunzellen, z. B. Makrophagen, interagieren.

8

den sich häufig von gutartigen Zellen durch Oberflächenbestandteile, die vom Immunsystem bzw. von Antikörpern erkannt werden können. Einige dieser Tumorantigene sind selektiv auf Tumorzellen und nicht auf gutartigen Zellen zu finden. Dieser Unterschied zwischen gut- und bösartigen Zellen kann genutzt werden, um Antikörpertherapien zu entwickeln.

Antikörper können auf folgende Weise einer Tumorzelle schaden bzw. zum Tod der Tumorzelle beitragen:

- Über eine direkte Bindung an eine Oberflächenstruktur, z. B. an einen Wachstumsfaktorrezeptor, kann ein Antikörper die entsprechende Struktur blockieren, sodass der natürliche wachstumsfördernde Ligand nicht mehr binden kann.
- Andere Antikörper sind in der Lage, eine Oberflächenstruktur zu aktivieren, und dadurch der Tumorzelle zu schaden (z. B. Antikörper für den TRAIL-Todesrezeptor, S. 132).
- Durch Aktivierung des sog. Komplementsystems kann es zu einem Zerfall der Zelle kommen, an die der Antikörper bindet.
- Durch Bindung von Immunzellen, z. B. von NK-Zellen, an den Fc-Teil von Antikörpern können die Zellen geschädigt werden, an die der Antikörper bindet (sog. antikörperabhängige zelluläre Zytotoxizität = ADCC).
- Antikörper können mit zytotoxischen Substanzen gekoppelt werden. Bindet der Antikörper dann an eine Tumorzelle, wird die Tumorzelle durch diese Substanzen geschädigt.

Die ersten für die Medizin entwickelten Antikörper waren komplett murinen Ursprungs (d. h. sie wurden aus Mäusen gewonnen und nicht mehr nachträglich modifiziert). Dies führt jedoch häufig zu Abstoßungsreaktionen durch das Immunsystem (allergische Reaktionen). Um dieses Problem zu umgehen, wurden chimäre sowie humanisierte Antikörper entwickelt **(Abb. 8.15)**. Bei diesen Antikörpern sind Teile des Mausantikörpers durch humane Anteile ersetzt.

Voraussetzung. Voraussetzung für eine Antikörpertherapie bei einer Krebserkrankung ist, dass der Tumor die entsprechende Zielstruktur auch exprimiert. Bei vielen Tumoren wird der Nachweis der Zielstruktur für eine Antikörpertherapie deshalb gefordert. Ist das Zielantigen eines Antikörpers ubiquitär auf Tumorzellen vorhanden, so z. B. das Antigen CD20 auf Tumorzellen eines B-Zell-Lymphoms, kann ein Antikörper (in diesem Fall Rituximab) prinzipiell auch bei allen Patienten mit der entsprechenden Tumorerkrankung eingesetzt werden, sofern nicht andere Aspekte (z. B. Allergien des Patienten) dagegen sprechen. Allerdings hat sich bei verschiedenen Antikörpertherapien keine eindeutige Korrelation zwischen Intensität der Antigenexpression und Therapieansprechen nachweisen lassen.

Effizienzverbesserung. Zur Verbesserung der Effizienz einer Antikörpertherapie können Antikörper mit strahlenden Verbindungen (sog. Radioisotopen) oder zytotoxischen Substanzen (S. 118) gekoppelt werden. Man spricht in diesem Fall von konjugierten Antikörpern. Die Tumorzelle wird dann nicht nur durch die Antikörperbindung selbst geschädigt, sondern zusätzlich auch noch durch die angehängte (konjugierte) Verbindung (Stern u. Herrmann, 2005). Sog. bispezifische Antikörper können über den einen Arm an Oberflächenstrukturen von Tumorzellen binden und über den anderen Arm Immunzellen, z. B. zytotoxische T-Lymphozyten, aktivieren.

Ⓜ Gentechnisch hergestellte Antikörper haben ein wachsendes Einsatzgebiet in der Tumortherapie.

Applikation. Antikörper werden i. d. R. intravenös appliziert. Antikörper werden meistens bei 2-8°C gelagert (die Herstellerangaben sind selbstverständlich zu beachten). Die Antikörperlösungen sollten nicht kräftig geschüttelt werden, da es zu Schaumbildung und Denaturierung des Antikörpers kommen kann.

Ⓥ Einen Film zur Antikörpertherapie können Sie sich auf der DVD ansehen.

Nebenwirkungen. Häufige Nebenwirkungen bei Antikörpertherapien basieren auf einer Unverträglichkeit. Eine Infusionsreaktion bei Antikörpern tritt i. d. R. hauptsächlich bei der ersten Infusion auf. Dabei zählen zu den leichten bis mittelschweren Reaktionen Schüttelfrost, Fieber, Atemnot, Ausschlag und Übelkeit sowie zu den schwer ausgeprägten Reaktionen eine rasch einsetzende Verengung der Atemwege, eine Nesselsucht (Urtikaria) und eine Hypotonie. Derartige Reaktionen können auch noch Stunden nach Infusionsende auftreten. Um die Wahrscheinlichkeit dieser Reaktionen abzusenken, werden vor der Therapie mit Antikörpern i. d. R. sog. Antihistaminika, gelegentlich auch Kortikosteroide, eingesetzt. Andere Nebenwirkungen können sehr unterschiedlich sein und auch zwischen verschiedenen Antikörpern stark variieren. Typisch für eine Therapie mit dem EGF-R-Antikörper Cetuximab (S. 129) ist eine Bildung von Hautausschlägen (Exanthemen).

Ⓜ Eine Therapie mit Antikörpern setzt eine gut ausgestattete Notfallausrüstung voraus, da es zu schweren Infusionsreaktionen bis hin zum anaphylaktischen Schock kommen kann.

Impfstrategien

Zur Gruppe aktiver spezifischer Immuntherapien zählen zahlreiche in Erprobung befindliche Impfstrategien. Zur Verhinderung von Infektionserkrankungen kann das Immunsystem durch eine Impfung (Vakzinierung) zur spezifischen Abwehr eines bestimmten Erregers „geschult" werden. Bei Krebserkrankungen eröffnen sich therapeutische Möglichkeiten, indem durch Impfverfahren die Immunantwort gegen Tumorzellen bzw. -antigene verstärkt wird. Dies ist auf verschiedene Weise denkbar: Zum einen können dem Patienten Tumorzellen entnommen, im La-

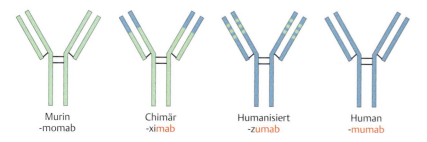

Abb. 8.15 Verschiedene Typen monoklonaler Antikörper. Die Endung des Antikörpers verrät den Ursprung bzw. Aufbau eines Antikörpers.

bor verarbeitet und wieder injiziert werden, um eine Immunantwort zu provozieren, die dann auch gegen die im Körper verbliebenen Tumorzellen gerichtet ist. Zum anderen können Antigene isoliert werden, die auch auf Tumorzellen vorkommen und die dann dem Patienten appliziert werden, um auf diese Weise eine Immunantwort zu erzeugen. Eine besondere Herausforderung ist dabei, die Antigene zu identifizieren, für die die Erzeugung einer spezifischen Immunantwort auch zu einer Zerstörung von Tumorzellen führt. Hier wurden v.a. beim malignen Melanom bereits wichtige Erkenntnisse gewonnen.

Bei sog. DNA- oder RNA-Impfstoffen (DNA- oder RNA-Vakzine) enthält der Impfstoff statt der gewöhnlich verwendeten Eiweißmoleküle bzw. Antigene nur deren genetische Bauanleitung. Diese Impfstoffe werden z.B. in die Muskulatur gespritzt, wo Zellen die DNA aufnehmen und dann diese Peptide exprimieren. Der Vorteil von derartigen Impfstoffen ist u.a., dass die Sequenz eines Peptids, das letztlich als Antigen dienen soll, auf einfache Weise verändert werden kann und dadurch das entstehende Pepatid eine noch stärkere Immunantwort gegen den Tumor auslöst.

Es wurden auch Impfstoffe entwickelt, die aus Antikörpern bestehen. Der Impfstoff „105AD7", der bereits in Studien bei Patienten mit kolorektalen Karzinomen zum Einsatz kommt, besteht aus einem Antikörper, der einem Protein auf Tumorzellen ähnelt. Durch diese Antikörper soll eine Immunantwort gegen dieses für das Überleben von Tumorzellen wichtige Protein erzeugt werden (Ullenhag et al., 2006).

Andere Ansätze für Impftherapien verfolgen eine Aktivierung von sog. Antigenpräsentierenden Zellen, z.B. dendritischen Zellen. Dendritische Zellen können (Tumor-) Antigene auf ihrer Oberfläche präsentieren und so andere Immunzellen, z.B. zytotoxische T-Zellen, aktivieren. Werden dendritische Zellen aus Patienten-Serum gewonnen, können sie im Labor mit Antigenen beladen, dann aktiviert und anschließend dem Patienten wieder injiziert werden.

Unspezifische Immuntherapien

Neben den spezifischen, d.h. auf ein definiertes Antigen gerichteten Immuntherapien, kommen auch unspezifische Immuntherapien in der Onkologie zum Einsatz.

Diese Therapien zählen nicht mehr zu den zielgerichteten Therapien im engeren Sinne, sollen aber zur Komplettierung der Immuntherapien kurz beschrieben werden. Ziel dieser Therapieform ist es, das Immunsystem (unspezifisch) zu stimulieren, um eine Immunantwort gegen Tumorzellen zu erzielen. Beispiele dafür sind die Verabreichung von sog. Zytokinen, z.B. Interferon-alpha bei der CML oder Interleukin-2 bei Nierenzellkarzinomen. Zytokine sind zelluläre Botenstoffe, die im menschlichen Organismus eine wichtige Bedeutung zur Regulation des Immunsystems haben. Bei der unspezifischen aktiven Immuntherapie werden z.B. Makrophagen oder NK-Zellen aktiviert, die dann den Tumor attackieren sollen. Allerdings sind unspezifische Immuntherapien hinsichtlich der zugrunde liegenden Mechanismen noch wenig verstanden. Sie folgen auch nicht der sonst üblichen Dosis-Wirkungs-Beziehung. Das bedeutet, dass ein Überschreiten einer bestimmten Dosis bei der unspezifischen Immuntherapie einen Wirkungsverlust zur Folge hat.

Induktion von Apoptose

In kaum einem anderen Forschungsgebiet in der Medizin hat es in den letzten Jahren eine so rasante Entwicklung gegeben, wie in der Erforschung der Apoptose. Apoptose ist eine Form des Zelltodes, die prinzipiell in jeder Zelle unseres Körpers, auch in Tumorzellen, vonstatten gehen kann.

D Apoptose wird auch als programmierter Zelltod bezeichnet, da die Zelle nach einen bestimmten Programm stirbt. Im Gegensatz zu einer anderen wichtigen Form des Zelltodes, der Nekrose, wird die Apoptose von der Zelle selbst aktiv durchgeführt. Deshalb spricht man auch von einem Selbstmord der Zelle.

Die Apoptose zeichnet sich durch charakteristische morphologische Veränderungen der betroffenen Zellen aus. Apoptotische Zellen zeigen z.B. ein typisches Abschnüren von Membranbläschen sowie eine charakteristische Spaltung der DNA. Die Apoptose ist ein wichtiger physiologischer Vorgang im Organismus. Bereits in der Embryonalentwicklung gehen zahlreiche Zellen an Apoptose zugrunde und ermöglichen dadurch,

dass sich der Organismus entwickeln kann. Auch im adulten Organismus ist die Apoptose ein wichtiger Vorgang: Nutzlose, alte und gefährliche (z.B. Virus-infizierte) Zellen werden mithilfe von Apoptose effektiv eliminiert.

Das Apoptoseprogramm kann von außen angeregt oder auch durch Schädigung der Zelle im Inneren initiiert werden. Eine zentrale Rolle bei der Apoptose spielen bestimmte Enzyme, sog. Caspasen. Diese können andere Caspasen oder auch weitere Proteine in der Zelle spalten und auf diese Weise eine Signalkaskade in Gang setzen, an deren Ende der Zelltod steht (Abb. 8.16). Wichtige Zellorganellen für die Apoptose sind die Mitochondrien, die als Energielieferanten für Zellen des menschlichen Körpers auch unabhängig von der Apoptose von entscheidender Bedeutung sind. Apoptose kann direkt an Mitochondrien ausgelöst werden. In diesem Fall wird die Membran der Mitochondrien durchlässig für kleine Proteine, die dann in der Zelle für eine Aktivierung des Apoptoseprogramms sorgen, z.B. über eine direkte Aktivierung von Caspasen.

Bei der Anregung der Apoptose von außen spielen sog. Todesrezeptoren, z.B. CD95 (APO-1/Fas) oder die „TNF-related apoptosis-inducing ligand" (TRAIL)-Rezeptoren eine zentrale Rolle. Werden diese Rezeptoren an der Zelloberfläche durch spezifische Liganden aktiviert, so kann in der Zelle Apoptose ausgelöst werden.

Auch in Tumorzellen liegt ein Apoptoseprogramm vor. Allerdings sind Tumorzellen in der Lage, dieses Programm zu unterdrücken, um ihr Überleben zu sichern. Die Ursache von Krebserkrankungen ist somit nicht nur die ungezügelte Vermehrung entarteter Zellen, sondern auch eine beeinträchtigte Apoptose (Schulze-Bergkamen u. Krammer, 2004). Beispiele für Apoptose-unterdrückende Mechanismen in Tumorzellen sind die Herunterregulation von Todesrezeptoren, die Hemmung von Caspasen oder der Schutz der Mitochondrien vor einer Aktivierung.

M Krebs ist eine Erkrankung mit einem „zu wenig" an Apoptose. Therapeutisches Ziel muss es deshalb sein, das in jeder Tumorzelle vorhandene Apoptoseprogramm zu aktivieren.

8

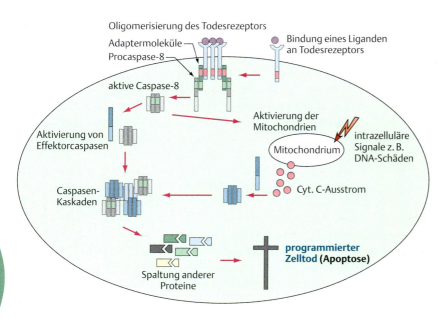

Abb. 8.16 Apoptoseprogramm. Die Apoptose ist ein Vorgang, bei dem eine Zelle, z. B. eine Tumorzelle, nach einem bestimmten Programm stirbt. Sie wird deshalb auch als programmierter Zelltod bezeichnet.

Ausblick. Einige Therapiemodalitäten zur Apoptoseinduktion befinden sich in der präklinischen und beginnenden klinischen Entwicklung. Obwohl sich Todesrezeptoren, z. B. CD95, auch auf Tumorzellen zeigen, kann man dies nicht für die Therapie von Tumoren nutzen: Injiziert man eine Substanz, die CD95 aktiviert, so werden nicht nur Tumorzellen, sondern auch viele andere Körperzellen, insbesondere Leberzellen, abgetötet. Die Therapie wäre also zu gefährlich. Anders ist es mit den TRAIL-Rezeptoren. Eine aufregende Entdeckung war, dass sich diese Rezeptoren vornehmlich auf Tumorzellen, nicht aber auf normalen Körperzellen befinden. Aus diesem Grunde wurde bereits der Ligand dieser Rezeptoren (TRAIL) in klinischen Studien eingesetzt (s. auch S. 132).

Viele Therapieansätze in der Onkologie sind u. a. über eine Stimulation von Apoptose wirksam. So wirken z. B. Chemotherapeutika u. a. über die Auslösung von Apoptose, indem sie Mitochondrien in Tumorzellen oder Todesrezeptoren auf der Oberfläche von Tumorzellen aktivieren. Auch verschiedene Therapien zur Unterdrückung der Angiogenese oder zur Blockade von Wachstumsfaktorsignalwegen lösen in Tumorzellen Apoptose aus. Die Induktion von Apoptose ist somit ein allgemeines onkologisches Therapieprinzip. Zu speziellen Apoptose-induzierenden Therapieansätzen wird weiter auf S. 132 eingegangen.

Blockade von Wachstumsfaktorrezeptoren

Eine zentrale Voraussetzung für das Entstehen und die Ausbreitung von Tumoren ist eine gestörte Kontrolle des Zellwachstums. Viele zielgerichtete Therapien wenden sich deshalb gegen diese gestörte Wachstumskontrolle von Tumorzellen. Die Wachstumskontrolle kann durch verschiedene Mechanismen gestört sein. Beispiele hierfür sind:

- vermehrte Ausschüttung von Wachstumsfaktoren durch Tumorzellen selbst,
- vermehrte Expression von Wachstumsfaktorrezeptoren auf der Tumorzelloberfläche,
- Mutationen in Wachstums-relevanten Genen, z. B. mit der Folge einer verstärkten Aktivität von Rezeptor-Tyrosinkinasen (RTK),
- Vermehrung (Amplifikation) Wachstums-relevanter Gene,
- Chromosomentranslokationen mit Bildung von neuen Fusionsgenen, die ein verstärktes Zellwachstum bedingen.

Wachstumsfaktoren spielen eine entscheidende Rolle beim ungeregelten Wachstum und der Vermehrung von Tumorzellen. Einer der ersten Wachstumsfaktoren, der entdeckt wurde, war der epidermale Wachstumsfaktor ("epidermal growth factor", EGF, s.u.). Andere für Tumorerkrankungen wichtige Wachstumsfaktoren sind u. a. der vaskuloen-dotheliale Wachstumsfaktor ("vascular endothelial growth factor", VEGF), der Fibroblasten-Wachstumsfaktor ("fibroblast growth factor", FGF), der Insulin-Wachstumsfaktor ("insulin growth factor", IGF) oder der Plättchen-Wachstumsfaktor ("platelet derived growth factor", PDGF). Über Wachstumsfaktoren und ihre Rezeptoren werden nicht nur Zellwachstum, sondern auch Zelldifferenzierung, Zellmigration, Metastasierung, Apoptose und Angiogenese beeinflusst.

Die Wachstumsfaktorrezeptoren, z. B. der EGF-R (s. u.), sind ähnlich aufgebaut. Es handelt sich um sog. transmembranöse Rezeptoren. Diese Rezeptoren besitzen eine extrazelluläre, eine transmembrane und eine intrazelluläre Domäne. Ihre Liganden (Wachstumsfaktoren) binden an die extrazelluläre Domäne, sodass dann ein Wachstumssignal in das Zellinnere weitergeleitet wird. Nach Aktivierung bzw. nach Ligandenbindung lagern sich jeweils 2 Wachstumsfaktorrezeptoren aneinander (Bildung von Dimeren).

Blockade des EGF-R-Signalweges
Bedeutung des EGF-R für Tumorzellen
Ein für das Wachstum von Tumorzellen bedeutsamer Rezeptor ist der EGF-R. Zahlreiche moderne Therapien in der Onkologie zielen auf eine Blockade des EGF-R. Der EGF-R ist eine RTK, die eine große Ähnlichkeit (Homologie) zu 3 weiteren Rezeptoren aufweist. Diese 4 eng verwandten Zelloberflächen-Rezeptoren werden zur EGF-R-Familie zusammengefasst (oder auch: Familie der "humanen epithelialen Wachstumsfaktor-Rezeptoren" = HER1-4).

Mehrere Liganden binden an EGF-R (HER1), einschließlich EGF und TGF-alpha. Nach Ligandenbindung lagern sich zwei EGF-R aneinander. Durch diese Dimerisierung wird der Rezeptor aktiviert, indem sich die Konformation der TK-Domäne im Zellinneren verändert und die TK-Aktivität des Rezeptors in Gang gesetzt wird. Wie bei anderen Wachstumsfaktorrezeptoren auch, ist der nächste Aktivierungsschritt eine Autophosphorylierung des Rezeptors.

Biologie der EGF-R-Familie. Die EGF-R-Familie ist biologisch komplex, da die Rezeptoren an einer Vielzahl von Signalwegen beteiligt sind. Der EGF-R ist bei der fötalen Entwicklung von Bedeutung, indem er die fötalen Zellen zu Wachstum und Differenzierung stimuliert. Beim gesunden Erwachsenen ist der

8

EGF-R in erster Linie an der Wundheilung beteiligt.

In Tumoren ist der EGF-R häufig stark exprimiert (z.B. in über 80% der Kolonkarzinom-Patienten oder Patienten mit Kopf-Hals-Tumoren (Ciardiello u. Tortora, 2002)). Eine starke EGF-R Expression korreliert dabei mit einer fortgeschritteneren Erkrankung, einer vermehrten Metastasenbildung und einer ungünstigen Prognose (Neskovic-Konstantinovic et al., 1999). Tumoren mit hoher EGF-R Expression erweisen sich darüber hinaus nicht selten als resistent gegenüber Chemotherapie. Neben einer verstärkten Expression kommt es zudem in Tumoren häufig zu Mutationen im EGF-R, die zu einer stärkeren Aktivierung des Rezeptors führen. So sind z.B. eine Reihe von genetischen Veränderungen in der TK-Domäne des EGF-R identifiziert worden, die eine stärkere TK-Aktivität bedingen.

Durch EGF-R aktivierte Signalwege. Durch die verstärkte Expression bzw. Aktivität des EGF-R in Tumorzellen werden zahlreiche Signalwege in Tumorzellen aktiviert. Dazu gehört z.B. der sog. Ras-Signalweg. Der Ras-Signalweg ist ein wichtiger Überlebenssignalweg für Tumorzellen. Unter anderem wird durch den Ras-Signalweg die Apoptose von Tumorzellen gehemmt. Folglich wird durch Hemmung des EGF-R-Signalweges und damit des Ras-Signalweges Apoptose in Tumorzellen induziert. Weitere wichtige vom EGF-R aktivierte Signalwege sind der PI3K/Akt- und der STAT-Signalweg. Die Stimulation der verschiedenen Signalwege durch eine Aktivierung des EGF-R führen nicht nur zu einer Apoptosehemmung in Tumorzellen, sondern auch zu einer Stimulation der Zellproliferation, zur Dedifferenzierung von Tumorzellen (d.h. dass die Zellen ihre besonderen Merkmale verlieren, die diesen Zelltyp von anderen unterscheiden), zu einer Gefäßneubildung (Angiogenese) sowie zur Förderung der Metastasenbildung (**Abb. 8.17**). Wichtig ist festzuhalten, dass die oben genannten Signalwege auch durch andere Rezeptoren aktiviert werden können und sich auch untereinander beeinflussen. Sie sind also nicht spezifisch für EGF-R. Auf diese Weise entsteht ein komplexes Geflecht von Signalwegen in Tumorzellen, das trotz eines enormen Wissenszuwachses nicht komplett verstanden ist.

Strategien zur EGF-R-Blockade

Da die vom EGF-R in Gang gesetzten Signalkaskaden komplex sind, setzen viele moderne Therapien direkt am EGF-R an. Damit kann die Initiation der Signalkaskaden von vornherein verhindert werden. Dies kann geschehen durch:

– Einsatz von Antikörpern,
– Einsatz von EGF-R-TK-Inhibitoren,
– Kopplung von Toxinen an EGF.

Einsatz von Antikörpern. Eine Möglichkeit der EGF-R Blockade ist der Einsatz von Antikörpern, die von außen den EGF-R auf Tumorzellen blockieren. *Cetuximab* (Erbitux) ist ein chimärer IgG Antikörper, der gegen EGF-R gerichtet ist. Er weist eine hohe Spezifität zum EGF-R auf sowie eine höhere Affinität als die aktivierenden Liganden EGF und TGF-alpha (Baselga, 2002). Die Bindung von Cetuximab an EGF-R blockiert die Liganden-induzierte EGF-R-Signalübertragung und bewirkt so in der Tumorzelle eine Hemmung der Proliferation, eine Stimulierung der Apoptose, eine Hemmung der Gefäßneubildung, eine Hemmung der Dedifferenzierung sowie eine Blockade der Metastasierung. *Panitumumab* (ABX-EGF) ist ein vollständig humanisierter Antikörper, der ebenfalls gegen EGF-R gerichtet ist und der in den USA zur Therapie des therapierefraktären kolorektalen Karzinoms zugelassen ist. Er führte in einer Phase III-Studie zu einer deutlichen Verlängerung des progressionsfreien Überlebens im fortgeschrittenen Tumorstadium. Die Vorteile des Medikaments könnten in seiner besseren Verträglichkeit im Vergleich zu anderen, nicht vollständig humanisierten Antikörpern liegen. *Matuzumab* (EMD72000) ist ein weiterer in der Entwicklung befindlicher EGF-R-Antikörper.

Weitere Antikörper binden an andere Mitglieder der EGF-R-Familie. *Trastuzumab* (Herceptin) bindet an den Rezeptor HER-2/neu und wird insbesondere beim Mammakarzinom eingesetzt. Etwa 20-25% aller Patientinnen mit Mammakarzinom (S. 260) weisen eine stark vermehrte Expression von HER-2/neu auf. Trastuzumab hat als erster Antikörper Eingang in die adjuvante (postoperative) Therapie gefunden und ist für die adjuvante Therapie seit Mai 2006 in Europa zugelassen. So erhalten Patientinnen mit Her-2-positivem Mammakarzinom nach Operation und anschließender Chemotherapie zusätzlich Trastuzumab (Piccart-Gebhart et al., 2005).

Einsatz von EGF-R-TK-Inhibitoren. Eine andere Möglichkeit zur Hemmung des EGF-R besteht im Einsatz von EGF-R-TK-Inhibitoren. Derartige Inhibitoren verhindern nach Eindringen in die Tumorzelle eine Phosphorylierung des EGF-R und damit seine Aktivierung. Ein Beispiel ist die Substanz *Gefitinib* (Iressa). Eine Untergruppe von Patienten mit kleinzelligem Bronchialkarzinom, bei denen aktivierende Mutationen im EGF-R vorliegen, profitieren von einer Therapie mit Gefitinib. Ebenfalls als EGF-R-TK-Inhibitor im Einsatz ist *Erlotinib* (Tarceva), z.B. beim Bronchialkarzinom (Tsao et al., 2005). *Lapatinib* ist in der Entwicklung und blockiert sowohl die TK des EGF-R (HER-1) als auch die von HER-

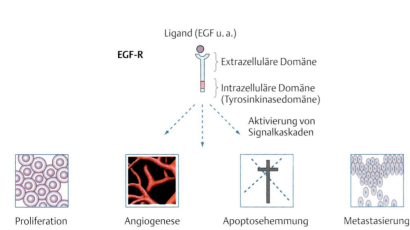

Ligand (EGF u. a.)

EGF-R

} Extrazelluläre Domäne

} Intrazelluläre Domäne (Tyrosinkinasedomäne)

Aktivierung von Signalkaskaden

Proliferation   Angiogenese   Apoptosehemmung   Metastasierung

Abb. 8.17 Durch EGF-R aktivierte Signalwege. Die intrazelluläre Domäne ist eine Tyrosinkinase, die nach Bindung von Wachstumsfaktoren an den Rezeptor aktiv wird. Ist die Tyrosinkinase in einer Tumorzelle aktiv, so fördert sie das Überleben und das Wachstum von Tumorzellen. Deshalb ist die Tyrosinkinase ein wichtiger Angriffspunkt in der Tumortherapie.

2. *PKI166* ist ein selektiver EGF-R-Inhibitor, wirkt aber bei höheren Konzentrationen auch auf HER-2. In der klinischen Entwicklung sind auch TK-Inhibitoren, die alle EGF-R-Familienmitglieder hemmen (sog. Pan-HER-TK-Inhibitoren), z.B. *CI-1033*.

Die Wirksamkeit von EGF-R-Antikörpern und EGF-R-TK-Inhibitoren kann durch Mutationen des EGF-R beeinflusst werden. So wurden mutierte Versionen des EGF-R gefunden, die einen Tumor empfindlicher oder aber resistenter für eine EGF-R-Blockade machen.

Kopplung von Toxinen an EGF. Eine andere Form der EGF-R-Blockade ist die Kopplung von Toxinen an EGF, dem Liganden des EGF-R. Auf diese Weise bringt der Ligand EGF das Toxin an den Rezeptor heran und schädigt Tumorzellen, die eine hohe EGF-R Expression aufweisen.

Nebenwirkungen

Eine typische Nebenwirkung einer EGF-R-Blockade ist ein Hautausschlag, der nach 2-3 Tagen auftritt und seinen Höhepunkt nach 2-3 Wochen erreicht. Der Ausschlag findet sich vor allem auf Gesicht, Brust und Rücken. Es gibt Hinweise dafür, dass die Intensität des Ausschlags mit dem Ansprechen auf eine Cetuximab (Erbitux) Therapie korreliert. Die Haut wird häufig unter EGF-R-Blockade trocken und juckend und es zeigt sich eine vermehrte Brüchigkeit der Nägel bis hin zu Entzündungen an der Nagelfalz (vor allem an den Fußzehen).

Synergieeffekte

Eine Blockade des EGF-R, z.B. durch Cetuximab oder mit TK-Inhibitoren, wirkt synergistisch mit Strahlen- und Chemotherapie. Das bedeutet, dass die Kombination wirksamer ist als die Summe der beiden Substanzen für sich genommen. Dies ist u.a. darauf zurückzuführen, dass die gegen EGF-R gerichtete Therapie zusätzlich zu den o.g. Effekten die Reparatur von Bestrahlungs- bzw. Chemotherapieschäden verhindert (Mendelsohn, 1997).

Blockade anderer Wachstumsfaktorrezeptoren

Andere wichtige Wachstumsfaktorrezeptoren, die potenzielle therapeutische Zielstrukturen in der onkologischen Therapie darstellen, sind u.a. der PDGF-R, der VEGF-R, und der FGF-R. Gegen die genannten Rezeptoren sind u.a. TK-Inhibitoren in der klinischen Entwicklung und z.T. auch schon zur Therapie zugelassen. Der PDGF-R ist z.B. in Hirntumoren (genauer: Glioblastomen) vermehrt exprimiert. Der TK-Inhibitor *Imatinib* (Glivec) inhibiert u.a. die TK-Aktivität des PDGF-R, aber zusätzlich auch die Kinasen c-Abl und c-Kit. *Sorafenib* (Nexavar) und *Dasatinib* (Sprycel) blockieren ebenfalls die PDGF-R-TK und außerdem noch andere Kinasen. Der FGF-R ist bei einigen Tumorerkrankungen, z.B. beim multiplen Myelom, aufgrund von Mutationen verstärkt aktiv (Chesi, M. et al., 1997).

Es gibt bereits MTK-Inhibitoren, die auch zu einer Hemmung des FGF-R führen, z.B. *Sorafenib* (Nexavar). Da der VEGF-R eine zentrale Stellung für die Angiogenese einnimmt, wird er gesondert besprochen (S. 131). Viele Wachstumsfaktorrezeptoren stimulieren das Zellwachstum insbesondere über eine Aktivierung von Ras. Ras ist ein zentrales Glied in verschiedenen für das Wachstum wichtigen Signalwegen. Die Blockade von Ras blockiert entsprechend auch zahlreiche Wachstumsstimulierende Signalwege (S. 133).

Hemmung der Angiogenese

Tumorzellen benötigen wie normale Zellen auch Sauerstoff und Nährstoffe, um zu wachsen und sich zu vermehren. Wenn der Tumor wächst, droht eine ungenügende Versorgung mit Sauerstoff, Nährstoffen und Wachstumsfaktoren. Schon ab einer Größe von 1 bis 2mm benötigen die Tumorzellen eigene Blutgefäße. Zu diesem Zweck setzen Tumoren Wachstumsfaktoren frei, die das Wachstum und die Neubildung von Blutgefäßen stimulieren können (sog. Angiogenese). Die Induktion der Angiogenese überwindet diese Wachstumseinschränkungen und ermöglicht es dem Tumor, nicht nur zu wachsen, sondern auch an anderen Stellen im Körper zu metastasieren (Abb. 8.18). Der Grad der Gefäßbildung im Tumor (Vaskularisation) korreliert dabei mit der Metastasierung und der Prognose des Patienten.

M Wenn die Angiogenese gehemmt wird, sterben Tumorzellen durch einen Mangel an Sauerstoff und Nährstoffen. Gleichzeitig wird die Metastasierung geblockt.

Um die Bildung von neuen Blutgefäßen zu induzieren, können Tumorzellen sog. tumo-

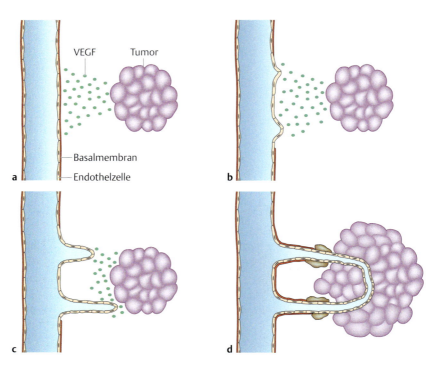

Abb. 8.18 Angiogenese beim Tumorwachstum (©Uni-Leipzig).

rangiogenetische Faktoren (engl.: tumour angiogenic factors, TAFs) freisetzen. Diese Faktoren beinhalten Wachstumsfaktoren wie VEGF sowie TGF-alpha. Diese Faktoren locken Endothelzellen (Zellen, die die Gefäßwände auskleiden) aus benachbarten Kapillaren zum Tumor und stimulieren deren Proliferation und Organisation zu neuen Kapillaren. Die in hoher Dichte in und um die Tumormasse neu gebildeten Blutgefäße sind verstärkt durchlässig, und dadurch ein leicht zugängliches Ausfallstor für die Verbreitung von Tumorzellen im ganzen Körper. Proliferierende Endothelzellen können andere Faktoren ausscheiden, wie z.B. PDGF, die umgebende Zellen zu Wachstum und Stützung der Gefäße anregen.

Derzeit laufen viele klinische Studien, die Angiogenese-Hemmer untersuchen. Angiogenese-Hemmer richten sich nicht direkt gegen Tumorzellen, sondern greifen im Wesentlichen an Endothelzellen an. Es werden zwei Arten von Angiogenese-Hemmern unterschieden:
– direkte Hemmstoffe,
– indirekte Hemmstoffe.

Direkte Hemmstoffe. Diese haften sich an Wachstumsfaktoren, z.B. VEGF, oder an intrazelluläre Strukturen in den Endothelzellen. Ein wichtiges Beispiel für einen direkten Hemmstoff ist der monoklonale IgG-Antikörper *Bevacizumab* (Avastin), der an VEGF bindet. Er wird z.B. beim metastasierenden kolorektalen Karzinom eingesetzt. Die Blockade des VEGF-Signalweges, z.B. durch Bevacizumab, ist ein zentraler Ansatz, der die Angiogenese und damit das Tumorwachstum hemmt, und der bereits in der Onkologie regelmäßig eingesetzt wird. Ein anderes Beispiel für einen direkten Hemmstoff ist *Angiostatin*, das an Bestandteile des Zytoskelettes u.a. in Endothelzellen bindet und somit die Zellvermehrung und -beweglichkeit unterbindet.

Indirekte Hemmstoffe. Diese hemmen die Wirkung von Wachstumsfaktoren (z.B. VEGF), die für die Angiogenese wichtig sind. Dazu gehören z.B. die neueren VEGF-R-TK-Inhibitoren, die VEGF-R1 und VEGF-R2 selektiv und potent hemmen, z.B. *PTK787/ZK 2225284*, das z.Z. in Phase III-Studien beim kolorektalen Karzinom untersucht wird. Einige moderne bzw. kürzlich zugelassene MTK-Inhibitoren wirken u.a. über eine VEGF-R-Blockade. Dies gilt z.B. für *Sorafenib*

(Nexavar), das nachgewiesenermaßen anti-angiogene Effekte aufweist.

Das früher als *Contergan* bekannt gewordene Schlafmittel *Thalidomid* hat anti-angiogene Wirkung, vermutlich u.a. auch über eine Hemmung des VEGF-R, und wird deshalb bei Tumoren, z.B. dem Plasmazytom, eingesetzt. Das Somatostatinanalogon *Octreotid*, das z.B. bei neuroendokrinen Tumoren wirksam die hormonelle Symptomatik eindämmen kann, wirkt vermutlich auch über eine Hemmung des VEGF-Signalweges. Auch eine Hemmung der *Cyclooxygenase-2* (COX-2) hat hemmende Effekte auf den VEGF-R-Signalweg und könnte in der Onkologie genutzt werden. Besser bekannt ist COX-2 für die Therapie von Schmerzen: Zahlreiche Schmerzmittel, insbesondere nicht-steroidale Antirheumatika, z.B. Ibuprofen, wirken über eine Hemmung der COX-2.

Eine zentrale Rolle in der VEGF-induzierten Signaltransduktion spielt das Protein „mammalian Target of Rapamycin" (**mTOR**). Hemmstoffe von mTOR werden bereits zur Unterdrückung des Immunsystems bei transplantierten Patienten eingesetzt. Eine Hemmung von mTOR ist aber wahrscheinlich auch ein brauchbares Therapieprinzip bei Tumorerkrankungen z.B. bei neuroendokrinen Tumoren, da sie u.a. das VEGF-Signal unterdrücken.

M Eine Angiogenesehemmung kann meist nicht von anderen Therapieprinzipien getrennt werden. So wirken EGF-R-Inhibitoren auch gleichzeitig anti-angiogen. Das gilt z.B. für den EGF-R-Antikörper Trastuzumab (Herceptin), ebenso wir für EGF-R-TK-Inhibitoren, z.B. ZD1839 (Iressa).

Weitere anti-angiogene Wirkstoffe. Für das Einwachsen von Gefäßen in einen Tumor spielen außerdem sog. Integrine eine wichtige Rolle. Der Wirkstoff *Cilengitide*, ein kleines ringförmiges Protein, hemmt eine Subklasse von Integrinen und wirkt damit der Gefäßeinsprossung in den Tumor entgegen. Cilengitide wurde bereits in Studien bei Hirntumoren (Glioblastomen) eingesetzt.

Ein Produkt eines Schimmelpilzes, *Fumagilin*, wird unter der Bezeichnung TNP-470 in klinischen Studien zur Tumortherapie verwendet. Fumagilin hemmt effektiv das Wachstum von Endothelzellen (Kruger u. Figg, 2000).

Eine weitere für die Tumortherapie interessante Substanzgruppe schädigt direkt die Endothelzellen in Tumoren (Gruppe der „Vascular-disrupting agents (VDA), z.B. *Combretastatin A4*) (Tozer et al., 2005).

Nebenwirkungen

Der beim metastasierten kolorektalen Karzinom inzwischen regelmäßig eingesetzte VEGF- Antikörper Bevacizumab verursacht relativ häufig einen Bluthochdruck. Wie einige andere Angiogenesehemmstoffe auch, erhöht Bevacizumab geringfügig das Risiko für Magen-Darm-Blutungen. Darüber hinaus gibt es zahlreiche spezielle Nebenwirkungen von Angiogenesehemmern, die hier nicht sämtlich aufgeführt werden sollen.

Hemmung der Metastasierung

Ansätze zur Hemmung der Angiogenese sind gleichzeitig auch Ansätze zur Hemmung der Metastasierung von Tumoren. Angiogenese ist eine Grundvoraussetzung für die Metastasierung. Somit sind Angiogenesehemmer gleichzeitig metastasierungshemmende Substanzen. Eine neu entwickelte Gruppe von Angiogenesehemmern, die eine Metastasierung unterbinden sollen, ist die Gruppe der sog. Matrixmetalloproteaseninhibitoren. Matrixmetalloproteasen sind Enzyme, die z.B. von Tumorzellen freigesetzt werden und dafür sorgen, dass das Bindegewebsgerüst (die sog. extrazelluläre Matrix) um die Tumorzellen herum aufgelöst wird. Durch die Auflösung der extrazellulären Matrix können Gefäße besser in den Tumor einsprossen (Angiogenese) und Tumorzellen können einfacher wandern bzw. Metastasen bilden. Verschiedene Matrixmetalloproteaseninhibitoren werden in klinischen Studien geprüft.

Auch die Anwendung von Hemmstoffen für sog. Endotheline, welche auf Endothelzellen zu finden sind, hemmen die Angiogenese und Metastasierung. Der Endothelin-Blocker Atrasentan wird z.B. bei Patienten mit Prostatakarzinom geprüft (Nelson, 2003).

8

8.3.3 Spezielle Therapieformen

Spezielle Antikörpertherapien

Die Anwendung von Antikörpern hat in den letzten Jahren die therapeutischen Möglichkeiten bei Tumorpatienten deutlich verbessert (Beispiele sind in Tab. 8.4 aufgeführt).

In der Onkologie eingesetzte Antikörper binden spezifisch an Oberflächenstrukturen auf Zellen, die idealerweise nur oder überwiegend auf Tumorzellen zu finden sind (S. 125). Im Folgenden sollen einige Beispiele von Antikörpern aufgeführt werden, die in der Therapie von Tumorpatienten zum Einsatz kommen. Antikörper gegen Wachstumsfaktorrezeptoren wurden bereits besprochen (S. 128).

Rituximab. Der monoklonale Anti-CD20-Antikörper Rituximab (MabThera, Rituxan) ist ein Durchbruch in der Therapie von Lymphomen. Rituximab bindet an Tumorzellen, die auf ihrer Oberfläche CD20 exprimieren. Diese Bindung führt zu einer Induktion von Apoptose in den Tumorzellen. Als Weiterentwicklung wurden CD20-Antikörper auch mit strahlenden Verbindungen gekoppelt (**Tab. 8.4**).

Gentuzumab-Ozogamin. Dieser Wirkstoff (Produktname: Mylotarg) ist ein weiteres Beispiel für einen gekoppelten Antikörper. Er bindet an die Oberflächenstruktur CD33, die von Leukämiezellen exprimiert wird, und ist mit einer zytotoxischen Substanz gekoppelt.

Alemtuzumab. Der humanisierte Anti-CD52-Antikörper Alemtuzumab (MabCampath) wird seit 2001 bei Patienten mit chronisch lymphatischen Leukämien eingesetzt.

Denosumab. Ein weiteres Beispiel für eine Antikörpertherapie in der Onkologie ist der Einsatz von Denosumab, einem weiteren humanisierten monoklonalen Antikörper, der Patienten mit Knochenmetastasen zugute kommen könnte. Der Antikörper ist gegen den sog. RANK-Liganden gerichtet, einem Faktor, der für Bildung, Funktion und Überleben von knochenabbauenden Zellen (Osteoklasten) essenziell ist. Der Antikörper soll somit verhindern, dass die Knochensubstanz von Patienten abgebaut wird.

Weitere Antikörpertherapien. Ein weiteres Beispiel sind Antikörper gegen bestimmte Oberflächenantigene (MN-Antigene), die für die Tumorzellproliferation von Bedeutung sind, z.B. WX-G250 (Rencarex). Beim Nierenzellkarzinom wurde dieser Antikörper bereits an Patienten eingesetzt (Bleumer, I. et al., 2004). Der Antikörper 17-1A erkennt ein Antigen, Ep-CAM, welches auf vielen Karzinomzellen exprimiert ist. Ep-CAM ist für den Kontakt zwischen Karzinomzellen wichtig. Die Blockade verhindert entsprechend, dass sich Karzinomzellen zusammenlagern können.

Antikörper als Impftherapien. Es gibt auch Antikörper, die für Impftherapien verwendet werden. Der Impfstoff *105AD7* z.B. besteht aus humanen Antikörpern, die der Oberflächenstruktur CD55 ähneln. CD55 ist z.B. auf kolorektalen Karzinomzellen vermehrt zu finden und schützt Tumorzellen vor einem Angriff des Komplementsystems. Durch den Antikörper wird die Immunantwort des Patienten gegen CD55 verstärkt.

Ausblick. Es gibt zahlreiche weitere Antikörper, die für onkologische Therapien entwickelt werden. Die Therapie mit monoklonalen Antikörpern hat in den letzten Jahren große Fortschritte gemacht. Ursache dafür ist u.a. die Möglichkeit, humane Antikörper gentechnisch herzustellen. Auch die Möglichkeit, Antikörper mit Tumor-schädlichen Substanzen zu koppeln, die über die Bindung des Antikörpers an den Tumor herangebracht werden, eröffnet neue therapeutische Optionen.

Spezielle Formen Apoptose-induzierender Therapien

Wie bereits ausgeführt, ist die Induktion von Apoptose (S. 127) bzw. des programmierten Zelltodes ein allgemeines onkologisches Therapieprinzip, denn Medikamente zur Behandlung von Tumoren, z.B. Chemotherapeutika, entfalten einen Großteil ihrer Wirkung indirekt über den programmierten Zelltod. Im Folgenden soll nur auf einige Ansätze der direkten Stimulation des Apoptoseprogramms eingegangen werden.

Stimulation des TRAIL-Todesrezeptors. Ein wichtiger neuer Therapieansatz ist die Stimulation des TRAIL-Todesrezeptors, der sich vornehmlich auf Tumorzellen, nicht aber auf normalen Körperzellen befindet. Todesrezeptoren sind Sensoren auf der Zelloberfläche, deren Aufgabe darin besteht, Todessignale aus der Umgebung ins Zellinnere zu vermitteln. Es werden z.Z. innovative Therapieansätze entwickelt, um die TRAIL-Rezeptoren auf Tumorzellen zu aktivieren. Beispielsweise wurde in einer Studie zur Therapie von Patienten mit kolorektalen Karzinomen bereits der Ligand TRAIL verabreicht. Es ist eine große Herausforderung für die medizinische Forschung, herauszufinden, wie Tumorzellen gegenüber einer TRAIL-Stimulation noch effektiver sensitiviert werden können (Buchsbaum et al., 2006).

Bcl-2-Hemmung. Viele Tumoren zeigen eine starke Expression von Proteinen der sog. Bcl-2 Familie. Anti-apoptotische Mitglieder dieser Familie hemmen die Apoptose in Tu-

Tab. 8.4 Beispiele von Antikörpertherapien in der Onkologie

Wirkstoff (Produktname)	Typ	Zielstruktur	Indikationsbeispiele
Cetuximab (Erbitux)	Chimärer Ak	EGFR	kolorektales Karzinom
Trastuzumab (Herceptin)	Humanisierter Ak	HER2	Mammakarzinom
Bevacizumab (Avastin)	Humanisierter Ak	VEGF	Kolorektales Karzinom
Rituximab (Rituxan)	Chimärer Ak	CD20	Non-Hodgkin-Lymphome
Alemtuzumab (Campath)	Humanisierter Ak	CD52	chronisch lymphatische Leukämie
Gentuzumab (Mylotarg)	Humanisierter Ak, gekoppelt mit Toxin	CD33	akute myeloische Leukämie
Trositumomab (Bexxar)	Muriner Ak, gekoppelt mit radioaktiver Substanz	CD20	Non-Hodgkin-Lymphome

morzellen und schützen damit Tumorzellen vor dem Zelltod. Dies geschieht dadurch, dass diese Proteine eine Aktivierung von Mitochondrien blockieren (S. 127). Es gibt verschiedene Ansätze, Bcl-2-Proteine zu hemmen und damit Apoptose in Tumorzellen auszulösen. Ein Ansatz ist die Verwendung von Antisense-Oligonukleotiden die speziell gegen ein Bcl-2-Protein gerichtet sind, z. B. *Oblimersen* (G3139, Genasense). Die Ergebnisse in Phase III-Studien waren allerdings eher enttäuschend (Kim et al., 2004).

Ein weiterer Ansatz ist der Einsatz von niedermolekularen Bcl-2-Hemmern, sog. BH3-Mimetika. Diese Inhibitoren ähneln in ihrem Aufbau den sog. BH3-Proteinen. BH3-Proteine sind Apoptose-fördernde Proteine, die in Tumorzellen von anti-apoptotischen Bcl-2-Proteinen in Schach gehalten werden. Dringen BH3-Mimetika in eine Tumorzelle ein, so fangen sie die anti-apoptotischen Bcl-2-Proteine ab. Auf diese Weise werden die in den Tumorzellen vorhandenen BH3-Proteine aus ihrer Bindung mit den Bcl-2-Proteinen gelöst und können dann eine Aktivierung von Mitochondrien und schließlich Apoptose auslösen. Die in klinischen Studien bereits eingesetzten Bcl-2-Mimetika haben den Vorteil, dass sie gleichzeitig mehrere verschiedene Bcl-2-Proteine hemmen, sodass der Apoptose-fördernde Effekt verstärkt ist.

Inhibition von Proteasomen. Ein bereits zugelassenes Therapieprinzip, das in erster Linie über die Induktion von Apoptose wirkt, ist die Inhibition von sog. Proteasomen. Proteasomen sind Multienzymkomplexe, die im Zytoplasma markierte ("ubiquitinierte") Proteine abbauen und wichtig sind für die Zellhomöostase. In Tumorzellen ist ihre Konzentration stark erhöht, wodurch der Zellzyklus aktiviert wird. Durch eine Inhibition der Proteasomen wird die Zellteilung gestoppt und Apoptose induziert. *Bortezomib* (Velcade) ist eine chemische Substanz, die Proteasomen hemmt und für die Therapie des multiplen Myeloms zugelassen ist.

Ausblick. Eine große Zahl an Therapien zur direkten Apoptosestimulation ist in Entwicklung und in Versuchen mit Mäusen bereits erfolgreich eingesetzt worden. Die Zukunft wird darin liegen, dem Patienten Substanzen zu verabreichen, die Tumorzellen für Apoptose empfindlicher machen und diese Substanzen dann z. B. mit Chemotherapeutika

oder Bestrahlung zu kombinieren, um eine maximale Wirkung am Tumor zu erreichen.

Spezielle Therapien mit Kinaseinhibitoren

Kinaseinhibitoren nehmen inzwischen einen wichtigen Platz in der onkologischen Therapie ein. Eine Reihe von TK-Inhibitoren zur Blockade von Wachstumsfaktorrezeptoren wurde bereits beschrieben (S. 128). Im Folgenden sollen weitere Beispiele von TK-Inhibitoren erwähnt werden, die bereits im klinischen Alltag verwendet werden.

Hemmung der Bcr-Abl-TK. Der Wirkstoff *Imatinib* (STI 571, Glivec) wurde entwickelt, um die aktivierte Bcr-Abl-TK zu hemmen. Eine chromosomale Translokation führt zu einem Fusionsprotein aus Bcr und Abl, und dadurch bedingt zu einer Aktivierung der Bcr-Abl-TK. Diese kann z. B. die PI3-Kinase in Abwesenheit von Wachstumsfaktoren aktivieren. Dieses Onkogen wurde ursprünglich bei der chronisch-myeloischen Leukämie (CML) entdeckt und kann bei 90-95 % der CML-Patienten beobachtet werden (Diagnose über Nachweis des sog. Philadelphia-Chromosoms). Die Entwicklung von Imatinib stellt daher einen Meilenstein in der Therapie von Patienten mit CML dar. Wie bei anderen onkologischen Therapieformen entwickeln die Tumorzellen allerdings Resistenzmechanismen, die die Wirkung von Imatinib abschwächen können. Dazu gehören Mutationen in der Bcr-Abl-TK, die die Bindung von Imatinib verhindern.

Im Falle einer fehlenden Wirksamkeit von Imatinib, z. B. bei Patienten mit CML, kommt ein 2006 zugelassener MTK-Inhibitor *Dasatinib* (Sprycel), in Frage. In der klinischen Prüfung befindet sich auch der Bcr-Abl-Inhibitor *Nilotinib*.

c-Kit TK-Inhibitoren. c-Kit ist eine RTK, die z. B. bei sog. gastrointestinalen Stromatumoren (GIST-Tumoren) genetisch verändert und dadurch verstärkt aktiv sein kann. Da Imatinib auch die Aktivität von c-Kit hemmt, wird es auch bei dieser Tumorart eingesetzt. Ein 2006 in der EU zugelassenes Präparat ist der c-Kit TK-Inhibitor *Sunitinib* (Sutent), das u. a. bei Versagen einer Imatinib-Therapie bei GIST-Tumoren zum Einsatz kommt. Bei Imatinib und Sunitinib hat sich eindeutig gezeigt, dass das Ansprechen auf die Therapie abhängig von genetischen Veränderungen

in den Tumorzellen ist (sog. Genotyp des Tumors). Hat c-Kit eine bestimmte Mutation (z. B. die sog. KIT-Exon-11 Mutation), so sprechen Patienten mit Stromatumoren besser auf Imatinib an (Herrmann et al., 2006). Mutationen in c-Kit können auch bei der Suche nach einer optimalen Dosis herangezogen werden; bei bestimmten Mutationen kann eine erhöhte Dosis für den Patienten vorteilhaft sein. Derartige Mutationsanalysen werden im klinischen Alltag allerdings noch nicht generell empfohlen. Kenntnisse über Korrelation zwischen bestimmten Genotypen und Ansprechen auf eine Therapie können in Zukunft beim Einsatz von TK-Inhibitoren eine wichtige Bedeutung für die Therapieentscheidung erlangen.

Blockierung von Ras-Proteinen. Ras-Proteine sind wesentlich an der Regulation des Zellwachstums beteiligt. Gene aus der Ras-Familie sind potenzielle Onkogene, d. h. diese Gene können durch Mutationen dereguliert werden und eine Tumorentstehung begünstigen. Zu den Ras-aktivierenden Stimuli zählen Wachstumsfaktoren und ihre Rezeptoren, z. B. EGF-R. Wird Ras aktiviert, bindet es das sog. Guanosintriphosphat (GTP) und wird dadurch aktiv (Schalter an). Durch die GTPase-Aktivität von Ras wird GTP in GDP und Phosphat gespalten (hydrolysiert), wodurch wiederum ein Zielprotein phosphoryliert werden kann. Ras ist dann an GDP gebunden und damit inaktiv (Schalter aus). Über 20 % aller menschlichen Tumoren weisen Mutationen im Ras-Gen auf, die zu einer verstärkten Ras-Aktivierung, d. h. verstärkten Bindung von GTP an Ras führen. Große Anstrengungen werden unternommen, um Medikamente zu entwickeln, die das aktive, GTP-bindende Ras blockieren. Ein Hauptweg, über den Ras das Wachstum von Tumorzellen stimuliert, ist die Aktivierung der Kinase Raf. Nach Aktivierung von Raf wird das Signal über Phosphorylierungsschritte an MEK- und schließlich an ERK-Kinasen durch Phosphorylierungen weitergegeben (sog. Ras/Raf/MEK/ERK-Signalweg). *Sorafenib* (Nexavar) inhibiert diesen Signalweg über eine Blockade der Raf-Kinase. Diese Substanz inhibiert gleichzeitig weitere Kinasen wie die VEGF-R-TK. Andere TK-Inhibitoren inhibieren die MEK-Kinase direkt. Eine solche Substanz ist z. B. *CI-1040*, das z. Z. in klinischen Studien bei verschiedenen Tumorentitäten getestet

8

wird. Auch die sog. Farnesyltransferasen setzen an diesem Signalweg an (s. u.).

Hemmung der PI3-Kinase. Die zytoplasmatisch lokalisierte Phosphatidylinositol-3-Kinase (PI3-Kinase) wird u. a. durch Wachstumsfaktor-Rezeptoren aktiviert und spielt eine zentrale Rolle bei der Regulation zahlreicher zellulärer Prozesse wie Zellproliferation, -motilität und -überleben. Die Hemmung der PI3-Kinase ist ein potenzieller therapeutischer Ansatz bei Tumorpatienten, da eine verstärkte PI3-Kinase-Aktivität in Tumorzellen wichtig für deren Überleben ist. Bislang sind noch keine direkten PI3-Kinase-Inhibitoren in der onkologischen Therapie zugelassen. Die Kinase mTOR wird u. a. über die PI3-Kinase aktiviert. mTOR reguliert u. a. eine Reihe wichtiger Schlüsselproteine für den Zellzyklus. Eine Blockade von mTOR hat anti-tumorale Effekte, da es den Zellzyklus in Tumorzellen blockiert. *CCI-779* ist ein mTOR-Inhibitor, der im Rahmen von Studien anti-tumorale Effekte beim Pankreaskarzinom gezeigt hat.

Hemmung der FLT3-Kinase. FLT3 (FMS-like tyrosine kinase 3) ist eine RTK, die bei Patienten mit akuter myeloischer Leukämie (AML) häufig auf den Leukämiezellen (bzw. Blasten) exprimiert ist und dort auch häufig Mutationen aufweist, die zu einer verstärkten Aktivität der Kinase führen. Verschiedene Inhibitoren für FLT3 sind in Entwicklung. Der Kinaseinhibitor *Sorafenib* (Nexavar) hemmt u. a. auch die FLT3-Kinase.

Hemmung der Serin/Threonin-Kinase. Die Proteinkinase C, eine Serin/Threonin-Kinase, wird u. a. über Ras aktiviert. Inhibitoren der Proteinkinase C, z. B. *Bryostatin*, werden bereits in klinischen Studien, z. B. beim Bronchialkarzinom, eingesetzt. Ebenfalls zur Gruppe der Serin/Threonin-Kinasen gehören die Cyclin-abhängigen Kinasen (CDKs), die für den Zellzyklus von großer Bedeutung sind. In normalen Körperzellen ist der Zellzyklus ein streng kontrollierter Prozess. Tumorzellen können sich unkontrolliert teilen, indem sie sich dieser Zellzykluskontrolle entziehen, z. B. über eine Fehlregulation der CDKs. Die Modulation von CDKs ist deshalb ein interessanter therapeutischer Angriffspunkt. Ergebnisse klinischer Studien liegen z. B. für den CDK-Inhibitor *Flavopiridol* in Kombination mit Chemotherapie beim Bronchialkarzinom vor (Dy u. Adjei, 2002).

Hemmung von Hsp90. Die Stabilität einiger TK wird durch sog. Hitzeschock-Proteine (z. B. *Hsp90*) reguliert. Inhibitoren von Hsp90, die sich in der klinischen Entwicklung befinden, können auf diese Weise z. B. die Stabilität von EGF-R untergraben und das Tumorwachstum hemmen.

Andere zielgerichtete Therapien

Es gibt zahlreiche weitere zielgerichtete Therapieverfahren in der Onkologie. Inhibitoren von Farnesyltransferasen z. B. setzen an dem für das Überleben von Tumorzellen wichtigen Ras/Raf/MEK/ERK-Signalweg an (S. 133). Farnesyltransferasen sind Enzyme, die Moleküle auf Ras-Proteine übertragen und ihnen damit die Verankerung an die Zellmembran ermöglichen, was wiederum eine Voraussetzung für die Aktivierung von Ras-Proteinen ist. Es sind zahlreiche Farnesyltransferase-Inhibitoren entwickelt worden, die sich noch in der klinischen Prüfung befinden. Eine Reihe weiterer Therapien können zu zielgerichteten Therapien im weiteren Sinne gerechnet werden. Dazu zählen Telomerasehemmung, Histondeacetylasehemmung, Anti-Hormontherapien, Cyclooxygenasehemmung und andere Therapien, auf die hier nicht näher eingegangen werden soll.

8.3.4 Grenzen zielgerichteter Therapien

Ein wesentliches Problem bei der onkologischen Therapie ist die Entwicklung von Resistenzen in Tumorzellen. Dies gilt für Chemo- und Strahlentherapie ebenso wie für die verschiedenen Ansätze zielgerichteter Therapien. Eine Tumorzelle kann entweder von vornherein resistent gegen eine zielgerichtete Therapie sein, oder sie kann durch Auftreten von Mutationen resistent werden. Resistenz kann z. B. bedeuten, dass ein TK-Inhibitor nicht mehr an der Kinase andocken kann, weil sich die Konformation der Kinase durch Mutationen verändert. Entscheidend bei der onkologischen Therapie ist, diese Resistenzen zu erkennen, und ein Therapeutikum entweder gar nicht zu verabreichen, oder die Therapie frühzeitig abzubrechen, falls keine Wirksamkeit besteht. Die Effektivität einer Monotherapie, z. B. mit einem TK-Inhibitor, ist nicht zuletzt aufgrund der zahlreichen Interaktionen innerhalb der zellulären Signaltransduktion limitiert. So können z. B. die „Tumor-fördernden" Gene, die über den VEGF-R-Signalweg aktiviert werden, auch über andere Rezeptoren aktiviert werden. Somit bedeutet die Ausschaltung eines Signalweges nicht zwangsläufig die Ausschaltung eines bestimmten „Tumor-fördernden" Gens.

Darüber hinaus ist ein Tumor anpassungsfähig. Die Ausschaltung eines für ihn wichtigen Signalweges kann durch eine Überaktivität eines anderen Signalwegs ausgeglichen werden. Die Signalwege in einer Tumorzelle sind sehr komplex und noch nicht vollständig aufgeklärt. Weiterhin können auch Nebenwirkungen den Einsatz zielgerichteter Therapien limitieren. Auch wenn die Nebenwirkungen i. d. R. geringer als bei Strahlen- oder Chemotherapien sind, so können sie doch nicht selten zum Therapieabbruch führen (z. B. aufgrund allergischer Reaktionen bei Antikörpertherapien oder Hautveränderungen bei Wachstumsfaktorrezeptorblockade).

Ein weiterer limitierender Aspekt sind wirtschaftliche Gesichtspunkte. In Zeiten eingeschränkter Ressourcen im Gesundheitssystem bedeuten die zahlreichen Entwicklungen zielgerichteter onkologischer Therapien enorme gesundheitsökonomische Herausforderungen. Die Anwendung neuer Therapieverfahren in der onkologischen Therapie sowie die Anwendung diagnostischer Verfahren zur individuellen Anpassung zielgerichteter Therapien sind ein ökonomischer Kraftakt.

8.3.5 Ausblick

Die meisten fortgeschrittenen Tumorerkrankungen sind trotz des Einsatzes neuer zielgerichteter Therapien nicht kurativ zu behandeln, d. h. nicht heilbar. Allerdings hat die Entwicklung zielgerichteter Therapien die therapeutischen Möglichkeiten bei Tumorerkrankungen bereits jetzt schon erheblich erweitert. In den nächsten Jahren werden zahlreiche neue zielgerichtete Therapien zum Einsatz kommen, die Entwicklung steht aktuell erst am Anfang. Der therapeutische Erfolg zielgerichteter Therapien wird in Zukunft von einer intelligenten Kombination von Substanzen, einschließlich einer Kombination mit Zytostatika, abhängen.

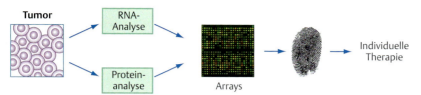

Induvidualisierte Therapie

Tumor → RNA-Analyse → Arrays → Individuelle Therapie
Tumor → Protein-analyse → Arrays

Abb. 8.19 Individualisierte Tumortherapie. Durch Analyse der RNA und der Proteine in Tumoren kann durch sog. Arrays ein „Fingerabdruck" des Tumors hergestellt werden, der dann als Grundlage für die Therapieauswahl dient.

Der Einsatz zielgerichteter Therapie muss dabei Hand in Hand mit zielgerichteter Diagnostik gehen, denn nur der Patient, für dessen Tumor eine bestimmte Zielstruktur auch relevant ist, kann von einer entsprechenden zielgerichteten Therapie profitieren. Das bedeutet, dass zielgerichtete Therapien in Zukunft mehr und mehr zu einer individualisierten Therapie von Krebspatienten führen werden. In Zukunft wird es immer wichtiger, vor einer Tumortherapie die speziellen Eigenschaften des Tumors bei jedem einzelnen Patienten abzufragen und dann ganz gezielt eine individuelle, maßgeschneiderte Therapie auszuwählen (Abb. 8.19).

Die erweiterten Therapiemöglichkeiten in der Onkologie werden sich in Zukunft auf die Arbeitsbelastung des Pflegepersonals auswirken und erfordern einen deutlich erhöhten Bedarf an Patientenaufklärung.

Literatur

Atkins, M. et al.: Sunitinib maleate. Nat Rev Drug Discov 5 (2006) 279

Baselga, J.: A new anti-ErbB2 strategy in the treatment of cancer: prevention of ligand-dependent ErbB2 receptor heterodimerization. Cancer Cell 2 (2002) 93

Bleumer, I. et al.: A phase II trial of chimeric monoclonal antibody G250 for advanced renal cell carcinoma patients. Br J Cancer 90 (2004) 985

Buchsbaum, D.J. et al.: TRAIL receptor-targeted therapy. Future Oncol 2 (2006) 493

Chesi, M., et al.: Frequent translocation t(4;14)(p16.3;q32.3) in multiple myeloma is associated with increased expresseion and activating mutations of fibroblast growth factor receptor 3. Nat Genet, 16 (1997) 260

Ciardiello, F., Tortora, G.: Anti-epidermal growth factor receptor drugs in cancer therapy. Expert Opin Investig Drugs 11 (2002) 755

Dy, G.K., Adjei, A.A.: Novel targets for lung cancer therapy: part I. J Clin Oncol 20 (2002) 2881-94

Fire, A. et al: Potent and specific genetic interference by double-stranded RNA in Caenorhabditis elegans. Nature 391 (1998) 806

Herrmann, C. et al: Relevance of genotype in the treatment of advanced gastrointestinal stromal tumors with imatinib and sunitinib - hits and misses. Z Gastroenterol, 44 (2006) 1259

Jansen, B., Zangemeister-Wittke, U.: Antisense therapy for cancer--the time of truth. Lancet Oncol 3 (2002) 672

Kim, R. et al: Preclinical evaluation of antisense bcl-2 as a chemosensitizer for patients with gastric carcinoma. Cancer 101 (2004) 2177

Kruger, E.A., Figg, W.D.: TNP-470: an angiogenesis inhibitor in clinical development for cancer. Expert Opin Investig Drugs 9 (2000) 1383

Kwak, E.L. et al: Irreversible inhibitors of the EGF receptor may circumvent acquired resistance to gefitinib. Proc Natl Acad Sci USA 102 (2005) 7665

Martinelli, G. et al.: Dual tyrosine kinase inhibitors in chronic myeloid leukemia. Leukemia 19 (2005) 1872

Mendelsohn, J.: Epidermal growth factor receptor inhibition by a monoclonal antibody as anticancer therapy. Clin Cancer Res 3 (1997) 2703

Nelson, J.B.: Endothelin inhibition: novel therapy for prostate cancer. J Urol 170 (2003) 65; discussion 67

Neskovic-Konstantinovic, Z. et al.: Expression of epidermal growth factor receptor in breast cancer, from early stages to advanced disease. J Exp Clin Cancer Res 18 (1999) 347

Phan, G.Q. et al.: Cancer regression and autoimmunity induced by cytotoxic T lymphocyte-associated antigen 4 blockade in patients with metastatic melanoma. Proc Natl Acad Sci USA 100 (2003) 8372

Piccart-Gebhart, M.J. et al.: (2005) Trastuzumab after adjuvant chemotherapy in HER2-positive breast cancer. N Engl J Med, 353, 1659

Schulze-Bergkamen, H., Krammer, P.H.: Apoptosis in cancer--implications for therapy. Semin Oncol 31 (2004) 90

Stern, M., Herrmann, R.: Overview of monoclonal antibodies in cancer therapy: present and promise. Crit Rev Oncol Hematol 54 (2005) 11

Tozer, G.M. et al.: Disrupting tumour blood vessels. Nat Rev Cancer 5 (2005) 423

Tsao, M.S. et al.: Erlotinib in lung cancer - molecular and clinical predictors of outcome. N Engl J Med 353 (2005) 133

Ullenhag, G.J. et al.: A neoadjuvant/adjuvant randomized trial of colorectal cancer patients vaccinated with an anti-idiotypic antibody, 105AD7, mimicking CD55. Clin Cancer Res 12, (2006) 7389

Wakeling, A.E.: Epidermal growth factor receptor tyrosine kinase inhibitors. Curr Opin Pharmacol 2 (2002) 382

8

8.4 Stammzelltherapie

Claudia Rössig

Die Stammzelltransplantation stellt eine intensive Therapiemaßnahme dar, die zur Heilung bösartiger und schwerwiegender nichtmaligner Erkrankungen führen kann, jedoch mit erheblichen Gefahren und Belastungen für den Patienten verbunden ist. Mit prophylaktischen Maßnahmen und aufmerksamer Überwachung des Patienten durch geschultes Personal kann die Rate schwerwiegender Komplikationen gesenkt werden. Neue Entwicklungen der Transplantationsmedizin zielen auf eine bessere Verträglichkeit und Wirksamkeit dieses Therapieverfahrens ab.

Prinzip der Stammzelltherapie

Das Prinzip der Stammzelltransplantation beruht auf dem Ersatz eines defekten oder bösartig veränderten Knochenmarks durch ein gesundes Spendersystem. Dabei wird zwischen der Nutzung eigener Zellen des Patienten („autologe Transplantation") und der Gabe von Zellen einer fremden Person („allogene Transplantation") unterschieden. In Deutschland erhalten jährlich etwa 3.500 Patienten eine Stammzelltransplantation, darunter etwa 400 Kinder.

Autologe Transplantation. Autologe Transplantationsverfahren wurden entwickelt, um eine Intensivierung der Chemotherapie bei bösartigen Erkrankungen mit hohem Rückfallrisiko zu ermöglichen. Durch Rückgabe eigener Stammzellen im Anschluss an die Chemotherapie muss auf die Schädigung des blutbildenden Knochenmarks keine Rücksicht genommen werden, was eine erhebliche Dosissteigerung der verwendeten Medikamente erlaubt. Als Voraussetzung für diese Therapie müssen im Vorfeld Stammzellen des Patienten gewonnen und in ausreichender Dosis eingefroren werden.

Allogene Transplantation. Auch bei der allogenen Transplantation spielt die vorbereitende Chemotherapie, die sog. „Konditionierung", eine wichtige Rolle. Bei Leukämien wird durch Zerstörung des gesamten blutbildenden Knochenmarks einschließlich noch verbliebener Leukämiezellen das Risiko eines Rückfalls gesenkt. Darüber hinaus spielt im Unterschied zur autologen Transplantation das fremde Abwehrsystem eine wesentliche Rolle. Abwehrzellen des Spenders, insbesondere T-Zellen, erkennen die Leukämiezellen des Empfängers als fremd und tragen auf diese Weise zur Kontrolle über die Erkrankung bei. Andererseits können sie jedoch durch Reaktionen gegen gesunde Gewebezellen erhebliche Krankheitssymptome verursachen. Aufgrund der Unterschiede der Spender- und Empfängerzellen ist die allogene Transplantation darüber hinaus durch die Möglichkeit einer Abstoßung des Fremdknochenmarks gefährdet. Neben der medikamentösen Beseitigung des Empfängermarks müssen daher bei einer allogenen Stammzelltransplantation vorübergehend abwehrschwächende Medikamente eingesetzt werden.

Indikationen

Die autologe Stammzelltransplantation wird bei der Behandlung verschiedener Tumorerkrankungen des Kindes- und Erwachsenenalters in Hochrisikosituationen eingesetzt. Die häufigsten Indikationen für eine allogene Stammzelltransplantation sind akute Leukämien. Neben der Behandlung bösartiger Erkrankungen kann das Prinzip der Stammzelltransplantation genutzt werden, durch Ersatz des Knochenmarks mit Zellen eines gesunden Spenders angeborene genetische Defekte zu kompensieren. Beispiel dafür sind Stoffwechsel- und Speichererkrankungen, genetische Erkrankungen des Immunsystems (z.B. schwere kombinierte Immundefekte, „SCID") oder Erkrankungen der Blutbildung (z.B. Thalassämie). Die häufigsten Indikationen für eine allogene Stammzelltransplantaton im Kindes- und Erwachsenenalter sind in **Tab. 8.5** genannt.

Auswahl des Spenders

Passende Spender für allogene Stammzelltransplantationen werden auf der Basis von Gewebemerkmalen, sog. Histokompatibilitätsantigenen (HLA), ausgesucht. HLA-Merkmale finden sich auf der Oberfläche fast aller Körperzellen. Sie werden von fremden T-Zellen erkannt. Der ideale Spender ist ein HLA-identischer Geschwisterspender, der im Rahmen einer Familientypisierung identifiziert wird. Die statistische Wahrscheinlichkeit für eine komplette Übereinstimmung der Gewebemerkmale zwischen zwei Geschwistern liegt bei 1 zu 4. Liegt innerhalb der Kernfamilie kein passender Spender vor, wird die Fremdspendersuche eingeleitet. Dabei wird mit hochauflösenden molekularen Methoden nach einer möglichst vollständigen Übereinstimmung der Gewebemerkmale zwischen Spender und Empfänger gesucht.

Seit den späten 80er Jahren wurden internationale Datenbanken aufgebaut, in denen weltweit mittlerweile über 8 Millionen Spender mit ihren wichtigsten HLA-Merkmalen registriert sind. Die Wahrscheinlichkeit, für einen Patienten einen geeigneten Fremdspender zu identifizieren, liegt bei 50-80%. Allerdings sind die Gewebemerkmale von Patienten aus ethnischen Minderheiten in den verfügbaren Registern unterrepräsentiert, sodass die Suche für diese Patienten häufiger erfolglos ist. Ist ein passender Spender gefunden worden, muss die HLA-Übereinstimmung mit einer erneuten Untersuchung bestätigt werden. Darüber hinaus muss der Spender definitiv sein Einverständnis geben, und eine ärztliche Untersuchung darf keine Kontraindikation für die Spende im Sinne einer Gefährdung des Spenders oder Empfängers ergeben.

Stammzellquelle

Das klassische Verfahren der Stammzellgewinnung ist die Knochenmarkentnahme aus dem Beckenkamm. Sie erfolgt in Vollnarkose und erfordert einen 1-2-tägigen stationären Aufenthalt. Dabei kann es zu einem relevanten Blutverlust kommen, der durch eine

Tab. 8.5 Die häufigsten Indikationen für allogene Stammzelltransplantationen im Kindes- und Erwachsenenalter

Erkrankungen	Erwachsene	Kinder
maligne Erkrankungen	– akute lymphoblastische Leukämie (ALL) – akute myeloische Leukämie (AML) – chronische myeloische Leukämie (CML) – myelodysplastisches Syndrom (MDS) – Lymphome – multiples Myelom	
erworbene nicht-maligne Erkrankungen des blutbildenden Systems	– refraktäre Zytopenie – aplastische Anämie	
genetische Erkrankungen des blutbildenden Systems	– Fanconi-Anämie – Thalassämie	
genetische Erkrankungen des Immunsystems		– schwerer kombinierter Immundefekt (SCID) – Wiskott-Aldrich-Syndrom
genetische Stoffwechsel-erkrankungen		– Adrenoleukodystrophie – Mucopolysaccharidose

8

zuvor gewonnene Eigenblutkonserve ausgeglichen werden sollte, um das mit einer Fremdbluttransfusion verbundene Infektionsrisiko zu vermeiden. Bei der autologen und in zunehmendem Maße auch bei der allogenen Transplantation werden aus dem Blut gewonnene, sog. „periphere Blutstammzellen" verwendet. Unter normalen Bedingungen ist die Anzahl dieser Zellen im Blut sehr gering. Durch Gabe von Wachstumsfaktoren der Blutbildung, z.B. G-CSF, kann eine kurzfristige Ausschwemmung dieser Zellen erreicht werden, die maschinell aus dem Blut gesammelt werden können. Für die autologe Stammzelltransplantation erfolgt dies i.d.R. im Anschluss an einen regulären Chemotherapieblock; die gewonnenen Stammzellen werden anschließend bis zur geplanten Rückgabe in flüssigem Stickstoff aufbewahrt. Bei bekannter Metastasierung des Tumors ins Knochenmark kann eine Aufreinigung der Stammzellen erwogen werden, um eine Rückgabe vitaler Tumorzellen an den Patienten zu vermeiden.

Für die allogene Stammzellspende werden die Zellen nach 4-6-tägiger subkutaner Gabe von G-CSF aus dem Blut gesammelt und direkt anschließend transplantiert. Der Spender benötigt keine Narkose und keinen Krankenhausaufenthalt, allerdings ist die Gabe von G-CSF häufig mit Knochenschmerzen und grippeartigen Symptomen verbunden. Vorteile für den Empfänger gegenüber Knochenmark sind die höhere Zellzahl und das etwas raschere Anwachsen der aus dem Blut gewonnenen Zellen. Unabhängig von ihrem Ursprung aus Knochenmark oder Blut enthalten die Transplantate neben den blutbildenden Stammzellen immer auch einen Anteil Spender-T-Zellen, wobei die Anzahl dieser Abwehrzellen in peripheren Stammzelltransplantaten höher ist. Spender-T-Zellen können auch bei HLA-Identität schwere Spender-gegen-Wirt-Reaktionen (GVHD) verursachen. Auf der anderen Seite tragen sie jedoch zum Anwachsen des Transplantats beim Empfänger und zum Schutz gegen Virusinfektionen bei und können durch Abstoßung von Leukämiezellen Rückfälle verhindern. Welcher Stammzellquelle in welcher Situation den Vorzug zu geben ist, muss im Einzelnen noch nachgewiesen werden. Während für Erwachsene mittlerweile überwiegend Blutstammzellen zum Einsatz kommen, wird in der Pädiatrie noch häufig Knochenmark transplantiert.

Konditionierung

Unter Konditionierung versteht man die Vorbehandlung des Patienten vor Transplantation. Sie dient bei der autologen Transplantation der maximalen Zerstörung der Tumorzellen ohne Rücksicht auf die Toxizität gegenüber dem blutbildenden Mark. Darüber hinaus muss sicher gestellt sein, dass im Knochenmark ausreichend Platz für die transplantierten Stammzellen geschaffen wird. Bei der allogenen Transplantation erfolgt zusätzlich eine intensive Schwächung des Abwehrsystems, die sog. „Immunsuppression", sodass die fremden Stammzellen nicht abgestoßen werden. Wesentlicher Bestandteil der Konditionierung ist die Chemotherapie. Vor allem in der Leukämiebehandlung wird sie häufig mit einer Ganzkörperbestrahlung kombiniert. Die Auswahl der Medikamente richtet sich nach der Grundkrankheit.

Die konditionierende Chemotherapie und Bestrahlung gehen mit erheblichen Nebenwirkungen einher. Unmittelbar kommt es häufig zu Übelkeit, Erbrechen, Durchfall und Hauterscheinungen. Bestrahlte Patienten klagen häufig über eine schmerzhafte Schwellung im Bereich der Speicheldrüsen. Mit einem Zeitabstand von wenigen Tagen entwickelt sich eine stark schmerzhafte Schleimhautschädigung im gesamten Magen-Darm-Trakt, die häufig eine intensive Schmerztherapie sowie eine mehrtägige vollständige parenterale Ernährung erfordert. Bei allen Patienten kommt es zu einem Haarausfall, in aller Regel wachsen die Haare nach wenigen Wochen wieder nach.

Transplantation

Im Anschluss an die konditionierende Chemotherapie und/oder Bestrahlung werden die aus dem Knochenmark oder peripheren Blut gewonnenen Stammzellen transfundiert. Bei der autologen Transplantation werden die zu einem früheren Zeitpunkt entnommenen, eingefrorenen Stammzellen in einem 37°C warmen, sterilen Wasserbad aufgetaut und sofort transfundiert, um eine Schädigung durch das enthaltene Gefrierschutzmittel zu vermeiden. Bei allogenen Transplantationen wird das Präparat i.d.R. am Tag der Entnahme frisch verabreicht. Hauptrisiko bei der Transfusion der Zellen sind Unverträglichkeitsreaktionen bis hin zum Kreislaufversagen, die eine gute Überwachung des Patienten erfordern, damit rechtzeitig medikamentös eingegriffen werden kann. Der Tag der Transplantation wird als „Tag 0" bezeichnet.

Aplasie und Engraftment

In der ersten Phase der Transplantation können aufgrund der Zerstörung des Knochenmarks durch die Konditionierung keine Erythrozyten, Thrombozyten und Leukozyten gebildet werden („Aplasie", Abb. 8.20). Das Anwachsen der fremden Stammzellen be-

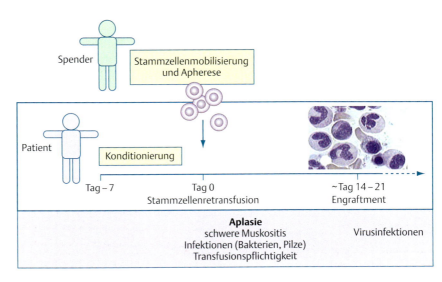

Abb. 8.20 Ablauf der allogenen Stammzelltransplantation.

zeichnet man als „Engraftment". Von einem Leukozyten-Engraftment spricht man bei Nachweis von >500/µl Granulozyten im Blut des Patienten an drei aufeinander folgenden Tagen. Damit ist 2-3 Wochen nach Transplantation der Spenderzellen zu rechnen. In der Zwischenzeit ist der Patient erheblich infektgefährdet. Die Erythrozyten- und Thrombozytenbildung erholt sich häufig erst in den nächsten Wochen, sodass regelmäßig Blutprodukte transfundiert werden müssen.

Um das Infektionsrisiko in der Phase der Aplasie zu senken, erhalten die Patienten eine prophylaktische Behandlung mit Medikamenten gegen Bakterien, Pilze und Viren. Darüber hinaus werden allogene Transplantationen in spezialisierten Zentren durchgeführt, in denen durch Luftfilterung der Räume eine Keimabschirmung des Patienten erreicht wird. Das Risiko der Übertragung von Erregern auf den abwehrgeschwächten Patienten wird auf diese Weise minimiert. Weitere Maßnahmen der Infektionsprophylaxe bestehen in keimarmer Kost, sterilem Umgang mit zentralvenösen Zugängen und konsequenter Mundpflege (Abb. 8.21). Besondere Erfahrung des Pflege- und Ärzteteams mit diesen Patienten ist von großer Bedeutung für einen komplikationsarmen Verlauf der Therapie. Der Patient muss über Notwendigkeit und Inhalt der wesentlichen Schutzmaßnahmen ausführlich aufgeklärt sein. Durch Gabe von Wachstumsfaktoren der Blutbildung (G-CSF) kann die Dauer der Aplasie um einige Tage abgekürzt werden, da die Regeneration der transplantierten Zellen im Knochenmark beschleunigt wird. Bei allogenen Transplantationen wird jedoch nach G-CSF-Gabe eine erhöhte Rate von relevanten Transplantat-gegen-Empfänger-Reaktionen

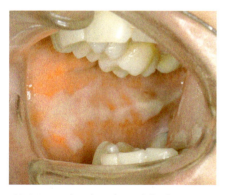

Abb. 8.21 Die Phase der Aplasie geht häufig mit einer schweren Mukositis der Mundschleimhaut einher, die eine konsequente Mundpflege erfordert.

beobachtet, sodass der generelle Einsatz dieses Medikaments in diesem Zusammenhang noch kontrovers diskutiert wird.

Komplikationen

Infektiöse Komplikationen

Bakterien. Auch bei strikter Einhaltung aller Maßnahmen zur Infektionsvermeidung treten bei der Mehrzahl der Patienten in der Phase der Aplasie schwere, lebensbedrohliche Infektionen auf. Die verursachenden Erreger gehören häufig zu dem Keimspektrum, mit dem der Patient selbst besiedelt ist und das bei intaktem Immunsystem keinerlei Krankheitssymptome verursacht. In der Aplasie müssen alle Fieberphasen als schwere bakterielle Infektion (Sepsis) betrachtet werden und nach Entnahme von Blutkulturen sofort mit Antibiotika behandelt werden. Wächst in den Kulturen ein bestimmter Keim an, wird die antibiotische Therapie entsprechend umgestellt. Häufig gelingt der Keimnachweis jedoch auch bei konsequenter Kultivierung von Blutkulturen nicht. In diesem Fall werden Antibiotikakombinationen verabreicht, die sich beim fiebernden abwehrgeschwächten Patienten erfahrungsgemäß als wirksam erwiesen haben. Bei ausbleibender Entfieberung wird der Patient auf eine andere Antibiotikakombination umgestellt. Ist der zentralvenöse Dauerverweilkatheter mit bestimmten Keimen, v.a. gramnegativen Bakterien, besiedelt, muss er evtl. entfernt werden.

Pilze. Neben bakteriellen Infektionen ist der Patient in der Frühphase der Transplantation durch Infektionen mit Pilzen bedroht. Besonders problematisch sind Schimmelpilzinfektionen der Lunge, die sich auf einem Röntgenbild der Lunge nur selten zuverlässig nachweisen lassen. Bei anhaltendem Fieber unter maximaler antibakterieller Therapie wird daher i.d.R. eine Computertomografie der Lunge durchgeführt, und die im Vorfeld begonnene prophylaktische Behandlung gegen Pilze wird intensiviert.

Viren. Nach dem Engraftment verfügt der Patient wieder über ein eigenes Abwehrsystem gegen Bakterien und Pilze. Die vollständige Erholung des blutbildenden Systems erfordert jedoch die Entwicklung eines funktionsfähigen spezifischen Immunsystems mit immunologischem Gedächtnis. Diese Funktionen werden von B-Zellen und T-Zel-

len übernommen, die über einen Zeitraum von 3 Monaten bis zu über einem Jahr aus den Stammzellen heranwachsen und ihre Schutzfunktion erlernen. In dieser Phase besteht ein anhaltend hohes Risiko für Virusinfektionen. Neben Neuinfektionen kann es bei einigen Viren auch durch Reaktivierung des im Körper des Patienten ruhenden Virus zu schweren und bedrohlichen Krankheitserscheinungen kommen. Sehr häufig tritt noch nach mehreren Monaten durch Reaktivierung des Varizella-Zoster-Virus (VZV) eine Gürtelrose (Herpes zoster) auf, die sich unbehandelt auf den gesamten Körper ausbreiten und lebensbedrohlich verlaufen kann. Besonders gefährlich sind Infektionen mit Zytomegalievirus (CMV), Epstein-Barr-Virus (EBV), oder Adenoviren. Prophylaktisch verabreichte antivirale Medikamente bieten nur einen unvollständigen Schutz. Durch regelmäßige Screening-Tests können die wichtigsten Virusinfektionen frühzeitig im Blut des Patienten entdeckt und mit entsprechenden Medikamenten behandelt werden. Eine vollständige Kontrolle der Infektion wird jedoch meist erst nach Erholung des Immunsystems erreicht. Der vor Transplantation bestehende Impfschutz geht in aller Regel verloren, sodass eine erneute Grundimmunisierung empfohlen wird. Während Impfungen mit Totimpfstoffen mit einem Abstand von 1 Jahr nach Transplantation gegeben werden können, sollte mit Lebendimpfstoffen 2 Jahre gewartet werden, da bei abwehrgeschwächten Menschen der Impfstoff selbst Krankheitssymptome auslösen kann.

Abstoßung

Gelegentlich wachsen die Stammzellen des Spenders nicht an oder werden bei allogener Transplantation durch eine Restfunktion der Immunabwehr des Empfängers abgestoßen. Durch Manipulation des Abwehrsystems mit Medikamenten kann in einigen dieser Fälle verspätet doch noch ein Engraftment erreicht werden. Anderenfalls ist eine erneute Stammzelltransplantation erforderlich. Durch die Verlängerung der Aplasiephase haben diese Patienten ein sehr hohes Risiko, an einer schweren Infektion zu sterben. Im Verlauf der Transplantation kann mit molekularen Methoden in Knochenmark und peripherem Blut der Anteil von Spenderzellen quantitativ bestimmt werden. Man spricht vom „Chimärismus". Ein Spenderchimärismus von 100 % bezeichnet den vollständigen Ersatz des Empfängerknochenmarks mit Spenderzellen. Bei einer Abstoßung oder einem Leukämierückfall nimmt der Anteil der Empfängerzellen wieder zu, sodass diese Komplikationen frühzeitig erkannt werden. In solchen Fällen kann durch Dosisreduktion der immunsuppressiven Medikamente oder durch Gabe von Spenderlymphozyten (Donorlymphozyteninfusionen, DLI) therapeutisch eingegriffen werden.

Transplantat-gegen-Empfänger-Reaktion („Graft-versus-Host-Disease", GVHD)

Bei einer allogenen Stammzelltransplantation enthält das Transplantat neben unreifen Stammzellen einen variablen Anteil reifer Abwehrzellen, darunter T-Zellen, des Spenders. Während sich aus den unreifen Stammzellen das gesunde Spenderimmunsystem entwickelt, das gegenüber dem Körper des Patienten Toleranz aufweist, können die reifen T-Zellen gesunde Gewebe als fremd erkennen und Krankheitserscheinungen, sog. GVHD, auslösen. Am meisten gefährdet sind Patienten nach Transplantation von einem nicht ideal passenden Fremdspender, doch selbst bei guter Übereinstimmung der HLA-Merkmale kann es zu einer GVHD kommen. In der akuten Phase bis Tag 100 nach Transplantation führt die GVHD üblicherweise zu Hautausschlägen (**Abb. 8.22**), Symptomen des Magen-Darm-Trakts wie Übelkeit, Appetitlosigkeit, Erbrechen und Durchfall, oder Veränderungen der Leberfunktion. Um diese Probleme zu vermeiden, erhält der Patient ab dem Vortag der Transplantation abwehrschwächende, sog. „immunsuppressive" Medikamente. Trotz dieser Maßnahmen kommt es bei etwa 1/3 der Patienten zu einer akuten GVHD. Meist können die Symptome durch Intensivierung der immunsuppressiven Behandlung beherrscht und zur Ausheilung gebracht werden. Allerdings sind auch tödliche Verläufe möglich, oder die Erkrankung geht in ein chronisches Stadium über.

Die chronische GVHD tritt jenseits von Tag 100 nach Transplantation in Erscheinung. Es überwiegen Verhärtungen und narbige Veränderungen der Haut, Trockenheit der Schleimhäute, unzureichende Bildung von Tränenflüssigkeit, sowie Gewichtsverlust durch Störungen der Aufnahme und Verarbeitung von Nahrungsmittelbestandteilen. Eine längerfristige immunsuppressive Behandlung mit Steroiden kann notwendig werden und geht dann wiederum mit einem hohen Risiko von Nebenwirkungen und Spätfolgen einher, z.B. Muskelschwäche, Osteoporose und schmerzhafte knöcherne Durchblutungsstörungen (Osteonekrosen), Magengeschwüre und Blutzuckererhöhung.

Insgesamt ist die GVHD eine der schwerwiegendsten und häufigsten Komplikationen der Transplantation und neben den Infektionen die Hauptursache für therapiebedingte Todesfälle.

Organschädigung

Zahlreiche Medikamente der Konditionierung, der immunsuppressiven Therapie und der unterstützenden Therapie können zu einer Schädigung der Niere führen. Die Nierenfunktion muss daher sorgfältig überwacht werden. Ausgelöst durch Medikamente oder Viren kann es darüber hinaus zu einer schmerzhaften Blasenentzündung mit blutigem Urin kommen. Eine schwere Komplikation an der Leber ist die sog. VOD, „venookklusive Erkrankung". Dabei handelt es sich um eine Schädigung der kleinen Lebergefäße, die zu einer Gewichtszunahme mit Ansammlung von freier Flüssigkeit im Bauchraum (Aszites), einer schmerzhaften Schwellung der Leber und einem Anstieg des Bilirubins mit Gelbfärbung der Haut (Ikterus) führt. Die Toxizität des Immunsuppressivums Ciclosporin A kann zu einer Schädigung des zentralen Nervensystems führen. Die Patienten fallen mit Verwirrtheit, Bewegungsstörungen, Missempfindungen, Sehstörungen und Muskelzittern auf. Auch Krampfanfälle und komatöse Zustände können auftreten. Nach sofortigem Absetzen des Medikaments bilden sich diese Symptome in aller Regel zurück. Nicht selten kommt es unter Therapie mit Ciclosporin A zu einem behandlungsbedürftigen arteriellen Hypertonus. Einige immunsuppressive Medikamente können über eine Schädigung der Blutgefäße eine sog. „TTP" (thrombotisch-thrombozytopenische Purpura) auslösen, die zu einem Abbau der Erythrozyten im Blut und zu einem Nierenversagen führen kann. Die Behandlung dieser Komplikationen orientiert sich an den Symptomen, eine gezielte Therapie ist häufig nicht möglich.

Spätschäden

Die häufigste schwere Komplikation nach allogener Transplantation ist die chronische GVHD. Aufgrund der teilweise erheblichen Veränderungen an Haut und Darm kann sie zu einer deutlichen und langfristigen Einschränkung der Lebensqualität führen und auch tödlich verlaufen. Von Spätfolgen der hochdosierten Chemotherapie nach au-

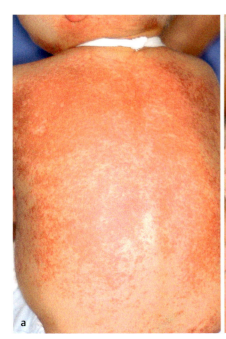
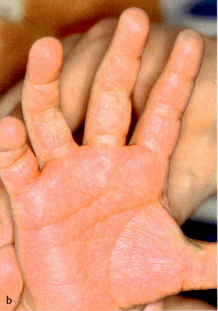

Abb. 8.22 In der akuten Phase bis Tag 100 nach Transplantation führt die GVHD üblicherweise zu Hautausschlägen.

8

to- oder allogener Transplantation können zahlreiche Organe betroffen sein. Die Lungen- Nieren- oder Herzfunktionen können dauerhaft eingeschränkt sein. Nach Ganzkörperbestrahlung kann eine Trübung der Augenlinse auftreten, die häufig eine Operation notwendig macht. Durch Schädigung endokriner Organe kann es bei Kindern zu Minderwuchs und Störungen der Pubertät kommen, nicht selten entwickelt sich eine Schilddrüsenunterfunktion. Die Mehrzahl der Patients ist nach der Transplantation zeugungsunfähig. In 5-10 % der Fälle treten später weitere Krebserkrankungen, häufig Hirntumoren, Weichteiltumoren oder Leukämien, auf. Damit diese Spätfolgen frühzeitig erkannt werden können, werden auch bei unkompliziertem Verlauf der Transplantation lebenslang regelmäßige ambulante Nachsorgeuntersuchungen empfohlen.

Neue Transplantationsverfahren

Wenn auch die Transplantation für die Patienten eine Chance bedeutet, führt sie nicht in jedem Fall zur Heilung. Viele Patienten sterben entweder an einem Rückfall ihrer Grundkrankheit oder an einer der schwerwiegenden Komplikationen. Moderne Transplantationsverfahren zielen auf eine Verbesserung der Ergebnisse ab. Für ältere Patienten mit schwerwiegenden Vorerkrankungen wur-

den intensitätsreduzierte Konditionierungen entwickelt, die auch in der Kinderheilkunde bei der Behandlung nicht-bösartiger Erkrankungen einen zunehmenden Stellenwert einnehmen. Weiterentwicklungen auf dem Gebiet der Infektionsprophylaxe und Antibiotikatherapie haben v. a. bei Pilzinfektionen in den letzten Jahren einen erheblichen Fortschritt erbracht.

Trotz der wachsenden Zahl registrierter Spender kann weiterhin für viele Patienten kein ideal passender Fremdspender gefunden werden. Eine Alternative zu Blut oder Knochenmark stellt in diesen Fällen die Transplantation von Stammzellen aus Nabelschnurblut eines Fremdspenders dar. Diese Zellen werden unmittelbar nach Geburt aus der Plazenta entnommen und in nationalen und internationalen Zellbanken eingefroren. Aufgrund der Unreife der im Nabelschnurblut enthaltenen Abwehrzellen werden dabei größere Abweichungen der HLA-Identität toleriert, sodass sich auch für Empfänger mit seltenen HLA-Typen Spender finden lassen. Die Erfahrungen mit diesen Zellen sind jedoch noch begrenzt.

Ein weiteres neues Transplantationsverfahren ist die sog. „haploidente" Transplantation von einem Elternteil oder einem anderen Familienspender, der nur zur Hälfte merkmalsgleich ist. Ein haploidenter Spender steht für die Mehrzahl der Patienten zur

Verfügung. Voraussetzung für diese Form der Transplantation ist die Beseitigung der T-Zellen des Empfängers und aus dem Transplantat, da diese sonst zu einer Abstoßung der fremden, nur unzureichend passenden Stammzellen bzw. zu schweren GVHD-Erscheinungen führen würden. Das Anwachsen der Zellen erfordert in diesem Fall die Transplantation sehr hoher Zellmengen. Die Gefährdung des Patienten gegenüber Virusinfektionen ist besonders ausgeprägt und erstreckt sich über einen langen Zeitraum, da bis zum Heranreifen der ersten spezifischen Immunzellen aus dem Transplantat nach 3-6 Monaten keine T-Zellen zur Verfügung stehen.

Literatur

Blume K.G. et al. (ed.): Thomas' Hematopoietic Cell Transplantation, 3rd ed. Blackwell Publishing Ltd. Oxford 2004

Lehmann, L. et al.: Principles of Bone Marrow and Stem Cell Transplantation. In: Nathan, D.G. et al.: Nathan and Oski's Hematology of Infancy and Childhood, 6th ed. W. B. Saunders Company 2003

Engelhardt, M. u.a.: Autologe Stammzelltransplantation. In: Das Rote Buch, 3. Aufl. ecomed, Heidelberg 2006

Finke, J.: Allogene Stammzelltransplantation. In: Das Rote Buch, 3. Aufl. ecomed, Heidelberg 2006

8.5 Radioonkologie

Michael Bamberg, M.-L. Sautter-Bihl

8.5.1 Einführung

Die Radioonkologie (Strahlentherapie) ist nach den operativen Verfahren (S. 110) ein zweites wichtiges Standbein in der Krebsbehandlung. Sie ist eine eigenständige klinische und wissenschaftliche Disziplin, deren Aufgabe es ist, bösartige Tumoren mit Hilfe ionisierender Strahlen allein und in Kombination mit anderen Behandlungsverfahren zu bekämpfen.

Nach der Entdeckung der Röntgenstrahlen durch C. W. Röntgen (1895) und der Radioaktivität durch H. Becquerel (1896) wurde schon frühzeitig die Wirkung ionisierender Strahlung auf maligne Tumoren beobachtet. Erste erfolgreiche Behandlungen wurden

bereits 1899 bei Patienten mit Hautkrebs durchgeführt. In den folgenden Jahrzehnten wurden detaillierte Kenntnisse über die Strahlenempfindlichkeit verschiedener Tumorarten sowie über die Toleranz des gesunden Gewebes erworben, die zusammen mit optimierten Bestrahlungstechniken zu immer besseren Heilungsergebnissen bei verminderten Nebenwirkungen geführt haben.

Die Entwicklung moderner Bestrahlungsgeräte – sog. Linearbeschleuniger – ermöglicht die exakte und schonende Bestrahlung von tief im Körperinneren liegenden Organen. Dabei können unmittelbar benachbarte Risikoorgane und auch die Hautoberfläche weitgehend geschont werden. Unabdingbar hierfür war die Entwicklung

bildgebender Verfahren wie Computertomografie (CT) und Kernspintomografie oder Magnetresonanztomografie (NMR), die eine exakte Darstellung von Tumor und Organsystemen ermöglichen. Daraus entwickelte sich die dreidimensionale computergesteuerte Bestrahlungsplanung. Als weiteres ergänzendes Verfahren hat sich heute die Positronenemissionstomografie (PET) zunehmend etabliert, die aktive Tumorzellnester nach Injektion von radioaktiv markierten Stoffen (z. B. Zuckermoleküle) aufleuchten lässt und damit nachweisen kann.

In Deutschland erhalten fast 60 % aller Krebspatienten entweder bei der Erstdiagnose oder im weiteren Verlauf der Erkrankung eine Strahlenbehandlung. Generell kann et-

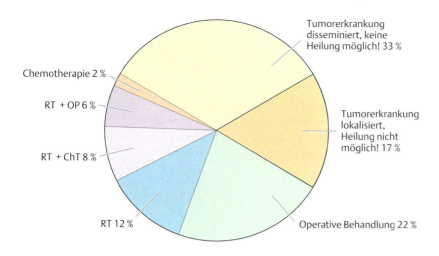

Abb. 8.23 Stellenwert der Radioonkologie.

8

wa die Hälfte aller Krebspatienten geheilt werden, davon 12 Prozent durch die alleinige Bestrahlung. Bei 50–60 % aller dauerhaften Heilungen ist die Strahlentherapie beteiligt. Bei vielen dieser Fälle kommt eine Kombination von Strahlentherapie mit Operation oder Chemotherapie zur Anwendung (**Abb. 8.23**).

8.5.2 Wirkungen der Strahlentherapie

Die Radioonkologie (Strahlentherapie) verfolgt zwei wesentliche Zielsetzungen: Es gilt einmal, den Tumor möglichst vollständig zu zerstören und andererseits dabei umgebendes gesundes Gewebe weitgehend zu schonen. Der Angriffspunkt der Strahlung ist die im Zellkern der Tumorzelle lokalisierte Desoxynukleinsäure (DNS) als Schlüsselsubstanz der Vererbung. Durch Veränderung ihrer Struktur verliert diese Zelle ihre Teilungsfähigkeit und stirbt nach einiger Zeit ab (**Abb. 8.24**).

Zellen verfügen jedoch für den Fall einer Schädigung über ein eigenes Reparatursystem, das aus speziellen Eiweißstoffen (Enzymen) besteht. Diese können – wie eine Schere – defekte Stellen aus der DNS ausschneiden und ersetzen. Diese Fähigkeit zur Reparatur ist den Tumorzellen jedoch nur sehr bedingt gegeben, sodass sich die Wirkung der Strahlung deutlich intensiver auf den Tumor als auf die umgebenden gesunden Zellen und Organe auswirkt. Genau diesen Unterschied im Reparaturvermögen macht man sich für die Therapie zu Nutze. Während sich gesundes Gewebe meist wieder von der Strahlentherapie erholt, können bösartige Tumoren oder vereinzelte Krebszellen durch die Bestrahlung soweit geschädigt bzw. zerstört werden, dass sich ein erneutes Tumorwachstum und damit auch die Streuung von Tumorzellen in andere Organe (Metastasenbildung) verhindern lässt. Die Reparaturen im Normalgewebe werden durch biochemische Prozesse ermöglicht, die jedoch eine bestimmte Zeit benötigen. Daraus ergibt sich auch die Notwendigkeit, die gesamte Strahlendosis in zahlreiche Einzelbehandlungen (Fraktionen) aufzuteilen. Nach erfolgreicher Bestrahlung sterben Tumorzellen ab und werden von körpereigenen Zellen wie den sog. Fresszellen (Makrophagen) zerlegt und abgeräumt.

8.5.3 Technik der Strahlentherapiebehandlung

Die Strahlenbehandlung (Radiotherapie) kennt generell zwei verschiedene Verfahren:
– die externe oder perkutane Radiotherapie, bei der die Bestrahlung von außen

durch ein Hochvolt-Therapiegerät erfolgt,
– die Brachytherapie, bei der umschlossene radioaktive Substanzen mit kurzer Reichweite der Strahlung unmittelbar am Tumor – meist innerhalb des Körpers angewendet werden.

Externe Strahlentherapie

Dies ist die am häufigsten eingesetzte Methode in der Radioonkologie. In einem speziellen Therapiegerät wird die Strahlung erzeugt und über Felder mit einer festgelegten Größe von außen in das Körperinnere eingestrahlt. Heute werden Linearbeschleuniger verwendet, die die früheren Telekobalt-Geräte fast vollständig abgelöst haben. Mit diesen sog. „Linacs" werden die ionisierenden Strahlen (Photonen) durch Beschleunigung und anschließende Abbremsung von Elektronen künstlich erzeugt. Sie sind so energiereich, dass sie bei guter Hautschonung auch tief im Körper gelegene Tumoren erfassen können. Zusätzlich besteht bei den Linearbeschleunigern die Möglichkeit, neben dieser Photonenstrahlung auch die Elektronen als zweite Strahlenart zu nutzen, die aufgrund ihrer begrenzten Eindringtiefe und des steilen Dosisabfalls im Gewebe bei oberflächlich gelegenen Tumoren (bis 5 cm Gewebetiefe) eingesetzt werden.

Neben den überwiegend verwendeten Strahlenarten wie Photonen und Elektronen kommen künftig auch in einzelnen Therapiezentren Protonen und Schwerionen zum Einsatz, die in sehr aufwändigen Bestrahlungsgeräten erzeugt werden. Diese haben den Vorteil, dass aufgrund ihrer günstigen Dosisverteilung im Körperinneren bestimmte Tumoren besonders in unmittelbarer Nachbarschaft von empfindlichen Risikoorganen gezielter und konzentrierter bestrahlt werden können. Es ist bislang jedoch nicht in klinischen Studien gesichert, ob diese physikalischen Vorteile auch die Behandlungsergebnisse für die Patienten verbessern.

Die Strahlenenergie wird nach den geometrischen Dimensionen der zu bestrahlenden Regionen ausgewählt. Generell gilt: je höher die Energie, desto durchdringender ist die Strahlung. Zur zielgenauen Applikation der Strahlung werden verschiedene Bestrahlungstechniken eingesetzt, die ein breites Spektrum von der Stehfeldbestrahlung mit

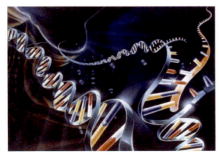

Abb. 8.24 Die DNS wird durch die ionisierende Strahlung geschädigt.

Einzel- und Mehrfelder- über die Rotationsbestrahlung bis hin zur stereotaktischen Bestrahlung beinhalten. Als hochmoderne und völlig neue jedoch recht zeitaufwändige Bestrahlungstechnik wird heute zunehmend die intensitätsmodulierte Radiotherapie (IMRT) verwendet.

Brachytherapie

Die Brachytherapie ist das zweite routinemäßig eingesetzte strahlentherapeutische Verfahren, bei dem radioaktive Substanzen als Strahlenquelle zum Einsatz kommen. Dabei werden die Strahler über spezielle (zunächst leere) Metallhülsen (Applikatoren) oder Katheter in Körperhöhlen oder ins Gewebe eingebracht und dann erst an eine Strahlenquelle angeschlossen. Mit Hilfe dieser Bestrahlung „von innen" ist es möglich, den Tumor aus unmittelbarer Nähe zu bestrahlen, ohne dabei andere Körperregionen durchdringen zu müssen. Da diese Strahlen eine sehr geringe Reichweite haben und bereits in einigen Zentimetern Abstand von der Strahlenquelle keine Wirkung mehr entfalten, können die umgebenden Strukturen gut geschont werden. Zum Einsatz kommt diese Technik entweder als Aufsättigung (Boost) in Kombination mit der perkutanen Radiotherapie oder in der Rezidivsituation als alleinige palliative Therapieoption. Man unterscheidet:
- intrakavitäre Brachytherapie
- interstitielle Therapie.

Intrakavitäre Brachytherapie

Bei der intrakavitären Brachytherapie (von Cavum = Hohlraum) werden bestimmte Radioisotope als Strahlenquellen in Körperhöhlen, z.B. in das Innere der Gebärmutter, platziert. Bereits zu Beginn dieses Jahrhunderts wurde Radium[226] bei der Behandlung von Tumoren der Gebärmutter eingesetzt, später aber aufgrund der erheblichen Strahlenbelastung für Pflegepersonal und Arzt durch das heute etablierte „Nachladeverfahren" ersetzt. Bei dieser „Afterloading-Technik" werden die Applikatoren in die zu bestrahlende Körperhöhle eingebracht; erst nach erfolgter Röntgendurchleuchtungs- oder CT-Kontrolle bewegt sich die Strahlenquelle in genau berechneter Weise durch eine ferngesteuerte Maschine so in dem Applikator, dass das Tumorgewebe millimetergenau von der Bestrahlung erfasst wird. Die wenige Millimeter

großen Strahlenquellen Iridium[192] und Cäsium[137] werden heute anstelle des Radiums in allen größeren Strahlentherapiezentren eingesetzt.

Als Indikation für diese intrakavitäre Radiotherapie gelten Gebärmutter- und Vaginalkarzinome, Tumoren des Nasen-Rachenraums, Ösophagus- und Bronchialkarzinome ebenso wie Malignome der Gallengänge, des Enddarms und des Analkanals.

Interstitielle Therapie

Bei der interstitiellen Therapie (Interstitium = Zwischenzellraum) werden Nuklide direkt in den Tumor mit Hilfe von dünnen Nadeln vorübergehend oder als „seeds" („Körner") permanent implantiert. Diese radioaktiven seeds sind wenige Millimeter große Metallteile, die ein radioaktives Element (z.B. Jod[125]) beinhalten und über lange Nadeln mit speziellen Applikatoren in das Tumorgewebe eingebracht werden, wo sie verbleiben. Je nach Abklingen der Aktivität des eingesetzten Radionuklids muss der Patient einige Zeit auf einer strahlenschutzüberwachten Station verbringen. Nach streng definierten Vorgaben im Rahmen der Strahlenschutzgesetze soll damit eine Strahlenbelastung anderer Personen ausgeschlossen werden. Auch bei der interstitiellen Therapie kann das Nachladeverfahren (Afterloading) eingesetzt werden. Bei manchen Indikationen ist es sinnvoll, gleichzeitig mehrere Hohlnadeln in genau definierten Abständen von einander im Tumorbereich zu platzieren, um dann die Nuklide (Ir[192]) oder Cäsium (Cs[137]) nacheinander in diese Nadeln einfahren zu lassen.

Als Indikationen für eine interstitielle Radiotherapie mittels Hohlnadeln werden das Mammakarzinom bei brusterhaltender Therapie zur Dosisaufsättigung im Operationsgebiet ebenso angesehen wie Primärtumoren oder Rezidive bei Kopf-Halstumoren und ihre regionären Metastasen. In frühen Stadien des Prostatakarzinoms kommen seeds zur Anwendung. Bei ausgedehnten Weichteilsarkomen werden intraoperativ flexible Schläuche eingebracht, über die dann mit Hilfe der Afterloading-Technik die Radionuklide eine hohe Dosis an nicht resektablen Tumorrändern im Sinne einer Boosttechnik zusätzlich zur perkutanen Strahlentherapie ermöglichen und damit die Rezidivgefahr deutlich senken.

Sonderformen der Bestrahlung

Stereotaktische Bestrahlung

Die stereotaktische Bestrahlung stellt eine technisch sehr aufwändige Sonderform der Bestrahlung von außen oder auch von innen dar. Diese moderne Technologie an Linearbeschleunigern oder speziellen Bestrahlungsgeräten (Gamma-knife) ermöglicht insbesondere bei Hirntumoren oder Hirnmetastasen die Applikation hoher Dosen auch bei Tumorgrößen von nur wenigen Millimetern Durchmesser. Mit Hilfe einer speziellen Kopfhalterung und einem komplexen Bestrahlungsplanungssystem wird die Bestrahlung von außen punktgenau zum Tumor dirigiert oder eine Strahlenquelle interstitiell im Tumor positioniert. Die Durchführung dieser Therapie setzt langjährige Erfahrung und ein erfahrenes Team aus Ärzten, Physikern und Medizinisch Technischen Assistenten voraus.

Intensitätsmodulierte Strahlentherapie (IMRT)

Gegenwärtig hält diese hochmoderne und völlig neue Perspektiven eröffnende Bestrahlungstechnik Einzug in radioonkologische Zentren. Mit Hilfe von automatisch verstellbaren Lamellenblenden (Multi-leaf-Kollimatoren) können nicht nur die das Tumorgewebe umgebenden Normalgewebe geschont, sondern darüber hinaus über bis zu 150 Bestrahlungssegmente unterschiedlicher Dosisintensitäten mit entsprechenden Formen erzielt werden. So können während einer Einzelsitzung der makroskopisch sichtbare Tumor wie Primärtumor und Metastasen mit ihrer größeren Tumorzellmasse höhere Dosen erhalten, während die benachbarten auch zu bestrahlenden Regionen mit einer mikroskopischen Zellaussaat mit geringeren Dosen belastet werden (sog. „Dosepainting", Abb. 8.25).

Zusätzlich gelingt es durch dieses spezielle Modellieren der Bestrahlungsfelder bei Hals-, Nasen- und Ohrentumoren die Dosis an den Speicheldrüsen erheblich zu verringern, sodass eine den Patienten belastende dauerhafte Mundtrockenheit vermieden werden kann. Ebenso können bei Patienten mit Prostatakarzinomen deutlich höhere Dosen als früher appliziert werden, da durch eine geschickte Anordnung dieser zahlreichen Bestrahlungsfelder der Enddarm und die Blase besser geschont werden (Abb. 8.26).

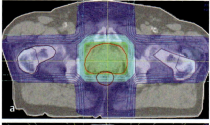

Abb. 8.25 19-jährige Patientin mit einem Tumor des Nasopharynx, der die Schädelbasis und Meningen infiltriert. Die Radio-Chemotherapie wurde in IMRT-Technik durchgeführt, wodurch nach 6 Monaten ein kompletter Rückgang der Tumorausdehnung auf der rechten Seite erreicht wurde.

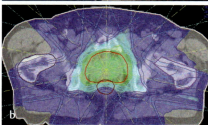

Abb. 8.26 Unterschiedliche Bestrahlungstechniken bei Prostatakarzinom, verbesserte Schonung des Enddarms (dunkelrot) durch die IMRT **a** 4 Felder Box **b** IMRT mit 7 Einstrahlrichtungen.

Die IMRT ist noch deutlich zeitaufwändiger in Planung und Durchführung als die herkömmlichen Bestrahlungstechniken, führt jedoch bei bestimmten, örtlich begrenzten Tumorarten zu höheren lokalen Heilungsraten mit deutlich weniger Nebenwirkungen.

8.5.4 Ziele der Strahlentherapie

Kurative Bestrahlung

Bei einer kurativen Strahlentherapie ist die Behandlung auf die Heilung des Betroffenen ausgerichtet. Dabei kann die Bestrahlung alleine oder in Kombination mit anderen Therapieverfahren eingesetzt werden. Insbesondere bei früh erkannten Tumoren mit lokaler Wachstumstendenz und einer geringen oder fehlenden Neigung zu Fernmetastasen kann die Radiotherapie allein eingesetzt die Behandlung der Wahl sein. Gegenüber der Alternative einer möglichen Operation erhält die Strahlentherapie dann den Vorzug, wenn bei gleichen Heilungschancen ein besseres funktionelles und/oder kosmetisches Ergebnis zu erwarten ist oder Kontraindikationen für eine chirurgische Resektion durch Begleiterkrankungen bestehen. Beispiele für einen kurativen Ansatz durch eine alleinige Strahlentherapie sind bestimmte Hirntumore (Gliome Grad I/II), Tumoren der Hals-Nasen-Ohrenregion in frühen Stadien, Prostatakarzinome, Anal- und Zervixkarzinome sowie Peniskarzinome. Auch bestimmte maligne Lymphome sowie Hauttumoren können durch die alleinige Bestrahlung in hohem Prozentsatz geheilt werden.

In Kombination mit chirurgischen Eingriffen kann die Bestrahlung präoperativ oder postoperativ eingesetzt werden.

Präoperative neoadjuvante Strahlentherapie

Durch eine Bestrahlung vor der Operation soll durch Verkleinerung und bessere Abgrenzung des Tumors eine Entfernung im Gesunden (R0-Resektion) ermöglicht werden. Dies trifft besonders auch auf primär inoperable Malignome zu. Ein weiteres Ziel ist die radiogene Schädigung (Devitalisierung) der Tumorzellen im Primärtumor und seiner Umgebung, um das Risiko der intraoperativen Verschleppung von Tumorzellen über Lymph- und/oder Blutwege zu vermindern und darüber hinaus das metastatische Heranwachsen von Tumorzellnestern in anderen Teilen des Körpers zu verhindern. Bei der überwiegend durchgeführten Langzeit-Vorbestrahlung werden für mehrere Wochen in üblichen Einzeldosen höhere Gesamtdosen bis zu 50 Gy eingestrahlt. Der operative Eingriff erfolgt dann erst nach 4 bis 6 Wochen, um in dieser Zeitspanne eine größere Reduktion der Tumorzellmasse zu erreichen und die akuten Bestrahlungsnebenwirkungen abklingen zu lassen.

Als Alternative kann die präoperative Strahlentherapie auch mit mehreren höheren Einzeldosen innerhalb weniger Tage (Kurzzeit-Vorbestrahlung) erfolgen, an die sich dann der chirurgische Eingriff unmittelbar anschließt. Eine Verkleinerung des Tumors ist bei diesem Verfahren aufgrund der Kürze der Zeit jedoch nicht zu erwarten.

Postoperative oder adjuvante Radiotherapie

Die postoperative Bestrahlung soll die im Operationsbereich verbliebenen mikroskopischen (R1) oder makroskopischen (R2) Tumorreste zerstören. Darüber hinaus werden bei bestimmten Krebsformen die regionären Lymphabflussgebiete z. B. beim Mammakarzinom oder bei den Kopf-Halstumoren in das Bestrahlungsgebiet mit einbezogen, um die befürchtete Ausschwemmung von Tumorzellen in andere Lymphknotenareale zu vermeiden. Auch bei bestimmten Hirntumoren, wie den im Kindesalter auftretenden Medulloblastomen, muss aufgrund der großen Gefahr der Zellaussaat im gesamten Liquorbereich das Gehirn mit seinen Ventrikeln und der Spinalkanal durch eine gezielte Bestrahlung erfasst werden.

Die Wundheilung sollte im Wesentlichen abgeschlossen sein (S. 196), allerdings wird angestrebt, die Bestrahlung spätestens 6 Wochen nach der Operation einzuleiten. Die einzustrahlenden Dosen bewegen sich je nach Tumorrest zwischen 50 und 75 Gy.

Palliative Bestrahlung

Bei nicht-heilbarem Tumorleiden wird die Strahlentherapie auch als symptomatische oder palliative Behandlung eingesetzt, um durch Linderung oder Prophylaxe tumorbedingter Symptome die Lebensqualität zu verbessern. Vor allem Schmerzen sprechen häufig besonders gut auf eine Bestrahlung an. So kann z. B. bei etwa 80 % aller Krebskranken, die unter schmerzhaften Knochenmetastasen leiden, eine deutliche Besserung erzielt werden. Zusätzlich baut sich in vielen Fällen der Knochen wieder auf, sodass Knochenbrüche verhindert werden können.

Auch Atemnot, Schluckbeschwerden, Lähmungen, Harnstauung, Lymphstau oder Blutungen lassen sich häufig wirksam und langfristig beeinflussen. Damit ist die palliative Strahlentherapie bei vielen Tumorpatienten eine äußerst wirksame Maßnahme zur Verbesserung ihrer eingeschränkten Lebensqualität.

Die Behandlungszeiten sind gegenüber einer kurativen Behandlung meist kürzer und die Gesamtstrahlendosen geringer, sodass auch kaum Nebenwirkungen zu erwarten sind.

8.5.5 Nebenwirkungen der Strahlentherapie

Die Strahlentherapie ist eine örtlich begrenzte Behandlung (Ausnahme Ganzkörperbestrahlung, Ganzhautbestrahlung), deren Wirkung sich i.d.R. auf den Bereich des Bestrahlungsfeldes beschränkt. Grundsätzlich unterscheidet man akute Nebenwirkungen, die bereits während der Bestrahlungszeit auftreten, von Spätreaktionen, die sich Monate bis Jahre nach der Behandlung entwickeln können.

Akute Nebenwirkungen

Die während der Strahlentherapie auftretenden akuten Strahlreaktionen werden durch Entzündungen ausgelöst und sind bei sich rasch erneuernden Geweben ausgeprägter, da die Bestrahlung die Zellteilung hemmt. Überwiegend betroffen sind Haut, Schleimhäute und das Knochenmark. All diese Gewebe haben einen raschen Zellumsatz. Beispiele für akute Nebenwirkungen sind Schleimhautreaktionen im Mund oder in der Speiseröhre bei Bestrahlung in der Kopf-Halsregion, Übelkeit und Durchfälle bei Bestrahlung im Bauchbereich oder Hautrötungen bis -schuppungen bei Bestrahlung „feuchter" Regionen wie in den Leistenregionen oder der Analfalte. Mit entsprechenden Medikamenten, die lokal aufgetragen oder systemisch verabreicht werden, können diese Begleiterscheinungen zu einem hohen Prozentsatz gemildert oder ganz beseitigt werden. Als Allgemeinsymptom wird von den Patienten selten auch Müdigkeit angegeben, deren Auftreten auch wesentlich durch die Größe der Bestrahlungsvolumina bedingt

ist, ebenso durch die Begleitumstände einer mehrwöchigen Therapieserie.

Spätfolgen

Trotz hochmoderner Bestrahlungstechniken wird das den Tumor umgebende gesunde Gewebe durch die Bestrahlung teilweise miterfasst, sodass auch in diesen Bereichen Spätfolgen auftreten können. Dazu zählen Hautverfärbungen oder Verhärtungen des Unterhautfettgewebes. Je nach Lokalisation eines Tumors können auch andere chronische Nebenwirkungen auftreten, z.B. Mundtrockenheit bei Mitbestrahlung der Speicheldrüsen oder Stenosen im Bereich des Darms durch verstärkte Narbenbildungen. Bei sachgemäßer Durchführung der Therapie unter Berücksichtigung der Toleranzgrenzen der benachbarten kritischen Organe lässt sich das Risiko für solche Spätfolgen oder Komplikationen auf ein Mindestmaß reduzieren. Solche radiogenen Spät-Nebenwirkungen können sich nach 6 Monaten bis zu 10 und mehr Jahren einstellen. Über dieses mögliche Risiko werden die Patienten aufgeklärt. Daraus ergibt sich auch die Notwendigkeit einer langfristigen strahlentherapeutischen Nachsorge. Das Risiko von strahleninduzierten Zweittumoren ist bei alleiniger Bestrahlung außerordentlich gering und stellt in keinem Fall eine Kontraindikation für eine gesicherte Indikation einer Strahlentherapie dar.

8.5.6 Kombination der Strahlenbehandlung mit anderen Therapieverfahren

Radio-Chemotherapie

Bei der simultanen (zeitgleichen) Radio-Chemotherapie soll der tumorzellabtötende Effekt verstärkt, aber auch durch eine „Strahlensensibilisierung" der Effekt der Strahlentherapie gesteigert werden. Ein solch radiosensibilisierender Effekt kann mit geringen Dosen von Cisplatin, 5-Flouro-uracil und Mitomycin C bei Blasen- und Analkarzinomen erzielt werden. Ebenso bilden die simultane Anwendung dieser Zytostatika mit der Bestrahlung heute einen festen Bestandteil in den Therapiekonzepten bei Tumoren der Kopf-Halsregion, der Lunge, der Speiseröhre und des Enddarms.

M Bei einer gleichzeitigen Radio-Chemotherapie muss allerdings mit einem deutlichen Anstieg der Toxizität gerechnet werden, worüber die Patienten entsprechend aufzuklären sind.

Eine sequenzielle (nachfolgende) Strahlen- und Chemotherapie wird eingesetzt bei primär bereits metastasierten Tumoren; einerseits, um eine durch Chemotherapie erreichte Vollremission zu konsolidieren oder eine Teilremission möglichst noch zu verstärken (z.B. maligne Lymphome, kleinzellige Bronchialkarzinome). Andererseits sollen noch die Regionen durch die Bestrahlung erfasst werden, in denen Tumorzellnester verblieben sind oder sich in Zukunft entwickeln können, die aber von der Chemotherapie nicht erreicht werden können. Dazu zählen die Bestrahlung des zentralen Nervensystems oder des Gehirnschädels mit niedrigen Dosen bei akuter Leukämie im Kindes- und Erwachsenenalter und die prophylaktische Schädelbestrahlung bei Lungentumoren.

Kombination Hormontherapie mit Radiotherapie

Es liegen gesicherte Ergebnisse mehrerer klinischer Studien vor, die den Wert einer zusätzlichen Hormontherapie zur Bestrahlung belegen. So profitieren Patienten mit Prostatakarzinomen, die ein hohes Metastasierungs-Risiko haben von der gleichzeitigen Applikation antihormoneller Medikamente. Diese blockieren die Zufuhr von männlichen Sexualhormonen, womit das Wachstum von Prostatakarzinomzellen unterbunden wird.

Radiotherapie und Hyperthermie

Das Wort „Hyperthermie" stammt aus dem griechischen und bedeutet „Überwärmung". Im Gegensatz zur Strahlentherapie gelangen Radiofrequenz- oder Ultraschallwellen zur Anwendung, die im zu behandelnden Gewebe eine Temperatur von ca. 42 bis 44° Celsius erzeugen. Es ist schon seit dem letzten Jahrhundert bekannt, dass Krebszellen hitzeempfindlicher sind als gesunde Zellen. So sterben alleine durch die Überwärmung viele von ihnen ab. Der wichtigste Effekt der Überwärmung besteht jedoch in einer besseren Durchblutung des Tumors und führt damit zu einer nachgewiesen besseren Wirkung von Bestrahlungs- und Chemotherapien. Deswegen wird die Hyperthermie nicht alleine, sondern nur in Kombination mit den beiden anderen Behandlungsmodalitäten eingesetzt. Um diese Empfindlichkeitssteigerung insbesondere der sauerstoffarmen und damit strahlenresistenten Zellen auszuschöpfen, muss die Bestrahlung zeitnah – direkt vor oder nach der Hyperthermie – eingesetzt werden. Die Schwierigkeit liegt in der gleichmäßigen Verteilung der erhöhten Temperatur auf das gesamte Zielvolumen, da die eingestrahlte Wärme in nicht immer vorhersehbarer Weise durch den Blutstrom wieder abtransportiert werden kann. Zur genauen Messung der notwendigen Temperatur müssen daher Temperatursonden in den Tumor direkt, d.h. unter CT-Kontrolle, oder in unmittelbarer Nachbarschaft platziert werden. Nach einer Aufwärmzeit von ca. 30 Minuten beginnt die eigentliche Überwärmungstherapie, die ungefähr eine Stunde dauert. Durch entsprechende Kühlaggregate wie Wasserkissen läuft die Behandlung in den meisten Fällen ohne wesentliche Nebenwirkungen ab. Während der Hyperthermiebehandlung werden die Patienten stets von einem kompetenten und erfahrenen Team betreut, zu dem Arzt und Krankenschwester ebenso gehören wie Ingenieur, Physiker und MTRA für die Kontrolle der richtigen Temperatur und der technischen Parameter.

Als gesicherte Indikationen gelten heute der lokal fortgeschrittene oder erneut aufgetretene Enddarmkrebs, Lokalrezidive von Brustkrebs an der Thoraxwand, fortgeschrittener Gebärmutterhalskrebs, Weichgewebssarkome, Lokalrezidive von Melanomen ebenso wie lokal fortgeschrittene oder rezidivierende Tumore der Kopf-Hals-Region sowie der Blase.

8.5.7 Dosisbegriffe und Fraktionierung

Die Dosiseinheit in der Strahlentherapie heißt „Gray" (gebräuchliche Abkürzung „Gy") nach dem englischen Physiker Louis Harold Gray. Die für eine Tumorvernichtung notwendige Dosis richtet sich danach, wie empfindlich der jeweilige Tumor auf Strahlen reagiert. Diese liegt meist zwischen 40 und 70 Gy mit einer Wochendosis von ca. 10 Gy. Die für den einzelnen Patienten und seine Erkrankung angestrebte Gesamtdosis plant der behandelnde Radioonkologe auf der Basis der vorliegenden Untersuchungsergebnisse vor Bestrahlungsbeginn und in Absprache mit den anderen beteiligten onkologischen Fachdisziplinen.

Die vorgesehene Gesamtdosis wird auf kleinere tägliche Einzeldosen (Fraktionen) aufgeteilt, die das Normalgewebe aufgrund seiner besseren Erholungsfähigkeit nur wenig belasten und dennoch den Tumor deutlich schädigen. Diese Aufteilung in mehrere kleine Einzeldosen wird als Fraktionierung bezeichnet.

In der Regel werden 5 Einzeldosen pro Woche verabreicht, bei einer wöchentlichen Dosis von insgesamt ca. 10 Gy. Bei schlechter Verträglichkeit können Bestrahlungspausen eingelegt werden, die jedoch dem Tumorgewebe ebenfalls Zeit zur Erholung vom Strahlenschaden ermöglichen. Daher sollte in einer Bestrahlungsserie die erforderliche Gesamtdosis möglichst ohne Unterbrechung eingestrahlt werden.

Vorwiegend bei Palliativbestrahlung wie bei Knochenmetastasen werden auch wenige höhere Einzeldosen (Akzelerierung, Hypofraktionierung) angewendet, um rasch eine Wirkung zu erzielen und die Behandlungsdauer zu verkürzen. Bei der Hyperfraktionierung werden dagegen 2–3 Bestrahlungen pro Tag mit kleineren Einzeldosen bei gleichbleibender Gesamtbehandlungszeit appliziert. Das Ziel dieser mehrfachen Bestrahlung am Tag ist auf eine verbesserte lokale Tumorkontrolle ausgerichtet, um Zellen mit hoher Teilungs-Geschwindigkeit durch kürzere Bestrahlungsintervalle am Wiederwachsen zu hindern (bestimmte Tumore im HNO-Bereich). Als akzelerierte, hyperfraktionierte Bestrahlung bezeichnet man Bestrahlungsrhythmen, die 2–3 Bestrahlungen pro Tag mit etwas geringeren Einzeldosen, aber deutlich reduzierter Gesamtbehandlungsdauer von z.B. etwa 3 Wochen beinhalten.

8.5.8 Ablauf der Bestrahlung

Erstgespräch

Der erste Kontakt zum Radioonkologen stellt für den Patienten einen besonders wichtigen Schritt im Gesamtablauf der Behandlung dar. Hier sollte eine Vertrauensbasis entstehen, die Ängste vor der Behandlung mindert, indem Vorurteile oder Unkenntnisse beseitigt und durch verständliche Erklärungen vermindert werden. Erstrebenswert ist, das Gespräch in Anwesenheit eines Angehörigen oder sonstigen nahestehenden Menschen zu führen, da dann manches anschließend noch besprochen und so besser verarbeitet werden kann.

Dem Arzt sollten bei dem Erstgespräch sämtliche Befunde wie Arztbriefe, Operationsberichte, Histologie und relevante Bildgebung vorliegen. In einem ausführlichen Gespräch wird der Patient dann über das Ziel der Bestrahlung sowie mögliche Nebenwirkungen aufgeklärt werden. Auch auf Fragen nach der Prognose sollte der Arzt ehrliche Antworten geben (allerdings in möglichst einfühlsamer und schonender Weise). Aus rechtlichen Gründen ist es wichtig, die Gesprächsinhalte möglichst genau zu dokumentieren.

Bestrahlungsplanung und Vorbereitung

Anlässlich des Erstgesprächs erhält der Patient meist den ersten Termin für die Bestrahlungsplanung. Überwiegend erfolgt diese heute auf der Basis von CT-Schnitten, in denen der Arzt dann das zu bestrahlende „Zielvolumen" und die angrenzenden Risikoorgane einzeichnet. Aus diesen einzelnen (zweidimensionalen) Schichtbildern setzt der Computer dann wiederum ein dreidimensionales Bild zusammen; der Physiker plant die Bestrahlung so, dass eine möglichst hohe Dosis im Zielvolumen erreicht wird bei gleichzeitig bestmöglicher Schonung des umliegenden Gewebes. Der verantwortliche Arzt entscheidet sich dann für den optimalen Bestrahlungsplan, dessen Dosisverteilung dokumentiert wird. Auch Jahre nach der Behandlung kann man so genau überprüfen, an welchem Punkt des Körpers welche Dosis verabreicht wurde. Bei einfachen Zielvolumina, z.B. Knochenmetastasen kann u.U. auf die CT-Planung verzichtet werden. Hier beschränkt man sich dann auf die Einstellung unter Durchleuchtung am Simulator, die sog. Simulation.

Simulation

Der Patient wird in der gewünschten Bestrahlungsposition unter einem speziellen Durchleuchtungsgerät gelagert, das ähnlich

8

konstruiert ist wie das Therapiegerät. Die Bestrahlungsfelder werden entsprechend den Vorgaben aus der 3-D-Planung eingestellt und auf der Haut des Patienten markiert. Jedes Feld wird außerdem in Bildform dokumentiert und archiviert. Alternativ kann auch eine sog. virtuelle Simulation erfolgen (**Abb. 8.27**), bei der am Computertomografen selbst ein Ausgangspunkt festgelegt wird, auf den sich dann die weitere Planung bezieht. Dies kann z. B. ein markanter anatomischer Punkt sein, der sich leicht wieder finden lässt (z. B. Mitte der Wirbelkörpervorderkante). Dieser sog. Referenzpunkt wird am CT auf der Haut des Patienten markiert. Der Arzt kann dann mit einer speziellen Software anhand der CT-Daten die Einstrahlrichtungen und Bestrahlungsfelder in Abwesenheit des Patienten simulieren, und sicherstellen, dass das Zielgebiet optimal erfasst wird.

Am Simulator werden häufig auch spezielle Lagerungshilfen angepasst, die eine reproduzierbare Positionierung erlauben und den Patienten immobilisieren, um bewegungsbedingte Verschiebungen der Bestrahlungsfelder zu vermeiden. Bei Bestrahlung im Beckenbereich kommt mitunter ein sog. Lochbrett zum Einsatz, in dem der Bauch sich durch Schwerkraft so nach unten senkt, dass bei seitlicher Feldanordnung der Dünndarm geschont werden kann. Bei Tumoren im Kopf-Hals-Gebiet wird eine individuelle Bestrahlungsmaske angefertigt (**Abb. 8.28**). Diese besteht aus einem Kunststoff, der erwärmt und anmodelliert wird und sich nach Abkühlung verfestigt. Die Maske dient der exakten und reproduzierbaren Lagerung und erlaubt auch die Anzeichnung der Bestrahlungsfelder.

Erste Bestrahlung

Üblicherweise sind bei der ersten Bestrahlung außer den medizinisch-technischen-Radiologieassistenten der verantwortliche Arzt und ein Physiker anwesend, die alle Parameter nochmals sorgfältig überprüfen und meist mit einer sog. Feldkontrolle dokumentieren. Wichtig ist es, den Patienten darauf hinzuweisen, dass diese erste Bestrahlung etwas länger dauert als die darauf folgenden Sitzungen. Jeder Schritt sollte so erklärt werden, dass der Patient ihn versteht und seine erste Behandlung möglichst angstfrei übersteht.

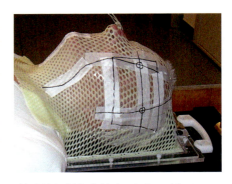

Abb. 8.28 Individuelle Maske mit eingezeichneten Bestrahlungsfeldern.

Die Bestrahlung selbst

Üblicherweise werden fünf Fraktionen pro Woche verabreicht. Mindestens einmal wöchentlich werden die Bestrahlungsfelder dokumentiert. Dies kann mit Röntgenfilmen geschehen, moderne Linearbeschleuniger verfügen jedoch über ein elektronisches System, mit dem man direkt auf einem Fernsehschirm das Bestrahlungsfeld sichtbar machen kann. Wird die Kontrolle vor der eigentlichen Bestrahlung durchgeführt, kann man bei Ungenauigkeiten in der Lagerung oder Nicht- Übereinstimmung mit dem geplanten Feld noch Korrekturen vornehmen. Bei komplizierten Bestrahlungstechniken oder in Fällen, bei denen Schonung von Risikoorganen besonders wichtig ist, wird man diese Kontrollen auch häufiger oder sogar bei jeder Bestrahlung durchführen. Auch diese Aufnahmen dienen der Qualitätssicherung und werden archiviert.

Bei der Bestrahlung sollte regelmäßig ein Arzt anwesend sein, mindestens einmal pro Woche wird der Patient klinisch untersucht und nach seinem Befinden befragt. Alle Befunde müssen entsprechend dokumentiert werden. Falls Nebenwirkungen auftreten, werden diese so früh als möglich behandelt.

In 70–80 Prozent der Fälle kann die Strahlentherapie ambulant durchgeführt werden. Ist eine kombinierte Radio-Chemo-Therapie geplant, so wird diese i. d. R. stationär durchgeführt und erfolgt meist in der Klinik für Strahlentherapie. So wird gewährleistet, dass entsprechend ausgebildete Fachärzte und Pflegekräfte die strahlen- bzw. chemotherapiebedingten Nebenwirkungen in optimaler Weise supportiv behandeln. Manche Patienten sind jedoch in so reduziertem Allgemeinzustand, dass eine tägliche Anreise zur ambulanten Bestrahlung nicht möglich

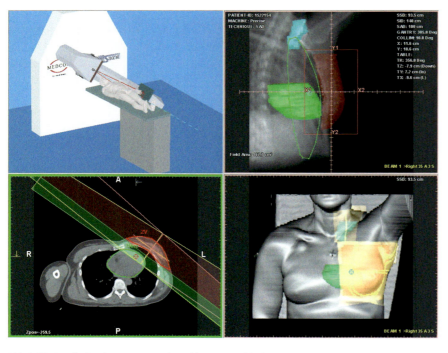

Abb. 8.27 Virtuelle Simulation einer Brustbestrahlung mit Ausblendung des Risikoorgans Lunge durch einen Block.

ist. Diese Patienten profitieren oftmals von einer stationären Supportivbehandlung, einschließlich Schmerzmittel-Einstellung und Physiotherapie.

Ein guter zwischenmenschlicher Kontakt zu Ärzten, medizinisch-technischen-Assistenten und Pflegekräften trägt entscheidend dazu bei, dass der Patient die Behandlungszeit als möglichst wenig belastend erlebt. Darüber hinaus kann während der Bestrahlungszeit die Einschaltung eines sozialen Dienstes sinnvoll sein, um Anschlussheilbehandlungen zur vermitteln oder eine weitere häusliche Pflege zu organisieren. Manche Patienten bedürfen auch einer psychoonkologischen Unterstützung. Außerdem können Kontakte zu Selbsthilfegruppen hergestellt werden. So versteht sich die radioonkologische Versorgung als ganzheitliche Betreuung, die mit „hightech" auf höchstem Niveau medizinische Probleme angeht, sich dabei jedoch gleichzeitig bemüht, der Gesamtsituation – v.a. auch der Psyche - des Tumorpatienten gerecht zu werden.

Literatur

Deutsche Krebshilfe e.V. (Hrsg.): Strahlentherapie: Ein Ratgeber für Betroffene, Angehörige und Interessierte. Die blauen Ratgeber 8 (2006)

Sauer, R.: Strahlentherapie und Onkologie. MTAR-Ausbildung, 4. Aufl. Urban & Fischer München 2003

Margulies, A. u.a. : Onkologische Krankenpflege, 4. Aufl. Springer, Heidelberg 2006

Bamberg, M. u.a. (Hrsg.): Radioonkologie. Bd. 1 u. 2. W. Zuckschwerdt München 2004

8

TEIL III

Pflege in der Onkologie

9   Ausgewählte Pflegeprobleme in der Onkologie · 150

10   Schmerzmanagement · 219

11   Komplementäre Pflegeangebote · 232

12   Pflege bei ausgewählten Tumorentitäten · 249

9   Ausgewählte Pflegeprobleme in der Onkologie

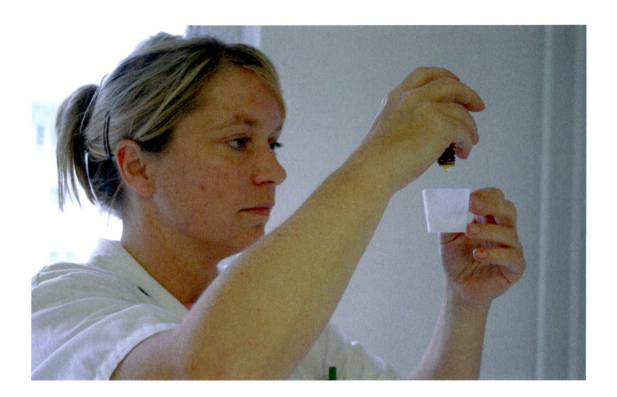

9.1   Ernährungsstörungen

Gudrun Zürcher, Hans Konrad Biesalski, Claudia Paul

9.1.1   Mangelernährung

Gudrun Zürcher, Hans Konrad Biesalski

B Herr Meier (52 Jahre) kommt nach einer Magenentfernung wegen eines Magenkarzinoms erneut zur Chemotherapie in die Klinik. Er hatte 5 Wochen vor der Operation wegen Appetitlosigkeit, Völlegefühl und Gewichtsverlust seinen Hausarzt aufgesucht. Sein Gewicht lag vor der Erkrankung bei einer Größe von 169 cm bei 85 kg (Body Mass Index (BMI) = 29,7 kg/ m²). Jetzt wiegt er 76 kg (BMI = 26,6 kg/ m²). Er hat über 10 % an Gewicht verloren, ist unverändert appetitlos und fühlt sich schwach und kraftlos. *Pflegediagnose:* Schwere Mangelernährung

Definition

Die WHO nennt als Grenzwert für eine Mangelernährung einen BMI < 18,5 kg/m². (BMI (kg/m²)= Aktuelles Gewicht (kg)/Größe (m²);Norm:18,5-25 kg/m²). Da Untersuchungen belegen, dass auch Patienten mit normalem BMI (s. **Abb.2.7**, S. 25) einen Verlust an Muskelmasse und Ernährungsmängel aufweisen können, wird der Gewichtsverlust in einer bestimmten Zeit zur Definition einer Mangelernährung verwendet (Arends, 2003).Ein unbeabsichtigter Gewichtsverlust über 10 % in den vergangenen 6 Monaten gilt als schwere Mangelernährung. Er ist mit einem ungünstigen klinischen Verlauf eines Patienten assoziiert (Pirlich, 2003).Der Zusammenhang zwischen Gewichtsverlust und ungünstiger Prognose ist besonders deutlich bei Patienten mit Tumorleiden. Häufig wird der Gewichtsverlust bei Tumorpatienten auch als Kachexie (griechisch: „schlechter Zustand") bezeichnet. Die europäische Gesellschaft für klinische Ernährung und Stoffwechsel (ESPEN) bezeichnet in ihren Leitlinien die Kachexie als einen Gewichtsverlust bei lebensbedrohlichen Erkrankungen und definiert sie als einen dokumentierten, ungewollten Gewichtsverlust von mehr als 6 % in den vergangenen 6 Monaten (Lochs, 2006).

Häufigkeit

Die Angaben zur Inzidenz der Mangelernährung liegen zwischen 30 und 90 %, je nach Art, Lokalisation und Stadium der Tumorerkrankung sowie der Tumortherapie. Es gibt jedoch auch eine individuelle Anfälligkeit. Ein ungewollter Gewichtsverlust ist oft der erste Hinweis auf eine Krebserkrankung. In der größten Untersuchung zum Gewichtsverlust in den 6 Monaten vor der Krebsdiagnose hatten 31–87 % der Patienten an Gewicht verloren (DeWys, 1980). Ein schwerer Gewichtsverlust von ≥ 10 % des Ausgangsgewichts war bei 16 % der Patienten nachweisbar. Am geringsten ausgeprägt war der Gewichtsverlust bei Patienten mit hämatologischen Tumoren, Brustkrebs und Sarkomen, während über 90 % der Patienten mit Tumoren des Gastrointestinaltrakts (Pankreas-, Magen-Ca) die deutlichste Gewichtsabnahme aufwiesen. Patienten mit Kolon-, Prostata- und Lungen-Ca zeigten eine Häufigkeit von 54–60 %. Zum Zeitpunkt einer Operation sind bis zu 75 %, einer Chemotherapie bis zu 65 %, einer Radiotherapie bis zu 57 % und einer Knochenmarktransplantation bis zu 75 % der Patienten mangelernährt (Stratton, 2003). Obwohl bei fortgeschrittener Tumorerkrankung die Mehrzahl der Patienten mangelernährt ist, besteht kein eindeutiger Zusammenhang zwischen dem Ernährungszustand und der Größe, der Ausbreitung und dem Differenzierungsgrad des Tumors sowie der Erkrankungsdauer. Daher ist das Auftreten einer Mangelernährung in jedem Stadium der Erkrankung möglich und im Einzelfall nicht vorhersehbar.

Individuelle Wahrnehmung, Symptome und Folgen

Während im Hungerzustand Körperfett abgebaut und Muskelmasse bewahrt wird, verlieren Tumorpatienten Körperfett und Skelettmuskelmasse. Organgewebe, v. a. das Lebergewebe, bleibt erhalten. Eine kompensatorische Zunahme der extrazellulären Flüssigkeit kann das tatsächliche Ausmaß der Gewichtsabnahme verschleiern, ebenso Wassereinlagerungen im Rahmen einer Tumortherapie (Fearon, 1990). Der Verlust von Körperzellmasse führt zu Schwäche, Verlust der respiratorischen Muskelfunktion und Immobilität. Bei mangelernährten Patienten ist die humorale und zelluläre Immunantwort reduziert, die Infektneigung erhöht, und die Wundheilung vermindert. Mangelernährung kann durch notwendige Therapiepausen auch Ursache für eine unzureichende Tumortherapie und dadurch erhöhte Mortalität sein. Muss bei alleiniger Bestrahlung eines Kopf-Hals-Tumors die Radiatio aufgrund von Nebenwirkungen unterbrochen werden, sinkt durch die verlängerte Gesamtbehand-

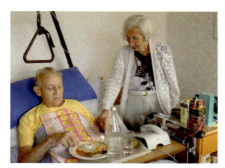

Abb. 9.1 Auch für die Angehörigen stellt die Mangelernährung und Appetitlosigkeit ein Problem dar.

lungszeit das mittlere Überleben von 61 % auf 28 % (Herrmann, 1994).

Mangelernährte Patienten haben mehr Nebenwirkungen unter der Tumortherapie und häufigere und verlängerte Krankenhausaufenthalte, was zu höheren Kosten führt. Mangelernährung hat auch einen signifikanten Einfluss auf die Lebensqualität von Tumorpatienten (Padilla, 1986; Ravasco, 2004). Sie ist mit Depressionen sowie einer deutlichen Minderung von Leistungsfähigkeit und Lebensqualität assoziiert. Mangelernährung ist nicht nur für den Patienten, sondern auch für seine Angehörigen eine Ursache psychischer Probleme (Abb. 9.1). In einer Untersuchung korrelierte bereits ein Gewichtsverlust von nur 5 % bei unzureichender Energie- und Eiweißaufnahme signifikant mit einer Minderung der Lebensqualität (Ovesen, 1993).

Ursachen und Einflussfaktoren

Die Ursachen der Mangelernährung sind multifaktoriell (Arends, 2003, 2006; Nitenberg, 2000; Tisdale, 2002). Beteiligt sind eine verminderte Energie- und Nährstoffaufnahme, ein im Vergleich zum erwarteten Wert nicht immer veränderter Energieumsatz, Stoffwechselstörungen und inflammatorische Reaktionen. Eine verminderte Nahrungsaufnahme kann der Effekt einer direkten Beeinträchtigung durch Obstruktionen im Mund- und Halsbereich sowie im oberen Gastrointestinaltrakt sein, jedoch auch einer Wirkung des Tumors auf den Appetit und den Stoffwechsel. Viele Faktoren, die das Gewicht negativ beeinflussen, sind bereits bei Diagnosestellung vorhanden. So leiden 40 % der Patienten unter einer Anorexie, 60 % unter einem Völlegefühl, 40–60 % unter einem vorzeitigen Sättigungsgefühl,

46 % unter Geschmacksveränderungen, 41 % unter Mundtrockenheit, 39 % unter Übelkeit und 27 % unter Erbrechen.

Ein besonders Problem stellt die Anorexie dar, eine Appetitlosigkeit, meist verbunden mit vorzeitigem Sättigungsgefühl, Nahrungsmittelaversionen sowie Geschmacks- und Geruchsstörungen, die ebenfalls eng miteinander korrelieren. Etwa 1/3 der Patienten hat eine erhöhte Geschmacksschwelle für süß, während Veränderungen der Geschmacksempfindung für bitter (erniedrigte Geschmacksschwelle), sauer und salzig weniger häufig betroffen sind. Besonders im fortgeschrittenen Stadium einer Tumorerkrankung korreliert die Anorexie signifikant mit dem Ernährungsstatus. Auch die Lebensführung eines Patienten mit zu geringer Nahrungszufuhr, einseitiger Ernährung und erhöhtem Nährstoffbedarf kann Ursache einer Mangelernährung schon vor Beginn der Tumortherapie sein. Besonders gefährdet sind Patienten mit chronischem Nikotin- und Alkoholkonsum. Auch Schmerz, lange Nüchternphasen im Rahmen der Diagnostik, psychische Faktoren und Bewegungsmangel können Ursache für eine unzureichende Energie- und Nährstoffaufnahme sein.

Folgen der Tumortherapie. Ein weiterer Grund sind die Folgen der Tumortherapie. Operationen im Bereich von Kopf, Hals und Magen-Darm-Trakt können in Abhängigkeit vom Ort und der Ausdehnung des Eingriffs zu einer Vielzahl von Beeinträchtigungen der Nährstoffaufnahme und Nährstoffverwertung führen (Tab. 9.1).

Folgen der Chemo- und/oder Radiotherapie. Ebenso können Chemo- und/oder Radiotherapie von ernährungsrelevanten Nebenwirkungen begleitet sein. Ernährungsrelevante Nebenwirkungen einer Chemotherapie sind:

- Anorexie (praktisch alle Zytostatika),
- Geschmacks- und Geruchstörungen,
- Übelkeit, Erbrechen,
- Nahrungsmittelaversionen,
- Sodbrennen, Blähungen, Völlegefühl,
- Schleimhautentzündungen, -ulzerationen,
- Abdominalschmerzen,
- Durchfall, Verstopfung, Ileus,
- Organschäden (Lunge, Herz, Leber, Niere),
- sekundär bei Infektionen, Sepsis, Atemnot.

Tab. 9.1 Ernährungsrelevante Folgen von Operationen

Operations-gebiet	Auswirkungen
Mundhöhle/ Hals	– Kau- und Schluckstörungen – Geschmacksstörungen – Blähungen bei unzurei- chendem Kauen
Speiseröhre	– Appetitlosigkeit – Angst vor dem Essen – Empfindlichkeit gegen Scharfes und Saures – Motilitätsstörungen des Magens, Völlegefühl
Magen	– Störung von Appetit- und Sättigungsregulation – Nahrungsmittelaversionen – Refluxösophagitis – Dumpingsyndrom – Milchzuckerunverträglich- keit (Laktoseintoleranz) – Fettstühle (durch un- zureichende Mischung des Speisebreies mit den Pankreasfermenten) – Malabsorption: Eisen, Kalzium, Zink, Folsäure, Vitamine B_{12}, C, A, D, E, K, Karotinoide
Bauchspei-cheldrüse	– Diabetes mellitus – Maldigestion: Fett – Malabsorption: Vitamine B_{12}, A, D, E, K, Karotinoide
Dünndarm	In Abhängigkeit vom Ort und Ausmaß der Resektion: – bei Resektion von > 50 % ge- neralisierte Malabsorption – chologene Diarrhö – Malabsorption: Vitamine B_{12}, A, D, E, K, Karotinoide – enterale Hyperoxalurie mit Gefahr der Nierensteinbil- dung
Dickdarm	– Lebensmittelintoleranzen, Diarrhö – Wasser- und Elektrolytver- luste

Ernährungsrelevante Nebenwirkungen ei-ner Strahlentherapie entnehmen Sie bitte **Tab. 9.2.**

Tab. 9.2 Ernährungsrelevante Nebenwirkungen einer Strahlentherapie (modifiziert Rie-senbeck u. a., 2003)

	Akuteffekte	Späteffekte
ZNS	– Hirndrucksteigerung, Übelkeit, Erbrechen	– Hirnnekrose
HNO	– Schleimhautentzündungen – Speichelveränderungen – Mundtrockenheit – Anorexie – Geschmacks- / Geruchsstörungen – Schluckstörungen – Laryngitis – Ösophagitis	– Mundtrockenheit – Karies – vermindertes / fehlendes Ge- schmacksempfinden
Thorax	– Ösophagitis – Pneumonitis	– Ösophagitis – Fibrose – Stenose – Fisteln – Lungenfibrose
Abdomen/ Becken	– Übelkeit – Erbrechen – Diarrhö – Meteorismus – Tenesmen – Enteritis – Zystitis	– Ulzera – Diarrhö, Malabsorption – chronische Enteritis – Strikturen – Obstruktion – Fisteln
Endokrinium	– funktionelle Insuffizienz	– endokrine Insuffizienz: thyreoidal, adrenokortikal, gonadal

Stoffwechselveränderungen beim Tumor-patienten. Während der Energiestoffwechsel ohne typische Veränderungen ist, zeigen der Eiweiß-, Kohlenhydrat- und Fettstoffwechsel charakteristische Veränderungen. Sie unter-scheiden sich von den Stoffwechselverände-rungen im Hungerstoffwechsel und sind ein wesentlicher Faktor für den Verlust an Fett- und Muskelmasse, da sie die Wirksamkeit der Nährstoffnutzung vermindern (**Tab. 9.3**). Ein erhöhter Abbau von Muskeleiweiß und eine gesteigerte Glukoseneubildung aus Aminosäuren und Laktat führen zu einem Eiweißverlust beim Patienten. Zusätzlich tra-gen Insulinresistenz, gesteigerter Fettabbau und verminderter Fettaufbau zum Gewebe-verlust bei. Typische biochemische Verän-derungen sind auch eine Hypalbuminämie, Anämie und Hyperlaktatämie.

Mediatoren der Mangelernährung. Dies sind vom Patienten aus Zellen des Immun-systems (Makrophagen, T-Zellen) und des ZNS freigesetzte Zytokine, TNF-α, Interleu-kin 1β, Interleukin 6, Interleukin 8, Interfe-ron γ und der Ciliary-Neuro-trophic-Faktor (CNTF), hormonelle Veränderungen (erhöhte Werte für Katecholamine, Glukokortikoide, Glukagon, Insulinresistenz) sowie von Tu-moren sezernierte (Glyco-) Proteine wie der Proteolysis Inducing Faktor (PIF) und der Lipid Mobilizing Faktor (LMF). Die Zytokine induzieren an verschiedenen Zielorten, wie Knochenmark, Skelettmuskel, Hepatozyten, Fettzellen, Endothelzellen und auch im Ge-hirn eine Reihe von Stoffwechselvorgängen, die zur Mangelernährung führen. Auch die Anorexie ist danach das Ergebnis einer durch Zytokine und Serotonin (einem Neurotrans-mitter) vermittelten Imbalance zwischen zentralen Signalen von Neuropeptid Y (Ap-petit fördernd) und Pro-Opiomelanocortin (Appetit hemmend) zugunsten von Pro-Opio-melanocortin (Inui, 1999; Davis, 2004). Die tumorspezifischen Produkte PIF und LMF können Aminosäuren und Fettsäuren direkt durch Steigerung des Eiweiß- und Fettabbaus aus dem Muskel- und Fettgewebe mobilisie-ren. PIF ist wahrscheinlich zusätzlich an den

9

Tab. 9.3 Stoffwechselveränderungen beim Tumorpatienten

Eiweißstoffwechsel

Ganzkörpereiweißumsatz	erhöht
Eiweißoxidation	unverändert
Eiweißabbau im Muskel	erhöht
Eiweißaufbau im Muskel	vermindert
Eiweißaufbau in der Leber (Akut-Phase-Proteine)	erhöht
Stickstoffbilanz	negativ
Aminosäurenimbalance	– Alanin, Leucin, Threonin vermindert – Glutamat, Phenylalanin erhöht

Kohlenhydratstoffwechsel

Glukoseumsatz	erhöht
Glukoseoxidation	vermindert
Glukoneogenese	erhöht
Glykogenolyse	erhöht
anaerobe Glykolyse und Laktatbildung	erhöht
Insulinresistenz	

Fettstoffwechsel

Fettabbau	erhöht
Lipoprotein-Lipase-Aktivität (Serum)	vermindert
Fettaufbau	vermindert
Blutfettwerte	erhöht
Umsatz an freien Fettsäuren	erhöht
De-Novo-Fettsäurensynthese	erhöht

mit der Mangelernährung onkologischer Patienten assoziierten inflammatorischen Prozessen beteiligt (Tisdale, 2002).

Informationssammlung und Assessment

Mangelernährung hat einen negativen Einfluss auf Morbidität und Mortalität und verschlechtert damit die Prognose von Tumorpatienten. Die Indiaktionsstellung zur Ernährungstherapie setzt eine Untersuchung des Ernährungszustandes im Verlauf voraus. Sie sollte daher in Klinik und Ambulanz routinemäßig durchgeführt werden. Als einfache und schnelle Methode zum Ernährungsscreening, d.h. der Möglichkeit zur Identifikation von Patienten mit vorhandener bzw. dem Risiko für eine Mangelernährung haben sich Fragebogen bewährt. Von der Europäischen Gesellschaft für Klinische Ernährung und Stoffwechsel empfohlen werden für Er-

wachsene im ambulanten Bereich der MUST (Malnutrition Universal Screening Tool, **Abb. 9.2**) und im Krankenhaus der NRS (Nutritional Risk Screening) (Kondrup, 2003).

Während diese beiden Fragebögen keine Aussage zum Ernährungszustand machen, ist dies mit dem SGA (Subjective Global Assessment) (Detsky, 1989), möglich. Der Ernährungszustand des Patienten wird vom Untersucher subjektiv als A = gut ernährt, B = mäßige Mangelernährung/Verdacht auf Mangelernährung und C = schwere Mangelernährung klassifiziert. Der SGA ist der bekannteste, und in den letzten Jahren vielfältig, auch modifiziert für Tumorpatienten als Scored Patient-Generated Subjective Global Assessment (PG-SGA; Ottery, 1996), angewandte Fragebogen. Der MUST, NRS und SGA sind auf der Homepage der Deutschen Gesellschaft für Ernährungsmedizin (www.dgem. de) verfügbar, der SGA mit einer ausführlichen Erklärung zur Anwendung. Dort finden sich auch in der DGEM-Leitlinie Enterale Ernährung: Ernährungsstatus (Pirlich, 2003) Richtlinien und Tabellen zur differenzierten Bestimmung des Ernährungszustandes.

Zumindest regelmäßig erfasst werden sollte der Gewichtsverlauf (bitte den Patienten selbst wiegen und messen!), die Nahrungszufuhr und das Ausmaß der Akut-Phase-Reaktion beginnend mit der Tumordiagnose möglichst bei jeder Vorstellung oder stationären Aufnahme des Patienten. Die Einschätzung der Nahrungszufuhr erfolgt über eine quantitative und möglichst auch

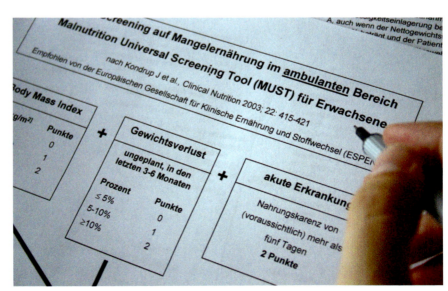

Abb. 9.2 Zur Identifikation von Patienten mit vorhandener bzw. dem Risiko für eine Mangelernährung empfiehlt die Europäische Gesellschaft für Klinische Ernährung und Stoffwechsel im ambulanten Bereich den MUST.

qualitative Erfassung der Energie- und Nährstoffaufnahme mittels einer mündlichen Ernährungsanamnese oder einem vom Patienten oder der betreuenden Person geführten Ernährungsprotokoll (mindestens 3 Tage, maximal 7 Tage unter Einschluss eines Wochenendes). Das Erfassen der Nahrungsaufnahme gibt auch Aufschluss über individuelle Ernährungsgewohnheiten und Ernährungsbedürfnisse eines Patienten und ist somit die Basis jeder Ernährungsberatung. Das Ausmaß der Akut-Phase-Reaktion kann u. a. durch Bestimmung des C-reaktiven Proteins (CrP) abgeschätzt werden (Arends, 2007).

9.1.2 Ernährungstherapie

Indikation

Spätestens bei einem Gewichtsverlust von 5 % und mehr vom gesunden Ausgangsgewicht sollten eine Ernährungsdiagnostik einschließlich Ernährungsanamnese und eine individuelle Ernährungsberatung erfolgen, außerdem Kontrolltermine zur weiteren Ernährungsbetreuung vereinbart werden. Liegt die orale Nahrungsaufnahme eines Patienten unter 500 kcal/Tag, besteht Nahrungskarenz, liegt die orale Nahrungszufuhr unter 60 % des errechneten Bedarfs des Patienten, ist sie unzureichend. Auf der Basis dieser Definitionen wurden in den DGEM-Leitlinien die Indikation zur Ernährung von Tumorpatienten festgelegt (Arends u. a., 2007):

- spätestens bei einem Gewichtsverlust von > 5 % oder mehr vom gesunden Ausgangsgewicht
  - Ernährungsdiagnostik inklusive Ernährungsanamnese,
  - individuelle Ernährungsberatung,
  - regelmäßige Kontrolltermine zur weiteren Ernähungsbetreuung,
- künstliche Ernährung
  - Nahrungskarenz erwartet für > 5 Tage,
  - unzureichende Energie- und Nährstoffaufnahme erwartet für > 10 Tage.

Grundlagen der Ernährung unter Tumortherapie

Jede Ernährungstherapie ist in Abhängigkeit vom Ernährungszustand, zusätzlich bestehenden Erkrankungen, der Therapieform und dem klinischen Zustand eines Patienten im Hinblick auf Kostform, Applikationsart und Nährstoffbedarf individuell festzulegen. Mit einzubeziehen in das Gesamtkonzept sind die Wünsche und Lebensumstände des Patienten sowie die Prognose des Tumorleidens. Wenn möglich, ist eine orale Ernährung anzustreben. Sie kann durch Trinknahrungen optimiert und mit Sonden- und parenteraler Ernährung ergänzt werden. Trinknahrungen gibt es in vielen Zusammensetzungen und Geschmacksvarianten, sodass jeder Patient nach seinen individuellen Bedürfnissen damit versorgt werden kann. Wichtig ist es, den Patienten ausprobieren zu lassen, was ihm schmeckt. Es empfiehlt sich mit den verschiedenen Herstellerfirmen Kontakt aufzunehmen, die Produkte nach den Bedürfnissen der Abteilungen auszusuchen und auf der Basis der Patientenakzeptanz vorrätig zu halten. Die Firmen können auch über die im ambulanten Bereich rezeptierbaren Formuladiäten und Supplemente Auskunft geben.

P Eine neue Untersuchung mit Patienten in fortgeschrittenem Tumorstadium konnte zeigen, dass v. a. Snacks zu einer Steigerung der Energie- und Nährstoffzufuhr beitragen können (Hutton, 2006).

Eine besondere Ernährungsform im Sinne einer „Krebsdiät" gibt es nicht. Die wichtigsten sog. „Krebsdiäten" sind:

- Annemüller u. Ries: „Stoffwechselaktive Kost",
- Budwig: „Öl - Eiweiß - Kost",
- Kuhl: „Milchsäurekost",
- Moermann: „Krebsdiät",
- Reckeweg: „Homotoxinlehre",
- Schmidt: „Gesundheitskost",
- Zabel: „Ernährung des Krebskranken"

Abzuraten ist von folgenden „Krebsdiäten":

- Breuß: „Krebskur - total",
- Burger: „Instinktotherapie",
- Gerson: „Diättherapie bösartiger Erkrankungen",
- Krebs: „Stoffwechseltherapie",
- Leupold: „Konserative Krebs-Therapie",
- Ohsawa (Kushi) Diät: „Makrobiotik"
- Seeger: „Rote Beete als Heilmittel",
- Windstosser: „Heilkost".

Einige „Diäten" können ohne möglichen Schaden für den Patienten durchgeführt werden, allerdings ohne Anspruch auf Heilung.

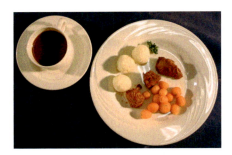

Abb. 9.3 Prinzip der „leichten Vollkost" ist es, mehrere kleine Mahlzeiten anstatt einer großen zu sich zu nehmen.

Prinzip „Leichte Vollkost"

Während einer Tumortherapie benötigt ein Patient meist keine spezielle Ernährung. Er kann mit einer Vollkost oder „leichten Vollkost" ernährt werden, die nach seinen individuellen Bedürfnissen im Sinne einer „gesteuerten Wunschkost" zusammengestellt ist. Diese Form optimierter oraler Ernährung kann, v. a. unter stationären Bedingungen, am besten mithilfe der Betreuung und Beratung durch eine Ernährungsfachkraft durchgeführt werden.

Prinzipien der „leichten Vollkost" sind:

- mehrere kleine Mahlzeiten (**Abb. 9.3**),
- fettreduzierte abwechslungsreiche Kost,
- individuelle Unverträglichkeiten beachten,
- blähende Lebensmittel und Speisen meiden,
- wenig Süßes,
- hell- mittelbraune Bräunung beim Braten,
- gut kauen und langsam essen,
- Alkohol in Maßen.

Schlechter vertragene Lebensmittel und Zubereitungsarten. Die leichte Vollkost enthält im Unterschied zur Vollkost **keine** Lebensmittel oder Speisen, die erfahrungsgemäß Unverträglichkeiten auslösen:

- fette Brühen, Suppen, Soßen,
- große Mengen Streich- und Kochfett,
- frisches Brot, sehr grobe Vollkornbrote, frische und sehr fette Backwaren,
- vollfette Milchprodukte (z. B. Sahneprodukte, vollfetter Käse),
- stark /mit Speck angebratene und frittierte Lebensmittel,
- fette oder frittierte Kartoffelprodukte,
- fette und geräucherte Fleisch-, Wurst- und Fischwaren,
- hart gekochte Eier, fette Eierspeisen, Mayonnaisen,

- schwer verdauliche oder blähende Gemüse (Grün-, Rot-, Weiß-, Rosenkohl, Wirsing, Sauerkraut, Lauch, Zwiebeln, Pilze, Paprika, Oliven, Gurken- und Rettichsalat, getrocknete Hülsenfrüchte), sehr fettreiche Zubereitungen,
- unreifes Obst, Steinobst, Nüsse, Mandeln, Pistazien, Avocados,
- fette Süßigkeiten,
- Alkohol in jeder Form, kohlensäurehaltige Mineralwässer oder Limonaden, eisgekühlte Getränke,
- große Mengen an scharfen Gewürzen, Zwiebel- oder Knoblauchpulver.

Ernährung bei besonderen Beschwerden

Hinweise zur Ernährung bei besonderen Beschwerden und möglichen Nebenwirkungen onkologischer Therapien geben die folgenden Abschnitte sowie die speziellen Kapitel des Buches.

Appetitlosigkeit, Geschmacksveränderungen (Dysgeusie) und Geschmacksverlust (Hypo-, Ageusie). Pflegemaßnahmen zur Ernährung sind hier:

- kleine Portionen anbieten,
- Nahrung alle 2 - 3 Std. evtl. auch nachts zuführen,
- Nahrungsmittel im Hinblick auf geschmackliche Akzeptanz berücksichtigen (Geschmacksschwelle für bitter ist herabgesetzt; nacheinander Wiederauftreten des Geschmacksempfindens für Süßes, Bitteres, Saures, Salziges; häufig Dysgeusie: ranziger, bitterer, metallischer Geschmack, Geschmack nach Pappe),
- starke Essensgerüche vermeiden (gut belüftete Räume, Abdeckungen der Speisen vor dem Auftragen entfernen),
- Mahlzeiten appetitlich anrichten,
- gewürzarm kochen und selbst nachwürzen lassen,

P Appetitanregend wirken auch Aperitifs, Wein oder Bier eine Stunde vor dem Essen.

Schluckbeschwerden, Entzündungen der Mundhöhle, Mundtrockenheit (Xerostomie). Unterstützende Maßnahmen zur Ernährung sind:

- flüssige oder pürierte Kost bevorzugen,

- scharfe Gewürze und zu salzige Speisen vermeiden,
- zu säurehaltige Nahrungsmittel (Obst mit hohem Fruchtsäuregehalt, z.B. Johannisbeeren, Orangen, Grapefruit, Obstsäfte, Tomaten) vermeiden,
- evtl. industriell gefertigte Säuglingsnahrung anbieten (meist säure- und salzarm sowie passiert),
- nicht zu kalt und nicht zu heiß essen,
- kohlensäurehaltige Getränke vermeiden; besser sind stille Wasser oder Tee (Kamillen-, Fenchel-, Salbeitee),
- Speichelfluss durch häufiges Trinken kleiner Flüssigkeitsmengen, Kaugummi, Pfefferminztee, zuckerfreie Drops anregen,
- Frischmilch vermeiden, da sie die Schleimbildung fördert (geeignet sind: Sauermilch, Sauermilchprodukte, Kefir, Sojadrinks).

M Zur Kariesprävention ist es wichtig, auf eine besonders gute Zahnhygiene zu achten!

Übelkeit, Brechreiz, Erbrechen. Pflegerische Unterstützungsmaßnahmen sind:

- leichte Kost in vielen kleinen Mahlzeiten anbieten,
- rasches Essen und Trinken vermeiden,
- keine besonders süßen, fetthaltigen, blähenden oder stark riechenden Speisen anbieten,
- keine gebundenen Suppen oder Soßen anbieten,
- Lieblingsspeisen nicht anbieten, um eine „erlernte Aversion" gegen diese Speisen zu verhindern
- kühle, leicht gewürzte Speisen bevorzugen,

P Trockene, stärkehaltige Nahrungsmittel (Cracker, Zwieback, Toast) verhindern Erbrechen. Günstig sind auch kalte Getränke wie Cola.

Leukopenie und Immunsuppression. Leukopene und immunsupprimierte Patienten erhalten zur Minderung des Infektionsrisikos eine keimreduzierte Kost. Diese hat eine eingeschränkte Lebensmittelauswahl mit dem Verzicht auf rohes Obst und Gemüse, rohe und halbgare Lebensmittel sowie Schimmelkäse.

Weitere Krankheitsbilder bzw. Folgen der operativen Eingriffe. Leidet ein Patient zusätzlich an weiteren Krankheitsbildern, z.B. Diabetes mellitus, Störungen der Leber-, Bauchspeicheldrüsen- und/oder Nierenfunktion oder den Folgen operativer Eingriffe, so sind die für die jeweilige Erkrankung speziellen Ernährungsrichtlinien mit zu berücksichtigen. Bei der Kostzusammenstellung ist auf spezifische Substratverwertungsstörungen (z.B. Milchzuckerunverträglichkeit (Laktoseintoleranz)) und Nährstoffmängel (z.B. Kalziummangel bei Laktoseintoleranz, Vitamin B_{12}-Mangel nach Gastrektomie und Entfernung des terminalen Ileums, Mangel an fettlöslichen Vitaminen bei Fettmalabsorption) zu achten.

Ernährung bei Operationen

Bei schwer mangelernährten Patienten besteht die Indikation zur Verschiebung der Operation zur prästationären, präoperativen gezielten oralen, enteralen und/oder parenteralen Ernährungstherapie über 10 bis 14 Tage zum Auffüllen der Energie- und Nährstoffspeicher. Eine Studie belegt eine signifikante Reduktion postoperativer infektiöser Komplikationen und eine Verkürzung des Krankenhausaufenthaltes (Gianotti, 2002; Weimann, 2007). Unabhängig vom Ernährungszustand wird für Patienten vor schweren Operationen der Einsatz von Trink- bzw. Sondennahrungen mit immunmodulierenden Substanzen (Arginin, Nukleotide, n-3 Fettsäuren) empfohlen (Weimann, 2006, 2007). Postoperativ soll die Nahrungszufuhr nicht unterbrochen werden. Der orale Kostaufbau richtet sich nach der Toleranz des Patienten. Empfohlen wird ein oraler bzw. enteraler Kostaufbau innerhalb 24 Std.

Auch nach Anastomosen an Dick- und Enddarm kann ab dem ersten postoperativen Tag mit oraler Nahrungszufuhr begonnen werden. Bei Anastomosen am oberen Gastrointestinaltrakt wird für die ersten Tage eine enterale Zufuhr über eine distal der Anastomose liegende Sonde empfohlen. Bei erwarteter perioperativer Nahrungskarenz von über 7 Tagen bzw. unzureichender oraler Nahrungszufuhr von über 14 Tagen wird eine künstliche Ernährung empfohlen, zunächst als Sondenernährung, nach schweren Operationen mit Formuladiäten mit immunmodulierenden Substanzen, nach unkomplizierten

9

Operationen für 5 bis 7 Tage. Es können auch alle Ernährungsformen kombiniert werden. Die künstliche Ernährung soll jeweils den Fehlbedarf ersetzen.

Spezielle Ernährungsrichtlinien gelten nach Operationen im Kopf- und Halsbereich, Entfernung des Magens und der Bauchspeicheldrüse, ausgedehnten Operationen im Bereich von Dünn- und Dickdarm sowie Stomaanlage. Es empfiehlt sich in diesen Fällen zur ernährungsmedizinischen Betreuung des Patienten einen Ernährungsmediziner und eine erfahrene Ernährungsfachkraft zu Rate zu ziehen. Besonders Patienten mit Kurzdarmsyndrom benötigen eine individuelle, intensive Betreuung. Es folgt eine Übersicht über grundlegende Ernährungsempfehlungen bei häufigen Operationen und Operationsfolgen im Abdomen.

Ernährung nach Gastrektomie

Bei Patienten nach Gastrektomie gelten folgende Empfehlungen:
– als Basis Prinzip der „leichten Vollkost" mit mehreren (zunächst bis zu 10, später 6 - 8), kleinen, über den Tag verteilten Mahlzeiten,
– individuelle Lebensmittelunverträglichkeiten beachten,
– zu den festen Speisen maximal ½ Tasse Flüssigkeit trinken,
– 15 Min. vor und 30 Min. nach einer Mahlzeit keine größeren Mengen trinken,
– beim „Früh-Dumping" Verzehr eines Stückes Brot 15 Min. vor der Mahlzeit; Nahrungsaufnahme im Liegen, evtl. Bauchbinde anlegen,
– beim „Spät-Dumping" schnell aufnehmbare Kohlenhydrate meiden, z. B. Lebensmittel und Getränke mit Zucker, Honig und Sirup, Maltodextrin (als Ersatz Süssstoffe verwenden), Zusatz von Pektin, Guar zu den Mahlzeiten bzw. Einnahme von Acarbose (abnehmende Intensität der Symptome mit der Zeit, ²⁄₃ der Patienten sind nach ca. 10 Jahren beschwerdefrei),
– bei Milchzuckerunverträglichkeiten (Laktoseintoleranz) milchzuckerfreie Milch und Milchprodukte oder Sojaprodukte (mit Kalzium angereichert) verwenden,
– bei Fettunverträglichkeit Koch- und Streichfett durch ein spezielles Fett mit mittelkettigen Fettsäuren (MCT-Fett)

ersetzen (MCT-basis-plus Margarine und Öl),
– wenn verträglich, ballaststoffhaltige Lebensmittel bevorzugen,
– normal würzen, nicht zu salzig essen (erhöht die Osmolarität),
– parenteral Vit. B$_{12}$ zuführen,
– wegen der Substitution von Pankreasfermenten, Mineralstoffen (Kalzium), Vitaminen (Vitamin D) und Spurenelementen (Eisen) Rücksprache mit dem Arzt halten.

Ernährung bei Kurzdarmsyndrom

Für Patienten mit Kurzdarmsyndrom gelten folgende Empfehlungen:
– individuelle Ernährung in Abhängigkeit vom Ort und der Ausdehnung der Operation,
– Basis: Prinzip der „leichten Vollkost", mehrere kleine Mahlzeiten, fettreduziert,
– individuelle Lebensmittelunverträglichkeiten beachten,
– langsam essen und gut kauen,
– Essen und Trinken trennen,
– eine eventuelle Milchzuckerunverträglichkeit (Laktoseintoleranz) beachten,
– bei Fettunverträglichkeit Koch- und Streichfett durch ein spezielles Fett mit mittelkettigen Fettsäuren (MCT) ersetzen (MCT-basis-plus Margarine und Öl),
– oxalsäurereiche Gemüsesorten vermeiden (Spinat, Mangold, Rhabarber, Sauerampfer),
– wegen notwendiger Substitution von Mineralstoffen, Vitaminen und Spurenelementen Rücksprache mit dem Arzt halten.

Ernährung bei Ileostoma

Für Patienten mit Ileostoma (S. 276) gelten folgende Empfehlungen:
– Basis Prinzip der „leichten Vollkost",
– langsam essen und trinken,
– Ballaststoffe < 20/ - 30 g/d,
– evtl. milchzuckerreduzierte Kost,
– säurearme, mild gewürzte Speisen und Getränke,
– abdominelle Beschwerden entstehen in 40 - 60 % durch gebratenes Fleisch, Fisch, Bohnen, Erbsen, Blattkohlgemüse und Rhabarber,
– ausreichende Trinkmenge wichtig! Ca. 3 l/24 Std.; mindestens Produktion

von 1 l Urin/Tag (Gefahr des prärenalen Nierenversagens!),
– nicht überhastet trinken (Steigerung des Stomavolumens!),
– Kochsalzaufnahme 6 - 9 g/d,
– quellende Lebensmittel, flüssigkeitsbindende Präparate (Pektine), industriell hergestellte Dickungsmittel verwenden.

Ernährung bei Dickdarmstoma

Für Patienten mit Dickdarmstoma (S. 275) gelten folgende Empfehlungen:
– bis zu 1 Jahr „leichte Vollkost" empfehlenswert,
– regelmäßige Mahlzeiten,
– ausreichende Nährstoffzufuhr beachten!
– keine festgelegte Diät.

Blähungsfördernd wirken:
– kohlensäurehaltige Getränke (Sekt, Bier, Federweißer),
– koffeinhaltige Getränke,
– frisches Obst, Birnen, Rhabarber,
– Hülsenfrüchte, Kohlgemüse, Paprika, Zwiebeln, Knoblauch, Spargeln, Schwarzwurzeln, Pilze,
– frisches Brot, Pumpernickel,
– Eier, Eiprodukte, Mayonnaise,

Blähungshemmend wirken: Kümmel, Fenchel, Anis (Gewürz, Öl, Tee), Heidelbeeren, Preiselbeeren, Joghurt.

Geruchsfördernd wirken:
– Kohlgemüse, Bohnen, Spargeln, Pilze, Zwiebeln, Knoblauch, Schnittlauch,
– Eier, Eiprodukte,
– Fleisch, Fleischerzeugnisse, v. a. Geräuchertes und Gebratenes,
– Fisch, Fischerzeugnisse,
– Käse, v. a. vollreife und vollaromatische Hartkäse,
– scharfe Gewürze

Geruchshemmend wirken: Petersilie, Spinat, Heidelbeeren, Preiselbeeren, grüner Salat, Joghurt.

Ernährung bei Chemotherapie und/oder Radiotherapie

Für die orale Ernährung gelten die bei den Grundlagen gemachten Ausführungen. Patienten mit gastrointestinalen und Kopf- und Halstumoren profitierten in Untersuchungen von einer intensiven Ernährungsberatung inklusive Trinknahrung (Ravasco, 2005). Eine routinemäßige Sondenernährung während einer Chemotherapie ist nicht indiziert. Bei

Patienten mit obstruierenden Kopf-, Hals- oder Ösophagustumoren oder bei erwarteter schwerer strahleninduzierter oraler bzw. ösophagealer Mukositis besteht die Indikation zur enteralen Ernährung, bevorzugt über eine pekutane endoskopische Gastrostomie (PEG) mit dem Einsatz von Standardnahrungen. Bei unzureichender oraler und/oder enteraler Ernährung ist parenteral zu ernähren. Bei chronischer schwerer radiogener Enteritis besteht ebenfalls die Indikation zur parenteralen Ernährung (Arends, 2006, 2007). Aufgrund neuer Daten kann bei Patienten mit fortgeschrittener Tumorerkrankung eine Ernährungsintervention bis zu additiver parenteraler Ernährung günstige Effekte auf Lebensqualität und Überleben haben (Lundholm, 2004, 2007; Shang, 2006).

V Auf der DVD finden Sie einen Film über die Anlage einer PEG und einen Film über die Verabreichung von Sondenkost.

Eine generelle Empfehlung zur Anwendung spezieller Substrate wie Glutamin, n-3 Fettsäuren und andere kann derzeit nicht gegeben werden (Arends, 2006, 2007). Es gibt allerdings vielversprechende neue Untersuchungen zum Einsatz von Glutamin in der Behandlung der oralen Mukositis unter Chemo- und Radiotherapie, bei Stammzelltransplantation und zur Vermeidung einer peripheren Neuropathie bei Oxaliplatintherapie (Cockerham, 2000; Peterson, 2006; Cherchietti, 2006; Algara, 2007; Wang, 2007). Hier ist eine individuelle Entscheidung notwendig.

Ernährung bei Stammzelltransplantation

Auch dabei ist eine Optimierung zunächst der oralen Ernährung und der Einsatz von Trinknahrungen sinnvoll. Häufig können die Patienten zumindest kleine Mengen essen. Die Kost ist bei einer Leukozytenzahl < 1000 µl und unter Immunsuppression keimarm (Grundlagen, S. 151). Der Einsatz einer Sondenernährung und/oder einer parenteralen Ernährung hängt vom klinischen Verlauf ab und muss individuell festgelegt werden. Die Leitlinien empfehlen auch hier derzeit keinen routinemäßigen Einsatz von Glutamin,

n-3 Fettsäuren oder anderen speziellen Substraten (Arends, 2006, 2007).

Künstliche Ernährung in der Palliativsituation außerhalb antitumoraler Therapien

Die Ernährungstherapie in der Palliativsituation hat auf einer sorgfältigen Abwägung möglicher Risiken und Nutzen v. a. der künstlichen Ernährung zu basieren (Körner, 2003; Rothärmel, 2007). Sie muss jedoch auch die Wünsche des Patienten und seiner Angehörigen berücksichtigen. Die Überlebenszeit bei vollständigem Hungern liegt bei etwa 2 bis 3 Monaten. Eine unzureichende orale Ernährung mit dadurch eingeschränkter Prognose ist daher eine Indikation zur künstlichen enteralen und parenteralen Ernährung, solange der Patient zustimmt, und die Sterbephase nicht eingesetzt hat (Arends, 2007). Beide Ernährungsformen sind auch ambulant durchführbar. Ziel der Ernährungsintervention sind die Minimierung des Gewichtsverlustes und der Erhalt von Lebensqualität beim Patienten. Die Leitlinien nennen als Voraussetzung für eine längerfristige parenterale Ernährung das Vorliegen folgender 4 Kriterien:
1. eine unzureichende orale/ enterale Ernährung,
2. eine erwartete Überlebenszeit von mehr als 4 Wochen
3. die mögliche Stabilisierung oder Verbesserung des Allgemeinzustandes oder Parameter der Lebensqualität,
4. der Wunsch des Patienten.

Künstliche Ernährung in der Sterbephase

Kurz vor dem Lebensende benötigen die meisten Patienten nur minimale Mengen an Nahrung und wenig Wasser, um Hunger und Durst zu stillen. Eine ohne Anpassung an die veränderten Bedürfnisse fortgeführte Nahrungs- und Flüssigkeitszufuhr kann den Sterbenden und seine Angehörigen unzumutbar belasten. Eine künstliche Ernährung ist in dieser Phase nicht erforderlich. Während die sinkende Bedeutung der Energiezufuhr in der Sterbephase eher akzeptiert wird, gibt es zum Stellenwert der Flüssigkeitszufuhr kontroverse Ansichten. Die Regulation des Wasserhaushalts verdient jedoch Beachtung, da eine Dehydratation, induziert durch Diureti-

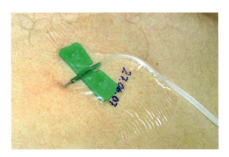

Abb. 9.4 Die Flüssigkeitszufuhr in der Sterbephase wie hier über eine subkutane Infusion wird kontrovers diskutiert.

ka oder eingeschränktes Trinken, aber auch eine durch Infusion verursachte Überwässerung das Befinden des Patienten erheblich beeinträchtigen können (Abb. 9.4).

Untersuchungen belegen, dass der „trockene Mund" zwar ein Zentralsymptom Sterbender ist, jedoch korrelieren Durst und trockener Mund nicht mit dem Ausmaß der Hydratation oder der intravenösen Flüssigkeitszufuhr. Kurz vor dem Lebensende können geringe Mengen an Flüssigkeit (bis ca. 1000 ml/Tag) helfen, durch Dehydratation induzierte Verwirrtheitszustände zu vermeiden. Stationär oder zu Hause kann Flüssigkeit subkutan infundiert werden und als Träger von Medikamenten dienen, obwohl die dazu verwendeten isotonen Elektrolytlösungen streng genommen dafür nicht zugelassen sind (Arends, 2007).

Energie- und Nährstoffzufuhr

Zur optimalen Energie-und Nährstoffzufuhr onkologischer Patienten gibt es keine festgelegten Empfehlungen, auch bei künstlicher Ernährung. Der Ruheenergieumsatz normal ernährter Patienten unter onkologischer Therapie liegt zwischen 20 und 25 kcal/kg Körpergewicht und Tag. Die Angaben zum gemessenen Ruheenergiebedarf schwanken zwischen unter 60% und über 150% des erwarteten Bedarfs. Die Energiezufuhr muss im Hinblick auf den, im Rahmen des mit der Mangelernährung assoziierten Inflammationsprozesses, möglicherweise gesteigerten Energiebedarf korrigiert und an die Intensität körperlicher Aktivität adaptiert werden. Es wurde jedoch bei Tumorpatienten trotz eines erhöhten Ruheenergieumsatzes ein mit Gesunden vergleichbarer Gesamtenergieverbrauch gefunden. Als Ursache gilt eine adaptative Abnahme der körperlichen Akti-

9

vität bei Tumorpatienten. Daher ist auch bei enteraler oder parenteraler Ernährung insgesamt selten eine tägliche Energiezufuhr von mehr als 35 kcal/kg/Tag notwendig.

M Als Faustregel können zum Gesamtenergieumsatz folgende Angaben gemacht werden: bettlägeriger Patient 25 kcal/kg/Tag, mobiler Patient 30 kcal/kg/Tag.

Grundlage der Zufuhr an Makro- und Mikronährstoffen sind die Empfehlungen der Fachgesellschaften für die Ernährung Gesunder (DACH, 2000). Die Empfehlungen für die Eiweißzufuhr betragen für Tumorpatienten 1,2-1,5 g in der oralen und bis zu 2,0 g Eiweiß/kg/Tag bei künstlicher Ernährung (Arends, 2007). Empfohlen wird auch ein Fettanteil von über 35 % der Gesamtenergiezufuhr, da Studien zeigten, dass Tumorpatienten unter einer fettreicheren Ernährung an Gewicht und fettfreier Körpermasse zunahmen (Breitkreutz, 2005). Dies entspricht den aktuellen Empfehlungen zur Fettzufuhr für die gesunde Bevölkerung. Eine fettarme oder „gesunde" Ernährung ist auch nicht das Ziel in der Ernährungstherapie onkologischer Patienten unter Tumortherapie. Ziel ist vielmehr eine ausreichende Energie- und Nährstoffzufuhr zu gewährleisten, um einen, zumindest weiteren, Gewichtsverlust und eine Mangelernährung zu vermeiden. Eine Ernährung im Sinne einer präventiven Kost zur Minderung des Krebsrisikos ist erst nach erfolgter Tumortherapie indiziert, wenn der Patient frei von Nebenwirkungen der Therapie ist.

Auf eine ausreichende Versorgung mit Mikronährstoffen ist v.a. bei künstlicher Ernährung zu achten. Bei parenteraler Ernährung müssen Spurenelemente und Vitamine immer dazugegeben werden. Kontrovers diskutiert wird die zusätzliche und teilweise überhöhte Zufuhr von Vitaminen und Spurenelementen, v.a. von Antioxidanzien (Vitamin C, E, β-Carotin und Selen) während Chemo- und/oder Radiotherapie (nicht jedoch im Rahmen einer vitaminreichen Ernährung!). Grund für die Warnung ist der Umstand, dass teilweise Chemotherapeutika (u.a. Alkylanzien, Anthrazykline, Podophyllotoxin-Derivate) und auch die Radiotherapie Tumorzellen durch Schädigung mittels Radikalenbildung zerstören, Tumorzellen die zugeführten Antioxidanzien jedoch als Schutz gegen diese Schädigung benutzen könnten. Aus Sicherheitsgründen wird daher empfohlen lediglich ein Multivitamin-/Multimineralstoffpräparat einzunehmen, das Vitamine und Mineralstoffe in maximal der dreifachen Menge der Zufuhrempfehlungen der Fachgesellschaften enthält.

Medikamentöse Therapie

Beim Vorliegen einer systemischen tumorassoziierten Entzündung empfehlen die Leitlinien zusätzlich zur Ernährungstherapie die Anwendung entzündungsmodulierender Medikamente (Arends, 2003, 2006, 2007). Zur Stabilisierung bzw. Besserung von Appetit, Körpergewicht und Lebensqualität haben sich Steroide (z.B. 20 mg Prednisolon) und Gestagene (160 mg Megesterolacetat/500 mg Medroxyprogesteronacetat) wirksam erwiesen (López, 2004). Bei beiden Substanzen sind die Nebenwirkungen zu beachten.

9.1.3 Ernährungsberatung

Claudia Paul

Tumor-Kachexie und -Anorexie sind die Hauptprobleme bei fortgeschrittenen Karzinomerkrankungen. Die Häufigkeit der Mangel- bzw. Fehlernährung bei onkologischen Patienten liegt zwischen 8 % und 84 %. Ein ungewollter Gewichtsverlust ist oft der erste Hinweis auf eine bestehende Karzinomerkrankung (De Wys, 1980; Arends, 2003). Die Pathogenese der Tumorkachexie ist sehr komplex und bislang auch noch nicht eindeutig geklärt. Neben dem direkt konsumierenden Einfluss des Tumors kommt es zu einer verminderten Energie- und Nährstoffaufnahme. Als Ursache gelten Appetitlosigkeit, vorzeitige Sättigung, Veränderungen der Geschmacks- und Geruchsempfindungen, Schmerzen, Obstruktionen, therapiebedingte Nebenwirkungen und bestimmte Stoffwechselvorgänge. Bei einem Teil der Patienten ist eine erhebliche Steigerung des Ruheumsatzes nachzuweisen. Aber auch die psychische Belastung und der emotionale Stress beeinflussen den Appetit und die Nahrungsaufnahme bei dieser oft lebensbedrohlichen Erkrankung. Speziell der Gewichtsverlust scheint die Immunkompetenz und Infektabwehr negativ zu beeinflussen. Dies führt zu einer signifikanten Erhöhung der Morbidität und Mortalität, Verlängerung der Krankenhausverweildauer, und beeinflusst das Wohlbefinden und die Lebensqualität des Patienten.

Sehr häufig beginnt eine gezielte Ernährungstherapie aber erst im Stadium der Fehl- und/oder Mangelernährung. Wie in den meisten Fällen in der Medizin ist eine Prävention sinnvoller als die Therapie der Symptome.

M Die Ernährungsberatung beim Krebspatienten sollte so früh wie möglich beginnen. Sinnvoll wäre eine Betreuung von Anfang an, d.h. bereits bei der Diagnosestellung.

Voraussetzung für eine optimale Ernährungs- und Diätberatung ist die Kenntnis der Erkrankung, Nebenwirkungen der Therapie und die Prognose für den Patienten. Diätberatungen sollten daher nur von gut ausgebildeten Ernährungsfachkräften (Diätassistenten, Ernährungsberater) durchgeführt werden. Sie sollten ebenso als fachkundig Ansprechpartner für Ärzte und Pflegepersonal zur Verfügung stehen. Ein interdisziplinäres Ernährungsteam bestehend aus Ärzten, Pflegepersonal, Diätassistenten und evtl. Psychologen wäre für die Behandlung von Tumorpatienten optimal (Capra, 2001; Claghorn, 2005).

Durchführung der Diätberatung

Bereits bei der stationären Aufnahme ist es notwendig den Ernährungsstatus zu erfassen. Hierzu stehen verschiedene Messinstrumente zur Verfügung. Die Leitlinien der DGEM (2003) empfehlen einfache Scores, die nur wenige Minuten in Anspruch nehmen. Neben dem aktuellen Gewicht sollte der Gewichtsverlauf der letzten Wochen erfasst werden. Das aktuelle Körpergewicht dient lediglich der Verlaufskontrolle und ist keine Einschätzung über den Ernährungszustand des Patienten. Eine ungewollte Gewichtsabnahme von 5 % - 10 % in den letzten Monaten lässt auf eine unzureichende Nährstoffversorgung oder -ausnutzung schließen. Auch übergewichtige Patienten benötigen bei Ernährungsproblemen frühzeitig eine adäquate Therapie. Die Erfassung der Ernährungsparameter sollte regelmäßig wiederholt und lückenlos für alle zugänglich dokumentiert werden. Bestehen Ernährungsprobleme

9

beim Patienten, oder weist er bereits Zeichen einer Fehl- bzw. Mangelernährung auf, sollte anschließend durch eine Ernährungsfachkraft eine ausführliche Ernährungsanamnese durchgeführt werden (Arends, 2003). Dies ist von besonderer Bedeutung, da es viele Gründe geben kann, bestimmte Nahrungsmittel zu meiden. Neben onkologisch bedingten Problemen (z.B. Schmerzen, Obstruktionen, Abneigungen, Unverträglichkeiten, Malassimilationen, etc.) können auch religiöse, regionale, oder erlernte Gründe zu Problemen beim Essen führen. Dieses erste Gespräch und die ausführliche Ernährungsanamnese ist die Voraussetzung für die Erstellung eines individuellen Ernährungsplans.

Essen gehört zu den Grundbedürfnissen des Menschen. Appetit und „Essen können" wird mit Gesundheit assoziiert. Probleme beim Essen dagegen konfrontieren zusätzlich mit dem Krebsleiden. Für viele onkologische Patienten sind Appetitverlust und verringerte Nahrungsaufnahme, kombiniert mit Gewichtsverlust schwerwiegender als das Tumorstadium. Daher sollte die Ernährungs- und Diätberatung in erster Linie auf diese Probleme eingehen, um damit der Vermeidung von Fehl- und Mangelernährung zu dienen. Wichtig ist aber auch, frühzeitig Fehlinformationen zu vermeiden. Pauschalratschläge, z.B. „nach der Operation können Sie alles wieder essen..." oder „....meiden Sie rotes Fleisch…" führen dazu, dass der Patient sich anderweitig informiert. Nicht selten führen diese Informationen von Nicht-Ernährungsfachkräften zu unnötigen Restriktionen und dadurch zu einer Mangelernährung (Ravasco, 2007).

Häufig haben Bezugspersonen andere Vorstellungen über „gesunde Ernährung" oder sind mit der aufgenommenen Essensmenge der Betroffenen unzufrieden. Gut gemeinte Ratschläge oder ständiges Ansprechen auf Essen empfinden Patienten oft als Nötigung. Ebenso wirken große Mengen, Essensgerüche usw. eher appetithemmend als -fördernd. Wann immer es möglich ist, sollte die Ernährungsberatung darum mit den Angehörigen stattfinden und der individuelle Ernährungsplan gemeinsam erstellt werden. Ein schriftlicher Diätplan kann nur einen sehr begrenzten Ausschnitt der optimalen Ernährungstherapie für den Patienten wiedergeben. Daher eignen sich Listen mit geeigneten bzw. nicht geeigneten Lebensmitteln und

Getränken besser (z.B. Listen von energiereichen Lebensmitteln, Zusatznahrungen, blähenden bzw. blähhemmenden Speisen, S. 156, usw.).

Rahmenbedingungen. Der Beratungsort und -zeitpunkt müssen ebenfalls sorgfältig gewählt werden. In den Gesprächen werden häufig sehr persönliche Dinge besprochen. Eine Beratung sollte daher in einer ruhigen Umgebung zu einem günstigen Zeitpunkt stattfinden. Der Berater muss ebenfalls ausreichend Zeit einplanen, damit alle Fragen ausführlich beantwortet werden können (Abb. 9.5). Eine Ernährungsberatung kurz vor oder nach einer geplanten Untersuchung oder direkt nach der Diagnosestellung überfordert den Patienten. Zu einer guten Beratungstätigkeit gehört neben der fachlichen Qualifikation ebenso die versierte Gesprächsführung und Teamgeist. Ein Ernährungsberater, der nicht zuhören kann, wenig Zeit hat und schnell einen „Diätplan" vorbeibringt, ist für den Patienten wenig hilfreich.

Studien über den Nutzen der Diätberatung

Es gibt nur wenige Studien über den Nutzen der Diätberatung bei onkologischen Patienten. Die vorhandenen Arbeiten befassen sich i.d.R. nur mit Fragmenten der Ernährungstherapie (z.B. einzelne Nährstoffe, postoperative Ernährung, adjuvante künstliche Ernährung). Das Problem der Mangelernährung allgemein und bei Tumorerkrankungen speziell ist aber bekannt und in vielen Arbeiten beschrieben. Die frühe Ernährungstherapie, gerade bei gastrointestinalen Tumoren oder Karzinomen im Kopf-Hals-Bereich bewirkt einen geringeren Gewichtsverlust und reduziert die Morbidität. Diesen Effekt erzielt man aber nur bei einem frühzeitigen Beginn und mit einer individuellen Ernährungsberatung. Ravasco (2007) zeigt in ihrer Studie, dass bei 75 Patienten mit Kopf- und Hals-Tumoren die Diätberatung die aufgenommene Nahrungsmenge erhöht, den Ernährungsstatus verbessert, die Lebensqualität steigert und die Morbidität für den Patienten reduziert.

Die Gabe von Nahrungssupplementen zusätzlich zur oralen Ernährung war nicht so erfolgreich wie die individuelle Diätberatung. Dies wird durch eine ältere Meta-Analyse von Meuric (1999) bestätigt. Diese Arbeiten belegen, dass die Karzinompatienten

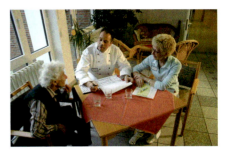

Abb. 9.5 Die Ernährungsberater müssen ausreichend Zeit einplanen, damit alle Fragen ausführlich beantwortet werden können.

von der frühen individuellen Ernährungstherapie nach einer qualifizierten Ernährungsberatung profitieren. Wichtig ist jedoch, dass die Therapie regelmäßig überprüft und bei Bedarf angepasst wird (Erfassung des Ernährungszustandes durch Re-Screening, Wiederholungsberatung, angepasster Ernährungsplan, usw.). Hierfür wäre ein konkreter Ansprechpartner für alle Pflegenden und den Patienten hilfreich.

Ziele und Auswirkungen der Ernährungsberatung

Ernährungsberatung muss ein integraler Part in der Behandlung der onkologischen Patienten werden. Eine bessere Ausbildung bezüglich Ernährung und Gesprächsführung sollte dazu beitragen, dass die Patienten nicht unnötig auf bestimmte Speisen verzichten und sich damit eher in einen schlechteren Ernährungszustand versetzen.

Die Folgen der Mangelernährung haben neben der Beeinträchtigung für den Patienten auch ökonomische Konsequenzen. Erhöhte Komplikationsraten durch Mangelernährung und einen längeren Krankenhausaufenthalt verursachen auch höhere Kosten für das Gesundheitssystem (Tucker, 1996).

Durch die gezielte Ernährungsberatung der Patienten können Ernährungsprobleme/Fehler erkannt und behoben werden. Eine fachlich qualifizierte Ernährungs- und Diätberatung vermindert Unsicherheit und schützt vor einseitiger Ernährung bzw. vor sog. „Krebsdiäten" (S. 154). Durch die diätetische Schulung auch der Bezugspersonen ist eine adäquate orale Ernährung in vielen Fällen möglich. Bei fortgeschrittener Karzinom-Erkrankung mit ausgeprägter Mangelernährung ist nur selten eine Verbesserung des Ernährungszustandes zu erreichen. Die Diätbe-

9

ratung dieser Patienten verbessert aber das emotionale Befinden der Patienten. Selbst Patienten mit einer künstlichen parenteralen oder enteralen Ernährungstherapie können durch die Beratung von speziell geschulten Ernährungsfachkräften häufig frühzeitig in ihre häusliche Umgebung entlassen werden. Dies bedeutet mehr Lebensqualität für den Patienten (Nitenberg, 2000; Ravasco, 2007; Schiller, 1998).

Die Weltgesundheitsorganisation (WHO) definierte 1948: „Gesundheit ist ein Zustand vollständigen körperlichen, geistigen und sozialen Wohlbefindens und nicht nur die Abwesenheit von Krankheit und Gebrechen". Bei der Betreuung der Karzinompatienten sollte der Einfluss der Ernährungstherapie auf die Lebensqualität nicht unterschätzt werden. Dies kann aber nur durch eine optimale Ernährungsberatung durch eine qualifizierte Ernährungsfachkraft von Anfang an gewährleistet werden.

Literatur

Algara, M. et al.: Prevention of radiotherapy-induced esophagitis with glutamine: results of a pilot study. Int J Radiat Oncol Biol Phys 2007 (im Druck)

Arends, J. u.a.: DGEM Leitlinie Enterale Ernährung: Onkologie. Aktuel Ernaehr Med 28 Suppl1 (2003) 61 (Heft vergriffen; online unter www.dgem.de)

Arends, J. et al.: ESPEN Guidelines on Enteral Nutrition in non-chirurgical oncology. Clin Nutr 25 (2006) 245

Arends, J. u.a.: DGEM Leitlinie Parenterale Ernährung: Nicht-chirurgische Onkologie. Aktuel Ernaehr Med 32 Suppl1 (2007) 124

Arends, J. u.a.: Nichtchirurgische Onkologie - enterale und parenterale Ernährung. In DGEM Leitlinien Enterale und Parenterale Ernährung. Kurzfassung Thieme Verlag, 2008, S. 51

Breitkreutz, R. et al.: Effects of a high-fat diet on body composition in cancer patients receiving chemotherapy: a randomized controlled study. Wien Klin Wochenschr 117 (2005) 685

Capra, S. et al.: Cancer: Impact of nutrition intervention outcome – nutrition issues for patients. Nutrition 17 (2001) 769

Cerchietti, L. et al.: Double-blinded, placebo-controlled trial on intravenous L-Alanyl-L-Glutamine in the incidence of oral mucositis following chemoradiotherapy in patients with head-and-neck cancer. Int J Radiation Oncology Biol Phys 65 (2006) 1330

Claghorn, K.V.B. et al.: Cancer patients perceptions about the importance of nutrition, and their sources of nutrition information and counseling. J.Am. Diet.Assoc. 105 (2005) 27

Cockerham, M.B. et al.: Oral glutamin for the prevention of oral mucositis associated with high-dose paclitaxel and melphalan for autologous bone marrow transplantation. Ann Pharmacother 34 (2000) 300

DACH Referenzwerte für die Nährstoffzufuhr, 1. Aufl. Umschau Braus GmbH, Frankfurt a. M. 2000

Davis, M.P. et al.: Appetite and cancer-associated anorexia. A Review. J Clin Oncol 22 (2004) 1510

Detsky, A.S. et al.: What is subjective global assessment of nutritional status? JPEN 11 (1987) 8

De Wys, W.D. et al.: Prognostic effect of weight loss prior to chemotherapy in cancer patients. Am J Med 69 (1980) 491

Doyle, C. et al.: Nutrition and physical activity during and after cancer treatment: An American Cancer Society Guide for Informed Choices. CA Cancer Clin 56 (2006) 323

Fearon, K.C.H., Preston, T.: Body composition in cancer cachexia. Infusionstherapie 17 Suppl 3 (1990) 63

Gianotti, L. et al.: A randomized controlled trial of preoperative oral supplementation with a spezialised diet in patients with gastrointestinal cancer. Gastroenterology 122 (2002) 1763

Herrmann, T. et al.: The importance of the timing of a gap in radiotherapy of squamous cell carcinomas of the head and neck. Strahlenther Onkol 170 (1994) 545

Hutton, J. et al.: Dietary patterns in patients with advanced cancer: implications for anorexia-cachexia therapy. Am J Clin Nutr 84 (2006) 1163

Inui, A.: Cancer anorexia-cancer Syndrom: Are neuropeptides the key? Cancer Research 59 (1999) 4493

Körner, U. u.a.: DGEM Leitlinie Enterale Ernährung: Ethische und rechtliche Gesichtspunkte. Aktuel Ernaehr Med 28 Suppl 1(2003) 36 (Heft vergriffen: online unter www.dgem.de)

Kondrup, J. et al.: ESPEN guidelines for nutrition screening. Clin Nutr 22 (2003) 415

Lochs, H. et al.: Introductory to the ESPEN Guidelines on Enteral Nutrition: terminology, definitions and general topics. Clin Nutr 25 (2006) 180

López, A. et al.: Systematic review of megestrol acetate in the treatment of anorexia-cachexia-syndrome. J Pain Symptom Manage 4 (2004) 360

Lundholm, K. et al.: Palliative nutritional intervention in addition to cyclooxygenase and erythropoietin treatment for patients with malignant disease: effects on survival, metabolism and function. Cancer 100 (2004) 1967

Lundholm, K. et al.: Insulin treatment in cancer cachexia: effects on survival, metabolism and physical functioning. Clin Cancer Res 13 (2007) 2699

Meuric, J. et al.: Good clinical practice in nutritional management of head and neck cancer patients. Bull. Cancer 10 (1999) 843

Nitenberg, F., Raynard, B.: Nutritional support of the cancer patient: issues and dilemmas. Critical Reviews in Oncology/Hematology 34 (2000) 137

Odelli, C. et al.: Nutrition support improves patient outcomes, treatment tolerance and admission characteristics in oesophageal cancer. Clin Oncol 17 (2005) 639

Ottery, F.D.: Definition of standardized nutritional assessment and interventional pathways in oncology. Nutrition 12 (1996) 15

Ovesen, L. et al.: Effect of dietary counseling on food intake, body weight, response rate, survival and quality of life in cancer patients undergoing chemotherapy: a prospective randomized study. J Clin Oncol 11 (1993) 2043

Padilla, P.V.: Psychological aspects of nutrition and cancer. Surg Clin North Am 66 (1986) 1121

Peterson, D.E.: New strategies for management of oral mucositis in cancer patients. J Support Oncol 4 (2006) 9

Pirlich, M. u.a.: DGEM-Leitlinie Enterale Ernährung: Ernährungsstatus. Aktuel Ernaehr Med 28 Suppl 1(2003) 10 (Heft vergriffen; online unter www.dgem.de)

Ravasco, P. et al.: Cancer: disease and nutrition are key determinants of patients' quality of life. Support Care Cancer 12 (2004) 246

Ravasco, P. et al.: Dietary counseling improves patient outcomes: a prospective, randomized, controlled trial in colorectal cancer patients undergoing radiotherapy. J Clin Oncol 23 (2005) 1431

Ravasco, P. et al.: Impact of nutrition on outcome: a prospective, randomized, controlled trial in patients with head and neck cancer undergoing radiotherapy. Head Neck 27 (2005) 659

Ravasco, P. et al.: Cancer wasting and quality of life react to early individualized nutritional counselling. Clin Nutr 26 (2007) 7

Riesenbeck, D. u.a.: Supportivtherapie in der Radioonkologie. Onkologe 9 (2003) 519

Rothärmel, S. u.a.: DGEM Leitlinie Parenterale Ernährung: Ethische und rechtliche Gesichtspunkte. Aktuel Ernaehr Med 32 Suppl 1 (2007) 69

Schiller M.R. et al.: Patients report positive nutrition counselling outcomes. J Am Diet Assoc 98 (1998) 977

Schütz, T. u.a.: ESPEN-Leitlinien Enterale Ernährung-Zusammenfassung Aktuel Ernaehr Med 31 (2006) 196

9

Shang, E. et al.: The influence of early supplementation of parenteral nutrition on quality of life and body composition in patients with advanced cancer. JPEN 30 (2006) 222

Stratton, R.J. et al.: Disease-related malnutrition: an evidence based approach to treatment. CABI Publishing UK, USA (2003) 69

Tisdale, M.J: Cachexia in cancer patients. Nature Reviews/Cancer 2 (2002) 862

Tucker, H.: Cost containment through nutrition intervention. Nutrition Reviews 54 (1996) 111

Wang, W.S. et al.: Oral glutamine is effective for preventing oxaliplatin-induced neuropathy in colorectal cancer patients. Oncologist 12 (2007) 312

Weimann, A. et al.: ESPEN Guidelines on Enteral Nutrition: Surgery including organ transplantation. Clin Nutr 25 (2006) 224

Weimann, A. u.a.: DGEM-Leitlinie Parenterale Ernährung: Chirurgie und Transplantation. Aktuel Ernaehr Med 32 Suppl1 (2007) 114

World Health Organisation: Handbook of basic documents. Geneva, Palais de Nations (1952) 3

Zürcher, G.: Ernährungsstrategien beim Tumorpatienten. Notfall und Hausmedizin 32 (2006) 28

9.2 Übelkeit und Erbrechen

Axel Doll

B Frau Müller (45 Jahre) ist Lehrerin an einer Grundschule. Sie lebt ein sehr geregeltes Leben mit regelmäßigen Mahlzeiten, geht morgens in die Schule und bereitet sich nach einem Mittagschlaf auf den nächsten Schultag vor. Sie lebt alleine und legt sehr großen Wert auf Ordnung und Sauberkeit. Sie ist sehr gepflegt und immer um ein adrettes Aussehen bemüht.

Vor zwei Jahren hat sie das erste Mal einen veränderten Leberfleck entdeckt. Seitdem musste sie wegen Rezidiven ihres malignen Melanoms schon mehrmals zur stationären Chemotherapie in die Klinik. Frau Müller kennt bereits die Abläufe der Therapie ganz gut und weiß, was auf sie zukommt. Jedes Mal, wenn sie zur Therapie in die Klinik muss, hat sie schon einen extremen Widerwillen und Abwehr. Sobald sie die Station betritt und den typischen Stationsgeruch in der Nase hat, kommt ihr das erste Würgen. Während der Chemotherapie ist es Frau Müller extrem schlecht. Sie ist äußerst geruchsempfindlich, ihr ist fast den ganzen Tag übel und sie muss sehr häufig würgen. Manchmal wünscht sie sich mal so richtig brechen zu können. Wenn Sie das Essen schon riecht, wird ihr bereits schlecht und es verschlägt ihr den Appetit. Dabei wird sie immer schwächer. Manchmal ist sie nahe dran ihre Therapie abzubrechen. Frau Müller gibt im Gespräch zu, dass sie sich vor sich selbst ekelt und sich „zum Kotzen findet".

9.2.1 Beschreibung des Pflegeproblems

Übelkeit und v.a. Erbrechen sind durch die Verbesserung der antiemetischen Therapie nicht mehr so gravierend wie noch vor Jahren. Doch abhängig von diversen Einflussfaktoren und Therapieverfahren wird die Übelkeit immer noch als sehr belastend und die Lebensqualität einschränkend erlebt (**Abb. 9.6**). Teilweise kommt es zwar zu deutlich weniger Episoden von Erbrechen aber die Dauer der Übelkeit nimmt zu. Wie häufig Menschen unter Übelkeit leiden, ist abhängig von der onkologischen Grunderkrankung, der Therapieform und der Durchführung der antiemetischen Therapie. Ähnlich wie andere Symptome ist das Gefühl von Übelkeit subjektiv und von außen schwer objektiv nachzuvollziehen und wird dadurch leicht unterschätzt. Die Auswirkungen und Folgen von Übelkeit und Erbrechen können sehr gravierend sein (s. unten).

Müssen oder können Patienten sich erbrechen, stellt das teilweise eine Erleichterung dar. Gleichzeitig wirkt das Erbrechen jedoch psychisch sehr belastend: Patienten schämen und/oder ekeln sich. Sie sind meist hilflos und haben Sorge, ihr Umfeld zu sehr zu belasten. Auch die Angehörigen sind von Ekelgefühlen betroffen und fühlen sich deshalb wiederum schuldig. Sie haben häufig Mitleid und wollen gerne helfen, fühlen sich aber ebenfalls hilflos. Angehörige drücken ihre Fürsorge gerne über das Mitbringen oder Zubereiten von Mahlzeiten aus; diese Möglichkeit ist ihnen genommen, wenn ihre Angehörigen unter Übelkeit leiden. Die Machtlosigkeit und der Kontrollverlust, der sich daraus ergibt, sind für alle Beteiligten – auch die Pflegenden - oft schwer auszuhalten.

D Doenges u. a. definieren *Übelkeit* (Nausea) als eine „unangenehme, wellenförmige Empfindung im Rachen, Epigastrium oder gesamten Abdomen, die zu Erbrechen führen kann." *Erbrechen* (Emesis,

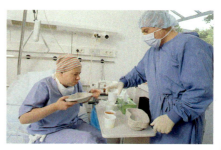

Abb. 9.6 Übelkeit kann sehr belastend sein und zieht häufig Appetitstörungen und Mangelernährung nach sich.

Vomiting) kann also die Folge von Übelkeit sein. Sie wird verstanden als explosiver Ausstoß von Mageninhalt durch den Mund. *Würgen* (Retching) wird von den Betroffenen meist als sehr unangenehm erlebt. Es ist der Versuch zu erbrechen, ohne dass es letztlich zum Erbrechen führt. Es kommt zu krampfartigen, rhythmischen Kontraktionen im Abdomen und wird auch als „Einatmen gegen die geschlossene Glottis" beschrieben.

Da die Symptome häufig zusammen auftreten, spricht man auch von ÜWE-Syndrom (Übelkeit-Würgen-Erbrechen) oder von ANE-Syndrom (Anorexia-Nausea-Emesis); jedoch kann Übelkeit auch ohne Erbrechen und Erbrechen ohne Übelkeit auftreten.

Schutzreflex. Übelkeit und Erbrechen gehören zu den menschlichen Schutzreflexen:

– Übelkeit verhindert die Aufnahme von Giftstoffen durch Geruch, Geschmack, Aussehen (Ekelgefühl),
– Erbrechen sorgt für die Entfernung von bereits aufgenommenen Giftstoffen aus dem Körper bevor sie resorbiert werden,
– Die Erinnerung an Übelkeit, Erbrechen und die Auslöser hilft präventiv, Gifte und Schadstoffe zu meiden (Erfahrungen werden gespeichert).

9.2.2 Ursachen und Einflussfaktoren

Es gibt sehr viele verschiedene Ursachen und Einflussfaktoren, die zu Übelkeit bzw. Erbrechen führen können und sich z.T. gegenseitig verstärken und bedingen. Ursachen zu erkennen und sie evtl. zu therapieren oder zu reduzieren, stellt eine entscheidende Maßnahme zur Linderung der Beschwerden da. Die vielfältigen Ursachen lassen sich in verschiedene Gruppen klassifizieren. Den Ursachen liegen verschiedene pathophysiologische Mechanismen zu Grunde:

Tumorbedingte Ursachen. Folgende Mechanismen sind für Übelkeit und Erbrechen verantwortlich:

– Tumore im Magen-Darm-Trakt (MDT) führen zu einer Passagestörung (Obstruktion) oder zu einer eingeschränkten Motilität (Bewegungsfähigkeit des MDT); in der Folge stauen sich Speisebrei und Verdauungsenzyme auf und es kommt zum „Überlauf"-Erbrechen (Miserere).
– Durch Gehirntumore oder Metastasen kommt es zu einer intrakraniellen Drucksteigerung. Da das Brechzentrum unmittelbar unterhalb des 4. Ventrikels liegt, führt die Drucksteigerung zu einer mechanischen Reizung des Brechzentrums (Abb. 9.7).
– Noch weitgehend unerforscht ist die Produktion von ematogenen Toxinen durch den Tumor selbst (paraneoplastische Übelkeit). Die Chemorezeptoren-Trigger-Zone (CTZ) ist zuständig für das Erkennen von Giftstoffen im Blutkreislauf; sie „erkennt" die Toxine als „fremd" und löst Übelkeit aus.

Therapiebedingte Ursachen. Folgende Mechanismen sind für Übelkeit und Erbrechen verantwortlich:

– Die CTZ erkennt auch Medikamente und v. a. Zytostatika als gefährliche Giftstoffe und löst den evolutionär bedingten Schutzreflex aus. So kommt es auch zu narkosebedingter Übelkeit bzw. zur opiatinduzierter Nausea und Vomiting (OINV). Da es auch im Magen-Darm-Trakt CTZ gibt, werden auch oral aufgenommen Giftstoffe (z.B. Medikamente) schnell erkannt und das Brechzentrum im Gehirn durch den Nervus vagus alarmiert.
– Die Mechanismen der radiotherapie-induzierten Nausea und Vomiting (RINV) werden noch nicht vollständig verstanden. Sie entsteht vermutlich über die von der Bestrahlung ausgelöste vermehrte Ausschüttung von Serotonin und Dopamin aus Enterochromaffinzellen im Darm, den Thrombozyten und anderen noch nicht bekannten Organen. Das Serotonin aktiviert das Brechzentrum.

Metabolisch bedingte Ursachen. Steigen in der Urämie die Harnstoffwerte im Blut oder werden durch Knochenmetastasen Kalzium aus den Knochen freigesetzt und ins Blut abgegeben, werden die erhöhten Werte durch die CTZ wahrgenommen.

Infektions-/entzündungsbedingte Ursachen. Infektionen des MDT führen zur Reizung der Schleimhäute. Diese Reize werden ins Brechzentrum weitergeleitet.

Ernährungsbedingte Ursachen. Verdorbene Nahrungsmittel oder übermäßiger Alkoholkonsum werden von den CZT im MDT und Gehirn registriert und der Schutzreflex ausgelöst. Werden zu große Mahlzeiten eingenommen, messen Mechanorezeptoren im MDT den Überdehnungsreiz des Magens und leiten ihn weiter ins Brechzentrum.

Bewegungsbedingte Ursachen. Die Reizung des Vestibularapparats im Innenohr durch schnelle Bewegung oder auch Morbus Menière führt zu einer Aktivierung des Brechzentrums.

Psychisch bedingte Ursachen. Emotionen (Ängste, Erinnerungen, Stress) und sensorische Reize (wie Schmerz, Gerüche, optische Reize) werden in der Hirnrinde (Kortex) und dem Limbischen System (Zentrum für Emotionen) verarbeitet; diese leiten dann die Impulse an das Brechzentrum weiter (Abb. 9.8).

Pathophysiologie von Übelkeit und Erbrechen

Chemorezeptoren-Triggerzone (CTZ, Area postrema) und Brechzentrum sitzen in der Medulla oblongata im Gehirn (s. Abb. 9.7); so ist zumindest die Theorie bisher. Erste Forschungsergebnisse lassen jedoch die Vermutung zu, dass das Brechzentrum nicht klar lokalisierbar ist, sondern eher ein neuronales Geflecht in verschiedenen Organ- und Hirnstrukturen ist. Sowohl über das Brechzentrum direkt als auch über die CTZ vermittelt, werden unterschiedliche Giftstoff- und Reiz-Wahrnehmungen registriert. Das Brechzentrum löst das Gefühl von Übelkeit aus. Wird die Übelkeit sehr stark angeregt (die Reize wirken additiv), löst das Brechzentrum das Erbrechen aus, indem es die verschiedenen am Brechvorgang beteiligten Muskelgruppen (Rippenmuskulatur, Zwerchfell, Bauchmuskulatur und Ösophagusschließmuskel) koordiniert. Die Übertragung der diversen Reize (neuronale Wege, s. Abb. 9.8) wird über eine breite Palette von Neuro-Transmittern moduliert: Dopamine, Histamin, Serotonin, Substanz P, Neurokinine, Acetylcholin, GABA. Sowohl Chemotherapie als auch Bestrahlung triggern vermutlich im Darm, im CTZ und in den Thrombozyten die Ausschüttung von Serotonin aus den Enterochromaffinzellen. Über das Serotonin wird das Brechzentrum alarmiert. Viele Mechanismen der Entstehung von Übelkeit und Erbrechen sind jedoch noch ungeklärt.

9.2.3 Formen von Übelkeit und Erbrechen

Man unterscheidet bei Übelkeit von krebskranken Menschen verschiedene Formen der Übelkeit, abhängig von der Entstehung und dem Zeitmuster:

– chemotherapieinduzierte Nausea und Emesis (CINE, CINV),
– radiotherapieindizierte Nausea und Emesis (RINV),
– Nausea und Emesis bei terminal erkrankten Menschen.

4. Ventrikel
Brechzentrum
Nucleus tractus solitarius
Kleinhirn
Area postrema und Chemorezeptor-Trigger-Zone

Abb. 9.7 Brechzentrum und Chemorezeptoren-Trigger-Zone (CTZ) (Quelle:GlaxoSmithKline).

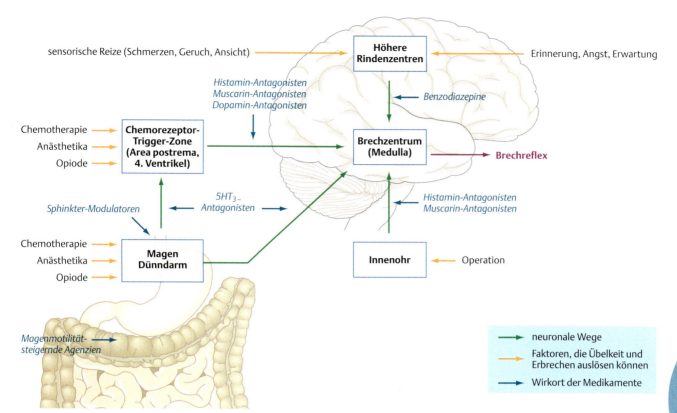

sensorische Reize (Schmerzen, Geruch, Ansicht) → **Höhere Rindenzentren** ← Erinnerung, Angst, Erwartung

Histamin-Antagonisten
Muscarin-Antagonisten
Dopamin-Antagonisten

Benzodiazepine

Chemotherapie →
Anästhetika → **Chemorezeptor-Trigger-Zone (Area postrema, 4. Ventrikel)**
Opiode →

Brechzentrum (Medulla) → **Brechreflex**

Sphinkter-Modulatoren

5HT₃₋ Antagonisten

Histamin-Antagonisten
Muscarin-Antagonisten

Chemotherapie →
Anästhetika → **Magen Dünndarm**
Opiode →

Innenohr ← Operation

Magenmotilität-steigernde Agenzien →

→ neuronale Wege
→ Faktoren, die Übelkeit und Erbrechen auslösen können
→ Wirkort der Medikamente

Abb. 9.8 Faktoren, die den Brechreflex auslösen können und Wirkort der antiemetischen Therapie (Quelle:GlaxoSmithKline).

Chemotherapieinduzierte Nausea und Emesis (CINE, CINV)

Bei der durch Chemotherapie induzierten Nausea und Emesis wiederum differenziert man nach dem Zeitpunkt:

– akute Nausea,
– verzögerte Nausea,
– antizipatorische Übelkeit und Erbrechen.

Akute Nausea

Zeitraum. Von akuter Nausea spricht man, wenn die Übelkeit innerhalb von 24 Stunden nach Therapiebeginn einsetzt.

Häufigkeit. Akutes Erbrechen konnte in den letzten Jahren deutlich reduziert werden; unter akuter Übelkeit leiden jedoch immer noch 76–88 % der Patienten mit Chemotherapie. Viele Patienten sind immer noch betroffen, weil die antiemetische Therapie nicht adäquat angewendet und genutzt wird.

Entstehung und Ausprägung. Ob und wie stark die Übelkeit ausgeprägt wird, hängt vom ematogenen Potenzial der Zytostatikatherapie ab. In der MASCC Guideline (2004) werden die Zytostatika in vier Risikogruppen unterteilt **(Tab. 9.4)**:

Tab. 9.4 Ematogenes Potenzial der Zytostatikatherapie (MASCC Guideline, 2004)

hohes ematogenes Potenzial (Risiko für Übelkeit > 90 %)	moderates ematogenes Potenzial (Risiko für Übelkeit 30-90 %)	geringes ematogenes Potenzial (Risiko für Übelkeit 10-30 %)	minimales ematogenes Potenzial (Risiko für Übelkeit < 10 %)
– Cisplatin	– Oxaliplatin	– Paclitaxel	– Bleomycin
– Mechlorethamin	– Cytarabin >1000mg/m²,	– Docetaxel	– Busulfan
– Streptozotocin	– Carboplatin	– Mitoxantron	– 2-Chlorodeoxyade-nosin
– Cyclophosphamid >1500mg/m²	– Ifosfamid	– Topotecan	– Fludarabin
– Carmustin	– Cyclophosphamid <1500mg/m²	– Etoposid	– Vinblastin
– Dacarbazin	– Cyclophosphamid (oral)	– Pemetrexed	– Vincristin
– Hexamethylmala-min (oral)	– Doxorubicin	– Methotrexat	– Vinorelbin
– Procarbacin (oral)	– Daunorubicin	– Mitomycin	– Bevacizumab
	– Epirubicin	– Gemcitabin	– Chlorambucil (oral)
	– Idarubicin	– Cytarabin <1000mg/m²,	– Hydroxharnstoff (oral)
	– Irinotecan	– 5-Fluorrouracil	– L-Phylanine mustard (oral)
	– Etoposid (oral)	– Bortezomib	– 6-Thioguanin (oral)
	– Temozolomid (oral)	– Cetuximab	– Methotrexat (oral)
	– Vinorelbin (oral)	– Trastuzumab	– Gefitinib (oral)
	– Imatinib (oral)	– Capecitabin (oral)	

9

Werden Kombinationstherapien gegeben, potenziert sich die Wahrscheinlichkeit für Übelkeit. Übersichtstabellen wurden für klassische Kombinationen erstellt (**Tab. 9.5**).

Verzögerte Nausea

Zeitraum. Von verzögerter Nausea spricht man, wenn die Übelkeit erst 1-5 Tage nach Therapiebeginn einsetzt. Verzögerte Übelkeit kann auch ohne vorausgegangene akute Übelkeit auftreten.

Häufigkeit. ca. 50 % der chemotherapiebehandelten Patienten leiden unter verzögerter Nausea und bis zu 37 % unter verzögertem Erbrechen. Die Anchor Studie (2004) hat gezeigt, dass das Auftreten von verzögerter Übelkeit von Ärzten und Pflegenden unterschätzt wird: Diese Erkenntnis ist v.a. bei ambulanter Therapie relevant, denn Patienten entwickeln die Symptome erst nachdem sie die Gesundheitseinrichtung verlassen haben.

Entstehung. Bei der Entstehung von verzögerter Übelkeit sind die pathophysiologischen Mechanismen noch nicht ausreichend geklärt. Es gibt jedoch erste Hypothesen, dass Zytostase (v.a. Cisplatin)

- zu Hirnödembildung führt (durch Passieren der Blut-Hirn-Schranke),
- die Darmmotilität drosselt und zu Enterostase führt,
- die Produktion von ematogenen Hormonen triggert,

– auch noch ematogen wirkt, wenn sie bereits in Metaboliten abgebaut ist.

Weitere Entstehungsmechanismen: 1. Stressbedingte Noradreanlinausschüttung führt evtl. zu vermehrter Freisetzung von Serotonin und Stimulation des Brechzentrums. 2. Die Ausschüttung von Substanz P stimuliert Neurokinin (NK1-) Rezeptoren und löst verzögertes Erbrechen aus.

Antizipatorische Übelkeit

Zeitraum. Antizipatorische Übelkeit tritt erst nach einer 1. Therapie auf, beginnt dann häufig bereits schon vor Einnahme bzw. Beginn der Therapie. Es kann auch noch während einer Therapie antizipatorische Übelkeit auftreten. Auslöser sind bestimmte Situationen, die an die letzte Therapie erinnern.

Häufigkeit. Antizipatorische Übelkeit wird in Studien mit einer Streubreite von 14-63 % angegeben; antizipatorisches Erbrechen liegt zwischen 9-27 %.

Entstehung. Die Entwicklung von antizipatorischer Übelkeit wird begünstigt durch verschiedene Faktoren in der Biografie des Betroffenen:

- Erfahrung mit Zytostase,
- Erfahrung mit Übelkeit und Erbrechen,
- Reiseübelkeit,
- Angst/Depression,
- Geschlecht(Frauen),
- Alter (jüngere Patienten),
- Erwartungen.

Antizipatorische Übelkeit ist ein erlernter Schutzreflex. Durch klassische Konditionierung lernt und speichert das Gehirn alle Übelkeitserfahrungen und entwickelt Aversionen gegen die Substanzen bzw. Begleitumstände, die zu Übelkeit oder Erbrechen geführt haben. Bestimmte Situationen, Gerüche auf Station und von Personen, bestimmter Geschmack, Räumlichkeiten, Geräusche (oder auch Musik) werden gekoppelt an die initiale Übelkeitserfahrung. Diese konditionierte Aversion dient ursprünglich zur Prophylaxe. Kommt der Mensch in eine ähnliche Situation, hilft die gelernte Aversion den Organismus vor demselben Toxin zu schützen. Im Rahmen der Chemotherapie hängt die Entstehung also von schlechten Erfahrungen mit der Therapie ab. In der Folge entwickeln Patienten schon vor Therapiebeginn Angst und eine Vermeidungshaltung in Hinblick auf weitere Therapiezyklen und entwickeln Übelkeitsempfinden ohne direkten Einfluss der Chemotherapie.

Radiotherapieindizierte Nausea und Emesis

Auch bei der durch Radiotherapie induzierten Nausea und Emesis differenziert man nach dem Zeitpunkt:

- akute Nausea,
- verzögerte Nausea,
- antizipatorische Übelkeit.

Zeitraum. Typisch für bestrahlungsinduzierte Übelkeit ist die akute Form. Manche Patienten haben auch eine verzögerte Form. Antizipatorische Übelkeit kommt extrem selten vor. Bei längeren Bestrahlungszeiträumen kann es auch zu einer Gewöhnung kommen, d.h. nach 10-15 Bestrahlungen nimmt die Übelkeit bei vielen Patienten wieder ab.

Häufigkeit. Ca. 35 % der bestrahlten Patienten erleben Übelkeit, ca. 17 % Erbrechen. Untersuchungen haben gezeigt, dass, obwohl die Betroffenen durch die Übelkeit deutlich in ihrer Lebensqualität eingeschränkt sind, deutlich seltener eine antiemetische Therapie bei Bestrahlung durchgeführt wird als bei zytostatisch behandelten Patienten.

Entstehung. Die Entstehung von Nausea und Emesis bei einer Bestrahlung ist wie bei der Zytostatikatherapie abhängig vom ematogenen Potenzial der Bestrahlungstherapie (**Tab. 9.6**).

Tab. 9.5 Algorithmus zur Einschätzung der Emetogenität von Kombinationschemotherapien (akute Emesis) (Kraut u.Fauser in Link u. a., 2006)

Veränderung des emetogenen Potenzials:
- keine Veränderung durch Substanzen der emetischen Stufe 1
- eine oder mehrere Substanzen der emetischen Stufe 2 erhöhen die Emetogenität der Kombination um eine Stufe
- Substanzen der emetischen Stufe 3 und 4 erhöhen die Emetogenität um eine Stufe pro Substanz

Beispiel:

Emetische Stufe der Einzelsubstanzen	Emetische Stufe der Kombination
2 + 2	3
2 + 2 + 2	3
3 + 2	4
3 + 2 + 2	4
3 + 3	4
3 + 3 + 3	5

Tab. 9.6 Ematogenes Potenzial der Bestrahlungstherapie (GlaxoSmithKline, o. J.)

hoch	mittel	gering
– Ganzkörperbestrahlung – obere Halbkörperbestrahlung – total nodale Bestrahlung – untere Abschnittsbestrahlung (abdominelles Bad)	– untere Halbkörperbestrahlung – Bestrahlung des oberen Abdomen – Bestrahlung untere Thoraxregion – Beckenbestrahlung	– Bestrahlung Kopf und Hals – Bestrahlung Extremitäten

Nausea und Emesis bei terminal erkrankten Menschen

Häufigkeit und Zeitraum. Fast 60 % der terminal erkrankten Tumorpatienten leiden unter Übelkeit unterschiedlicher Genese. 40 % der Tumorpatienten leiden unter Übelkeit bis zu ihrem Sterben.

Entstehung. Einige teilweise noch nicht abschließend erforschte Faktoren spielen hier zusammen:

– opiatbedingte Nausea (v. a. in der 1. Woche nach Therapiebeginn bei 25 % der Patienten mit Opiattherapie),
– obstruktive Übelkeit und Erbrechen (Miserere, d. h. Stuhlerbrechen),
– Obstipation,
– intrakranieller Druck durch Metatastasen,
– Tumortoxine,
– andere Symptome: Schmerz, Aszites, Soor, Gastritis, Hyperkalziämie (bei Knochenmetastasen),
– Sondenkost, forcierter Ernährungswunsch der Angehörigen (damit der Betroffene nicht verhungert),
– emotionale Faktoren: Trauer, Angst.

9.2.4 Symptome von Übelkeit und Erbrechen

Übelkeit ist ein subjektiv empfundenes Phänomen, das sich von außen nur schwer einschätzen lässt. Es gibt jedoch körperliche Begleiterscheinungen, die Hinweise auf Übelkeit geben können:

– Blässe,
– kaltschweißige Haut,
– Tachykardie,
– verstärkter Speichelfluss,
– evtl. Würgen.

Um Übelkeit zu erkennen, ist jedoch eine individuelle Anamnese und subjektive Selbst-einschätzung notwendig (s. unten Assessment). Indirekte Hinweise auf Übelkeit können allerdings Verhaltensauffälligkeiten sein wie Aversion gegen Essen oder sozialer Rückzug. Erbrechen ist ein sichtbares Symptom der Übelkeit, obgleich es auch ohne Übelkeit auftreten kann. Sowohl der Brechvorgang als auch das Erbrochene lassen sich beobachten und quantifizieren.

Folgen von Erbrechen

Von zentraler Bedeutung im Anamneseprozess ist es, die unmittelbaren Folgen und Konsequenzen, die aus der Übelkeitssymptomatik entstehen, zu erfassen. Dazu gehören:

– Flüssigkeitsdefizit und Dehydratation (evtl. mit Verwirrtheit, Hypotonie),
– Elektrolytverschiebungen,
– Appetitverlust (Anorexie, S. 151),
– Gewichtsverlust (Kachexie, S. 150),
– Aversionen gegen Essen,
– Aspirationspneumonie,
– Mallory-Weiss-Syndom (Erbrechen und gastrointestinale Blutung durch Schleimhautläsion an der Kardia),
– Fatigue (S. 181) und Schwäche,
– Rückzug und Isolation,
– eingeschränkte Lebensqualität,
– Depression,
– Therapieabbruch oder Notwendigkeit einer Dosisreduktion,
– verlängerter Krankenhausaufenthalt.

9.2.5 Pflegeanamnese und Assessment

Die Anamnese von Patienten mit Übelkeit und Erbrechen ist ein fortlaufender Prozess. Eine sorgfältige Krankenbeobachtung kombiniert mit gezieltem Assessment führen zu einer umfassenden Wahrnehmung des Phänomens. Bei der Anamnese spielen un-terschiedliche Ebenen eine Rolle, denn es ist sinnvoll Übelkeit, Erbrechen und die Risikoeinschätzung differenziert zu erfassen:

1. Risiko-Assessment,
2. Assessment der subjektiven Dimension von Übelkeit,
3. Assessment von Erbrechen.

Risiko-Assessment

Um Patienten mit zu erwartender Übelkeit professionell begleiten zu können, ist es wichtig das Risiko für Nausea und Emesis bereits vor der Therapie abzuschätzen. Dazu gehört zum einen das Errechnen des ematogenen Potenzials der Zytostatikatherapie bzw. Bestrahlung (s. Tab. 9.4 u. Tab. 9.6). Darüber hinaus gibt es einige andere individuelle Faktoren, die das Risiko für Übelkeit und Erbrechen erhöhen (Tab. 9.7). Durch eine sorgfältige Anamnese kann die onkologische Pflegekraft erheben, welche Erfahrungen mit Übelkeit und Erbrechen vorliegen und welche individuellen Risiken die Nausea-Wahrscheinlichkeit erhöhen. Gestresste Patienten bzw. Frauen unter 40 Jahren bei gleicher Therapie leiden häufiger unter Übelkeit als andere Betroffene. Die Zusammenhänge sind noch ungeklärt. Zum Risikoassessment kann das Scoresystem (S. 166) genutzt werden.

Assessment der subjektiven Dimension von Übelkeit

Um ein vollständiges Bild vom subjektiven Erleben und Leid des Betroffenen zu bekommen, ist eine sorgfältige Anamnese notwendig. Erfassungsbögen können dabei sinnvolle Hilfsinstrumente sein. Auf jeden Fall ist eine vorstrukturierte Befragung notwendig, um das komplette Phänomen zu erfassen:

– **Beginn**: Wann begann die Übelkeit? Wann tritt sie auf?

9

Tab. 9.7 Individuelles Risiko-Assessment für Übelkeit und Erbrechen (modifiziert nach GlaxoSmithKline)

Tumor	Strahlentherapie	Chemotherapie	Patient physisch	Patient psychisch
– hochmaligne – spätes Stadium – vorhandene Metastasen	– hochematogen – hochdosiert – großes Bestrahlungsfeld – Bestrahlung der Bauchregion – Kombinationstherapie	– hochematogen – hochdosiert – kurze Infusionsdauer – Einmalgabe – Kombination mehrerer Zytostatika – Geschmack bei der Therapie	– Frauen – Kinder – jüngere Patienten (<50 Jahre) – Emesiserfahrung (Reise- oder Schwangerschaftsübelkeit) – geringer Alkoholkonsum	– Angst – schlechter Support – negative Vorefahrung – ungenügende Kontrolle in der vorherigen Therapie – anderweitige Belastung bei der Therapie – Erwartung an die Therapie

– **Intensität**: Wie stark ist die Übelkeit auf einer Skala von 0-10 (Numerische Rating Skale NRS: 0 = keine Übelkeit, 10 unerträgliche Übelkeit)
– **Dauer**: Haben Sie gleich bleibende Übelkeit oder Schwankungen in der Intensität?
– **Grad der Belastung**: Wie sehr sind Sie von der Übelkeit beeinträchtigt? Welche Bedeutung messen Sie der Übelkeit bei?
– **Lindernde Einflussfaktoren**: Was lindert Ihre Übelkeit?
– **Verstärkende Einflussfaktoren**: Gibt es auslösende oder verstärkende Faktoren (Medikamente? Mahlzeiten? Gerüche? Situationen?) In welchem Zusammenhang tritt die Übelkeit auf? Gibt es andere Symptome? (Kopfschmerz? Durst?)

Ergänzt wird die Befragung durch eine fortlaufende Krankenbeobachtung: z.B. Mimik, Häufigkeit des Stuhlgangs, Darmgeräusche, Mundschleimhaut (Soor?), Hautsituation, Menge und Häufigkeit von Mahlzeiten, Trinkmenge (Hyperkalziämie, Dehydratation). Unter Umständen können eine Überprüfung der Blutwerte oder bildgebende Verfahren vom Abdomen oder Schädel weitere Erkenntnisse bringen.

Vor allem für das Erfassen von verzögerter Übelkeit im häuslichen Umfeld nach einer ambulanten Chemotherapie sind Tagebücher, geführt vom Patienten und/oder seinen Angehörigen, hilfreich. Beim nächsten Besuch der Gesundheitseinrichtung kann der Verlauf evaluiert werden und Konsequenzen für die weitere Symptomlinderung gezogen werden. Auch telefonische Assessments im ambulanten Sektor gewinnen an Bedeutung.

Assessment von Erbrechen

Vor allem bei unklarem Erbrechen bei Patienten mit fortgeschrittener Tumorerkrankung kann das genaue Beobachten des Erbrechens von großer Bedeutung sein. Die spezifischen Muster (Menge, Zeitpunkt, Häufigkeit und Art) lassen Rückschlüsse auf die Ursache des Erbrechens zu und geben Hinweise, wie man durch kausale Therapie das Erbrechen reduzieren kann (Tab. 9.8).

9.2.6 Pflege- und Behandlungsziele

Bei der Festlegung der Pflegeziele ist neben den individuellen Wünschen des Patienten entscheidend, ob er sich in einer kurativen oder palliativen Behandlungssituation befindet und welche onkologischen Therapien der Patient erhält. Mögliche Pflegeziele sind:

Tab. 9.8 Assessment von Erbrechen (Maier, 2005, zit. nach Kinghorn, 1997)

Bewertung	Gastrointestinale Stase	Bewegung	Zerebral	Chemisch	Emotional
Häufigkeit	selten	in Bewegung	variiert	oft	vom Auslöser abhängig
Menge	viel	wenig	wenig	wenig	wenig
Übelkeit	ja	ja	ja	ja	ja
zeitliches Auftreten	kann variieren	von der Bewegung abhängig	kann morgens schlimmer sein	unterschiedlich	hängt von den Auslöserfaktoren ab
Art/zusätzliche Faktoren	Erbrochenes besteht aus übel riechenden Nahrungsbestandteilen		– Müdigkeit / Kopfweh – neurologische Zeichen – Kopfweh und Erbrechen	zusätzliche Symptome von: – Hyperkalziämie, – Urämie, – neu verordnete Medikamente – Radiotherapie – Chemotherapie	– Phobien – Angst – Furcht – zu erwartende Übelkeit / Erbrechen – Erinnerungen

9

- Vorbeugen, Beseitigen bzw. Reduzieren von Übelkeit,
- Vorbeugen, Beseitigen bzw. Reduzieren von Erbrechen,
- Verbesserung bzw. Erhalt der Lebensqualität,
- Verbesserung bzw. Erhalt des Wohlbefindens,
- Bewältigung der chronischen oder nicht therapierbaren Übelkeit,
- Erhalt bzw. Erhöhung des Körpergewichts und des Ernährungszustandes,
- Stabilisierung des Wasser- und Elektrolythaushaltes,
- Reduktion von Therapieabbrüchen,
- Unterstützung der emotionalen Situation (Ängste, Ekel, Schuld und Scham),
- Hilfestellung beim Erbrechen,
- Verständnis für die emotionale Belastung der Angehörigen,
- Integration der Angehörigen in die Unterstützung des Patienten unter Berücksichtigung der individuellen Grenzen (Ekel).

Symptomlinderung. Da Übelkeit und Erbrechen multidimensionale Phänomene sind, sind auch multimodale Ansätze zur Linderung dieser Symptomatik nötig. Pharmakologische, verhaltensorientierte und weitere Therapieansätze haben einen Synergieeffekt und sollten in Kombination angewendet werden. Dazu ist ein vernetztes therapeutisches Team unumgänglich. An erster Stelle im Symptommanagement steht die Ursachenanalyse. Durch Reduktion von Einflussfaktoren (S. 162) und Ausschalten von diversen Ursachen kann Übelkeit und Erbrechen effektiv gelindert werden.

9.2.7 Pflegeinterventionen

Bei der Begleitung von Menschen mit Übelkeit und Erbrechen steht das Aufbauen und Entwickeln einer pflegerischen Beziehung zum Betroffenen und seinen Angehörigen im Vordergrund. Es geht darum, eine Vertrauensbasis zu entwickeln, die einerseits das Gefühl von Sicherheit und Geborgenheit vermittelt und gleichzeitig Raum für Gefühle lässt. Es geht um ein sicheres und kompetentes Auftreten verbunden mit dem empathischen Einfühlen in die individuellen Belastungen des Betroffenen. In der Pflege geht es vorrangig nicht um Behandeln, sondern um das individuelle Aushandeln von Wünschen

und Bedürfnissen. Durch Einbeziehen des Erlebens der Betroffenen und ihrer Ressourcen, ist es möglich, ihnen ein Gefühl der Kontrolle zurückzugeben, was angesichts des Kontrollverlustes im Zusammenhang mit Übelkeit und Erbrechen von hoher Bedeutung ist (Salutogenese, S. 19).

Beratung der Betroffenen und Angehörigen

Die zentrale Pflegeintervention zur Symptomlinderung von Übelkeit und Erbrechen ist die Beratung der Betroffenen und Angehörigen (S. 341). In einem pflegerischen Beratungsgespräch geht es darum, gemeinsam die belastende Situation zu analysieren und mit dem Betroffenen und seinen Angehörigen nach individuellen Lösungen zu suchen. Es geht also nicht darum, „Kochrezepte" zu verteilen, sondern passende Lösungen für die Betroffenen zu finden. Die hier aufgeführten möglichen Beratungsinhalte sind also als eine Auswahl von Angeboten zu verstehen, die mit dem Patient ausgehandelt werden. Sorgen, Nöte und Gefühle werden ernst genommen und dürfen ausgesprochen werden, bevor die Lösungssuche beginnt - dabei ist das Aussprechen bereits ein Teil der „Therapie". Es kann hilfreich sein, Broschüren oder Informationsblätter ins Gespräch einzubeziehen (Abb. 9.9).

Information

Information über Zusammenhänge, Ursachen und Linderungsmöglichkeiten reduziert die Verunsicherungen und Ängste und führt zu einem Gefühl der Verstehbarkeit und Handhabbarkeit (Salutogenese, S. 19). Um die Selbstständigkeit und Selbstkontrolle weiter zu fördern, kann der Betroffene ange-

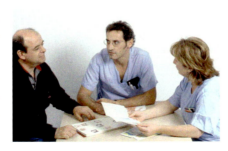

Abb. 9.9 In einem pflegerischen Beratungsgespräch geht es darum, gemeinsam die belastende Situation zu analysieren und mit dem Betroffenen nach individuellen Lösungen zu suchen.

leitet werden, ein Tagebuch über seine Beschwerden zu führen. So kann er auslösende oder verstärkende bzw. lindernde Faktoren und sein individuelles Zeitmuster erkennen und sein Verhalten daran anpassen.

Ⓜ Übelkeit und Erbrechen sind nicht identisch und treten nicht unbedingt gleichzeitig auf. Übelkeit und Erbrechen werden von Patienten individuell unterschiedlich wahrgenommen.

Im Beratungsgespräch können folgende Aspekte geklärt werden:
- Versichern, dass alle Maßnahmen eingesetzt werden, die Übelkeit verhindern sollen,
- Vorurteile und Unklarheiten bezüglich Chemotherapie besprechen,
- Zeitplan und Abfolge der Therapie und der zu erwartenden Probleme erstellen,
- Bedarfsmedikation und Selbstkontrolle erläutern,
- Informationen für zu Hause mitgeben.

Im Rahmen der Patientenedukation kann es sinnvoll sein, Patienten und ihre Angehörige vor Therapiebeginn in einer Gruppenschulung mit anderen Patienten vorzubereiten (einschließlich Besichtigung der Klinik, Videotape über Chemotherapie). Das Kontrollgefühl der Betroffenen wird dadurch soweit gestärkt, dass Belastungen durch Therapienebenwirkungen reduzieren werden können.

Ernährung und Ernährungsberatung

Im Beratungsgespräch können folgende Aspekte angesprochen werden:
- sehr süße, stark gewürzte oder fettreiche Speisen vermeiden,
- saure Lebensmittel ausprobieren,
- lauwarm essen,
- stark duftendes Essen meiden (Abdeckung von Klinikessen vor dem Zimmer öffnen),
- viel Flüssigkeiten (Apfelsaft, kohlensäurehaltige Getränke) einnehmen, am besten zwischen den Mahlzeiten (Ingwertee kann antiemetisch wirken),
- Mahlzeiten appetitlich anrichten (kleine Mengen, die der Patient bewältigen kann),
- Essen in entspannter angenehmer Atmosphäre (evtl. in Gesellschaft),
- langsam essen und gründlich kauen (bessere Verdauung),

- keine Mahlzeiten im Zimmer stehen lassen,
- trockene, leichte Kost ausprobieren (Zwieback, Toast, Knäckebrot, Kartoffeln),
- nur essen, worauf man gerade Lust hat und wann man Lust hat (Wunschkost),
- Zitronen-/Pfefferminzbonbon lutschen,
- Eiswasser, Eiswürfel lutschen,
- 1-2 Stunden vor der Zytostatikatherapie nichts mehr essen.

M Im Rahmen einer Chemotherapie ist es evtl. sinnvoll, auf die Lieblingsspeisen zu verzichten, damit sie in Zukunft nicht mit der Therapieübelkeit in Zusammenhang gebracht werden (Konditionierung).

P Es kann sehr entlastend sein, wenn Patienten nicht selbst kochen müssen und sich während des Kochens in einem anderen Raum aufhalten können (evtl. im Voraus kochen und Mahlzeiten einfrieren).

Entspannungstechniken

Im Beratungsgespräch kann der Patient über verschiedene Techniken der Entspannung informiert werden oder dazu angeleitet werden:

- Progressive Muskelentspannung, Autogenes Training (CDs oder Therapeut),
- Atemtherapie,
- Phantasiereisen,
- Massage, Aromatherapie (z.B. Minze oder Zitrone).

P Es kann hilfreich sein, die Techniken bereits vor Therapiebeginn zu lernen (z.B. im Rahmen einer Schulung).

Information zu Broschüren und Informationsquellen

In die Beratung sollten Broschüren einbezogen werden und auf weitere Informationsquellen hingewiesen werden (Literatur, S. 170).

Information, Beratung und Anleitung der Angehörigen

Es ist von großer Bedeutung, auch die Angehörigen zu beraten. Dabei ist es wichtig, dass es Raum für ihre eigenen Gefühle gibt wie Hilflosigkeit, Ekel, Schuldgefühle usw. Die Angehörigen sollten erfahren, wie sie mit ihren Gefühlen umgehen können bzw. wie sie den Betroffenen unterstützen kön-

nen (Ernährung und Entspannung, s. oben). Wichtig ist, mit Angehörigen darüber zu reden, dass es nicht hilfreich ist, den von Übelkeit Betroffenen zum Essen zu nötigen. Sehr einfühlsam sollten alternativen Formen der Fürsorge (statt über Essen) gesucht werden und dabei aber auch Verständnis signalisiert werden für die „gut gemeinten" Essensangebote. Angehörige können angeleitet werden zum Umgang mit der Nierenschale bzw. Beutel, der Mundpflege und Lagerungsmöglichkeiten.

Reduktion zusätzlicher Reize und Stressoren

Pflegende können über die Reduktion zusätzlicher Reize und Stressoren Übelkeit und Erbrechen lindern:

- Atmosphäre im Zimmer gestalten (Licht, Gerüche, Intimsphäre usw.),
- ruhige entspannte Umgebung schaffen,
- Ablenkung schaffen (Lesen, Fernsehen, Malen, Gespräche über andere Dinge als Übelkeit, um die Fixierung zu reduzieren, Besuch usw.),
- Wärme vermeiden,
- Gerüche vermindern, für Frischluft sorgen (Cave: rauchende Pflegende, Parfüme, Blumen).

Stabilisierende Maßnahmen

Kommt es trotz aller präventiven Maßnahmen zu Erbrechen, kann die Pflege mit folgenden Maßnahmen zur Stabilisierung des Wohlbefindens beitragen:

- Hilfsmittel (Schale, Beutel, Tücher) in Reichweite, aber außer Sichtweite bereit stellen,
- Erbrochenes schnell entsorgen,
- Patienten bequem lagern (aufrecht, seitlich bei somnolenten Patienten),
- Mundhygiene nach Erbrechen durchführen bzw. anbieten,
- Wäsche wechseln und Zimmer lüften,
- Stirn kühlen, Gesicht und Hals kalt abwaschen,
- alternative Medikamentenapplikation abklären,
- Magenablaufsonde (nasogastral oder über bereits vorhandene PEG) anbieten,
- Balance zwischen Intimsphäre und Begleitung beachten (Körperkontakt?).

P Leiden Patienten unter antizipatorischer Übelkeit (S. 164), brauchen sie besonders intensive emotionale Unterstützung und ein offenes Ohr für ihre Ängste. Es ist wichtig, lange Wartezeiten vor Therapiebeginn zu vermeiden und möglichst keine Patienten mit Übelkeit und Erbrechen im gleichen Raum zu behandeln. Hilfreich ist das Einnehmen angstreduzierender Medikamente am Vorabend.

Pharmakologische Interventionen

Der Pflege kommt auch im Rahmen der antiemetischen pharmakologischen Therapie eine bedeutende Rolle zu (s. Abb. 9.8):

- beim rechtzeitigen und vorbeugenden Einsatz von Antiemetika in regelmäßigen Abständen (angepasst an ematogenes Potenzial),
- bei der Pflegeanamnese zum Befinden des Patienten,
- beim Erfassen und der Dokumentation der Übelkeit und des Erbrechens,
- beim Erfassen und Dokumentieren der Effektivität der Antiemetika,
- bei der Informationen über das Antiemetikaprogramm,
- beim Beobachten und Dokumentieren von Nebenwirkungen der Antiemetika,
- beim Bereitstellen von Bedarfsmedikation.

Eine optimale antiemetische Therapie wird individuell an die Risikofaktoren und das ematogene Potenzial der Therapie angepasst (Tab. 9.4-9.3). Dabei kann das Stufenschema der antiemetischen Therapie behilflich sein (Tab. 9.9).

Akute und verzögerte Übelkeit. Die Therapieschemata berücksichtigen sowohl akute als auch verzögerte Übelkeit. Zum Therapieschema der akuten Übelkeit gehören die fünf „Setrone" (Serotonin-Antagonisten = 5-HT3-Antagonisten) und Dexamethason (Kortikosteroid, z.B. Fortecortin). Die Setrone blockieren sowohl im Darm als auch in der Chemorezeptoren-Triggerzone die 5-HT3-Rezeptoren für Serotonin und unterbrechen so den zentralen Pathomechanismus (s. Abb. 9.8). Dies sind:

- Ondanstron (Zofran),
- Granisetron (Kevatril),
- Tropisetron (Navoban),
- Palonosetron (Aloxi),
- Dolasetron (Anemet).

Tab. 9.9 Stufenschema der Antiemese (NCCN)

Emetogenes Risiko	Akuttherapie Tag 1	Anschlusstherapie p.o. Tag 2-3
hoch (>90%) (z. B. Cisplatin, Cyclophosphamid >1500mg/m²)	5-HT3-Antagonist (Setron) + 125 mg Aprepitant + 12 mg Dexamethason	80 mg Aprepitant + 8 mg Dexamethason
mäßig hoch (30-90%) (z. B. Carboplatin, Antrazykline)	5-HT3-Antagonist (Setron) + Dexamethason, ggf. Aprepitant	5-HT3-Antagonist (Setron) oder Metoclopramid (MCP) + Dexamethason, ggf. Dexamethason allein
mittel (10-30%) (z. B. Gemcitabine, Methotrexat)	5-HT3-Antagonist (Setron), bzw. andere Antiemetika	keine
niedrig (<10%) (z. B. Vinorelbin)	keine	keine

Kortikosteroide sind in der Therapie unerlässlich, obwohl ihr antiemetischer Wirkmechanismus noch nicht bekannt ist. Bei verzögerter Übelkeit ist der NK1-Rezeptorenblocker Aprepitant (Emend) Mittel der Wahl. Er verhindert, dass Substanz P die NK1 Rezeptoren stimulieren kann und verhindert so verzögertes Erbrechen sehr effektiv.

Antizipatorische Übelkeit. Bei antizipatorischer Übelkeit ist Prävention die beste Therapie. Eine optimale antiemetische Therapie bei Beginn der Zytostatikatherapie verhindert, dass es zu „schlechten" Erfahrungen kommt und eine Aversion gar nicht erst gelernt werden kann. Auch wenn der Verdacht besteht, dass die Übelkeit und das Erbrechen antizipatorisch sind, sollte die normale antiemetische Therapie fortgesetzt werden. Angstlösende Medikamente (Benzodiazepine) schon am Vorabend der Therapie sind Mittel der Wahl: Lorazepam (Tavor) Alprazolam (Xanax). Darüber hinaus können Entspannungsverfahren, Visualisierung, Musiktherapie lindernd wirken.

Interventionen im palliativen Kontext. Tritt Übelkeit und Erbrechen im palliativen Kontext auf, steht eine Ursachenanalyse im Vordergrund. Medikamentös werden Setrone und Emend kaum eingesetzt. Haldol und Prokinetika (Metoclopramid: Paspertin und Motilium) sind häufig angewendete Antiemetika in der Palliativmedizin. Auch Antihistaminika und Benzodiazepine kommen zur Anwendung. Versuche mit Cannabis-Derivaten zeigten bei einzelnen Patienten positive Effekte. Bei Übelkeit, die sich im Rahmen einer Hirndrucksymptomatik entwickelt, ist eine Kortison-Therapie zur Abschwellung

des Hirnödems Mittel der Wahl. Die Nebenwirkungen Appetitsteigerung und Euphorisierung tragen zusätzlich zur Steigerung der Lebensqualität bei.

M Allgemein gilt, dass neben der antiemetischen Therapie, im Team abgewogen werden sollte, ob Flüssigkeitsdefizite über Infusionen (i. v. oder s. c.) ausgeglichen werden sollen. Ebenso muss diskutiert werden, ob eine total parenterale Ernährung sinnvoll ist, um Mangelernährung und Gewichtsverlust vorzubeugen (v. a. unter Hochdosischemotherapie). Evtl. können Zusatztrinknahrungen zwischen den Mahlzeiten angeboten werden.

Nicht-Pharmakologische Interventionen

Diverse therapeutische Verfahren können eingesetzt werden, um die Symptomatik zu lindern und Patienten in ihrer Selbstkontrolle zu stärken. Entspannungsverfahren und Musik- und Kunsttherapie sind eine wichtige Ergänzung zu antiemetischer Therapie und zu pflegerischen Maßnahmen. Akupunktur bzw. Akupressur zur Linderung der Übelkeitsproblematik rückt weiter in den Vordergrund.

P Durch Stimulation des Akupunkturpunktes P6 unterhalb des Handgelenkes auf der Innenseite des Arms kann die Symptomatik deutlich gelindert werden. Dies kann über „Nadeln" des Punktes oder über manuellen Druck erfolgen. Spezielle Akupressurbänder, die umgelegt werden und den P6 dauerhaft stimulieren (teilweise

mit Vibration) haben deutliche Symptomlinderung gebracht.

 V Auf der DVD finden Sie einen Film, der eine Hand-Arm-Massage zeigt.

9.2.8 Evaluation und Dokumentation

Die Dokumentation von Übelkeit und Erbrechen ist eine unumgängliche Voraussetzung, um für effektiv lindernde Maßnahmen einzuleiten (s. Assessment, S. 166), und Grundbedingung, um die Effektivität der Maßnahmen zu überprüfen. Die erhobenen Daten können entweder in dafür vorgesehenen Spalten in der Patientendokumentation festgehalten werden oder auf speziellen Symptomerfassungsbögen. Wichtig ist, dass die Belastung durch die Symptome erkennbar wird und der Zusammenhang mit Begleitumständen (z. B. verstärkenden oder lindernden Faktoren). Der Verlauf der Übelkeit und Erbrechen muss in deutlichem Bezug stehen zur pharmakologischen Dauer- und Bedarfstherapie und den ergänzenden lindernden Maßnahmen. So ist erkennbar, welche Angebote den gewünschten lindernden Effekt erbracht haben.

Literatur

Abenhardt, W. u. a.: Behandlung von Übelkeit und Erbrechen in der Onkologie. In Tumorzentrum München: Manual- Supportive Maßnahmen und symptomorientierte Therapie. 2001

Bausewein, C. u. a. (Hrsg.): Arzneimitteltherapie in der Palliativmedizin. Elsevier, München 2005

Bierman, P. et al: National Comprehensive Cancer Network – Clinical Practice Guidelines in Oncology. Nausea and Vomiting. Version 2.2005

Deutsche Gesellschaft für Palliativmedizin, Sektion Pflege: Pflegeleitlinie Übelkeit und Erbrechen. www.dgpalliativemedizin.de

Doenges, M. u. a.: Pflegediagnosen und Maßnahmen. Huber, Bern 2002

Dokken, H. u. a.: Wissens- und Beratungsbedarf von Tumorpatienten zu Nebenwirkungen der Chemotherapie. PrInterNet 5 (2005) 289

Ettinger, D. et al: National Comprehensive Cancer Network – Clinical Practice Guidelines in Oncology. Antiemesis. Version 2.2006

Feichtner, A.: Übelkeit und Erbrechen. In Metz, C. u. a.: Balsam für Leib und Seele. Lambertus, Freiburg 2002

Gralla, R. u. a.: Multinationale Association of Supportive Care in Cancer (MASCC) – Konsensus

9

Konferenz zur antiemetischen Prophylaxe und Therapie. Perugia, 2004. (Übers. : Petra Feyer)

Hawthorn, J.: Übelkeit und Erbrechen. Grundlagen-Ursachen-Interventionen. Ullstein Mosby, Wiesbaden 1998

Jacob, A. U.a.: Antiemetische Therapie. Der Onkologe 5 (2003), 482

Jürgens, H. u.a.: Übelkeit und Erbrechen bei onkologischen Patienten. Ein Kompendium für Pflegekräfte. GlaxoSmithKline, München o.J.

Link, H. u.a.: Supportivtherapie bei malignen Erkrankungen. Deutscher Ärzteverlag, Köln 2006

Maier, C.: Das Symptom Übelkeit und Erbrechen lindern. In Pleschberger, S. u.a. (Hrsg.): Palliativpflege. Facultas, Wien 2005

Molassiotis A., Börjeson, S.: Nausea and Vomiting. In Kearney, N., Richardson, A. (Hrsg.): Nursing Patients with Cancer. Elsevier, Edinburgh 2006

Oncology Nursing Society (ONS) Putting Evidence into Practice (PEP) Card: Nausea & Vomiting. Fatigue. ONS Pittsburg, 2005

Renz, P. u.a.: Ernährung/Ernährungsberatung für Patienten mit chemotherapie-bedingten Beschwerden. PrInterNet 1 (2007) 5

Schmid, U: Übelkeit und Erbrechen. In Kränzle, S. u.a.: Palliative Care. Springer, Heidelberg 2006

Schuler, U.; Schubert, B.: Übelkeit und Erbrechen. In Knipping, C. (Hrsg.): Lehrbuch Palliative Care. Huber, Bern 2006

Literatur für Patienten

Haidinger, R., Gianni, G.: Übelkeit und Erbrechen in der Chemotherapie. Ribosepharm, München

Landenberger, M. u.a.: Umgang mit Übelkeit und Erbrechen durch Krebstherapie. GlaxoSmithKline München (ohne Jahreszahl)

MSD: Übelkeit und Erbrechen als Folgen einer Chemotherapie- Was Patienten heute wissen sollten.

Quitzsch, D., Ramig, C.: Übelkeit und Erbrechen bei Chemo- und Strahlentherapie. Sächsische Krebsgesellschaft, Zwickau 2001

Internetadresse

www.CancerNausea.com

www.dgpalliativmedizin.de (Sektion Pflege → Leitlinien)

www.onkosupport.de

www.mascc.org (MASCC Antiemesis Fragebogen)

9.3 Diarrhö und Obstipation

Gudrun Zürcher, Hans Konrad Biesalski

B Frau Meier ist wegen eines fortgeschrittenen Ovarial-Karzinoms operiert worden und jetzt im Rahmen einer therapeutischen Chemotherapie mit Taxol und Cisplatin zum 2.Zyklus stationär. Sie war vor der Erkrankung eher verstopft und nahm oft Abführmittel. Jetzt klagt sie über starken Durchfall. Sie muss bis 6 Mal am Tag auf die Toilette. Der Stuhl ist wässrig mit Schleimbeimengungen, und sie hat starke Bauchkrämpfe.

Pflegediagnose: Zytostatikatherapie-assoziierte Diarrhö Grad 2-3. Anamnestisch Obstipation Grad 2.

9.3.1 Diarrhö

Definition

Diarrhö ist keine Krankheit, sondern das Haupt- oder Begleitsymptom zahlreicher Erkrankungen des Gastrointestinaltrakts, aber auch extraintestinaler Erkrankungen. Es gibt unterschiedliche Definitionen der Diarrhö. Am gebräuchlichsten ist die Definition: mehr als 3 dünnflüssige Stühle/24 Std. mit einem Gewicht von über 200g/24 Std. Eine andere Definition bezeichnet Diarrhö als eine erhöhte Stuhlfrequenz bei Verminderung der Stuhlkonsistenz. Weiter unterschieden wird zwischen akuter und chronischer Diarrhö. Besteht eine Diarrhö länger als 3 Wochen,

gilt sie als chronisch. Von der Diarrhö zu unterscheiden sind weitere Symptomkomplexe, die meist als Diarrhö missgedeutet werden:

Steatorrhö: Stuhlfettausscheidung > 7g/24 Std. Geht häufig mit einem reduzierten Wassergehalt des Stuhls einher, trotz oft erheblich erhöhtem Stuhlgewicht (Ursache: Störung digestiv-resorptiver Funktionen proximal des Kolons. Differenzialdiagnostisch möglich: Erkrankungen des Dünndarms, des Pankreas, Störungen des Gallensäurestoffwechsels, Störungen des lymphatischen Resorptionsweges der Neutralfette).

Pseudodiarrhö: erhöhte Stuhlfrequenz bei normaler Stuhlkonsistenz und Stuhlgewichten < 200g/24 Std (Vorkommen bei Motilitätsstörungen und anorektalen Krankheiten).

Paradoxe Diarrhö: zahlreiche, kleine, mit Schleim versetzte Stuhlentleerungen bei einer mit Stuhl verlegten Ampulla recti oder einem Subileus oder Ileus.

Inkontinenz: unfreiwilliger Stuhlabgang durch funktionelle oder organische Fehlfunktion des Kontinenzorgans.

Dyschezie: häufiger Stuhldrang mit Entleerung nur kleiner Mengen aufgrund einer Störung der Rektumfunktion, bei der es im Rahmen entzündlicher Schleimhauterkrankungen zur Überempfindlichkeit auf rektale Dehnungsreize kommt.

Physiologische Grundlagen

Täglich gelangen bis zu 10l Flüssigkeit in das Lumen des Dünndarms, 2-3l mit der Nahrung, 2l Magensekret,1,5l Gallen-und Pankreassekret und 3-4l Dünndarmsekret. Davon werden im Jejunum 3-6l, im Ileum 2-4l und im Kolon 1-2 l/Tag resorbiert, sodass der tägliche Stuhl nur 100-200 ml Wasser enthält (Alscher, 2006). Bei den im Literbereich liegenden aufgenommenen, resorbierten und sezernierten Flüssigkeitsmengen wundert es nicht, dass bei pathologischen Zuständen Wasserausscheidungen von > 20l/ in 24 Std. beschrieben sind. Gesunde Erwachsene haben ein tägliches Stuhlgewicht von < 200g/24 Std. Der Wassergehalt des Stuhls ist inkonstant und kann stark variieren (60-85%). Die Stuhlmenge ist bei normaler Darmfunktion, mehr noch aber bei Störungen der Verdauung und Resorption von quantitativen und qualitativen Aspekten der Nahrungsaufnahme (z.B. der Ballaststoffaufnahme), aber auch von Medikamenten und Stress abhängig.

Der Wassertransport durch das Darmepithel erfolgt entsprechend eines osmotischen Gradienten passiv. Dieser wird wesentlich durch den Gehalt des Darminhalts an Elektrolyten und anderen osmotisch wirksamen Substanzen (z.B. Kohlenhydraten und Aminosäuren) bestimmt. Natrium wird aktiv rückresorbiert, Chlorid in das Darmlumen sezerniert. Fast alle Diarrhöen lassen sich auf vier unterschiedliche Mechanismen zurückführen (Stein, 2003):

1. sekretorische Diarrhö: gesteigerte intestinale Jonensekretion oder Hemmung normaler, aktiver Ionenresorption,
2. motilitätsbedingte Diarrhö: gestörte intestinale Motilität mit propulsiver Muskelkontraktion,
3. Zerstörung der Mukosa und erhöhte Permeabilität des zerstörten Darmepithels mit Exsudation von Schleim, Blut und Eiweiß aus entzündetem Gewebe,
4. osmotische Diarrhö: vorhandene schlecht oder überhaupt nicht resorbierbare, osmotisch wirksame Substanzen.

Eine Unterscheidung zwischen osmotischer und sekretorischer Diarrhö ist durch den Fastentest (48 Std. Nahrungskarenz) möglich. Bei osmotischer Diarrhö hört der Durchfall unter Nahrungskarenz auf, bei der sekretorischen Diarrhö besteht er fort. Diese pathophysiologische Abgrenzung der Durchfälle stößt dann an ihre Grenzen, wenn komplexe Zusammenhänge vorliegen, was gerade unter Tumortherapie der Fall sein kann (Abb. 9.10).

Diarrhö bei Tumorpatienten (Ursachen, Einflussfaktoren, Symptome)

Differenzialdiagnostische Überlegungen zur Ursachen einer Diarrhö bei Tumorpatienten zeigt **Abb. 9.11**. Die folgenden Ausführungen machen deutlich, dass Diarrhöen bei Tumorpatienten je nach Vorherrschen der Pathogenese osmotisch, sekretorisch, exsudativ oder motilitätsbedingt bzw. eine Kombination aus allen Diarrhöformen sein können.

Chemotherapie

Gastrointestinale Nebenwirkungen gehören zu den häufigsten Nebenwirkungen einer medikamentösen Tumortherapie, einer Strahlentherapie im Abdominal- und Beckenbereich sowie unter kombinierter Radio-Chemotherapie. Die Darmschleimhaut hat eine hohe Proliferationsaktivität und Regenerationskapazität. Die Generationszeit der Mukosa von Jejunum, Ileum und Kolon wird mit 2 Tagen angegeben. Antiproliferative Substanzen und ionisierende Strahlen schädigen unspezifisch wachstumsaktive Gewebe wie die Schleimhaut des Gastro-

---

Ursachen einer osmotischen Diarrhö können sein (Auswahl):

Ernährungsbedingt
- Magnesium-, Phosphat-, Sulfatingestion, Glaubersalz
- Kohlenhydratmalabsorption (Milchzucker, Fruchtzucker, Sorbit (Zuckeraustauschstoff, wird zu Fruktose abgebaut), Mannit, Xylit)
- Medikamente (Acarbose, Colchizin, Colestyramin, Laktulose, Lactitol, Neomycin, PAS
- Eiweißmangel
- Nahrungsmittelallergie

Krankheitsbedingt
- Steatorrhö
- Inkontinenz
- Pankreasinsuffizienz
- Kurzdarmsyndrom
- Jejunum-Ileum-Bypass
- Gallensäureverlustsyndrom
- entzündliche Darmerkrankungen (Morbus Crohn, Colitis ulcerosa, Divertikulitis)
- pseudomembranöse Kolitis (Clostridium difficile)
- Strahlenenteritis
- ischämische Kolitis
- bakterielle Überbesiedelung
- Sprue/Zöliakie
- Autoimmunenteropathie
- angeborene Lymphangiektasie
- Infektionskrankheiten (Amöben, Zytomegalievirus, Herpes simplex, Tuberkulose, Yersiniose)
- Tumore (Kolon-Karzinom, Lymphome)

a

Ursachen einer sekretorischen Diarrhö können sein (Auswahl):

Krankheitsbedingt
- Laxanzienabusus (nicht-osmotische Laxanzien)
- Post-Cholezystektomie-Syndrom (Gallensäure)
- bakterielle Endotoxine
- entzündliche Darmerkrankungen (Morbus Crohn, Colitis ulcerosa, lymphozytische Kolitis, kollagene Kolitis, Divertikulitis)
- Reizdarmsyndrom
- Postvagotomiediarrhö
- Postsympathektomiediarrhö
- diabetische Neuropathie
- Hyperthyreose
- Morbus Addison
- neuroendokrine Tumore (Gastrinom, VIPome (VIP = vasoaktives, intestinales Peptid), Karzinoid Syndrom)
- Tumore (Kolon-Karzinom, Lymphome, villöses Adenom)

b

Abb. 9.10 Ursachen von Diarrhö **a** osmotische Diarrhö **b** sekretorische Diarrhö.

---

intestinaltrakts und damit auch gesunde Zellen des Organismus. Von der Schädigung sind nicht nur die Epithelzellen betroffen, sondern auch die Submukosa und die extrazelluläre Matrix. Inflammatorische Zytokine und oxidativer Stress führen zu gesteigerter Apoptose (S. 127) und Nekrosen des Gewebes bis zur Ausbildung von Ulzerationen. Eine bakterielle Besiedelung der Mukosa führt zur weiteren Zerstörung der Mukosabarriere. In der Folge können Keime und Zellbestandteile in die Submukosa eindringen, wodurch der Entzündungsprozess aufrechterhalten wird. Der Patient hat jetzt ein erhöhtes Risiko für Bakteriämie und Sepsis.

Form und Schweregrad von Nebenwirkungen sind individuell sehr unterschiedlich. Sie hängen vom verwendeten Zytostatikum sowie dessen Dosierung und Applikationsart ab. Außerdem spielt eine patientenspezifische Prädisposition eine Rolle. Es ist daher notwendig, das Nebenwirkungsspektrum des

im Einzelfall angewandten Medikaments zu kennen. Begleitend zur Diarrhö können Fieber, Kopfschmerz, allgemeines Krankheitsgefühl, Myalgien, Appetitlosigkeit, Übelkeit, Erbrechen, Blähungen, Bauchkrämpfe, Druckschmerz oder Inkontinenz auftreten. Eine Auswahl diarrhöinduzierender Chemotherapeutika ist in Abb. 9.12 zusammengestellt. Unter den Medikamenten besonders zu beachten sind die Antimetabolite 5-Fluorouracil, das schwere, dosislimitierende Mukositis und Diarrhö im Intervall auslösen kann, und Capecitabin mit einer Diarrhöhäufigkeit von 40 %, Cisplatin sowie die Topoisomerasehemmer Amsacrin, Topotecan und v. a. Irinotecan (CPT-11), und die sog. „Targeted Therapies" (= antineoplastische Präparate mit spezifischer Bindung an tumorbiologisch relevante Zielstrukturen; besonders Diarrhö bei Bortezomib [PS-341]). Für Amsacrin wird eine Diarrhöhäufigkeit von 10 %, für Topotecan von 30 % angegeben.

9

Bakterielle Infektionen und Toxine
- Clostridien
- Campylobacter jejuni
- Escherichia coli
- Salmonellen
- Shigellen
- Staphylokokken

Virale Infektionen
- HIV 1,2
- Rotavirus
- Zytomegalievirus

Protozoen
- Entamoeba histolytica
- Giardia lamblia
- Kryptosporidien

Medikamente
- Analgetika: nichtsteroidale Antiphlogistika
- Antazida
- Antibiotika
- Antiemetika: 5-HT3-Rezeptor-Antagonisten (Häufigkeit 10 – 15%); Metoclopramid, Neurokinin-1-Rezeptor-Antagonisten
- Chenodesoxycholsäure
- Colchicin
- Herzglykoside
- Laxanzien
- Magnesium
- Methyldopa
- Methylxanthine (Koffein, Theophyllin, Theobromin)
- Virustatika

Ernährung
- Mangelernährung (Hypalbuminämie <3g/dl!)
- Nahrungsmittelintoleranzen (Milcheiweiß!)
- Zuckeraustauschstoffe (Fruktose: >25 – 40g, Sorbit (Abbau zu Fruktose): >5 – 10g)
- Zuckerersatzstoffe (Süßstoffe)
- Formuladiäten, Supplemente
- enterale Ernährung (siehe Text)
- parenterale Ernährung

Funktionelle Ursachen
- Reizdarm-Syndrom (vom Diarrhö-Typ)
- Stress

Maldigestionssyndrome
- exokrine Pankreasinsuffizienz
- Gallensäureverlustsyndrom
- Störungen des enterohepatischen Kreislaufs
- Ileumresektion
- Pankreasresektion
- Postgastrektomiesyndrom
- Postvagotomiesyndrom

Malabsorptionssyndrome
- Fruktoseintoleranz
- Milchzuckerintoleranz (Laktasemangel)
- Operationen im Bereich des Gastrointestinaltrakts
- Sprue
- enterale Durchblutungsstörung
- Morbus Whipple
- Störungen des enteralen Lymphabflusses

Darmerkrankungen
- Neutropenische Enterokolitis
- Colitis ulcerosa
- Morbus Crohn
- Divertikulitis

Endokrinologische Ursachen
- Diabetes mellitus
- Hyperthyreose
- Nebenniereninsuffizienz
- Gastrinom (Zollinger-Ellison-Syndrom)
- Karzinoidsyndrom
- medulläres Schilddrüsenkarzinom
- VIPom (Überproduktion von Vasoaktivem Intestinalem Peptid → WDHA-Syndrom = **W**ässrige **D**iarrhöen, **H**ypokaliämie, **A**chlorhydrie)

Darmtumore
- MALT-Lymphome
- Kolonadenome, Kolonkarzinome
- Karzinoid
- Rektumadenome, Rektumkarzinome
- Kaposi-Sarkom

Immunologische Ursachen
- Graft-versus-Host-Disase (GvHD)

Abb. 9.11 Differenzialdiagnose der Diarrhö bei Tumorpatienten.

Diarrhöinduzierende Chemotherapeutika sind (Auswahl, in Klammern Abkürzung bzw. Synonym):

- Actinomycin D
- Amsacrin (AMSA,m-AMSA)
- Bleomycin (akut und verzögert) (BLEO)
- Capecitabin
- Carboplatin (CBCDA)
- Carmustin (BCNU)
- Cisplatin (CDDP,DDP)
- Cytarabin (AraC)
- Dacarbazin (DITC)
- Docetaxel (Taxotere)
- 5-Fluorouracil (5-FU)
- Ifosfamid (IFO)
- Irinotecan (CPT-11)
- Lomustin (CCNU)
- Melphalan (MPL)
- Methotrexat (MTX)
- Oxaliplatin
- Paclitaxel (Taxol)
- Procarbacin
- 6-Thioguanin (6-TG)
- Thiotepa
- Topotecan
- Vinblastin (VBL)
- monoklonale Antikörper
- hormonale Substanzen
- sog. „Targeted Therapies" (Bortezomib (PS-241))
- Zytokine

Abb. 9.12 Diarrhöinduzierende Chemotherapeutika.

vorhandenes Crigle-Najjar Syndrom I oder Gilbert-Syndrom (Morbus Meulengracht).

Unter Bortezomib liegt die dosislimitierende Diarrhöhäufigkeit bei 51%. Die Inzidenz von Diarrhöen für modulierte 5-FU-Regime und der Kombination von 5-FU - CPT-11 liegt bei 50-80% der behandelten Patienten. Über 30% der Patienten erleiden eine Diarrhö Grad 3-4. Unter einer 5-FUTherapie zeigten Patienten mit Kolon-Karzinom einen Anstieg der Hypolaktasie von 24 auf 35%. 94% der Patienten hatten eine Laktoseintoleranz.

Strahlentherapie

Bei der Strahlenenteritis wird je nach Manifestationszeitpunkt, klinischer Symptomatik und morphologischem Bild zwischen einem Akut- und einem Spätstadium unterschieden. Akute Nebenwirkungen treten innerhalb von 90 Tagen, späte Nebenwirkungen mehr als 90 Tage nach Bestrahlungsbeginn auf. Typische akute Symptome nach Strahleneinwirkung sind Entzündungsreaktionen, Ödembildung, Haut- und Schleimhautreaktionen sowie spezifische Veränderungen an strahlensensiblen Geweben wie dem Dünndarmepithel.

Irinotecan (CPT-11) kann innerhalb 24 Stunden nach der Applikation oder schon während der Kurzinfusion Auslöser eines "cholinergen Syndroms" mit akuter Diarrhö, Speichel- und Tränenfluss, Schweißausbruch, abdominellen Krämpfen und Fieber sein. Es ist auch Auslöser einer verzögerten (5-10 Tage nach Applikation), z.T. schweren, Mukositis und Diarrhö bei 10-20% der Patienten. Vorangegangene Abdominal- oder Beckenbestrahlung, Patienten mit Leukozytose und ein verminderter Allgemeinzustand mit Performance Status nach WHO ≥ 2 sind Risikofaktoren für das Auftreten einer verzögerten Diarrhö unter Irinotecan, ebenso ein

Die akute Strahlenenterokolitis ist i.d.R. Folge einer akuten Schleimhautentzündung durch die Strahlenbehandlung. Sie tritt zwischen der 2. und 3. Bestrahlungswoche auf (Riesenbeck, 2007).Weitere Ursachen können mit dem gewählten Bestrahlungsfeld zusammenhängen. Liegt z.B. das Pankreas im Bestrahlungsfeld, kann eine exokrine Pankreasinsuffizienz Ursache der Diarrhöen sein. Trifft dies für das terminale Ileum zu, sind die Diarrhöen Folge einer Gallensäurenmalabsorption, wenn diese erheblich ist, einer Fettsäurenmalabsorption. Infolge einer gestörten Darmmotilität kann es zu einer bakteriellen Übersiedelung kommen, die zu einer Steatorrhö (s.o.) beiträgt. Schließlich leiden 20% aller im Beckenbereich bestrahlten Patienten unter einer fäkalen Inkontinenz, die eine chronische Diarrhö vortäuschen kann (Lankisch, 2006).

Akut- und Spätfolgen liegen unter schiedliche Pathomechanismen zugrunde. Akutreaktionen treten in rasch prolieferierenden Geweben (Epithelgewebe, Knochenmark) als direkte Folge der Verminderung der Zahl funktionsfähiger Parenchymzellen ein (Hypoplasie). Die Veränderungen an der Darmschleimhaut ähneln denen an der Mundschleimhaut, wobei die Epitheldysplasie hier das Zottenepithel trifft. Grundlage ist ein komplexer Prozess mit Motilitätsstörungen, Enzyminsuffizienz, verminderter Resorption von Gallensalzen mit Wasserretention und Veränderung der Darmflora. Durch Wiederbesiedelungseffekte kommt es bei ca. 40 Gy unter konventioneller Fraktionierung zu einem Plateau, das durch kleine Erosionen an der betroffenen Darmschleimhaut gekennzeichnet ist. Gleich zeitig tritt eine entzündliche Infiltration der Lamina propria ein. Nach Bestrahlungsende kommt es i.d.R. innerhalb eines Monats zur Wiederherstellung.

Chronische Strahlenfolgen sind das Ergebnis einer irreversiblen Schädigung gewebstypischer Parenchym-, Epithel-oder Bindegewebszellen. Hier werden Veränderungen am Gefäßbindegewebe und an der Durchblutung als ursächlich angesehen, die noch nach Jahren auftreten können und häufig einen progredienten Verlauf zeigen (Riesenbeck, 2007).

Operationen

Operationen im Gastrointestinaltrakt, v.a. Darmoperationen, können je nach Ort und Ausdehnung zu chronischen Diarrhöen führen, die eine lebenslange parenterale Ernährung notwendig machen (siehe hierzu auch Kap. 9.1 Ernährungsstörungen, S. 157).

Antibiotika

Besonders sorgfältig ist die Indikation zur antibiotischen Therapie einer chemo- und /oder strahlentherapieinduzierten Diarrhö zu stellen. Die dadurch bedingte Schädigung der physiologischen Darmflora kann zu einem Überwuchern der Darmschleimhaut mit darmeigenen und milieubedingten pathogenen Keimen führen. Ein besonderes Problem stellen Infektionen mit Clostridium difficile dar, auch als Ursache einer pseudomembranösen Kolitis (fortgeschrittenes Stadium einer Clostridium difficile Diarrhö!). Alle Antibiotika können Auslöser einer Clostridium difficile assoziierten Diarrhö (CDAD) sein. Der klinische Schweregrad einer CDAD reicht von einer harmlosen Diarrhö über eine pseudomembranöse Kolitis, Ileus und Perforation bis zum toxischen Megakolon. Etablierte Risikofaktoren sind Alter > 65 Jahre,

Krankenhausaufenthalt und Antibiotikagabe (Rampini, 2007). Besonders prädisponiert für eine pseudomembränöse Kolitis sind Tumorpatienten mit schlechtem Allgemeinzustand und gleichzeitiger Zytostatikatherapie. Eine rasche Diagnose (Toxinnachweis, Endoskopie) und sofortige Therapie (Metronidazol oder Vancomycin) sind notwendig (Rampini, 2007).

Sondenernährung

Gastrointestinale Nebenwirkungen bei Sondenernährung (enterale Ernährung) sind häufig. Häufigste Nebenwirkung ist die Diarrhö. Mögliche Ursachen sind in Tab. 9.10 zusammengefasst.

Auswirkungen der Diarrhö

Diarrhöen können die Befindlichkeit von Tumorpatienten erheblich beeinträchtigen, die Compliance vermindern und die Fortsetzung einer zeitgerechten Therapie verzögern. Potenziell lebensbedrohlich sind Komplikationen wie Dehydratation, Elektrolytverluste, v.a. eine Hypokaliämie, Bikarbonatverluste und eine metabolische Azidose. Besonders gefährdet sind ältere und multimorbide Pa-

Tab. 9.10 Mögliche ernährungsbedingte Ursachen einer Diarrhö bei Sondenernährung und ihre Prävention bzw.Therapie

Mögliche Ursache	Prävention/Therapie
zu schneller Nahrungsaufbau	Einschleichphase mit 25ml/Std. ,tägliche Steigerung um 25 ml/Std.
zu schnelle Applikation	Zufuhrrate reduzieren und kontrollieren
Bolusgabe oder zu schnelle Applikaton bei intestinaler Sondenlage	koninuierliche Gabe, am besten pumpengesteuert; Applikationsrate reduzieren und kontrollieren, maximal 120-150 ml/Std.
Verabreichen von kalter Nahrung	Verabreichen von Nahrung mit Zimmertemperatur
unpassende Nahrungseigenschaften: Laktosegehalt,fehlende Ballaststoffe, fettreich, Nahrung mit Geschmack, zu hohe Osmolarität	patientenbedarfsgerechte Sondennahrung auswählen; neutrales Substrat mit physiologischer Osmolarität (300-350 mosmol/l)
Natriummangel	Substitution von Natrium (1,5 gNaCl/Tag) unter Beachtung der klinischen und metabolischen Situation des Patienten; Kontrolle der Flüssigkeitszufuhr
Kontamination von Nahrung und Zufuhrsystem	angebrochene Flaschen innerhalb von 8 Std., Beutel innerhalb von 24 Std. verbrauchen, Applikationssysteme täglich wechseln

9

tienten. Schließlich können eine diarrhöbedingte Maldigestion (= Verdauungsinsuffizienz, z. B. durch einen Enzymmangel) und Malabsorption (= gestörte Resorption, z. B. durch eine Zottenatrophie) zu einem Malassimilationssyndrom (= Beeinträchtigung der Nährstoffausnutzung) und letztlich zu einer Mangelernährung mit einem Defizit an Makro- und Mikronährstoffen und damit an Energie führen. Ein komplexes Problem können Diarrhöen als Folge ausgedehnter Operationen im Gastrointestinaltrakt sowie Spätfolge einer Strahlentherapie sein.

Assessment

Stuhlgewohnheiten von Patienten sind individuell sehr unterschiedlich, sodass im Rahmen der Anamnese zur Diagnose auch eine detaillierte Befragung zum Stuhlverhalten wichtig ist. Folgende Angaben sollten erhoben werden: übliche und aktuelle Befunde von Stuhlhäufigkeit (nächtliche Diarrhö?), Dauer der Defäkation, Stuhlvolumen, Stuhlkonsistenz, Farbe, Stuhlbeimengungen (Blut, Schleim, unverdaute Nahrungsmittel,

-bestandteile), begleitende Symptomatik (Durst, Blähungen, abdominelle, Schmerzen vor, während und nach dem Stuhlgang) und die Beziehung zum Essen. Eine ausführliche Ernährungsanamnese zum üblichen und aktuellen Ernährungsverhalten ist ebenso von Bedeutung wie eine gezielte Arzneimittelanamnese.

Klinisch zu erhebende Befunde sind: Temperatur, Hydratationszustand (Hautturgor, Wadenkrämpfe), Abdominalbefund, Analbefund, extraintestinale Symptome (Patient wach, somnolent, verwirrt, Kopfschmerzen, Schwindel, Schwäche), Harnvolumen, letzter Harn, Stuhlinspektion. Die Befunde werden nach Bedarf durch Laboruntersuchungen von Blut (z. B. Blutbild, Elektrolyte, Nierenwerte, serologische Erregerdiagnostik) und Stuhl (z. B. Blut, Stuhlbakteriologie) sowie bildgebende und endoskopische Diagnostik ergänzt. Therapiebedingte akute Nebenwirkungen können auf der Basis von Häufigkeit und Stärke bestehender Symptome nach den Common Toxocity Criteria (CTC, **Tab. 9.11**) des National Cancer Institute (NCI) der USA dokumentiert werden (Berger, 2006)

Therapie

Grundlagen

Die Therapie der akuten und chronischen Diarrhö richtet sich nach der Grunderkrankung bzw. den krankheitsbedingten Funktionsstörungen und der Schwere des Krankheitsbildes. Behandlungsziele der Tumortherapie assoziierten, akuten Diarrhö sind das Abwenden lebensbedrohlicher Störungen des Flüssigkeits- und Elektrolythaushaltes und Vermeiden von Sekundärkomplikationen (Nieren- und Kreislaufversagen) sowie die subjektive Symptomlinderung und Verbesserung der Compliance, um die Tumortherapie zeit- und dosisgerecht fortsetzen zu können. Unabhängig von Ursache und Pathogenese ist es Ziel der Ernährungstherapie, bestehende Flüssigkeits- und Elektrolytdefizite rasch aufzufüllen, die Kost an die jeweilige adsorptive und/oder digestive Funktionsminderung anzupassen und aufzubauen sowie primäre und/oder sekundäre Mangelernährung zu verhindern bzw zu beseitigen. Die Empfehlung zum Vorgehen bei der Behandlung der Diarrhö unter Chemo- und Radiotherapie ist

Tab. 9.11 Common Toxicity Criteria (NCI) modifiziert nach Berger, 2006

Kriterium	Grad 0	Grad 1	Grad 2	Grad 3	Grad 4 (Nebenwirkungen mit Todesfolge werden als Grad 5 bezeichnet)
Diarrhö (Patienten ohne Kolostomie)	keine	< 4 Stühle/Tag	4–6 x/Tag oder nächtliche Stühle, mäßige Krämpfe	>7 x/Tag oder Inkontinenz, schwere Krämpfe, Bedarf parenteraler Flüssigkeitszufuhr für Dehydratation	physiologische Konsequenzen erfordern intensive Pflege oder hämodynamischer Kollaps
Diarrhö (Patienten mit Kolostomie)	keine	geringe Zunahme lockerer, wässriger Produktion	mäßige Zunahme lockerer, wässriger Produktion ohne Beeinträchtigung der normalen Aktivität	schwere Zunahme lockerer, wässriger Produktion mit Beeinträchtigung der normalen Aktivität	physiologische Konsequenzen erfordern intensive Pflege oder hämodynamischer Kollaps
Diarrhö (bei GvHD)	keine	>500-≤1000 ml/Tag	>1000-≤1500 ml/Tag	>1500 ml/Tag	schwere Bauchschmerzen mit und ohne Ileus
Obstipation	keine	Stuhlerweichung oder Ernährungsmodifikation erforderlich	Laxanzien erforderlich	ausgeprägt, Subileus	Ileus, Obstruktion, toxisches Megakolon, lebensbedrohlich
Dehydratation	keine	trockene Schleimhäute und/oder verminderter Hautturgor	kurzer intravenöser Flüssigkeitsersatz nötig	anhaltender intravenöser Flüssigkeitsersatz nötig	physiologische Konsequenzen erfordern intensive Pflege, hämodynamischer Kollaps
Fieber	kein	≤ 38°C	38,1-40°C	> 40°C für ≤ 24 Std.	> 40°C für > 24 Std., Hypotension

in **Abb. 9.13** dargestellt. Einzelheiten zum Assessment, der Flüssigkeitssubstitution, der Ernährungstherapie und Lebensmittelauswahl wie auch der medikamentösen Therapie finden sich in den entsprechenden Kapiteln.

Flüssigkeits-und Elektrolytsubstitution

Ist eine ausreichende orale Zufuhr möglich, dient als Basistherapie zum Ersatz des Flüssigkeitsverlusts und zur Verhinderung einer Dehydratation die Gabe der „WHO-Trinklösung" (ORS=**O**ral **R**ehydration **S**olution = SSS = **S**imple **S**ugar **S**alt-solution). Sie hat folgende Zusammensetzung: Na^+ 90 mmol/l,K^+ 20 mmol/l,Cl^- 80 mmol/l,$HCO3^-$(=Hydrogenkarbonat, alternativ Zitrat) 30 mmol/l,Glukose 111 mmol/l (=20g) in 1 Liter Wasser. Die Lösung ist fertig (z.B. Elotrans, Saltadol) bzw. als Pulver zum Auflösen erhältlich. Sie kann selbst hergestellt werden, indem man in 1 Liter Wasser 3,5g Kochsalz (NaCl), 5g Natriumhydrogenkarbonat (= Bikarbonat, Natron), 1,5g Kaliumchlorid (KCl) und 20g wasserfreie Glukose (Traubenzucker) oder Saccharose (=Haushaltszucker, wird im Körper in Glukose und Fruktose gespalten) gibt. Durch die Resorption von Natrium und Glukose über den Natrium-Glukose-Kotransport kommt es passiv zur Wasserresorption. Die Resorption ist meist intakt und kann paralell zur vermehrten Sekretion bestehen, sodass der Flüssigkeitsverlust durch eine orale Rehydratation trotz weiter bestehender Durchfälle ausgeglichen werden kann. Durch die Zufuhr von freiem Wasser ohne Natrium- und Glukosegehalt kann keine ausreichende Flüssigkeitsresorption erzielt werden. Der Zusatz von Kaliumchlorid dient dem Ausgleich intrazellulärer Kaliumverluste. Bikarbonat bzw. Zitrat soll die meist saure Stoffwechsellage (metabolische Acidose) ausgleichen.

Modifikationen der WHO-Lösung haben sich als weniger wirksam erwiesen, da darin meist zu wenig Natrium und relativ zu viele Kohlenhydrate enthalten sind. Die stark zuckerhaltigen Cola-Getränke z.B. können durch den Kohlensäure- und Koffeingehalt und den osmotischen Effekt des Zuckers eine Diarrhö verstärken. Die tägliche Trinkmenge beträgt ca 40 ml/kg KG. Da bei akuter Diarrhö meist eine isotone Dehydratation besteht, werden Elektrolyte und Flüssigkeit (starke Dehydratation, zusätzlich anhaltendes Erbrechen, alte Menschen) parenteral mit Vollelektrolytlösungen substituiert. Die erforderliche Flüssigkeitsmenge richtet sich nach den Kreislaufparametern und der Harnmenge, die Infusionsgeschwindigkeit ist vom Ausmaß der Dehydratation und der Kreislaufsituation des Patienten abhängig.

Der Ausgleich des 1.Schweregrades einer isotonen Dehydratation (= Defizit ca. 2l; klinische Zeichen: Müdigkeit, Tachykardie, Neigung zu orthostatischen Regulationsstörungen, Blutdruckwerte im Liegen noch normal) erfolgt innerhalb 12 Std. Der Ausgleich

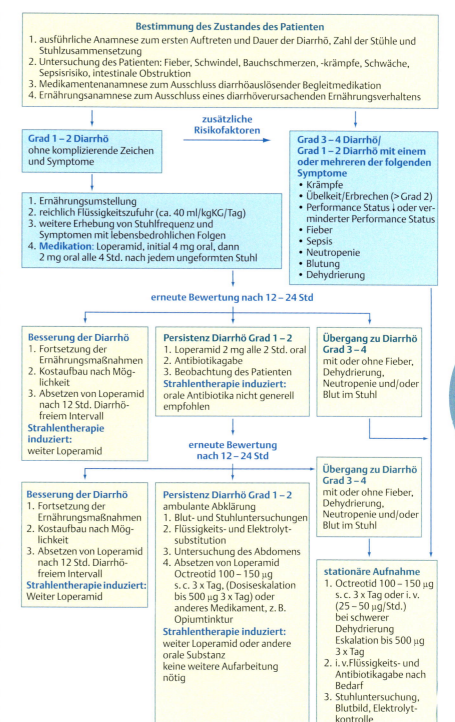

Abb. 9.13 Empfehlungen zur Bestimmung und Behandlung der tumortherapiebedingten Diarrhö (modifiziert nach Benson III u. a., 2004).

9

des Schweregrades 2 (=Defizit ca. 2-6l; klinische Zeichen: Apathie, Appetitlosigkeit, Erbrechen, Blutdruckabfall auch im Liegen) innerhalb 24 Std. und der des 3.Grades (Defizit über 6l; klinische Zeichen: Bewusstseinstrübung, Schock, Blutdruck im Liegen systolisch unter 90 mm Hg) innerhalb von 24-48 Std. (Hartig, 2004).

Bei akuten Phasen chronischer Diarrhö gelten dieselben Empfehlungen. Ansonsten wird unter Beachtung vorhandener Funktionsstörungen nach Ursache therapiert.

Ernährung

Spezifische Ernährungsempfehlungen sind von der jeweiligen Grunderkrankung und den individuellen Problemen und Bedürfnissen des Patienten abhängig. Es können daher nur grundsätzliche Ernährungsempfehlungen gegeben werden.

Bei starken Durchfällen sollte die Kost leicht, fett-, milchzucker- und ballaststoffarm sein bei Berücksichtigung individueller Unverträglichkeiten. Zu empfehlen sind auch mehrere kleine Mahlzeiten. Die Grundprinzipen einer leichten Kost sind in Kap.9.1 „Ernährungsstörungen" (S. 154) beschrieben.

Hinweise auf eine Durchfall fördernde bzw. stopfende Lebensmittelauswahl gibt (Abb. 9.14)

Auch bei einer sekretorischen, unter Nahrungskarenz weiter bestehenden Diarrhö sollten abführend wirkende Lebensmittel gemieden werden, um die Diarrhö sowie abdominelle Schmerzen und Krämpfe nicht zu verstärken. Die zur Viskositätssteigerung empfohlenen löslichen Ballaststoffe (Pektin, Guar, Johannisbrotkernmehl, indische Flohsamenschalen) fördern die Vermehrung natürlicher Bakterien (z.B. Bifidus) und verdrängen ungünstige Keime. Lösliche Ballaststoffe werden zu kurzkettigen Fettsäuren abgebaut, die als Energiequelle der Dickdarmschleimhaut deren Aufbau fördern. Sie begünstigen auch die Wasser-und Natriumaufnahme im Darm und helfen so bei der Eindickung des Stuhls. Lösliche Ballaststoffe werden zum Einrühren in Getränke und weiche Speisen als geschmacksneutrales Pulver (z.B. Resource Benefiber (Novartis), Stimulance (Pfrimmer Nutricia), probios Benefit (Zyo Pharma Trade)), und als Medikamente in Form von Granulat oder Pulver mit und ohne Geschmack (z.B. Agiocur (Madaus),

Mukofalk (Dr. Falk Pharma GmbH), Metamucil (Wick Pharma)) angeboten.

Bei hospitalisierten, allerdings nicht bei immunsupprimierten, Erwachsenen wird zur Prävention der antibiotikaassoziierten Diarrhö wie auch zur Verminderung des Rezidivrisikos einer Clostridium difficile Infektion die Verabreichung des Probiotikums Sacharomyces boulardii (z.B. Perenterol forte 250 mg Kapseln (Celltech Pharma), Santax S Kaps. (Asche-Chiesi)) in der Dosierung von 1g täglich empfohlen (Katz, 2006). Probiotika sind oral verabreichbare Zubereitungen mit lebenden Mikroorganismen, von denen positive Wirkungen auf den Wirtsorganismus ausgehen. S.boulardii gehört zu den Nicht-Milchsäure-Bakterien.

Medikamentöse Therapie

Wie in den Empfehlungen zur Therapie der Diarrhö (s. Abb. 9.13) deutlich wird, ist unter den Medikamenten Loperamid das Medikament der ersten Wahl. Eine Übersicht über die üblicherweise eingesetzten Medikamente gibt Tab. 9.12.

Behandlungsschema zur Prophylaxe und Therapie der Diarrhö nach Irinotecangabe

Akute Diarrhö („Cholinerges Syndrom"; in den ersten 24 Std.): zur Prophylaxe bzw. Therapie 0,25 - 1mg Atropin s.c. vor oder nach der Infusion.

Verzögerte Diarrhö (5-10 Tage nach Applikation):

- Loperamid: 2x1 Kaps. p.o. nach jedem ungeformten Stuhl, max. 6x2 Kaps./Tag bis keine Diarrhö mehr für mindestens 12 Stunden,
- Flüssigkeits- und Elektrolytersatz,
- bei gleichzeitigem Fieber oder Neutropenie (auch ohne Fieber) orale Antibiose,
- bei Diarrhö über 48 Std. Hospitalisierung.

9.3.2 Obstipation
Definition

Obstipation bezeichnet eine verminderte oder erschwerte Stuhlausscheidung, meist mit einer Frequenz von drei oder weniger Stuhlausscheidungen pro Woche und/oder eine vermehrte subjektive Anstrengung bei der Defäkation. Hinweise auf eine Verstop-

---

Vermeiden
- saure Säfte aus Orangen, Grapefruits, Johannisbeeren, Tomaten, Sauerkraut; Brottrunk
- Alkohol und alkoholhaltige Getränke
- Kaffee (Koffein wirkt motilitätssteigernd)
- kohlensäurehaltige Getränke, sulfatreiche Mineralwässer (Sulfatgehalt > 200 mg/l)
- säurehaltige Obstsorten wie Zitrusfrüchte, rohes Steinobst, Johannisbeeren, Stachelbeeren, Weintrauben; frisches Obst; laxierende Obstsorten wie Aprikosen, Erdbeeren, Pfirsiche, Pflaumen (enthalten Diphenylisatin = laxierende Substanz), Trockenobst (Datteln, Feigen, Rosinen, Pflaumen)
- Rohkost
- Gemüsesorten wie Bohnen, Kohl, Wirsing, Sauerkraut, Hülsenfrüchte, Lauch, Knoblauch, Zwiebeln
- Nüsse, Mandeln
- grob geschrotete Vollkornprodukte, Vollkornbrot mit ganzen und grob geschroteten Körnern, Vollkorngerichte
- Milch, Molke, gesäuerte Milchprodukte wie Butter-, Dickmilch, Kefir, Joghurt
- fettreiche Gerichte und Lebensmittel: frittierte, panierte Speisen, fette Fleisch-, Fisch- und Wurstwaren, fettreiches Gebäck (Sahne- und Cremetorten, Berliner, Blätterteiggebäck)
- Röstprodukte: stark gebratene, geröstete und gegrillte Speisen
- scharfe Gewürze
- Fruktose, Sorbit

Bevorzugen
- Fencheltee, Gerbsäure-haltige Teesorten (Schwarztee), Kakao
- Banane, geriebener, ungeschälter Apfel (enthält viskositätssteigerndes Pektin = löslicher Ballaststoff, bindet Gallensäure)
- Hafer- und Reisschleimsuppe,
- Weißmehlprodukte: abgelagertes Weißbrot, Haferflocken, Trockengebäck
- Kartoffeln, Nudeln, geschälter Reis (enthält eine Substanz, die die intestinale Sekretion epithelialer Kryptenzellen hemmt)
- trockener Käse
- Zugabe von Guar, Johannisbrotkernmehl (= lösliche Ballaststoffe, viskositätssteigernde Quellstoffe, binden toxische Substanzen)

Abb. 9.14 Lebensmittelauswahl bei Durchfall, Blähungen und Völlegefühl.

Tab. 9.12 Medikamente zur Therapie der Diarrhö (Erwachsene)

Substanzklasse	Substanz/Handelsname Einzeldosis	Wirkung	Hinweise
synthetisches Opioid	Loperamid (Imodium): 1 Tabl=10 ml Lösung = 2 mg p.o.	Agonist an peripheren Opioidrezeptoren, Tonuserhöhung im Darm, Hemmung der Peristaltik, Reduktion der Stuhlentleerungsfrequenz	Erreichen maximaler Plasmaspiegel nach 3-5 Std., Eliminationshalbwertszeit 11-15 Std. keine Suchtgefahr, maximale Dosis: 8 Tabl=16 mg
Opiat	Tinctura opii, individuelle Dosierung; bei einer Präparation mit dem Äquivalent von 10 mg/ml Morphin: 10-15 Tropfen p.o.	Pyloruskonstriktion mit längerem Verweilen des Mageninhaltes, atonische Obstipation	Suchtgefahr, Cave: Ileus langsame Steigerung auf z.B. 3x15 Tropfen
Somatostatin- Analoga	Octreotid (Sandostatin): 100-150 µg s.c.	Hemmung der Sekretion von Peptidhormonen	v.a. bei sekretorischer Diarrhö
Anionenaustauschharz	Colestyramin (Quantalan): 1 Beutel = 4g p.o. (gut in Joghurt einzunehmen!)	beim Kontakt mit gallensauren Salzen Austausch des Chlorids gegen den Gallensäurenrest unter Entstehung von NaCl	Indikation bei chologener Diarrhö empfohlene Anfangsdosis: 3x1 Beutel = 12 g, maximale Dosis 6 Beutel=24 g Cave: Beeinträchtigung der Resorption von Schilddrüsenhormonen, Herzglykosiden, Diuretika, Antikoagulanzien, Eisen
Obstipanz	Tanninalbuminat und Ethacridinlactat-Monohydrat (Tannalbin): 1 Tabl= 500 mg Tanninalbuminat und 50 mg Ethacridinlaktat-Monohydrat; 1-2 Tabl. p.o.	Tannin hat adstringierende Wirkung im gesamten Gastrointestinaltrakt, durch die Eiweißfällung durch das freie Tannin Verdichtung des kolloidalen Gefüges der Oberfläche der entzündlich veränderten Darmschleimhaut und Verschluss feinster Kapillaren, erschwerte Resorption toxischer Stoffe, Schutz vor weiteren Schleimhautreizen, Abnahme der Hypersekretion. Ethacridinlactat wirkt antiseptisch-bakteriostatisch, adstringierend und spasmolytisch	vor oder zu den Mahlzeiten: Tagesdosis: 4x1-2 Tabl.Zur Prophylaxe: 2x1 Tabl.p.o. keine gleichzeitige Einnahme von Eisenpräparaten

9

fung sind auch ein Stuhlgewicht unter 35 g/Tag, ein Stuhlwassergewicht unter 70% und eine gastrointestinale Transitzeit über 5 Tage (Becker 2006, Clemens 2007). Eine Obstipation kann akut auftreten (z.B. Ileus) und chronisch sein, wobei bei Letzterer zwischen einer primären, funktionellen, und sekundären Formen unterschieden wird. Die funktionelle Obstipation, d.h. eine nicht durch Organerkrankung, metabolische Störung oder Medikamente bedingte Verstopfung, wird anhand der Rom-II-bzw.Rom-III-Kriterien definiert. Sie ist eine „Slow Transit Obstipation", bedingt durch eine Störung des enteralen Nervensystems (Becker, 2006).

In der Allgemeinbevölkerung ist Obstipation bei Frauen 3x häufiger als bei Männern. Sie nimmt mit dem Alter zu: bei Männern ab dem 60. Lebensjahr und bei Frauen über alle Lebensjahrzehnte. Ursache ist hier auch ein aufgrund geschwächter Muskulatur und abnehmender Sensibilität im Enddarm verringerter Defäkationsreflex, sodass ein größeres Stuhlvolumen benötigt wird. Bei Pflegebedürftigen liegt die Prävalenz über 50%.

Physiologische Grundlagen

Der Transport des Stuhls ist ein reflektorischer, vom autonomen Nervensystem bzw. humoral gesteuerter Vorgang. Die durchschnittliche Verweildauer einer „normalen" Mahlzeit beträgt im Magen etwa eine Stunde, im Dünndarm zwei bis drei Stunden und im Dickdarm 24 Stunden und länger. Die normale intestinale Transitzeit dauert bei Männern zwischen 7 bis 60 Stunden, bei Frauen zwischen 10 und 70 Stunden. Stuhlgewicht und -volumen korrelieren innerhalb eines physiologischen Rahmens umgekehrt logarithmisch mit der intestinalen Transitzeit, d.h. je höher das individuelle Stuhlgewicht bzw-volumen, umso kürzer die korrespondierende Transitzeit. Demnach finden sich harte Stühle bei langsamer und weiche Stühle bei rascherer Dickdarmpassage. Ursache ist eine zunehmende Dehnung der Darmwand durch das ansteigende Stuhlvolumen, wodurch intramurale propulsive enteroenterale Reflexe stimuliert und die intestinale Motilität gefördert werden (Becker, 2006).

Die Defäkation ist im Bezug auf den Sphinkter ani externus ein der willkürlichen Beeinflussung unterworfener Vorgang. Sie wird durch eine peristaltische Welle im Kolon eingeleitet, die den Stuhl ins Rektum transportiert. Diese einleitende Peristaltik wird parasympathisch gesteuert, kann aber reflektorisch „konditioniert" werden, z.B. durch die morgendliche Nahrungs- und Flüssigkeitszufuhr. Die Füllung des Rektums löst den Stuhldrang aus. Der Defäkationsreflex ist auch durch externe Stimuli auslösbar, z.B. Suppositorien oder Klysmen. Die Defäkation ist durch viele physische und psychische Störungen beeinflussbar, die zur willkürlichen und unwillkürlichen Unterdrückung des Regelkreises führen können.

Obstipation bei Tumorpatienten (Symptome, Ursachen, Einflussfaktoren)

Verstopfung ist bei Tumorpatienten, v.a. bei fortgeschrittener Tumorerkrankung, ein häufiges Symptom (über 50% der Hospizpatienten), das den Patienten erheblich belasten kann. Das klinische Bild ist sehr unterschiedlich. Die Patienten klagen über eine verminderte Stuhlfrequenz, eine verringerte Stuhlmenge, Stuhlverhalt und das Gefühl einer unvollständigen Darmentleerung, Stuhlverhärtung und krampfartige Bauchschmerzen. Je nach Tumorlokalisation bzw. Metastasierung kommt es zum Subileus oder Ileus. Begleitend können Anorexie, Blähungen, Übelkeit, Erbrechen, Mundgeruch, Kopfschmerzen, Harninkontinenz, Agitiertheit und Verwirrtheitszustände bestehen.

Die möglichen Ursachen einer Obstipation bei Tumorkranken sind vielfältig, besonders wenn in der Anamnese bereits eine vor der Krebserkrankung bestandene Verstopfung angegeben wird (Abb. 9.15). Besondere Bedeutung im klinischen Alltag haben die Obstipation durch einen Tumorprozess und die medikamentös bedingte Obstipation. Unter den verstopfend wirkenden Chemotherapeutika sind die Vincaalkaloide hervorzuheben (gefettet):

– Bendamustin,
– Docetaxel (Taxotere),
– Etoposid,
– Hydroxyurea,
– Paclitaxel (Taxol),
– Thalidomid,

– **Vinblastin** (VBL),
– **Vincristin** (VCR),
– **Vindesin** (VDS),
– hormonale Substanzen,
– monoklonale Antikörper (teilweise).

M Unter Vincristin und Vinblastin tritt bei 30-46% der Patienten eine Obstipation auf mit dem Risiko eines paralytischen Ileus.

Eine hohe kumulative Dosis und hohes Alter des Patienten sind Risikofaktoren für gastrointestinale Symptome. Ursache der durch Vincaalkaloide bedingten Obstipation ist eine Schädigung der autonomen Nervenfunktion im Sinne einer vegetativen Neuropathie. Obstipation ist auch die häufigste und hartnäckigste Nebenwirkung der Schmerztherapie mit Opiaten und Narkotika, Opiumalkaloiden (Kodein, Dihydrocodein; Morphin (87% der Patienten brauchen Laxanzien!)), semisynthetischen Opioiden (Hydromorphin,Buprenorphin,Hydrocodon) und synthetischen Opioiden (Pentazocin, Pethidin, Tilidin, Methadon, Tramadol). Im Gegensatz zu anderen Nebenwirkungen der Opiode wie Übelkeit und Erbrechen, entwickelt sich keine Toleranz, weswegen meist so lange Laxanzien

Anatomisch-Organisch
- Tumore/Metastasen intra- und extraluminal
- anale Raumforderungen
- Strikturen nach Operation und Radiatio
- Stenosen
- Colon irritabile vom Obstipationstyp

Medikamentös
- Analgetika, v. a. **Opiate u. Opioide**
- Antazida (Aluminiumhaltige, PPI = Protonenpumpenhemmer!)
- Antiarrythmika
- Anticholinergika
- Antidepressiva (Trizyklische Antidepressiva)
- Antiemetika **(Serotoninrezeptorantagonisten)**
- Antiepileptika
- Antihistaminika
- Antihypertensiva
- Anti-Parkinsonmittel
- Diuretika
- Eisenpräparate
- Kontrastmittel (Bariumsulfat)
- Laxanzienabusus
- Narkotika
- Neuroleptika (Phenothiazine)
- Scopolamin
- Tranquilizer (Benzodiazepine)
- Zytostatika, v. a. **Vincaalkaloide**

Metabolisch
- Elektrolytstörungen: Hyperkalziämie, Hypokaliämie
- Hypothyreose

Physiologisch
- Alter
- Inaktivität
- Immobilität
- Schwäche

Neurologisch
- Hirnläsionen (Apoplex)
- Kompression neuraler Strukturen im Rückenmark und Beckenboden
- verminderter Dehnungsreflex
- paraneoplastische Neuropathie: Karzinoid, MEN = Multiple Endokrine Neoplasien
- diabetische Neuropathie
- Polyneuropathie
- Morbus Parkinson
- primäre Obstipation („slow transit constipation")

Psychisch
- Depression
- gestörtes Defäkationsverhalten
- unangenehme Atmosphäre (Krankenhaus, Krankenbett, mangelnde Intimsphäre)

Reflektorisch
- Entzündungen, Fissuren im Analbereich
- Hämorrhoiden
- Divertkulose
- Entleerungsstörungen (Mukosaprolaps, Rektozele)

Ernährungsbedingt
- Ernährungsumstellung
- Flüssigkeitsmangel
- ballaststoffarme Kost
- einseitige Ernährung mit hohem Konsum obstipierender Lebensmittel

Abb. 9.15 Mögliche Ursachen einer Obstipation bei Tumorpatienten (Auswahl).

gegeben werden müssen, wie eine Opioidtherapie durchgeführt wird (Clemens, 2007).

Die Obstipation kann die Compliance der Patienten beeinträchtigen. Ursache der opioidassoziierten Verstopfung ist die Verzögerung der Darmpassage durch die Bindung des Opioids an Opioidrezeptoren im Darm und zentralen Nervensystem. Die Erschlaffung der Längsmuskulatur am Dünn- und Dickdarm hat eine Abnahme der propulsiven Motorik zur Folge, die Zunahme der segmentalen Kontraktion eine verlängerte Verweildauer des Darminhalts. Der Stuhl wird durch Wasserentzug eingedickt. Zudem werden die intestinale, die gastrische, die biliäre und die pankreatische Sekretion vermindert, und die Obstipation durch Zunahme des Tonus der intestinalen Sphinkteren und Abnahme des Defäkationsreflexes verstärkt. Die Behandlung von Übelkeit und Erbrechen mit Serotoninantagonisten wie Ondansetron, Granisetron oder Tropisetron können ebenfalls eine Obstipation verursachen, unter Ondansetron bei 7 bis 42 % der behandelten Patienten, unter Granisetron bei 2 bis 26 % und unter Tropisetron bei etwa 5 % der Patienten (Schöffski, 2006). Die Antiemetika verlängern die Kolontrasitzeit und vermindern die Motilität des unteren Magen-Darm-Trakts.

Assessment

Wie bei der Diarrhö, ist auch bei einer Obstipation eine Anamnese des Patienten zu seinen Stuhlgewohnheiten notwendig, zumal es bei der Defäkation große individuelle Schwankungen gibt. Besonders wichtig ist die Frage nach länger bestehenden, neu aufgetretenen Änderungen der Stuhlgewohnheiten. Einzelheiten sind im Kapitel zum Assessment der Diarrhö (S. 174) beschrieben. Je nach der klinischen Situation können zur Abklärung der Ursachen folgende Untersuchungen sinnvoll sein: perianale Inspektion, rektale Untersuchung, Suchtest nach okkultem Blut, Bestimmung der Serum-Elektrolyte (Kalium, Kalzium), Schilddrüsenfunktionstest, Röntgen-Abdomenübersicht (im Stehen oder in Seitenlage), Sonografie des Abdomens oder auch eine Rektosigmoidoskopie.

M Besonders wichtig ist die Abgrenzung einer vorübergehenden Verstopfung oder einer Darmatonie von einem möglichen mechanischen Ileus.

Therapie

Die Therapie der Obstipation bei Tumorpatienten ist nach Ausschluss eines mechanischen Ileus konservativ. Sie richtet sich nach dem Allgemeinzustand des Patienten, der klinischen Gesamtsituation sowie der Ursache der Obstipation.

Basistherapie

Grundlage jeder Behandlung einer Obstipation sind eine ausreichende Flüssigkeitszufuhr, eine Ernährungsumstellung auf eine ballaststoffreiche Kost (die Zufuhrempfehlung liegt bei 30 g/Tag), körperliche Aktivität und ein Training des Defäkationsmechanismus durch regelmäßige Toilettensitzungen (z.B. Nutzung des physiologischen Defäkationsmechanismus nach einer Mahlzeit, bevorzugt nach dem Frühstück). Es ist dabei zu bedenken, dass diese Grundempfehlungen bei vielen Tumorpatienten, v. a. in fortgeschrittenem Erkrankungsstadium nicht durchführbar sind. Oft wird eine medikamentöse Therapie der Obstipation von Anfang an notwendig sein. So wird zur Obstipationsprophylaxe vor einer Therapie mit Vincaalkaloiden eine Laxanzientherapie empfohlen.

Wirkung einer ballaststoffreichen Ernährung. Untersuchungen an Gesunden belegen,

Tab. 9.13 Ballaststoffgehalt von Nahrungsmitteln

Nahrungsmittel	Gesamt-Ballaststoffgehalt g/100g	wasserlösliche Ballaststoffe g/100g	wasserunlösliche Ballaststoffe g/100g
Weizenmehl (Typ 405)	4,0	1,7	2,3
Weizenmehl (Typ 1050)	5,2	3,6	1,7
Weißbrot (Weizenbrot)	3,0	1,9	1,1
Graubrot (Weizenmischbrot)	4,2	2,5	1,8
Weizenvollkornbrot	6,4	4,8	1,7
Roggenmischbrot	4,7	2,5	2,2
Roggenvollkornbrot	8,7	5,5	3,1
Kartoffeln (gegart)	2,3	1,6	0,7
Reis geschält (gegart)	0,4	0,2	0,3
Reis ungeschält (gegart)	0,8	0,6	0,3
Eierteigwaren (gegart)	1,9	1,2	0,7
Vollkornteigwaren (gegart)	5,2	3,9	1,3
Cornflakes	4,0	3,0	1,0
Haferflocken	5,4	3,8	1,6
Kopfsalat (frisch)	1,6	1,4	0,2
Brokkoli (gegart)	3,0	1,8	1,2
Erbsen (gegart)	5,5	5,2	0,3
Linsen (gegart)	4,1	2,5	1,6
Karotten (gegart)	3,6	2,2	1,5
Tomate	1,0	0,9	0,1
Apfel	2,0	1,5	0,5
Ananas	1,4	1,2	0,2
Banane	2,0	1,3	0,7
Birne	3,3	0,6	2,7
Erdbeere	2,0	1,3	0,7
Himbeere	6,7	5,3	1,4
Orange	2,2	1,4	0,8
Süßkirsche	1,5	0,8	0,7
Aprikose (getrocknet)	11,2	6,0	5,2
Pflaume (getrocknet)	9,4	5,4	4,0
Mandel (süß)	15,2	9,1	6,1
Walnuss	6,1	5,3	4,6
Haselnuss	8,2	0,4	7,8
Erdnuss (geröstet)	11,4	-	-

9

dass Ballaststoffe das Stuhlgewicht erhöhen und die Kolontransitzeit verkürzen. Die beste Wirkung findet sich bei Patienten mit Verstopfung und normaler Transitzeit. In das Kolon übertretende Ballaststoffe (z.B. Zellulose, Hemizellulose, Pektin) und Ballaststoffäquivalente (z.B. Oligofruktose, Laktulose = ein Zweifachzucker, der im menschlichen Verdauungstrakt nicht gespalten werden kann und vorwiegend den Bifidobakterien und Laktobazillen als Nährstoff dient und so deren Vermehrung fördert) haben Einfluss auf Stuhlmenge und Stuhlbeschaffenheit sowie den mikrobiellen Stoffwechsel im Dickdarm (Stein, 2003).

Man unterscheidet wasserlösliche (z.B. Pektine, Oligofruktose, Meeresalgenextrakte (Agar-Agar), Samenschleime (Guarkernmehl, Leinsamenschleim, Johannisbrotkernmehl)) und nicht wasserlösliche Ballaststoffe (Zellulose, Hemizellulose, Lignin). Lösliche Ballaststoffe werden im Dickdarm mikrobiell abgebaut, wobei kurzkettige Fettsäuren entstehen, die die Dichdarmbeweglichkeit steigern. Unlösliche Ballaststoffe sind durch die Darmbakterien kaum fermentierbar. Sie können Wasser binden, was zu einem Aufquellen der Randschichten führt und damit zu einer Zunahme des Stuhlvolumens. Ballaststoffträger sind vorwiegend Getreideprodukte, Gemüse und Obst, wobei Getreide und- produkte aufgrund ihres hohen Gehalts an unlöslichen Ballaststoffen am effektivsten das Stuhlvolumen erhöhen. **Tab. 9.13** gibt eine Übersicht über den Gehalt an löslichen und unlöslichen Ballaststoffen in Lebensmitteln. Da eine ballaststoffreiche Ernährung zu Blähungen und abdominellen Missempfindungen führen kann, sollte die Umstellung auf eine derartige Kost langsam erfolgen unter Beachtung einer reichlichen Flüssigskeitszufuhr. Günstig sind auch die Lebensmittel, die als ungünstig bei bestehender Diarrhö beschrieben sind (**Abb. 9.14**, S. 176).

Medikamentöse Therapie

Zur medikamentösen Behandlung der Obstipation stehen mehrere Medikamentengruppen zu Verfügung (**Tab. 9.14**). Die Quellmittel sind natürlich vorkommende, teilweise synthetisch abgewandelte, quellfähige, nicht verdauliche Polysaccharide. Gleitmittel machen den Stuhl durch einen „Schmiereffekt" leicht gängiger. Salinische und osmotische Substanzen führen, aufgrund ihrer Fähig-

Tab. 9.14 Medikamente zur Therapie der Obstipation (aufgrund der in der Fachliteratur sehr unterschiedlichen Angaben zur Dosierung und zum Wirkungseintritt wurde bei den Präparaten bewusst auf Dosisangaben verzichtet. Es wird empfohlen, sich in der Fachinformation des jeweiligen Präparats zu informieren)

Wirkprinzip/ Wirkgruppe	Wirkstoff	Präparate/Dosis (Auswahl)	Bemerkungen
I Quellstoffe			
	Weizenkleie	Beginn mit 5-10 g/Tag, langsame Steigerung auf 3x 10 g/Tag	pro Esslöffel Kleie mindestens 150 ml Wasser; bakteriell kaum abbaubar
	Leinsamen	15 - 40 g/Tag	
	indischer Flohsamen	Flosine Balance Granulat, Pulver, Mucofalk Apfel/Fit/ Orange Granulat	zu Beginn Blähungen
II osmotisch wirksame Mittel			
salinische Mittel	Magnesiumsulfat = Bittersalz	F.X.Passage SL Brausepulver	Blähungen, Bauchkrämpfe, Inkontinenz
	Natriumsulfat = Glaubersalz		
Zucker	Laktose, Laktulose, Laktitol	Bifiteral Pulver, Sirup, Importal Pulver	Blähungen, abdominelle Schmerzen
Zuckeralkohole	Mannitol, Sorbitol, Glyzerol	Yal Lösung, Glycilax Supp.	
Polyethylenglycol	Macrogol	Movicol Pulver, Movicol V Pulver, Laxofalk Pulver	Völlegefühl, Blähungen, abdominelle Schmerzen, Übelkeit Movicol wirksam bei Koprostase
III antiresorptiv und hydragog wirkende Mittel			
Anthrachinone	Sennosid B	Depuran Drag.	Anwendung beschränkt auf 1-2 Wochen
	Aloe	Kräuterlax 15 mg Drag.	
Diphenole	Bisacodyl	Dulcolax Drag., Supp.	abdominelle Schmerzen bei längerer Einnahme Verstärkung der Obstipation
	Natriumpicosulfat	Laxoberal Perlen, Tabletten, Supp.	
Rizinusöl	Rizinusöl	Laxopol mild Kapseln	alle
IV Gleitmittel			
Paraffinöl	Paraffin	Obstinol M	mögliche Ablagerung im Organismus
	Docusat-Natrium	Norgalax Miniklistier	
V Mittel mit Wirkung auf den Defäkationsreflex			
Einläufe und Suppositorien	Glyzerin, Sorbitol, Bisacodyl, Natriumhydrogenphosphat (CO_2-Bildner)	Mikroclist Lösung, Practo-Clyss Klistier	

keit Flüssigkeit im Darmlumen zu binden, zu einer Dehnung der Darmwand und reflektorischen Darmentleerung. Antiresorptiv und hydragog wirkende Laxanzien hemmen die Wasser- und Elektrolyt-Resorption und stimulieren die Flüssigkeitssekretion in das Darmlumen. Die Volumenzunahme des Darminhalts steigert die Motilität. Die Dopaminantagonisten Metoclopramid (Paspertin) und Domperidon (Motilium) wirken auf die Muskulatur des oberen Gastrointestinalrakts und sind demnach eher bei Magenentleerungsstörungen geeignet. In schweren Fällen ohne Ileus werden intravenös der Cholesterinesterasehemmer Neostigmin und das Cholinergikum Ceruletid (Takus) zur Motilitätsanregung eingesetzt.

Literatur

Alscher, D.M., Herrlinger, K. u.a.: Volumen- und Elektrolytstörungen bei Darm- und Nierenerkrankungen. Internist 47 (2006) 1110

Benson III, Al B., Jaffer, A. u.a.: Recommended guidelines for the treatment of cancer treatment-induced diarrhea. J Clin Oncol 22 (2004) 2918

Berger, D.: Beurteilung der Therapietoxizität. In: Berger, D., Engelhardt, R. u.a. (Hrsg.): Das Rote Buch. Hämatologie und Internistische Onkologie, 3.Aufl. ecomed, Landsberg/Lech 2006

Berger, D., Henß, H. u.a.: Medikamentöse Tumortherapie. Charakterisierung klinisch eingesetzter Zytostatika. In: Berger, D., Engelhardt, R. u.a. (Hrsg.): Das Rote Buch. Hämatologie und Internistische Onkologie, 3.Aufl. ecomed, Landsberg/Lech 2006

Becker, K., Erckenbrecht, F.: Obstipation und Diarrhö. In: Schauder, P., Ollenschläger, G.: Ernährungsmedizin. Prävention und Therapie, 3. Aufl. Urban & Fischer, München 2006

Clemens, K., Klaschik, E.: Übelkeit, Erbrechen und Obstipation in der palliativen Situation. Deutsches Ärzteblatt 104 (2007) 235

Hartmann, J.T.: Schleimhauttoxizität und Motilitätsstörungen. Nebenwirkungen von Chemotherapie auf den Gastrointestinaltrakt. Onkologe 9 (2003) 510

Hartig, W.: Praxis des Wasser- und Elektrolyt- und Säuren-Basen-Haushaltes. Isotone Dehydratation. In: Hartig, W., Biesalski, H.K. u.a. (Hrsg): Ernährungs-und Infusionstherapie, 8.Aufl. Thieme, Stuttgart 2004

Katz, J.A.: Probiotics for the prevention of antibiotic-associated diarrhea and Clostridium difficile Diarrhea. J Clin Gastroenterol 40 (2006) 249

Krammer, H., Schlieger, F. u.a.: Therapieoptionen der chronischen Obstipation. Internist 46 (2005) 1331

Lankisch, P., Mahlke, R. u.a.: Leitsymptom Diarrhö. Dtsch Arztebl 103 (2006) A261

Rampini, S.K., Lüthi, B. u.a.: Clostridium difficile assoziierter Durchfall. Der Gastroenterologe 2 (2007) 170

Riesenbeck, D., Schneider, O. u.a.: Supportivtherapie in der Radioonkologie. Onkologe 13 (2007) 275

Rost, D., Riemann, J.F.: Gastrointestinale Nebenwirkungen von Zytostatika. Gastroenterologie 1 (2006) 209

Schöffski, P.: Prävention und Therapie von Organtoxizitäten im Gastrointestinaltrakt. In: Schmol, H.-J. u.a. (Hrsg): Kompendium Internistische Onkologie Standards in Diagnostik und Therapie Teil 1, 4.Aufl. Springer, Berlin 2006

Stein, J., Jordan, A.: Ernährung bei Krankheiten des Gastrointestinaltraktes. In: Stein, J., Jauch, K.-W. (Hrsg): Praxishandbuch klinische Ernährung und Infusionstherapie. Springer, Berlin 2003

Stein,J., Caspary, W.F.: Resorption und Sekretion von Wasser und Eletrolyten. In: Stein, J., Jauch, K.-W. (Hrsg): Praxishandbuch klinische Ernährung und Infusionstherapie. Springer, Berlin 2003

9.4 Fatigue

Axel Doll

B Frau Schulz ist 51 Jahre alt und befindet sich in der Menopause. Vor 2 Monaten ging sie zu ihrem Arzt, weil sie in der rechten Brust einen kleinen Knoten bemerkte. Abgesehen von dem Knoten hatte sie keine weiteren gesundheitlichen Probleme. Bei der Mammografie wurde eine verdächtige Verdichtung festgestellt und sie deshalb ins Krankenhaus überwiesen. Bei Frau Schulz wurde nach der positiven Biopsie eine Brust erhaltende OP durchgeführt und zusätzlich die axillären Lymphknoten entfernt. Da ein Lymphknoten bereits befallen war, wurde bei ihr postoperativ eine Chemotherapie begonnen. Frau Schulz hat keine Geschwister und ist seit 4 Jahren von ihrem Ehemann getrennt. Sie hat zwei Töchter: Miriam (18 Jahre) macht gerade ihr Abitur und Kirsten (21 Jahre) studiert in einer anderen Stadt. Sie wohnt mit ihrer Tochter und Hund Anka in einem kleinen Einfamilienhaus am Stadtrand. Frau Schulz ist als Sekretärin eines kleinen Unternehmens halbtags beschäftigt. Jetzt ist sie zum dritten Chemozyklus in der Klinik. Sie ist sehr blass und geschwächt. Ihr Hb ist bei 8.9 g/dl. Sie wird von Tag zu Tag erschöpfter und beschreibt, sie fühle sich „wie ein Schluck Wasser in der Kurve". Jede kleinste Verrichtung kostet sie extrem viel Kraft und Anstrengung und danach ist sie „wie erschlagen". Sie macht sich große Sorgen, wie das wohl zu Hause werden soll.

9.4.1 Beschreibung des Pflegeproblems

Fatigue wurde lange Zeit sowohl von Ärzten als auch Pflegenden wenig wahrgenommen, ist jedoch durch diverse pflegewissenschaftliche Studien und gezielte Bildungskampagnen (Action on Fatigue) vermehrt in den Fokus der Pflege gerückt. Trotzdem spielt das systematische Erkennen und Behandeln von Fatigue in der täglichen Pflegepraxis immer noch eine eher untergeordnete Rolle. Ganz im Gegensatz dazu ist Fatigue jedoch das Symptom, unter dem die meisten Krebskranken leiden: ca.60-90% der Krebspatienten sind während und nach ihrer Behandlung von Müdigkeit betroffen. Viele Krebspatienten sind durch ihre Fatigue mehr in ihrem Alltag beeinträchtigt als durch andere Symptome (Abb. 9.16).

Wie Fatigue von den Betroffenen erlebt wird, ist individuell sehr unterschiedlich. Müdigkeit ist wie Schmerz von außen nur schwer sichtbar und bleibt dadurch ein subjektiv wahrgenommenes Phänomen, das schwer objektiv zu fassen oder mit Worten zu beschreiben ist. Fatigue kann einerseits als regulierende und schützende Antwort auf den physischen und psychischen Stress einer Tumorerkrankung und –therapie verstanden werden. Andererseits wird es aber auch als ein sehr belastendes Symptom erlebt, das nicht selten zu Frustration und deutlich re-

Was beeinträchtigt Sie im Alltag am meisten?

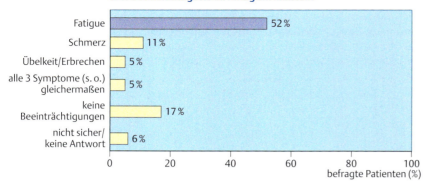

- Fatigue 52 %
- Schmerz 11 %
- Übelkeit/Erbrechen 5 %
- alle 3 Symptome (s. o.) gleichermaßen 5 %
- keine Beeinträchtigungen 17 %
- nicht sicher/ keine Antwort 6 %

befragte Patienten (%)

Abb. 9.16 Eine Befragung ergab, dass sich Tumorpatienten im Alltag v. a. durch Fatigue beeinträchtigt fühlen (Stone, 2000, zitiert nach Deutsche Krebsgesellschaft e.V., 2003).

Entwicklung über eine Tagesperiode

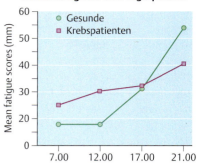

Mean fatigue scores (mm)
- Gesunde
- Krebspatienten

7.00 12.00 17.00 21.00

Abb. 9.18 Müdigkeits-Tagesprofil (modifiziert nach Glaus, 1994).

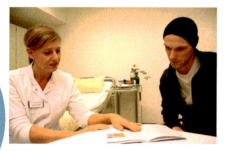

Abb. 9.17 Fatigue hat massive Auswirkungen auf die Lebensqualität der Betroffenen.

duzierter Lebensqualität führt (**Abb. 9.17**). Daher sollten Menschen mit Fatigue im Rahmen eines professionellen Symptommanagements gezielt begleitet und beraten werden.

D Das Wort Fatigue kommt aus dem englischen bzw. französischen Sprachraum und bedeutet „Müdigkeit" bzw. „Erschöpfung". Die Deutsche Fatigue Gesellschaft definiert: „Unter Tumorerschöpfung - auch Fatigue genannt – wird ein krankheitswertiges, unüberwindliches, anhaltendes und ganzkörperliches Gefühl einer emotionalen, mentalen und physischen Erschöpfung verstanden, das gekennzeichnet ist durch verminderte Kapazität für körperliche und geistige Betätigung. Es besteht ein Missverhältnis zwischen der (unmittelbar) vorausgegangenen Belastung und dem Erschöpfungsgefühl, das sich durch Schlaf nicht aufheben lässt." Die NANDA Pflegediagnose „Erschöpfung" enthält folgende Definition: „Ein überwältigendes, anhaltendes Müdigkeitsgefühl und eine verminderte Fä-

higkeit, körperliche und geistige Arbeit zu leisten".

Die Deutsche Fatigue Gesellschaft bezieht sich auf die WHO und erklärt, dass Fatigue dann vorliegt, wenn mindestens sechs der elf Symptome bei einem Patienten auftreten:

- Müdigkeit, Energiemangel oder inadäquat gesteigertes Ruhebedürfnis,
- Gefühl der generalisierten Schwäche oder Gliederschwere,
- Konzentrationsstörungen,
- Mangel an Motivation oder Interesse, den normalen Altersaktivitäten nachzugehen,
- gestörtes Schlafmuster (Schlaflosigkeit oder übermäßiges Schlafbedürfnis),
- Erleben des Schlafs als wenig erholsam,
- Gefühl, sich zu jeder Aktivität zwingen zu müssen,
- ausgeprägte emotionale Reaktion auf die empfundene Erschöpfung (z.B. Niedergeschlagenheit, Frustration, Reizbarkeit),
- Schwierigkeiten bei der Bewältigung des Alltags,
- Störungen des Kurzzeitgedächtnisses,
- nach körperlicher Anstrengung mehrere Stunden andauerndes Unwohlsein.

Glaus (1994) vergleicht in ihrer Studie das Müdigkeitsprofil von gesunden und krebskranken Menschen. Dabei wird deutlich, dass Gesunde im Lauf des Tages immer müder werden und nach ausreichendem Nachtschlaf wieder erholt sind. Krebskranke dagegen haben bereits morgens hohe Müdigkeitswerte, die über den Tag anhalten bzw. flach ansteigen. Am Abend jedoch sind die Werte längst nicht so angestiegen wie bei einem Gesunden. Dies führt u.a. zu Schlaf-

störungen und unzureichender Erholung in der Nacht (**Abb. 9.18**).

Klassifikation. Prinzipiell können die akute Form der Fatigue im Zusammenhang mit einer Krebserkrankung und belastenden Therapien unterschieden werden von der chronischen Form der Fatigue. Sie hält auch nach abgeschlossener kurativer Behandlung noch Monate bis Jahre an (v.a. bei hämatologischen Erkrankungen mit Hochdosischemotherapie und Stammzelltransplantation).

9.4.2 Ursachen und Einflussfaktoren

Fatigue ist ein multikausales Phänomen und entsteht durch das Zusammenwirken von unterschiedlichen Ursachen und Einflussfaktoren. Die pathophysiologischen Zusammenhänge zur Entstehung von Fatigue sind jedoch noch nicht eindeutig geklärt und endgültig erforscht.

Therapiebedingte Ursachen

Zytostatika. Bei 50-96 % der Patienten mit Chemotherapie tritt im Lauf der Therapie Fatigue auf und kann auch noch Wochen bis Monate nach der Therapie anhalten. Ca. 3- 4 Tage nach Beginn der Chemotherapie beginnt die Müdigkeit und nimmt meist bis zum 10. Tag weiter zu. Zwischen den Therapiezyklen nimmt die Müdigkeit meist wieder ab. Die Müdigkeit kann jedoch bis zum Therapieabbruch führen. Folgende Mechanismen bewirken die Fatigue:

- verringerte Produktion von Erythrozyten durch die Knochenmarksschädigung,

- möglicher Blutverlust durch die Thrombozytopenie (Knochenmarkdepression, S. 189),
- verminderte Erythropoetin-Produktion in der Niere.

Das Ausmaß der Fatigue wird beeinflusst durch:

- Art der Zytostase,
- Stärke der Dosis,
- Applikationsart,
- Dauer des Zyklus.

Bestrahlung. 35–100% der bestrahlten Patienten leiden unter Fatigue. Meist nimmt die Fatigue mit jedem Bestrahlungszyklus zu. Teilweise hält die Müdigkeit bis zu drei Monaten nach Ende der Strahlentherapie an. Wie die Chemotherapie führt auch die Bestrahlung zu einer Schädigung des Knochenmarks und dadurch zu Anämie. Das Ausmaß der Fatigue wird beeinflusst durch:

- Dauer der Bestrahlung,
- Höhe der Strahlendosis,
- Größe der bestrahlten Fläche.

Operationen. Viele Patienten klagen auch postoperativ über Erschöpfung, jedoch wurde diesem Phänomen bis jetzt wenig Aufmerksamkeit gewidmet. Am stärksten ist die Fatigue 10 Tage nach dem chirurgischen Eingriff. Bis zu ihrem Abklingen vergehen meist drei Monate. Das Ausmaß der Fatigue wird beeinflusst durch:

- Dauer der Operation,
- Art der Anästhesie,
- Schmerzen und Analgetika,
- Immobilität und eingeschränkte Atmung,
- veränderten Elektrolythaushalt und Ernährungszustand,
- Menge des Blutverlusts.

Immuntherapie. Besonders ausgeprägt ist die Erschöpfung bei einer Behandlung mit Zytokinen. Bei einer Interleukin- oder Interferon-Behandlung kann die Müdigkeit massive Ausmaße annehmen und begrenzt häufig die Dosis oder führt zu Therapieabbrüchen. Die Müdigkeit nimmt mit Dosis und Dauer zu (v. a. bei Dosen über 20 Mio. IE Interferon/Tag). Die Müdigkeit geht einher mit der ausgelösten Grippe-Symptomatik. Der Wirkmechanismus wird noch diskutiert. Werden Kombinationstherapien durchgeführt, verstärkt sich meist die Müdigkeit.

Anämie

Ein zentraler Entstehungsmechanismus ist die Anämie. Viele der aufgelisteten Ursachen führen letztlich zu einem Absinken des Hämoglobin-Wertes. Auch Ernährungsdefizite und Hämolyse führen zu Anämie. Patienten sind zwar unterschiedlich adaptiert an erniedrigte Hb-Werte, doch meist korrelieren Absinken des Hb-Wertes und wahrgenommene Müdigkeit. Ab einem Hb-Wert von unter 12 g/dl spricht man gewöhnlich von einer Anämie. Fehlen Erythrozyten im Blut, werden die Organe nicht ausreichend mit Sauerstoff versorgt. Das Schaubild (**Abb. 9.19**) verdeutlicht, dass durch das Fehlen des Erythropoetins die Erythropoese (Produktion von Erythrozyten) nicht ausreichend aktiviert wird. Sowohl durch den Tumor aktivierte Zytokine als auch die Zytostase und Immuntherapeutika beeinflussen die Erythropoetin-Produktion.

Tumorbedingte Ursachen

Mangelernährung. Vielfältige Symptome, z. B. Appetitverlust, Übelkeit und Erbrechen, Durchfall, sowie der Tumorstoffwechsel selbst beeinträchtigen die Ernährungssituation. Diese begünstigen die Entwicklung eines Fatigue Syndroms, da die Nährstoffversorgung der Organe nicht mehr gesichert ist (S. 151).

Dehydratation und Elektrolytverschiebungen. Diese begünstigen ebenfalls die Entstehung von Müdigkeit (z. B. Hyperkalzämie).

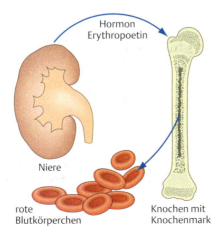

Abb. 9.19 Das Hormon Erythropotein wird in der Niere gebildet und regt im roten Knochenmark die Erythrozytenbildung an (nach Berliner Krebsgesellschaft, 2001).

Bildunterschrift-Labels: Hormon Erythropoetin / Niere / rote Blutkörperchen / Knochen mit Knochenmark

Aplastische Anämie. Bei hämatologischen Erkrankungen kommt es durch die krankhafte Veränderung des blutbildenden Knochenmarks ebenfalls zu einer aplastischen Anämie.

Fieber, Infekte und endokrine Störungen. Diese können die Entwicklung von Müdigkeit verstärken.

Andere Einflussfaktoren

Deutlichen Einfluss auf die Entstehung von Fatigue haben psychische und soziale Faktoren.

Stress und Angst. Durch die Erkrankung und die Therapie stehen viele Betroffene unter großem Stress und sind diversen Ängsten ausgeliefert. Je nachdem, welche Ressourcen und Strategien der Krankheitsverarbeitung zur Verfügung stehen, können diese psychischen Belastungen besser bewältigt werden. Es ist jedoch davon auszugehen, dass diese psychosozialen Faktoren das Erleben von Fatigue beeinflussen.

Depressionen. Fatigue und Depression lassen sich nur schwer von einander abgrenzen. Bei Fatigue steht meist die körperliche Schwäche mehr im Vordergrund; bei Depressionen die Antriebslosigkeit und Selbstentwertung. Beide Phänomene stehen jedoch in einer deutlichen Wechselbeziehung. So erleben einerseits depressiv verstimmte Patienten ein stärkeres Ausmaß von Fatigue, d. h. Erschöpfung ist ein zentrales Symptom einer Depression. Andererseits führen die andauernd erlebten Einschränkungen und Frustrationen durch Fatigue nicht selten zu Depressionen.

Schlafstörungen. Potenziert wird die Müdigkeit durch Schlafstörungen, die durch die psychische Belastung entstehen und eine ausreichende Erholung und Regeneration verhindern.

Behandlungsnebenwirkungen. Beispielsweise Müdigkeit durch Opiate spielt ebenfalls eine Rolle bei der multikausalen Entwicklung von Fatigue.

Schmerzen. Sie haben Schlafstörungen, Stress und Beeinträchtigung des Wohlbefindens und der Lebensqualität zur Folge und verstärken dadurch die Fatigue.

Alter und Geschlecht. Der Einfluss von Alter und Geschlecht wird noch kontrovers diskutiert. Manche Studien dokumentieren, dass ältere Menschen weniger, andere mehr Fati-

9

gue haben. Die Ergebnisse werden wohl auch dadurch beeinflusst, dass Müdigkeit im Alter eher als „normal" angesehen wird. In einigen Studien konnte nachgewiesen werden, dass Frauen eher über Fatigue berichten als Männer; dies sagt jedoch noch nichts darüber aus, ob Männer auch weniger müde sind als Frauen – vielleicht reden sie nur weniger darüber.

9.4.3 Symptome von Fatigue

Fatigue entwickelt sich häufig in einer Art Teufelskreis: Fatigue bewirkt eine Reduktion der Leistungsfähigkeit und führt zur Schwäche und Muskelabbau. Diese führen zu Reduktion des Antriebs und der Motivation. Zusammen mit einem erhöhten Ruhebedürfnis führt dies meist zu Verminderung von Aktivität. Reduzieren Patienten jedoch ihre Aktivität, d. h. sie machen weniger Sport, liegen viel, gehen ihren Alltagsdingen weniger nach usw., verstärkt sich dadurch die Müdigkeit. Der Teufelskreis schließt sich und führt schließlich zu einer deutlich eingeschränkten Lebensqualität (Abb. 9.20).

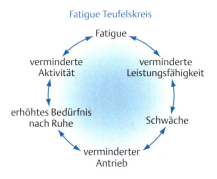

Fatigue Teufelskreis

Fatigue
verminderte Aktivität
verminderte Leistungsfähigkeit
erhöhtes Bedürfnis nach Ruhe
Schwäche
verminderter Antrieb

Abb. 9.20 Teufelskreis Fatigue (vereinfachtes Modell nach Winningham et al., 1994): Die Doppelpfeile im Schaubild machen deutlich, dass es keinen linearen Verlauf gibt, sondern auch der reduzierte Antrieb, die Immobilität oder die reduzierte Leistungsfähigkeit am Anfang des Teufelskreises stehen können.

Inneres Erleben und äußeres Verhalten

Betroffene Menschen erleben Fatigue sehr unterschiedlich. Teilweise wird das Erleben der Müdigkeit weder von den Betroffenen selbst noch von den professionellen Betreuern angesprochen. Fatigue wird häufig tabuisiert und dadurch nicht wahrgenommen.

Spricht man mit den Betroffenen jedoch über ihre Müdigkeit, wird das multidimensionale Ausmaß auf verschiedene Lebensbereiche sehr schnell deutlich. Müdigkeit ist bei jedem Menschen ein physiologischer Zustand. Es ist „normal", dass Menschen nach körperlicher oder geistiger Anstrengung müde sind und sich durch Schlaf erholen wollen und können. Doch dadurch wird es schwerer, die tumorbedingte Fatigue klar abzugrenzen von der „normalen" Müdigkeit. Betroffene sprechen selten über Fatigue, sondern nutzen selbstverständlich ihre Alltagssprache, um ihr Erleben in Worte zu fassen, z. B.:

- Ich bin total erschöpft.
- Ich hänge wie ein Schluck Wasser in der Kurve.
- Alles fällt mir so schwer.
- Ich bin immer so schnell müde.
- Ich habe auf nichts mehr richtig Lust; nichts interessiert mich mehr.
- Meine Beine sind schwer wie Blei.
- Ich kann mich auf nichts mehr richtig konzentrieren, selbst zuhören fällt mir schwer.
- Ich fühle mich wie gerädert.
- Mir ist alles zu viel; ich ziehe mich zurück und will meine Ruhe.

Glaus (1999) hat in ihrer Pflegeforschung Patienten mit Fatigue interviewt und dabei festgestellt, dass Betroffene Fatigue sowohl auf der kognitiven (gedanklichen) als auch affektiven (emotionalen) Ebene erleben.

Kognitive Ebene. Die Müdigkeit hat bei einigen Betroffenen Auswirkungen auf ihr Denkvermögen und ihre Konzentrationsfähigkeit. Unter Umständen nimmt die Aufmerksamkeit bereits nach kurzer Zeit ab. Darunter leiden viele Betroffen, denn Lesen, Fernsehen und Gesprächen zu folgen wird dadurch sehr schwer oder unmöglich. Sie halten sich selbst z. T. für dement und schämen sich. Viele Betroffene sind dadurch arbeitsunfähig und haben Sorge, ihren Beruf nicht mehr ausführen zu können und ihren Arbeitsplatz und damit ihren Lebensunterhalt zu verlieren.

Affektive Ebene. Fatigue führt auf der emotionalen Ebene zu Frustrationen, die bis zur Depression und Hoffnungslosigkeit führen können. Das emotionale „Ausgebrannt-sein" führt teilweise zu ungeduldigen und gereizten Reaktionen mit sich selbst und den Personen im Umfeld. Es droht der Verlust des Selbstbewusstseins.

Äußeres Verhalten. Das „innere" Erleben hat Folgen auf das konkrete „äußere" Verhalten: Betroffene können in unterschiedlichen Lebensaktivitäten in ihrer Selbstpflege beeinträchtigt sein. Sie sind auf Hilfe und Unterstützung angewiesen und fühlen sich abhängig. Der Energiemangel führt nicht selten zu Veränderungen in den bisher ausgefüllten Rollen. Bisher Selbstverständliches kann nicht mehr oder nur mit großer Überwindung getan werden. Die Betroffenen fühlen sich überfordert. Das Erleben von Unfähigkeit und Unzulänglichkeit kann zu einem unweigerlichen Rückzug von Kollegen, Freunden und Familie führen.

Körperliche Symptome

Einige Auswirkungen der Fatigue lassen sich auf der körperlichen Ebene feststellen. Dazu zählen:

- vermehrtes Schlafbedürfnis,
- häufiges Einnicken,
- Schlafstörungen,
- Appetitverlust,
- veränderte Libido,
- verändertes Aussehen, veränderte Haltung und Stimme,
- evtl. verminderte Erythrozytenzahl und niedriger Hb-Wert.

M Selbstverständlich haben nicht alle Betroffene alle hier beschriebenen Symptome. Fatigue wird sehr individuell und subjektiv wahrgenommen. Glaus (1999) zieht deshalb das Fazit: „Müdigkeit ist, was immer der Patient sagt, das es ist, wann immer er sagt, dass sie da ist."

Auswirkungen auf Angehörige

Es gilt zu beachten, dass die Partner, Angehörigen und Freunde oft „Mitbetroffene" der Fatigue sind. Sie sind oft hilflos und überfordert und können den Betroffenen nur schwer verstehen. Vor allem bei chronischer Fatigue nach Behandlungsende ist das soziale Umfeld extrem gefordert: sie wünschen sich nach abgeschlossener Therapie wieder zur „Normalität" zurückzukehren und das Leben wieder aktiv zu gestalten und erleben, dass durch die Fatigue weiterhin viele Einschränkungen bestehen bleiben. Hier kann es zu Enttäuschungen und Konflikten kommen.

9

9.4.4 Pflegeanamnese und Assessment

Da Fatigue schwer wahrnehmbar ist, teilweise tabuisiert wird und von allen Betroffenen sehr unterschiedlich erlebt wird, kommt dem Erfassen von Fatigue im Rahmen der Pflegeanamnese eine zentrale Bedeutung zu. Trotz intensiver Forschung konnten keine physiologischen Parameter für die Messung von Müdigkeit identifiziert werden. Wie beim Schmerzerleben ist der zentrale Punkt die Selbstbeurteilung. Gerade weil Patienten selbst das Thema Fatigue von sich aus nicht ansprechen, ist es wichtig dass die Pflegenden gezielt Fragen stellen und die Müdigkeit von sich aus thematisieren.

Wie im Nationalen Expertenstandard „Schmerzmanagement in der Pflege" (S. 223) wird bei Fatigue ebenfalls ein gestuftes Assessment vorgeschlagen:

1. die initiale Screening-Frage an alle Patienten beim Erstkontakt: Sind sie erschöpft und/oder müde?
2. bei allen Patienten, die diese Frage bejahen, sollte ein ausführliches Assessment durchgeführt werden. Unter Umständen kann es sinnvoll sein, einen strukturierten Fatigue-Erfassungsbogen mit dem Patienten auszufüllen (Internetadresse, S. 189).
3. Folgende Anamnese-Fragen können dabei hilfreich sein:
   - Wie stark haben Sie die Müdigkeit im Durchschnitt in der letzten Woche (oder anderer Zeitraum) erlebt? Dazu kann eine visuelle Analogskala (VAS, S. 226) wie bei der Schmerzerfassung genutzt werden oder eine numerische Rating-Skala (NRS, S. 226): 0= überhaupt nicht müde; 10 = stärkste Müdigkeit, die vorstellbar ist.
   - Wie wirkt sich die Müdigkeit auf Ihre Aktivitäten und ihre selbstständige Versorgung aus?
   - Wo wird die Müdigkeit verspürt (z. B. schwere Beine, schwerer Kopf, müde Augen usw.)?
   - Welche Bedeutung hat die Müdigkeit für Sie?
   - Welche Auswirkung hat die Erschöpfung auf Ihr Leben/Ihre Stimmung/Ihre Lebensqualität?
   - Welche Faktoren verschlimmern oder reduzieren das Erschöpfungsgefühl?
   - Welche zeitlichen Muster hat die Erschöpfung? Wann tritt sie auf? Wie lange hält sie an? Gibt es typische Schwankungen am Tag bzw. in der Woche? Welche Begleitumstände gibt es? Wann fühlen Sie sich gar nicht müde? Hier kann es hilfreich sein wenn Patienten ein Fatigue bzw. Energie-Tagebuch (z. B. Deutsche Krebshilfe-Broschüre „Fatigue") führen. So können Verläufe sichtbar und nachvollziehbar gemacht werden.
   - Gibt es auslösende Begleitumstände: Schmerzen? Anämie? Emotionalen Stress? Schlafstörungen? Begleiterkrankungen?

Darüber hinaus ist es wichtig, die erfasste Müdigkeit in Bezug zum aktuellen Krankheitsgeschehen zu setzen: Welche Erkrankung liegt vor? Wie wird der Patient aktuell behandelt? Liegt die Fatigue noch nach erfolgreicher Therapie vor (Kuration, Remission)? Wie weit fortgeschritten ist die Erkrankung?

L Beziehen Sie bei ihren nächsten Pflegeanamnesegesprächen den Aspekt Fatigue gezielt mit ein. Überlegen Sie sich vorab einige Anamnesefragen oder nutzen Sie einen speziellen Fatigue Erfassungsbogen. *Wie berichten die Patienten über Ihre Fatigue? Welche Erfahrungen machen Sie bei diesen Gesprächen? Diskutieren Sie ihre Erfahrungen im Team oder Ihrem Weiterbildungskurs.*

9.4.5 Pflege- und Behandlungsziele

Bei der Festlegung der möglichen Pflege- und Behandlungsziele sind die individuellen Wünsche und Schwerpunkte des Patienten und seiner Angehörigen zu berücksichtigen. Darüber hinaus ist es wichtig, das Stadium der Behandlung und der Erkrankung einzubeziehen. Während einer belastenden Krebstherapie können andere Ziele im Vordergrund stehen als bei chronischer Fatigue nach der Behandlung. Sind Patienten unheilbar krank und befinden sich in einer palliativen Situation, stehen wieder andere Pflegergebnisse im Zentrum des Bemühens. Mögliche Pflegeziele sind:
- Verbesserung bzw. Erhalt der Lebensqualität,
- Verbesserung bzw. Erhalt des Wohlbefindens,
- Verbesserung bzw. Erhalt des Kräfte- und Energiehaushalts,
- Verbesserung bzw. Erhalt der Selbstständigkeit, Selbstpflege und Selbstkontrolle,
- Verbesserung bzw. Erhalt der Arbeitsfähigkeit,
- Verbesserung bzw. Erhalt der Kommunikation in der Familie,
- Verbesserung bzw. Erhalt der Hoffnung,
- Verbesserung bzw. Erhalt der Akzeptanz der Müdigkeit und den daraus folgenden Einschränkungen,
- Durchbrechen des Teufelskreises (s. Abb. 9.20),
- Verringerung der Müdigkeit.

9.4.6 Pflegeinterventionen

Da Fatigue ein multikausales und multidimensionales Symptom ist, müssen auch die Strategien zur Behandlung mulimodal und multiprofessionell sein. Die angestrebten Ziele können nur erreicht werden, wenn die verschiedenen Berufsgruppen zusammen mit dem Patienten und den Angehörigen an der Verbesserung der Fatigue-Symptomatik arbeiten. Pflegende, Ärzte, Physiotherapeuten, Sozialarbeiter und Psychoonkologen sollten intensiv zusammenarbeiten.

Beratung und Information der Patienten und Angehörigen

Die zentrale Pflegeintervention bei Fatigue ist die Beratung und Information der Patienten und Angehörigen (Patienten- und Angehörigenedukation). Die Beratung kann je nach Bedürfnis und Situation der Betroffenen und ihrer Angehörigen die folgenden Themenbereiche abdecken:
1. Ursache und Einflussfaktoren zur Entstehung von Fatigue,
2. Erleben, Symptome und Auswirkungen von Fatigue,
3. Strategien zum Umgang mit Fatigue
   - Energie und Kräfte sparende Maßnahmen,
   - Energie erhaltende Aktivitäten,
   - Energie erhöhende Aktivitäten,
   - Krankheitsverarbeitung und ablenkende Aktivitäten,
4. medikamentöse Behandlungsmöglichkeiten.

In der Beratung ist es wichtig, immer wieder auf die individuelle Bedeutung und Wahrnehmung der Müdigkeit durch den Betroffenen einzugehen und individuell angepasste Maßnahmen mit dem Betroffenen auszuwählen und die vorhandenen Ressourcen einzubeziehen.

 Auf der DVD finden Sie ein Beratungsgespräch zum Thema Fatigue.

Der Beratung der Angehörigen kommt eine besondere Rolle zu. Da das Gefühl der Erschöpfung unsichtbar ist, fällt es einigen Angehörigen sehr schwer die Reaktionen der Betroffenen nachzuvollziehen. Hieraus können sich Ungeduld, Missverständnisse und Konflikte ergeben. Daher ist es wichtig, Angehörige über das Fatigue-Syndrom zu informieren und sie zu begleiten und zu beraten. Von besonderer Bedeutung ist es, dass die Betroffenen mit ihren Angehörigen ins Gespräch kommen bzw. im Austausch bleiben. Nur so können sich beide über ihr Befinden, ihre Erwartungen und Bedürfnisse austauschen und lernen besser mit der belastenden Situation umzugehen. Gemeinsam können notwendige Veränderungen oder Anpassungen im Alltag besprochen werden. Wichtig ist, dass es allen Beteiligten möglich ist ihre Belastungen und Überlastungen anzusprechen und Grenzen aufzuzeigen und einzuhalten.

Diverse Leitlinien (NCCN, Onkologiepflege Schweiz) empfehlen die Interventionen nach der Intensität der Müdigkeit zu staffeln. Bei leichter Müdigkeit (VAS 0-3) reicht die Beratung über die Zusammenhänge der Fatigue. Darüber hinaus wird ein regelmäßiges Assessment von Fatigue empfohlen, um Veränderungen frühzeitig festzustellen. Bei mäßiger (VAS 4-6) und starker Fatigue (VAS 7-10) ist es wichtig, die Betroffenen eingehender zu möglichen Verhaltensänderungen zu beraten:

Energie und Kräfte sparende Maßnahmen. Dazu zählt z.B.:
- Betroffene ermutigen, ihre Prioritäten für Aufgaben aufzuschreiben,
- Betroffene ermutigen, unwichtigere Dinge zu delegieren,
- Betroffene ermutigen, wichtige Dinge zu Zeiten mit geringer Müdigkeit zu erledigen,
- Betroffene ermutigen, nicht zu viele Dinge auf einmal erledigen zu wollen (dazu

ist es wichtig, den Tagesablauf zu planen und zu strukturieren; Anstrengendes und weniger Anstrengendes sollten sich die Waage halten und in einem gesunden Rhythmus stehen),
- Betroffene ermutigen, Dinge langsamer zu tun und Pausen einzulegen,
- mit Betroffenen entscheiden, wie sie Erleichterungen im Alltag schaffen können bei der Körperpflege und An- bzw. Ausziehen, bei der Mobilität, im Haushalt, beim Einkaufen und Kochen (Tipps, wie im Alltag Kräfte eingespart werden können, Abb. 9.21).

Energie erhaltende Aktivitäten. Dies sind z.B.:
- verschiedene Maßnahmen empfehlen, die zu einem erholsamen Schlaf beitragen: schlaffördernde Getränke, Einhalten von Ritualen und eigenem Schlafrhythmus, angepasste Temperaturregulation, Entspannungstechniken, angepasste Schlafmedikation, Lärmreduktion, große Anstrengungen, schweres Essen und koffeinhaltige Getränke vor dem Schlafengehen meiden,
- kleine Nickerchen tagsüber einplanen (vormittags und nachmittags); jedoch nicht länger als 30 -60 Minuten, sonst werden zu viele Schlafhormone ausgeschüttet und die Betroffenen werden noch müder bzw. der Nachtschlaf wird gestört,
- folgende Maßnahmen tragen dazu bei, Stress und Belastungen zu reduzieren und somit mehr Energie für andere Tätigkeiten zur Verfügung zu haben: Gespräche über Sorgen/Ängste bzw. Schönes/Angenehmes, Entspannungstechniken, Ruhe genießen, Lieblingsbeschäftigungen nachgehen, therapeutische Angebote nutzen (Psychotherapie, Kunst-/Musiktherapie), persönliche Energiequellen nutzen,
- durch eine ausgewogene Ernährung können Mangelernährung verhindert oder reduziert werden; dadurch stehen dem Körper mehr Energie zur Verfügung und der Stoffwechsel ist in Balance; frisches Obst und Gemüse stabilisieren den Vitaminhaushalt, häufige kleine Mahlzeiten sind besser als wenige große; ausreichendes Trinken stabilisiert den Elektrolyt- und Flüssigkeitshaushalt; evtl. sollten Ernährungsprobleme wie Appe-

titmangel, Übelkeit behandelt werden und fehlende Substanzen substituiert werden (Ernährungsberatung).

Energie erhöhende Aktivitäten. Eine gute Balance von Ruhe und bewusster Aktivität helfen den Teufelskreis zwischen reduzierter Aktivität und Fatigue zu durchbrechen (s. Abb. 9.20). Dazu werden spezielle Sportangebote für Krebskranken von Selbsthilfegruppen und Gesundheitsorganisationen gemacht. Aber auch eigene Spaziergänge, Gymnastik und individuelles Training (evtl. unter Anleitung eines Physiotherapeuten) können helfen, die Abwärts-Spirale aufzuhalten. Aktivität ist in Studien die am besten belegte Strategie gegen Fatigue.

Krankheitsverarbeitung und ablenkende Aktivitäten. Dabei ist zu beachten:
- Tätigkeiten, die Spaß machen und mit Lebensqualität verbunden sind, stellen ein gutes Gegengewicht gegen die Belastungen durch Krankheit und Therapie dar (Familie und Freunde können beim Aufrechterhalten von Hobbys, gemeinsamen Unternehmungen, Spielen, Vorlesen lassen, Malen, Handarbeiten usw. unterstützen),
- liebgewonnene Tätigkeiten und Menschen tragen zum allgemeinen Wohlbefinden bei und erhöhen das Selbstwertgefühl (die Gabe sich selbst zu verwöhnen kann sehr unterstützend sein),
- Betroffene, die arbeiten gehen können, können sich damit u.U. von ihrer Fatigue ablenken, sollten jedoch auf ihre Überlastungsgrenzen achten,
- das Reden und Austauschen über Fatigue kann ebenfalls zur Bewältigung beitragen, sei es mit Freunden und Familie, in Selbsthilfegruppen oder mit professionellen Begleitern.

Information zu Broschüren und Informationsquellen

In die Beratung sollten Broschüren einbezogen werden und auf weitere Informationsquellen hingewiesen werden (S. 188).

Pharmakologische Interventionen

Um die Fatigue-Symptomatik zu reduzieren, ist es von zentraler Bedeutung, die beeinflussenden Begleitumstände zu erkennen und zu behandeln:

Beratung Kräfte sparen: Die folgende Aufzählung enthält eine Reihe von Vorschlägen, um bei den großen und kleinen Anstrengungen des Tages, Energie einzusparen. Einige davon werden Sie ohnehin schon kennen und befolgen.

Info: Viele der erwähnten Hilfsmittel erhalten Sie in Sanitätsfachgeschäften. Im Krankenhaus wenden Sie sich bitte an die Pflegekräfte oder Betreuer

Badezimmer, Körperpflege und Hygiene	An- und Auskleiden	Wäsche	Essenvorbereitung
• waschen Sie die Haare beim Duschen, nicht im Waschbecken • setzen Sie sich beim Duschen auf einen Stuhl • benutzen Sie eine Gummifußmatte, die sich am Wannenboden festsaugt • benutzen Sie einen Schwamm oder eine Bürste mit langem Griff für Füße und Rücken • benutzen Sie Haarbürsten oder Kämme mit langem Griff, damit Sie Ihre Arme nicht über den Kopf heben müssen • benutzen Sie einen erhöhten Toilettensitz • installieren Sie Handgriffe an Wand und Badewanne, um das Aufstehen zu erleichtern	• tragen Sie Kleidung, die weit ist und sich vorne schließen lässt (keine Pullover) • legen Sie sich vor dem Anziehen die Kleider zurecht • schließen Sie den BH vor der Brust und drehen Sie ihn dann um – oder benutzen Sie BHs, die sich vorne schließen lassen • tragen Sie Schuhe, die nicht zugeschnürt werden müssen, z. B. Slipper • benutzen Sie einen Schuhanzieher mit langem Griff	• wenn möglich, geben Sie das Wäschewaschen an andere ab • benutzen Sie eine Waschmaschine und einen Trockner • füllen Sie im Sitzen die Wäsche aus Waschmaschine in den Trockner • geben Sie stark verschmutzte Kleidungsstücke in die Reinigung • bei der Handwäsche wringen Sie die Kleidungsstücke nicht aus, sondern drücken das Wasser aus oder lassen es einfach ablaufen • setzen Sie sich zum Bügeln hin, stellen Sie die Höhe des Bügelbretts entsprechend ein und benutzen Sie ein leichtes Bügeleisen • wenn möglich, überlassen Sie jedoch das Bügeln jemand anderem	• verwenden Sie vorbereitete Gerichte oder Fertiggerichte • benutzen Sie einen elektrischen Büchsenöffner und ein elektrisches Messer • bereiten Sie die Gerichte im Sitzen zu • stellen Sie häufig benutzte Gegenstände in Brusthöhe ab, um Bücken und Strecken zu vermeiden • überlassen Sie das Geschirrspülen anderen, spülen Sie in mehreren Schritten oder benutzen Sie, wenn möglich, eine Geschirrspülmaschine • wenn Sie rühren oder den Mixer betätigen, dann stellen Sie die Schüssel auf eine Gummiunterlage oder ein nasses Geschirrtuch, damit sie nicht wegrutschen kann • um das Heben schwerer Kochtöpfe oder Pfannen zu vermeiden, entnehmen Sie die fertigen Gerichte in kleinen Portionen, z. B. mit einem Schöpflöffel • anstelle von Tischtüchern benutzen Sie Sets, die leichter zu reinigen sind • benutzen Sie leichte Kochutensilien • kochen Sie gleich doppelte Portionen und frieren Sie die Hälfte ein oder stellen sie für später in den Kühlschrank • stellen Sie schwere Behälter so auf, dass Sie ohne Hochheben benutzt werden können

Mobilität	Hausarbeit	Einkaufen
• tragen Sie Schuhe mit niedrigen Absätzen, die eine Stoß dämpfende Gummisohle oder Einlage haben • benutzen Sie für längere Strecken eine Gehhilfe oder einen Rollstuhl • installieren Sie in und um das Haus Handgeländer und Rampen • platzieren Sie innerhalb des Hauses Stühle an passenden Stellen, um Ruhepausen einlegen zu können • schlafen Sie im Erdgeschoss, nicht in einem oberen Stockwerk • benutzen Sie einen Nachtstuhl, wenn sich die Toilette in einem anderen Stockwerk befindet	• verteilen Sie anstehende Arbeiten über die gesamte Woche und arbeiten Sie jeden Tag einen Teil davon ab • benutzen Sie zum Transport von Vorräten eine Einkaufstasche auf Rädern • wenn möglich verrichten Sie Ihre Tätigkeiten im Sitzen • benutzen Sie zum Staubwischen, zur Bodenreinigung und bei ähnlichen Arbeiten Geräte mit langen Griffen • nehmen Sie sich nicht zuviel vor und erlauben Sie sich, ein wenig „großzügig" zu sein	• machen Sie sich eine Einkaufsliste und sortieren Sie diese Liste nach den Läden, in denen Sie einkaufen wollen • benutzen Sie fahrbare Einkaufstaschen • nutzen Sie Läden, die bereit sind, umsonst oder gegen geringe Bezahlung den Einkauf zu Ihnen nach Hause zu liefern • kaufen Sie dann ein, wenn weniger los ist • gehen Sie zusammen mit einer Freundin oder einem Freund einkaufen • wenn möglich, bitten Sie Freunde um Besorgungen

Kinderbetreuung	Arbeitsplatz	Freizeit
• wenn möglich, suchen Sie sich Hilfe bei der Kinderbetreuung • vermeiden Sie ermüdende Ausflüge • bringen Sie den Kleinen bei, auf den Schoß zu klettern, dann brauchen Sie sie nicht hochzuheben • planen Sie Aktivitäten (Spiele, Basteln), die im Sitzen verrichtet werden können • gestalten Sie Spiele mit den Kindern so, dass einige der täglichen Hausarbeiten dabei erledigt werden können	• organisieren Sie Ihre Arbeit so, dass belastende Tätigkeiten dann ausgeführt werden, wenn Sie dazu auch in der Lage sind • achten Sie auf eine den Arbeitserfordernissen angepasste Gestaltung des Arbeitsplatzes • legen Sie häufig Pausen ein	• tragen Sie weite, bequeme Kleidung • suchen Sie sich weniger anstrengende Tätigkeiten aus, z. B. Spazierengehen • gehen Sie mit einer Freundin oder einem Freund aus, die/der Ihnen behilflich sein kann • benutzen Sie ggf. eine Gehhilfe oder einen Rollstuhl

Abb. 9.21 Tipps, wie im Alltag Kräfte eingespart werden können (Quelle: Deutsche Krebsgesellschaft, 1998)

– **Schmerzen**: angepasste Schmerztherapie und pflegerisches Schmerzmanagement (S. 219),

– **Depression**: Psychotherapie und Antidepressiva,

– **Mangelernährung**: Ernährungsberatung, Vitaminsubstitution, Nahrungsergänzung, enterale/parenterale Ernährung (S. 157),

– **Schlafstörungen**: Antidepressiva, Neuroleptika,

– **Begleiterkrankungen** (z.B. Hypothyreoidose, Hyperkalzämie),

– **Anämie**: IV-Transfusion von Erythrozyten-Konzentraten, Erythropoetin s.c. (Erythropoese Stimulierendes Protein (ESP); Handelsnamen: Erypo, Eprex, Aranesp, NeoRecormon). Studien kamen zu unterschiedlichen Ergebnissen: Erythropoetin stabilisiert den Hb-Wert kontinuierlicher als einzelne Ery-Konzentrate. Inwieweit die Fatigue-Symptomatik gelindert wird, wurde in den Studien unterschiedlich bewertet. Je höher der Hb-Wert, desto besser ist die Sauerstoffversorgung der Organe. Einige Studien belegen einen signifikanten Anstieg der Lebensqualität durch die Behandlung der Anämie. Die Behandlung der Anämie sollte deshalb immer in die Fatigue-Behandlung einbezogen werden. Manche Autoren empfehlen eine Behandlung ab einem HB-Wert von 10 g/dl andere ab 8 g/dl. Erythropoetin hat den Vorteil, dass es zu Hause unproblematisch s.c. injiziert werden kann, sei es vom Patienten selbst oder Angehörigen bzw. Pflegenden. Für eine Transfusion wird immer ein IV-Zugang und ein Arzt notwendig sowohl zu hause als auch ambulant oder stationär. Häufig fällt der Hb-Wert nach Transfusion innerhalb einer Woche wieder ab und die Transfusion muss wiederholt werden; der Hb-Wert unter Erythropoetin bleibt dagegen stabiler. Auch die Substitution von Eisen oder Folsäure kann bei entsprechenden Mangelzuständen zur Stabilisierung des Hb-Werts beitragen (S. 183).

– **Medikamentennebenwirkungen**: Wenn Medikamente zu Erschöpfung führen, ist es wichtig, z.B. die Krebstherapie oder sonstige medikamentösen Therapie (Opiate, Antidepressiva, Neuroleptika, Antiemetika, Antihistaminika) so zu modifizieren, dass die Müdigkeit abgemildert wird.

In Studien gibt es darüber hinaus Therapieversuche, die erste noch ungesicherte positive Effekte auf Fatigue gebracht haben z.B. mit: Ritalin, Megestrol, Kortison, Antidepressiva (Serotonin-Wiederaufnahme-Hemmer), Aricept, Vigil, Zyban.

M Sind Patienten bereits in einem fortgeschrittenen Krankheitsstadium und werden palliativ begleitet, gehört die Müdigkeit und die sich immer weiter reduzierende Aktivität zum natürlichen Sterbeprozess. Gemeinsam mit dem Patienten sollte abgewogen werden, inwieweit er unter der Fatigue leidet und welche Maßnahmen er zur Unterstützung braucht. Hier kann im Vordergrund stehen, dass alle Beteiligten die Erschöpfung und Kraftlosigkeit akzeptieren und auf aktivierende Pflege verzichtet wird. Van Dijk u. Dijkstra (2006) sprechen in diesem Zusammenhang von „Passivitäten des täglichen Lebens" und messen der kompensierenden Pflege eine großen Stellenwert bei: d. h. Pflegende übernehmen gezielt Tätigkeiten der Patienten, auch wenn sie sie noch selbst durchführen könnten, damit sie Energie für wichtigere Dinge (z. B. Gespräche) aufsparen können.

9.4.7 Evaluation und Dokumentation

Da Fatigue u.U. ein lang andauerndes Symptom ist und die vorgeschlagenen Verhaltensänderungen nur schrittweise und mit viel Geduld umgesetzt werden können, ist es wichtig, immer wieder den Erfolg der Veränderungen zu evaluieren. Mit Hilfe des Tagebuchs kann der Verlauf nachvollzogen werden und Verbesserungen, Ausnahmen, Fortschritte identifiziert werden. Bestätigung, Lob und kleine Erfolgserlebnisse ermutigen zum Fortsetzen von begonnenen Maßnahmen. Haben bestimmte Strategien nicht den gewünschten Effekt bewirkt, sollten die Maßnahmen entsprechend angepasst werden. Auch dazu ist eine regelmäßige Evaluation nötig. Daraus ergeben sich regelmäßig wiederkehrende Beratungszyklen, die zu einer schrittweisen Bewältigung der Fatigue-Symptomatik führen können. Die Verlaufsdokumentation durch den Betroffenen und /oder der Pflegekraft sind ein wesentliches Hilfsmittel in diesem Prozess.

Literatur

Ahlberg, K.: Cancer-related Fatigue. In Kearney, N., Richardson, A. (Hrsg.): Nursing Patients with Cancer. Elsevier, Edinburgh 2006

Bausewein, C. u. a. (Hrsg.): Arzneimitteltherapie in der Palliativmedizin. Elsevier, München 2005

Deutsche Fatigue Gesellschaft: 18 Fragen und Antworten zu tumorbedingter Fatigue. Broschüre (ohne Datum)

Deutsche Krebsgesellschaft e.V. (Hrsg.): Fatigue. Wenn Müdigkeit quälend wird, 4.Aufl. Frankfurt a. M. 2003

Dimeo, F. et al.: Effects of Physical avtivity on the Fatigue and Psychological Status of Cancer Patients during Chemotherapy. Cancer 10 (1999) 2273

European Oncology Nursing Society Guidelines. Section 2 Anaemia Guidelines. 2006 (www. cancerworld.org 3.3.07)

Eons, ISNCC; Janssen-Cilag: Action on Fatigue. Ex-cerpta mediaca Communications B.V., Amsterdam, 1996

Glaus Hartmann, M: Ermüdung/Erschöpfung. In Käppeli, S.: Pflegekonzepte. Band 2. Huber, Bern 1999

Glaus, A.: Müdigkeit und Krebs – untrennbare Zwillinge? Pflege 3 (1994) 190

Glaus, A., Crow, R., Hammond, S.: Müdigkeit/Fatigue bei Gesunden und krebskranken Menschen. Eine qualitative Studie. Teil 1 Pflege 1 (1999) 11 und Teil 2 Pflege 2 (1999) 75

Mock, V. et al: National Comprehensive Cancer Network – Clinical Practice Guidelines in Oncology. Cancer-related Fatigue. Version 2, 2005

Oncology Nursing Society (ONS) Putting Evidence into Practice (PEP) Card: Fatigue. ONS Pittsburg, 2005

Onkologiepflege Schweiz: Standards in der Onkologie. Müdigkeit bei Patienten mit einer Krebserkrankung. Onkologiepflege Schweiz, Bern 2003

Stone, P. et al: Annals of Oncology 11 (2000) 971 (zitiert nach Deutsche Krebsgesellschaft e.V., 2003)

Van Dijk, G., Dijkstra,A.: Kraftlosigkeit anerkennen. Pflegezeitschrift 6 (2006) 362

Weis, J., Bartsch, H.H.: Fatigue bei Tumorpatienten. Eine neue Herausforderung für Therapie und Rehabilitation. Karger, Basel 2000

Informationen für Patienten

Krebshilfe: Die blauen Ratgeber Nr. 34: Fatigue
Deutsche Fatigue Gesellschaft: 18 Fragen und Antworten zu tumorbedingter Fatigue
Berliner und Deutsche Krebsgesellschaft: Fatigue
Krebsliga Schweiz: Rundum müde
www.kraftgegenkrebs.de

www.deutsche-fatigue-gesellschaft.de
Deutscher Krebsinformationsdienst: Hotline Fatigue-Telefon: 06221/424344

Internetadresse

www.onkologiepflege.ch (Downloads: Erfassungsinstrumente Müdigkeit)

Filmtipps

Deutsche Krebshilfe: Fatigue bei Krebs
Ortho Biotech: Wendepunkt Krebs- anders Leben mit Fatigue

9.5 Knochenmarkdepression

Elke Goldhammer, Marion Steinbach

9.5.1 Physiologie der Blutbildung

Die Blutbildung (Hämatopoese) und Reifung der Blutzellen findet beim Erwachsenen im roten Knochenmark der kurzen und platten Knochen, sowie in den proximalen Enden (Epiphysen) der großen Röhrenknochen von Armen und Beinen statt. Beim Embryo erfolgt die Hämatopoese dagegen im Dottersack, beim Feten in der Leber und später auch in der Milz und erst ab dem 6. – 7. Lebensmonat ausschließlich im roten Knochenmark.

Alle Blutzellen (Erythrozyten, Leukozyten, Thrombozyten) entwickeln sich aus gemeinsamen Vorläuferzellen, den Stammzellen. Bei der Blutzellentwicklung kommt es schon sehr früh zu einer Aufspaltung in eine myeloische und eine lymphatische Blutzellreihe. Aus den Stammzellen der myeloischen Zellreihe entwickeln sich über mehrere Vorläuferzellen die roten Blutkörperchen, die Blutplättchen sowie ein Teil der weißen Blutzellen (Granulozyten, Monozyten). Die Lymphozyten, eine Untergruppe der Leukozyten, gehen aus den Stammzellen der lymphatischen Reihe hervor

(Abb. 9.22). Jede Stammzelle ist in der Lage viele Millionen von Nachkommen zu bilden. Die Blutzellen reifen im Knochenmark heran und gelangen, sobald sie funktionsfähig sind in den Blutkreislauf. Eine Ausnahme bilden die Lymphozyten, die z.T. erst im lymphatischen Gewebe (Lymphknoten, Milz, Mandeln, Thymusdrüse und Darmschleimhaut) zu voller Funktionsfähigkeit heran reifen.

Unter dem Einfluss verschiedener hämatopoetischer Wachstumsfaktoren (z.B. G-CSF, Erythropoetin) reifen innerhalb von wenigen Stunden bis zu ca. 10 Tagen die unterschied-

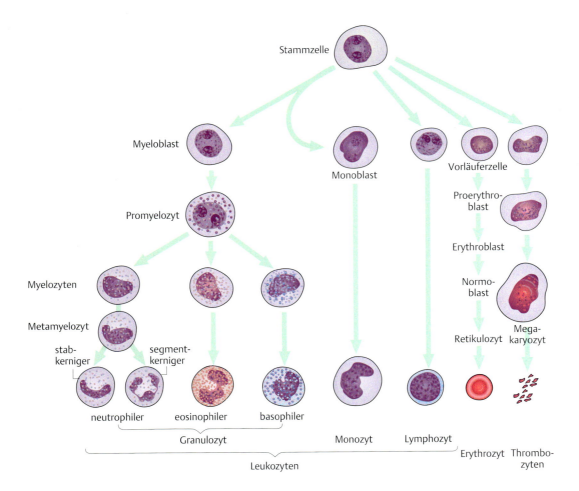

Abb. 9.22 Stammbaum der Leukozyten, Erythrozyten und Thrombozyten.

Tab. 9.15 Überlebenszeit von Blutzellen

Blutzellen	Überlebenszeit
Erythrozyten	ca.120 Tage
Leukozyten	bis 24 Std.
Thrombozyten	7 – 12 Tage

Tab. 9.16 Blutbild Referenzbereiche für Erwachsene

Parameter	Konventionelle Einheit
Erythrozyten	
– Männer	– 4,6 – 6,2 Mio./ µl
– Frauen	– 4,2 – 5,4 Mio./ µl
Retikulozyten	5 – 24 ‰
Thrombozyten	150.000 – 400.000 / µl
Leukozyten	4800 – 10.000 /µl
– stabkernige neutrophile Granulozyten	– 3 – 5 %
– segmentkernige neutrophile Granulozyten	– 50 – 70 %
– basophile Granulozyten	–
	– 0 – 1 %
Lymphozyten	25 – 40 %
Monozyten	2 – 8 %
Hämoglobin (Hb)	
– Männer	– 14 – 18 g/dl
– Frauen	– 12 – 16 g/dl
Hämatokrit (HK)	
– Männer	– 40 – 52 %
– Frauen	– 37 – 47 %

lichen Blutzellen heran. Diese vom Körper selbst gebildeten Wachstumsfaktoren steuern das Wachstum, das Überleben und die Reifung der hämatopoetischen Zellen.

Die reifen Blutzellen haben eine begrenzte Lebensdauer (**Tab. 9.15**). Jeden Tag gehen Milliarden von Blutzellen zugrunde. Das rote Knochenmark muss ständig Nachschub produzieren, um die normalen Blutverhältnisse aufrechtzuerhalten, damit das Blut seine lebenswichtigen Funktionen erfüllen kann. Bei einem gesunden Menschen funktioniert dieses System so perfekt, dass genau so viele Zellen gebildet werden, wie zugrunde gegangen sind (**Tab. 9.16**).

9.5.2 Definitionen

Knochenmarkdepression. Die Knochenmarkdepression (Syn.: Myelosuppression) ist die Schädigung des Knochenmarks, die zu Zellreifungs- und Zellteilungshemmung aller Knochenmarkzellen führt und mit einer Panzytopenie, der Verminderung der Erythro-, Leuko- und Thrombozyten im peripheren Blut, einhergeht. Diese Knochenmarkschädigung tritt z.B. als Nebenwirkung von Zytostatika- und Radiotherapien auf.

Knochenmarkaplasie. Die Knochenmarkaplasie (Syn.: Knochenmarkhypoplasie) ist auch eine Knochenmarkblockade, - sperre, die mit der Verminderung aller zellulären Anteile des blutbildenden Knochenmarks unter die Norm einhergeht. Diese kann nach viralen Hepatiden, durch Intoxikationen (Benzol, Toluol, Insektizide) sowie als Folge von Strahlenschäden auftreten. Im Rahmen der Behandlung von Tumorpatienten mit einer Knochenmarktransplantation (KMT) oder peripherer Stammzelltransplantation (PBSZT) spricht man häufiger von der Knochenmarkaplasie als von der Knochenmarkdepression.

Aplastisches Syndrom. In diesem Zusammenhang ist auch das aplastische Syndrom zu nennen, eine Knochenmarkinsuffizienz mit der Störung aller drei Blutzellreihen,

welches mit einer hohen Letalität (ca. 50%) einhergeht. Das aplastische Syndrom kann angeboren sein, ohne erkennbare Ursache entstanden sein oder durch exogene Noxen wie Chemikalien (z.B. Benzol) und Medikamente (z.B. Chloramphenicol, Methimazol) ausgelöst werden.

9.5.3 Ursachen der Knochenmarkdepression bei Tumorpatienten

Im Laufe einer malignen Tumorerkrankung kommt es bedingt durch den Tumor selbst oder durch die unterschiedlichen Tumorbehandlungen häufig zu einer Knochenmarkdepression.

Durch die Metastasierung eines Karzinoms in das Knochenmark insbesondere bei Prostatakarzinomen, Mammakarzinomen und Bronchialkarzinomen kommt es infolge der Verdrängung des blutbildenden Gewebes nicht selten zu einer Anämie oder zu einer Panzytopenie. Auch Lymphome und das multiple Myelom (MM) führen bei Fortschreiten der Erkrankung zur Verdrängung des roten Knochenmarks mit der Folge einer Anämie, Granulozytopenie und Thrombozytopenie.

Das Knochenmark kann, wie alle anderen Gewebe auch, maligne entarten. Mitunter wird dies auch als Blutkrebs bezeichnet, geläufiger ist die Bezeichnung Leukämie (S. 282). Leukämien zeichnen sich durch die stark vermehrte Bildung von Leukozyten und v.a. ihrer funktionsuntüchtigen Vorstufen (Blasten) aus. Es kommt zu einer ungehemmten Proliferation (Wucherung) dieser Vorstufen, die die normalen blutbildenden Zellen verdrängen und dann stark vermehrt im peripheren Blut auftreten. Diese Leukämiezellen können Leber, Milz, Lymphknoten und weitere Organe infiltrieren und dadurch deren Funktion beeinträchtigen. Unbehandelt führen Leukämien zum Tod.

Die Behandlung maligner Erkrankungen mit Zytostatika- oder Radiotherapien führt häufig zu unerwünschten Nebenwirkungen. Zytostatika sind zytotoxische Substanzen, die das Zellwachstum, insbesondere die Zellteilung verhindern oder verzögern. Sie wirken während der unterschiedlichen Phasen des Zellzyklus sich schnell teilender Zellen (S. 191).

9

Ziele der Chemotherapie

Das Ziel der Chemotherapie ist, durch die sequenzielle Anwendung kombinierter Zytostatika (Polychemotherapie) den Zellzyklus in den verschiedenen Phasen zu stoppen, um mehr Tumorzellen abzutöten als nachwachsen, und damit eine stetige Verkleinerung der Tumormasse zu erzielen (S. 118). Hauptangriffsziel dieser Medikamente sind natürlich die Tumorzellen. Leider machen Zytostatika keinen Unterschied zwischen bösartigen Zellen und gesunden Körperzellen, sodass bei einer Chemotherapie mit Zytostatika auch gesunde Gewebe mit hoher Teilungsaktivität in Mitleidenschaft gezogen werden, z.B.:

– das blutbildende Knochenmark,
– die Haarfollikel,
– Schleimhautzellen des Verdauungstraktes,
– die Keimzellen der Hoden.

Die zytotoxischen Effekte der Zytostatika auf das Knochenmark (Myelotoxizität) führen zu einem raschen Abfall der zirkulierenden Blutzellen. Die Auswirkungen zytostatischer Therapien auf die Myelopoese hängen sehr stark vom Zytostatikum, der Kombination ihrer Wirkstoffe, der Dosis und der Dauer der Behandlung ab. So verursacht z.B. das Zytostatikum Bleomycin selten Knochenmarkschäden im Gegensatz zu Doxorubicin oder Fludarabin, die ausgeprägt myelotoxisch wirken.

Bei einer Hochdosistherapie liegen z.B. die Dosen der zellwachstumshemmenden Medikamente um das drei- bis zehnfache über der üblichen Zytostatikadosierung. Das Ziel einer Hochdosistherapie ist, alle Tumorzellen im Körper komplett zu zerstören, was mit einer normal dosierten Chemotherapie meist nicht gelingt. Eine Steigerung der Zytostatikadosis über den festgelegten Grenzwert ist aber nur dann möglich, wenn die Nebenwirkungen erfolgreich behandelt werden können. Im Falle der Myelotoxizität bedeutet dies, dass dem Patienten unmittelbar nach einer Hochdosistherapie gesunde Blutstammzellen übertragen werden (KMT, PBSZT), die die Blutbildung nach kurzer Zeit wieder in Gang setzen.

M Natürlich reagiert jeder Patient anders auf die zytostatische Behandlung, sodass Nebenwirkungen in ganz unterschiedlichen Ausprägungen vorkommen.

Ziele der Strahlentherapie

Das Ziel der Strahlentherapie (Radiotherapie) ist die maximale Schädigung des Tumorgewebes bei gleichzeitig maximaler Schonung des umgebenden gesunden Gewebes durch ionisierende Strahlen (S. 143). In bestrahlten Regionen mit Beteiligung des blutbildenden Gewebes kann es zu einer Verminderung der Blutzellen und bei entsprechender Dosis sogar zur Knochenmarkaplasie kommen. Die Ganzkörperbestrahlung (TBI engl.: total body irradiation) wird vor einer allogenen (Fremdspender) Knochenmarktransplantation durchgeführt (S. 136). Das Ziel dieser Bestrahlungsmethode ist die Abtötung der i.A. sehr strahlenempfindlichen Leukämie- oder Lymphomzellen sowie die Zerstörung der Knochenmarkzellen und Zellen des Immunsystems (B- und T- Lymphozyten), um das Anwachsen der Fremdspenderzellen zu ermöglichen. Vergleichsweise sind bei einer Ganzkörperbestrahlung 100% und bei einer Bestrahlung des Beckens 15 – 35% des gesamten blutbildenden Knochenmarks betroffen.

9.5.4 Auswirkungen der Knochenmarkdepression

Im Rahmen zytostatischer Chemotherapien kommt es relativ häufig zur Einschränkung der Knochenmarkfunktion und dadurch zu einer unterschiedlich ausgeprägten Beeinflussung des peripheren Blutbildes. Die Folgen sind:

– Leukozytopenie,
– Thrombozytopenie,
– Anämie.

Leukozytopenie

Definitionen

Leukozytopenie (Syn.: Leukopenie): Verminderung der Gesamtleukozytenzahl (Granulozyten, Lymphozyten, Monozyten) unter 4000/µl (s. **Abb. 9.22** u. **Tab. 9.16**), dieser Wert ist unabhängig von Alter und Geschlecht.

Die Leukozytopenie ist i.d.R. die Folge einer Chemo- und/oder Radiotherapie. Sie kann aber auch durch den Tumor selber bedingt sein (z.B. Akute Leukämie, myeloplastisches Syndrom (MDS), Aplastisches Syndrom), in seltenen Fällen durch allergische oder toxische Reaktionen auf bestimmte Medikamente oder durch virale Infektionen ausgelöst werden. Bei der Leukozytopenie können alle Leukozyten oder nur bestimmte Unterformen verringert sein. Sie kann isoliert oder in Kombination mit einer Anämie und/oder Thrombozytopenie auftreten.

Granulozytopenie (Syn.: Neutropenie): Verminderung der Granulozyten auf unter 1500/µl. Betroffen sind v.a. die neutrophilen Granulozyten, die den weitaus größten Anteil der Granulozyten ausmachen (s. Tab. 9.16). Die Neutropenie ist die häufigste Form der Leukozytopenie.

Agranulozytose: Leukozytopenie unter 1000/µl mit weitgehendem oder völligem Fehlen der Granulozyten im peripheren Blut.

Lymphozytopenie: Verminderung der Lymphozyten unter 1000/µl im peripheren Blut bei Patienten mit Infektionskrankheiten, Morbus- Hodgkin- Lymphomen und bei fortgeschrittener HIV- Erkrankung. Normalwerte siehe **Tab. 9.16**.

Symptome und Komplikationen einer Infektion bei Neutropenie

Die neutrophilen Granulozyten („Fresszellen") sind Teil des unspezifischen Abwehrsystems und wichtig für die Abwehr von Infektionen. Da die Neutrophilen ca. zwei Drittel der Leukozyten ausmachen, steigt das Infektionsrisiko bei Granulozytenwerten unter 1.000/µl merklich an. Das Infektionsrisiko hängt in erster Linie von der Schwere der Neutropenie ab. Für die therapeutischen und pflegerischen Maßnahmen spielen aber nicht nur die Granulozytenwerte, sondern auch die Dauer der Neutropenie, die Grunderkrankung, der Allgemeinzustand des Patienten sowie die Form der Behandlung (Hochdosistherapie, KMT) eine wichtige Rolle. Patienten mit einer länger als 10 Tage anhaltenden schweren Neutropenie (unter 100 Neutrophile/µl) entwickeln in mehr als 80% der Fälle Infektionen.

M Das Risiko einer Infektion wird entscheidend durch das Ausmaß und die Dauer der Neutropenie bestimmt.

Klinische Symptome wie Müdigkeit, Schwäche und Schweißausbrüche können während der neutropenischen Krankheitsphasen ohne Beteiligung einer Infektion auftreten.

In erster Linie ist bei neutropenischen Patienten das Risiko für **bakterielle Infektionen** erhöht. Diese können durch grampositive oder gramnegative Erreger hervorgerufen werden, die v. a. physiologisch im Mund-Rachenbereich, Rektal- Genital- Bereich und der Haut lokalisiert sind und sich durch das Fehlen der Neutrophilen ungestört vermehren und im Körper verteilen können. Bis zu 80 % der Infektionserreger stammen aus der endogenen Flora des Patienten. Es sind aber nicht nur die körpereigenen Erreger, die Infektionen auslösen können. Die sog. nosokomialen Infektionen (Krankenhausinfektionen, Kreuzinfektionen) stellen für den abwehrgeschwächten Patienten ein besonders hohes Risiko für eine Infektion dar. Quellen solcher nosokomialen Infektionen sind:

– Patienten,
– Personal (Pflegende, Ärzte, Physiotherapeuten, MTA),
– Besucher,
– Blutderivate, transplantiertes Knochenmark,
– invasive medizinische Hilfsmittel (Venenkatheter, Harnwegskatheter, Endotrachealtuben),
– Infusionen,
– Luft.

Intensive Chemotherapien können z. T. eine erhebliche Schädigung der Schleimhäute verursachen, was sich in Erosionen und Ulzera äußert. Die Schädigung der natürlichen Mukosabarriere ermöglicht dann eine deutliche Zunahme der Keimeinschwemmung, der langfristig neutropenische Patienten nahezu schutzlos ausgeliefert sind.

Die klinischen Symptome von Infektionen bei leukopenischen Patienten variieren natürlich in Abhängigkeit von der Art des Krankheitserregers, der jeweiligen Abwehrlage des Patienten und der betroffenen Gewebe und Organe. Anfangs bestehen grippeähnliche Symptome wie erhöhte Körpertemperatur (über 38°C), Schüttelfrost, Kopfschmerzen, Halsschmerzen allgemeine Gelenkbeschwerden, Appetitlosigkeit und Übelkeit. Im weiteren Krankheitsverlauf können eine Tonsillitis, eine Otitis media, eine Mukositis des Verdauungstraktes und/ oder Urogenitaltraktes folgen.

Bei lang andauernden Neutropenien kommt es häufig zu pulmonalen Infektionen und durch intensive Antibiotikatherapien auch zu **Pilzinfektionen** (insbesondere Candida albicans und Aspergillus). Aus kleinen Verletzungen oder banalen Erkältungen kann sich in kürzester Zeit ein lebensbedrohlicher Zustand entwickeln.

Sepsis. Die größte Gefahr der Neutropenie ist die Entstehung einer Sepsis – einer Allgemeininfektion des Patienten, die sich über das Blut in alle Organe verteilen kann. Die gefährlichen Komplikationen ergeben sich aus den jeweiligen Organbeteiligungen. So können sich Krankheitserreger im Gehirn absiedeln und eine massive Zerstörung von Nervenzellen verursachen. Eine mögliche Folge der schweren Kreislaufschwäche des Sepsispatienten ist das sog. Multiorganversagen. Es kann im weiteren Verlauf zu Störungen des Gerinnungssystems mit spontanen Blutungen im Körperinneren kommen. Die Überschwemmung des Organismus mit Giftstoffen, die von den Erregern freigesetzt werden, bewirkt schließlich einen Schockzustand. Jede einzelne dieser Komplikationen kann zum Tod des Patienten führen.

 Eine akute febrile Leukopenie ist immer ein medizinischer Notfall!

Prophylaktische Maßnahmen zur Infektionsvermeidung

Infektionen bei Tumorpatienten zählen zu den häufigsten Morbiditäts- bzw. Mortalitätsursachen. Die prophylaktischen Maßnahmen zur Infektionsvermeidung erhalten im stationären wie auch im ambulanten Bereich dadurch einen hohen Stellenwert. Vor und während einer Tumortherapie müssen Patienten und deren Angehörige sowohl über die Wirkungsweise als auch über mögliche Auswirkungen einer Tumortherapie sowie über (Verhaltens- und) vorbeugende Maßnahmen ausreichend informiert werden. Die hygienischen Vorsichtsmaßnahmen variieren z. T. von Klinik zu Klinik.

Auf der DVD finden Sie einen Film, der Ihnen Schutzmaßnahmen der Hygiene zeigt.

Die folgenden Informationen zu prophylaktischen Maßnahmen bei Neutropenie gelten nicht nur für Patienten, sondern auch für das therapeutische Team und Besucher der Patienten:

– konsequente Händedesinfektion immer vor Kontakt mit dem Patienten (Ärzte, Pflegende, Patienten untereinander, MTA, Physiotherapeuten, Besucher u. a.) durchführen,

Hygienische Händedesinfektion. Das alkoholische Präparat (ca. 3ml = 2-3 Hübe aus Wandspendern) wird über sämtliche Bereiche der trockenen Hände unter besonderer Berücksichtigung der Innen- und Außenflächen einschließlich Handgelenke, Flächen zwischen den Fingern, Fingerspitzen, Nagelpfalze und Daumen eingerieben und für die Dauer der Einwirkungszeit (30 Sek.) feucht gehalten. Wie die korrekte Händedesinfektion durchgeführt wird, können Sie sich auf der DVD ansehen.

– Händedesinfektion nach jedem Toilettengang durchführen,
– therapeutisches Team trägt Mundschutz (**Abb. 9.23**) bei Hochrisikopatienten (Leukozytenwerte unter 1000/µl),
– Besucher tragen Mundschutz und Kittel bei Hochrisikopatienten,
– Patienten tragen Mundschutz und Kittel beim Verlassen des Zimmers bei Leukozytenzahlen unter 1000/µl,
– Sprühdesinfektion/Wischdesinfektion von Dusche, WC, Toilettenstuhl, Stethoskop täglich durchführen,
– Zimmerhygiene (tägliche Wischdesinfektion) durchführen,

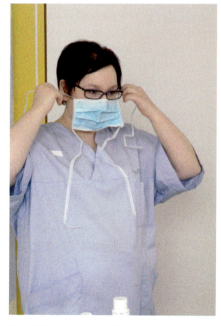

Abb. 9.23 Bei Hochrisikopatienten trägt das therapeutische Team Mundschutz.

9

– für eine adäquate Patientenunterbringung (1-2 Bett- Zimmer mit eigener Nasszelle oder sterile Einheit nach allogener KMT) sorgen,
– Vernebler vermeiden,
– Besuch von Kindern unter 10 Jahren nicht gestatten (virusbedingte „Kinderkrankheit"),
– keinen Besuch von erkrankten Besuchspersonen zulassen,
– Menschenansammlungen meiden,
– potenziell hochkontaminierte Nahrungsmittel (frisches Obst/ Gemüse, rohes Fleisch, roher Fisch, Produkte mit rohen Eiern, Frischkäse, Schimmelkäse, Nüsse, Müsli, Trockenobst, Fruchtsäfte) meiden,
– Obst und Gemüse stets schälen, bzw. intensiv abwaschen,
– keine Topfpflanzen oder Schnittblumen mitbringen,
– Kontakte zu Haustieren vermeiden.

Medizinische Maßnahmen bei Neutropenie

Folgende medizinische Maßnahmen müssen/sollten durchgeführt werden:
– prophylaktische Antibiotikagabe bei Leukozytenwerten unter 1200/μl und bei Hochdosistherapie ab Beginn der Zytostatikatherapie,
– bei ersten klinischen Verdachtszeichen einer Infektion sofortige Gabe von Antibiotika, bevor Kulturresultate und Resistenzbestimmungen vorliegen,
– antimykotische Prophylaxe (z.B. Ampho-Moronal) bei Leukozytenwerten unter 1200/μl, bei Hochdosistherapie ab Beginn der Zytostatikagabe,
– antivirale Prophylaxe nur nach allogener Transplantation (S. 136), ansonsten antivirale Therapie bei Auftreten von Virusinfektionen,
– prophylaktische Gabe hämatopoetischer Wachstumsfaktoren (G-CSF) bei einer Wahrscheinlichkeit infektiöser Komplikationen während der Neutropenie von über 40%,
– täglich Blutbildkontrollen,
– Anlage von Blutkulturen und Resistenzbestimmungen bei Fieber über 38°C,
– symptomatische Maßnahmen.

Pflegerische Maßnahmen bei Neutropenie

Pflegerische Maßnahmen haben bei Patienten mit lang andauernder Neutropenie einen hohen Stellenwert. Die natürlichen Haut- und Schleimhautbarrieren sind durch lang liegende zentralvenöse Verweilkatheter, Haut- und Schleimhautläsionen im Rahmen der Radio- und/oder Chemotherapie gestört und können zu Eintrittspforten pathogener Krankheitserreger werden. Daher ist es für das therapeutische Team, die Patienten und Angehörigen besonders wichtig auf Anzeichen einer möglichen Infektion zu achten, damit eine entsprechende Therapie rechtzeitig eingeleitet werden kann.

 Die fünf Kardinalsymptome einer Infektion sind:
– Schwellung (Tumor)
– Schmerz (Dolor)
– Rötung (Rubor)
– Überwärmung (Calor)
– Funktionseinschränkung (Functio laesa)
Weitere Zeichen sind:
– Geruch (Odor)
– Taschenbildung (z. B. Zahnfleisch)
– Laborwerte (CRP erhöht)

Folgende Maßnahmen sollten von Pflegenden durchgeführt werden:
– täglich die Haut- und Schleimhautbereiche und alle Kathetereintrittstellen inspizieren,
– Beschwerden beim neutropenischen Patienten beachten:
  – erhöhte Körpertemperatur (über 38°C) mit oder ohne Schüttelfrost,
  – Schmerzen, Juckreiz, Druckempfindlichkeit,
  – Diarrhöen,
  – Husten und Atemnot,
  – Schmerzen beim Wasserlassen oder häufiges Wasserlassen,
– täglich Vitalparameter (Temperatur, Blutdruck, Puls) erfassen,
– bei Verbands- und Zuleitungswechsel hygienisch arbeiten (alle 48 Std. außer, wenn Verbände durchfeuchtet sind),
– bei der Portpflege (Abb. 9.24) aseptisch arbeiten,
– Hautpflege mit neutraler Creme/Lotion auf Wasser/Öl- Basis durchführen,
– beim Patienten auf Körperhygiene achten:

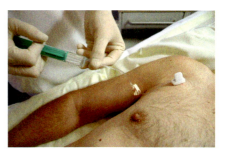
Abb. 9.24 Die Portpflege muss aseptisch durchgeführt werden, um Infektionen zu vermeiden. Das Anstechen des Ports können Sie sich auf der DVD ansehen.

– regelmäßige Mundpflege (nach jeder Mahlzeit Mund spülen (Salbeetee, Stomatitis- Gurgellösung, Zahnpflege mit weicher Zahnbürste, Mundschleimhaut feucht halten, Lippenpflege, Prophylaxe mit Ampho moronal) durchführen,
– sorgfältige perineale Hygiene nach jedem Toilettengang (Intimpflege, Händewaschen) vornehmen,
– Nägel schneiden vermeiden,
– täglich Wäsche wechseln (möglichst Baumwolle tragen),
– Badeschuhe beim Duschen tragen (Schutz vor Fußpilz),
– Körperpflege mit (Einmal)- Waschlappen durchführen,
– unnötige invasive Eingriffe vermeiden,
– Patienten zum regelmäßigen Atemtraining auffordern,
– Besucher auf Infektionsanzeichen überprüfen,
– ärztliche Anordnungen ausführen.
Bei ambulanten Patienten mit einer Neutropenie ist es erforderlich, die häusliche Umgebung der veränderten Lebenssituation anzupassen. Es ist daher wichtig, Patienten und Angehörige von Beginn der Therapie an in pflegerische Maßnahmen einzubeziehen und pflegerische Handlungsabläufe mit ihnen einzuüben, damit ambulante Therapien möglichst ohne Komplikationen ablaufen.

Thrombozytopenie

Definition

Die Thrombozytopenie (Syn.: Thrombopenie) ist die Verminderung von Thrombozyten, die mit einer erhöhten Blutungsneigung einhergeht. Bereits bei Thrombozytenzahlen von < 150.000/μl spricht man von einer Thrombozytopenie. Die Blutungsbereitschaft steigt mit abnehmender Thrombozytenzahl, wobei sie sich bei Thrombozytenwerten < 30.000/µl beträchtlich verstärkt. Normalwerte siehe Tab. 9.16.

Symptome der Thrombozytopenie

Es gibt für Thrombozytopenien ein weites Ursachenspektrum. Im Zusammenhang mit der Knochenmarkdepression in diesem Kapitel sind die erworbenen Blutbildungsstörungen gemeint, die mit einer Knochenmarkschädigung durch Zytostatika, Bestrahlung oder Verdrängung durch Tumormasse einhergeht. Der menschliche Körper toleriert erniedrigte Thrombozytenwerte ohne merkliche Schäden oder klinische Ausfallserscheinungen. Es kann bei den betroffenen Patienten zu kleineren Hämatomen, Nasen- und Zahnfleischbluten oder zu Einblutungen in die Gelenke kommen. Hierbei merken die Patienten häufig selbst, dass Blutungen bei Verletzungen länger dauern als üblich (Blutungszeit wird über den Normwert von sechs Minuten überschritten). Das Risiko für eine Blutung steigt je niedriger die Thrombozytenwerte sind. Für das Auftreten von Blutungen kann leider kein allgemeingültiger Grenzwert angegeben werden, da dieser von Patient zu Patient erheblich schwanken kann. Bei Thrombozytenzahlen von unter 30.000/µl kann es aber ohne äußere Einwirkungen zu Einblutungen an Haut und Schleimhäuten, in schweren Fällen sogar zu lebensbedrohlichen Spontanblutungen (z. B. Hirnblutungen) kommen.

Für den Patienten und das therapeutische Team ist es daher wichtig, sich der Gefahr der Blutung bewusst zu sein, entsprechende prophylaktische Verhaltensweisen und Maßnahmen zu beachten sowie bei auftretenden Blutungen sofort zu reagieren, um Folgeschäden z. B. bei einer Hirnblutung zu verhindern. Es ist von besonderer Bedeutung, den Patienten sorgfältig auf Blutungen und Blutungsanzeichen (z. B. Bewusstseinsstörungen, RR-Abfall, Kaltschweißigkeit u. a.) zu beobachten. Häufig auftretende Blutungen sind:

– rezidivierende Nasen- oder Zahnfleischblutungen,
– Petechien, oft primär an den unteren Extremitäten (Abb. 9.25),
– flächenhafte Hautblutungen (Hämatome),
– Blutungen des Gastrointestinaltrakts,
– Blutungen des Urogenitaltrakts,

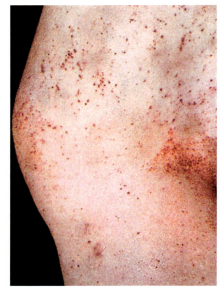

Abb. 9.25 Petechien sind stecknadelkopfgroße, flohstichartige Blutungen bei Thrombozytopenie.

– Blutungen des Atemtrakts,
– intrazerebrale Blutungen,
– Blutungen von Wunden mit verlängerter Blutungszeit bei invasiven Eingriffen.

Medizinische Maßnahmen bei Thrombozytopenie

Die medizinischen Maßnahmen richten sich nach den jeweiligen Thrombozytenwerten. Im Allgemeinen werden Patienten mit Thrombozytenwerten unter <20.000/µl symptomatisch mit Thrombozytentransfusionen (TK) behandelt. Weitere Maßnahmen:

– regelmäßige Kontrolle der Thrombozytenwerte,
– Thrombozytentransfusion (bei niedrigen Thrombozyten und/oder bei Blutungszeichen),
– diagnostische Maßnahmen bei auftretenden Symptomen (z. B. Gastroskopie, CT, MRT),
– Verabreichung gerinnungshemmender Medikamente (z. B. Anvitoff).

M Patienten mit einer Thrombozytopenie sollten keine Medikamente einnehmen, die die Thrombozytenaggregation hemmen, z. B. Acetylsalicylsäure.

Pflegerische Maßnahmen bei Thrombozytopenie

Höchste Priorität hat die sorgfältige Beobachtung des Patienten hinsichtlich auftretender Blutungen und Blutungsanzeichen. Mögliche

Zeichen einer ausgeprägten Blutung sind z. B. die Tachykardie und Hypotonie; bei intrazerebraler Blutung könnte es zu Vigilanzveränderungen kommen. Es ist wichtig, diese Zeichen sofort zu erkennen und schnellstens zu reagieren, um mögliche Komplikationen zu verhindern.

Im Hinblick auf die ambulante Weiterbehandlung stellt die Weitergabe von umfassenden Informationen an den Patienten und seine Angehörigen, einen wichtigen Pfeiler in der Pflege dar. Vor der Entlassung stationärer und ambulanter Patienten muss ein ausführliches Gespräch, über die Blutungszeichen sowie die prophylaktischen und therapeutischen Maßnahmen bei potenziellen bzw. auftretenden Blutungen, geführt werden.

Prophylaktische Maßnahmen zur Vermeidung von Blutungen

Folgende detaillierte Informationen sollten gegeben werden:

– übermäßige Anstrengungen vermeiden,
– unnötige invasive Eingriffe z. B. Punktionen, Injektionen, Katheterisierungen vermeiden,
– im Umgang mit spitzen Gegenständen (Nagelschere, Nassrasierer) vorsichtig sein,
– Nassrasur vermeiden,
– keine einengende, abschnürende Kleidung tragen,
– Nasenschleimhaut feucht halten
  – durch Nasensalben,
  – Nasenöle,
  – genügende Trinkmenge,
  – angefeuchtete Luft, gut belüftete Räume,
– Nase nur sanft schnäuzen,
– weiche Zahnbürste zur Zahnreinigung verwenden, ggf. auf Watteträger zurückgreifen,
– auf Druckstellen von Zahnprothesen achten,
– Lippen feucht und geschmeidig halten z. B. mit Vaseline (keine glyzerinhaltigen Lippenpflegemittel benutzen, da dies zu weiterer Austrocknung führt),
– auf den Konsum von harten, heißen oder stark gewürzten Speisen verzichten,
– den Stuhl weich halten z. B. durch Aufnahme von Dörrobst, Sauerkrautsaft, Milchzucker,
– auf eine rektale Temperaturmessung verzichten,

– Gleitmittel beim Geschlechtsverkehr benutzen,
– Menstruationsblutung durch Hormongaben unterdrücken.

Die Patienten und ihre Angehörigen müssen auf eine gute Haut- und Schleimhautbeobachtung hingewiesen werden. Schon während des Krankenhausaufenthaltes sollten sie mit in die Haut- und Schleimhautbeobachtung bzgl. Blutungszeichen einbezogen werden. So erlangen sie Kompetenz und Sicherheit für die Versorgung im häuslichen Umfeld.

Maßnahmen bei auftretenden Blutungen

Sofern man bei Patienten Blutungszeichen erkennt, sollte Rücksprache hinsichtlich der Thrombozytenwerte und weiterer Maßnahmen mit dem behandelnden Arzt erfolgen.

Maßnahmen bei Nasenbluten.
– Coldpack in den Nacken legen (Vasokonstriktion),
– Kopf nach vorne beugen,
– Nasenflügel zusammendrücken,
– Nasentropfen (z. B. Nasivin) verabreichen (Vasokonstriktion),
– ggf. Nasentamponade anlegen, befeuchtet mit blutungsstillenden Medikamenten z. B. Anvitoff.

Maßnahmen bei Blutungen im Magen-Darm-Trakt.
– Symptome wie Teerstuhl, blutiges Erbrechen beachten,
– Vitalzeichen kontrollieren (insbesondere Blutdruck und Puls),
– Medikamente nach Anordnung des Arztes, z. B. Pantozol, verabreichen.

Maßnahmen bei Hautblutungen.
– Druckverband bei stark blutenden Wunden anlegen,
– Coldpacks verwenden (Vasokonstriktion).

M Bei der Transfusion von Thrombozytenkonzentraten muss die Überwachung des Patienten nach den Transfusionsvorschriften erfolgen.

Anämie

Definition

Die Anämie ist ein Abfall der Erythrozyten, des Hämoglobins und des Hämatokrits (Normalwerte s. **(Tab. 9.16)**. Nach den Leitlinien der EORTC (European Organisation for Research on Treatment of Cancer) wird eine Anämie als Abfall des Hämoglobin(Hb)-Spiegels unter 12g/dl definiert. Umgangssprachlich wird die Anämie auch als Blutarmut bezeichnet.

Formen. Es gibt verschiedene Formen der Anämie:
– Anämie durch einen erhöhten Blutverlust,
– Anämie durch verminderte Erythropoese, z. B. Eisenmangelanämie,
– Aplastische Anämie, eine Knochenmarkinsuffizienz mit Störung aller drei Zellreihen **(s. Abb. 9.22)**,
– Anämie infolge eines erhöhten Erythrozytenabbaus, z. B. Sichelzellanämie.

Ursachen. Die Ursachen der Anämie können bei Tumorpatienten sowohl tumor- als auch therapiebedingt sein.

Symptome der Anämie

Die Anämie stellt die häufigste hämatologische Komplikation bei onkologischen Patienten dar. Die Auswirkungen auf die Funktion verschiedener Organe, die körperliche Leistungsfähigkeit und die Psyche der Betroffenen sind individuell sehr unterschiedlich.

Ältere Patienten mit Herz- Kreislauferkrankungen reagieren, im Gegensatz zu jüngeren Patienten, oft schon bei geringgradigen Anämien, mit ausgeprägten Symptomen. Im Vordergrund steht die verminderte körperliche Leistungsfähigkeit. Bei zunehmender Anämie kann es soweit gehen, dass die Betroffenen unfähig sind, ihre alltäglichen Verrichtungen auszuüben. Der Tumorerschöpfung, eine mit der Anämie auftretende quälende Müdigkeit (Fatigue), kommt hierbei eine besondere Bedeutung zu, da diese die Lebensqualität der Patienten erheblich einschränken kann (S. 181).

Mögliche Krankheitszeichen und Symptome einer Anämie sind:
– Haut- und Schleimhautblässe,
– Tachykardie/ Herzrasen,
– Kurzatmigkeit,
– Schwäche,
– Kopfschmerzen,
– Müdigkeit (Fatigue),
– Antriebslosigkeit,
– Schwindel, Benommenheit,
– orthostatische Regulationsstörungen,
– Übelkeit,
– Sehstörungen (z. B. Flimmern),
– verminderte Leistungsfähigkeit,
– Libidoverlust,
– schwache oder aussetzende Menstruationsblutung,
– Sturzneigung.

In der Regel treten mehrere Symptome gleichzeitig auf. Die Schwere der genannten Symptome ist davon abhängig, wie der Allgemeinzustand des Patienten ist und wie schnell sich die Anämie entwickelt hat. Da Erythrozyten eine Lebensdauer von 100–120 Tagen haben, entwickelt sich eine Anämie i. d. R. nicht so schnell wie bei einer Thrombo- bzw. Leukozytopenie, deren Zellen wesentlich kurzlebiger sind. Der Körper hat dadurch mehr Zeit, sich den veränderten Verhältnissen anzupassen.

Medizinische Maßnahmen bei Anämie

Die medizinischen Maßnahmen hängen von der Höhe des Hämoglobinwertes und den auftretenden Symptomen ab. Es ist wichtig,
– die Ursache der Anämie abzuklären,
– regelmäßig täglich das Blutbild zu kontrollieren,
– Transfusion von Erythrozyten je nach Wert bzw. Symptomatik (i. d. R. bei Hb-Wert <8,0g/dl) anzuordnen,
– ggf. Wachstumsfaktoren (z. B. Erythropoetin) zu verabreichen.

Pflegerische Maßnahmen bei Anämie

Aufgabe der Pflegenden ist es, den Patienten sorgfältig zu beobachten und das Aktivitätsspektrum den aufgetretenen Symptomen anzupassen. Ein Problembewusstsein muss sowohl bei Patienten, Angehörigen und Fachpersonal geschaffen werden, da die Symptome der Anämie, insbesondere von Fatigue häufig unterschätzt werden (S. 184).

Folgende Maßnahmen werden durchgeführt:
– über Symptome der Anämie aufklären,
– Hilfestellungen geben,
– für ausreichend Erholungsphasen sorgen,

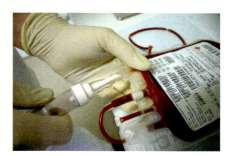

Abb. 9.26 Je nach Wert bzw. Symptomatik werden bei einer Anämie Bluttransfusionen angeordnet.

9

- Aktivitäten priorisieren (welche Aktivität hat Vorrang?),
- langsam aufstehen, ggf. Unterstützung bei der Mobilisation geben,
- ausreichend Flüssigkeit zuführen,
- Vitalzeichen kontrollieren,
- Hilfsmittel für die Klinik und zu Hause, z. B. Rollator, beantragen,
- Wohnraum anpassen, um Stürze zu vermeiden,
- Krankenhausumgebung sicher gestalten,
- bei Erythrozytentransfusionen den Patienten nach Transfusionsvorschriften überwachen.

M Die subjektiven Empfindungen des Patienten müssen in der Planung der Pflegemaßnahmen stets Berücksichtigung finden.

Literatur

Bayerische Krebsgesellschaft e.V.: Neutropenie – Unerwünschte Begleiterscheinung der Chemotherapie. München 2005

Bokemeyer, C.: Anämie bei Tumorpatienten – Lebensqualität verbessern- Transfusionen reduzieren, EORTC- Richtlinien 2007, Kombination von ESF mit iv. Eisen- Supplementation. Beilage in „Der Onkologe", Band 13, Heft 5 (2007)

Deutsche Gesellschaft für Hämatologie und Onkologie: Infektionen bei hämatologischen und onkologischen Erkrankungen, Stand Oktober 2004

Link. H. u.a.: Supportivtherapie bei malignen Erkrankungen. Deutscher Ärzte- Verlag 2005

Löser, A.P.: Ambulante Pflege bei Tumorpatienten. Schlütersche, Hannover 2000

Ludwig, H., Luhan, Ch.: Knochenmarkdepression. In Margulies, A. u.a. (Hrsg.) : Onkologische Krankenpflege, 4.Aufl. Springer, Heidelberg 2006

Robert Koch Institut: Richtlinien für Krankenhaushygiene und Infektionsprävention, Lieferung 21. Elsevier, München 2003

Schwegler, J: Der Mensch – Anatomie und Physiologie, 4.Aufl. Thieme, Stuttgart 2006

Silbernagl, S., Despopoulos, A.: Taschenatlas der Physiologie, 6.Aufl. Thieme, Stuttgart 2003

9.6 Aspekte der modernen feuchten Wundversorgung

Kerstin Protz

9.6.1 Wundanamnese

Eine ausführliche Patientenanamnese ist die Grundlage für eine ärztliche Diagnostik. Sie beinhaltet die Ermittlung von Wundursache und wundauslösenden Faktoren sowie die Ergründung störender Begleitfaktoren. Die Behandlung und Behebung der Wundheilungsstörung sind Voraussetzung, um einen Heilungsprozess zu initiieren. Erst im Anschluss daran ist eine dem jeweiligen Heilungsstadium angepasste Wundversorgung erfolgversprechend. Bei einem Dekubitus steht die Beseitigung von Druck, Reibungs- und Scherkräften im Vordergrund. Bei einem Ulcus cruris venosum ist eine adäquate Kompression zusätzlich zur Wundversorgung unerlässlich. Eine arterielle Durchblutungsstörung (pAVK) ist zunächst durch eine Revaskularisation, z.B. eine Bypass-OP oder Dilatation, zu beheben.

M Insbesondere in der onkologischen Wundversorgung klärt eine histologische Untersuchung vorab, ob die Wunde frei von Tumorgewebe/-zellen ist. Von diesen Erkenntnissen hängt die Auswahl der weiterführenden Wundversorgung ab.

Zusätzlich sind systemische und lokale Störfaktoren zu beachten und zu behandeln.
Systemische Störfaktoren. Dies sind z.B.: Medikamente, Alter, Ernährung, Psyche,

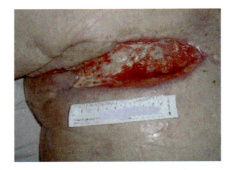

Abb. 9.27 Sekundäre Wundheilungsstörungen bei Z.n. Mamma Ablatio rechts (fortschreitende Granulation und Restbeläge).

Allgemeinzustand, Mobilität, Immunstatus, Durchblutung, Infektion (**Abb. 9.27**).
Lokale Störfaktoren. Dies sind z.B.: Keimbesiedelung, Fremdkörper in der Wunde, Hämatom, Ödem, Schorf, Nekrosen, Hypergranulation, Nahtdehiszenz, hypertrophes Narbengewebe, unzureichende Ruhigstellung oder Druck auf die betroffene Region, Austrocknung/Auskühlung der Wunde, vorgeschädigtes Gewebe z.B. durch Bestrahlung.

9.6.2 Feuchte/moderne Wundversorgung vs. trockene/traditionelle Wundversorgung

Die Produkte der traditionellen trockenen Wundversorgung wie Mull-, Vlies-, Saugkompressen und Wundschnellverbände (Pflaster) haben folgende Aufgaben:
- Reinigung/Auswischen von Wunden und Wundumgebung,
- Aufnahme von Wundexsudat,
- Polsterfunktion,
- Schutz gegen äußere Einflüsse,
- Träger für Arzneimittel.

Auch beschichtete Wundgazen gehören zu den traditionellen Produkten. Sie bestehen aus einem grobmaschigen Netz, das je nach Produkt aus natürlichen oder Kunstfasern besteht und mit hydrophober Salbe (z.B. Vaseline) beschichtet ist. Solche Wundgazen sollen das Verkleben von Wundauflagen wie Kompressen mit dem Wundgrund verhindern. Einige Produkte verkleben bei geringer Exsudatmenge dennoch mit dem Wundgrund. Wird die Wundgaze doppelt gelegt, kann sich eine infektionsgefährdete feuchte Kammer bilden. Die hydrophobe Salbenbeschichtung kann die Hautporen verkleben und somit den Gasaustausch behindern. Heutzutage sind spezielle Wundgazen, sog. Wunddistanzgitter erhältlich, die aufgrund besonderer Beschichtungen (z.B. Silikon, Hydrokolloidpartikel, mikroperforierte Folie aus Polyethylen) und einer engmaschigen Webung nicht mit dem Wundgrund verkleben z.B. Mepitel (Mölnlycke Healthcare), Physiotulle (Coloplast), Urgotül (URGO), Sorbion plus (Sorbion AG), Hydrotül (Hartmann), Adaptic (Johnson&Johnson). Diese Produkte finden Anwendung bei Wunden, die nicht im Fokus einer modernen feuchten Wundversorgung stehen wie oberflächliche Schürf- und Risswunden, exulzerierende Tumorwunden, Meshgraftplastiken und Verbrennungswunden.

Die Kriterien eines „Idealen Wundverbandes" sind durch T. D. Turner (1979) definiert worden:

- Schutz vor Sekundärinfektion,
- Aufrechterhaltung eines feuchten Milieus im Wundbereich,
- thermische Isolierung der Wunde,
- keine Abgabe von Fasern oder anderen Fremdstoffen,
- Aufnahme von überschüssigem Wundexsudat und toxischen Bestandteilen,
- Ermöglichung eines Gasaustausches,
- Gewährleistung eines atraumatischen Verbandwechsels.

Ergänzend hierzu stehen heutzutage als weitere Kriterien immer die Anwenderfreundlichkeit und die Wirtschaftlichkeit im Vordergrund.

Nachteile der konventionellen/ trockenen Wundversorgung

Zu den Nachteilen der konventionellen/trockenen Wundversorgung zählen:

- Erzeugung eines trockenen Wundschorfs bis hin zur Nekrosenausbildung → starker Saugreiz der Kompressen kann zur Austrocknung der Wunde führen,
- kaum Schutz gegenüber Keimen (Infektionsgefahr) oder Feuchtigkeit von außen → bei inkontinenten Patienten mögliches Risiko der Hinleitung von Ausscheidungen an eine bestehende Sakralwunde,
- schmerzhafter Verbandwechsel → im sog. „Wundpeeling" werden in die Wundauflage eingewachsene Kapillaren und Fibringerüste schmerzhaft wieder abgezogen,
- schlechte Wärmeisolation → eine Kompresse gewährleistet nur Temperaturen

in Höhe der jeweilig vorherrschenden Zimmertemperatur (ca. 20°C); die Zellwanderung (Mitose) findet allerdings erst ab 28°C statt,
- gestörte und verzögerte Immunabwehr → die Zellwanderung ist im trockenen Milieu erschwert; dieses Problem betrifft insbesondere die für die Immunabwehr wichtigen Makrophagen in der Reinigungsphase; diese können sich in einem trockenen Wundmilieu nur am Wundrand aufhalten, werden aber in der gesamten Wunde benötigt.

Vorteile der warm-feuchten Wundversorgung

Die aus Experimenten mit Folienverbänden an oberflächlichen Schweinewunden im Jahr 1962 gewonnenen Erkenntnisse des englischen Biologen Dr. Winter änderten die Anforderungen für Wundauflagen und legten die Grundlage für eine feucht-warme Wundversorgung. Zu ihren Vorteilen zählen:

- Schaffung und Erhaltung eines feuchten Mikroklimas → wird durch die Folienbeschichtung gewährleistet,
- Schutz vor Keimen (= Schutz vor Sekundärinfektion) und äußerer Feuchtigkeit → durch die semipermeable Folienbeschichtung ist der Gasaustausch gewährleistet bei gleichzeitigem Schutz vor äußeren Reizen,
- atraumatischer bzw. schmerzreduzierter Verbandwechsel → kein Verkleben mit dem Wundgrund sowie vergleichsweise schmerzfreieres Ablösen als bei einer verklebten, eingewachsenen Kompresse,
- gute Wärmeisolation → diese Wundauflagen sichern Temperaturen zwischen 30-35°C und gewährleisten so ein für die Zellproliferation optimales Wundmilieu,
- Unterstützung und Sicherung einer ungestörten Immunabwehr → in dem durch die semipermeable Folienbeschichtung geschaffenen feucht-warmen Mikroklima können sich die Makrophagen ungehindert in der gesamten Wunde zur Keimabwehr fortbewegen.

In jüngster Zeit sind Wundauflagen auf den Markt gekommen, die aktiv in den Heilungsprozess eingreifen. Diese Produkte sollen die Wunde nicht in erster Linie feucht halten, sondern die Abheilungsmechanismen unterstützen und beschleunigen. Sie enthalten

Substanzen, z.B. Kollagen, Silber, Hyaluronsäure und Wachstumsfaktoren, die einen entscheidenden Einfluss auf den Heilungsprozess haben bzw. ihn initiieren.

9.6.3 Hautschutz und - pflege

Ein adäquater Schutz des Wundrandes und der umgebenden Haut ist wesentlicher Bestandteil der Wundversorgung. Irritationen, sowie Mazeration der umgebenden Haut sind durch einen angepassten Hautschutz vorzubeugen. Ein Schwerpunkt liegt dabei auf dem Schutz vor Feuchtigkeit, z.B. durch aggressives Wundexsudat, ohne gleichzeitig die Beobachtung des Wundrandes durch undurchsichtige Salben zu erschweren.

Nicht zu empfehlen ist die Anwendung von:

- abdichtenden Pasten (keine Hautbeobachtung möglich) oder Fetten/Ölen (kein Gasaustausch durch „zugekleisterte" Poren möglich, sodass die Haut austrocknet),
- Farbstoffen (keine Hautbeobachtung möglich; gerben die Haut),
- übermäßig viel Zusatzstoffen (allergisches Potential),
- Massagen gefährdeter Hautstellen (ggf. Zerstörung/Angriff klein(st)er Gefäße),
- Pudern (mögliche Hautreizung durch entstehende Reibe-/Scherkräfte)
- erfrischenden Alkohollösungen, z.B. Franzbranntwein (reizen und trocknen die Haut aus).

Empfehlenswert sind/ist:

- **Wasser/Öl – Emulsionen** (tröpfchenförmige Verteilung von Wasser in Öl mit einem fettlöslichen Emulgator) bei trockener Altershaut,
- **Harnstoff (Urea)** Präparate bei trockener, schuppiger Haut oder Hyperkeratosen; Harnstoff gehört zu den NMF (natural moisterizing factors), den natürlichen feuchthaltenden Faktoren und hat die Eigenschaft Wasser in der Haut binden zu können,
- **Dexpanthenolpräparate** zur Narbenpflege,
- **spezieller transparenter Hautschutzfilm**, wie Cavilon (3M Medica) hat eine Wirkdauer von bis zu 3 Tagen, behindert nicht den Gasaustausch der Haut, verstärkt die Klebkraft der Wundauflage, ermöglicht die Wundbeobachtung und

9

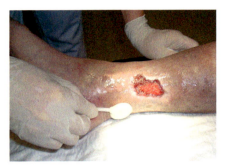

Abb. 9.28 Applikation von speziellem transparentem Hautschutzfilm.

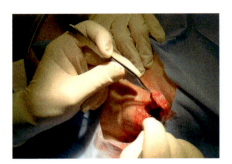

Abb. 9.29 Beim chirurgischen Débridement werden Nekrosen und Beläge durch Skalpell und Pinzette oder Ringkürette abgetragen.

ist anzuwenden bei Hautmazerationen, Intertrigo- oder Wundrandprophylaxe (Abb. 9.28),

– **Analtampons** (z.B. Peristeen) oder sog. Fäkalkolektoren bei Stuhlinkontinenz; Achtung: Analtampons sollten 2-3x tgl. gewechselt werden (ansonsten Ileusgefahr!),

– ggf. **Pflasterspray** als Schutz von frisch genähten OP- Wunden, die sich z.B. in unmittelbarer Nähe einer Stomaanlage befinden,

– semipermeable Transparentfolie oder transparente Hydrokolloidverbände,

– silikonbeschichteter Fixierverband (Mepitac) von der Rolle, der nur an der Haut haftet aber nicht klebt und sich atraumatisch entfernen lässt (günstig bei fragiler, empfindlicher Haut).

9.6.4 Wundreinigung

Die Wundheilung verläuft in drei ineinander übergreifenden Phasen: Reinigungs- oder Exsudationsphase, Granulations- oder Proliferationsphase und Epithelisierungsphase. Innerhalb dieser Phasen treten verschiedene Wundstadien auf: Nekrosen, Fibrinbeläge, infizierte, granulierende und epithelisierende Wunden. Die Wundversorgung geht phasengerecht auf die Abläufe und Zustände innerhalb der Wunde ein. Am Beginn der Behandlung steht immer die Wundreinigung. Das Hauptaugenmerk liegt auf der Beseitigung von Nekrosen, Belägen, Abfallstoffen, Zelltrümmern und überschüssigem Wundexsudat. Es gibt verschiedene Débridementarten:

Mechanisches Débridement. Auswischen und Reinigen der Wunde mittels Kompressen, ggf. mit Wundspüllösung oder Antiseptika getränkt.

Chirurgisches Débridement: Schnellste und effizienteste Form der Wundreinigung; Nekrosen und Beläge werden durch Skalpell und Pinzette oder Ringkürette abgetragen; je nach Ausmaß und Dicke ist eine Kurznarkose oder Lokalanästhesie, z.B. mit EMLA-Creme (Einwirkzeit von 45-60 Minuten beachten) erforderlich (Abb. 9.29).

Biochirurgisches Débridement: Verflüssigung von Nekrosen und Belägen durch den proteolytische Enzyme enthaltenden Speichel steril gezüchteter Maden der Gattung Lucilia sericata ("gefräßige Lucy"). Versuchsreihen belegen, dass diese Maden eine bakterienfreie Kriechspur (z.B. auch bei MRSA) hinterlassen. Aufgrund einer möglichen Ekelhemmschwelle sowohl bei Patienten und Angehörigen als auch beim Personal kommt der Einsatz von Maden manchmal nicht in Frage.

Autolytisches Débridement: Aufweichen von Nekrosen und Belägen durch die enthaltene Feuchtigkeit von Hydrogelen in Gelform (bestehen zu 60-95% aus Wasser) bis diese sich ablösen und aus der Wunde zu spülen sind.

Enzymatisches Débridement: Verflüssigung von Nekrosen und Belägen durch bestimmte Enzyme im Wechselspiel mit körpereigenen Proteinen. Diese haben nur eine begrenzte Wirkdauer von max. einem Tag und wirken nicht in trockenen Wundverhältnissen.

Ultraschall-Assistierte Wundreinigung (UAW): Fibrinbeläge, Zelltrümmer und Keime werden mittels niederfrequentem Leistungs-Ultraschall, in Kombination mit einer Spüllösung, schonend aus der Wunde gespült. Der Ultraschall-Impuls treibt die Spüllösung bis in die tieferen Regionen der Wunde und tötet dort durch Kavitation (zyklisch implodierende Gasblasen) zusätzlich Bakterien und Pilze ab. Zum Teil klagen Patienten über Schmerzen durch diese Débridementart, daher empfiehlt sich vorab eine Lokalanästhesie mit Emla-Creme.

9.6.5 Wundspülung

Die Wundspülung bewirkt die Entfernung von Abfallprodukten wie Zelltrümmern, Bakterien, Nekrosepartikeln und sonstigen Fremdstoffen sowie die Entfernung des Biofilms der Haut. Letzterer, eine Schutzgemeinschaft verschiedener Bakterien, ist häufig auf chronischen Wunden zu finden. Innerhalb

dieses Films existiert ein Sauerstoffgefälle, welches insbesondere die Ansiedlung von Anaerobiern begünstigt.

Wundspülungen sollten grundsätzlich steril, physiologisch, nicht resorbierbar, farblos, reizlos, nicht ätzend, erwärmbar und atraumatisch sein. Isotonische NaCl 0,9% - und Ringerlösung erfüllen diese Kriterien optimal. Im Unterschied zu der physiologischen Kochsalzlösung enthält Ringerlösung zwei zusätzliche Elektrolyte, Kalium und Kalzium. Angebrochene Behältnisse mit diesen unkonservierten Lösungen sind direkt nach Anbruch, spätestens nach 24 Std. zu entsorgen. Inzwischen sind auch wirkstoffhaltige (z.B. Polyhexanid) konservierte Zubereitungen wie Prontosan, Lavasorb oder Lavanid-Lösung 1 und 2 erhältlich. Aufgrund der konservierenden Wirkung des Polyhexanids ist Prontosan bis zu acht, Lavasorb bis zu sechs Wochen angebrochen verwendbar.

M Das Robert-Koch-Institut (RKI) mahnt an: „Leitungswasser ist nicht frei von Mikroorganismen". Laut der RKI Empfehlung „Infektionsprävention in Heimen"(2005) dürfen zum Spülen von Wunden nur sterile Lösungen verwendet werden (Kat. IB).

Verkeimte Duschköpfe und Ablagerungen in den Leitungsrohren können zu einer Kontamination des Wassers und somit auch der Wunde führen. Spezielle Filtersysteme, z.B. 0,2µm Bakterienfilter, wirken dieser Problematik entgegen. Wundbäder sind nicht empfehlenswert, da Keime, Eiter und Wundexsudat nicht abfließen können und immer wieder an die Wunde schwappen (Keimverschleppung). Bei infektgefährdeten oder infizierten Wunden ist ein Einsatz von zeitgemäßen Antiseptika angeraten. Diese zeichnen sich durch folgende Kriterien aus: um-

9

fassendes Wirkspektrum, kein Eiweißfehler, keine Resistenzbildung, lange Wirkdauer, farblos, nicht toxisch, nicht resorbierbar, nicht wundheilungshemmend, schmerzarm/frei, körperwarm anwendbar, nicht allergisierend.

Zeitgemäße Antiseptika basieren auf Octenidin (Octenisept) oder Polyhexanid (z.B. Lavasept-Lösungen). Die Anwendung kalter Spüllösung erzeugt unnötige Schmerzen, und der Kältereiz kann die Wundheilung behindern. Deshalb sind die eingesetzten Spüllösungen, stets auf Körpertemperatur anzuwärmen. Dies ist z.B. durch einen Wärmeschrank, Babyflaschenwärmer, oder ein entsprechend temperiertes Wasserbad möglich. Kleinere Behältnisse (z.B. Miniplascos) sind unkompliziert unter fließendem Wasser anzuwärmen. Von einem Mikrowelleneinsatz ist abzuraten, da der Wärmegrad der Flüssigkeit nicht abschätzbar ist und das Temperaturniveau innerhalb des Behältnisses sehr unterschiedlich sein kann.

9.6.6 Auswahl der Wundauflage

Die Auswahl der Wundauflage orientiert sich an verschiedenen Entscheidungskriterien. Zu beachten sind: Wundheilungsstadium und -phase, Exsudatmenge, Infektionsanzeichen bzw. Vorliegen einer Infektion, Wundreinigung, individuelle Patientenbedürfnisse, Hautzustand, Schutz des Wundrandes, Binden von Gerüchen, einfache Handhabarkeit, Akzeptanz durch den Patienten, Wirtschaftlichkeit und Effizienz. Die Kreation sog. „Wundburger" ist weder zweckmäßig noch wirtschaftlich. Die Wechselintervalle orientieren sich am jeweiligen Wundzustand und den Herstellerangaben.

M *Exulzerierende Tumorwunden* sind nicht mit folienbeschichteten Wundauflagen abzudecken. Diese erhalten ein optimal feucht-warmes Wundmilieu und fördern so das Zellwachstum, ggf. auch das der Tumorzellen. Bei exulzerierenden Tumorwunden ist deshalb eine konventionelle Sekundärabdeckung zu bevorzugen. Typische Probleme dieser Wunden sind erhöhte Exsudatmengen, sehr unangenehme Geruchsentwicklung, Schmerzen und z. T. Blutungen (Abb. 9.30). Spezielle Vlieskompressen mit Superabsorber (z. B. Sorbion sachet S,

S. 203) sind besonders geeignet für die Aufnahme höherer Exsudatmengen. Die Wundauflage kann länger auf der Wunde verweilen. Zudem bedeuten seltenere Verbandwechsel auch weniger Schmerzen für den Patienten. Zusätzlich können unangenehme Gerüche durch z. B. kohlehaltige Wundauflagen wie Aktivkohlekompressen oder Silberhaltige Aktivkohlekompressen gebunden werden. Zum Teil setzt die Palliativmedizin auch Chlorophyll-Lösungen zur Geruchsbindung ein. Ein weiteres Augenmerk liegt auf einer adäquaten Schmerzbekämpfung. Palliative Ulzerationen können zu Blutungen neigen. Hier ist ein Einsatz von Alginaten empfehlenswert, da diese durch das enthaltene Kalzium zusätzlich blutstillend wirken.

Die Produkte der „Modernen Wundversorgung" werden im Folgenden den einzelnen Wundstadien zugeordnet, um so einen Praxisbezug herzustellen.

Wundauflagen zum Einsatz bei Nekrosen/Fibrinbelägen

Nekrosen und Fibrinbeläge sind avitales Gewebe, behindern die Gewebeneubildung und bieten einen Nährboden für Keime und Bakterien. Infektionen und Unterminierungen lassen sich nicht erkennen, da der Wundgrund nicht einsehbar ist. Erst nachdem sie abgetragen sind, ist es möglich, den tatsächlichen Umfang und den Zustand der Wunde zu beurteilen (Abb. 9.31).

Die Beschaffenheit von Nekrosen variiert von trocken bis feucht und ihre Färbung von schwarz, braun, grünlich bis gelb. Grundsätzlich steht einem Débridement die Klärung der Durchblutungssituation voran. Liegt z.B. eine ausgeprägte pAVK vor, sind Nekrosen erst im Anschluss an eine erfolgreiche Revaskularisation abzutragen. Verschiedene Wundauflagen können hier Anwendung finden (Tab. 9.17).

Wundauflagen zum Einsatz bei infizierten Wunden

Die Kardinalsymptome Rötung, Überwärmung, Schwellung, Funktionseinschränkung und Schmerz kennzeichnen die infizierte Wunde. Ein Wundabstrich oder eine Probeexzision (PE) gibt Klarheit über eine vorliegende Infektion (> 10 hoch 5 koloniebildende Einheiten pro Gramm Gewebe) und die

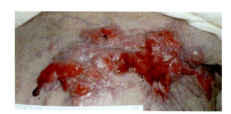

Abb. 9.30 Exulzerierende blutende Tumorwunde bei Z.n. Mamma Ablatio links.

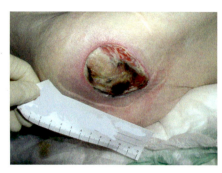

Abb. 9.31 Feuchte Nekrose.

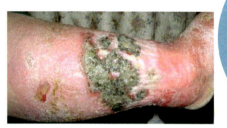

Abb. 9.32 Infiziertes Ulkus rechter Unterschenkel.

vorherrschenden Keime. Typisch sind zudem hohe Exsudatmengen, eitrige Beläge und ein sehr unangenehmer Geruch (Abb. 9.32). Eine Wundheilung ist erst nach Infektionsbeseitigung möglich. Verschiedene Wundauflagen können Anwendung finden (Tab. 9.17).

Wundauflagen zur Geruchsbekämpfung

Bei einigen Wunden, z.B. exulzerierenden Tumorwunden oder infizierten Wunden, tritt zusätzlich eine unangenehme Geruchsbelästigung auf. Dies bedeutet gleichermaßen eine psychische Belastung, die eine Einschränkung der Lebensqualität des Patienten nach sich zieht. Geruchsbekämpfend wirken z.B. Aktivkohlekompressen (Tab. 9.17).

Tab. 9.17 Wundauflagen. Die Beschreibung der Materialien und deren Anwendung sind absichtlich kurz gehalten, um eine Übersichtlichkeit zu gewährleisten. Maßgeblich sind immer die Anwendungshinweise auf der Packungsbeilage des jeweiligen Herstellers. Die Produktnennungen erfolgen ohne Anspruch auf Vollständigkeit!

Art	Zusammen-setzung	Wirkung	Verweil-dauer	Beispielhafte Produktnennung (Hersteller)
Wundauflagen zum Einsatz bei Nekrosen/Fibrinbelägen (Abb. 9.31)				
Hydrogele in Gelform	bestehen zu 60-95 % aus Wasser	– weichen Nekrosen und Beläge schonend durch Abgabe von Feuchtigkeit auf – halten trockene Strukturen, z. B. freiliegendes Sehnen- oder Knochengewebe, bzw. austrocknungsgefährdete Wunden feucht	bis zu 3 Tage	Askina Gel (B.Braun), CURAFIL (Tyco Healthcare), Cutimed Gel (BSN medical), Hydrosorb Gel (HARTMANN), IntraSite Gel (Smith & Nephew), NOBA-GEL (NOBA), Normlgel (Mölnlycke Health Care GmbH), NU- GEL (Johnson & Johnson), Purilon Gel (Coloplast), Suprasorb G Amorphes Gel (Lohmann & Rauscher), Tegaderm Hydrogel (3M Medica), URGO hydrogel (URGO), Varihesive Hydrogel (ConvaTec)
Wundauflage zur Nass-therapie	besteht aus einem mit Ringerlösung getränktem Saug-spülkörper	– bewirkt durch beständige Abgabe von Ringerlösung die Verflüssigung von Belägen – nimmt gleichzeitig keimbelastetes Wundexsudat auf	je nach Produkt bis zu 24 Std.	TenderWet 24 active – mit Ringerlösung aktiviertes Saugkissen, TenderWet active cavity – mit Ringerlösung aktiviertes Saugkissen für tiefe Wunden, TenderWet 24 – trockene Wundauflage, nicht aktiviert, TenderWet Solution Ampullen (Ringerlösung), alle Produkte (HARTMANN)
Alginate	werden aus marinen Braunalgen hergestellt	– bilden beim Kontakt mit dem Wundexsudat ein Gel aus, welches Keime und Zelltrümmer in sich einschließt (reinigende Funktion) – benötigen ausreichend Feuchtigkeit, um den Quellvorgang zu initiieren (mittelstark bis stark exsudierende Wunden) – zusätzlich blutstillende Wirkung durch das enthaltene Kalzium	je nach Wundexsudation bis zu 4 Tage	Algisite M (Smith & Nephew), Askina Sorb (B.Braun), Comfeel Alginattamponade und SeaSorb Soft Alginatkompresse (Coloplast), Curasorb (Tyco Healthcare), Kaltostat (ConvaTec), Melgisorb (Mölnlycke Health Care GmbH), NOBAALGIN Tamponade und NOBAALGIN-plus Kompresse (NOBA), Sorbalgon (Hartmann), Sorbsan (B.Braun), Suprasorb A (Lohmann & Rauscher), Tegaderm Alginat (3M Medica), Trionic (Johnson & Johnson), URGOsorb (URGO)
Wundauflagen zum Einsatz bei infizierten Wunden (Abb. 9.32)				
silberhaltige Wundauf-lagen	je nach Produkt sehr unterschiedlicher Aufbau und Zusammensetzung	– nutzen die bakterizide Wirkung des Silbers, das die Keime auf physikalische Weise abtötet – auch bei MRSA, VRE und Pilzen wirksam	je nach Produkt 3-7 Tage	*Silberhaltige Wundauflage:* Acticoat (Smith & Nephew), Askina Calgitrol Ag (B.Braun), UrgoCell Silver (URGO) *Silberhaltiger Hydrokolloidverband:* Contreet Hydrokolloid (Coloplast) *Silberhaltiger Polyurethanschaum:* Acticoat Moisture Control, Allevyn Ag (Smith & Nephew), Contreet Schaumverband (Coloplast), Mepilex Ag (Mölnlycke Health Care GmbH), PolyMem Silver (MediSet GmbH) *Silberhaltiges Alginat:* Acticoat Absorbent Algisite Ag (Smith & Nephew), SeaSorb-Ag (Coloplast), SILVERCEL hydroalginat (Johnson & Johnson), Suprasorb A+ Ag (Lohmann & Rauscher), Urgosorb Silver (URGO) *Silberhaltige Hydrofaser:* Aquacel Ag (ConvaTec), TEXTUS bioaktiv (biocell Biotechnologie mbH) *Silberhaltige Wundgaze/Wunddistanzgitter:* Atrauman Ag (HARTMANN), Urgotül Silver (URGO)

9

Tab. 9.17 Fortsetzung

Art	Zusammen-setzung	Wirkung	Verweil-dauer	beispielhafte Produktnennung (Hersteller)
Aktivkohle-auflage mit Silber	besteht aus einer Vliesumhüllung, in die ein mit ele-mentarem Silber beschichtetes Aktivkohlegewirk eingeschlossen ist	– kombiniert die antibakterielle Wirk-weise des Silbers mit der geruchs- und toxinbindenden Eigenschaft der Kohle	bis zu 3 Tage	Actisorb Silver 220 (Johnson & Johnson), NOBA-CARBON Ag (NOBA), Vliwaktiv Ag (Lohmann & Rauscher)
wirkstofffreie Wundauf-lage mit hydrophober Wechselwir-kung	imprägniertes Acetat- oder Baumwollgewebe	– bindet auf physikalische Weise die ebenfalls hydrophoben Wundbakte-rien und Pilze	1-2 Tage	Cutisorb sorbact und Cutimed Sorbact gel (BSN medical)

Wundauflagen zur Geruchsbekämpfung

Art	Zusammen-setzung	Wirkung	Verweil-dauer	beispielhafte Produktnennung (Hersteller)
Aktivkohle-kompressen	je nach Produkt sehr unterschied-licher Aufbau	– haben alle eine hohe Saugkapazität sowie die Fähigkeit Eiweißmoleküle, Bakterien und somit Gerüche zu bin-den	je nach Ge-ruchsent-wicklung und Exsu-dation bis zu 3 Tage	Askina Carbosorb (B.Braun), CarboFlex (Conva-Tec), Carbonet (Smith & Nephew), InCare (Hollis-ter), NOBACARBON (NOBA), Vliwaktiv (Lohmann & Rauscher)

Wundauflagen für unterminierte Wunden

Art	Zusammen-setzung	Wirkung	Verweil-dauer	beispielhafte Produktnennung (Hersteller)
Alginate (Abb. 9.33)	s.oben	s.oben	s.oben	s.oben
Hydrofaser	besteht aus Na-triumcarboxyme-thylzellulose	– ist weich und gut drapierbar – verwandelt sich bei Exsudataufnahme in ein transparentes Gel – gewährleistet einen Mazerations-schutz der Wundumgebung durch lediglich vertikale Aufnahme von Wundexsudat	bis zu 7 Tage	AQUACEL (ConvaTec)
Cavity-Polyu-rethanschäu-me	s. feinporige Polyurethanschsumverbände/Hydropolymerverbände			

Wundauflagen zum Einsatz bei granulierenden Wunden (Abb. 9.35)

Art	Zusammen-setzung	Wirkung	Verweil-dauer	beispielhafte Produktnennung (Hersteller)
feinporige Polyurethan-schaumverbän-de/ Hy-dropolymer-verbände	bestehen aus einem feinpori-gem Polyurethan-schaumkissen	– binden große Exsudatmengen sowie zusätzlich Zelltrümmer und Bakte-rien in ihre Struktur ein (dünne bzw. „light"Produkte für schwach exsudie-rende Wunden, um ein Austrocknen zu vermeiden) – sind als „Cavity-Produkte" zum Aus-tamponieren von Wundtaschen/-höh-len erhältlich – sind mit/ohne Kleberand erhältlich	bis zu 7 Tage	Allevyn (Smith & Nephew), Askina Transorbent, Askina Foam (B.Braun), Biatain (Coloplast), Cel-losorb (URGO), Curafoam (Tyco Healtncare), Cutinova hydro (Smith & Nephew), DracoFoam (Draco), Mepilex (Mölnlycke Health Care GmbH), NOBASPONGE mit Deckschicht (NOBA), PermaFo-am (HARTMANN), Sterisorb (Medi Bayreuth), Su-prasorb P (Lohmann & Rauscher), Tielle (Johnson & Johnson), Tegaderm Foam (3M Medica) **zum Austamponieren:** Allevyn Cavity und Allevyn Plus Cavity (Smith & Nephew), Askina Foam Cavity (B.Braun), Biatain cavity (Coloplast), NOBAS-PONGE ohne Deckschicht (NOBA), PermaFoam cavity (HARTMANN), PolyMem Wic (MediSet GmbH), Tielle packing (Johnson & Johnson)

9

Tab. 9.17 Fortsetzung

Art	Zusammen- setzung	Wirkung	Verweil- dauer	beispielhafte Produktnennung (Hersteller)
Hydrokapil- larverband	enthält ein hy- drokapillares Wundkissen mit Superabsorber	– kann besonders große Exsudatmen- gen aufnehmen – mit/ohne Kleberand erhältlich	bis zu 7 Tage	Alione (Coloplast)
Hydrokolloid- verbände	bestehen aus einer wasser- abweisenden Polymermatrix in der hydrophile Partikel enthalten sind	– lysieren oberflächliche Beläge und wirken granulationsfördernd – bilden bei Kontakt mit dem Wundex- sudat ein gelbes, übelriechendes Gel (kein Eiter!) – haben nur eine begrenzte Aufnah- mekapazität (Einsatz bei mäßig bis schwach exsudierenden Wunden)	bis zu 7 Tage	Algoplaque (URGO), Askina Hydro (B.Braun), Com- feel Plus (Cololplast), DracoHydro (Draco), Go- Ta-DERM (Gothaplast), Hydrocoll (HARTMANN), NU-DERM (Johnson & Johnson), NOBACOLLOID (NOBA), Restore (Hollister), SureSkin (Medi Bayreuth), Suprasorb H (Lohmann & Rauscher), Tegaderm Hydrocolloid (3M Medica), Traumasive (Hexal-Pharma GmbH), Ultec Pro (Tyco Healthca- re), Varihesive (ConvaTec)
transparenter Hydroaktiv- verband	besteht aus einem anpas- sungsfähigem Acrylwundkissen, eingeschlossen zwischen zwei Schichten aus transparenter Kle- befolie	– Transparenz gewährleistet gute Wundbeobachtung – für schwach bis mäßig exsudierende Wunden	abhängig von der Ex- sudatmen- ge auch deutlich länger als 7 Tage	3M Tegaderm Absorbent (3M Medica)

Wundauflagen zum Einsatz bei epithelisierenden Wunden

Art	Zusammen- setzung	Wirkung	Verweil- dauer	beispielhafte Produktnennung (Hersteller)
transparenter Hydrokolloid- verband	s. oben	– hat eine geringe Aufnahmekapazität und ist deshalb für diese Phase gut geeignet	s. Hydrokolloidverbände	
transparenter Hydroaktiv- verband	s.oben	s.oben	s.oben	s.oben
Hydrogel- kompressen	bestehen aus einer semiperme- ablen Folie mit aufgetragenem Hydrogel, enthalten zu 30- 95 % gebundenes Wasser	– befeuchten trockene und austrock- nungsgefährdete Wunden – mit/ohne Kleberand erhältlich	bis zu 7 Tage	AQUAFLO, CURAGEL (Tyco Healthcare), GoTac (Gothaplast), Hydrosorb (HARTMANN), NOBAGEL (NOBA), Suprasorb G Gel-Kompresse (Lohmann & Rauscher), TEXTUS Hydro (biocell Gesellschaft für Biotechnologie mbH)
semiperme- able Transpa- rentfolien	bestehen aus einer für Was- serdampf und Sauerstoff durch- lässigen Polyure- thanfolie	– durch Transparenz Gewährleistung einer guten Wundbeobachtung – können nur kleine Feuchtigkeitsmen- gen abdunsten aber selber kein Exsu- dat aufnehmen – zum Fixieren von anderen Wund- auflagen auch unsteril von der Rolle erhältlich	bis zu 7 Tage	**sterile Folien:** Askina Derm (B. Braun), Bioclusive (Johnson & Johnson), BLISTERFILM (Tyco Healthca- re), Hydrofilm (HARTMANN), Mefilm (Mölnlycke), NOBADERM (NOBA), OpSite Flexigrid (Smith & Nephew), Optiskin Film (URGO), POLYSKIN (Tyco Healthcare), Suprasorb F steriler Folienverband (Lohmann & Rauscher), Tegaderm (3M Medica) **unsteril von der Rolle:** OpSiteflexifix (Smith & Nephew), Suprasorb F Lohmann & Rauscher), Fi- xomull transparent (BSNmedical), Tegaderm Roll (3M Medica)

Tab. 9.17 Fortsetzung

Art	Zusammen-setzung	Wirkung	Verweil-dauer	beispielhafte Produktnennung (Hersteller)
Spezielle Wundauflagen				
Hyaluron-säure	Biopolymer und wichtiger Bestandteil des körpereigenen Bindegewebes	– unterstützt die Vermehrung von Fibroblasten und Keratinozyten und fördert die Kollagensynthese – wird bei schwer heilenden Wunden zur Wundkonditionierung eingesetzt	bis zu 3 Tage	Hyalofill und Hyalogran (ConvaTec), TEXTUS heal Hyaluronspray (biocell Gesellschaft für Biotechno-logie mbH)
Vlieskom-presse mit Superab-sorber		– bindet große Mengen an Wundexsu-dat innerhalb kürzester Zeit; insbeson-dere für stark exsudierende Wunden, wie z. B. exulcerierende Tumorwun-den, Gamaschenulcera, gut geeignet – Mazerationsschutz, da die Wundaufla-ge außen trocken bleibt	bis zu 4 Tage	Sorbion sachet S (sorbion AG)
Kollagen-wundauflage und Protease modulieren-de Matrix (Promogran)	besteht aus Kollagen und Promogran zusätzlich aus ge-friergetrockneter Zellulose (Prisma enthält zusätzlich noch 1 % Silber)	– wird von der Wunde rückstandsfrei resorbiert – bindet und deaktiviert überschüssige Proteasen, schützt gleichzeitig die Wachstumsfaktoren und fördert so den Aufbau von neuem Kollagenge-webe	Verweil-dauer bzw. Resorption nach bis zu 3 Tagen	**Kollagenwundauflage:** Catrix (ICN Pharmaceuti-cals Germany GmbH), NOBAKOLL (NOBA), Supra-sorb C (Lohmann & Rauscher) **Protease modulierende Matrix:** PROMOGRAN und PROMOGRAN PRISMA (Johnson & Johnson)
Proteasen-modulie-render Sal-benverband	besteht aus einem absorbierenden Stärkepolymer, Polyethylenglykol und Polaxamer	– verschiebt durch seinen eigenen sauren pH-Wert den pH-Wert der Wunde in den sauren Bereich; bewirkt dadurch eine Proteasenregulation und ein verlangsamtes Bakterienwachs-tum im Wundbett	bis zu 3 Tage	CADESORB (Smith & Nephew)
Polyurethan-schaumver-band mit Ibuprofen	enthält pro cm² 0,5mg des schmerzstillenden Wirkstoffs Ibu-profen	– kontinuierliche Abgabe von Ibuprofen über 7 Tage in Abhängigkeit von der Wundexsudation – ohne Kleberand und mit „sanfter Haftung" (ebenfalls ohne Kleberand) erhältlich	bis zu 7 Tage	Biatain-Ibu (Coloplast)
HydroBalance Wundauflage aus feuchter Zellulose	feines Netz aus mehrschichtig verwobenen feuchten Zellulo-sefasern gewähr-leistet Elastizität und Festigkeit	– bedarfsgerechte Regulierung der Wundfeuchtigkeit (nimmt überschüs-siges Exsudat bei feuchten Wunden auf und gibt eigene Feuchtigkeit an zu trockene Wunden ab) – mit dem antimikrobiellen Zusatz PHMB (Polyhexamethylen-Biguanid = Polyhexanid) auch Einsatz bei kritisch-kolonisierten und infizierten Wunden möglich	bis zu 7 tage	Suprasorb X, Suprasorb X + PHMB (Lohmann & Rauscher)

9

Wundauflagen für unterminierte Wunden

Tiefe Taschen, Wundhöhlen und Fistelungen erschweren die Wundversorgung, da eine Wundauflage immer Kontakt zum Wundgrund benötigt (**Abb. 9.33**). Im Vordergrund der Versorgung steht das Auffüllen dieser Höhlen, um zu vermeiden, dass sich die Wunde an der Oberfläche schließt und unsichtbar im Inneren ein infektgefährdeter Hohlraum zurückbleibt (**Abb. 9.34**). Verschiedene Wundauflagen können Anwendung finden (**Tab. 9.17**).

Wundauflagen zum Einsatz bei granulierenden Wunden

Granulationsgewebe ist gut durchblutet, gekörnt, feucht, glänzend, sauber und rot gefärbt (**Abb. 9.35**). Dieses frische neue, zell- und gefäßreiche Bindegewebe ist sehr empfindlich. Um Irritationen zu vermeiden, sind bevorzugt Produkte einzusetzen, die eine lange Wundruhe gewährleisten und nicht mit der Wunde verkleben. Verschiedene Wundauflagen können Anwendung finden (**Tab. 9.17**).

Wundauflagen zum Einsatz bei epithelisierenden Wunden

In der Epithelisierungsphase wächst die Wunde vom Rand her langsam zu. Es bildet sich neues Gewebe. Die Wundexsudation nimmt ab. Die Wundversorgung zielt in dieser Phase darauf ab, die Wunde vor Austrocknung zu schützen sowie einen atraumatischen Verbandwechsel und gleichzeitig eine lange Wundruhe zu gewährleisten. Das neue, empfindliche Gewebe darf auf keinen Fall mit der Wundauflage verkleben. Verschiedene Wundauflagen können Anwendung finden (**Tab. 9.17**).

Spezielle Wundauflagen

Beispiele sind in **Tab. 9.17** aufgeführt.
Lokale Unterdrucktherapie. Eine spezielle Therapieform bei der ein durch eine Pumpe

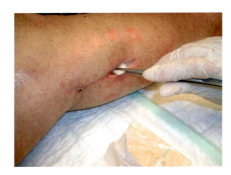

Abb. 9.33 Alginat wird in Wunde tamponiert.

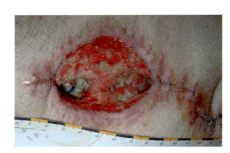

Abb. 9.34 Diese Aufnahme zeigt einen Patienten mit Z.n. Nahtdehiszenz bei Platzbauch mit Unterminierungen.

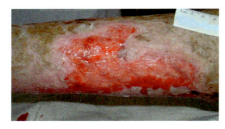

Abb. 9.35 Rosige Granulation mit vom Rand fortschreitender Granulierung.

erzeugter Unterdruck auf die Wundoberfläche wirkt. Unter dem, auf der Wundfläche aufliegenden, mit einer Transparentfolie abgedeckten und an ein Schlauchsystem angeschlossenem Schwamm (VAC Therapie, Fa. KCI) oder einem speziellen antimikrobiellen Mull (Fa. Huntleigh Healthcare oder Smith & Nephew) kommt es zu einem starken Granulationsreiz. In der Folge wird beschleunigt Gewebe neu gebildet. Ein zusätzlicher Effekt ist der gleichzeitige Abtransport von Zelltrümmern, Keimen und Exsudat durch das Pumpsystem.

9.6.7 Unzeitgemäße Produkte

Lebensmittel wie Honig, Zucker, Kohlblätter, Quark, Mehl, rohe Eier, Olivenöl; Bedarfsgegenstände wie Seesand, Zahnpasta, Heilerde, grüne Seife, Waffenöl (Ballistol), Lavendelöl, Benzin oder Veterinärpräparate (z.B. Melkfett) sind weder als Arzneimittel noch als Medizinprodukt zur Wundtherapie zugelassen und sollten deshalb keine Verwendung bei Wunden finden. Die Konsensuserklärung zur Wundantiseptik (Kramer u.a., 2004) definiert Farbstoffe sowie diverse Lokalantibiotika und Antiseptika als obsolet oder entbehrlich. Betroffen sind z.B. der Wirkstoff Ethacridinlactat (Rivanol), organische Quecksilberverbindungen (Mercuchrom) oder Wasserstoffperoxid 3 %. Farbstoffe behindern durch ihre gerbende Wirkung auf den Wundgrund sowie zusätzlich enthaltene Schwermetalle die Granulation und Epithelisierung. Sie fördern die Ausbildung von Schorf und die Austrocknung der Wunde. Die Verfärbung macht zudem eine adäquate Wundbeurteilung unmöglich. Einige Antiseptika sind zelltoxisch und verursachen starke Schmerzen. Lokalantibiotika können Kontaktallergien auslösen sowie eine Resistenzbildung bewirken.

Literatur

Kramer, A. u.a.: Konsensusempfehlung zur Auswahl von Wirkstoffen für die Wundantiseptik. Zeitschrift für Wundheilung (ZfW) 3 (2004)

Protz, K.: Moderne Wundauflagen unterstützen den Heilungsprozess. Geriatrie Journal 4 (2005) 37

Protz, K.: Moderne Wundversorgung, 4.Aufl. Elsevier, München 2007

Protz, K.: Für jedes Wundstadium gibt es eine passende Versorgung, Teil 1. Pflegen Ambulant 3 (2007a) 20

Protz, K.: Für jedes Wundstadium gibt es eine passende Versorgung, Teil 2. Pflegen Ambulant 4 (2007b)

Vasel-Biergans, A., Probst, W.: Wundauflagen für die Kitteltasche. Wissenschaftliche Verlagsgesellschaft, Stuttgart 2006

9

9.7 Mund- und Schleimhautveränderungen

Barbara Strohbücker

9.7.1 Pathophysiologische Grundlagen

Schädigungen durch Zytostatikatherapie

Zytostatika unterscheiden nicht zwischen Krebszellen und gesunden Körperzellen. Sie hemmen das Zellwachstum von allen Geweben, v. a. solchen, die sich häufig teilen. Neben den Krebszellen sind dies Schleimhaut-, Blut-, Haar- und Keimzellen (S. 318). Unter physiologischen Bedingungen erneuert sich die Schleimhaut alle 14 Tage. Die Zytostatika hemmen die Regeneration, die Schleimhaut wird dünn und verletzungsanfällig, Ulzerationen bilden sich aus. Diese direkte Schädigung der Schleimhaut in der Mundhöhle ist eine häufige Folge der Zytostatikatherapie. Besonders gefährdet sind jüngere Patienten, Patienten mit hämatologischen Erkrankungen und Patienten nach einer Hochdosischemotherapie.

Zur direkten Schädigung kommt eine indirekte hinzu (Abb. 9.36): Durch Absinken der Blutzellen - und hier v. a. der Granulo- und Thrombozyten - erhöht sich die Entzündungs- und Blutungsneigung. Die neutrophilen Granulozyten machen ca. 70 % der Leukozyten aus und sind für die lokale Abwehr von Krankheitserregern zuständig. Durch Phagozytose vernichten sie Krankheitserreger, das Produkt ist Eiter. Ca. sieben Tage nach Beginn der Chemotherapie fallen die Granulozyten ab und je nach Art der Zytostatika und der körperlichen Verfassung des Patienten kann es Tage bis Wochen dauern, bis die Granulozyten wieder neu gebildet werden. Besonders gefährdet sind Patienten mit < 500/mm³ Granulozyten.

Vor allem die Dauer der Granulozytopenie (häufig wird auch von Neutropenie gesprochen, da es sich um die neutrophilen Granulozyten handelt) macht das Infektionsrisiko aus: Bei einer Dauer von bis zu fünf Tagen besteht ein vergleichsweise niedriges Risiko, bei bis zu neun Tagen ein mittleres und bei 10 und mehr Tagen ein hohes Risiko (Link et al., 2003). Meist tritt gleichzeitig eine Thrombopenie (Mangel an Thrombozyten) auf. Je nach Schweregrad der Blutungsnei-

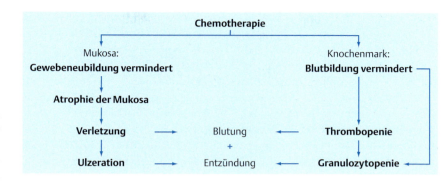

Abb. 9.36 Pathogenese von Mundschleimhautveränderungen nach Chemotherapie.

gung treten die Blutungen als Folge von mechanischen Reizen (z. B. beim Zähneputzen oder beim Kauen von harten Lebensmitteln) oder spontan auf.

Schädigungen durch lokale Strahlentherapie

Auch bei der lokalen Strahlentherapie im Bereich von Hals, Mund und Nase ist die Erneuerung der Mundschleimhaut beeinträchtigt. Erschwerend kommt hier hinzu, dass die Strahlen eine lokale Schwellung verursachen. Oft liegen die Speicheldrüsen innerhalb des Bestrahlungsfeldes, wodurch deren Funktion deutlich vermindert wird: Durch den Mangel an Speichel leiden die Patienten unter teilweise starker Mundtrockenheit (Xerostomie). Die Schädigung der Speicheldrüsen ist häufig irreversibel, d. h. die Patienten haben auch nach Ende der Strahlentherapie mit diesem Problem zu tun. Speichel enthält Immunglobuline zur lokalen Infektabwehr und hält die Mundschleimhaut feucht und sau-

ber. Durch den Mangel an Speichel sowie die strahlenbedingte Schwellung der Schleimhaut können sich hier leicht Krankheitskeime ansiedeln (Abb. 9.37).

9.7.2 Symptome und Folgen

Die therapiebedingten Veränderungen im Bereich der Mundhöhle werden als Mukositis (Entzündung der Mukosa = Schleimhaut) oder Stomatitis (Entzündung des Mundes; Stoma = Öffnung) oder auch orale Mukositis bezeichnet. Mögliche Symptome sind Rötung, Beläge, Borken, Aphten, Ulzerationen, Kratzen im Hals, belegte oder heisere Stimme, Lippenbläschen, Zahnfleischbluten, Schwellung, Geschmacksveränderungen, Schluckbeschwerden, leichte bis stärkste Schmerzen. In schweren Fällen können die Patienten nicht mehr essen und trinken, teilweise auch nicht sprechen. Schwere Ausprägungen treten v. a. nach einer Hochdosis Chemo- oder/und Strahlentherapie mit

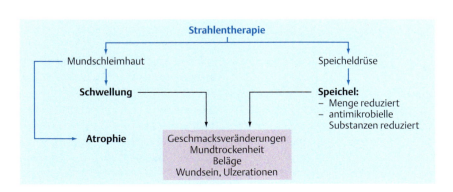

Abb. 9.37 Pathogenese von Mundschleimhautveränderungen nach lokaler Strahlentherapie.

Grad 0: keine Nebenwirkungen

Grad 1: Wundsein, Rötung

Grad 2: Rötung, Ulzerationen, Einnahme von festen Speisen möglich

Grad 3: Ulzerationen, nur Einnahme von Flüssigkeiten möglich

Grad 4: Essen und Trinken nicht möglich

Abb. 9.38 WHO-Einteilung der Mukositis.

nachfolgender Knochenmark- oder Stammzelltransplantation auf. Die Weltgesundheitsorganisation (WHO) unterscheidet fünf Schweregrade der oralen Mukositis **(Abb. 9.38)**. Diese Einteilung wird von Medizinern v. a. dazu genutzt, die Toxizität (Giftigkeit) von onkologischen Therapien, z. B. auch im Rahmen von klinischen Studien, einzuschätzen und zu dokumentieren.

Auswirkungen. Die Schleimhaut hat die Funktion, das Eindringen von Krankheitskeimen in den Organismus zu verhindern. Ist ihre Integrität gestört, können sich Keime leichter ansiedeln und die Schleimhautbarriere passieren. Keime aus der Mundhöhle können in die Speiseröhre, Lunge oder Blutbahn gelangen. Lebensgefährliche Komplikationen sind v. a. die Pilzpneumonie und Sepsis.

Für den Patienten stellt die orale Mukositis eine große Belastung dar. Der Mund ist wichtigstes Kommunikationsorgan, um mit Familie, Freunden und therapeutischem Team in Beziehung zu treten. Kosmetische Beeinträchtigungen, Mundgeruch und Schmerzen können dazu führen, dass der Patient soziale Kontakte meidet. Er ist außerdem beeinträchtigt in der Nahrungs- und Flüssigkeitsaufnahme. Geschmacksveränderungen verstärken die therapiebedingte Appetitlosigkeit, Schmerzen reduzieren den Speiseplan auf wenige Nahrungsmittel.

9.7.3 Vorbeugung von Entzündungen im Mund- und Rachenraum

Die Beschwerden und Gefahren, die von Entzündungen in der Mundhöhle ausgehen, machen eine sorgfältige Prophylaxe erforderlich. Dabei muss eingeräumt werden, dass bisher weder ein Wirkstoff noch eine Methode gefunden wurden, die die orale Mukositis wirksam verhindern oder heilen könnten (ONS, 2007a).

Ergebnisse aus wissenschaftlichen Untersuchungen

In klinischen Studien wurden unterschiedliche Wirkstoffe zur Mundspülung untersucht. Hierzu zählen u. a. desinfizierende Lösungen (Chlorhexitidin, jodhaltige Spülungen) oder entzündungshemmende Lösungen (Kamille, Hydrocortison, Prostaglandin), Sucralfat (Ulkustherapeutikum), Vitamin E als Antioxidans, GM-CSF (Wachstumsfaktoren), Leucovorin (Antidot zu Methotrexat), Amifostin (Ethyol, eingesetzt zur Radioprotektion), Aloe-vera-Produkte (S. 234). Viele Studien weisen methodische Schwächen auf und die Ergebnisse sind häufig widersprüchlich, sodass hier noch weiterer Forschungsbedarf besteht (ONS, 2007a; Rubenstein et al., 2004).

Hoffnung macht der neue Wirkstoff Palifermin (Kepivacance). Palifermin ist ein Keratinozyten-Wachstumsfaktor und wird i. v. injiziert. Er fördert die Neubildung von verletzten Epithelzellen. Patienten nach Hochdosischemotherapie hatten weniger ausgeprägte Mundschleimhautentzündungen (hier WHO Grad 4; Spielberger et al., 2004).

Kryotherapie. Nachgewiesen wurde auch ein positiver Effekt der Kryotherapie bei der Gabe von 5-Fluouracil und Melphalan. Hier macht man sich die kurze Halbwertzeit der Zytostatika zu Nutze. Während der Zytostatikainfusion wird durch das Lutschen von Eiswürfeln die Stoffwechseltätigkeit der Mundschleimhaut reduziert, entsprechend wird weniger Zytostatikum von der Mundschleimhaut aufgenommen. Um Verletzungen zu vermeiden, sollten die Eisstücke keine scharfen Kanten haben. Die Indikation der Kryotherapie ist auf diese Medikamente beschränkt. Sie kann nur bei Bolusgaben oder Infusionen mit kurzer Dauer eingesetzt werden.

Allgemeine Empfehlungen

Ansonsten sind die Empfehlungen zur Vorbeugung der oralen Mukositis nach Chemotherapie eher allgemeiner Art.

Zähneputzen. Hierzu zählt das Zähneputzen mindestens zweimal pro Tag für mindestens 90 Sekunden mit einer weichen Zahnbürste (ONS, 2007b). Die Borsten der Zahnbürste sollen nach jedem Gebrauch getrocknet werden, da Feuchtigkeit ein ideales Milieu für Krankheitskeime darstellt.

(M) Einmalzahnbürsten sind nicht geeignet für Patienten nach Chemo-/ oder Strahlentherapie, da sie meist scharfe Borsten haben. Dadurch können Verletzungen entstehen.

Mundspülung. Außerdem wird empfohlen, viermal täglich mit einer Lösung, die die Schleimhaut nicht reizt, zu spülen (ONS 2007b). Hier ist z. B. Kochsalzlösung 0,9 % geeignet, man gibt dafür 1 Teelöffel Salz auf einen halben Liter warmes Wasser. Alkoholhaltige Substanzen trocknen die Schleimhaut aus und sind daher nicht für die Mundpflege geeignet. Da der Nachweis für eine wirksame Mundspüllösung fehlt, kann auf teure und für den Patienten belastende, unangenehm schmeckende Mundspülungen verzichtet werden. Man sollte den Patienten auswählen lassen, womit er gerne spült. Es ist wenig sinnvoll, ein Mundspülmittel zu verordnen, das dem Patienten nicht schmeckt. Dann wird sein Engagement für die Prophylaxe auch entsprechend gering sein. Geeignet sind z. B. auch Tees, wobei Apothekenqualität bevorzugt und die Tees frisch zubereitet werden sollten. Handelsübliche Tees sind häufig stark sporenbelastet.

Flüssigkeitszufuhr. Ausreichende Flüssigkeitszufuhr hält die Mundschleimhaut feucht, unterstützt den Speichelfluss und wirkt Keimbesiedelungen im Mund- und Rachenraum entgegen. Zweieinhalb Liter pro Tag sind für Erwachsene sinnvoll. Bei Flüssigkeitsmangel ist der Speichelfluss reduziert, es entstehen schneller Beläge und Borken und der Schleim wird zähflüssig. Eiweiß-, vitamin- und kalorienreiche Ernährung sind wichtige Voraussetzung für den Zellaufbau und die Wundheilung (Sadler et al., 2003). Nikotin und Alkohol sowie scharfe Gewürze reizen die Schleimhaut und sollten daher gemieden werden.

Anregung des Speichelflusses. Bei strahlenbedingten Schädigungen wird es nicht möglich sein, den Speichelfluss anzuregen, da die Funktion der Speicheldrüsen gestört ist. Hier helfen künstliche Speichel, sie halten die Schleimhaut geschmeidig und reduzieren Reibung. Außerdem wirken sie einer Demineralisierung der Zähne entgegen, indem sie Säure im Mund abpuffern. Die antimikrobielle Wirkung des Speichels kann jedoch nicht ersetzt werden.

Inspektion der Mundhöhle

Um Veränderungen in der Mundhöhle möglichst frühzeitig erkennen und Maßnahmen zielgerichtet ergreifen zu können, ist die regelmäßige Inspektion der Mundhöhle erforderlich. Schon vor Beginn der Chemo-/Strahlentherapie sollte ein Ausgangsstatus erhoben werden. Die Verlaufskontrolle sollte täglich, bei Beschwerden ggf. zweimal täglich erfolgen. Wichtige Beobachtungsparameter sind der Zustand von Lippen, Mundschleimhaut, Zähnen, Zunge, Zahnfleisch, Rachen und Stimme sowie die Beschaffenheit und Menge des Speichels und das Schluckvermögen. Mit Hilfe von Checklisten kann die Beurteilung systematisch erfolgen und die Dokumentation vereinfacht werden (**Abb. 9.39**). Es werden auch Skalen zur Einschätzung und Dokumentation eingesetzt. Dabei werden den einzelnen Kategorien Punktwerte zugeordnet, der Summenscore soll Auskunft über den Schweregrad der Mukositis geben. Die Aussagekraft dieser Skalen ist jedoch sehr eingeschränkt, sodass eine rein qualitative Bewertung hier noch den Vorrang hat.

Durchführung. Für die Inspektion der Mundhöhle sind eine gute Taschenlampe, ein Spatel, ggf. Tupfer und Einmalhandschuhe notwendig. Die Zahnprothese wird auf korrekten Sitz geprüft und zur weiteren Untersuchung entfernt. Dabei wird kontrolliert, ob die Prothese Druckstellen verursacht. Der Patient öffnet den Mund weit, um Zähne und Zahnfleisch, Gaumen und Rachenring begutachten zu können. Um den Zungenrand und Zungengrund einsehen zu können, wird der Patient gebeten, die Zunge herauszustrecken und anschließend nach oben zu rollen. Die Wangentaschen werden gespreizt, die Lippen nach außen gestülpt.

Patienteninformation

Patienten, die sich erstmals einer Chemo- oder Strahlentherapie unterziehen, benötigen gezielte Information und Anleitung, um die Mundpflege selbstständig durchführen zu können. Dies ist in besonderem Maße für Patienten in ambulanter Behandlung relevant, da sie zu Hause auf sich selbst gestellt sind. Wissensdefizite können zu Fehleinschätzungen und falschem Verhalten führen. Patienten müssen verstehen, welche physiologischen Veränderungen in der Mundhöhle

stattfinden, um sich adäquat zu verhalten und eigene Strategien entwickeln zu können. Wenn sie verstanden haben, dass die Mundschleimhaut dünn und besonders verletzungsanfällig ist, können sie schlussfolgern, dass sie die Zahnpflege vorsichtig und ohne Druck ausführen müssen.

Die Patienten sollten die Inspektion der Mundhöhle beherrschen und wissen, welche Symptome weniger gravierend und welche Anzeichen als kritisch zu bewerten sind. Fieber ist z. B. ein Warnsignal für das Fortschreiten einer Infektion und in diesem Fall sollte sofort der Arzt konsultiert werden. Nicht zuletzt sollten die Patienten die Mundpflege richtig durchführen können und Strategien zur Linderung von Beschwerden kennen. Das Fördern der Selbstpflege hat sich als sinnvolle Strategie zur Prophylaxe und Früherkennung von Mundschleimhautveränderungen erwiesen. Informierte Patienten erkennen Veränderungen frühzeitiger, entwickeln wirksame Strategien zur Vorbeugung und Linderungen und haben im Ergebnis weniger schwere Ausprägungen der Mukositis (Larson et al., 1998).

Schriftliche Informationen können das Informations- und Anleitungsgespräch unterstützen und ergänzen. Patienten können darin wichtige Inhalte zu einem für sie günstigen Zeitpunkt nachlesen und gezielt Fragen stellen. Die Patientenbroschüre sollte sich auf die wesentlichen Aspekte beschränken und für den Patienten leicht verständlich sein. Das Beispiel einer Broschüre finden Sie im Anhang (S. 414).

9.7.4 Linderung von Beschwerden

Wenn Beschwerden auftreten, muss der Mundpflegeplan angepasst werden. Hierzu sollte zunächst evaluiert werden, ob der Patient Probleme bei der Mundpflege hat. Hat der Patient die Mundspülung nicht vertragen? Hat er sich zu schlapp gefühlt, die Mundpflege regelmäßig durchzuführen? Leidet der Patient unter Appetitlosigkeit? Der Patient benötigt jetzt Beratung über alternative Vorgehensweisen. Hier einige Empfehlungen:

- Spülfrequenz erhöhen, in schlimmen Fällen bis 1 x pro Stunde,
- Mundspüllösung wechseln, ggf. Lösung wärmen oder kühlen,

- bei Blutungen Zähneputzen für eine Weile unterlassen,
- Trinkmenge/Flüssigkeitszufuhr erhöhen,
- Speisen an die Bedürfnisse des Patienten anpassen: geeignet sind z. B. Milkshakes, kalte Puddings oder Geleespeisen, Eiswürfel aus Tee oder Saft,
- Schmerzeinschätzung und Schmerzmedikation: gezielt nach Schmerzen fragen und bei positiver Antwort mittels Numerischer Rating Skal (NRS 0-10, S. 226) Selbsteinschätzung durch den Patienten durchführen lassen; Schmerztherapie nach WHO-Stufenkonzept (S. 220). Zusätzlich zur systemischen Schmerztherapie können analgesierende Lösungen (Xylocain viscös, Subcutin) topisch angewendet werden.

Oberstes Ziel ist es, die Nahrungs- und Flüssigkeitsaufnahme aufrechtzuerhalten. Essen und Trinken zählen zu den wichtigsten Reinigungsmechanismen des Mund- und Rachenraums.

 Bei starken Schmerzen ist eine konsequente schmerzlindernde Behandlung, häufig auch die Gabe von Opiaten erforderlich. Lokalanästhesierende Mittel, z. B. Xylocain viscös, können vor dem Essen und vor der Mundspülung angewendet werden. Das Ausmaß der Schmerzen, die durch Mukositis ausgelöst werden, wird häufig unterschätzt. Daher ist die Schmerzeinschätzung mittels Schmerzskala durch den Patienten selbst erforderlich.

Standardisiertes Vorgehen. Die Einführung eines standardisierten, multiprofessionellen Behandlungskonzepts zum Management der oralen Mukositis führt zu einer konsequenteren Umsetzung der Therapieempfehlungen. Alleine durch die Standardimplementierung können Aufkommen und Schweregrad der Mundschleimhautveränderungen reduziert werden (Beck, 1979; Graham et al., 1993). Dabei steht nicht die Frage nach dem Wirkstoff im Vordergrund, sondern vielmehr der umfassende Ansatz, der Patientenschulung, systematische Einschätzung und Anpassung des Mundpflegeplans integriert.

 Ein Film auf der DVD zeigt Ihnen die Durchführung einer Mundpflege.

Name: **Müller**   Vorname: **Anna**   Blatt-Nr.: **1**

Datum	20.01.2004	21.01.2004	22.01.2004	23.01.2004
Lippen	☒ rosig, ☒ geschmeidig, ☐ blass, ☐ trocken, ☐ spröde, ☐ rissig, ☐ Krusten, ☐ Bläschen	☒ rosig, ☐ geschmeidig, ☐ blass, ☒ trocken, ☐ spröde, ☐ rissig, ☐ Krusten, ☐ Bläschen	☐ rosig, ☐ geschmeidig, ☐ blass, ☐ trocken, ☐ spröde, ☒ rissig, ☐ Krusten, ☐ Bläschen	☐ rosig, ☐ geschmeidig, ☐ blass, ☐ trocken, ☐ spröde, ☒ rissig, ☐ Krusten, ☐ Bläschen
Mund	☒ rosig, ☐ feucht, ☐ trocken, ☐ blass, ☐ gerötet ☐ stark gerötet, ☐ geschwollen, ☐ offene Stellen. *Beläge:* ☐ weiß, ☐ gelb, ☐ braun 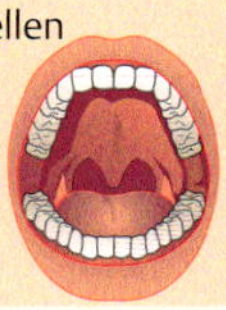	☒ rosig, ☐ feucht, ☐ trocken, ☐ blass, ☐ gerötet ☐ stark gerötet, ☐ geschwollen, ☐ offene Stellen. *Beläge:* ☐ weiß, ☐ gelb, ☐ braun 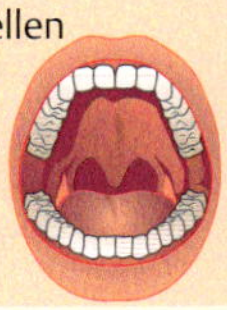	☐ rosig, ☐ feucht, ☐ trocken, ☐ blass, ☐ gerötet ☐ stark gerötet, ☐ geschwollen, ☐ offene Stellen. *Beläge:* ☒ weiß, ☐ gelb, ☐ braun 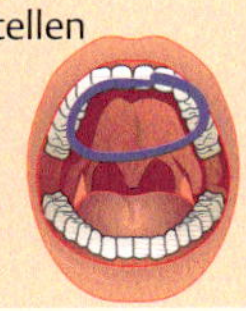	☐ rosig, ☐ feucht, ☐ trocken, ☐ blass, ☐ gerötet ☐ stark gerötet, ☐ geschwollen, ☐ offene Stellen. *Beläge:* ☒ weiß, ☐ gelb, ☐ braun 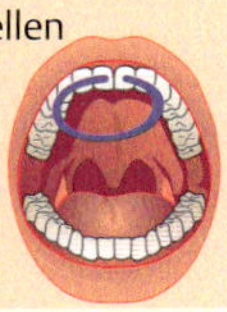
Zunge	☐ rosig, ☐ feucht, ☒ aufgeraut, ☐ furchig, ☐ Bläschen, ☐ offene ☐ wunde Stellen. *Beläge:* ☐ weiß, ☐ gelb, ☐ braun, ☐ Borken	☐ rosig, ☐ feucht, ☒ aufgeraut, ☐ furchig, ☐ Bläschen, ☐ offene ☐ wunde Stellen. *Beläge:* ☐ weiß, ☐ gelb, ☐ braun, ☐ Borken	☐ rosig, ☐ feucht, ☐ aufgeraut, ☐ furchig, ☐ Bläschen, ☐ offene ☐ wunde Stellen. *Beläge:* ☒ weiß, ☐ gelb, ☐ braun, ☐ Borken	☐ rosig, ☐ feucht, ☐ aufgeraut, ☐ furchig, ☐ Bläschen, ☐ offene ☐ wunde Stellen. *Beläge:* ☒ weiß, ☐ gelb, ☐ braun, ☒ Borken
Zahnfleisch	☒ rosig, ☒ straff, ☐ blass, ☐ stark gerötet, ☐ geschwollen. *Blutung:* ☐ leicht ☐ stark, ☐ geronnen	☒ rosig, ☒ straff, ☐ blass, ☐ stark gerötet, ☐ geschwollen. *Blutung:* ☐ leicht ☐ stark, ☐ geronnen	☐ rosig, ☐ straff, ☐ blass, ☒ stark gerötet, ☐ geschwollen. *Blutung:* ☐ leicht ☐ stark, ☐ geronnen	☐ rosig, ☐ straff, ☐ blass, ☒ stark gerötet, ☐ geschwollen. *Blutung:* ☐ leicht ☐ stark, ☐ geronnen
Speichel	☐ ausreichend, ☒ verringert, ☐ vermehrt, ☐ dünnflüssig, ☐ zäh	☐ ausreichend, ☒ verringert, ☐ vermehrt, ☐ dünnflüssig, ☐ zäh	☐ ausreichend, ☒ verringert, ☐ vermehrt, ☐ dünnflüssig, ☐ zäh	☐ ausreichend, ☒ verringert, ☐ vermehrt, ☐ dünnflüssig, ☐ zäh
Rachen	☒ rosig, ☐ gerötet, ☐ kratzen im Hals. *Schlucken:* ☐ schmerzhaft, ☐ kaum möglich	☐ rosig, ☐ gerötet, ☒ kratzen im Hals. *Schlucken:* ☐ schmerzhaft, ☐ kaum möglich	☐ rosig, ☒ gerötet, ☒ kratzen im Hals. *Schlucken:* ☐ schmerzhaft, ☐ kaum möglich	☐ rosig, ☒ gerötet, ☐ kratzen im Hals. *Schlucken:* ☒ schmerzhaft, ☐ kaum möglich
Sprache	☒ klar, ☐ belegt, ☐ heiser, ☐ schmerzhaft, ☐ kaum möglich	☒ klar, ☐ belegt, ☐ heiser, ☐ schmerzhaft, ☐ kaum möglich	☐ klar, ☒ belegt, ☐ heiser, ☐ schmerzhaft, ☐ kaum möglich	☐ klar, ☒ belegt, ☐ heiser, ☐ schmerzhaft, ☐ kaum möglich
PP Unterschrift	Hél	Hél	Hél	Hél

Abb. 9.39 Checkliste zur Inspektion der Mundhöhle. Entsprechende Befunde werden angekreuzt.

Literatur

Beck, S.: Impact of a systematic oral care protocol on stomatitis after chemotherapy. Cancer Nursing 2 (1979) 185

Graham, K. et al.: Reducing the incidence of stomatitis using a quality assessment and improvement approach. Cancer Nursing 16 (1993) 117

Link, H. et al.: Antimicrobial therapy of unexplained fever in neutropenic patients. Guidelines of the Infectious Diseases Working Party (AGIHO) of the German Society of Hematology and Oncology (DGHO). Annals of Hematology 82, Supplement 2 (2003) 105

Larson, P.J. et al.: „The PRO-SELF© Mouth Aware Program: An effective approach for reducing chemotherapy-induced mucositis". Cancer Nursing, Vol. 21, No. 4 (1998) 263

Oncology Nursing Society: Putting Evidence to Practice. Mucositis. Tables of Evidence. Url: http://www.ons.org/outcomes/volume2/mucositis.shtml. Stand: 4.11.2007 (ONS; 2007a)

Oncology Nursing Society: Mucositis. What interventions are effective for managing oral mucositis in people receiving treatment for cancer? Url:http://www.ons.org/outcomes/ volume2/mucositis/pdf/PEPCardShort_mucositis.pdf (ONS, 2007b)

Rubenstein, E.B. et al.: Clinical practice guidelines for the prevention and treatment of cancer therapy-induced oral and gastrointestinal mucositis. Cancer 100 (2004) 2026

Sadler, G.R. et al.: Managing the oral sequelae of cancer therapy. MEDSURG Nursing 1 (2003) 28

Spielberger, R. et al.: Palifermin for oral mucositis after intensive therapy for hematologic cancers. New England Journal of Medicine 351 (2004) 2590

9.8 Körperbildveränderungen

Alrun Sensmeyer

„Prostata-Krebs ist das männliche Gegenstück zum Brustkrebs – die Zahlen sind fast identisch - und doch wird ihm wesentlich weniger Beachtung geschenkt. Weibliche Fotomodelle werden in Designer-T-Shirts mit einer Zielscheibe auf der Brust abgelichtet, um auf die Gefahren des Brustkrebses hinzuweisen, aber für Männer gibt es keine entsprechenden Kampagnen. Der Prostatakrebs bleibt, fast wie die Prostata selbst, unsichtbar. Die Behandlung von Prostatakrebs bringt, gleich in welcher Form fast unausweichlich die weithin bekannten Gefahren von Harninkontinenz mit sich, die das Selbstbild und den Stolz eines jeden Mannes erschüttern, seine Lebensfreude beeinträchtigen und die – das liegt in der Natur der Sache – dazu beitragen, dass Männer nicht über das Thema sprechen. Gerade dieses Schweigen macht den Prostatakrebs zu einer tödlichen, lautlosen Geißel. Frauen sprechen über ihren Körper; Männer tun dies nicht, schon gar nicht, wenn ihre Fähigkeiten zum Geschlechtsverkehr gefährdet sind"(Korda, 1997).

Körperbildveränderungen sind eine sog. onkologisch erforderliche Radikalität: Manchmal ein schmaler Pfad für das Überleben, eine Gradwanderung des therapeutisch Vertretbaren – in jedem Fall ein harter Weg für viele Patienten, ihr Leben mit den Folgen zu gestalten.

9.8.1 Krankheit und Auswirkungen auf das Körpererleben

Obwohl viele Krebserkrankungen bei Diagnosestellung im Körper verborgen sind, können sie lebenslange und sichtbare Therapieerinnerungen hinterlassen. Welche Körperbilder haben Patienten deshalb bei ihren Krankheitsbildern im Kopf? Für den Arzt besteht das Rektumkarzinom aus Tast- und Biopsiebefunden, Röntgen- und Endoskopiebildern, Kurven zur Schließmuskelfunktion. Was sieht der Patient? Blutauflagen, Bleistiftstühle. Später einen schwarzen Filzstiftpunkt auf dem Bauch, der als Stoma zu rosaroter Schleimhaut wird.

Ⓛ Wir sind es nicht gewohnt, dass die Verdauung aus dem Bauch quillt: Was würde ein Patient malen, wenn er das Wort Krankheitsbild wörtlich nimmt? Wie kann sich das therapeutische Team auf Gespräche zur Körperveränderung einstellen?

Innen- und Außenseite von Gesundheit und Krankheit

Ⓓ Das Körperbild ist eine Synthese aus Erfahrung, Verhalten und Gefühlen gegenüber dem eigenen Körper. „Das body image ist ein psychologisches Konstrukt, das sich äußerlichen Veränderungen des Körpers anpasst. Es ist Teil der Persönlichkeit jedes Menschen" (Dauschek, 1994).

Den Körper entdecken. Dies geschieht im Spiegelbild, mit den Händen, mit den Ohren, mit der Nase. Es gibt dabei immer eine Sichtweise vom eigenen Normalzustand. Wichtig ist die Einschätzung, wie wir auf andere wirken, wie uns die anderen sehen. Die Körperwahrnehmung wird u. a. geprägt durch die Kultur und die Erziehung. Sie ist ein lebenslanges Geschehen.

Der Körper, wie er ist. Größe, Gewicht, Frisur, Hautzustand, Geschlecht, Alter. Was verändert eine Krankheit daran? Fotos auf dem Nachttisch zeigen eine Patientin mit Dauerwelle, festlicher Kleidung, rosigen Wangen, Rundungen auf den Hüften. Jetzt liegt sie im Krankenhaus mit einem stenosierenden Ösophaguskarzinom. Lange hatte sie ihre Kost an das zunehmende Passagehindernis angepasst. Die 25 Kilogramm Gewichtsabnahme sind ihr deutlich anzusehen.

Wunschbild. Die Idealvorstellungen, die wir von unserem Körper haben, begleiten uns bei jeder Auseinandersetzung mit der Körperrealität. Normen und Vorbilder sind Vergleichsgrundlage (Abb. 9.40).

Patientenaussagen: Herr Wörns: „Ich war sowieso schon immer zu dick. Über die Pfunde, die jetzt fast dahin schmelzen, weil ich durch die Untersuchungen nur wenig zu essen bekomme, bin ich richtig froh." Frau Petri über ihren Mann: „Als er mich nach dem letzten Krankenhausaufenthalt zu Hause wieder nackt gesehen hat, sagte er: `An Dir ist ja nichts mehr dran, Sie hätten Dich vor der Entlassung erst wieder ordentlich aufpäppeln müssen.´"

9

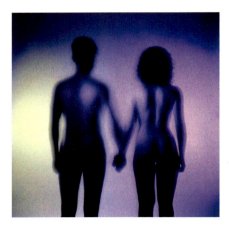

Abb. 9.40 Die Idealvorstellungen, die wir von unserem Körper haben, begleiten uns bei jeder Auseinandersetzung mit der Körperrealität. Normen und Vorbilder sind Vergleichsgrundlage.

Der Körper im Alltag. Dies ist u. a. die Art, wie wir uns kleiden, den Körper zeigen. Bei der Aufnahme zur geplanten Darmoperation mit notwendiger Ileostomaanlage kommt ein junger Patient in Begleitung seiner Clique. Alle tragen ein T-Shirt, das nur bis zum Nabel reicht. Die Jeans sitzt ziemlich unterhalb des Beckenknochens, auf dem Slipgummi ist der Herstellername gut zu lesen. Wie wird sich der Patient postoperativ kleiden, bei seinem jetzigen Outfit würde der Stomabeutel von allen gesehen werden.

Der Körper danach. Die Rasur des Operationsgebietes, das Einüben einer Mobilisation mit Unterarmgehstützen, der Blick auf das verbundene Gesicht des Mitpatienten, all dies sind Eindrücke, die zur Auseinandersetzung um das Körperbild gehören. Denn eine anatomische Skizze, die Beschreibungen zur geplanten Tumorresektion, haben so gar nichts mit einem Schreckensbild zu tun, das der Patient von seinem Körper nach der Operation hat. Den Körper so umgestalten zu können, sich damit sehen lassen zu können, kann er sich oft kaum vorstellen. Hinzu kommen Fantasien um die Reaktionen des Partners, der Nachbarschaft u. a. (z. B. Saunabesuche, die Campingfreunde, Schwimmen mit den Enkelkindern).

L Wie reagieren Sie auf die folgenden Patientenaussagen? Beide Männer liegen im gleichen Zimmer und sagen zu Ihnen: Herr Albrecht: „Bin ich froh, dass ich mit einem Stoma davonkomme. Ein Bein zu verlieren, damit würde ich nicht weiterleben wollen."

Herr Bertram: „Nie möchte ich meinen Stuhlgang am Bauch vor mir hertragen. Lieber bin ich mit meiner Prothese etwas langsamer als sonst unterwegs."

Die Dramatik des Krankheitsgeschehens, die Vorhersage von Freunden, Verwandten, Mitpatienten und die Informationen aus den Medien sind bedeutsame Einflüsse, wenn die Patienten sich mit den Therapiefolgen in ihrem Körper beschäftigen.

Krankheit und Schönheit

„Haben Sie einen Sinn für Schönheit? Schade, denn Sie sollten fünf haben. Schönheit ist etwas zutiefst Sinnliches. Trotzdem zählt nur der Augensinn. Wer gut aussieht, ist schön. Ist also Schönheit nur etwas Äußerliches? Nein. Schönheit kann man hören, riechen, fühlen, schmecken. Es macht einen großen Unterschied, ob man ein Gesicht nur sieht, oder ob man es auch streichelt, den Duft der Haare riecht" (Lewalter, 1994).

Warum hängt das Wohlbefinden vieler Menschen vom Spiegelbild ab? Wie wurde der Körper zum Schlachtfeld der Mode- und Kosmetikindustrie? Die Attribute schlank, fit und gesund werden oft mit einer solchen Unerbittlichkeit propagiert, dass Narben nicht mehr öffentlich gezeigt werden können. Viel Zeit verbringt man vor dem Spiegel, denn Medien und Mitmenschen machen aus Spiegelbildern Ansichtssachen (**Abb. 9.41**). Lauern deshalb nach einer Krebserkrankung im Spiegel Gespenster, die einem wie eine innere Stimme zuflüstern, dass gutes Aussehen ab jetzt Vergangenheit ist? Ein Spiegelbild zeigt die Tatsachen: Schon im Vorschulalter lernen Kinder, wie bestimmte körperliche Merkmale in der Gesellschaft bewertet wer-

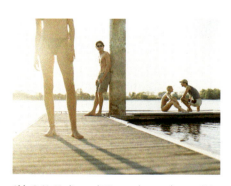

Abb. 9.41 Medien und Mitmenschen machen aus Spiegelbildern Ansichtssachen.

den. Sie bekommen Märchen erzählt, in denen das wunderschöne Aschenputtel den gut aussehenden Prinzen erobert, die hässlichen Stiefschwestern dagegen leer ausgehen. Barbiepuppen und Ritterfiguren sind schön, stark und anmutig: sie haben weder Bauch noch Glatze und keine Narben.

Soziale Bestimmung des Körpers

Unser Körper: die Gestalt, mit der wir durchs Leben gehen, unser Zuhause? Haben wir unseren Körper, sind wir unser Körper, machen wir unseren Körper? Training und Skalpell helfen dort nach, wo Spiegel- und Selbstbild korrigierbar sind: Mit der Schönheitschirurgie ist die ökonomische Eroberung des Körpers in vollem Gange. Die neue männliche Körpermitte wird zum Waschbrettbauch, geprägt von Muskeln, die normale körperliche Arbeit nicht entstehen lassen kann. Der Körper muss Leistungsstärke und Durchhaltevermögen in Szene setzen. Dies zeigt sich u. a. am expandierenden Markt von fernöstlichen Körperprogrammen und meditativen Reisen ins Körperinnere. Was die Natur mitgegeben hat, ist nicht mehr das Maß aller Dinge. Es geht heute um die Gestaltung der Hülle, der Körper als Benutzeroberfläche: Er wird in Form gebracht, gestählt, modelliert. Er wird vervollständigt, verziert, gepierct, tätowiert. Er wird konserviert und verjüngt mit Antifaltencremes und Haarfärbemitteln.

„Sehen Sie Ihren Körper als Feld zum Beackern oder als Garten, der gepflegt wird? Sehen Sie Ihren Körper als Motor zum Verheizen oder als Quelle, um daraus Kraft zu schöpfen. Sehen Sie Ihren Körper als Baustelle ohne Ende oder als Haus, um darin zu wohnen. Sehen Sie Ihren Körper als Fassade zum Verstecken oder als Fenster zum Schmücken?" (Dauschek, 1995)

9.8.2 Körper erleben, Körper erfahren

Den Körper erleben und begreifen: Man fühlt sich selbst matt und hinfällig, kann aber die Signale des Körpers nicht deuten: Wie werden die subjektiven Körperempfindungen zu Diagnosen? Die somatische Medizin sucht einerseits mit apparativen Methoden nach Befunden für die Funktionsstörungen. Doch welche Sinnesorgane werden darüber hinaus benötigt, um die Metaphern zu verstehen, die

9

die Menschen nutzen, um ihr Befinden auszudrücken? Musik- und Maltherapie haben u. a. ihren Stellenwert in der Auseinandersetzung mit der Krankheitsbewältigung. Ist die Pflegebedarfserhebung mehr als ein Wortdokument? Manchen Patienten fällt es schwer, ihren Schmerz mit numerischen, visuellen oder verbalen Ratingskalen zuzuordnen. Wie wäre es mit Farben, Klängen? Welche grellen Farbtöne wählt man für einen brennenden Nervenschmerz? Wie hören sich Körpergefühle an? Welches Instrument spielt einen dumpfen Dauerschmerz? Gefühle, wörtlich genommen, man kann sie in erster Linie fühlen: Wie nah kommt man dem inneren Empfinden mit Worten und dann auch darüber ins Gespräch? Wenn Patienten sagen, sie fühlen sich so leer, meinen sie oft sicher nicht ein Hungergefühl, das fehlende Kolon. Eher den verlorenen Sinn des Lebens?

Körpersprache

„Wir verwenden Zeit und Energie, um neben unserer Muttersprache noch weitere Sprachen zu lernen. Körpersprache ist mit der Zeit zu einer Fremdsprache geworden. Es ist mir unerklärlich, warum wir nie Zeit haben, unsere Primärsprache, nämlich die Sprache unseres Körpers zu verbessern" (Molcho, 1983).

Sprache, Stimme, Sprechen – die Kommunikation ist ein komplexes Geschehen. Was der Mensch empfindet, denkt – mit Worten, Texten, Gesten drückt er sich aus, der Körper wird zum Werkzeug. Mit welchen Abschiedsgedanken, mit welcher Trauer hören Patienten vor einer Laryngektomie das letzte mal ihre Stimme? Die Identitätsprüfung kurz vor dem Beginn der Narkose: das eigene Geburtsdatum klingt postoperativ nur noch mit der Ersatzstimme in den Ohren.

L Die folgenden Pflegeerfordernisse stehen auf einer Karteikarte und werden im Team verteilt. Jeder stellt einen Patientenwunsch nur mit Gesten dar, probiert unterschiedliche Ideen aus. Die Kollegen beobachten, wie schnell sie den Begriff erkennen: Einsamkeit, seine Stimme vermissen, Ungeduld, Durst, Hunger, Übelkeit, Erstickungsangst, Absaugbedarf, Schmerzen, Sehnsucht nach einem Kuss des Partners, Wunsch nach Zuwendung.
Welche Geste könnte auch von medizi-nischen Laien verstanden werden? Bei dieser Übung geht es nicht darum, dem Patienten die Möglichkeit vorzuenthalten, sein Anliegen auch aufschreiben zu können, sondern sensibel zu werden für seelische stille Notrufe.

Veränderungen im Gesicht

Rehabilitation beginnt vor dem Spiegel: Ob Angesicht, Antlitz, Visage, Fratze, Bleichgesicht, Pokerface - der Mensch macht gute Miene zum bösen Spiel, er wahrt sein Gesicht, er sagt jemandem etwas ins Gesicht. Sein Gesicht zu verlieren als Folge von chirurgischen Maßnahmen bei Tumoren im Kopf-Hals Bereich ist aber Realität und nicht mehr im übertragenen Sinne zu verstehen. Die Ergebnisse der Wiederherstellungschirurgie – die Patienten sehen im Spiegel ihr umgestaltetes Gesicht. Ist es für sie eher ein verunstaltetes Gesicht? Im Gesicht ist es kaum möglich, mit Kleidungsstücken die Veränderungen zu bedecken. Sich aus dem Blickfeld der anderen zu bringen, das neue Gesicht ist wie eine Maske, die aber nicht abgenommen werden kann. Jetzt sind nicht (mehr) die Spuren des Lebens, sondern die Folgen der Therapie sichtbar. Patienten erhalten Anleitung, wie sie z.B. die Augenprothesen einsetzen, wie sie mit abdeckenden Cremes den optischen Schrecken der Narben lindern können.

Körperöffnungen – Körpersekrete

Visitenjargon: „Herr Schulte, Sie haben ja ein richtig schönes Stoma!" Doch dieses schöne Stoma kennt keine Benimmregeln: Es blubbert bei jeder Entleerungswelle, jeder Windabgang ist als Prusten hörbar. Wie oft muss das Adjektiv „schön" herhalten, obwohl es um ganz andere Kriterien geht? Das Selbstlob des Chirurgen für seine handwerkliche Arbeit – das prominent angelegte Ileostoma - ist es denkbar, dass der Patient zurückfragt: „Lobt Sie ihr Chef nicht, wenn es heute mein Stoma tun muss?"

Beim Abhusten muss sich ein Patient mit einem Tracheostoma erst an den neuen Ort gewöhnen. Noch recht lange geht die Hand zum Mund statt vor das Tracheostoma. Dann läuft das abgehustete Sekret den Brustkorb oder an der Kleidung herunter oder trifft bei starkem Hustenstoß je nach Kanülenart und getragenem Kanülentuch den Gegenüberstehenden.

Die Zeit heilt alle Wunden, dies gilt oft nicht für exulzerierte Tumoren. Viele Gründe führen dazu, dass Patienten oft mit ausgedehnten und nicht mehr beherrschbaren Weichteildefekten einen Arzt aufsuchen. Ein Grund kann sein, dass der Tumor an einer Stelle nach außen wächst, die man nur schamvoll zeigen würde, da man sich dort nur selbst nackt kennt. Auch Geruchsbildung verhindert einen Arztbesuch. Der Patient ahnt, dass der andere ihn danach nicht mehr riechen kann. So mag es dann bei der Begegnung mit dem therapeutischen Team zusätzliche Wunden geben, nämlich die Körperverletzung mit Blick und Nase: Da die Behandelnden mit ihrer Ekelbewältigung beschäftigt sind und sich gleichzeitig schämen, weil sie ihr Würgen auch nicht hinter dem Mundschutz verbergen können, gibt es weniger Aufmerksamkeit für die psychischen Bedürfnisse des Patienten. Beide fühlen sich in ihrer Haut nicht wohl, beide können nicht aus ihrer Haut heraus, man möchte nicht in der Haut des anderen stecken.

Nähe und Distanz

Seine Haut zu Markte tragen – das Sprichwort steht für die Metapher, wenn man etwas mit dem eigenen Leben bezahlt. Ob Patienten dies wissen, wenn sie (onkologisch meist zu spät) in die Klinik kommen? Unsere Haut ist Abgrenzung des Körpers nach außen und lebenswichtige Körperbedeckung, der Mensch erlebt damit Hautkontakte, Geborgenheit und Angenommensein.

Körperkontakt, empathische Nähe im Gespräch - Wohlbefinden zeigt sich durch Trost, Düfte, Umarmung, Streicheln. Nähe und Pflegeberuf bedeut: Gerüche, Schutzhandschuhe, fremde Haut, Kontakt mit Ausscheidungen.

Tumorpatienten müssen in vielerlei Hinsicht auf Nähe verzichten: Mit den eigenen Haaren zu spielen, sich übers Haar streicheln zu lassen, denn der Kopf ist glatt, hart und kahl als Folge der Alopezie durch die Chemotherapie. Sie können nicht ausgiebig duschen, sich frottieren, eincremen, wenn Bestrahlungsfelder geschont werden müssen. Sie vermissen die weichen Lippen des Partners, da ein Mundschutz in der Aplasiezeit Pflicht für Besucher ist. Sie sind abhängig von gewährter Nähe: Pflegende entscheiden,

9

wie schnell sie auf den Patientenruf reagieren, wie lange sie im Zimmer verweilen, wie nah sie ans Bett kommen, wie oft sie ohne Patientenruf das Zimmer betreten.

Overlander (1996) hat das Verhalten und die Selbstkontrolle in Situationen, in denen Scham, Peinlichkeits- und Ekelgefühle sowie Aggressionen entstehen und in denen demnach Selbstbeherrschung, Empathie und rollenkonformes Verhalten gefordert wird, untersucht. Ihre Ergebnisse bestätigen ein Mal mehr, welche Hilfestellung und welche Kompetenzen Pflegende benötigen, um nicht zu hilflosen Helfern zu werden: „Es ist eine dringende Notwendigkeit, den Pflegenden innerhalb ihrer Arbeitssituation Raum und Zeit zu geben, ihre Belastungen und Nöte zu reflektieren, auszusprechen und gemeinsame Konzepte zur Bewältigung zu entwickeln" (Overlander 1996).

Scham

„Zu meinem Entsetzen war mein Katheter nicht ganz dicht. Dem Pflegepersonal machte das anscheinend nichts aus. Schließlich waren wir in der Urologie und blutiger Urin auf dem Boden war ganz normal. Mir hingegen machte es sehr wohl etwas aus. Irgendwie fühlte ich mich beschämt, gedemütigt, besudelt" (Korda, 1997).

Das Schamgefühl bewertet, was der Öffentlichkeit preisgegeben wurde, was den Verursacher entwürdigt, erniedrigt. Man gibt sich eine Blöße, wenn Stuhl- und/oder Urinkontinenz nicht mehr gegeben sind. Um die peinliche Situation – wohl immer gut gemeint – abzuschwächen sagen Pflegende bei ihren Wisch- und Putzaktionen: Sie brauchen sich nicht zu schämen. Wenn der Patient bis zu diesem Zeitpunkt seine körperlichen Funktionsverluste nicht als Schande bewertet hat, wird ihm mit diesem Kommentar bewusst, welches Schuldgefühl die Pflegenden vielleicht unausgesprochen erwartet hatten.

Ekel

Die therapiebedingte Emesis wird von Patienten als elementar erlebt: Sie „kotzen" sich die Seele aus dem Leib. In der Übergabe wird dann evtl. mit diskretem Charme die ekelerregende Pflegeerinnerung verharmlost. Es wird berichtet, dass der Patient: „Dr. Kotzebues Werke studiert", „Neptun opfert oder Fische füttert", „Bröckeles schwätzt", „sich mit dem Frühstück unterhalten hat", „seinen Magen rumdreht", „ihm das Essen aus dem Gesicht gefallen ist".

Wie gelingt es, mit Belastungen und widerlichen Berufserfahrungen professionell umzugehen, ohne in berufstypische Verdrängungen, Zynismus oder Handlungsstereotype auszuweichen? „Ekel ist ein spezifischer, subjektiver, emotionaler Zustand, der als bedrohlich erlebt werden kann. Hervorgerufen wird das Ekelgefühl durch die subjektive Bewertung und die Nähe des Gegenstandes, einer Person, in dessen Wesensart sich der Übergang vom Lebendigen zum Toten zu erkennen gibt. Geruchs-, Tast- und Sehsinn sind die Hauptträger des Ekelhaften, da diese Sinnesorgane dem Ekel die größte Möglichkeit der Penetration in den eigenen Körper bieten" (Ringel, 2000).

B Berufsalltag: Ein Bett wird bezogen, der Patient steht daneben. Man klappt ein Stecklaken auf, darin sind viele dunkle Körperhaare mit gewaschen und kleben durch die Mangel am Stoff. Oder: Die morgendliche Runde in den Zimmern, viele Kopfkissen von Patienten unter Chemotherapie sind voller Haare: es schnell auf links ziehen und dann in den Wäschesack?

Selbstekel. Bis als Folge einer Chemotherapie alle Haare ausgegangen sind, sammeln sie sich beim Duschen in unterschiedlich großen Büscheln überm Abfluss. Jeder mag sich vorstellen, welches Entsetzen damit verbunden ist: Für die Patientin, die sieht, wie ihre lange Mähne nach und nach davonschwimmt. Der Blick desjenigen, der sie hinterher aus dem Sieb fischen muss. „Seltsam zuweilen gestaltet sich der Gang zur Toilette. Die Schambehaarung war ja ohnehin schon mit der präoperativen Maßnahme bereinigt, doch auch um den Anus herum kreist ja bekanntlich so manches Geflecht. So zeigt der erstaunte Blick in die Schüssel krause Verluste, die einen ungeahnt hinterrücks überfallen. Stolze Besitzer so genannter Tiefspüler mag dieser entwürdigende Anblick erspart bleiben. Ich bin in der Mauser – so lautete in jenen Tagen meine Antwort auf Fragen nach meinem Befinden" (Schröder, 2005).

9.8.3 Körperversöhnung

Was kann Frauen am Abend vor einer Brustamputation helfen? „Es ist die Nacht mit zwei Brüsten, morgen wird die rechte allein sein, verwaist. So als hätte sie ihre Schwester verloren. Mir fallen Todeskandidaten ein in ihrer Zelle, die Nacht vor der Hinrichtung. Du bist zum Tode verurteilt sage ich ihr. Den Knoten noch einmal zu tasten, wage ich nicht mehr. Ich schaue sie noch einmal an, meine linke Brust, streichele sie und danke ihr, dass sie 46 Jahre bei mir gewesen ist" (Goldmann-Posch, 2000).

Die Beratung zur Prothese: Fühlt sich eine Patientin bei einem männlichen Angestellten wohler? Sieht sie in seinem Blick, wie die Ersatzbrust an ihr wirkt? Traut sie seinem Urteil mehr, als einer weiblichen Angestellten, die ja beide Brüste noch hat und eher ein Verkaufsgespräch führt, wie ein neues Körpergefühl vermittelt werden kann?

L Frausein, Weiblichkeit, dann die wörtliche Erfahrung eines einschneidenden Erlebnisses: Lesen Sie die Ratgebertexte für das Thema Brustkrebs unter folgenden Aspekten durch:
– *Welche tröstenden Worte zu Körperbildveränderungen könnten eher kränken?*
– *Welche Aussagen machen Mut?*

Sind die Texte von gesunden Autoren geschrieben? Wie ermutigt ein Selbsterfahrungsbericht? Stellvertretend für viele Brustkrebspatientinnen: „Und dann entsteht eine neue Idee, ich werde diese amputierte Seite aus ihrer Verbannung herausholen, ich werde sie schmücken und zu einem schönen Anblick machen. (…) Als Erstes spiele ich mit der Idee, eine Blume über meine Narbe zu malen. Das Bild von Andrée O`Connor, die eine Rose über ihre amputierte Seite tätowiert hatte, begleitete mich schon seit der Zeit, als ich das erste Mal in die Klinik ging"(Erdmann, 2005)

Wie kann man in der Krise zu seinem Körper stehen? Erfahrungsberichte von Patienten können zeigen, mit welcher Anstrengung, mit welcher Zuversicht sie durchs Leben gehen: „Wochenlang war Herr Arnold im schlechten Zustand. Was für ein Gefühl, als er das erste Mal vor seinem Bett stand! Was bedeutet es, die Welt wochenlang aus der Perspektive eines Krankenbettes wahrzunehmen? Aufrechter Gang, wieder Mensch sein" (Schnurre, Kreibich-Fischer, 1987).

Wann ist ein Mann ein Mann? Das Lied von Herbert Grönemeyer handelt von Stärken und Schwächen der Männer. Wie begegnet „Mann" dem Schicksalsschlag Hodenkrebs? „Unabhängig davon, ob Sie nun zu den ein- oder beidseitig Hodenamputierten gehören, nehmen Sie Ihr dargebrachtes Opfer um Gottes Willen nicht zu ernst – kein Mensch wird versuchen, in der Sauna Ihre Eier nachzuzählen. (…) Und sollten Sie tatsächlich Wert auf eine gut gefüllte Badehose legen, so bleibt Ihnen immer noch die Möglichkeit, mittels Silikonimplantaten nachzulegen" (Schröder, 2005).

Literatur

Dauschek, A.: Attraktivität und Körperbild. In Elisabeth Redler (Hrsg.): Der Körper als Medium zur Welt. Mabuse, Frankfurt 1994

Dauschek, A.: Verflixte Schönheit. o.V., München 1995

Erdmann, K.: Ich tanze mit der Angst – ich tanze mit der Freude. In Pitzen, M., Angelis, G.: Brust Lust Frust, 2. Aufl. Frauenmuseum, Bonn 2005

Goldmann-Posch, U.: Der Knoten über meinem Herzen. Blessing, München 2000

Korda, M.: Von Mann zu Mann. Bastei Lübbe, Bergisch Gladbach 1997

Lewalter, D.: Methodische Annäherung an Schönheit und Gesundheit. In Redler, E. (Hrsg.): Der Körper als Medium zur Welt. Mabuse, Frankfurt 1994

Molcho, S.: Körpersprache. Mosaik, München 1983

Overlander, G.: Die Last des Mitfühlens. Mabuse, Frankfurt 1996

Ringel, D.: Ekel in der Krankenpflege, Mabuse, 2000

Schnurre, M., Kreibich-Fischer, R.: Ich will fliegen, leben tanzen. Herder, Freiburg 1987

Schröder, W.: Der Feind in meinem Körper. Mabuse, Frankfurt 2005

9.9 Störungen der Sexualität

Alrun Sensmeyer

"Als im 16. Jahrhundert in den anglophonen Ländern der Begriff Sex erstmals auftauchte, bezog er sich zunächst ausschließlich auf die Trennung des Menschen in Mann und Frau, auf geschlechtsspezifische Unterschiede. Seit Anfang des 19. Jahrhunderts bezieht sich der Begriff aber hauptsächlich auf die körperlichen Beziehungen zwischen den Geschlechtern = Sex haben"(Highwater, 1995)

Der Alltag ist voller Aufforderungen, sich mit seinem Sexualleben zu beschäftigen, sich dem Wettbewerb der Bilder, der Intensität, der Dauer zu stellen. Der Körper – biologische Funktionseinheit, Ort für erotische Abenteuer – eine These oder eine Tatsache: Lifestylemagazine für Männer legen in ihren Beiträgen eher einen Schwerpunkt darauf, wie Geschlechtsorgane ihren Dienst tun. Frauenzeitschriften widmen sich dagegen mehr dem sinnlichen Erleben. Orgasmusgarantien, eheliche Pflichten, Sexualität als Dienstleistung, intimer Zauber der Zweisamkeit, religiöse Enthaltsamkeit – und dann: Krebs und Sexualität, welche Auflagenstärke hätte dazu eine Sonderausgabe eines bekannten Wochenjournals? Darf Frau/Mann beim Kaufen gesehen werden? Der Zeitungskiosk um die Ecke als unfreiwillige Pressestelle: Haben Sie es auch schon gewusst: Frau K. aus der Schulzengasse hat Krebs und die will auch noch Sex.

Liebe, Lust und Leidenschaft

Weibliche/männliche Sichtweisen, als Kind/im Alter, Standpunkte als Gesunder/als Kranker, unsere Geschlechtlichkeit (Gender) gehört zur gesamten Lebensspanne. Sexualität mit und nach Krebs – Verzicht oder neue Wege: Kriegen Menschen den Sex, den sie wollen? Braucht der Patient den Sex, den der andere sich wünscht? Das Ansprechen von sexuellem Verhalten, man braucht Worte, um sich darüber zu verständigen. Welche gehören in die Fachsprache, die Umgangssprache, die Privatsphäre? „Warum gibt es kein schönes, kein wohlklingendes Wort für Geschlechtsverkehr. Eines bei dem man Herzklopfen bekommt. Ein zartes Wort. Verkehr ist nichts Zartes. Was für ein Blödsinn, miteinander schlafen. Man schläft gar nicht? (…) Edel, viel edler ist die Sexualität in China, wo die Vagina ein Jadebecher oder die Jadepforte ist, der Penis der Jadestamm und der Samenerguss die Jadequelle ist" (Sandkorn, 1986).

Der Sexualkundeunterricht, die Gespräche von Mutter/Tochter, Vater/Sohn, Frau/Frau, Mann/Mann – jedes Wissen, Halbwissen und viele Mythen beeinflussen die sexuellen Verhaltensweisen und Vorstellungen. Der Körper in der Pflege und die viel zitierte sexuelle Revolution – ist es möglich, dass in der Pflegeanamnese auch Fragen zum Liebesleben gestellt werden können? Geht

es dann um die Zahl der Kinder, bisherige Verhütungsmethoden, die Erfahrung mit der Selbstbefriedigung? Oder wird das Thema nur dann angesprochen, wenn die geplante Therapie Auswirkungen auf das Geschlechtsleben haben wird? Wann wäre ein richtiger Zeitpunkt?

– Auf ein Beratungssignal des Patienten warten oder
– dafür ist der Hausarzt zuständig (er kennt den Patienten und die Lebensumstände schon länger und bietet vertraute und vertrauensvolle Rahmenbedingungen)?

Die Sexualität nicht dem Zufall überlassen, dem Schicksal: Sind Zeit und ein Raum innerhalb der Entlassungsberatung so etabliert, dass Pflegende ein Gespräch anbieten können, in dem folgende Themen denkbar sind?

– Welche sichtbaren/unsichtbaren Folgen einer Tumortherapie auf das geschlechtliche Erleben sind bereits klinische Realität, dem Patienten aber noch gar nicht so bewusst?
– Was und wer gehört zum sexuellen Erleben?
– Mit wem wurde darüber gesprochen?
– Was ist wichtig in Bezug zur Lebenssituation (eine Rolle spielen u. a. Familienstand, Wohnortgröße, religiöse/kulturelle Normen)?

9

– Welche Materialien stehen zur Verfügung, sowohl im Gespräch als auch für den Patienten/Partner in ungestörter Atmosphäre (Broschüren, Videos, Muster von Gleitgelen, Vibratoren, Erektionshilfen, Kleidungsstücke, z.B. Bodys für Stomaträgerinnen)?

L Innerhalb Ihrer Fachweiterbildung möchten Sie ein Projekt zum Thema Krebs und Sexualität durchführen. Mit den folgenden Aussagen erheben Sie anonym eine Situationseinschätzung Ihres Teams. Gäbe es Anworthäufungen, bei denen Sie das Thema zurückziehen?

– *Solche Themen und Materialien sind in einer Akutklinik generell überflüssig.*
– *Mich haben Patienten bisher noch nie danach gefragt.*
– *Das ist ganz spannend, aber ich würde diese Beratung nie übernehmen wollen.*
– *Wir sind eine urologische/gynäkologische Station und keine Außenstelle eines Pornoladens.*
– *Eigentlich sehr schade, dass wir uns bisher nicht um entsprechendes Wissen und Können gekümmert haben.*

Körper und Geschlecht

Jeder hat sein biologisches Geschlecht (amtliche Dokumente weisen als weiblich oder männlich aus), jeder hat sein chromosomales, hormonales und morphologisches Geschlecht (es gibt die äußeren und inneren Gonaden), jeder hat sein soziologisches Geschlecht (die Gesellschaft lebt Rollenbilder und Erwartungen vor), jeder hat sein emotionales Geschlecht (Nähe Zuneigung, Intimität werden als angenehm, erregend oder erschreckend empfunden).

Körperliche Liebe, Wonnegefühle mit und nach Krebs: Was spüren und ertasten die Hände, welche Verlustgefühle gehen unter die Haut, brennen in der Seele? Ein tumorfreier Körper ist auch oft ein verstümmelter Körper, onkologische Therapien bedeuten:

– Operationen an und Entfernen von Geschlechtsorganen,
– Nervenverletzungen verhindern die Funktionen und Empfindungen,
– Narben lassen schrumpfen, verhärten,
– Chemo- und/oder Bestrahlungstherapie führen zu einer verringerten Hormonbildung, zerstören Hormon produzierendes Gewebe,
– ein Libidoverlust kann ausgeprägt sein bei hormoneller Umstellung, als Folge der Diagnosebewältigung, bei subjektiven Attraktivitätseinbußen.

B Es ist Ihr erster Tag auf einer urologischen Station im Rahmen der Fachweiterbildung Onkologie. Sie hören die Diagnosen, die Besonderheiten zur Wunde und Nierenfunktion, zu den Drainagen. Später sind Ihre Gedanken bei Ihrem Schwager: Er ist Anfang 30 und wurde letzte Woche bei der Jahreshauptversammlung des Fußballvereins zum neuen Vorsitzenden gewählt. Als er mit allen auf die Wahl anstößt, nimmt ihn der Trainer beiseite und sagt: Du Dieter, jetzt ist Dein Beitrag für die Bambinimannschaft aber bald richtig überfällig. Kannst Du nicht oder will Renate keine Kinder? Am Abend diskutierte das Paar mit Ihnen darüber, wie ihr Privatleben zum Dorfgespräch wurde. Aber alle sind sich sicher: Sie wollen mit niemandem darüber reden, dass in der Zeit von Dieters Hodenkrebstherapie keinem die Fertilitätsstörungen wichtig waren.

L Eine mögliche Samenspende vor onkologischen Therapien: Wann sprechen Sie im Verlauf des Einsatzes Ihre Kollegen auf ihre Beratungserfahrungen an? Wer schont wen? Wer setzt wen unter Druck? Wer wünscht sich was, wenn es um die schönste Sache der Welt geht? Wie genau müssen Pflegende hinhören, hinsehen, um die Anliegen der Patienten wahrzunehmen? Jede der folgenden Situationen kann Pflegealltag sein:

– Eine Ehefrau sagt auf dem Flur zur Pflegenden: „Ach ja Frau Krämer, mit meinem Mann und mir wird es wohl nicht mehr klappen?" Ist dies ein Hinweis auf mögliche Auswirkungen beim Geschlechtsverkehr oder denkt die Ehefrau an eine Scheidung: Mögliche Reaktionen: 1. „Ach, Ihre Ehe renkt sich schon wieder ein. Sie machen jetzt beide eine schwere Zeit durch." 2. „Was muss denn alles wieder klappen?"
– Ein junger Patient nach einer beidseitigen Orchiektomie sagt: „Zu Hause ist ab jetzt nur noch tote Hose angesagt." Heißt das: Alle tragen Trauermine oder geht es um den Verlust der Zeugungsfähigkeit?

Mögliche Reaktionen: 1. „Welchen Trubel vermissen Sie denn nach Ihrer schweren Zeit in der Klinik?" 2. „Was war denn mal lebendig?"
– Eine 45jährige Frau mit einem Rektumkarzinom erhält eine kombinierte Radio-/Chemotherapie. Bei der Abendrunde sagt sie: „Ach je, ich bin nur noch eine vertrocknete Rose." Macht man ihr Mut, dass sie nach Ende der Therapie wieder zu Kräften kommt? Oder meint sie ihre rissig trockene Genitalschleimhaut? Mögliche Reaktionen: 1. „Gehen Sie doch mal in einen Naturkostladen, mit der richtigen Ernährung erholen Sie sich rasch wieder." 2. „Vertrocknet sagen Sie, welche Art von Lebenswasser fehlt Ihnen?"
– Der Ehemann einer Patientin, der vor kurzem die zweite Brust abgenommen wurde, ist fast nur bei seiner Frau (Therapiezeit November). Eines Abends berichtet sie: „Mein Mann hat mir heute gesagt, dass ihn der Gedanke an das fehlende Holz vor der Hütte kaum noch schlafen lässt." Geht es um den Heizvorrat in der Ferienwohnung oder um den Stammtischjargon für eine erotische Oberweite? Mögliche Reaktionen: 1. „Welcher Bauer im Ort könnte Ihrem Mann denn etwas liefern?" 2. „Was muss denn passieren, damit Ihr Mann wieder schlafen kann?"
– Ein 28-jähriger Patient, bei dem wegen eines ausgedehnten Tumors der Unterschenkel amputiert werden musste, sagt abends: „Stellen Sie sich das mal vor, meine Freundin hat mir heute ins Ohr geflüstert, wie sehr sie sich auf unser erstes Gipfelerlebnis nach meiner Entlassung freut. Und ich hatte schon befürchtet, dass sie nichts mehr von mir wissen will, nur noch aus Mitleid zu Besuch kommt." Denkt das Paar an die erste Bergtour mit Gondelbahn oder an einen sexuellen Höhepunkt? Mögliche Reaktionen: 1. „Wo soll es denn hingehen, nach Tirol oder ins Allgäu?" 2. „Was haben Sie denn vor nach der Entlassung?"

Welche der Antworten irritieren? Wer gehofft hatte, auf die Sexualität zu sprechen zu kommen, muss bei den Alltagsantworten einen erneuten deutlicheren Hinweis geben. Beratungswissen zur Sexualität, wie entsteht ein zärtlicher Dialog, ein Fachgespräch?

9

Mann sein – Frau Sein

Der Mann: „Es fängt schon mit einer Sauerei an: Freundlich, fast poetisch formuliert mit einem feuchten Traum. Vornehm, aber schon verräterisch in die Schmutzecke verweisend, kann man auch männliche Emission sagen. Fehlt dann nur noch die Grenzwertverordnung nebst Bußgeldkatalog für erwischte Umweltsünder. Da haben wir den Mist! Die Schlafanzughose ist voll. Oder das Bettlaken. Wie peinlich! Wenn die Jungen dann aber erst einmal den Bogen raus haben, bleibt kein Tempo, keine Schweißsocke mehr trocken" (Schnack u. a., 1995). Aufruhr der Sinne – ein Mann hat Erfahrung mit seinen erotischen Träumen: Sommerzeit, viel nackte weibliche Haut, in der Hose die Antwort auf seine Gedankenbilder, wenn sich sein Zauberstab zu jeder passenden und unpassenden Gelegenheit aufrichtet.

Die Frau: „Wir waschen uns zwischen den Beinen. Wir stecken uns Tampons in die Vagina, wenn wir menstruieren. Wir gehen zum Arzt, um einen Abstrich machen zu lassen und liegen brav da, die gespreizten Beine in den Bügeln. Manchmal scheint es, als wüssten die anderen, der Arzt, die Ärztin, der Liebhaber, die Liebhaberin, besser als wir selbst, wie es da unten aussieht. Ermutigt, die Landschaft zwischen den Beinen kennen zu lernen, wurde kaum eine von uns. Wenn wir schon Aufklärung bekamen, geschah das meist anhand von Büchern, die vor allem von Fortpflanzung handelten, selten vom Vergnügen" (Meulenbelt, 1987). Ein anständiges Mädchen sein, darf eine Frau sich später mit dieser Erziehungsbotschaft darüber Gedanken machen, ob sie seidenweiche Schamlippen hat, wie schön ihre Vulva ist?

Ein Junge wird zum Mann, ein Mädchen zur Frau, beide Geschlechter sehen bei diesem Wendepunkt etwas anderes: Er seine Ejakulation, als heller Fleck. Sie die erste Menstruation, die länger als nur einen Moment rote Spuren hinterlässt und die die Frau laut Werbetexten sauber und diskret verbergen muss. Später - Scheide, Fruchtbarkeit, Empfängnis, diese Worte enthalten eine doppelte Botschaft: Sie stehen für eine passive Sicht von weiblicher Sexualität. Der aktive Mann ist zuständig für die Penetration, die Ejakulation, die Zeugung. Übernehmen Menschen diese biologischen Tatsachen auch unbewusst in ihr Sexualleben?

Der Körper wird fremd – Krebs und weibliche Sexualität

„Der Versuch, weibliche Sexualität und ihre Störungen nur aus dem beobachtbaren Ablauf genitalphysiologischer Vorgänge verstehen zu wollen, wird der Komplexität und Individualität des Erlebens von Sexualität nicht gerecht. Über die Bedeutung körperlicher Funktionen hinaus ist die weibliche Sexualitätsentwicklung mit den Sozialisationsbedingungen der Frau eng verknüpft. (…) Eine ausgeprägte Abhängigkeit vom Lebenskontext der Frau und der Qualität ihrer Partnerbeziehung macht die weibliche sexuelle Erlebnisfähigkeit in vielen Dimensionen störanfällig" (Beier u. a., 2001). Onkologische Chirurgie an den weiblichen Geschlechtsorganen entfernt, verstümmelt, formt um.

Innere und äußere weibliche Identität

„Die Standardoperation zur Behandlung des Zervixkarzinoms in den tatsächlichen Stadien T1b und T2a besteht in der erweiterten Radikaloperation. (…) Ziel jeder Operation ist es, den Uterus unter Einschluss einer Scheidenmanschette – Sicherheitsabstand >2 cm – unter Mitnahme beider Parametrien bis zur Beckenwand hin zu entfernen" (Schmidt u. a., 2002).

L Bei Frau Salomon wurde oben genannter Eingriff durchgeführt. Bei der Abschlussuntersuchung sagt der Arzt: Frau Salomon, richten Sie Ihrem Mann aus, dass er noch etwas warten muss und auf jeden Fall vorsichtig sein muss. Zurück im Zimmer

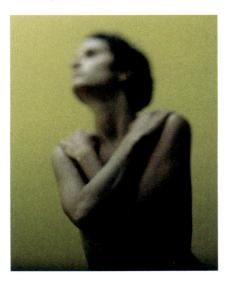

Abb. 9.42 Der Körper wird fremd.

fragt Frau Salomon: Warum müssen wir vorsichtig sein, ich kann doch gar keine Kinder mehr bekommen? Die Vorsicht oder konkreter ‚die Penetration' - welche Botschaften für den Körper erhält die Frau: Ihr Mann muss seine Lust bändigen, er darf nicht gleich und nicht so heftig. Das Aufklärungsgespräch des Arztes, sein Vokabular sagen viel aus: Die Frau hat die passive Rolle, der aktive Mann muss warten, bis der Vaginalstumpf verheilt ist und sich dann auf die kürzere Scheide einstellen. Welche Informationen geben Sie Frau Salomon?

Missverständnisse und mangelnde Informationen – Sexualität verbirgt sich in Worten, Taten und Erlebnisweisen. Die Frauen zwischen Moral, Lust und Tabu: Evas Sündenfall, die Geschichte der Menstruationshygiene – ist der Körper eine Quelle oder ein Tatort für lustvolles Begehren? Viele Frauen sprechen von ihrer Totaloperation, total steht hier für voll und ganz, für restlos besiegelt: Die Hysterektomie – aus Sicht einer Frau fehlt in ihr das Kinderzimmer, ist sie nun eine Frau mit einer leeren Wiege? Der Beratungsbedarf einer Frau, die noch Kinderwunsch hatte, ist sehr komplex und ist u. a. Aufgabe von psycho-onkologischen Experten.

Die Ovarektomie, eine Bestrahlung im kleinen Becken oder bestimmte Hoch-Dosis-Chemotherapien beeinflussen den Hormonspiegel. Ein abrupter Östrogenabfall ist für die Frau dann Tatsache. Die viel zitierten Wechseljahre, in denen sie sich an die Auswirkungen der Hormonumstellung gewöhnen kann, durchlebt sie nicht. Stimmungsschwankungen, Temperaturmissempfindungen, Schleimhautveränderungen am Genitale, wenn die Frau eine Hormonersatztherapie wünscht, müssen Onkologe und Gynäkologe dies abwägen und die klinische Indikation stellen. Die sog. Medikalisierung des Klimateriums ist u. a. Thema in Kursen der Volkshochschulen. Pflegende können auf diese Aktivitäten hinweisen und nach Rücksprache mit dem Klinikträger auch die Broschüren auslegen, in denen die Frau Tipps findet, wie sie diese weibliche Wechselzeit ohne Medikamente gestalten kann.

Venushügel, Perle, Möse – poetische und umgangssprachliche Bezeichnungen für die Körperregion, die viele Frauen zwar mit den Fingern kennen, sie aber noch nicht im Spiegel betrachtet haben. Bilddokumente über

9

weibliche rituelle Genitalverstümmelungen sind Manchem vor Augen. Die chirurgische Therapie eines Vulvakarzinoms verändert ebenfalls erheblich das äußere Genitale: „Zur Therapie wird, falls möglich, eine große radikale Vulvektomie mit Entfernung beider Labien, der Klitoris sowie die Ausräumung der Inguinal- und Femoralislymphknoten durchgeführt. (…) Sie führt zumeist zu erheblichen Deformierungen und einer Verengung des Introitus vaginae, die einen normalen Koitus unmöglich machen. (…) Es werden anatomische Strukturen geschädigt, die für das Lustempfinden von Bedeutung sind. Es wird daher für in dieser Weise operierte Frauen sehr schwierig sein, einen Orgasmus zu erreichen. Da andere Körperbereiche ihre Stimulationsfähigkeit behalten, ist manchmal auf anderem Wege eine befriedigende Sexualität möglich" (Zettl, 2000).

Innenräume

Nach Rektumoperationen kommt es zu einer Verlagerung der inneren Genitalorgane in die Wundhöhle. Wegen der dadurch fehlenden Kissenfunktion des Rektums kann der Geschlechtsverkehr für die Frau besonders dann sehr schmerzhaft sein, wenn sie auf dem Rücken liegt. Ein Paar wird ausprobieren, in welcher Stellung sie die Stoßbewegungen des Mannes nicht als unangenehm erlebt.

Bei ausgedehnten Tumoren im kleinen Becken, die in die Scheide infiltrieren, ist die Scheide durch die Operation verkürzt, verengt, weniger dehnbar oder entfernt worden. Wenn keine Penetration mehr möglich ist, muss ein Paar seine Alternativen für eine gemeinsame sexuelle Zufriedenheit herausfinden.

Eine Strahlentherapie im kleinen Becken führt meistens zu einer Fibrose der Scheide mit nachfolgender Schrumpfung. Das notwendige Fingerspitzengefühl wird für die Behandlungsfolgen in zweifacher Hinsicht gebraucht: Berater und Frau müssen über das, was wir mit unseren Genitalien tun und erleben, sprechen können. Welche Patientin hat bis zur Operation während der Menstruation nur Vorlagen und noch nie Tampons benutzt? Kennt sie ihre Scheide trotzdem mit dem Finger, weiß sie, was sich wie anfühlt? Hatte sie lustvollen Geschlechtsverkehr? Welches Vorgehen ist denkbar: Frühestens sechs Wochen nach Abschluss der Behand-

lung ertastet die Frau oder der Partner mit einem Finger das Scheidenvolumen. Beide gestalten die Etappen einer möglicherweise notwendigen Dehnung. Denn zwei Querfinger einer zierlichen weiblichen Hand haben einen anderen Durchmesser als Zeige- und Mittelfinger einer kräftigen Männerhand, als ein erigierter Penis. Denn auch er kann die Dehnfunktion behutsam übernehmen, wenn die Frau ihn so langsam vorschiebt, wie sie das Eindringen als angenehm empfindet. Als technische Hilfsmittel werden sog Hegarstifte in unterschiedlichen Größen angeboten.

Hormonveränderungen und Drüsenverletzungen beeinflussen darüber hinaus die genitale Schleimhaut und die Sekretion. Der äußere Intimbereich wird dadurch berührungs- und verletzungsempfindlicher: „Die bereits erwähnten Verklebungen der Vagina können mit Hilfe von Tampons, mit Bepanthen-Salbe eingestrichen, gelindert werden. Ich selbst habe das niemals geschafft, da ich es einfach nicht mehr ertragen konnte, mir nach zahllosen Bestrahlungen und vaginalen wie rektalen Tastbefunden noch irgendwelche Dinge in meine waidwunden Körperöffnungen zu schieben. Ich war einfach zu erschöpft und wahrscheinlich auch zu angeödet" (Schröder, 2005).

P Die fehlende physiologische Lubrifikation kann durch Gleitgele oder lokale Hormonapplikationen ersetzt werden. Frau und Partner probieren aus, welches Präparat beiden angenehm ist. Es gibt Produkte auf Wasser- oder Silikonbasis. Bei der Anwendung von natürlichen Produkten wie Ölen, Pflanzenextrakten und Geschmacksstoffen sind mögliche Infektionsrisiken und allergische Reizungen zu beachten.

Die richtigen Worte: „Wie wir mit Patienten über das Thema Sexualität sprechen, wie wir ihre Schilderungen wahrnehmen, bewerten und welche Hilfestellung wir anbieten, wird im Wesentlichen von unserer eigenen Sichtweise der Sexualität geprägt sein" (Zettl, 2005). Im klinischen Alltag, in einer externen Pflegeberatungspraxis, sind folgende Szenarien denkbar? Gefühle kennen lernen, erforschen, sich mit dem veränderten Körper wieder vertraut machen: Die Selbstbefriedigung, das Verlangen des Körpers, die Geheimnisse der Erregung wieder entdecken - mit einem Vibrator findet die Frau ihren Rhythmus. Sie

kann Vertrauen in ihr Orgasmuserleben entwickeln, sich somit darauf verlassen, dass ihr Körper Wellen des Wohlseins erleben kann, bevor sie mit einem Partner Intimität erlebt.

Brustkrebsoperationen

Der Ehemann einer Brustkrebspatientin spricht das aus, was vielleicht vielen anderen Frauen in den Sinn kommt, wenn sie an ihr bisheriges Liebesleben denken: „Peter notiert: Nein, unsere Ehe ist daran nicht gescheitert, dass sie nur mehr eine Brust hat. Ich habe ja sie und nicht ihre Brüste geheiratet. Aber sie ist einfach nicht mehr da, diese Brust. Wo sie war, Birne nicht Apfel, voll und kräftig wie ich sie mag, ist eine weiße Narbe quer rüber vom Brustbein zur Achselhöhle. Der Gleichklang ist weg, die Symmetrie, das Weiblichste an einer Frau, an meiner Frau ist halbiert. Es ist der nackte Wahnsinn. (…) Mit dem Kopf kann man vieles bewältigen, mit dem Herzen noch mehr. Auch der Trieb, das männliche Vergnügen, zwischen zwei Brüsten zu liegen, lässt sich zurückdrängen. Aber die Sehnsucht bleibt" (Goldmann-Posch, 2000).

Zur weiteren Auseinandersetzung mit der Brust als Symbol der Weiblichkeit und körperlicher Attraktivität s. Kap. 9.8 (S. 209).

Die Auswirkungen auf die Sexualität können betreffen: Das Paar vermisst die beidseitige Stimulierung der Brust, eine Hand fasst ins Leere, denn keine Rundung schmiegt sich mehr an die streichelnde Hand, sie fühlt die harten Rippenbögen. Je nach Liege- oder Sitzposition beim Geschlechtsverkehr hat die Frau durch die Körperbewegungen Schmerzen in der Axilla, im Arm, an der Thoraxwand. Sehnsucht mancher Patientin: Was würde ich darum geben, wenn mich wieder jemand in den Arm nimmt, mir Zuwendung und Zärtlichkeit schenkt und mich und meinen Körper mehr mag, als ich mich im Moment.

Sand im Getriebe - Krebs und männliche Sexualität

„Der Problemkomplex aus sexuellem Leistungsdruck und Versagensängsten prägt die männliche Sexualität in hohem Maße und ist einer der bedeutsamsten prädisponierenden und chronifizierenden Faktoren bei sexuellen Funktionsstörungen. Die starke Leistungsbezogenheit der männlichen Sexu-

9

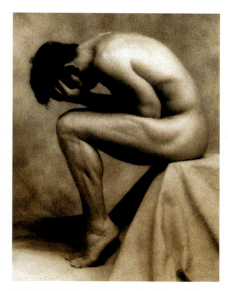

Abb. 9.43 Sand im Getriebe - Krebs und männliche Sexualität.

alität scheint – sicher auch beeinflusst durch soziokulturelle Entwicklungen – und durch die Verfügbarkeit medizinischer Behandlungsoptionen eher auf dem Vormarsch als auf dem Rückzug zu sein" (Beier u. a., 2001).

In sog. Herrenwitzen dürfen die Männer über die (Im)-Potenz, den Schlappschwanz lachen: Wonnepimmel, Zauberflöte, Glockenstab, auf der Einverständniserklärung zur Operation des Rektumkarzinoms unterschreibt ein Mann auch die Kenntnisnahme, dass es zu Erektionsstörungen kommen kann. Was haben jedoch spröde medizinische Vokabeln mit der eigenen Lustwurzel zu tun? Die postoperative Tatsache: die Morgenlatte bleibt aus. Liegt das am Blasenkatheter, am Mehrbettzimmer, dass nur männliche Pflegende da sind, oder? Die Gliedsteifigkeit keine Selbstverständlichkeit mehr - seinen Mann nicht mehr stehen können: Wie dann mit strategischer (männlicher) Sicherheit die Initiative ergreifen?

– Pornohefte auf den Nachttisch legen und hoffen, dass sich jemand darüber empört, um so ins Gespräch zu kommen?
– Werbeseiten für Potenzmittel auf den Zimmertisch legen?
– Nachts sich schlafen stellen, wenn die Nachtwache zum x-ten Mal die `Ruf mich jetzt an´ Sendung ausstellt? Wann regt sie sich endlich darüber auf und man kann darüber mit ihr reden?

Alles erste oder letzte Versuche? Werden die Botschaften missverstanden, macht der Stationsarzt Andeutungen, die Formen der sexuellen Belästigung sofort zu beenden. Gelingt der Hilferuf, können Pflegende als erste Antwort Broschüren bereithalten. Sie sind ein Angebot für unverbindliche Leseerfahrungen. Darin kann der Mann nachlesen, welchen Einfluss die unterschiedlichen Tumortherapien auf die erektile Funktion, die Zeugungsfähigkeit und die Libido haben.

Hodenkarzinom

Nach einer beidseitigen Orchiektomie kommt es zum Abfall des Testosteronspiegels. Eine Hormonsubstitution ist dann erforderlich. Für eine Implantation von Prothesen in den Hodensack entscheidet sich ein Mann aus ganz individuellen Gründen. Bei einer radikalen beidseitigen paraaortalen Lymphadenektomie können die für Prostata und Samenblase zuständigen Nerven irreversibel geschädigt werden. Die Folge ist ein sog. retrograder Samenerguss in die Blase. Die Patienten erleben einen trockenen Orgasmus und sind nicht zeugungsfähig.

Prostatakarzinom

Bei einer radikalen Prostatektomie kann das Gefäß-Nervenbündel, das für die Erektion zuständig ist, verletzt oder aus onkologischen Gründen mit entfernt werden. Doch auch bei Nerven schonender Operationstechnik haben viele Patienten keine für den Geschlechtsverkehr ausreichende Erektion mehr. Sexuelle Bedürfnisse: Welcher Beratungsbedarf kann sich ergeben? In welchen Lebensabschnitt fällt der Diagnosezeitpunkt? Wie haben Mann und Frau bisher über ihr sexuelles Interesse und ihre sexuellen Aktivitäten gesprochen? Wird eine genital orientierte Sexualität schon lange nicht mehr gelebt? Zärtlichkeit oder sexuelle Pflichtübung: Eine wesentliche Voraussetzung für ein befriedigendes Sexualleben trotz Krankheit ist, dass beide über die Erwartungen an das Liebesleben sprechen können. Leistungsorientierter Sex, im wahrsten Sinne des Wortes eine Erektion auf Knopfdruck, denn eine spontane Erektion ist kaum mehr möglich.

Nahezu alle Erektionshilfen werden kurz vor dem Koitus angewendet. Die gezielte Beratung hierfür kann beim Urologen oder in einer sexualmedizinischen Sprechstunde stattfinden. Neugierig machen, Mut machen, erste Informationen können Broschüren auf Station bieten, in denen z.B. ein Vakuumerektionshilfesystem oder die Selbstapplikation von gefäßerweiternden Medikamenten in den Schwellkörper abgebildet sind, die Indikationen für Potenzmittel beschrieben sind.

Peniskarzinom

„Bei einer radikalen Penisentfernung wird das gesamte Glied zusammen mit seiner etwas in das Becken hineinragenden Wurzel entfernt. Der Chirurg bildet eine neue Öffnung für die Harnröhre zwischen Hodensack und Anus. Der Mann behält die Kontrolle über das Urinieren, denn das Ventil der Harnröhre bleibt erhalten. Einige Männer verzichten nach der Entfernung des gesamten Penis auf sexuelle Betätigung. Wenn allerdings beide Partner dazu bereit sind, ist auch nach der Penisentfernung ein zufrieden stellendes Intimleben möglich. Er kann zum Orgasmus kommen, indem die Partnerin empfindliche Stellen wie den Hodensack und die umgebende Haut, die Gegend um die Narbe herum sowie die Prostata über den Anus stimuliert" (Humbert u. a., 2001).

Das Sexualleben des Menschen ist nicht nur biologisch bedingt, sondern wird auch stark durch gesellschaftliche Normen und Erwartungen geprägt: Viele Männer haben ihre Erinnerungen an Zeiten im Zeltlager mit Wettpinkeln und Längenvergleichen: „Achtung Damen, aufgepasst, meiner ist 12 Meter lang. Der Aufkleber auf dem LKW auf der Autobahn vor mir liefert offensichtlich die einfache Antwort. Es ist wichtig, sehr wichtig. Das ist die Meßlatte meines Lebens, sagt ein Mann in einer Umfrage über die Bedeutung der Penisgröße für den Mann. (…) In einer Modezeitschrift wird empfohlen, die Schamhaare ein wenig zu stutzen, was sich optisch vorteilhaft auf die Penislänge auswirken soll" (Marx, 1999).

Umgang mit Stomata

Sich Haut an Haut erleben, den Sinnesorganen als Spionen der Wahrnehmung entgeht nichts. Lustkiller Ausscheidungen: Sie sehen oder riechen.

L Diskutieren Sie in Ihrem Team über folgende Ideen zur Selbsterfahrung, bevor man Patienten mit Darm-/Urinstomata oder Kontinenzproblemen berät:
– *Sie verbringen einen erotischen Abend mit Ihrem Partner, haben sich dabei aber vorher*

9

einen Stomabeutel auf den Bauch geklebt, gefüllt mit.......

– Sie tragen eine Kontinenzvorlage, die Sie mit warmem Wasser gefüllt haben.

Da sich Genital- und Ausscheidungsorgane in unmittelbarer Nachbarschaft befinden, sind unwillkürlicher Urin- oder Stuhlabgang immer möglich, wenn z. B. eine Bestrahlung oder chirurgische Maßnahmen die Schließmuskelfunktionen beeinträchtigt haben. Mit welcher Gelassenheit ein Paar beim Geschlechtsverkehr Urinverlust zulassen kann, und ob eine Darmspülung den Stuhlverlust passager verhindern kann, muss in der jeweiligen Situation geklärt werden.

Lieber Watte in den Ohren haben – weghören? Mit einem Tracheostoma erlebt ein Paar folgende Nähe: Der Partner spürt den Kuss an anderer Stelle als die Ausatemluft. Das Atemgeräusch in der Erregung lässt die möglicherweise fauchend klingende Lustanstrengung hören. Nach einer Laryngektomie hat ein Patient nicht mehr die Möglichkeit, vertraut gewordene gurrende Laute oder Wohlfühlseufzer zu äußern. Die angewendete Ersatzstimme ermöglicht weniger Tonmodulation. Blicke und Berührungen können nur einen Teil der Stimmbotschaft übernehmen.

Gleichgeschlechtliche Partnerschaft

Frauen. Sie stimulieren und befriedigen sich mit den Fingern mit dem Mund. Hierbei ist eine andere Behutsamkeit möglich, da keine Penetration erfolgt. Das Paar muss dennoch herausfinden, welche Hautbezirke als Folge der Therapie weiterhin lustvoll reagieren können oder neu entdeckt werden müssen
Männer. Je nach bisher gelebten sexuellen Praktiken ist die fehlende Gliedsteifigkeit ein verlustreiches Erlebnis. Das Paar benötigt wie in einer heterosexuellen Beziehung sowohl die Beratung für die jeweils nutzbaren Erektionshilfen als auch Wissen zu Liebesspielen

ohne Erektion. Eine wichtige Besonderheit gilt für den homosexuellen Mann, bei dem eine abdomino-perineale Rektumexstirpation durchgeführt wurde und die Analregion verschlossen ist. Aus chirurgischer Sicht ist das Einführen in das angelegte Stoma unter keinen Umständen möglich. Ein Stoma ist kein Ersatzhohlraum für den bisher praktizierten Analverkehr, da es zu keiner Zeit so einheilen und einwachsen kann, dass es die rhythmischen Stoßbewegungen aushalten könnte ohne einzureißen.

Krebs und Schwangerschaft

Chirurgie, Radiatio, Chemotherapie – Tumorlokalisation und Behandlungsstrategie beeinflussen bei beiden Geschlechtern die Gonadenfunktion. Ob passagere Fertilitätsstörungen oder eine irreversible Infertilität vorliegt, muss durch die möglichen Untersuchungen geklärt werden. Für die toxischen Therapieformen, bei denen vorher eine Samenspende sinnvoll ist, sind folgende Rahmenbedingungen wichtig: Die Kosten für die Gewinnung und Lagerung werden meistens nicht von den Krankenkassen übernommen. Die grundsätzliche Gewinnung von Eizellen bei einer Frau ist ebenfalls unter bestimmten onkologischen Bedingungen möglich. Allerdings können sie nur im befruchteten Zustand eingefroren werden. Machbarkeit und Risiken einer späteren Implantation müssen dem Paar bewusst sein.

Schwangerschaftsverhütende Maßnahmen sind aus folgenden Gründen notwendig:

– Bei einer Frau: Solange eine Chemo- oder Bestrahlungstherapie durchgeführt wird, könnte es bei einer möglichen Befruchtung in dieser Zeit zu Schäden am Embryo kommen. Nach Beendigung einer Therapie sind ihr gesamter Gesundheitszustand und ein regelrechter Zyklus biologische Grundvoraussetzung.

– Beim Mann: Die onkologischen Therapien haben unterschiedliche Auswirkungen auf die Spermienqualität. Deshalb werden Männer entsprechend beraten, wie lange sie mit einer Zeugung warten sollen.

Sexualität am Lebensende

Sich küssen, sich streicheln, einen Orgasmus erleben – diese Erfahrungen des sich Nahe-Seins haben ihre Bedeutung zu jeder Lebensminute. Sie können besonders kostbar werden, wenn ein Paar sie das allerletzte Mal miteinander erlebt. Dafür müssen die Pflegenden sowohl die Rahmenbedingungen als auch Zeit und Raum gestalten und gewährleisten. Das kann dann auch eine wirkliche Hochzeitsnacht sein, die gleichzeitig für den Erkrankten eine der letzten Lebensnächte ist, wenn ein Paar die bisherige Partnerschaft noch als Ehe abschließen möchte.

Literatur

Beier, K.M. u.a.: Sexualmedizin. Urban & Fischer, München 2001

Goldmann-Posch, U.: Der Knoten über meinem Herzen. Blessing, München 2000

Highwater, J.: Sexualität und Mythos. dtv, München 1995

Humbert, K.D.: Krebspatient und Sexualität - Broschüre für Männer und ihre Partnerinnen. Braus Druck, Heidelberg 2001

Marx, V.: Das Samenbuch. Fischer, Frankfurt 1999

Meulenbelt, A.: Frauen Sexualität. Frauenoffensive, München 1987

Sandkorn, A.: Das Signal oder die Entfernung eines Knotens. Fischer, Frankfurt 1986

Schnack, D.: Die Prinzenrolle. Über die männliche Sexualität. Rowohlt, Reinbeck 1995

Schröder, W.: Der Feind in meinem Körper. Mabuse, Frankfurt 2005

Zettl, St.: Sexualität und Pflege. Kohlhammer, Stuttgart 2000

9

10 Schmerzmanagement

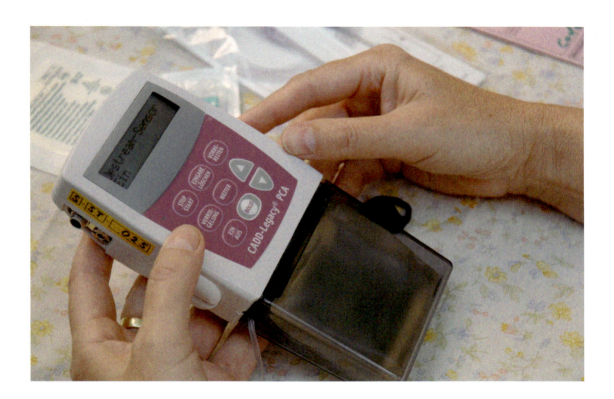

10.1 Aktuelle Aspekte der Tumorschmerztherapie

Hans-Bernd Sittig

10.1.1 Einleitung

Die Linderung von Schmerzen ist ein ureigenes Anliegen des ärztlichen Auftrages. Wohl in keinem anderen Bereich der Medizin zeigt sich so deutlich die Verquickung von Leiden und Leid wie bei den Schmerzen, die durch bösartige Geschwülste entstehen; eine besondere Tragik für die davon betroffenen Patienten liegt darin, dass der Arzt sie nur „begleiten" kann - bis zum Tod! Der Arzt kann mit seinem Handeln zwar keine Heilung bewirken, wohl aber den betroffenen Patienten Beistand leisten, deren Schmerzen auf ein für die Patienten erträgliches Maß reduzieren und so ihnen die noch verbleibende Zeit menschenwürdig gestalten.

Es besteht sowohl bei vielen betroffenen Patienten als auch bei einigen Ärzten immer noch die irrige Auffassung, dass der Krebs-schmerz ein zu erduldendes Schicksal ist, das mit dem Erleidenmüssen einer Krebserkrankung hinzunehmen ist. Dem ist nicht so! Gegen Krebsschmerzen kann viel getan werden! Der Krebsschmerz ist ein übler Begleiter! Kein Patient sollte den Krebsschmerz „ertragen" oder „durchstehen" müssen; der Krebsschmerz lässt sich so nicht „besiegen" - im Gegenteil, er zermürbt den Menschen und verdirbt ihm seine noch verbleibende Zeit. Wer von einer Krebserkrankung betroffen ist, wird sich mit seinem Schicksal auf die eine oder andere Weise auseinandersetzen - wie auch immer, er schafft dies ohne Schmerzen besser, als wenn er durch sie gequält wird.

Nicht alle Tumoren gehen mit Schmerzen einher. Während bei Tumoren des blutbildenden Systems nur 20% der Patienten über Schmerzen klagen, leiden über 95% der Patienten mit Knochentumoren oder Knochen-metastasen unter stärksten Schmerzen. Je nach Tumor können Schmerzen am Anfang einer Krebserkrankung, im weiteren Verlauf oder erst im Endstadium auftreten. Auch heute noch leiden über 70% der Krebskranken im Endstadium der Krebserkrankung unter heftigsten Schmerzen.

Ursachen. Die Schmerzen bei bösartigen Geschwülsten können sehr unterschiedliche Ursachen haben. Sie entstehen:

- am häufigsten durch Eindringen des Tumorgewebes in Knochen,
- durch Druck auf Nerven und Nervenwurzeln,
- dadurch, dass sie Hohlorgane verschließen,
- indem sie zu Schwellungen und Kapselspannung innerer Organe führen,
- durch entzündliche Reaktion des umliegenden gesunden Gewebes.

Schmerzanalyse. Heute steht eine ausreichende Anzahl an Analgetika und Applikationsformen derselben für alle tumorinduzierten Schmerzzustände zur Verfügung. Um diese Analgetika jedoch gezielt nach Schmerzursache, -Qualität und -Quantität einzusetzen zu können, ist zunächst immer eine Schmerzanalyse erforderlich. So können akute, chronische, nozizeptorvermittelte und neuropathische Schmerzen unterschieden werden. Die nozizeptorvermittelten Schmerzqualitäten sind:

- der spitze, helle, gut lokalisierbare Oberflächenerstschmerz, gefolgt von
- dem dumpfen Oberflächenzweitschmerz,
- der meist von vegetativen Sensationen begleitete, kolikartige, dumpfe viszerale oder Eingeweideschmerz,
- der dumpf von Bändern, Muskeln und Gelenken ausstrahlende Tiefenschmerz.

Die nicht über Nozizeptoren vermittelten neuropathischen Schmerzen, die bei Nervenläsion, Nerven-Affektion oder -Infiltration auftreten können, werden meist als brennend, elektrisierend, blitzartig einschießend in dem Areal empfunden, das von dem betroffenen Nerven sensibel versorgt wird.

10.1.2 Auswahl der Analgetika

Bevorzugt werden in der Schmerztherapie „sichere", nebenwirkungsarme und gut steuerbare Opioide eingesetzt wie das Hydromorphon, das sich besonders bei multimorbiden und älteren Patienten mit Multimedikation bewährt hat, oder das Oxycodon in fixer Kombination mit Naloxon, das sich besonders durch die außergewöhnlich gute Verträglichkeit und geringe Inzidenz von opioidtyischen Nebenwirkungen wie Obstipation, Nausea und Emesis auszeichnet.

(M) Die Kombination verschieden wirkender Opioide untereinander hat wegen teilweise antagonistischer Effekte zu unterbleiben!

WHO-Stufenschema

Die Auswahl der Analgetika geschieht gemäß der Empfehlungen der WHO der jeweiligen Situation, der Schmerzursache, der Schmerzart und der Schmerzstärke des Pati-

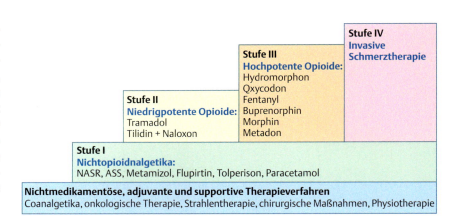

Abb. 10.1 WHO-Stufenschema bei Tumorschmerzpatienten.

enten angepasst in einer 3-Stufenform (**Abb. 10.1**).

Erste Stufe. In der ersten Stufe gemäß dem WHO-Stufenschema bei Tumorschmerzpatienten kommen Nichtopioidanalgetika gezielt mechanismenorientiert zum Einsatz:

- Acetylsalicylsäure bei entzündlich- oder knochenmetatstasenbedingten Schmerzen,
- Metamizol bei viszeralen Schmerzen,
- NSAR/Cox2-Hemmer bei Knochen, muskuloskelettalen oder schwellungsbedingten Schmerzen,
- Flupirtin und Tolperison bei z. B. muskulären Schmerzen,
- Paracetamol bei schwachen Schmerzen oder bestehenden Kontraindikationen gegen alle anderen Nichtopioidanalgetika.

Diese Nichtopioidanalgetika mit Ausnahme von Tolperison und Katadolon sollten wegen kumulierender Nebenwirkungen nicht untereinander kombiniert werden.

Zweite Stufe. Ist mit einem Nichtopioidanalgetikum auch bei Ausschöpfen der maximalen Tagesdosis (ASS, Paracetamol, Metamizol: 6 g., Ibuprofen: 2400 mg, Diclofenac: 300 mg, Flupiritin: 900 mg) keine zufrieden stellende Schmerzlinderung zu erreichen, wird in der zweiten Stufe zu dem **einem** Nichtopioidanalgetikum **ein** schwachwirksames Opioid bis zu dessen Höchstdosis kombiniert. Zur Verfügung stehen als schwachwirksame Opioide und etwa gleich stark wirksame Analgetika: Tramadol oder Tilidin bis zur maximalen Tagesdosis 600 mg.

Dritte Stufe. Ist mit der Analgetikakombination „ein Nichtopioid plus ein schwachwirksames Opioid" keine zufriedenstellende Schmerzlinderung zu erreichen, wird in der dritten Stufe das schwache gegen ein stark-

wirksames Opiat ausgetauscht. Zur Anwendung kommen in der dritten Stufe die starkwirksamen Opioide wie Morphin, Hydromorphon, Oxycodon (+ Naloxon), Fentanyl oder Buprenorphin, gelegentlich auch Methadon, bzw. andere morphinverwandte Substanzen.

Grundsätzlich zu **jeder** der „Analgetika-Stufen" sollte die Abhängigkeit von der Schmerzursache eine gezielte Kombination mit den sog. Co-Analgetika erwogen werden. Co-Analgetika sind keine Analgetika im eigentlichen Sinne, sie vermögen es jedoch suffizient aufgrund ihrer unterschiedlichen Wirkansätze und Weisen die Analgetika zu unterstützen.

Unverzichtbar mit sehr hohem Stellenwert kommen als wichtige Co-Analgetika folgende Medikamente bevorzugt zum Einsatz:

1. Bisphosphonate (Ibandronat) und/oder Calcitonin: bei Knochenschmerzen,
2. Kortikosteroide: bei Knochenschmerzen, Kapselspannungschmerzen, Nervenkompression, drohendem Querschnitt, Hirn- oder Lymphödem,
3. Trizyklische Antidepressiva (Amitriptylin): bei brennenden neuropathischen Schmerzen,
4. Antikonvulsiva (Gabapentin, Pregabalin): bei einschießenden neuropathischen Schmerzen,
5. Myotonolytika (Flupirtin): bei Muskelspasmen,
6. Neuroleptika als Antiemetika, zur Schmerzdistanzierung, ggf. zur Sedierung.

Das WHO-Stufen-Schema ist nicht als starre Anwendungs-Abfolge zu verstehen. Sollten die Patienten unter sehr starken Schmerzen leiden, sollte sofort mit WHO-Stufe-III-Analgetika therapiert werden.

10

Häufigste Gründe für ein Nichtansprechen der medikamentösen Schmerztherapie sind eine mangelhafte Schmerzdiagnostik (für die suffiziente Behandlung von neuropathischen Schmerzen sind Antidepressiva und/oder Antikonvulsiva meist unverzichtbar) und die ungenügende Berücksichtigung psychosozialer, spiritueller und funktioneller Schmerzeinflussfaktoren.

Nebenwirkungen

Ernst zunehmende Nebenwirkungen, die zum Absetzen eines Schmerzmittels zwingen, sind selten. Nebenwirkungen auf Niere, Leber, Knochenmark und Magen, treten eher bei den Nichtopioidanalgetika auf; eine regelmäßige Überwachung in Form von Funktionskontrollen dieser Organe ist ausreichend. Leichtere opiatbedingte Nebenwirkungen wie Übelkeit (die prophylaktisch mit Metoclopramid oder Domperidon behandelt werden sollte) Müdigkeit (Vorsicht - nicht Autofahren!) und Juckreiz treten häufiger auf, klingen i.d.R. nach 2 Wochen von selbst auf ein erträgliches Maß ab. Die durch Morphin nahezu regelhaft auftretende Obstipation verlangt allerdings die prophylaktische und regelmäßige Einnahme eines Abführmittels, vorzugsweise Macrogol.

Auswahl des Applikationsweges

(M) Die orale Verabreichung von Analgetika ist der Applikationsweg der ersten Wahl.

Wenn aber die Analgetika weder in Kapsel-, Tabletten- noch Tropfenform toleriert oder aber erkrankungsbedingte oder substanzspezifische Nebenwirkungen wie Nausea, Emesis, Obstipation, Schluckstörung zu stark ausgeprägt und anders nicht beherrschbar sind, wird die Lebensqualität des Patienten unvertretbar eingeschränkt. Dann sollte der parenterale Applikationsweg beschritten werden. Auch bei „Unwirksamkeit" oraler Opioide, sehr hohem Analgetikaverbrauch oder in der Finalphase bei Palliativpatienten ist die parenteral Applikation von Analgetika vorteilhaft.

Alternativ besteht die Möglichkeit, das Buprenorphin oder das Fentanyl dem Patienten transdermal via Matrix-Pflaster zu verabreichen. Dies ist für Patienten mit sehr stabilen Schmerzniveau oder Schluckstörungen geeignet. Das Fentanyl-Pflaster ist i.A. alle 72 Stunden, das Buprenrophin-Pflaster 2 × / Woche zu wechseln. Immer sollte der Patient gegen durchbrechende Schmerzen zusätzlich ein schnellwirksames Morphinpräparat z.B. Fentanyllutschtablette, zur Verfügung haben.

Subkutane Injektion. Als weitere Möglichkeit der parenteralen Applikation vieler Substanzen steht die subkutane Injektion zur Verfügung. Diese ist leicht auch vom Patienten selbst, von Angehörigen oder Hilfspersonal erlern- und durchführbar. Der Vorteil ist der im Vergleich zur oralen Applikation raschere Wirkbeginn und eine höhere maximale Analgesie. Die subkutane Applikation von Opioiden ist gut geeignet für die Therapie eines Schmerzdurchbruches. Sie kann in vielen Fällen (s.o.) als Ersatz für die orale Applikation dienen, indem via einer subkutanen Dauerkanüle auf eine kontinuierliche subkutane Dauerinfusion, gesteuert mittels einer extern tragbaren Pumpe, übergegangen wird. Durch die subkutane Injektion bleiben typische intramuskuläre Injektionsprobleme wie Nerven- oder Periostverletzungen, große Hämatome oder versehentliche intravasale Injektionen aus.

Die subkutane Dauerkanüle kann bei guter Pflege bis zu 7 Tagen verbleiben. Die subkutane Analgesie ist für viele Palliativpatienten besonders im ambulanten Bereich eine komplikationsarme, komfortable und sichere Schmerztherapie auch über viele Monate hinweg, die Mobilität und Selbständigkeit der Pat. bleibt erhalten.

(M) Die *intramuskuläre Opioidapplikation* ist aus den genannten Gründen obsolet und überflüssig.

Intravenöse Opioidapplikation. Die Vorteile der intravenösen Opioidapplikation liegen in dem am schnellsten einsetzenden Wirkeintritt und in der hohen analgetischen Wirkung. Der intravenöse Applikationsweg ist optimal für die Therapie eines massiven Schmerzdurchbruches geeignet. Ferner kann er bei Schluck- und Resorptionsstörungen den oralen Applikationsweg ersetzen. Nachteilig wirken sich intensivere Nebenwirkungen als nach anderen Verabreichungswegen aus (Boluseffekte). Ferner klingt die Analgesie rasch ab, sodass entsprechend häufig nachinjiziert werden muss. Sobald durch Dosistitration ein zufriedenstellendes Analgesieniveau er-

reicht ist, sollte deshalb auf eine kontinuierliche Infusion übergegangen werden. Da die periphere intravenöse Verweilkanüle ausgesprochen „störanfällig" ist, sollte bei absehbar längerfristiger intravenöser Applikation bald ein intravenöses Portsystem (S. 288) implantiert werden.

Patienten-Kontrollierte-Analgesie(PCA). Entscheidende Kenntnisse über die individuellen Patientenreaktionen gegenüber Opioiden wurden durch die sog. Patienten-Kontrollierte-Analgesie (PCA) gewonnen, bei der sich die Patienten über eine vom Arzt programmierte, meist elektronisch kontrollierte Infusionspumpe kleine intravenöse Analgetikaboli so lange selbst applizieren können, bis sie eine individuell akzeptable Analgesiequalität erzielt haben. Die PCA ist heute zu einem wichtigen Standard der systemischen Opioidtherapie entwickelt. Insbesondere in der palliativen Schmerztherapie sind die PCA-Pumpen zur subkutanen oder intravenösen Analgesie oft unverzichtbar (Abb. 10.2).

(V) Den Umgang mit einer Schmerzpumpe zur PCA zeigt Ihnen ein Film auf der DVD.

Peridurale Applikation. Auch die Anwendung rückenmarksnaher Opioide hat sich zu einem optionalen, sicheren Therapieverfahren entwickelt, das insbesondere in der palliativen Schmerztherapie bei Ileus oder Subileussymptomatik angewandt wird, um die opioidbedingten Nebenwirkungen auf den Gastrointestinaltrakt so gering wie möglich zu halten. Die Opioidrezeptoren, die für die analgetische Wirkvermittlung verantwortlich sind, befinden sich nicht nur im Gehirn, sondern auch im Rückenmark, der ersten Schaltstelle der sensorischen Afferenz. Werden Opioide in der Nähe dieser Rückenmarksrezeptoren (intrathekal oder peri/epidural) appliziert, kommt es zu einer Beset-

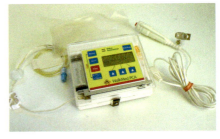

Abb. 10.2 PCA-Schmerzpumpe.

zung der dort liegenden Bindungsstellen und einer daraus resultierenden Dämpfung bis Blockade der Schmerzafferenz. Die Vorteile der periduralen Applikation liegen in der langen Wirkdauer, der starken Wirkung, der weitgehend regionalen Begrenzung, der geringen Ausprägung an Nebenwirkungen und der vergleichsweise geringen Dosierung. Der Nachteil ist, dass die rückenmarksnahe Applikation recht „träge" zu steuern ist und so Durchbruchsschmerzen nur unbefriedigend zu beherrschen sind.

Beurteilung

Mit den vielen modernen Möglichkeiten der symtomatischen, medikamentösen und nichtmedikamentösen Schmerztherapie ist der Tumorschmerz für nahezu alle Patienten zufriedenstellend beherrschbar.

Die heutige Zurückhaltung gegenüber invasiver Schmerztherapieverfahren sollte nicht in einer dogmatische Ablehnung münden, die dazu führt, dass Patienten über lange Zeit mit Höchstdosen inadäquat wirkender Medikamente behandelt werden, deren Nebenwirkungen evtl. kaum nach tolerabel sind und die Lebensqualität des Patienten unerträglich verschlechtern.

Durch eine rechtzeitig mit dem Patienten besprochene und dann konsequent durchgeführte invasive, subkutane, intravenöse oder in seltenen Fällen auch rückenmarksnahe Schmerzbehandlung können viele Palliativpatienten mittels PCA-Pumpen über einen langen Zeitraum mobil, sicher und selbstbestimmt ihr durch den Tumor zeitlich limitiertes Leben mit hoher Lebensqualität erleben.

Einsatz von Koanalgetika

Grundsätzlich zu **jeder** der „Analgetika-Stufen" sollte in Abhängigkeit von der Schmerzursache eine gezielte Kombination mit den sog. Koanalgetika erwogen werden. Koanalgetika sind keine Analgetika im eigentlichen Sinne, sie vermögen es jedoch suffizient aufgrund ihrer unterschiedlichen Wirkansätze und Weisen die Analgetika zu unterstützen. Unverzichtbar mit sehr hohem Stellenwert kommen als wichtige Koanalgetika folgende Medikamente bevorzugt zum Einsatz:

– Bisphosphonate (Ibandronat) und/oder Calcitonin: bei Knochenschmerzen,
– Kortikosteroide: bei Knochenschmerzen, Kapselspannungsschmerzen, Nervenkompression, drohendem Querschnitt, Hirn- oder Lymphödem,
– trizyklische Antidepressiva (Amitriptylin): bei brennenden neuropathischen Schmerzen,
– Antikonvulsiva (Gabapentin, Pregabalin): bei einschießenden neuropathischen Schmerzen,
– Myotonolytika (Flupirtin): bei Muskelspasmen,
– Neuroleptika als Antiemetika, zur Schmerzdistanzierung, ggf. zur Sedierung.

Neurolytische Blockade. In der Hauptsache sind es rückenmarksnahe Betäubungen, Blockaden der großen Nervengeflechte und der vegetativen Ganglien im Bauchraum, besonders des Ganglion coeliacum, entweder als temporäre oder kontinuierliche Blockaden mit einem Lokalanästhetikum oder als einmalige sog. neurolytische Blockade mit einem das Nervengewebe zerstörenden Mittel. Bevor allerdings neurolytische Maßnahmen durchgeführt werden, muss die voraussichtliche Auswirkung getestet werden: die auszuschaltende nervöse Struktur wird mit einem Lokalanästhetikum behandelt, das die Funktion nur vorübergehend ausschaltet, ohne sie zu schädigen. Kommt es zu dem gewünschten Ergebnis einer Schmerzfreiheit oder zumindest erheblichen Linderung, ist die Durchführung einer neurolytischen Blockade vegetativer Ganglien indiziert.

(M) Mit all den beschriebenen Maßnahmen bzw. deren sinnvollen Kombination kann heute nahezu jedem Patienten, der unter Tumorschmerzen leidet, wirksam geholfen werden.

Literatur

Aulbert, E., Zech, D.: Therapie des chronischen Krebsschmerzes. Lehrbuch der Palliativmedizin. Schattauer, Stuttgart 1997

AVP (Arzneiverordnung in der Praxis): Therapieempfehlung der Arzneimittelkommission der Deutschen Ärzteschaft: Tumorschmerztherapie, 3. Aufl. 2007

Bausewein, C., Twycross, R.: Arzneimitteltherapie in der Palliativmedizin. Urban & Fischer, München 2005

Beck, D., Kettler, D.: Symptomkontrolle in der Palliativmedizin. Der Schmerz, Bd. 15, Heft 5, Springer, Berlin 2001

Deutsche Krebsgesellschaft: Kurzgefasste Interdisziplinäre Leitlinien 2002: Medikamentöse Schmerztherapie, 3. Aufl. 2002

EAPC Expert working Group: Morphine and alternative opioids in Cancer. The EAPC recommendation. Br J. Cancer 84 (2001) 587

Ensink, F.B.M., Quentin S.H.: Tumorschmerztherapie Teil 5: Therapie mit starken Opioiden nach Stufe III des WHO-3-Stufen-Schemas. Niedersächsisches Ärzteblatt 3 (2000) 19

Hanekop, G.-G., Bautz, T.-M..: Tumorschmerztherapie Teil 2: Tumorschmerztherapie und allgemeine Prinzipien der Behandlung. Niedersächsisches Ärzteblatt 8 (1999) 20

Hanekop, G.-G., Hirn, A.: Tumorschmerztherapie Teil 4: Therapie mit mittelstarken Opioiden nach Stufe II des WHO-3-Stufen-Schemas. Niedersächsisches Ärzteblatt 1 (2000) 29

Husebø, S., Klaschik, E.: Palliativmedizin. Praktische Einführung in Schmerztherapie, Ethik und Kommunikation. Springer, Berlin 2000

Gleim, M. u.a.: Palliativmedizin-Symptomkontrolle bei unheilbar Kranken. AINS 4 (2007) 286

Nauck, F., Eulitz, N.: Tumorschmerztherapie – Basistherapie und Therapie des Durchbruchschmerzes. Der Schmerz, Bd. 21, Heft 4, Springer 2007

Ostgathe, C. , Radbruch, C. :Schmerztherapie in der Palliativmedizin. Zeitschrift für Palliativmedizin 8 (2007) 13

Sittig, H.-B., Wieden, T.: Leitfaden Schmerztherapie. Elsevier, München 2005

Strumpf, M.: Krebsschmerz. In: Zenz, M., Jurna, I.: Lehrbuch der Schmerztherapie. Wissenschaftliche Verlagsgesellschaft, Stuttgart 2001

Strumpf, M., Zens, M.: Zertifizierte medizinische Fortbildung-Tumorschmerz. Dtsch Arztbl 13 (2005) A 916

Twycross, R.: Symptom Management in Advanced Cancer. Radcliffe Medical Press Ltd, Oxon 1997

World Health Organization: Cancer pain relief, 3rd ed. WHO, Genf 1996

Zenz, M., Donner, B.: Schmerz bei Tumorerkrankungen. Interdisziplinäre Diagnostik und Therapie. Wissenschaftliche Verlagsgesellschaft, Stuttgart 2002

10

10.2 Expertenstandard

Andrea Maiwald

10.2.1 Einleitung

„Pflegende haben den umfangreichsten Patientenkontakt und spielen eine Schlüsselrolle in der Schmerztherapie." (Osterbrink u. Stiehl, 2004)

Lange Zeit spielten Pflegekräfte im Rahmen der Schmerztherapie eine eher passive Rolle. Ihre Hauptaufgabe bestand darin, ärztliche medikamentöse Anordnungen auszuführen. Bei unzureichender Therapie bzw. Analgesie waren Pflegende häufig hilflos. Nicht selten führte dies zu Konflikten innerhalb des Behandlungsteams, bzw. zu Unmut gegenüber dem ärztlichen Personal. Wissensdefizite in der pflegerischen und ärztlichen Ausbildung im Bereich Schmerzmanagement waren offensichtlich. Die Qualität der Schmerztherapie bzw. der Umgang mit Schmerzpatienten in Deutschland war nachweislich auf einem schlechten Niveau. Die Unterversorgung von Schmerzpatienten wurde durch vollständiges Fehlen oder die inadäquate Gabe von Schmerzmitteln verursacht.

Mit dem Problem der Unterversorgung von Schmerzpatienten trotz vorhandener und ausreichender Therapieoptionen wurden Pflegekräfte in allen Bereichen der Pflege täglich konfrontiert. Die Zuständigkeit der Pflegenden im Bereich des Schmerzmanagements war unklar und nicht definiert. Aufgrund dieser Erkenntnisse entwickelte das Deutsche Netzwerk für Qualitätsentwicklung in der Pflege (DNQP) den Expertenstandard „Schmerzmanagement in der Pflege". Eine Arbeitsgruppe bestehend aus Wissenschaftlern und Experten aus der Pflegepraxis erarbeitete unter Berücksichtigung der Evidenzbasierung den multiprofessionell ausgerichteten Standard. Die Entwicklung des Expertenstandards wurde vom Bundesministerium für Gesundheit und soziale Sicherung unterstützt. 2004 wurde der Expertenstandard Schmerzmanagement als Handlungslinie für Pflegende in Deutschland verabschiedet und veröffentlicht (Abb. 10.3).

„Der nationale Expertenstandard zum Schmerzmanagement zielt auf die Verbesserung der Situation aller Patienten mit akuten oder chronisch-tumorbedingten Schmerzen, schmerzbedingten Problemen oder zu erwartenden Schmerzen in allen Bereichen der pflegerischen Versorgung." (DNQP, 2004)

Die Grundvoraussetzung für ein gutes pflegerisches Schmerzmanagement ist die Definition von pflegerischen Aufgaben und Verantwortungsbereichen. Eine personelle Kontinuität in der pflegerischen Versorgung von Schmerzpatienten ermöglicht eine adäquate Beurteilung der Patienten. Eine Verbesserung der Schmerzbehandlung kann nur durch die gute Abstimmung und Zusammenarbeit innerhalb der Behandlungsteams erzielt werden. Schmerztherapie und Schmerzmanagement liegen in der Verantwortung des gesamten multiprofessionellen Teams. Ziele und Aufgaben müssen klar benannt werden. Die Zielsetzung des Expertenstandard Schmerzmanagement in der Pflege ist u.a.:

- die Aufgaben der Pflege innerhalb des Schmerzmanagements zu definieren,
- die fachliche Kompetenz der Pflegenden zu stärken,
- das Auftreten von Schmerz zu reduzieren,
- die Zeit zwischen Auftreten von Schmerz und Behandlung zu verkürzen,
- die Kontinuität der Schmerzbehandlung zu verbessern,
- die Selbstpflegekompetenz der Betroffenen zu fördern.

Die Aufgaben der Pflegekräfte im Schmerzmanagement sind hierbei:

- Schmerzeinschätzung,
- Einschalten des ärztlichen Dienstes,
- Verabreichen von Medikamenten,
- Verlaufsbeobachtung und -kontrolle von Wirkung und Nebenwirkung,
- Dokumentation,
- Schulung und Beratung von Betroffenen und Angehörigen,
- Anbieten von nicht-medikamentösen Maßnahmen.

10.2.2 Schmerzeinschätzung

„Schmerz ist das, was der Betroffene über die Schmerzen mitteilt, sie sind vorhanden, wenn der Patient mit Schmerzen sagt, dass er Schmerzen hat." (McCaffery et al., 1997)

Wird dieser Leitsatz von Margo McCaffery akzeptiert und in die Pflegepraxis übernommen, muss die Schmerzbeurteilung- und Einschätzung über die betroffenen Patienten selbst erfolgen. Da Schmerz immer subjektiv empfunden wird, kann Schmerz von außen nur indirekt über das Verhalten im Rahmen der Krankenbeobachtung beurteilt werden. Dabei ergeben sich jedoch immer unterschiedliche Interpretationsmöglichkeiten. Bei der Schmerzeinschätzung durch Außenstehende kommt es häufig zu Fehleinschätzungen und subjektiven Beurteilungen. *„Einschätzungen der Schmerzintensität mittels Schmerzskalen von Pflegenden stimmen selten mit den Angaben von Patienten überein."*(Jocham, 2004)

Voraussetzung für eine gute Schmerzanalyse ist eine umfangreiche Anamnese. Fragen über bisherige Schmerzerfahrungen und entsprechende Therapien gehören in jede Pflegeanamnese. Speziell in der onkologischen Pflege muss das Thema Schmerz schon zu Beginn der Behandlung angesprochen werden. Ängste über die bevorstehende Tumortherapie beinhalten auch immer die Befürchtung, Schmerzen ertragen zu müssen. Häufig assoziieren Menschen eine Krebserkrankung mit dem Auftreten und „Ertragen müssen" von starken Schmerzen. Die allgemein schlechte Aufklärung innerhalb unserer Gesellschaft in Bezug auf Schmerzen, medikamentöse Schmerztherapien bzw. Schmerzmittel führt immer noch dazu, dass Patienten und Angehörige eine Therapie mit Opioiden ablehnen (Morphinmythos = Angst vor Abhängigkeit).

In den Aufnahmegesprächen sollten Pflegekräfte in der Onkologie generell eine erste Schmerzmessung und Befragung durchführen. Die individuelle Schmerzerfahrung und evtl. Auswirkungen auf die Aktivitäten des täglichen Lebens müssen erfasst und dokumentiert werden. Die Ersterhebung soll möglichst anhand einer strukturierten und standarisierten Befragung erfolgen (z.B. Er-

10

Expertenstandard Schmerzmanagement in der Pflege

Standardaussage: Jeder Patient/Betroffene mit akuten und tumorbedingten chronischen Schmerzen sowie zu erwartenden Schmerzen erhält ein angemessenes Schmerzmanagement, das dem Entstehen von Schmerzen vorbeugt, sie auf ein erträgliches Maß reduziert oder beseitigt.

Begründung: Eine unzureichende Schmerzbehandlung kann für Patienten/Betroffene gravierende Folgen haben, z.B. physische und psychische Beeinträchtigungen, Verzögerungen des Genesungsverlaufs oder Chronifizierung der Schmerzen. Durch eine rechtzeitig eingeleitete, systematische Schmerzeinschätzung, Schmerzbehandlung sowie Schulung und Beratung von Patienten/Betroffenen und ihren Angehörigen tragen Pflegefachkräfte maßgeblich dazu bei, Schmerzen und deren Auswirkungen zu kontrollieren bzw. zu verhindern.

Struktur	Prozess	Ergebnis
Die Pflegefachkraft	**Die Pflegefachkraft**	
S1a – verfügt über das notwendige Wissen zur systematischen Schmerzeinschätzung. S1b Die Einrichtung stellt zielgruppenspezifische Einschätzungs- und Dokumentationsinstrumente zur Verfügung.	**P1** – erhebt zu Beginn des pflegerischen Auftrags, ob der Patient/Betroffene Schmerzen oder schmerzbedingte Probleme hat. Ist dies nicht der Fall, wird die Einschätzung in individuell festzulegenden Zeitabständen wiederholt. – führt bei festgestellten Schmerzen oder schmerzbedingten Problemen eine systematische Schmerz-Ersteinschätzung mittels geeigneter Instrumente durch. – wiederholt die Einschätzung der Schmerzintensität sowie der schmerzbedingten Probleme in Ruhe und Belastung/Bewegung in individuell festzulegenden Zeitabständen.	**E1** Eine aktuelle, systematische Schmerzeinschätzung und Verlaufskontrolle liegen vor.
S2a – verfügt über das erforderliche Wissen zur medikamentösen Schmerzbehandlung. S2b Die Einrichtung verfügt über eine interprofessionell geltende Verfahrensregelung zur medikamentösen Schmerzbehandlung.	**P2** – setzt spätestens bei einer Schmerzintensität von mehr als 3/10 analog der Numerischen Rangskala (NRS) die geltende Verfahrensregelung um oder holt eine ärztliche Anordnung zur Einleitung oder Anpassung der Schmerzbehandlung ein und setzt diese nach Plan um. – überprüft bei Neueinstellung bzw. Anpassung der Medikation den Behandlungserfolg in den Zeitabständen, die dem eingesetzten Analgesieverfahren entsprechen. – sorgt dafür, dass bei zu erwartenden Schmerzen präventiv ein adäquates Analgesieverfahren erfolgt.	**E2** Der Patient/Betroffene ist schmerzfrei bzw. hat Schmerzen von nicht mehr als 3/10 analog der Numerischen Rangskala (NRS).
S3 – kennt schmerzmittelbedingte Nebenwirkungen, deren Prophylaxe und Behandlungsmöglichkeiten.	**P3** – führt in Absprache mit dem zuständigen Arzt Maßnahmen zur Prophylaxe und Behandlung von schmerzmittelbedingten Nebenwirkungen durch.	**E3** Schmerzmittelbedingte Nebenwirkungen wurden verhindert bzw. erfolgreich behandelt.
S4 – kennt nichtmedikamentöse Maßnahmen zur Schmerzlinderung sowie deren mögliche Kontraindikationen.	**P4** – bietet in Absprache mit den beteiligten Berufsgruppen dem Patienten/Betroffenen und seinen Angehörigen als Ergänzung zur medikamentösen Schmerztherapie nichtmedikamentöse Maßnahmen an und überprüft ihre Wirkung.	**E4** Die angewandten Maßnahmen haben sich positiv auf die Schmerzsituation und/oder die Eigenaktivität des Patienten/Betroffenen ausgewirkt.
S5a – verfügt über die notwendigen Beratungs- und Schulungskompetenzen in Bezug auf Schmerz und schmerzbedingte Probleme. S5b Die Einrichtung stellt die erforderlichen Beratungs- und Schulungsunterlagen zur Verfügung.	**P5** – gewährleistet eine gezielte Schulung und Beratung für den Patienten/Betroffenen und seine Angehörigen.	**E5** Dem Patienten/Betroffenen sind gezielte Schulung und Beratung angeboten worden, um ihn zu befähigen, Schmerzen einzuschätzen, mitzuteilen und zu beeinflussen.

Abb. 10.3 Expertenstandard Schmerzmanagement in der Pflege. Hrsg. Deutsches Netzwerk für Qualitätsentwicklung in der Pflege (DNQP), 2005. Expertenteam: Kristine Böhm, Jutta Busch, George C.M. Everst, Hedwig François-Kettner, Hubert R. Jocham, Barbara Jung, Gabriele Müller-Mundt, Nadja Nestler, Jürgen Osterbrink, Christa Schulte, Barbara Strohbücker, Monika Thomm.

Fragen zur Schmerzsituation im Rahmen der pflegerischen Routineaufnahme

Haben Sie zur Zeit irgendwelche schmerzbedingten Probleme? ☐ Ja ☐ Nein

Haben Sie jetzt Schmerzen? ☐ Ja ☐ Nein

wenn eine der Antworten mit „ja" beantwortet wurde:

Lokalisation der Schmerzen _____ (evtl. Körperskizze zum Einzeichnen)

Schmerzintensität (NRS 0 – 10) jetzt: _____ im Durchschitt (meistens): _____

Nehmen Sie Schmerzmedikamente und wenn ja, welche? _____

Sind Ihre Schmerzen ausreichend gelindert? _____

Hinweis:
Wenn ein Schmerzproblem festgestellt wird, das nicht zufrieden stellend gelöst ist, kann eine umfassendere Schmerzeinschätzung angezeigt sein (s. „Schmerzeinschätzung").

Quelle: McCaffery, M. u. Pasero (1999): Pain: Clinical manual, S. 59 © Mosby, Inc. (Übersetzung: B. St.).
Darf für die klinische Praxis vervielfältigt werden.

Abb. 10.4 Fragenkatalog zur Schmerzsituation im Rahmen der pflegerischen Routineaufnahme.

hebungsbogen zur Schmerzeinschätzung, s. Anhang, S. 413, Fragen zur Schmerzsituation im Rahmen der pflegerischen Routineaufnahme siehe **Abb. 10.4.)**

Schmerzskalen

Eine Einschätzung der Schmerzintensität hat sich in vielen Bereichen der Pflege durchgesetzt. Es stehen verschiedene Skalen zur Verfügung. Folgende Skalen werden am häufigsten genutzt **(Abb. 10.5):**
- Verbale Rating Skala (VRS),
- Numerische Rating Skala (NRS; 0-10),
- Visuelle Analogskala (VAS; 0-100).

In vielen klinischen Bereichen hat sich die Numerische Rating Skala durchgesetzt. Für einen erwachsenen Patienten ist es einfach und nachvollziehbar, den Schmerz anhand einer Nummer von 0 (kein Schmerz) und 10 (stärkster vorstellbarer Schmerz) einzustufen.

Alle drei Skalen (VRS, NRS, VAS) sind ausreichend valide und können in der Pflegepraxis gut für die Schmerzmessung genutzt werden. In den Behandlungsteams sollte man sich immer auf eine Skala bzw. Messmethode einigen. Falls Patienten mit einer Skala nicht messen wollen oder damit überfordert

sind, müssen alternative Instrumente (Fragebögen) gewählt werden (DNQP, 2004).

Die Häufigkeit der Schmerzmessung richtet sich nach dem Zustand des Patienten bzw. der Schmerzstärke. Wird die Schmerzmessung regelmäßig durchgeführt, z. B. 3 x täglich, erleichtert es die Organisation der stationären Tagesabläufe. So haben die Schmerzindices den Charakter von Vitalwerten. Regelmäßige Schmerzmessung ist immer auch eine Beurteilung der Schmerztherapie.

M Die Schmerztherapie muss an die gemessenen Werte angepasst werden. Eine Messung ohne erforderliche Intervention ist nicht zu begründen und für Patienten nicht nachvollziehbar.

10.2.3 Aufgaben der Pflegenden bei der medikamentösen Schmerztherapie

„Abgeleitet aus dem Krankenpflegegesetz (2003), Abschnitt 2 – Ausbildung, können folgende Aufgaben der Pflegeberufe bezüglich der Schmerzbehandlung formuliert werden: Pflegende sind (in Kooperation mit dem ärztlichen Dienst) dafür zuständig, den Bedarf für

eine Schmerzbehandlung zu erfassen, den Arzt frühzeitig über Schmerzen bzw. eine veränderte Schmerzsituation in Kenntnis zu setzen und ärztliche Anordnungen zur Einleitung oder Anpassung einer Schmerztherapie sicherzustellen, den Erfolg der Therapie zu überwachen sowie Nebenwirkungen vorzubeugen und zu erfassen. Explizit sind diese Aufgaben jedoch nicht definiert. Aufgabenkataloge aus anderen Ländern müssten an deutsche Rahmenbedingungen angepasst werden." (Strohbücker, DNQP, 2004)

Kenntnisse über Schmerzentstehung, medikamentöse und nichtmedikamentöse Schmerztherapien sind die Grundlage einer guten und professionellen Pflege von Schmerzpatienten. Speziell geschulte Pflegekräfte im Bereich Schmerzmanagement können die Schmerztherapien in Kliniken und ambulanten Einrichtungen positiv beeinflussen. Hier haben sich die Weiterbildungen, die auf Grundlage des Expertenstandards durchgeführt werden, etabliert und bewährt (z.B. Pain Nurse, Fernlehrgang, Klinikum Nürnberg). Ausgebildete Pflegeexperten im Schmerzmanagement dienen innerhalb ihrer Arbeitsbereiche als Multiplikatoren und können gut in Schmerzteams oder im Konsildienst eingesetzt werden.

10

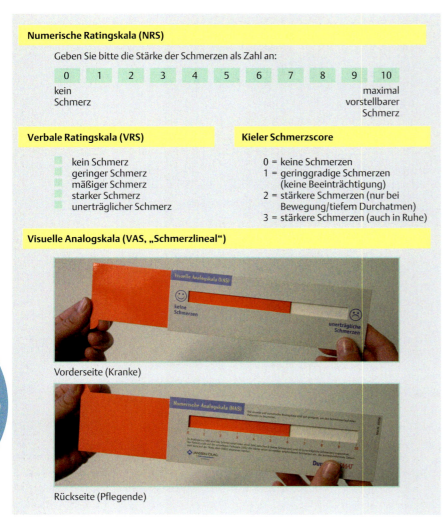

Numerische Ratingskala (NRS)

Geben Sie bitte die Stärke der Schmerzen als Zahl an:

| 0 | 1 | 2 | 3 | 4 | 5 | 6 | 7 | 8 | 9 | 10 |

kein
Schmerz

maximal
vorstellbarer
Schmerz

Verbale Ratingskala (VRS)

- kein Schmerz
- geringer Schmerz
- mäßiger Schmerz
- starker Schmerz
- unerträglicher Schmerz

Kieler Schmerzscore

- 0 = keine Schmerzen
- 1 = geringgradige Schmerzen
  (keine Beeinträchtigung)
- 2 = stärkere Schmerzen (nur bei
  Bewegung/tiefem Durchatmen)
- 3 = stärkere Schmerzen (auch in Ruhe)

Visuelle Analogskala (VAS, „Schmerzlineal")

Vorderseite (Kranke)

Rückseite (Pflegende)

Abb. 10.5 Skalen zur aktuellen Messung von Schmerzen.

Die Grundlagen der medikamentösen Schmerztherapie werden hier nicht näher erläutert, da diese bereits in Kap.10.1 ausführlich beschrieben wurden. Verfahrensregelungen und Standards zur medikamentösen Schmerztherapie erleichtern das pflegerische Schmerzmanagement und verbessern die multiprofessionelle Zusammenarbeit (**Abb. 10.6**).

Kenntnisse im Bereich der nicht-medikamentösen Maßnahmen zur Schmerzreduktion müssen erlernt bzw. vermittelt werden. Hier können gut komplementäre und naturheilkundliche Maßnahmen eingesetzt werden. Schmerzpatienten müssen über Möglichkeiten der nicht-medikamentösen Therapiemöglichkeiten informiert werden (s. Kap. 11.1, S. 223 u. Kap.10.3, S. 227).

10.2.4 Schulung und Beratung von Schmerzpatienten in der Onkologie

Schmerz ist immer mehrdimensional, d.h. der Schmerz darf niemals nur einseitig beurteilt werden. Patienten werden in ihrem Schmerzerleben immer auch durch psychosoziale Faktoren beeinflusst. Krebskranke Patienten assoziieren Schmerzen häufig mit dem Fortschreiten der Krebserkrankung. Ungewissheit und Angst wirken sich häufig schmerzverstärkend aus. Eine gute und individuell angepasste Beratung und Information über die Schmerzsituation und Therapiemöglichkeiten wirkt sich auf die Patienten positiv aus. Gut informierte Patienten können eigene Strategien bezüglich der Schmerzentlastung- und Linderung entwickeln. Der gut informierte Patient wird in den Behandlungspro-

zess einbezogen und kann aktiv seine Krankheitsverarbeitung steuern. Beratungsinhalte sollten transparent und einheitlich sein. Die Grundlagen der Beratung werden in Kap. 14 behandelt (S. 341).

Patientenschulungsprogramme im Bereich Schmerzmanagement müssen strukturiert und pädagogisch fundiert den Bedürfnissen von Patienten angepasst werden. Diese Schulungsprogramme sind für Mitarbeiter in leitenden Positionen in den Kliniken häufig eine große organisatorische Herausforderung. Hier gilt es, realistische zeitliche und räumliche Bedingungen zu berücksichtigen. Ebenso ist eine pädagogische Kompetenz von schulenden Pflegenden erforderlich. Noch haben sich strukturierte Schulungsprogramme in der Onkologie in Deutschland nicht durchgesetzt. Im Bereich des Schmerzmanagement werden in Kliniken, die den Expertenstandard Schmerzmanagement eingeführt haben, erste Schulungsmaßnahmen entwickelt bzw. angeboten.

Adäquate Schmerztherapie bedeutet immer Verbesserung bzw. Erhaltung der Lebensqualität von Patienten. Speziell in der Onkologie tragen Pflegekräfte eine besondere Verantwortung. Patienten und Angehörige müssen adäquat über Schmerzen, medikamentöse Schmerztherapie und nicht-medikamentöse Maßnahmen informiert und beraten werden. Die flächendeckende verbindliche Einführung des Expertenstandards Schmerzmanagements in der Pflege wäre wünschenswert und würde die Qualität des Schmerzmanagements in Deutschland nachweislich verbessern.

Literatur

Carr, E.C., Mann, E.M.: Schmerz und Schmerzmanagement: Praxishandbuch für Pflegeberufe. (dt.-sprachige Ausg. herausgegeben von Osterbrink, J.) Hans Huber, Bern 2002

Deutsches Netzwerk für Qualitätsentwicklung in der Pflege (DNQP): Sonderdruck Expertenstandard „Schmerzmanagement in der Pflege" Schriftenreihe des DNQP. Osnabrück 2004

Freimuth, A., Sailer, M.: Umsetzung des Expertenstandards "Schmerzmanagement in der Pflege" Der Onkologe 13 (2007) 332

Jocham, H.R.: Schmerzmanagement in der Pflege. Forum, 1 (2004) 43

McCaffery, M. u.a.: Schmerz-Ein Handbuch für die Pflegepraxis, Ullstein Mosby, Berlin/Wiesbaden 1997

10

Standard postoperative Schmerztherapie (Stand 11.2006)

Schmerzen behindern die Rekonvaleszenz, erhöhen die postoperative Morbidität und müssen deshalb sinnvoll therapiert werden. Voraussetzung für eine optimale Schmerztherapie ist das Messen und die Dokumentation von Schmerzen mittels Schmerzskalen (VAS/NRS) mindestens 1x/Schicht.

(0: kein Schmerz, 5: mittlerer Schmerz, 10: stärkster vorstellbarer Schmerz)

Stufe 1	feste Basismedikation
A	**Paracetamol** (Perfalgan) i. v. nur am OP – Tag, (ben-u-ron) p. o. / supp. an den folgenden Tagen Patienten > 50 kg : **4 x 1 g/Tag** Patienten < 50 kg und Kinder: **15 mg/kg, maximal 60 mg/kg/Tag**
B1	**Diclofenac** (Voltaren) Erwachsene: **2 x 75 mg p. o.** oder **3 x 50 mg supp.** Kinder ab dem ersten Lebensjahr: **3 x 1 mg/kg, max. 3 mg/kg/Tag**
B2	**Ibuprofen** (Ibuprofen) p. o. bei Kontraindikation für Diclofenac Erwachsene: **3 x 600 mg p. o.** Kinder ab dem ersten Lebensjahr: **3 – 4 x 10 mg/kg, max. 40 mg/kg/Tag**
B1/B2	Maximale Therapiedauer : **5 Tage** Magenschutz: Pantoprazol (Pantozol) 20 mg abends (Erwachsene)
C	**Novaminsulfon** (Novalgin) gilt nicht für die Chirurgie! Erwachsene: **4 – 6 x 1 g/Tag**, als Kurzinfusion in 100 ml NaCi 0,9 % über 15 Minuten i. v. Kinder: **15 mg/kg**, 4 – 6 stündlich, **maximal 60 mg/kg/Tag**

Stufe 2	bei Schmerzen > VAS 4 – 6 zusätzlich zu Stufe 1
A	**Piritramid** (Dipidolor) **i. v.**: Bei Patienten > 50 kg/guter AZ: **7,5 mg** als Kurzinfusion in 100 ml NaCl 0,9 % über 30 Minuten Bei Patienten < 50 kg/schlechter AZ: **3,75 mg** als Kurzinfusion in 100 ml NaCl 0,9 % über 30 Minuten Wiederholung bei erneuter Schmerzzunahme und VAS/NRS > 4 **s. c.**: Bei Patienten > 50 kg/guter AZ: **15 mg** s. c. maximal alle 4 Stunden Bei Patienten < 50 kg/schlechter AZ: **7,5 mg** s. c. maximal alle 4 Stunden **Nach 30 Minuten Kontrolle der Vitalparameter (i. v. und s. c.)!** Weitere Kontrolle ebenfalls nach 30 Minuten, danach 1 – 2stdl. kontrollieren.
B	**Würzburger Schmerzperfusor** 5 g Novaminsulfon (Novalgin) + 400 mg Tramadol (Tramal) + 62,5 mg Dimenhydrinat (Vomex A) + 12 ml NaCl 0,9 %

Stufe 2	bei Schmerzen > VAS 4 – 6 zusätzlich zu Stufe 1
C	**PCA-Pumpe** Dosierung und Umgang siehe Verfahrensanweisung PCA-Pumpe (Intranet/Qualitätsmanagement/ Standards & Leitlinien/OP und Anästhesie/Schmerz-therapie)
D	**Orale Opioide** ab dem 1. postoperativen Tag, wenn oral möglich **Tilidin + Naloxon** (Valoron N ret.) **3 x 100 – 200 mg p. o.** **Wenn diese Dosierung nicht ausreicht, sollte ein Schmerzkonsil erstellt werden**

Bei Durchbruchschmerz
Piritramid (siehe Stufe 2 A)

Bei Opiatbedingter Übelkeit:
Metoclopramid (Gastrosil) 4 x 10 mg + Dexamethason (Fortecortin) 4 mg 1 – 2 x/Tag evtl. Haloperidol (Haldol) 1 mg als Kurzinfusion in 100 ml NaCl 0,9 % oder 3 x 5 Tropfen p. o.

Bei Opiatbedingter Obstipation:
Macrogol (Movicol) 3 x 1 Beutel/Tag, evtl. Bisacodyl Dulcolax) 10 mg supp.

Stufe 3	zusätzlich zu Stufe 1

Invasive Schmerztherapieverfahren

Periphere Verfahren:
Katheter und Blockaden
– Interscalenäre Plexusanästhesie
– Infraclaviculäre Plexusanästhesie
– Axilläre Plexusanästhesie
– N. femoralis – Blockade
– N. ischiadicus – Blockade

Rückenmarknahe Verfahren:
– PDA

–Verfahren laut Statut Postoperative Schmerztherapie–
Bei Komplikationen bitte an den Diensthabenden Anästhesisten wenden!

Abb. 10.6 Beispiel eines Standards zur postoperativen Schmerztherapie (Moser, W., Reisch, U., Linke, S.) des Johanna Etienne Krankenhauses Neuss.

McCaffery, M., Pasero, C.: Pain. Clinical manual, 2nd ed. Elsevier LTD, Oxford 1999

Osterbrink, J., Stiehl, M.: Der Schmerzpatient in der Pflege. ComMed Verlagsagentur, Basel 2004

Internetadressen

Informationen zu dem Fernlehrgang Pain Nurse – Schmerzmanagement in der Pflege: www.cekib.de

Deutsches Netzwerk für Qualitätsentwicklung in der Pflege: http://www.dnqp.de

Deutsche Gesellschaft zum Studium des Schmerzes e.V.: www.dgss.org

10.3 Schmerzreduzierende Massagen

Elke Teloo

10.3.1 Einleitung

Viele Methoden der Physikalischen Therapie gehören zu den ältesten Möglichkeiten der Schmerzbehandlung überhaupt. Die historische Entwicklung der Physikalischen Therapie und ihrer verschiedenen Disziplinen ist wahrscheinlich mit verantwortlich für ihre extrem unterschiedliche Beurteilung als wirksame Schmerztherapie.

Körperliche Berührungen wie Reiben, Kneten, Streichen, Drücken und Dehnen der Haut und der darunter befindlichen Muskulatur, aber auch Methoden wie das Verbinden, das Kühlen oder Erwärmen oder das Ausbrennen entwickelten sich zu verschiedenen Zeiten in verschiedenen Gesellschaften der Erde z.T. vollkommen unabhängig voneinander. Dabei waren die empirischen Erfahrungswerte durch genaue Beobachtungen und unmittelbare direkte Behandlungserfolge mit großer Wahrscheinlichkeit für die Entstehung und die stetige Weiterentwicklung der Methoden verantwortlich.

10

Ungefähr seit dem 17. Jahrhundert konnte sich die Physikalische Therapie endgültig in der medizinischen Landschaft etablieren. Allerdings wurden bis weit ins 19. Jahrhundert hinein keine oder nur sehr seltene Versuche unternommen, die Beobachtungen der Therapieerfolge der Physikalischen Therapie auch in wissenschaftliche Untersuchungen einzubinden. Auch sahen Therapeuten und Ärzte keine Veranlassung, altbekannte Behandlungsverfahren mit neuen und modernen Untersuchungstechniken auf ihre Wirksamkeit hin zu überprüfen.

Nun stellt die Physikalische Therapie natürlich auch die modernen Untersuchungsverfahren und Studiendesigns vor das Problem, dass es sich hierbei um eine Behandlungsform handelt, die ausgesprochen personen- und beziehungsorientiert arbeitet und stark auf die Interaktionen zwischen Patient und Behandler ausgerichtet ist. Eine strenge Trennung von Subjekt und Objekt, wie sie für heutige Studien eingefordert wird, kann somit kaum erfolgen.

Die Physikalische Therapie und in ganz besonderem Maße die Massage erzielt viele wohltuende Wirkungen für Patienten mit Schmerzen. Es wäre sinnvoll und wünschenswert, Massagen sehr viel häufiger und freigiebiger zu verordnen. Gerade vor dem Hintergrund von Prävention und Prophylaxe, könnte ein Patient gar nicht erst mit den Auswirkungen eines chronifizierten Schmerzes belastet werden, der ihn vielleicht an der Teilhabe in seinem sozialen Umfeld hindert.

Was ist Physikalische Therapie?

Als Physikalische Therapie bezeichnet man nach dem derzeitigen Stand die systematische und wissenschaftliche Anwendung physikalischer Mittel. Dazu zählen Wasser, Wärme, Kälte, Licht, Elektrizität und mechanische Kräfte wie bewegungstherapeutische Maßnahmen oder Massagen.

Ein sehr großes Anwendungsgebiet der Physikalischen Therapie bildet die palliative oder kurative Behandlung von Schmerzzuständen. Man unterscheidet für den Therapieansatz und die Auswahl der geeigneten Behandlungsmethode dabei in akute, subakute, rezidivierende und chronische Schmerzzustände.

10.3.2 Formen der Physikalischen Therapie

Für eine Schmerzbehandlung mit physikalisch - therapeutischen Maßnahmen spielen besonders folgende Behandlungsformen eine Rolle:

- Physiotherapie (Krankengymnastik),
- Ergotherapie,
- unterschiedliche Formen der Massage,
- elektrotherapeutischen Applikationsformen (z. B. TENS = Transkutane elektrische Nervenstimulation),
- Anwendungsformen von Kälte und Wärme (z. B. Eisabreibung, Coldpack, Fango, Heiße Rolle usw.),
- Hydrotherapie.

Hydrotherapie (griech. hydros = Wasser) ist die methodische Anwendung von Wasser zur Behandlung akuter oder chronischer Beschwerden, Stabilisierung der Körperfunktionen (Abhärtung), zur Vorbeugung, Rehabilitation und Regeneration. Größtenteils wird der Temperaturreiz des Wassers, weniger der Druck oder der Auftrieb als therapeutischer Reiz ausgenutzt (Quelle: wikipedia.de).

Physiotherapie / Krankengymnastik

In Studien wurde nachgewiesen, dass durch regelmäßige körperliche Belastung endogene Opioide freigesetzt und damit die Schmerzwahrnehmung und die Schmerzverarbeitung günstig beeinflusst werden. Eine regelmäßige angeleitete vermehrte Muskelaktivität kann außerdem die Schmerzübertragung im Rückenmark hemmen.

Schmerzzustände führen bei den meisten Patienten zu einer verkrampften, geradezu starren Körperhaltung. Die krankengymnastische Behandlung kann dazu animieren, diese körperlichen Fehlhaltungen aufzugeben oder gar zu verlernen und dadurch Spannungsgefühle oder auch Angstzustände abzubauen. Im Vordergrund bei der Patientenanleitung sollten immer die Motivation zur Selbstbehandlung und die Behandlungsunterstützung durch Angehörige stehen.

Die krankengymnastische Therapie kann sehr gut mit anderen physikalisch-therapeutischen Behandlungen wie Wärme oder Massage kombiniert werden.

Ergotherapie

Der Ergotherapie fällt im therapeutischen Konzept für Patienten mit chronischen Schmerzen die Aufgabe zu, Schmerz verstärkende Alltagssituationen und Bewegungsmuster zu erkennen und zu verändern. So lassen sich inadäquate, risikobehaftete und verletzungsträchtige Situationen abbauen und ggf. durch angemessenere Bewegungsabläufe ersetzen. Das soll dem Patienten die Mobilisation und das eigene Üben erleichtern und damit direkt Auswirkungen auf den Schmerz, die Körperwahrnehmung und evtl. auch auf die Therapiemotivation haben.

Elektrotherapie

Zur Schmerzbehandlung mit Strom werden verschiedene Formen der Wechsel- und besonders der Gleichstromverfahren angewendet, sowie auch diathermo-therapeutisch wirkende Stromformen, z. B. Kurzwelle, Mirowelle, Dezimeterwelle oder Ultraschall. Die Diathermie (Umwandlung von elektrischer Energie in Wärme) als Mittel der Schmerzbehandlung wird jedoch aus therapeutischer und toxikologischer Sicht kontrovers diskutiert.

TENS. Für die Anwendungsform des TENS (transkutane oder transdermale elektrische Nervenstimulatuion) liegen einige kontrollierte klinische Versuchsanordnungen vor, die die analgetische Wirkung wissenschaftlich belegen. TENS ist eine der am häufigsten eingesetzten Elektrotherapien zur Schmerzlinderung oder zur Schmerzunterdrückung. Bei dieser Applikationsform handelt es sich um einen sog. hoch- oder niederfrequenten Strom (i. d. R. mit einer Frequenz von 1 bis 100 Hz, niedrige Stromstärke zwischen 0 bis 60 mA und verschiedenartige Rechteckstromimpulse mono-oder biphasisch). Die Applikation der Stromimpulse erfolgt über geeignete Elektroden und Kontaktgel oder –spray direkt auf die Haut des Patienten.

Wärmeanwendungen

Wärmeanwendungen können in zwei Gruppen eingeteilt werden:

- oberflächliche Applikationsformen,
- tiefe Applikationsformen (Diathermie).

Auch wenn „oberflächliche Wärme" häufig mit milder Wärme gleichgestellt wird, so

10

kann dennoch durchaus eine starke lokale Wirkung erzielt werden. Sie wird durch Wärmeträger appliziert, zu denen Peloide, Wickel, Heiße Rolle oder warme Bäder aus der Hydrotherapie gehören. Auch die Fototherapie in Form von Infrarotstrahlung wird zur lokalen Erwärmung eingesetzt.

Welche physiologischen Mechanismen die schmerzlindernden Wirkungen der Wärme erzielen, ist bisher noch nicht vollständig erforscht. Sie beruhen z.T. auch auf hypothetischen Annahmen. Angenommen wird, dass die Vasodilatation (Erweiterung der Blutgefäße) und die muskeldetonisierende Wirkung der Wärme dafür verantwortlich zeichnen. Dabei sind die Dauer, die Temperatur und die Fläche der Anwendung für die Wirkung ausschlaggebend (für weitere ausführlichere Informationen empfehle ich das Buch von Hüter-Becker u. Dölken: Physikalische Therapie, Massage, Elektrotherapie und Lymphdrainage).

Kälteanwendungen

Unter Kälteanwendungen (Kryotherapie) versteht man die lokale therapeutische Anwendung von Kälte zum Zweck der zeitlich begrenzten Absenkung der Gewebetemperatur. Über die analgetische Wirksamkeit von Kälteanwendungen liegen mittlerweile eine Reihe kontrollierter Studien vor. Wie bei der Wärmetherapie können auch hier direkte lokale wie auch reflexive Effekte der analgetischen Wirkung zugrunde liegen (für weitere ausführlichere Informationen empfehle ich auch hier das Buch von Hüter-Becker u. Dölken: Physikalische Therapie, Massage, Elektrotherapie und Lymphdrainage).

10.3.3 Klassische Massage

D Unter Massage versteht man die systematische Behandlung der äußeren Körperschichten mittels typischer Massagegriffe zur Lösung schmerzhafter Gewebeverspannungen. Sie ist eine mit der Hand ausgeführte Reiztherapie an der Haut und der darunterliegenden Gewebe, der Muskulatur und des Gefäß- und Nervensystems. Sie ist eine Maßnahme der Physikalischen Therapie, die zu den ältesten Behandlungsweisen überhaupt gehört.

Die Anwendung der Klassischen Massage zur dokumentierten Behandlung von Schmerzzuständen des Bewegungsapparates war über viele Jahrzehnte die Standardtherapie. Massagetherapie kann auf eine lange Tradition verweisen, die bis ins letzte Jahrhundert zurückreicht (Westhof u. Ernst, 1992).

Es kann davon ausgegangen werden, dass ausgeführte Streichungen und die damit verbundene passive Mobilisation und Dehnung der Muskeln deren Durchblutung erhöhen. Dadurch werden Abbauprodukte des Muskelstoffwechsels transportiert und ausgeschwemmt. Außerdem werden immunkompetente Zellen der Haut angesprochen, die über psychoneuroimmunologische Effekte die psychosomatische Wirkung der Massage erklären. Patienten berichten häufig schon nach wenigen Behandlungen über ein Nachlassen von Angst, Depressionen und Müdigkeit.

Bei der klassischen Massage werden im Wesentlichen fünf verschiedene Handgriffe angewendet:
- Streichung (Effleurage),
- Knetung (Petrissage),
- Reibung (Friktion),
- Klopfung (Tapotement),
- Schüttelung / Schwingung (Vibration).

Die Reize dieser Massagegriffe wirken auf die oben genannten Strukturen und außerdem über spinalreflektorische Verschaltungen z.T. auch jeweils direkt auf die segmental zugeordneten Organe. Wann und wie Massage angewendet werden kann, wird nach den örtlichen Gegebenheiten des Gewebes und der Reaktionslage des Patienten entschieden. Allen Griffen der Klassischen Massage ist die gezielte Reizwirkung von Mechanorezeptoren in der Haut, dem Unterhautgewebe, Sehnen und Bändern oder in der Muskulatur gemeinsam.

Dabei wird eine schmerzhemmende Wirkung über die periphere sensible Rückkopplung erzielt. Sie löst bahnende wie auch hemmende Abläufe an bestimmten Neuronen aus. Durch geeignete und v.a. durch in ihrer Dosierung angepasste Massagegriffe kann damit eine andauernde Schmerzperzeption aus der Haut oder anderen Geweben unterbrochen werden.

Eine gute Massage zeichnet sich dadurch aus, dass sie so genau dosiert verabreicht wird, dass die Sehnenorgane des Muskels nicht übermäßig erregt werden und die erwünschte Bahnung der Motoneurone nicht durch autogene Hemmung gestört wird. Die direkte mechanische Beeinflussung des Gewebes zeigt sich bei der Massage durch eine verstärkte Hyperämisierung (Durchblutungssteigerung) der Haut, worauf es anschließend zu einem gesteigerten Angebot von Sauerstoff und anderen Nährstoffen kommt, sowie auch zu einer Resorptionsförderung von Gewebeschlacken und Besserung von trophischen (ernährungsbedingten) Störungen.

Indikationen. Zur Schmerzbeeinflussung kann die Massage bei folgenden Beschwerdebildern schwerpunktmäßig eingesetzt werden:
- Veränderungen des Gewebes infolge von traumatischen Läsionen, mechanischen Überbeanspruchungen oder Fehlbelastungen,
- durchblutungsbedingte Störungen der Gewebeernährung,
- Stauungen von Stoffwechselabbauprodukten,
- funktionsbedingte Engpässe im peripheren Kreislauf, Lymphstauungen, venöse Rückflussstörungen,
- muskulär bedingte Schmerzen und Bewegungseinschränkungen,
- Zustände nach Entzündungen mit Verklebungen im Unterhautgewebe.

M Schmerzen verursachen Gefäßspasmen, die lokal zu Durchblutungsstörungen und Ernährungsmangel im Gewebe führen.

Kontraindikationen. Von einer Massage bei Schmerzpatienten sollte abgesehen werden, wenn sie:
- an Gerinnungsstörungen leiden oder mit Antikoagulanzien therapiert werden,
- lokale Entzündungen haben,
- eine Thrombose oder Thrombophlebitis haben,
- an unklaren intraabdominellen Erkrankungen leiden,
- maligne Tumoren oder Metastasen im Einzugsbereich der Massage bekannt sind.

10

Wirkmechanismus

Die schmerzlindernde Wirkung der Massage entsteht aber nicht nur ausschließlich durch den angeregten Abtransport von Laktat und Schmerzmediatoren, die Beseitigung einer kapillaren Ischämie, Verminderung der Gewebespannung und den Abbau von Schwellungszuständen, sondern auch durch eine neurophysiologische Gegenregulation über die afferente Aktivierung von Schmerzhemmungsmechanismen des Rückenmarks.

Mellzak und Wall stellten dazu die „gate control theory" auf. Danach schaltet sich zwischen die von der Haut kommenden Nervenfasern und den zentralen Bahnen ein System ein, das wie eine Tür (gate) wirkt. Diese öffnet sich und verschafft den einfließenden Aktionspotenzialen mehr oder weniger stark Zugang zu den zentralen Strukturen.

Bei jeder ausgeführten Massage kommt es zu einer mehr oder minder starken Beeinflussung zentralnervöser Strukturen. Durch sensible und vegetative Afferenzen werden die Massagereize aus der Peripherie zu den zentralen Schaltstellen (Formatio reticularis und limbisches System) im Gehirn weitergeleitet. Von hier erfolgt die Weiterleitung zur Hirnrinde, die nun ihrerseits wiederum Einfluss auf die zuvor genannten Hirnstrukturen nimmt. Durch diese engen Zusammenhänge erklärt sich die Wirkungsweise der einzelnen Massagegriffe, wenn sie unterschiedlich stark angewendet werden. So können z.B. punktförmige, hart angesetzte Reibungen die Wachaktivität von Patienten steigern, wogegen großflächige, langsam und rhythmisch ausgeführte Streichungen und evtl. auch Knetungen sehr deutlich entspannend, schlafförderend und schmerzhemmend wirken.

Biochemische Wirkungen von gefäßaktiven Stoffen wie Bradykinin, Serotonin, Histamin werden durch Verschiebungen von Gewebsflüssigkeiten und lokalen Veränderungen des Ionenmilieus ausgelöst. Damit kann die psychisch beruhigende, angstlösende und entspannende Wirkung der Massage erklärt werden. Streichelnde, rhythmisch ausgeführte Berührungen an der Hautoberfläche, z.B. die Effleurage (Streichung), führen zur vermehrten Ausschüttung von Oxytocin. Dieses wurde sowohl im Tier- wie auch im Menschenversuch nachgewiesen (Kurosawa et al., 1995; Lund, et al. 2002; Wikstrom et al., 2003). Oxytocin

führt zu einem Abbau der Ausschüttung des Stresshormons Cortisol und versetzt dadurch in einen Zustand von Ruhe, Wohlbefinden und Vertrauen. Ein Zustand, den Menschen mit einem chronifizierten Schmerzgeschehen oft entbehren müssen.

Durchführung

Es versteht sich von selber, dass ein „Handwerk", wie es die Massage im wahrsten Sinne des Wortes ist, nicht ausschließlich durch Wort und Bild vermittelt werden kann. Dennoch möchte ich einige Charakteristika zur Ausführung von Massagen in diesem Abschnitt erklären. Grundsätzlich sind schon die Rahmenbedingungen, unter denen Massagen verabreicht werden, mitentscheidend für den Erfolg der Therapie.

Rahmenbedingungen. Der Raum für die Behandlung sollte immer eine angenehme Wärme für den Patienten haben. Eine Temperatur von ca. 20-23°C sollte erreicht sein. Im Rahmen des Möglichen sollte für Ungestörtheit und Ruhe gesorgt werden.

Lagerung. Die bequeme Lagerung des Patienten ist eine Grundvoraussetzung für den Beginn der Therapie. Ausschlaggebend ist dafür die sog. „Wohlfühlposition", die der Patient einnehmen kann. Eine aufgezwungene, dafür aber „korrekte, lehrbuchmäßige" Lagerung, die den Patienten in eine Zwangshaltung bringt, kann den Erfolg der Massage entscheidend stören. Eine ausreichende Anzahl von Kissen, Decken und Rollen können als unterstützende Lagerungsmaterialien von Nutzen sein. Massagebehandlungen können im Sitzen und Liegen (auf Rücken, Bauch oder Seite) durchgeführt werden.

Massagemittel. Massageöle oder Gleitmittel sind bei der Klassischen Massage notwendig, damit die Massagegriffe von den Händen des Behandlers geschmeidig-fließend, ohne ruckartige Unterbrechungen ausgeführt werden können. Auf eine gute und hohe Qualität bei der Auswahl des geeigneten Massagemittels ist dabei unbedingt zu achten. Mit hochwertigen Basisölen wie Avocado-, Mandel-, Jojobaöl usw. und ätherischen Konzentraten (Lavendel, Neroli, Rose, Jasmin usw.) können selber duftende Massageöle hergestellt werden.

Prinzipien der Ausführung. Alle Massagegriffe werden von der Druckausrichtung von peripher nach zentral ausgeführt, was

bedeutet, dass mit (angepasstem!) Druck ansteigend in Richtung Herz und mit absteigendem Druck in Richtung Gesäß/Füße gearbeitet wird.

M Bei Patienten mit chronischen Kopfschmerzsyndromen bitte ich jedoch darum, das Vorgehen bei Massagen des Rückens, des Nackens und der Schultern unbedingt umzukehren: Also mit verstärktem Druck nach unten zu arbeiten, um hier einer möglichen Schmerzverstärkung durch die Massage Vorschub zu leisten.

Während der Massage sollten immer beide Hände des Behandlers den Kontakt zum Patienten halten. Auch bei einhändig ausgeführten Massagegriffen sollte die ruhende Hand in einer Parkposition am Körper des Behandelten verweilen.

Mit den Griffen Streichen, Reiben und Kneten werden die drei wichtigsten Griffe der Klassischen Massage, die in der Fachliteratur auch schwedische Massage genannt wird, besprochen. Daneben werden auch die Griffe Schwingungen, Hackungen und Klopfungen angewendet. Es handelt sich dabei um ausgesprochene Spezialgriffe, die große Übung erfordern.

Streichungen (Effleurage, Stroke Massage)

Streichungen sind bei der Massage immer der erste und der letzte Körperkontakt von Behandler und Massiertem. Nach intensiveren Grifftechniken wie Reiben und Kneten werden sie als Zwischengriff eingesetzt. Die Ausführung erfolgt fließend, rhythmisch und sanft gleitend mit der ganzen Handfläche oder den Fingerspitzen (**Abb. 10.7**). Nach einer Eingewöhnungsphase kann der Druck erhöht werden.

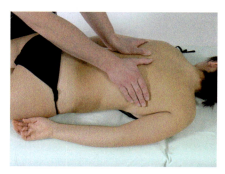

Abb. 10.7 Flachhandstreichung von kaudal nach kranial (Hüter-Becker u. Dölken, 2007).

10

Wirkung. Streichungen erzielen:

- stärkere Durchblutung,
- Anregung des Lymphabflusses (sie ersetzen keinesfalls eine Lymphdrainage bei Ödempatienten!),
- Verbesserung des allgemeinen Spannungszustandes der Muskulatur,
- Anregung der Atmung,
- Nachlassen des Stressgefühls.

Knetungen (Pétrissage)

Der Übergang von Streichungen zu Knetungen ist fließend. Die Hände umgreifen größere Muskelpakete an den Schultern, am Rücken, an den Beinen, evtl. am Gesäß (**Abb. 10.8**). Die Muskelpartien werden wie Kuchenteig sanft, aber dennoch intensiv entweder mit beiden Händen oder einhändig durchgeknetet. Ein kneifendes Gefühl beim Patienten ist unter allen Umständen zu vermeiden. Die Technik des Knetens erlaubt die Beeinflussung des unter der Haut befindlichen Fettgewebes und der Muskelfasern.

Wirkung. Knetungen erzielen:

- Lockerung von verspannten und harten Muskeln,
- intensive Anregung der Durchblutung.

Reibungen (Friktion)

Nachdem das Gewebe durch Streichungen und Knetungen bereits erwärmt und gut vorbereitet wurde, folgen nun die Reibungen, die spiral- oder schneckenförmig ausgeführt werden und eine sehr intensive Wirkung haben. Mit kleinen Kreisen oder Spiralen werden die Finger Zentimeter um Zentimeter über die Haut und das Gewebe gerieben (**Abb. 10.9**). Dabei bewegt sich die rechte Hand im Uhrzeigersinn, die linke gegen den Uhrzeigersinn.

Neben der intensiven Massagewirkung in tief gelegenem Gewebe ergibt sich auch ein Eindruck der vorliegenden Verspannungen. Kleine Knötchen im Muskelgewebe oder hart verspannte Muskelstränge sind deutlich zu spüren und werden zeitlich intensiv behandelt. Die Druckdosierungen müssen dabei individuell dem jeweiligen Patienten und seinem Schmerzempfinden angepasst werden.

Wirkung. Reibungen erzielen:

- allmähliche Auflösung lokaler Muskelverhärtungen,
- Linderung von Muskelschmerzen,
- schnellen Abtransport von Muskelschlacken.

Schwingungen (Vibration)

Vibrationen entstehen, indem der Behandler ganze Hautstellen sanft mit der ganzen Handinnenfläche oder den Fingerspitzen rüttelt.

Wirkung. Vibrationen erzielen Entspannung und Beruhigung.

Hackungen und Trommeln / Tapotement

Diese Griffe werden mit der ulnaren Handkante, den Fingerspitzen oder der leicht geschlossenen Faust ausgeführt und dürfen nur über bestimmten Körperstellen äußerst genau dosiert eingesetzt werden (es kann sonst zu unangenehmen Verkrampfungen im Bereich der behandelten Köpergebiete kommen).

Wirkung. Hackungen und Trommelungen erzielen eine Anregung des Kreislauf- und Lymphgefäßsystems.

Literatur

Conradi, E.: Schmerz und Physiotherapie. Gesundheit GmbH, Berlin 1990

Diener, H.-Ch., Maier, Ch.: Das Schmerztherapiebuch. Medikamentös, interventionell, psychologisch, physikalisch, 2. Aufl. Urban & Fischer, München2003

Dittel, R., Grenz, M.: Schmerzphysiotherapie. Lehr- und Handbuch des Neuromedizin-Konzepts Gustav Fischer, Stuttgart 1992

Furlan, A.D. et al.: Massage for low back pain: a systematic review within the framework of the Cochrane Collaboration Back Review Group. Spine 27 (2002) 1896

Gehrke, A.: Zum Wert der Massage als Heilmittel im Hinblick auf die dritte Stufe der Gesundheitsreform. Physikalische Therapie in Theorie und Praxis 2 (1996) 97

Güthlin, C., Walach, H. Die Wirksamkeit der klassischen Massage bei Schmerzpatienten – eine vergleichende Studie. Physikalische Therapie 21 (2000) 717

Hentschel, H.-D. Zur Wirkungsweise und Indikation der Klassischen Massage. Physikalische Therapie 1 (1980)

Hentschel, H.-D.: Massagetherapie und Schmerz. Physikalische Therapie 7 (1992)

Hüter-Becker, A., Dölken, M. (Hrsg.): Physikalische Therapie, Massage, Elektrotherapie und Lymphdrainage. Thieme, Stuttgart 2007

Kurosawa, M. et al.: Massage-like stroking of the abdomen lowers blood pressure in aneszhezied rats: influence of oxytocin. J Auton Nerv Syst. 1-2 (1995) 26

Lenhart, P.T., Lenhart, P.: Neurohormonale Dimension der Massagetherapie. Physikalische Therapie 27 (2006) 200

Melzak, R., Wall, P. D.: Pain Mechanism. A New Theory. Science 150 (1965) 971

Mense, S.: Physiologische Aspekte der Massage. Physikalische Therapie 8 (1987) 770

Müller, E.A.: Die physische Ermüdung In Baader, E.W. (Hrsg.): Handbuch der gesamten Arbeitsmedizin Band I (Arbeitsphysiologie). Urban & Schwarzenberg, Berlin 1961

Müller, E.A., Schulte am Esch, J.: Die Wirkung der Massage auf die Leistungsfähigkeit der Muskeln. Angewandte Physiologie 22 (1966) 240

Müller, E.: Berührung und Medizin. Physikalische Therapie 17 (1996)

Olney, CM.: The effect of therapeutic back massage in hypertensive persons: a prelimanary study. Biol Res Nurs. 2005 .: 7 (1998) 105

Senn, E.: Die analgetische Wirksamkeit von Massagen. Der Bay. Internist 1 (1993)

Taubert, K.: Schmerzbehandlung durch Physikalische Therapie 10. Massage bei Schmerzen. Die Heilkunst 12 (1992)

Timpl, P. et al.: Impaired stress response and reduced anxiety in mice lacking a functional corticotropin-releasing hormone receptor 1. Nature Genet 19 (1998) 565

10

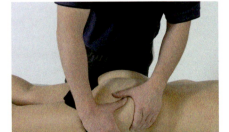

Abb. 10.8 Zweihandknetung am M. glutaeus maximus (Hüter-Becker u. Dölken, 2007).

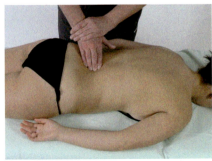

Abb. 10.9 Friktionen am lumbalen Rückenstrecker (Hüter-Becker u. Dölken, 2007).

11 Komplementäre Pflegeangebote

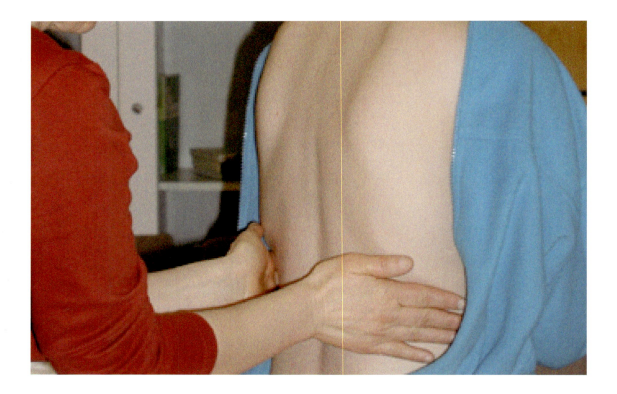

11.1 Naturheilkundliche Verfahren

Gisela Blaser

Die Naturheilkunde bietet vielfältige Möglichkeiten von äußeren Anwendungen, die in den Bereich der Pflege gehören. Patienten mit onkologischen Erkrankungen, sowohl Kinder wie Erwachsene, lieben diese Anwendungen. Mit der Anwendung ist Zuwendung verbunden, jeder einzelne Patient wird individuell wahrgenommen. Bei der Anwendung wird wohltuende Wärme oder erfrischende Kühle wahrgenommen.

Beim Einsatz von ätherischen Ölen helfen die Düfte körperliche und seelische Schmerzen zu lindern. Die Anwendung von komplementären Pflegemethoden macht Freude und lässt menschliche Begegnungen zu und gibt viel zurück. Die Kunst liegt darin, sich in den verschiedenen Therapieformen zu schulen und für und mit dem Patienten die geeignete Pflegetherapie zu finden.

Häufige Pflegeprobleme in der Onkologie sind:

– Übelkeit (S. 161),
– Schmerzen (S. 219),
– Mundschleimhautentzündung (Mukositis, S. 205),
– Husten, Reizhusten, Bronchitis, Verschleimung.

Folgende Maßnahmen haben sich in jahrelanger Erprobung bewährt und sind inzwischen fester Bestandteil der onkologischen Pflege auf der kinderonkologischen Station der Universitäts-Kinder-Klinik Bonn:

– Wickel und Auflagen,
– rhythmische Einreibungen,
– Anwendung von Heilpflanzentees und ätherischen Ölen in der Grundpflege, z. B. Waschungen, Sitzbäder, Fußbäder,
– Heilpflanzentees innerlich,
– Gesichtsmasken, Gesichtsmassagen,

– Einsatz von frischem Aloe vera Blatt in der Hautpflege (S. 235),
– Einsatz von Bienenprodukten in der Wundpflege (S. 238), z.B. medizinischer Honig (Medihoney), Propolis.

11.1.1 Übelkeit

Bei Übelkeit durch Chemotherapie werden den Patienten neben der schulmedizinischen Behandlung (S. 161) ätherische Öle angeboten. Hier haben sich die Zitrusöle bewährt. Die Patienten dürfen riechen und ihr persönliches Öl herausfinden. Bewährt haben sich Grapefruit, Bergamotte, Mandarine, Orange, Limette und die Antischlechtmischung von Ingeborg Stadelmann.

Rezeptur. 30 Tr. Orange, 15 Tr. Neroli, 8 Tr. Sandelholz, 8 Tr. Rosmarin. Von dieser Mischung gibt man 2-3 Tr. auf einen beheiz-

 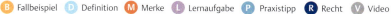

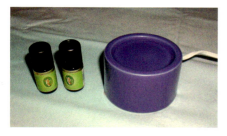

Abb. 11.1 Beheizbarer Duftstein.

baren Duftstein (Abb. 11.1) zusammen mit Wasser.

Durchführung. Die Anwendung der Öle findet durch Raumbeduftung statt. Hierzu benutzen wir die beheizbaren Duftsteine. Nach Gebrauch werden die Duftsteine mit Wischdesinfektion gereinigt und es besteht keine Gefahr der Keimübertragung.

Ⓜ Aromastream ist bei immunsupprimierten Patienten in der Klinik wegen der Möglichkeit der Keimaufwirbelung verboten.

11.1.2 Schmerzen

Bei Schmerzen werden rhythmische Einreibungen mit Pflanzenölmischungen eingesetzt (Abb. 11.2). Entwickelt wurden die rhythmischen Einreibungen Anfang dieses Jahrhunderts von den beiden Ärztinnen Dr.Ita Wegman und Dr. Margarete Hauschka. Rhythmische Einreibungen sind Bestandteil des Therapiekonzeptes der durch die Anthroposophie erweiterten Medizin. Sie gehören als Körperanwendungen in den Bereich der pflegerischen Tätigkeiten.

Wirkung der rhythmischen Einreibungen. Zu beobachten sind:
– Durchwärmung/Durchblutung des Gewebes,
– vertiefte und ruhige Atmung,

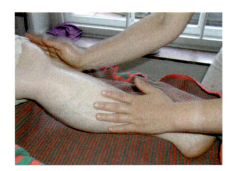

Abb. 11.2 Rhythmische Einreibung mit Pflanzenölmischung.

– Schmerzlinderung, Lösung von Verkrampfungen,
– Entspannung bei Unruhe- oder Angstzuständen,
– positive Beeinflussung von Schlaf-Wachrhythmus,
– Anregung der Verdauung,
– Stimulation der Sinnesempfindungen.

Indikationen. Rhythmische Einreibungen können sehr gut zur Prophylaxe wie Pneumonie-, Thrombose-, Dekubitus- Kontrakturen- und Obstipationsprophylaxe eingesetzt werden. Sie können bei gesunden oder kranken Kindern wie auch Erwachsenen jeder Altersgruppe eingesetzt werden, im Krankenhaus sowohl wie zuhause.

Substanzen. Es werden Öle, Lotionen oder Salben eingesetzt, je nach Indikation und Möglichkeit. Auf unserer Station werden fertige Ölmischungen von der Fa. Weleda und Wala eingesetzt, aber auch Mischungen individuell auf den Zustand des Patienten hergestellt.

Ölmischung bei akuten Schmerzen. Benötigt werden 50 ml Mandelöl, 10 Tr. Cajeput, 5 Tr. Wintergrün, 5 Tr. Rosmarin cineol, 5 Tr. Lavendel (lavandula angustifolia).

Ölmischung zur Stimmungsaufhellung. Benötigt werden 30 ml Mandelöl + 1 Tr. Neroli + 2 Tr. Ylang Ylang +2 Tr. Geranie + 3 Tr. Bergamotte + 5 Tr. Zeder + 3 Tr. Grapefruit.

Ölmischung bei Lymphstau durch Tumor oder Operation bedingt. Benötigt werden 20 ml Mandelöl +10 ml Johanniskrautöl Basisöl wenn das Gewebe sich kalt anfühlt. Ist das Gewebe erhitzt, gerötet, setzen wir Aloe vera Öl als fettes Basisöl ein, + 4 Tr. Wacholderbeeren, + 4 Tr.Lorbeer + 3 Tr. Immortelle + 3 Tr. Zitrone oder Grapefruit, + 2 Tr. Zypresse (Rezeptur von Christa Obuchowski, Primavera life Kongress, 2000)

Ölmischung bei tiefen Ängsten, Spastik, Halbseitenlähmung, starker Unruhe. Benötigt werden 30 ml Mandelöl + 9 Tr. Narde + 9 Tr. Ylang Ylang + 9 Tr. Lavendel. Dieses Öl hat sich besonders bei behinderten Kindern mit starker Spastik und Tumorerkrankungen bewährt.

Ölmischung zur Sterbebegleitung. Benötigt werden 30 ml Jojobaöl + 1 Tr. Vetiver + 2 Tr. Rose damascena + 5 Tr. Oud 10 % + 1 Tr. Jasmin. Pulsstellen, Herzbereich, Stirn, Unterarme, Füße bieten sich als Einreibe-möglichkeiten an. Großflächige Einreibungen werden als zu anstrengend von den Patienten empfunden,

jedoch immer individuell soweit möglich die Patienten selbst entscheiden lassen.

11.1.3 Mundschleimhautentzündung (Mukositis)

Kommt es zu starken Schmerzen steht an erster Stelle die ausreichende Versorgung mit Schmerzmitteln.

Durchführung. Die Mundpflege wird durchgeführt mit:
– Kamillentee,
– Salbeitee,
– Sanddornöl,
– Rizol Neu Öl.

Die regelmäßige Mundpflege wird mit Kamillen- Salbeitee durchgeführt.

Bilden sich Aphten (Abb. 11.3) und Ulzera geben wir 3-5 × tgl. Sanddornfruchtfleischöl 3-4 Tropfen auf einem Teelöffel mit etwas Wasser, lassen das Öl im Mund verteilen und dann runterschlucken. Auch bei Pusteln im Mund durch Windpocken hat sich dieses Öl sehr bewährt, innerhalb von 2 Tagen waren die schmerzhaften Stellen abgeheilt.

Sanddornöl (Abb. 11.4) wirkt antibakteriell, schmerz- und reizlindernd und beschleu-

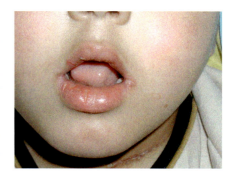

Abb. 11.3 Bei Aphten im Mundbereich hat sich Sanddornfruchtfleischöl bewährt.

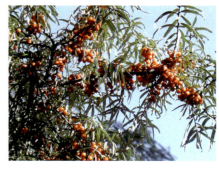

Abb. 11.4 Das Öl des Sanddorns wirkt antibakteriell, schmerz- und reizlindernd.

nigt die Granulation geschädigter Haut- und Schleimhaut.

Mundpflege mit Rizol Neu Öl

Wirkmechanismus (nach Dr. Steidl). Das Öl enthält als Hauptwirkungskomponente Aktiv-Sauerstoff, der in Rizinus und Olivenöl gelöst ist. Der normale Luftsauerstoff, der eingeatmet wird, ist zu schwach um krankmachende Keime (Pilze, Bakterien, Parasiten) unschädlich zu machen. Das schafft nur der Aktiv-Sauerstoff der speziell mit Ozon hergestellt wird. Luft-Sauerstoff wird in einem elektrischen Gerät (Ozongenerator) in Ozon verwandelt, dieses geht in einer speziellen Apparatur mit ungesättigten Pflanzenölen (Rizinus- und Olivenöl) eine chemische Reaktion ein. Das Produkt aus dieser Reaktion ist ein sogenanntes Ozonid oder eben Aktiv-Sauerstoff, wie er im Rizol-Grundstoff (Rizol-Alt) enthalten ist. Viele krankmachende Keimarten sind Anaerobier. Anaerobier findet man in allen biologischen Arten der Pilze, Bakterien und Parasiten.

Anaerobier machen dem Menschen besonders große Probleme (Candida, Clostridien, Viren, Parasiten). Anaerobier haben einen gemeinsamen Schwachpunkt, sie vertragen keinen Sauerstoff, daher können sie ausgesprochen breitbandig mit Aktiv Sauerstoff angegriffen und eliminiert werden. Das ist das Funktionsprinzip der Rizol Therapie, wie es seit James Todd, Washington 1916, angewendet wird. Die zugesetzten ätherischen Öle von Wermut, Nelken usw. sind ebenfalls antibiotisch auf pflanzlicher Art und verstärken die Wirkung der Rezepturen.

Rezeptur Rizol Neu. Benötigt werden:

- 33,0 g Rizol Rohstoff,
- 11,5 g Minzöl,
- 5,5 g Geraniumöl,

Pfefferminzöl wirkt antiseptisch, anaesthesierend, kühlend, Geraniumöl antiseptisch, entzündungshemmend, granulationsfördernd.

Indikation. Rizol Neu kann eingesetzt werden bei:

- Entzündungen im Mundbereich, Paradontose, Zahntaschenentzündungen bei Mukositis durch Chemotherapie oder bei Autoimmunerkrankungen wie Lichen ruber planus usw.,
- Mundgeruch durch Zerfall von Tumorgewebe.

Kontraindikation. Rizol Neu sollte nicht eingesetzt werden bei einer Allergie auf die Inhaltsstoffe. Nicht an Auge und am Augenlid anwenden. Ggf. Test mit 1 Tropfen an der Innenseite des Unterarmes durchführen und Hautreaktion beobachten.

 Das Öl bitte **kühl** aufbewahren.

Dosierung. 3-5 × tgl. 1 Tropfen Rizol Neu Öl in 1/3 Glas lauwarmes Wasser geben und den Mund kräftig damit spülen. Bei akuten Entzündungen und Schmerzzuständen im Mundbereich bis zu 10 × tgl. spülen.

Bezugsquelle. Dieses Öl ist über die Einhorn Apotheke in Erlangen zu bestellen (Tel. Nr.: 09131-59404, FAX 09131-51949).

11.1.4 Husten, Reizhusten, Bronchitis, Verschleimung

Husten kann durch Bakterien aber auch durch Tumore und Metastasen ausgelöst werden. Als Folge können Bronchitis und Verschleimung auftreten. Hier benutzen wir Alant-Wurzelöl (Inula graveolens) wenn die Verschleimung im Vordergrund steht.

Anwendung von ätherischem Alantöl

Beschreibung der Heilpflanze. Die Pflanze wird 1,5 m hoch und ist in Deutschland nicht ursprünglich beheimatet (Abb. 11.5). Sie hat große gelbe Blüten, zählt zu den Korbblütlern und stammt aus Asien. Sie wird in Gärten angepflanzt und ist verwildert an Flußufern und Wegrändern zu finden, wobei sie den Eindruck einer heimischen Pflanze macht. Die arzneilich verwendete Pflanze kommt aus Kulturen. Zur Anwendung kommt die große Hauptwurzel, Inulae radix genannt.

Inhaltsstoffe. Enthalten sind 1-3 % ätherisches Öl, Bitterstoffe und erhebliche Mengen Inulin.

Wirkung. Das Öl wirkt hustendämpfend, schleimlösend und krampflösend.

Indikationen. Eingesetzt wird ätherisches Alantöl bei:

- trockenem Reizhusten,
- chronischen Hustenzuständen,
- Husten durch Tumoren und Metastasen ausgelöst,

- langwierigen Bronchialkatarrhen,
- Emphysembronchitis,
- starker Verschleimung.

Kontraindikationen: Nicht eingesetzt sollte ätherisches Alantöl, wenn der Patient den Duft nicht mag oder eine Allergie auf Inhaltsstoffe des Alantöles vorliegt.

Dosierung. Für eine Einreibung von Brust und Rücken mit Alant-Mandelölmischung werden benötigt:

- 50 ml Mandelöl + 6 Tr. Alantöl (Erwachsene),
- 50 ml Mandelöl + 4 Tr. Alantöl (Kinder ab 3 Jahren),
- 50 ml Mandelöl + 2 Tr. Alantöl (Kinder ab 1 Jahr).

Häufigkeit. 2-3x tgl. bzw. bei starkem Husten.

Durchführung. Anwendung zu Hause: Alantöl 2-4 Tr. je nach Größe des Raumes mit einem Diffusor versprühen und über Nacht einatmen. Diffusor auf kleinster Stufe laufen lassen. Im Krankenhaus elektrisch beheizten Duftstein verwenden. Alternativ einfach einen Tropfen Öl auf das Kopfkissen geben.

Bekommt der Patient Atemtherapie, z.B. atemstimulierende Einreibungen oder reflektorische Atemtherapie, ist es günstig dieses Öl einmassieren zu lassen.

Ölkompresse

Materialien. Benötigt werden:

- 1 EL Alant-Mandelölmischung (Dosierung nach Alter),
- 1 zusammengelegtes Leinentuch Größe 20 × 30 cm oder 1 Mullkompresse 10 × 20 cm,
- 1 Plastiktüte klein,
- 1 Gummiwärmflasche, Waschlappen,
- Wolltuch oder Rohwolle, Moltonaußentuch.

Durchführung in der Küche. Plastiktüte öffnen, Mullkompresse oder Leinentuch in die

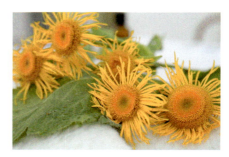

Abb. 11.5 Die Alant-Pflanze hat große gelbe Blüten, zählt zu den Korbblütlern und stammt aus Asien.

Plastiktüte legen, 1 EL Alant-Mandelölmischung darauf geben. Tüte verschließen und Stoff darin knautschen. Stoff soll mit dem Öl getränkt sein, aber beim Herausnehmen nicht austropfen. Wärmflasche mit 60-70° heißem Wasser füllen. Ölkompresse in der verschlossenen Plastiktüte auf der Wärmflasche anwärmen, ebenso Waschlappen und Wolltuch.

Durchführung am Patienten. Erwärmte Kompresse auf die Brust im oberen Sternumbereich auflegen, mit angewärmten Waschlappen oder Wolltuch zudecken. Nachthemd oder Schlafanzugjacke darüberziehen und verschließen. Evtl. noch in Moltonaußentuch einwickeln.

Dauer der Auflage. Minimum 30 Min., darf danach entfernt werden. Kann aber, wenn die Kompresse abends aufgelegt wird und der Patient darüber einschläft, über Nacht liegen bleiben.

Bezugsquellen. Alantöl und Diffusor sind bei der Firma Primavera Life erhältlich (Bestell-Telefon: 08376-80898).

11.1.5 Hautveränderungen

Bei immunsupprimierten onkologischen Patienten kommt es unter der Chemotherapie häufig zu toxischen Hautreaktionen. Diese Hautreaktionen äußern sich in Rötung, Juckreiz und Überwärmung, was zu Juckreiz mit Kratzspuren und teilweise zu Hautablösungen führt und damit zu einer erhöhten Infektionsgefahr über die Haut.

Im Rahmen einer Anwendungsbeobachtung über zwei Jahre mit hochwertigen Aloe vera Produkten aus biologischem Anbau haben wir folgende Pflegeerfahrungen gemacht. Zur Anwendung kam Aloe vera Gel und Aloe vera Körperlotion, frisches Aloe vera Blatt und Aloe vera Saft innerlich.

Aloe vera – Pflanzenbeschreibung

Die Heimat der Aloe-Pflanzen ist das südliche Afrika, Kuba und Mexiko. Es sind strauchartige Gewächse mit dicken, fleischigen Blättern und dornigen Blattspitzen (Abb. 11.6).

In Deutschland wurde der Saft von Aloe vera von Albertus Magnus eingeführt. Von den ca. 300 Aloe-Arten wird heute hauptsächlich die Aloe vera als Heilmittel benutzt. Man gewinnt es als Frischpflanzenauszug

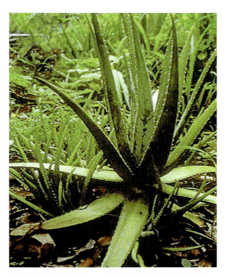

Abb. 11.6 Aloe-Pflanzen sind strauchartige Gewächse mit dicken, fleischigen Blättern und dornigen Blattspitzen (Foto: Pharmos natur).

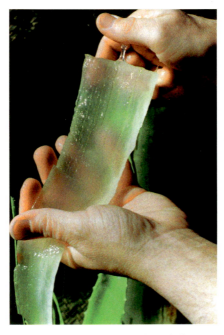

Abb. 11.7 Der Aloe vera-Saft wird als Frischpflanzenauszug aus den Blättern gewonnen (Foto: Pharmos natur).

aus den Blättern (Abb. 11.7). Die gallertartige Flüssigkeit, das Gel, enthält über 160 Wirkstoffe, u.a. Enzyme, Proteine, essentielle Aminosäuren, Mineralstoffe und die Vitamine A, B1, B2, B6, B12, C und E.

Ein weiterer Wirkstoff ist das Aloin. Es ist im bitteren Saft, der sich ausschließlich in der Blattrinde befindet, enthalten. Das Aloin wirkt als natürliches Abführmittel und regt die Darmperistaltik an. Es wurde auch als Abtreibungsmittel eingesetzt. Bei Einnahme von großen Mengen wurden in der Klinik

Darmblutungen beobachtet. Darum ist die Handausschälung wichtig, damit sich kein Aloin im Gel oder Saft befindet.

D Als „Aloe" werden ausschließlich die Stoffe in der Blattrinde bezeichnet. Als **„Aloe vera"** wird das reine, klare und transparente innere Gel bezeichnet.

Standard zur Einreibung mit Aloe vera Gel (Fa.Pharmos)

Inhaltsstoffe: Reines Aloe vera Gel 99,9 %, 0,1 % Sodiumbenzoat und Phenoxyäthanol.
Indikationen: Stärkster Juckreiz, Hitze, Rötung, Stauung, Verbrennungen, Bestrahlungsschäden, Allergien auf Klebstoffe (z.B. Anus praeter Beutel), Sonnenbrand.
Kontraindikationen: Allergie auf die Inhaltsstoffe.
Nebenwirkungen. Möglich ist ein Brennen etwa 1 Minute nach dem Auftragen des Aloe vera Gels bedingt durch den Konservierungsstoff. Dieses Brennen lässt nach 1-2 Minuten nach.

Vorbereitung

Juckreizanamneseblatt ausfüllen, mit der Smily Skala (S. 296) oder visuellen Analog-Schmerzskala (S. 226) wird die Stärke gemessen.
Vorbereitung des Patienten: Patienten zur Toilette schicken, damit die Einreibung nicht durch Toilettengang gestört wird. Patient entfernt Kleidung von juckendem Körperteil. Mit Handtuch oder Windel abdecken.
Lagerung des Patienten: Kopf, Knie, Hohlkreuz. Der Patient sollte entspannt und bequem liegen.
Vorbereitung des Behandelnden: Rückenschonende Arbeitshöhe des Bettes einstellen, Hände waschen und desinfizieren.

Durchführung

Der Behandelnde nimmt etwas Aloe Gel in die Hand. Dann Gel in sanften Abstrichen auftragen und mit kreisförmigen Bewegungen einreiben. Immer von der Körpermitte nach außen ausleitend einreiben. Solange arbeiten bis die Haut das Gel aufgesaugt hat. Eingeriebenen Körperteil in Windel oder Handtuch einhüllen. Nach der Einreibung Juckreizstärke erfragen und Einreibung dokumentieren.

11

Standard zur Einreibung mit Aloe- und Jojoba- Körperemulsion (Fa. Pharmos)

Inhaltsstoffe: Aloe vera Gel 60-70 %, reines Jojobaöl, pflanzliches Glycerin, Extrakt aus Kokosöl, der als Emulgator dient. Kleiner Anteil von echtem ätherischen Rosenöl, Sodiumbenzoat und Phenoxyaethanol.

Indikation: Toxische Hautreaktion durch Chemotherapie, Juckreiz durch extrem trockene Haut, stressbedingte entzündliche Hautirritationen, Juckreiz durch psychischen Stress, Neurodermitis, Psoriasis, Ichtyosis, spannende Haut z.B. bei Stauungsdermatitis.

Kontraindikation: Allergie auf die Inhaltsstoffe.

Vorbereitung

Juckreizanamneseblatt ausfüllen.

Vorbereitung des Patienten: Patienten zur Toilette schicken, damit die Einreibung nicht durch Toilettengang gestört wird. Patient entfernt Kleidung von juckendem Körperteil. Mit Handtuch oder Windel abdecken.

Lagerung des Patienten: Kopf, Knie, Hohlkreuz. Der Patient sollte entspannt und bequem liegen.

Vorbereitung des Behandelnden: Rückenschonende Arbeitshöhe des Bettes einstellen, Hände waschen und desinfizieren.

Durchführung

Der Behandelnde nimmt etwas Aloe- und Jojoba-Körperemulsion in die Hand. Emulsion in sanften Abstrichen auftragen und mit kreisförmigen Bewegungen einreiben. Beruhigend, immer von der Körpermitte nach außen ausleitend einreiben. Solange arbeiten bis die Haut das Gel aufgesaugt hat. Eingeriebenen Körperteil in Windel oder Handtuch einhüllen. Nach der Einreibung Juckreizstärke erfragen und Einreibung dokumentieren.

Aloe vera Blatt Anwendung (Fa. Pharmos)

Aloe vera Blatt kann innerlich und äußerlich angewendet werden.

Innerliche Anwendung

Indiziert ist die innerliche Anwendung von Aloe vera Blatt bei Patienten mit Tumorerkrankungen während der Chemotherapie und Bestrahlung:

- Die Inhaltsstoffe des Blattgels bewirken Schleimhautschutz bei Mukositis und schützen den gesamten Magen-Darmtrakt. Der Stuhlgang, der ausgeschieden wird, ist nicht so aggressiv und macht weniger Wundsein im Gesäßbereich.
- Patienten, die das frische Blattgel als Nahrungsergänzungsmittel essen, fühlen sich durch die Inhaltsstoffe gestärkt und beschreiben die Wirkung als Kraftnahrung. Trotz starker Belastung durch Chemotherapie und Bestrahlung fühlen sie sich gut und es gibt Patienten, die während der Therapie volle Lebensqualität haben.
- Tumore werden chirurgisch entfernt und die Folge sind oft Wundheilungsstörungen. Neben medizinischem Honig aus Australien haben wir auch schon das reine Blattgel in Wunden gelegt und Restwunden in der Phase der Stagnation sind zugeheilt.
- Oft kommt es zu Abszessbildungen im Analbereich, die gespalten werden müssen. Hierbei hilft sehr gut die Einnahme des frischen Blattgels oder des Saftes. Ergänzend kann auch ein kleines Stück Gel in die Wundhöhle eingelegt werden (auch bei Hämorrhoiden ist die innerliche Einnahme des Blattgeles sehr gut!).
- Bei Patienten, die unter Verdauungsstörungen leiden, z.B. Verstopfung im Wechsel mit Durchfällen, normalisieren sich die Symptome. Aloe Blattgel über längere Zeit eingenommen bewirkt einen ganz normalen Stuhlgang.
- Diabetiker berichten über niedrigere Blutzuckerwerte und weniger Insulinbedarf.

Äußerliche Anwendung

- Bei Kopfschmerzen die Stirn damit einreiben.
- Bei Fieber Stirn und Pulsstellen einreiben wirkt kühlend und erfrischend.
- Entzündete Narben mit dem Blattgel einreiben wirkt entstauend und erfrischend, macht härteste Narben wieder weich. Sehr gut auch bei großflächigem Narbenkeloid nach Verbrühungen bei Kindern.
- Bei Neurodermitis ist Aloe vera Blatt zu empfehlen. Im Vergleich zu Gel und Aloe plus Jojoba berichten die Eltern von dem frischen Blatt die beste Wirkung.
- Bei venösem Syndrom, Krampfadern und Ulcus cruris hilft Aloe einerseits wundheilend und zum anderen auch entstauend.
- Patienten mit stark allergisierender, trockener, gereizter Haut vertragen Aloe Blatt gut (Abb. 11.8).

Anwendungsbeispiel

Bei toxischen Hautablösungen durch Chemotherapie kommt es unter der Hautpflege mit Körperlotion (Fa. Pharmos, 60 % Aloe vera Gel und 40 % Jojobaöl und echtes Rosenöl) zu einer beschleunigten Hautregeneration und intakter Haut innerhalb von 7 Tagen (Abb. 11.9, Abb. 11.10).

Äußerliche Anwendung: Aloe- plus Jojoba-Körperlotion wurde als sehr angenehm und wohltuend für die Haut empfunden, doch am stärksten juckreizstillend, kühlend und

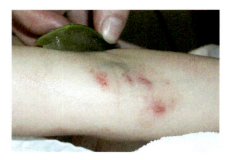

Abb. 11.8 Das Bild zeigt die Einreibung mit dem frischen Aloe vera Blatt.

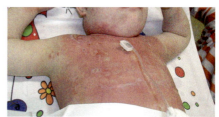

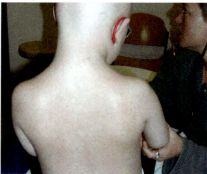

Abb. 11.9 Patientin, weiblich, 6 Jahre, Neurodermitis, Chemotherapie assoziierte Hautprobleme. **a** zu Beginn der Behandlung **b** nach 7 Tagen.

11

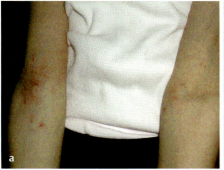 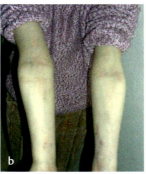

Abb. 11.10 Patientin, weiblich, 6 Jahre, Neurodermitis, Chemotherapie assoziierte Hautprobleme. **a** zu Beginn der Behandlung **b** nach 7 Tagen.

hautregenerierend empfand das Kind das Aloe Blatt.

Innerliche Anwendung: 3 × 30 ml Aloe vera Bio Ursaft. Behandlungszeitraum 5 Monate. Das Kind hat jetzt normale Haut seit 2 Jahren.

Innerliche Anwendung Aloe vera Bio-Ursaft (Fa. Pharmos)

Inhaltsstoffe: 100% reiner Saft, Mucopolysaccharide, Vitamin A, B, C, E, Mineralstoffe, Spurenelemente, alle essenziellen Aminosäuren, Enzyme.

Indikation. Zur Unterstützung bei:
– Schäden an den Schleimhäuten wie Mund, Speiseröhre, Magen, Zwölffingerdarm, Dünndarm, Dickdarm, Enddarm,
– durch Strahlen- und Chemotherapie verursachten Schäden an den Schleimhäuten wie Mukositis (Vorbeugung und adjuvante Behandlung),
– Darmproblemen (Verdauungsstörungen, Magenschleimhautentzündung, Ulzera des Magens, Blähungen, Verstopfungen, Durchfall, Fisteln, Hämorrhoiden, nach Analabszessspaltung, bei Darmschleimhautentzündung),
– gestörter Darmflora (z. B. durch häufige Antibiotikagaben),
– Parasitenbefall, Pilzen,
– Diabetes (bei insulinpflichtigem Diabetes verringert sich der Insulinbedarf),
– allen akuten und chronischen Entzündungen und schwer heilenden Wunden,
– Viruserkrankungen (zur Stärkung des Immunsystems, zur Vorbeugung von Infektionskrankheiten wie Grippe, Erkältungskrankheiten),
– Tumorerkrankungen,
– Problemhaut (Neurodermitis, Schuppenflechte, Akne, toxischen Hautschäden durch Chemotherapie),

– Haarausfall, Kopfhautjucken, Schuppen und übermäßiger Fettabsonderung der Talgdrüsen.

Standard zur Einnahme

Anamneseblatt ausfüllen, Händewaschen. Aloe vera Saft in kleine Trinkbecher abfüllen (nach Anbruch ist die Flasche mit Datum zu versehen und im Kühlschrank aufzubewahren).
Die Menge richtet sich nach Körpergewicht und Schwere der Erkrankung:
– pro Kg Körpergewicht 1-1,5 ml pro Tag,
– z. B. Kind von 10 Kg 10-15 ml (3 × 5 ml),
– größere Kinder und Erwachsene 3 × 25 ml,
– Erhaltungsdosis 2 × 25 ml,
– an Tagen mit Chemo bis zu 4 × 25 ml,
– Erwachsene bis maximal 100 ml pro Tag.
Saft im Mund verteilen und langsam runterschlucken. Besteht eine Überempfindlichkeit gegen den Geschmack, darf der Aloe vera Saft z. B. mit Fruchtsaft verdünnt werden. Besser ist jedoch ihn pur einzunehmen. Darf Babys und Kleinkindern auch über die Sonde gegeben werden.

11.1.6 Naturheilkundliche Prophylaxe gegen Nebenwirkungen der Bestrahlungstherapie

Während der Bestrahlung kann es zu trockener, gereizter Haut, Schmerzen und Hautrötungen kommen.

Allgemeine Verhaltensempfehlungen

Um die Hautirritationen möglichst nicht zu verschlimmern, sind folgende Ratschläge zu beachten:
– Haut vor direkter Sonnenbestrahlung schützen,

– Haut vor Temperaturextremen schützen (Haarfön, Heizkissen, Rotlicht, Wärmeanwendungen in der physikalischen Therapie, Eispackungen, kalte Außentemperaturen),
– keine Pflasterverbände im bestrahlten Hautareal anbringen,
– Schwimmen in chloriertem Wasser oder Meerwasser während des Bestrahlungszyklus vermeiden.
– weite, leichte, atmungsaktive und hautfreundliche Kleidung über der bestrahlten Hautfläche tragen, möglichst Naturfasern.

Waschen während der Bestrahlung

Beim Waschen während der Bestrahlung ist zu beachten:
– Waschen mit handwarmem Wasser, kein harter Wasserstrahl,
– Feuchtigkeit vorsichtig abtupfen, Haut nicht frottieren oder reiben,
– Körper mit Körperlotion von Pharmos einreiben (Aloe vera Gel 60% und 40% Jojobaöl + echtem Rosenöl).

Bestrahlung bei Tumoren im Genital- und Analbereich

Genital- und Analbereich mit Kamille-Salbei-Frauenmanteltee (jeweils 1 Essl. je Teeart auf 500 ml kochendes Wasser, 5 Min. ziehen lassen, absieben.) spülen. Tee mit der gleichen Menge lauwarmen Wassers verdünnen und nach jeder Ausscheidung und bei Bedarf damit spülen. Bei Juckreiz und Wundsein Aloe vera Gel pur auftragen und sanft einreiben (Handelsname Revital Gel Fa. Pharmos).

Bestrahlungsschutzöl

Folgende Mischung hat sich bewährt:
– 25 ml Johanniskrautöl (Auszugsmittel. Olivenöl),

– 70 ml Aloe vera Öl (Basis Öl: Aloe vera Mazerat, Auszugsmittel Canola Öl),

– + 2 ml Niaouli Öl 100%ig,

– + 1 ml Sanddornfruchtfleischöl,

– + 2 ml Lavendel extra Öl 100%ig.

Eine Woche vor Strahlentherapiebeginn diese Mischung 2 × tgl. großflächig auf den zu bestrahlenden Körperbereich auftragen und sanft einreiben. Montag bis Freitag wenn Bestrahlung keine Einreibung! Am Wochenende darf dann wieder eingerieben werden.

Unterstützung der Haut durch Nahrungsergänzungsmittel

Eine Woche vor Beginn der Bestrahlung 2 × 25 ml Aloe vera Bio Ursaft von der Fa. Pharmos, morgens und abends einnehmen. An den Tagen der Bestrahlung 3 × 25 ml Saft einnehmen.

Bezugsquellen

Die fertige Ölmischung kann bei der Merlin Apotheke in 53119 Bonn, Spessartstr.9, Tel. 0228/90 81-200 bestellt werden (info@merlin-apotheke.de)
Heilpflanzentees: Apotheke
Aloe vera Produkte: http://www.pharmos.de/

11.1.7 Störungen der Wundheilung

Wundheilungsverlauf unter Immunsuppression

Der Prozess der Wundheilung setzt ein funktionierendes Immunsystem voraus und ist bei onkologischen Patienten häufig in relevantem Ausmaß gestört. Ursachen für diese Störungen sind:

– haut- und schleimhauttoxische Effekte der Zytostatikabehandlung oder der Strahlentherapie,

– Immunsupression anhaltend oder auch intermittierend mit Granulozytopenie,

– Lymphozytopenie, Antikörpermangel,

– Mangelernährung durch Übelkeit, Erbrechen und Mukositis,

– mikrobielle Wundinfektionen (Bakterien, Viren, Pilze).

Antibakterieller Honig zur Wundbehandlung

Medihoney ist ein CE zertifiziertes für die Wundpflege zugelassenes Medizinprodukt. Es handelt sich um kontrolliert aufgearbeiteten, nicht erhitzten Honig mit nachgewiesener antibakterieller Aktivität (Testkeim: MRSA). Seit einigen Jahren wird dieser Honig bei infizierten Wunden, Ulzera, Verbrennungen, Verbrühungen und an der Eintrittsstelle von Gefäßkathetern eingesetzt. Durch Bestrahlung mit Gammastrahlen werden möglicherweise im Honig enthaltene Clostridiensporen sicher abgetötet.

Zu medizinischen Zwecken wird vorwiegend der Honig aus Australien und Neuseeland eingesetzt. Die Bienen sammeln den Nektar von den australischen Teebäumen (Leptospermum). Die antibakterielle Wirkung dieses Honigs geht über die anderer Honige hinaus. Die besondere antimikrobielle Wirkung des Honigs beruht auf seiner hohen Osmolarität und der kontinuierlichen Bildung von Wasserstoffsuperoxyd durch das Enzym Glukose-Oxidase in kleinen nicht gewebetoxischen Mengen.

Noch nicht genau identifiziert worden ist der „Antibakterielle Faktor", der die höhere bakterizide Wirkung des antibakteriellen Honigs bedingt. Unter anderem wird durch den Honig die Freisetzung antiinflammatorischer Zytokine aus den in die Wundfläche einwandernden Makrophagen stimuliert.

Wirkung des Honigs. Medihoney hat u.a. folgende Wirkungen:

– reinigt die Wunde,

– führt zu raschem Rückgang der Hyperämie,

– wirkt antibakteriell,

– wirkt geruchsmildernd,

– stimuliert die Bildung von Granulationsgewebe,

– mildert den lokalen Schmerz,

– behebt Ödeme,

– stimuliert die Bildung von Epithelisierungsgewebe,

– tötet Bakterien ab (erst nach einigen Stunden: Medihoney ist kein Antiseptikum!).

Die Abb. **11.11a–d** zeigen den Pflegeverlauf einer infizierten Portwundhöhle mit Medihoney.

Medihoney bei Problemkeimen. Die Arbeitsgruppe von Dr. Rose Cooper aus Cardiff

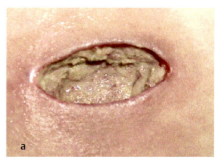
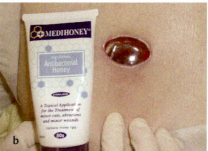
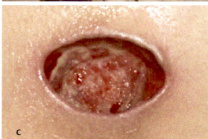
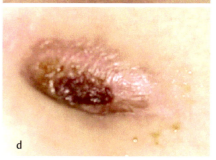

Abb. 11.11 Versorgung einer infizierten Portwundhöhle mit Medihoney (zeitlicher Verlauf). Wunde am **a** 10.12. **b** 12.12. **c** 13.12. **d** 30.12.

(Wales) konnte an klinischen Isolaten nosokomialer Infektionserreger die bakterizide Wirkung von auf bis zu 5% verdünntem antibakteriellem Honig nachweisen. Unter den bakteriellen Isolaten waren auch MRSA und VRE, sowie Pseudomonas-Isolate von Patienten mit Verbrennungen. Für MRSA-infizierte Wunden ist der medizinische Honig eine interessante zusätzliche Behandlungsoption.

Produktbezeichnung. Medihoney (100% Honig ist flüssig) und Medihoney Wundgel (80%Honig + 20% Emulgator hat eine feste-

11

re Konsistenz) sind über die Apotheke erhältlich. Medihoney ist eine standardisierte Mischung von Teebaumhonigen die durch Bestrahlung sterilisiert aber nicht inaktiviert wird. Die Produkte sind als Medizinprodukt für die Wundpflege zertifiziert und in Europa zugelassen.

Indikationen. Indiziert ist eine Wundpflege mit Medihoney in der Onkologie bei:

– postoperativen Nahtdehiszenzen und Wundinfektionen (nach Tumorbiopsie oder –operation),
– Ulzera als Druckläsionen bei Tumorkachexie oder infolge von Verletzungen bei zytostatikainduzierter peripherer Neuropathie,
– entzündeter Kathetereintrittsstelle (Broviac),
– Porttascheninfektion mit tiefer Wunde nach Explantation des Reservoirs (sekundäre Wundheilung),
– Hautnekrosen im Rahmen septischer Infiltrationen,
– Haut- und Knochennekrosen bei invasiver Aspergillose,
– Ekthyma gangraenosum (Pseudomonas-Sepsis),
– Wundheilungsstörung nach Amputation von Extremitäten,
– perianalen Entzündungen, Fissuren, Ulzerationen.

Kontraindikationen. Nicht angewendet wird Medihoney bei:

– Allergie auf die Inhaltsstoffe des Honigs.

– Schmerzen nach Auftragen des Honigs (selten), hierbei hilft manchmal der Wechsel zu Medihoney Wundgel

Bei Diabetes konnte keine Hyperglykämie beobachtet werden.

Durchführung des Verbandwechsels

Vor Beginn der Behandlung wird die Wunde durch Fotos dokumentiert und ausgemessen (Länge, Breite, Tiefe). Ein Wundabstrich zum Keimnachweis wird abgenommen. Bei der Durchführung Händehygiene unbedingt beachten (saubere Einmalhandschuhe, no-touch Technik).

Mit Fibrin und Zelldetritus oder entzündlichem Exsudat belegte Wunden mit Octenisept oder Ringerlösung ausspülen. Medihoney auf eine Kalziumalginatkompresse geben und diese mit der Honigseite auf die Wundoberfläche legen. Es besteht auch die Möglichkeit, den Honig in eine Spritze aufzuziehen und tiefe Wundhöhlen oder Fisteln damit auszufüllen. Darüber sterile Mullkompresse auflegen, damit evtl. entstehendes Wundsekret und Honig aufgesaugt werden und nicht seitlich am Verband herauslaufen. Verband mit elastischer Mullbinde anwickeln oder einen transparenten Folienverband darüber kleben. Wundränder ggf. mit Cavilon 3M vor Mazeration schützen.

Häufigkeit des Verbandwechsels. Bei Beginn der Behandlung je nach Sekretion 1-2 × tgl., bei sauber granulierenden Wunden täglich.

Literatur

Abteilung Hämatologie-Onkologie (Leitung Prof. Dr. U.Bode): Klinische Anwendungsbeobachtung mit Aloe vera Produkten in der Universitäts-Kinderklinik. Auswertung ist als Broschüre erhältlich.

Blaser, G.: Hautreaktionen durch Bestrahlung: Auftreten- Therapie- Prophylaxe im Focus Onkologie 8 (2000)

Blaser, G.: Antibakterieller Honig (Medihoney) zur Wundpflege-Wundantisepsis bei pädiatrischen Patienten in der Hämatologie-Onkologie. Krankenhaus und Hygiene 5 (2004)

Bigga, D.: Mit ätherischen Ölen gegen Nachwirkungen der Bestrahlungstherapie. Forum für Aromatherapie und Aromapflege, Forum Essenzia 18 (2000)

Braunschweig, R. von: Teebaum-Öle, Heilkraft für Körper und Seele, 4.Aufl. Gräfe & Unzer, München 1998

Braunschweig, R. von: Pflanzenöle, 30 starke Helfer für die Gesundheit. Gräfe & Unzer, München 1998

Flemming, C., Stock, S.: Die Anwendung von ätherischen Ölen zur Vorbeugung und Linderung von Hautirritationen bei Bestrahlungen bei Mamma-Karzinom. Universitätsklinik Lübeck, Gynäkologie. Primavera Kongress 2000

Glaser, H.: Erfolgreiche Wundbehandlung. Urachhaus, Stuttgart 2000

Haake, I.: Hautpflege bei Patienten mit Bestrahlung. Die Schwester/Der Pfleger 2 (2001)

Luetjohann, S.: Sanddorn, die starke Frucht mit dem heilsamen Öl, 2.Aufl. Windpferd, Aitrang 2004

Postmes, T.: Honig und Wundheilung. Hüthig Medizinverlage, Heidelberg 1997

Wagner, H., Wiesenauer, M.: Phytotherapie, 2.Aufl. Wissenschaftliche Verlagsgesellschaft, Stuttgart 2003

11

11.2 Basale Stimulation

Doris Strauch

11.2.1 Einleitung

D Die Basale Stimulation wird als eine pflegerische Möglichkeit zur Förderung wahrnehmungsgestörter Menschen bezeichnet.

Entwickelt wurde die Basale Stimulation in den 70er Jahren des vorigen Jahrhunderts von dem Sonderpädagogen und heilpädagogischen Psychologen Prof. Dr. Andreas Fröhlich. Er erarbeitete ein Pflegekonzept für schwerst und mehrfach behinderte Kinder. Diese Kinder besitzen aufgrund ihrer enormen Bewegungseinschränkung ein inadäquat ausgebildetes Wahrnehmungsvermögen. Christel Bienstein, Fachpflegekraft für Intensivpflege und Diplom-Pädagogin, wurde durch ihren Bruder, Heiner Bienstein, der Heilpädagogik bei Prof. Fröhlich erlernte, in den 80er Jahren an die Basale Stimualtion herangeführt.

Begeistert von dem Konzept der Wahrnehmungsförderung, übertrugen Frau Bienstein und Prof. Fröhlich es von nun an gemeinsam in die Erwachsenenpflege. Mit zusätzlicher Unterstützung des Bildungszentrums Essen wurde es in die Normalstationen und in den Intensivpflegebereich transportiert. Die Kursleiter der Basalen Stimulation Gabriele Bartoszek und Peter Nydahl, beide auch Fachpflegekräfte für Intensivpflege, übertrugen das Konzept in den Intensivpflegebereich. Heute profitieren beatmete, bewusstlose, hemiplegische, apallische, somnolente, verwirrte, psychosomatisch und onkologisch erkrankte Patienten, und auch chronische Schmerzpatienten von dieser Pflegekonzeption. In einem hohen Maße eben auch die Menschen, welche in ihrer Bewegung stark eingeschränkt sind.

11.2.2 Grundlagen und Ziele des Konzepts

Der Mensch durchläuft innerhalb seines Entwicklungs- und Werdungsprozesses sowohl intra- als auch extrauterin bestimmte Stufen der Wahrnehmungsentwicklung (Abb. 11.12). Die erste Stufe ist die somatisch, vestibulär und vibratorisch geprägte Stufe. Sie beginnt mit Anbeginn des körperlichen Wachstums im Mutterleib. Bereits hier erhält der Fötus eine Fülle an somatischen und vibratorischen Informationen. Einige davon sind die umgrenzende und warme Umgebung, die Darmgeräusche der Mutter, die Atmung, der Herzschlag, das Reden der Mutter usw. Eine vestibuläre Reizung erfährt der Fötus durch das „Geschaukelt-Werden" im Fruchtwasser des Mutterleibes.

Nicht selten werden Schwangere vom Gynäkologen oder von der Hebamme dazu angehalten, bewusst ruhig und sonor zu sprechen, damit die Vibrationen sich wellenförmig zum Kind fortsetzen können. Ein kleines schreiendes Kind wird z.B. durch klopfende Berührungen auf dem Rücken (dabei leiten Platten- und Röhrenknochen Vibrationen sehr gut spürbar in das Körperinnere) und durch gleichzeitiges Auf- und Abwiegen beruhigt. Somit ist das Ziel der vibratorischen Stimulation die Erfahrung von Körpertiefe und –fülle und innerer Stabilität, die Schulung der Tiefensensibilität. Die vestibuläre

Stimulation informiert uns über die Lage und Bewegung des Körpers im Raum.

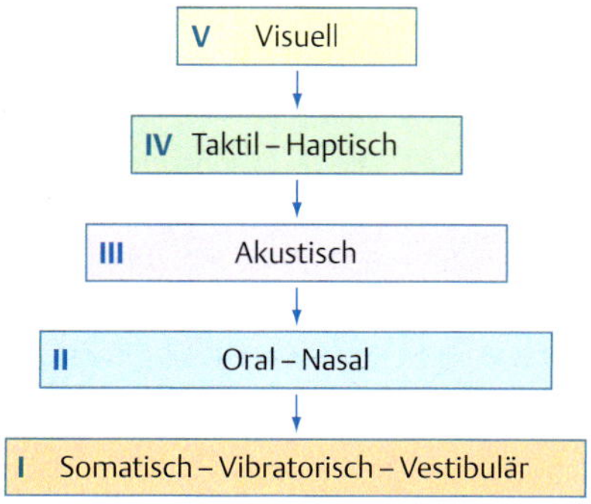

Prof. Fröhlich entsann sich dieser Urwahrnehmungsempfindungen. Es wurden z.B. ungekochte Erbsen über den entblößten Brustkorb eines spastischen Jungen gegeben und mit den Handinnenflächen der behandelnden Person verrieben. Bei dem bislang fast schon amimischen Kind wurden sowohl Muskelzuckungen, als auch teilweise aufgerissene Augen festgestellt (so berichtete Christel Bienstein während eines Kongresses Mitte der 90er Jahre in Essen). Durch die Spastik daran gehindert, den eigenen Körper anzufassen und zu erfühlen, was für gesunde Menschen selbstverständlich ist, bemerkte das Kind durch die oben genannte Intervention sozusagen zum ersten Male bewusst einen Teil seines Körper-Ichs.

Ⓜ Basale Stimulation bedeutet also nichts anderes, als auf schon gemachte Erfahrungen zurückzugreifen, sie wieder vordergründig „wachzurufen" um ein erneutes Kennen lernen des eigenen Körpers einzuleiten. Basale Stimulation versucht, an die alten Erfahrungswerte des Menschen, die im Gehirn neuronal vernetzt sind, anzuknüpfen.

Das erneute Kennen lernen des eigenen Körpers wird dann notwendig, wenn schwere Störungen jedweder Art vorliegen. Dazu gehören nicht ausschließlich Körpertraumata, sondern auch psychische Schäden durch eine maligne Diagnosestellung und die Erlebnisse einer aggressiven aber notwendigen Therapie, wie sie aus dem Bereich der Onkologie nur zu gut bekannt sind. Der Mensch zieht sich innerlich zurück, ist kaum mehr erreichbar für seine Umwelt. Er nimmt nur noch wenig, oder auch gar nicht mehr am Leben teil. Auch für die Angehörigen ist eine solche Situation nicht leicht zu ertragen: „Die Basale Stimulation orientiert sich an den Entwicklungsstufen, die der Mensch in seinem Werdungsprozess durchläuft und auf die jeder Mensch auch dann noch zurückgreift, wenn schwere Störungen vorliegen" (Bienstein u. Fröhlich, 2003).

Bartoczek und Nydahl (2003) bedienen sich, um Basale Stimulation nachvollziehbar zu machen, des Gleichnisses vom Lahmen und Blinden. Zwar kann der Blinde gehen, doch findet er den Weg nicht. Der Lahme kann sehen, aber nicht gehen. Bilden sie je-

doch auf Grund ihrer unterschiedlichen Fähigkeiten eine Symbiose, so gelangt jeder zu seinem Ziel. Jeder macht sich die Fähigkeit des anderen zu nutze. Dies bedeutet, dass der Patient, welcher der Lahme ist, sich vom Pflegenden, welcher der Blinde ist, führen lässt. Voraussetzung dafür ist, dass der Pflegende die Hinweise des Patienten erkennt, aufnimmt, respektiert und im Rahmen der Möglichkeiten und Bedingungen die vorherrschen, umsetzt. Somit geschieht, sofern beide bereit dazu sind, sowohl auf verbaler als auch auf non-verbaler Kommunikationsebene eine Verständigung. Nur wenn beide Pflege als Kommunikation verstehen, werden sie das Ziel gemeinsam erreichen.

Patient und Pflegender werden somit eine bestimmte Zeit einen gemeinsamen Weg gehen. Der Pflegende lernt, sich auf den Patienten einzulassen, Nähe zuzulassen und nach Beendigung seiner Arbeitszeit auch wieder loszulassen. Die Erfahrung und Schulung der eigenen begrenzten Wahrnehmungsmöglichkeit bedingt auch, die begrenzte Wahrnehmungsmöglichkeit des Patienten zu erkennen, wahrzunehmen und ihn dort abzuholen; und idealerweise weiter zu entwickeln. Erst wenn Pflegende dies erfahren und verstanden haben, wissen sie, dass Basale Stimulation auf ganz individuellen Wahrnehmungserfahrungen beider Seiten basiert. Als Erkenntnis kann also festgehalten werden, dass Basale Stimulation nicht einfach mittels x-beliebiger Interventionen auf jeden Patienten mal ebenso übertragbar und anwendbar ist. Vielmehr reift hier auf Wissen und Respekt vor dem Individuum eine spezielle Art des Umganges miteinander heran; und dies hat eine ganze Menge mit der eigenen Person und ihrer Persönlichkeit zu tun. Letzten Endes, und darüber muss sich der Pflegende bewusst sein, entscheidet der Patient über die Wirkung und Weiterentwicklung des Angebotes.

In seinem Buch bringt Lothar Pickenhain zum Vorschein, auf was der Erfolg der Basalen Stimulation beruht: Es sind die allgemeingültigen neurowissenschaftlichen Gesetzmäßigkeiten (Pickenhain, 2000). „Pickenhain weist darauf hin, dass der Mensch bei seiner Geburt 100 Milliarden Nervenzellen aufweist. Schon während der Fetalzeit beginnen sich zwischen diesen Nervenzellen zahlreiche Verschaltungen auszubilden. Durch die immer wiederholte Nutzung die-

V	Visuell
IV	Taktil – Haptisch
III	Akustisch
II	Oral – Nasal
I	Somatisch – Vibratorisch – Vestibulär

Abb. 11.12 Modifiziertes Wahrnehmungsstufenkonzept.

ser Verbindungen werden ihre Verschaltungen gefördert und stabilisiert. Das ist s. E. die Grundlage, um nun, wie Bienstein und Fröhlich es ausdrücken, Urerfahrungen machen zu können, diese zu speichern und bei Bedarf abzurufen. Nach der Geburt werden fortlaufende Eigen- und Umwelterfahrungen gewonnen, gespeichert und im Verlauf des Lebens weiterentwickelt." (Strauch, 2006). Diesen gesamten Vorgang nennt Pickenhain (2000) dann die „mentale Repräsentation".

11.2.3 Fallbeispiel Herr Peterson

Einschätzen des Pflegebedarfs

Herr Peterson, 1956 geboren, hatte vor drei Jahren ein kleinzelliges Bronchialkarzinom, welches nach erfolgreicher Polychemotherapie mit einhergehender Strahlentherapie als ausgeheilt galt. Seit ca. zwei Wochen leidet er bei geringer Belastung wieder an Atemnot. Zunächst verdrängt er den Gedanken an ein Rezidiv. Dann sucht er doch das Gespräch mit seiner Ehefrau und spricht seine Befürchtung aus. Zudem sagt er, ist er bereit, ein zweites Mal die zehrenden und schmerzhaften körperlichen wie seelischen Auswirkungen einer Therapie zu ertragen, sollte es die gleiche schreckliche Diagnose wie beim ersten Mal sein. Seine Frau schlägt ihm vor, dies innerhalb der Familie, d.h.. gemeinsam mit den beiden erwachsenen Töchtern noch am selben Tag zu thematisieren. Innerhalb der Familie wird die von Herrn Peterson geäußerte Befürchtung eines Rezidivs und die Tatsache, dass er bereit ist, noch einmal einen so schmerzhaften und entbehrungsreichen Weg einzuschlagen, als außerordentlich positiv aufgenommen.

Durch seine Familie unterstützt, sucht Herr Peterson in Begleitung seiner Ehefrau am Folgetag umgehend seinen Hausarzt auf. Dieser weist ihn erneut zwecks Diagnostik und ggf. erneuter Therapie in die Klinik ein. Der Hausarzt meldet ihn persönlich telefonisch beim damals behandelnden Arzt an. Herr Peterson, dort bekannt, durchläuft ein weiteres Mal den diagnostischen Weg, mit der Bestätigung des Rezidives eines erneuten kleinzelligen Bronchialkarzinoms der linken Lunge des Stadiums T2 N_1 M_0, limited disease (S. 251).

Am Nachmittag trifft die gesamte Familie erneut zusammen, diesmal in der Klinik. Gemeinsam werden die möglichen Therapien besprochen. Wie beim ersten Mal empfiehlt der Arzt auf die Hochdosischemotherapie zu verzichten, da die bisher vorliegenden Ergebnisse der klinischen Studien den routinemäßigen Einsatz nicht rechtfertigen. Der behandelnde Arzt empfiehlt die gleiche Polychemotherapie wie damals, die schon einmal bei ihm angewandt wurde und zur Heilung führte. Im Anschluss an die Chemotherapie sollte dann eine Strahlentherapie durchgeführt werden.

Abends, alleine im Patientenzimmer, sein Bettnachbar wurde am Nachmittag auf eigenen Wunsch ins benachbarte Hospiz verlegt, sucht ihn die Angst umso stärker heim. Er bittet die Pflegende der Nachtschicht, Frau Schumann, um eine Schlaftablette. Als diese nach Rücksprache mit dem Dienst habenden Arzt die Medikation ins Zimmer bringt, findet sie einen völlig aufgelösten Herrn Peterson vor. Er zittert und schüttelt sich vor Weinkrämpfen. Frau Schumann setzt sich zunächst zu ihm und lässt ihn noch eine Weile gewähren.

Planung

Als die Weinkrämpfe von Herrn Peterson nachlassen, bietet ihm Frau Schumann an, seinen Rücken einzucremen. Sie könne sich vorstellen, dass das rhythmische Einreiben ihm gut täte und er zur Ruhe käme. Frau Schumann erhofft sich, dass sich vielleicht im Anschluss noch ein Gespräch über seine Ohnmacht ergibt.

Durchführung

Herr Peterson, dankbar dafür, dass er nicht reden muss, legt sich bereitwillig ins Bett auf seine linke Seite, welche seine Einschlafseite ist und kauert sich zusammen. Die Pflegekraft Frau Schumann ist, da sie ihren ersten Rundgang innerhalb der Station schon beendet hat, durchaus in der Lage sich nun voll und ganz auf die Einreibung einzulassen. Ringe an den Fingern, die den Patienten irritieren könnten, trägt sie nicht.

Frau Schumann informiert Herrn Peterson nur darüber, dass die angewandte Lotion zunächst etwas kalt ist, sich dann aber durch den Körperkontakt schnell erwärmen

würde. Sie bringt sich nun selber in eine für sie angenehme Position und beginnt mit der atemstimulierenden Einreibung (ASE), einem Element der Basalen Stimulation. Sie streicht im Rhythmus der Thoraxbewegungen des Patienten mit leichtem Händedruck und kreisenden Bewegungen den Rücken von Herrn Peterson aus. Die Einreibung dauert ca. fünf Minuten. Anschließend bleibt Frau Schumann noch einige Minuten sitzen, dann begibt sie sich zum Blickkontakt zur anderen Seite des Patienten.

Evaluation

Während Herr Peterson sich bereitwillig auf die Seite legt und sich zusammenkauert, scheint die Atemnot nicht unbedingt im Mittelpunkt zu stehen. Die angedeutete Embryonallage wurde wie selbstverständlich eingenommen. Schon während der ASE hört Herr Peterson auf zu weinen und atmet ruhiger und gleichmäßiger. Diese Ruhe im Atemrhythmus und die Atemart bleiben auch nach Beendigung der ASE bestehen.

Als Frau Schumann sich ihm zum Blickkontakt gegenübersetzt, öffnet er die Augen und äußert ohne Vorbereitung, dass er furchtbare Angst hat, im Verlaufe seiner Erkrankung „elendig zu ersticken". Er kann seinem Entsetzen darüber kaum Ausdruck verleihen. Er äußert dies zwar mit halb lauter, jedoch fester Stimme und schaut sein Gegenüber dabei unverwandt an. Zwischen Beiden entwickelt sich ein Gespräch, in dem Frau Schumann Herrn Peterson u.a. ermutigt, über seine Erstickungsangst so oft er es benötigt, zu sprechen. Insbesondere mit seiner Familie und dem behandelnden Arzt. Aber auch sie und ihre Kollegen seien jederzeit zum Gespräch für ihn da.

Herr Peterson nickt und sagt, dass er seit längerer Zeit wieder einmal das Gefühl hat, ruhig und ohne Angst durchzuatmen, er fühle sich nach langer Zeit wieder einmal wohl in seiner Haut. Er wünscht sich, diese Einreibung von nun an jeden Abend zu erfahren. Abends seien die Ängste am größten und die Einreibung bringe ihn auf andere Gedanken, zumal er dann auch nicht alleine ist. Beide vereinbaren, dass nun allabendlich, bevor Herr Peterson ins Bett geht, eine ASE durchgeführt wird. Er lächelt, gähnt anschließend und schließt die Augen. Nach wenigen Minuten verlässt Frau Schumann das Zimmer.

11

Mitten in der Nacht, während des zweiten Durchganges stellt sie fest, dass Herr Peterson immer noch auf seiner linken Seite liegt, nicht mehr ganz so sehr zusammengekauert, jedoch ruhig und gleichmäßig atmend und in einen tiefen Schlaf versunken ist.

Die ASE wird in den Pflegeplan von Herrn Peterson aufgenommen. Somit ist die Durchführung der ASE für das gesamte Pflegeteam bindend und wird im Anschluss schriftlich abgezeichnet.

11.2.4 Sinn und Technik der ASE

„Der Mensch bedarf der permanenten sensorischen Stimulation, um seinen psychophysischen Organismus stabil zu halten" (Bienstein u. Fröhlich, 2003). Bienstein und Fröhlich erläutern, dass Menschen über ihr größtes Sozialorgan, die Haut, mittels Berührung und Bewegung miteinander kommunizieren (Abb. 11.13). In der Berührung von Pflegekraft zu Patient und auch umgekehrt wird die Notwendigkeit der Körpererfahrung ebenso deutlich, wie auch in der Form sich selbst zu berühren und somit immer „bei sich" zu sein (Strauch, 2006). Am Beispiel des Patienten Herrn Peterson wird deutlich, dass sich nicht nur sein Körper beruhigt, sondern über das Wahrnehmen des körperlichen Wohlbefindens sich auch Seele und Geist entspannen.

Ziele

Die Ziele der Pflegekraft waren also, Herrn Peterson eine Beruhigung, eine Einleitung einer psychischen Stabilisierung und den Beginn des Beziehungsaufbaus zukommen

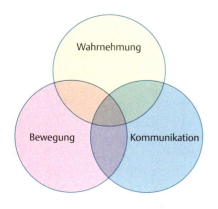

Abb. 11.13 Wirkprinzipien der Basalen Stimulation.

zu lassen. Ob nun darüber hinaus auch eine Art von Bewältigungsstrategie für seine wieder aufgetretene Situation entwickelt werden kann, wird sich bei den begleitenden Gesprächen zeigen. Bartoszek und Nydahl (2003) halten das durchaus für möglich, da sie dies bei den Zielsetzungen der ASE mit aufgenommen haben. Weitere Ziele der ASE sind:

– Schmerzreduktion (immer im Kausalzusammenhang der Therapie zu sehen, nicht als alleiniges Mittel der Schmerzreduktion, respektive Schmerzfreiheit),
– Orientierung geben,
– Förderung des Ein- und Durchschlafens,
– individuelle Atemunterstützung,
– Pneumonieprophylaxe,
– Stressverarbeitung und –bearbeitung,
– Vorbereitung auf diagnostische und operative Verfahren/Eingriffe,
– Entwöhnung vom Respirator.

Technik

Die ASE ist eine rhythmische Einreibung, die sowohl auf dem Rücken als auch auf dem Brustkorb des Patienten durchgeführt werden kann. Wie zahlreiche Erfahrungen von Pflegekollegen zeigen, setzt sich in der praktischen Durchführung vorwiegend der Rücken als Medium durch. Evolutionshistorisch betrachtet ist der Rücken i.A. die zu verteidigende Angriffszone, die Vorderseite hingegen immer die, auch in der Embryonalhaltung, geschützte Seite. Der Rücken bietet zum einen die größtmögliche Fläche und zum anderen ist die Anatomie bei weiblichen Patienten zu beachten, welche eng mit der Intimsphäre und dem Schamgefühl verflochten ist.

Druckausprägung. Während der ASE wird mit unterschiedlich stark ausgerichtetem Händedruck gearbeitet. Die Ausprägung des Händedruckes hängt davon ab, welche Indikation die ASE rechtfertigt. Wird die ASE eher als Begleitung angewandt, wie im obigen Fallbeispiel, so ist der Händedruck weniger stark ausgeprägt. Soll der Patient allerdings eher gefordert werden, z.B. zu Beginn einer Entwöhnung vom Respirator, wie in der Intensivpflege nicht selten angestrebt, so wird mit einer stärkeren Druckausprägung gearbeitet. Ebenso ist bei Patienten, die sich von ihrer Umgebung zunächst zurückziehen wie nach einer malignen Diagnosestellung, mit

forderndem Händedruck zu arbeiten. Hierbei fungieren die Hände als Orientierung auf den „Rückweg" in ihre Umgebung.

Angleichung der Atemrhythmen. Bei beiden Möglichkeiten wird zusätzlich auf eine Angleichung der Atemrhythmen geachtet. Dies bedeutet, dass sowohl der Patient als auch die Pflegekraft während des Entlangstreichens an der Wirbelsäule ausatmen und während des Ausstreichens entlang der Flanken bis hin zur Wirbelsäule einatmen. Im Regelfall bewegt sich der Atemrhythmus in einem Verhältnis von 1:2. Dies bedeutet, dass der Exspiration eine doppelt so lange Zeit eingeräumt wird wie der Inspiration (analog der Atemphysiologie). Als Bienstein und Fröhlich die ASE ersannen und gemeinsam mit Bartoszek und Nydahl diese in die Pflegelandschaft überführten und integrierten, wurde noch anders postuliert. Demzufolge gab die Pflegekraft durch die „Schnelligkeit" der Einreibungen den Atemrhythmus vor. Im weiteren Verlauf der Basalen Stimulation erkannte Schürenberg in den 90er Jahren, dass es durchaus Sinn machen kann, mit dem Atemrhythmus des Patienten zu beginnen. Man überlege, dass z.B. Patienten in der Palliativpflege teilweise eine oberflächliche und schnelle Atmung aufweisen. In solch einem Fall würde die ASE, mit einer normalen Frequenz begonnen, den Patienten nie erreichen.

Vorbereitung und Lagerung. Die Pflegekraft sollte insbesondere während der Durchführung keinen Schmuck an den Fingern tragen. Dies könnte zur Irritation des Patienten und somit zu einem nicht eindeutig zu identifizierenden Signal führen. Der Patient muss zudem in eine entsprechende Lage gebracht werden. Dies kann wie bei Herrn Peterson die selber eingenommene Seitenlage sein oder, dass imobile Patienten von der Pflegekraft entsprechend in eine 135°-Seitenlage bewegt werden. Wache, relativ mobile Patienten können sich rittlings auf einen Stuhl setzten oder auch auf die Bettkante und sich mit beiden ineinander verschränkten Armen auf der Hauptablagefläche des Nachttisches abstützen, den Kopf auf die verschränkten Arme gelegt. Die Pflegekraft kniet dann auf einer entsprechenden Unterlage im Bett des Patienten.

Durchführung. Als Medium des Einreibens wird eine W/O Lotion empfohlen, da die Hautporen frei von Verstopfungen bleiben sollen und keine entzündlichen Prozesse auf dem Rücken des Patienten induziert werden. Nun wird der Rücken zunächst vom Nacken bis hin zum Ende des letzten Rippenbogens mit beiden Händen ausgestrichen. Dies wird als Begrüßung bezeichnet. Die Begrüßung kann zwei bis drei Mal wiederholt werden. Anschließend beginnt die Pflegekraft synchron mit der Ausatmung beidseits paravertebral auszustreichen, dann sich den Flanken mit leicht nach außen geneigten Händen zuzuwenden und damit die Einatmung zu provozieren. Die Händedrücke werden dabei so eingesetzt, dass während der Ausatmung mit Druck der Kreis begonnen wird und mit weniger Druck bei der Einatmung fortgesetzt wird. Die Finger der Pflegekraft bleiben während der gesamten Durchführung der ASE geschlossen, damit eine größtmögliche Auflagefläche und somit eindeutige Signale gewährleistet sind. Die kreisenden Spiralen können sich, je nach Größe des Patientenrückens, von oben nach unten mehrfach wiederholen (Abb. 11.14). Bei onkologischen Kindern ist es durchaus erlaubt, auch nur eine Spirale anzuführen, da die Größe der kleinen Patienten nicht der einer erwachsenen Person entspricht.

Abschluss. Die Zeitdauer der ASE kann zwischen drei und fünf Minuten betragen. Der Abschluss, respektive die Verabschiedung, findet in der gleichen Art und Weise statt wie die Begrüßung. Anschließend kann der Patient in seine Einschlafposition gebracht werden und mit einer den Körperkonturen angeglichenen Decke im Sinne der Nestlagerung zugedeckt werden. Diese unterstützt noch einmal das Hineinfühlen in den eigenen Körper. Das Reiben der Decke durch das Ein- und Ausatmen gibt dem Patienten eine nochmals verstärkte Körpereigenwahrnehmung. Die mobilen Patienten können sich anschließend, wie sie sich am Wohlsten fühlen, im Bett positionieren. Die Pflegekraft hat sowohl vor, während und nach der Durchführung der ASE für eine ungestörte und ruhige Umgebung und Atmosphäre zu sorgen. Dies bedeutet nicht zuletzt, dass die Intervention mit dem gesamten Behandlungsteam besprochen und eingeplant werden muss und im Pflegeplan dezidiert schriftlich fixiert sein muss (s. Fallbeispiel).

 Wie eine ASE durchgeführt wird, können Sie sich auf der DVD ansehen.

11.2.5 Berührungsqualität und biografische Anamnese

Schon intrauterin und bis in unseren heutigen Alltag tragen wir Sorge dafür, dass wir uns auf nonverbale Weise spüren und orten. Specht-Tomann und Tropper sagen (2003), dass der nonverbale Anteil in der persönlichen Entwicklung sehr viel früher als der sprachliche vorhanden ist. Diese Art der Kommunikation steht v.a. lebenslänglich für den Ausdruck von Gefühlen, Grundhaltungen und Zwischentönen zur Verfügung und bleibt bis zum letzten Atemzug wichtig: „Die Sprache der Mimik und Gestik, die Sprache des Körpers und der Berührung kommt als Erstes und geht als Letztes." (Specht-Tomann u. Tropper, 2003)

Nicht zuletzt wird hier, genau wie bei Bienstein, Fröhlich, Bartoszek und Nydahl, die Qualität einer Berührung angesprochen. Die Berührungsqualität zeichnet sich insbesondere im Pflegealltag durch Vermeidung punktueller, oberflächlicher, abgehackter, fliehender Berührung aus. Auch die allzu schnelle überhastete Arbeitsweise verleitet zu unklaren Informationen und führt eher zur Verwirrung oder Irritation. Berührungen, die mit flächig aufgelegter Hand deutlich beginnen und enden, vorüberziehend mit konstantem, mehr oder weniger Druck, sind eindeutig und werden angenommen. Zu erkennen ist dies daran, dass der Patient hierbei entspannt, anstatt eine taktile Abwehrhaltung einzunehmen, indem sich insbesondere seine Extremitäten verspannen.

 Auf der DVD können Sie sich dazu einen Film über die beruhigende Ganzkörperwahrnehmung ansehen.

Allerdings sei an dieser Stelle eingefügt, dass nicht jede Berührung und daraus resultierende Bewegung immer dem Beziehungsaufbau und der Orientierung dienlich ist. Dazu wird im Pflegealltag zwischen Berufs- und Beziehungsberührung unterschieden. Erstere dient i.d.R. dem Erfüllen eines bestimmten Zweckes, welcher nicht zwangsläufig etwas mit patientenorientierter und individueller Pflege zu tun hat, z.B. das Verabreichen einer intramuskulären Injektion. Für die Beziehungsberührung steht beispielhaft das Pflegekonzept der Basalen Stimulation, wie am obigen Patientenfall und der ASE exemplarisch verdeutlicht.

Auch der Aspekt der Biografischen Anamnese ist nicht zu unterschätzen. Hierbei handelt es sich um das Interesse der Pflegekräfte an bestimmten Gewohnheiten, die der Patient in seinem „normalen" Alltag lebt. Angemerkt sei hier, dass Normalität für jeden Menschen etwas ganz anderes, nämlich individuelles, bedeutet. Befindet sich der Patient in der unnormalen Situation lebensbedrohlich erkrankt zu sein und ist schon länger im Krankenhaus, so kann er durch die Anwendung bestimmter Gewohnheiten oder Neigungen, zu denen das Pflegepersonal ihm verhilft, entspannter mit der Situation umgehen.

M Das bedeutet: Je mehr eine gewohnte Alltagssituation simuliert werden kann, desto mehr kann sich der Patient in seiner Umgebung entspannen.

Häufig sind es Kleinigkeiten, die die Normalität eines Menschen ausmachen, z.B.:
– Welche Einschlafposition bevorzugt der Patient?
– Was verschafft ihm Sicherheit (Information, Gespräche, bestimmte Menschen usw.)?
– Was isst und trinkt er gerne?
– Wie geht er mit Grenzsituationen um?
Viele solcher Dinge sind auch über die Angehörigen zu erfahren, wenn der Patient sich kaum noch verständigen kann. Über diese

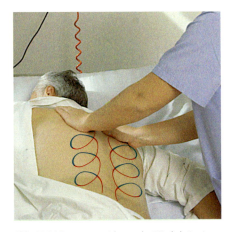

Abb. 11.14 Bewegungsrichtung der Hände beim Ausatmen (rot) und beim Einatmen (blau).

Informationen kann letzten Endes versucht werden, den Patienten zu einem gewissen Anteil nach seiner Normalität und seinem Alltag zu pflegen. Bekanntes bedeutet keine Bedrohung und macht somit keine Angst.

Mittlerweile, so berichten Bartoszek und Nydahl (2003), liegen erste Ergebnisse vor, die das Pflegekonzept der Basalen Stimulation unterstützen. Teilweise handelt es sich dabei um Studien, die wissenschaftliches Niveau erreicht haben, da sie von Absolventen des Pflegefachseminares in Deutschland oder der Höheren Fachweiterbildung II in der Schweiz erstellt wurden. Andererseits bewegen sich einige im sozusagen präwissenschaftlichen Erkenntnisrahmen (Bartoszek u. Nydahl, 2003).

Literatur

Bartoszek, G., Nydahl, P.: Basale Stimulation, Neue Wege in der Pflege Schwerstkranker, 4.Aufl. Urban & Fischer, München 2003

Bienstein, Ch., Fröhlich, A.: Basale Stimulation in der Pflege - Die Grundlagen. Kallmeyer'sche Verlagsbuchhaltung, Seelze-Velber 2003

Pickenhain, L.: Basale Stimulation - Neurowissenschaftliche Grundlagen, 2. Aufl. Verlag selbstbestimmtes leben, Düsseldorf 2000

Specht-Tomann, M., Tropper, D.: Hilfreiche Gespräche und heilsame Berührungen im Pflegealltag, 2. Aufl. Springer, Berlin 2003

Strauch, D.: Bewegung ist Leben, Leben ist Bewegung. Intensiv 3 (2006) 125

11.3 Kinästhetik (Kinaesthetics)

Ina Citron

Einleitung

In der Pflege wird die Methodik der Kinästhetik (engl. Kinaesthetics) zur Unterstützung von funktionalen Bewegungsmustern während der Durchführung von Lebensaktivitäten genutzt. Der Begriff Kinästhetik (engl. Kinaesthetics) wird als Eigenname verwendet. Im Folgenden wird nur noch die deutsche Form genannt. Kinästhetik offeriert der Fachwelt eine bewegungsorientierte Möglichkeit personenbezogen zu handeln, um aktivierend und rehabilitierend zu pflegen. Dadurch soll die Gesundheit und Lebensqualität der zu pflegenden Person und der ausführenden Pflegeperson erhalten, gefördert und verbessert werden.

Die Beschreibung der Herkunft und Entwicklung dieses Konzeptes, der sechs Lernbereiche der Kinästhetik und Beispiele für die Anwendungsmöglichkeiten in verschiedenen Pflegebereichen finden sich in vielen aktuellen Pflegefachbüchern. Darüber hinaus gibt es Fachbuchveröffentlichung zum Thema Kinästhetik, u.a. Hatch u.a. (1992), Citron (1998, 2004), Hatch u.a. (1999, 2003) Bauder-Mißbach (2000), Assmussen (2006). Hier wird auf die Beschreibung der Methodik der Kinästhetik verzichtet bzw. auf Pflegefachbücher, Standardwerke in der Berufsausbildung und Fachbuchveröffentlichungen verwiesen.

Inhalt dieses Beitrags ist die Darstellung der Möglichkeiten und Auswirkungen der Kinästhetik, einerseits für den Pflegeprozess von Menschen, die an Krebs erkrankt sind, andererseits für die Pflegefachperson in Bezug auf ihre beruflichen Belastungen in der Onkologie. Dies geht weit über „Rücken schonende Arbeitsweisen" oder „Krebskranke brauchen schonende Transfers" oder „Erbrechen wird in Vierfüßler-Positionen erleichtert" hinaus. Es setzt voraus, Kinästhetik in einer tieferen Struktur zu betrachten, als es in kurzen Einführungskursen oder durch die Darstellung der Methodik der Kinästhetik und ihren verschiedenen Anwendungsmöglichkeiten i.d.R. geschieht.

11.3.1 Psychosoziale Aufgaben und Belastungen der Pflegenden in der Onkologie

„Wenn ich Patienten frage, was sich mit der Diagnose Krebs in ihrem Leben positiv verändert hat, dann nennen die meisten die Zunahme von Beachtung. Beachtung ist ein menschliches Grundbedürfnis wie das nach Wasser oder Vitamin C. (...) Die Aussage, Menschen würden krank, um Beachtung zu kommen, ist so unsinnig, wie die Ansicht, jemand würde an Skorbut erkranken, um an Vitamin C zu kommen." (Büntig, 1996)

Wie kann die Pflegefachkraft im Rahmen ihrer Arbeitsaufgaben von Krebs betroffenen Menschen aktiv in der Bewältigung der körperlichen, psychischen Belastungen und psychosozialen Folgen ihrer Erkrankung unterstützen? Eine kritische Auseinandersetzung mit den Fakten der Pflegeumgebung und des eigenen Verhaltens ist notwendig. Die Pflegefachperson in der Onkologie sollte davon ausgehen, dass sich die zu pflegende Person in einer existenziellen Krise und/oder in einer Phase der Neurorientierung im Leben bis hin auf einen vorzeitigen Tod befindet. Die daraus resultierenden hohen psychischen, psychosozialen und körperlichen Belastungssituationen wirken sich im Beziehungs- und Kommunikationsverhalten der betroffenen Person aus. Dasselbe gilt für begleitende Angehörige, auch deren hohen Stressbelastungen wirken auf sie selbst, auf den Patienten und das Umfeld.

Onkologische Pflege fordert von der Pflegefachkraft ein hohes Maß an Fremd- und Selbstverantwortung. Die Pflegefachkraft vermittelt als Ansprech- und Vertrauensperson zwischen Arzt und Patient, sowie zwischen dem Patienten und seinen Angehörigen in wesentlichen und oft existenziellen Fragen, sie ist zuständig für Grund- und Behandlungspflege und für einen geordneten Stations- und Behandlungsablauf. Neben den gesundheitlichen Problemen des Patienten wird sie konfrontiert mit emotionalen Erschütterungen des Patienten und seiner Angehörigen. Entstehen krisenhafte Entwicklungen in sozialen Beziehungen, z.B. die Mitbetroffenheit von Familienmitgliedern, Rückzug der Angehörigen, Überforderung des Patienten oder Überfürsorglichkeit wird sie es miterleben und evtl. handeln müssen. Und natürlich kann es passieren, dass es zu konflikt- und krisenhaften Situationen zwischen der Pflegefachkraft und der von Krebs betroffenen Person kommt, oder zwischen anderen Personen im therapeutischen Team, von denen sie mit betroffen ist.

Die potenzielle Verfügbarkeit als Ansprechpartnerin für Fragen, Probleme und Nöten, und die daraus resultierende kommunikative Nähe, birgt die Gefahr der Übertragung: Schicksal, Gefühle und Notlagen kommen der Pflegeperson zu nah und erzeugen eine zu hohe emotionale Betroffenheit, werden als persönliches Versagen erlebt, fordern sie zu zusätzlichen enormen Arbeitsanstrengungen heraus oder werden rigide abgewehrt mit nachfolgenden Versagens- oder Schuldgefühlen. Die hieraus entstehenden Folgeerscheinungen können die Pflegende in ihrer eigenen Gesundheit massiv gefährden und werden dem krebskranken Menschen keine qualitativ hoch zu bewertende Pflege ermöglichen.

M Negatives Übertragungsgeschehen ist umso wahrscheinlicher, als die Pflegeperson selbst von hoher Stressbelastung betroffen ist, die sie nicht genügend bewältigt.

Angst, Hilflosigkeit, Trauer, Enttäuschung, Ohnmacht und Auflehnung des Patienten zu negieren oder im Beziehungskontakt abzuspalten, um die eigene psychische Stabilität nicht zu gefährden, ist nicht hilfreich, weder für den Patienten noch für die Pflegeperson. Das Unterdrücken dieser Gefühle macht auf Dauer jeden Menschen krank und ist für krebskranke Menschen nicht heilsam. Das Vorhandensein von oder ein Verweisen des Patienten auf psychosoziale Beratung, psychoonkologische Betreuung, Selbsthilfegruppen oder psychotherapeutische Behandlung entbindet die Pflegefachkraft nicht von einer kritischen Selbstreflexion über Beachtung und Anerkennung, Nähe und Distanz, Zuwendung und Abgrenzung, Abhängigkeit und Autonomie.

Ebenso wie es für den Patienten in seiner Lebenssituation gilt, braucht die Pflegefachkraft geeignete Bewältigungsstrategien, um physische und psychische Erholung zu erlangen und Lebensfreude, Gesundheit und Arbeitsvermögen zu erhalten. Supervision, psychosozial ausgerichtete Stationskonferenzen, Balintgruppen sollten zur Selbstreflexion und Lösung persönlicher Konflikte, die die Arbeit mit dem Patienten oder die Zusammenarbeit im Team erschweren, sollten vorhanden sein (vgl. Magulies u.a. 2006; Tschuschke, 2006).

M Eine qualitativ hoch zu bewertende Pflege in der Onkologie ist sicherlich bedingt durch eine gesicherte berufliche Identität der Pflegefachkräfte, eine kontinu-

ierliche fachliche und persönliche Weiterbildung zur Kompetenzentwicklung, tragfähige Teamarbeit mit geteilter Verantwortung und einer gemeinsamen Zielorientierung

11.3.2 Kinästhetik als ein Instrument des Pflegeprozesses

„.... in der Hand eines älteren Mannes, der sich seinen Lebenstraum erfüllt und ohne Notenkenntnisse seine Freude an der Musik verkörpert, indem er lernt Saiten zu zupfen und zu streichen, ist die Geige ein anderes Instrument als in der Hand von Itzak Perlman. Er übt wohl schon seit vielen Jahren Tonleitern, um das Werk alter Meister neu zu spielen oder auch Klezmer. Als ich ihn in der Berliner Philharmonie das erste Mal sah, musizierte und dirigierte er im Sitzen.“

Kinästhetik ist als ein komplementäres, funktionales Bewegungskonzept in den verschiedenen Pflegeberufen und Fachbereichen bekannt. Es ist ein praktisch anwendbares Instrument im Pflegeprozess, das sich in seiner Methodik auf die Wahrnehmung, Analyse und Veränderung von Bewegungs- und Verhaltensmustern fokussiert und auf die Erweiterung beruflicher und persönlicher Kompetenz zielt.

M Die Möglichkeiten der Kinästhetik sind davon abhängig, in welcher Weise sich Fachkräfte darin fortbilden bzw. weiterbilden können.

Eine kurzfristige Praxisanleitung zu einem spezifischen Pflegeproblem, die der angeleiteten Person kein eigenes Bewegungslernen und körperorientierte Selbsterfahrung durch ein Fortbildungsangebot ermöglicht, kann in einer indivuduellen Sitation durchaus eine adäquate Lösung sein. Oft bleibt diese Lösung auch in anderen vergleichbaren Pflegesituationen wirksam. Eine erweiterte Handlungskompetenz der angeleiteten Person für die pflegerische Arbeit ist eher nicht zu erwarten. Andererseits ist eine längerfristige berufliche Weiterbildung in Kinästhetik oft nur für einen sich spezialisierenden Personenkreis aus dem Pflegewesen zugänglich, oder Fachpersonen entscheiden sich auf-

grund eigener beruflicher und persönlicher Motivation und auf eigene Kosten.

Die Fertigkeiten und Kompetenz, die sich aus Kinästhetik ergeben, sind abhängig vom Umfang und Qualität des indviduellen Lernprozesses der Fachperson. In der Überprüfung der Wirksamkeit von beruflichen Bildungsangeboten zeigt sich, dass die Grundannahmen, Absichten, Möglichkeiten, Ziele usw. der Kinästhetik nur durch die individuelle erweiterte Bewegungs- und Handlungskompetenz einer Person realisieren lassen. Wie dieses Instrument im individuellen Pflegeprozess „gespielt wird", ist entscheidend. Dies gilt für die praktische Pflegetätigkeit ebenso wie für die Vermittlung von Kinästhetik in der Praxisanleitung, der Berufsausbildung, in kürzeren Fortbildungsangeboten oder in längerfristigen Weiterbildungsprogrammen von Fachpersonen.

11.3.3 Kinästhetik in der beruflichen Bildung

Als berufliches Bildungsangebot wird Kinästhetik einerseits als strukturiertes Lernprogramm angeboten, dessen Inhalte in kurzfristigen Kursen vermittelt werden. Andererseits bietet Kinästhetik die Möglichkeit zu einer längerfristigen befähigenden Prozessarbeit. Ein kurzfristiges Kennen lernen der Themenbereiche der Kinästhetik kann Bewegungs- und Handlungsgewohnheiten in der pflegerischen Arbeit nicht verändern, allenfalls die Möglichkeit zur Veränderung aufzeigen. Längerfristige Bildungsangebote eröffnen Lernräume zur Erweiterung der sensomotorischen und kommunikativen Kompetenz für die berufliche Arbeit und die Entwicklung einer Selbstkompetenz, die gesundheitsfördernd ist.

Kinästhetik in der beruflichen Fortbildung

Die Fortbildungsangebote richten sich an Pflegefachkräfte, Pflegekräfte, andere Fachkräfte aus den Gesundheits- und Sozialberufen und Angehörige, die pflegerische Tätigkeiten durchführen, an andere pädagogische und therapeutischen Fachpersonen, die mit Menschen mit Handicaps arbeiten, sowie an die Berufsausbilder, Pflegepädagogen usw. In diesen kurzfristigen Angeboten, wie Grund-

11

und Aufbaukurs, werden die Lernbereiche der Kinästhetik bewegungsorientiert und praxisnah vermittelt und Anwendungsbeispiele durch idealtypische Bewegungsabläufe mit anderen Kursteilnehmer/innen geübt. Mehrtägige Fortbildungen, die über den Grundkurs hinausgehen, bieten i.d.R. spezielle Fertigkeiten in bestimmten Arbeitsbereichen, z.B. zur Praxisanleitung von Auszubildenden oder Arbeitskolleginnen und –kollegen (Kinästhetik-Tutor/innen).

Weiterbildung zur Kinästhetik-Expertin

Personen, die Expertenwissen, Handlungskompetenz körper- und bewegungspädagogische Fertigkeiten erworben haben, verfügen i.d.R. auch über eine erweiterte Selbstkompetenz und sind kreativ und innovativ in Bezug auf die Möglichkeiten der Kinästhetik in ihren Arbeitsbereichen, für sich selbst und andere. Erreicht wird dies durch längerfristige Ausbildungsprogramme, die heute mit unterschiedlichen Strukturen und Qualifikationszusagen angeboten werden (Kinästhetik-Multiplikatoren, -Trainer, -Lehrtrainer, Körper- und Bewegungstherapeuten). Sinnvoll für Fachpersonen ist, sich aufgrund ihrer Arbeitsplatzerfordernisse, Interesse an neuen Arbeitsaufgaben und ihren eigenen Wünschen hinsichtlich einer erweiterten beruflichen Tätigkeit zu entscheiden.

Kinästhetik in der Berufsausbildung

Die Methodik der Kinästhetik (Kinaesthetics) wird in der Berufausbildung der verschiedenen Pflegeberufe angeboten. Das Lernangebot in der Berufausbildung der Pflegeberufe wird entweder projektorientiert als Einführungskurs Kinästhetik oder integriert in die praktische Ausbildung in Schule und Arbeitsplatz zu den Themen wie „Sich bewegen" oder „Rücken schonende Arbeitsweisen" vermittelt. Kinästhetik-Expertinnen unter den berufspädagogisch Tätigen integrieren häufig den Nutzen des Expertenwissens, die Erfahrung aus dem eigenen Lernprozess mit Kinästhetik und die körper- und bewegungsfokussierte Sichtweise auf die menschliche Interaktions-, Kommunikations- und Beziehungsfähigkeit in etliche weitere Ausbildungsinhalte. Dies erweitert die Vermittlung von Fachwissen, Pflegepraxis und Schlüsselqualifikationen um ein Lernfeld der beruflichen Kompetenzentwicklung.

11.3.4 Grundlagen des Lernprozesses

„Die Lernfähigkeit des Menschen durch den eigenen Körper zu entdecken und sie in sanften, organischen Bewegungen zu kommunizieren und weiter zu entwickeln ist das grundlegende Anliegen in meiner Arbeit." (Ina Citron)

Pflegefachpersonen, Pflegepersonen und Auszubildende sind i.d.R. positiv zur Teilnahme an einem beruflichen Bildungsangebot zum Thema Kinästhetik eingestellt. Oft haben sie hohe Erwartungen bezüglich der Auswirkungen auf ihre beruflichen Belastungen. Diese werden überwiegend als Überforderungen durch externe Faktoren beschrieben, z.B.:

- Zeitmangel,
- schwerkranke Patienten,
- schwergewichtige und/oder bewegungseingeschränkte Patienten,
- als unkooperativ erlebte Patienten und/oder deren Angehörige,
- Überforderung durch pflegeorganisatorische Aufgaben,
- Zusatzbelastungen durch Konflikte im Pflegeteam und/oder interdisziplinären Team,
- psychosoziale Belastung durch die Lebensumstände oder Krankheitszustände der Patienten,
- mangelnde berufliche Kompetenz von unmittelbaren Kolleg/innen und Leitungsbeauftragten.

Wird deutlich, dass eine Einführungsveranstaltung in Kinästhetik (Kinaesthetics) keine externen Probleme lösen kann, sondern bestenfalls der Beginn der Kompetenzentwicklung ist, pflegerische Interaktionen körper- und bewegungsfokussiert wahrzunehmen und die eigene Anpassungsfähigkeit in Interaktions-, Kommunikations- und Beziehungsprozessen zu entwickeln, wird die mögliche Lernerfahrung mit diesem Konzept durchaus auch schnell wieder verworfen, von Personen und Institutionen.

Personen, die externe Faktoren als Auslöser ihrer eigenen zu hohen Stressbelastungen reflektieren, benennen eher interne Faktoren, z.B.:

- vorhandene gesundheitliche Einschränkungen oder Angst davor,
- eingeschränkte eigene Bewegungs- und Handlungsfähigkeit,
- eine eingeschränkte körperliche, emotionale und/oder soziale Belastbarkeit,
- Kommunikationsschwierigkeiten,
- Ärger, Wut , Unwillen oder Hilflosigkeit bezüglich zusätzlicher Belastungen durch externe Faktoren,
- die eigene psychosoziale Belastung durch den Beruf oder auch das Privatleben.

Der tiefere Lernprozess durch Kinästhetik beginnt durch das Wahrnehmen, Formulieren und Reflektieren der internen Faktoren individueller beruflicher Belastungen. Dabei geht es primär nicht um den sprachlich-kognitiven Ausdruck, sondern um das Erspüren der sensomotorischen Auswirkung von Stressbelastungen, z.B. durch Muskelverspannung, Schwere, Bewegungsunlust, Schmerzen, Unwohlsein, Müdigkeit usw. Der durch das kinästhetische Wahrnehmungssystem ermöglichte Zugang zur eigenen Befindlichkeit hilft, die emotionalen Anteile zu erkennen und erleichtert den sprachlichen Ausdruck darüber bzw. die Klärung der eigenen Gefühle in einer Situation. Kann eine Person sich in dieser Weise selbst reflektieren, wird sie in sozialen Beziehungen fähiger sein, Befindlichkeiten wahrzunehmen, in sich selbst und reflexiv auch in der anderen Person. Kurz – ihre kommunikativen Fertigkeiten erweitern sich. Erfahrungsgemäß werden jetzt die funktionalen Ansätze der Kinästhetik im Bewegen anderer Personen brauchbar und die Auswirkungen auf den Patienten und auf die eigene Person als bedeutungsvoll erlebt, für das Wohlbefinden, Gesundung, und/oder die Verbesserung der Lebensqualität des Patienten und für die Reduzierung beruflicher Belastungen der Pflegeperson.

Anregung für den Pflegeprozess: Grounding – Verkörperung des Da-Seins

Der spürbare Druck des eigenen Körpergewichts auf der Auflagefläche und die Empfindung der Bewegung durch das Ein- und Ausströmen der Atemluft sind erste und vielleicht die letzten Empfindungen des extrauterinen Lebens. Diese basalen Empfindungen werden in der nachfolgenden übenden Aktivität genutzt, um zu sich selbst zu kommen, zu spüren, wie sich psychosozialer Stress und somatopsychische und psychische Belastungen verkörpern. Und - Üben und Praktizieren vorausgesetzt - wird das alleinige Wahrnehmen des gegenwärtigen Zustands, spürbare Veränderung bewirken, in der eigenen Befindlichkeit und in der Beziehung zu anderen Menschen.

L Die eigene Befinden spüren und fühlen (Wo bist du da, wie bist du da?)

1. Spüren Sie bewusst die Auflageflächen Ihres Körpergewichts, im Stehen, Sitzen, Liegen, beim Gehen usw.
2. Dann spüren Sie Ihrer Atembewegung nach, ohne die Absicht zu haben, diese zu verändern.
3. Wechseln Sie solange zwischen beiden kinästhetischen Empfindungen hin- und her bis Sie beide gleichzeitig bewusst wahrnehmen können (geteilte Aufmerksamkeit).
4. Bemerken Sie, wie Sie sich dabei auf sich selbst besinnen (Achtsamkeit für die eigene Person), wie sich ihre Befindlichkeit in Bezug auf körperliche Stressauswirkungen und Unwohlsein verändert (körperliche Selbstregulierung), und wie sich ihre emotionale Befindlichkeit verändert.
5. Probieren Sie diese Grounding-Strategie z. B. in einer Teambesprechung aus. Wenden Sie sich bewusst einer anderen Person zu (gesteigerte Aufmerksamkeit). Bemerken Sie, wie sich Ihre Wahrnehmung dieser Person verändert, wenn sie aus diesem aufmerksamen Zustand heraus mit ihr kommunizieren.

Diese Grounding-Strategie ist auch für Patienten in besonderen Zuständen eine wirksame Selbstregulierungsaktivität (Umgang mit Schmerzzuständen, Unruhe, Angst, Panik usw. zur Selbstberuhigung und –regulierung). Als beginnender und endender körperlicher Fokus bei heilungsunterstützenden Imaginationsübungen vertieft sich durch die körperliche Selbstwahrnehmung das Erleben des Nutzens. Zur Anleitung von Patienten sollte die Strategie erst selbst genügend praktiziert werden, dann können gesunde Personen angeleitet werden. Zur Anleitung von Patienten ist es wichtig, ein Angebot zu machen, als Hilfe zur Selbsthilfe. Zur Vertiefung der Erfahrung ist der Austausch über die jeweiligen Wahrnehmungen, Empfindungen und Auswirkungen hilfreich.

P Ein Patient erzählt eine bewegende Erfahrung, die ihn emotional tief bewegt. Die Pflegefachperson gibt ihre Aufmerksamkeit im Zuhören, im Beachten seiner Person, im Da-Sein. Im Zuhören achtet sie auf ihren Atem, ihre körperlichen und emotionalen Empfindungen, ohne sie auszudrücken, auch nicht nonverbal. In dieser Weise hilft sie dem Patienten, die bewegende Erfahrung anzuerkennen und sich emotional zu regulieren. Das Mittel ist körperliches Resonanzgeschehen und Anteilnahme, ohne den Patienten mit eigenen Gefühlen, gut gemeinten Ratschlägen, Trostversuchen oder Ablenkungen in seinem gegenwärtigen Zustand zu stören, zu manipulieren, ihn zu verstärken oder möglicherweise in seiner Integrität zu verletzen. Sollte der Patient emotional überwältigt sein und in krisenhafte, regressive Zustände geraten, kann die Pflegefachperson ihn begleiten, sich körperlich wahrzunehmen, über seinen Atem, die Spannung in seinem Körper, die Wahrnehmung der unmittelbaren Umgebung u.a. Es ist ein Weg, dem Patienten zu helfen, sich wieder in der Gegenwart zu orientieren.

Das Üben und Verinnerlichen der Grounding-Strategie wirkt sich im körperlichen Dialog mit Menschen aus. Die Aufmerksamkeit für die andere Person verfeinert sich und die Fähigkeit, die Auswirkungen (das Bewegungsfeedback) der eigenen Handlungen unmittelbarer wahrzunehmen und als Information in nächsten Situationen zu nutzen. Im verbal-nonverbalen Dialog wird sich die Fähigkeit des Aufnehmens (Zuhören, Beachten von minimalen Hinweisen u.a.) und des Dabei-Bleibens stärken (Präsenz in der Gegenwart, in Beziehung zur anderen Person oder zur Situation).

11.3.5 Ökologie menschlicher Bewegung

D Der Begriff Ökologie geht aus dem gr. Wort ‚oikos' = Haus, Haushaltung hervor und versteht sich als „die Lehre von der Wechselbeziehung zwischen Organismen und ihrer Umwelt". In diesem Wortsinn lässt sich die tiefere Dimension der funktionalen

Bewegungsunterstützung von Menschen mit Gesundheits- und Bewegungseinschränkungen bzw. mit Behinderungen erfassen - oder auch die Bedeutung eines mehr oder weniger kraftökonomischen Bewegungsverhalten jeden Menschen.

Körper- und Bewegungsdialoge, die über die funktionalen Aspekte, wie sie die Kinästhetik beschreibt und lehrt, ausgeführt werden, orientieren sich im Wesentlichen an den Aspekten der kindlichen Bewegungsentwicklung. Das Phänomen „Bewegungsverhalten in den ersten Lebensjahren" lässt sich vereinfachend durch „spiralige Bewegungsmuster" beschreiben. Kindliche Bewegungsmuster sind kraftökonomisch, vielseitig und erscheinen im ganzen Körper fließend-harmonisch. Sie verlaufen im steten Wechseln von Spannung und Lösung der Muskeln, folgen der Körperform und nutzen die Schwerkraft als Antrieb, sie fördern Wahrnehmungsprozesse und die aktive Bewegungskontrolle, sie wirken nach innen auf die psycho-vegetative Regulierung, sie entfalten sich autonom, intentional („hin zur Welt") und dialogisch (vgl. Citron, 2004).

Bedingt durch das frühkindliche Bewegungslernen werden in den ersten drei Lebensjahren wesentliche psychophysische, sozialemotionale und kognitiv-sprachliche Fertigkeiten entwickelt, im sensomotorischen und sensorischen Austausch mit den frühen Bezugspersonen und der Umgebung (vgl. Citron, 2004). Erkenntnisse von Neurobiologie, Bindungsforschung, Entwicklungspsychologie und Psychotherapie-Forschung formulieren, dass die frühe Bindungs- und Beziehungserfahrung und das frühkindliche Lernen wesentlich dafür ist, wie Menschen Beziehung leben, mit Stressbelastungen umgehen, wie widerstandsfähig sie gegen Krankheiten sind, wie sie sich von Krankheiten erholen, wie vergnügt, zuversichtlich und rhythmisch sie leben, ob sie ein kohärentes Selbstbild entwickeln oder ein zersplittertes, ob sie Werte entwickeln, die über die gängigen Moralvorstellungen hinausgehen (vgl. Büntig, 2006).

Mittels der Reintegration eines spiraligen Bewegungsverhaltens erweitern Erwachsene ihre koordinativen Bewegungsfähigkeiten und ihre Fertigkeiten zur sensomotorischen Interaktion. In der pflegepraktischen Anwendung sind dies die Fertigkeiten zur Unterstüt-

11

zung des Patienten beim Fortbewegen, Positionieren und Durchführen von alltäglichen selbstsorgenden Handlungen (**Abb. 11.15**).

V Zur Reintegration eines spiraligen Bewegungsverhaltens und zur pflegepraktischen Anwendung der Kinästhetik können Sie sich drei Filme auf der DVD ansehen.

Eine konsequent an den Bedürfnissen, Wünschen und Möglichkeiten der zu pflegenden Person ausgerichtete Bewegungsbegleitung hilft krebserkrankten Menschen bei der Bewältigung von den Folgeerscheinungen ihrer Erkrankung und deren Behandlungen (Erschöpfung, Kraftmangel, Einbußen der Vitalität, Verunsicherung durch Übelkeit, Schmerzen, Furcht, Angst und andere emotionale Instabilität, soziale Ängste, Körperbildstörungen u.a.). Als gelungene soziale Interaktion antwortet eine aufmerksame Bewegungsunterstützung und - begleitung auf Bedürfnisse nach Berührung, Beachtung, Fürsorge und Mitgefühl, aber auch nach Autonomie, Selbstbestimmung und Selbstverantwortung. Dies wirkt unmittelbar auf die Fähigkeit zur Selbstregulierung, Selbstkontrolle und Erhalt der Eigenständigkeit und ist in diesem Sinne gesundheitsfördernd. Und, dies sei nicht zuletzt erwähnt, hilft es, die Integrität jeder Person in ihrem Lebenszustand achten zu lernen.

In Erinnerung an meinen Bruder Peter Wichmann (1954-2005) und meinen Ausbilder in körperorientierter Psychotherapie und Kollegen Dr. phil. Thomas Busch (1947-2006).

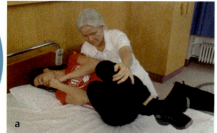
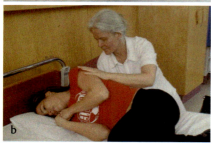

Abb. 11.15a, b Achtsame Berührung und Bewegungsunterstützung wirkt selbstregulierend, für die Patientin und die Pflegende. Hier wird während und nach einer Pflegeaktivität haltgebend und spannungslösend bewegt und körperlich kommuniziert, damit sich eine verängstigte schmerzleidende Patientin beruhigen kann (Situation nachgestellt).

Literatur

Ahnert, L. (Hrsg): Frühe Bindung – Entstehung und Entwicklung, Ernst Reinhard Verlag, München 2004

Büntig, W.E.: Verwurzelung (Grounding) - Ein zentrales Thema in der psychotherapeutischen Arbeit mit Krebskranken. In: Ehrensperger, Th.P. (Hrsg): Zwischen Himmel und Erde – Beiträge zum Grounding-Konzept. Körper und Seele Bd. 5. Schwabe und Co. AG, Basel, 1996

Büntig, W.E.: Die Arbeit mit Krebskranken aus der Sicht der Humanistischen Psychologie. In: Beiträge zur Psychoonkologie. Facultas, Wien 1988/89 (genehmigter Nachdruck bei www.zist.de)

Büntig, W.E.: Verkörpert sein - Vortrag Jan. 2006, als CD, Auditorium, Schwarzach 2006

Busch, Th.: Berühren oder nicht berühren? In: Hermer, M., Klinzig, H.G.: Nonverbale Prozesse in der Psychotherapie. dgvt, Tübingen 2004

Busch, Th.: Therapeutisches Berühren als reifungsfördernde Intervention. In: Marlock, G.,

Weiss, H.: Handbuch der Körperpsychotherapie. Schattauer, Stuttgart 2006

Citron, I.: Kinästhetik. Kommunikatives Bewegungslernen, 2. Aufl. Thieme, Stuttgart 2004

Hüther, G.: Biologie der Angst – Wie aus Streß Gefühle werden, 4. Aufl. Vandenhoeck u. Ruprecht, Göttingen 2001

Hüther, G., Die Macht der inneren Bilder – Wie Visionen das Gehirn, die Menschen und die Welt verändern. Vandenhoeck u. Ruprecht, Göttingen 2004

Kluczny, J.W.: Kommunikation und Gesundheit – Konzepte und Methoden des NLP Gesundheits-Coachings. Trainingsmanual, Berlin 2002 (www.nlpinberlin.de)

Lorenz, R.: Salutogenese – Grundwissen für Psychologen, Mediziner, Gesundheits- und Pflegewissenschaftler, 2. Aufl. Reinhardt, München 2005

Margulies, A., u.a.: Onkologische Krankenpflege, 4. Aufl. Springer, Heidelberg 2006

Mulder, Th.: Das adaptive Gehirn – Über Bewegung, Bewusstsein und Verhalten. Thieme, Stuttgart 2007

Pohlmann, M.: Beziehung pflegen – Eine phänomenologische Untersuchung der Beziehung zwischen Patienten und beruflich Pflegenden im Krankenhaus. Huber, Bern 2005

Rüegg, J.C.: Gehirn, Psyche und Körper – Neurobiologie von Psychosomatik und Psychotherapie, 3. Aufl. Schattauer, Stuttgart 2006

Salter, M.: Körperbild und Körperbildstörungen. Ullstein, Wiesbaden 1999

Stern, D.N.: Der Gegenwartsmoment – Veränderungsprozesse in Psychoanalyse, Psychotherapie und Alltag. Brandes und Apsel, Frankfurt a. Main 2005

Tschuschke, V.: Psychoonkologie – Psychologische der Entstehung und Bewältigung von Krebs, 2. Aufl. Schattauer, Stuttgart 2006

Weis, J. u.a..: Psychoedukation mit Krebspatienten - Therapiemanual für eine strukturierte Gruppenintervention. Schattauer, Stuttgart 2006

Internetadresse

www.kinaesthetik.de

11

12 Ausgewählte Tumorentitäten

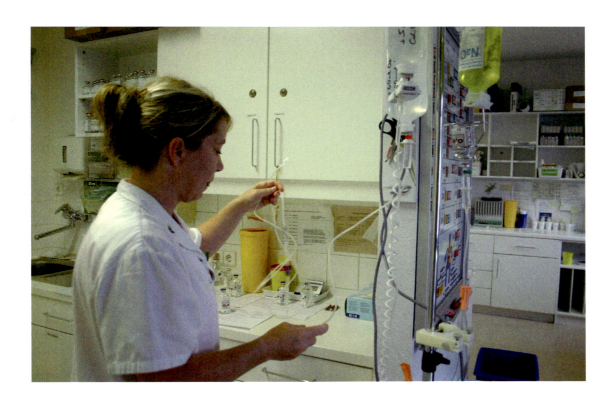

12.1 Bronchialkarzinom

12.1.1 Medizin

Gerd Goeckenjan

B Der 43-jährige Montageschlosser sucht im Dezember 2005 seinen Hausarzt auf, nachdem er 2 Wochen zuvor einmalig älteres Blut mit „fleischigen Brocken, wie ein Stück Leber" abgehustet hat. Er raucht seit 25 Jahren 30 Zigaretten pro Tag. Die klinische Untersuchung ist unauffällig. Die Röntgen-Thoraxaufnahme ergibt einen 4 cm im Durchmesser großen Herd im rechten medialen Lungenoberfeld (**s. Abb. 12.1**). Computertomografisch findet sich zusätzlich ein vergrößerter Hiluslymphknoten rechts. Die Videobronchoskopie ergibt einen tumorösen Verschluss des apikalen Oberlappensegmentbronchus (**s. Abb. 12.2**). Die histologischen und immunhistologischen Untersuchungen zeigen ein wenig differen-

ziertes Adenokarzinom. Die bei der Bronchoskopie vorgenommenen transbronchialen Feinnadelaspirationen aus paratrachealen und in der Trachealbifurkation gelegenen Lymphknoten ergeben keine Tumorzellen. Die Magnetresonanztomografie (MRT) des Schädels zeigt keine Hirnmetastasen. Knochenszintigrafisch finden sich keine Skelettmetastasen. CT und Sonografie des Abdomens sind ebenfalls unauffällig. Die Laborwerte zeigen außer einer geringen Erhöhung der Blutsenkung und des CRP-Wertes keinen pathologischen Befund. Eine Lungenfunktionseinschränkung liegt nicht vor. Nach klinischen Kriterien handelt es sich um das Tumorstadium II B (cT2N1M0). Im Dezember 2005 wird der rechte Lungenoberlappen reseziert, wobei wegen der Nähe des Tumors zum Haupt- und Zwischenbronchus eine Manschettenresektion vorge-

nommen wird. Das Tumorstadium wird durch die postoperative histopathologische Untersuchung bestätigt. Eine adjuvante Chemotherapie wird von dem Patienten abgelehnt.

Im Juli 2006 tritt Schwindel auf. Das MRT des Schädels zeigt eine Kleinhirnmetastase, die mikrochirurgisch reseziert wird. Anschließend erfolgt eine palliative Schädelbestrahlung.

Im Dezember 2006 wird eine fortschreitende Hirnmetastasierung sowie eine Lebermetastasierung festgestellt und eine Chemotherapie mit Carboplatin und Etoposid eingeleitet.

Zusammengefasst handelt es sich um einen ungünstigen, jedoch nicht ungewöhnlichen Verlauf eines zunächst operativ behandelten nicht-kleinzelligen Bronchialkarzinoms mit

Auftreten von Hirn- und Lebermetastasen innerhalb eines Jahres.

Definition

Als Bronchialkarzinom, Lungenkarzinom oder Lungenkrebs werden maligne von den Bronchien oder dem Lungengewebe ausgehende Tumoren bezeichnet. Wichtigste Zelltypen sind:
- nicht-kleinzellige Karzinome (=NSCLC, non small cell lung cancer):
  - Plattenepithelkarzinome (35-45% aller Lungenkarzinome),
  - Adenokarzinome (25-35%),
  - großzellige Karzinome (<10%)
- kleinzellige Karzinome (=SCLC, small cell lung cancer) (15-20%) (Huber, 2006).

Das Bronchialkarzinom ist in Deutschland der häufigste zum Tode führende Krebs des Mannes und war nach dem Mammakarzinom 2003 die zweithäufigste Krebstodesursache der Frau. Jährlich sterben in Deutschland etwa 40 000 Menschen an Lungenkrebs (Krebsatlas, 2005; Statistisches Bundesamt, 2007).

Ursachen

Wichtigster Risikofaktor ist das Zigarettenrauchen, das ca. 85% der Bronchialkarzinome verursacht oder mitverursacht, andere Risikofaktoren sind berufliche Karzinogene (z.B. Asbeststaub), Radon in Wohnungen, Passivrauchen, allgemeine Luftverschmutzung und genetische Faktoren.

Symptome

Die Symptome können durch den Primärtumor, durch eine Tumorausdehnung im Brustkorb, durch Fernmetastasen oder durch paraneoplastische Syndrome bedingt sein.

Durch den Primärtumor bedingte Symptome. Dies sind häufig Husten, Luftnot, Hämoptysen (blutiger Auswurf), Schmerzen im Brustkorb oder Gewichtsverlust.

Tumorausdehnung im Brustkorb. Diese kann zu Pleuraerguss, Perikarderguss, Heiserkeit durch Kompression des Rekurrensnerven mit Rekurrensparese, Vena-Cava-Superior-Syndrom durch tumorbedingte Kompression der oberen Hohlvene mit oberer Einflussstauung oder zu einem Pancoast-Syndrom führen. Dieses ist durch ein einseitiges Horner-Syndrom (Ptosis, Miosis),

Destruktion der oberen hinteren Rippen, Atrophie der Handmuskulatur und Schmerzen im Bereich der Schulter und des Armes auf der befallenen Seite gekennzeichnet.

Fernmetastasen. Sie treten häufig in Gehirn, Knochen, Leber, Nebennieren und Haut auf. Sie können Schmerzen in jedem Knochen, zumeist in der Wirbelsäule, den Rippen und dem Becken verursachen. Hirnmetastasen verursachen Kopfschmerzen, Übelkeit, Erbrechen, neurologische Ausfälle, zerebrale Anfälle und Verwirrtheit.

Paraneoplastische Syndrome. Dies sind tumorassoziierte Allgemeinsymptome, die nicht durch Metastasen, sondern z.T. durch tumorbedingte biologisch aktive Substanzen verursacht werden. Häufige Beispiele sind Hyperkalzämie (erhöhter Kalziumspiegel im Blut), Trommelschlegelfinger, hormonelle und neurologische Störungen.

Diagnose

Die Diagnostik dient:
- der Feststellung des Tumors, des histologischen Zelltyps und des Tumorstadiums (Staging),
- der Funktionsdiagnostik und Untersuchung auf Komorbiditäten (Begleiterkrankungen).

Sie umfasst die Erhebung der Vorgeschichte, die klinische Untersuchung, Blutuntersuchungen, die radiologische Diagnostik (Röntgen-Thorax-Aufnahme, **Abb. 12.1**, Computertomografie des Thorax unter Einschluss von Leber und Nebennieren) und die Bronchoskopie **(Abb. 12.2)**. Aus zentralen bronchoskopisch sichtbaren Karzinomen können

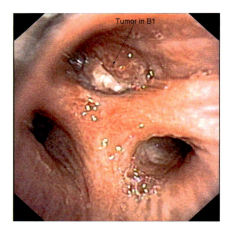

Abb. 12.2 Videobronchoskopie: Oberlappenbronchus rechts mit tumorösem Verschluss des apikalen Oberlappensegmentbronchus (B1).

direkt Zangenbiopsien entnommen werden. Periphere außerhalb des bronchoskopisch einsehbaren Bereichs liegende Herde werden mittels flexibler Zange unter Durchleuchtungskontrolle biopsiert oder durch transbronchiale oder transthorakale Nadelpunktion erreicht. Bei Bedarf sind zusätzlich Positronen-Emissions-Tomografie (PET), Magnetresonanztomografie (MRT), Sonografie, Skelettszintigrafie, Pleurapunktion, Thorakoskopie oder Mediastinoskopie erforderlich. Die präoperative Funktionsdiagnostik erfolgt mittels Lungenfunktionsprüfung, EKG, Ergometrie bzw. Spiroergometrie sowie evtl. Lungenperfusionsszintigrafie.

Stadieneinteilung

Die Bestimmung des Tumorstadiums ist die entscheidende Voraussetzung für die Wahl der geeigneten Therapie. Grundlage ist die TNM-Klassifikation, wobei T für Tumor (Größe und Ausdehnung des Primärtumors), N für den Befall von regionären Lymphknoten und M für Fernmetastasen steht **(Tab. 12.1)**.

Aus der TNM-Klassifikation ergibt sich das Tumorstadium **(Tab. 12.2)**.

Bei kleinzelligem Bronchialkarzinom wird wegen der grundsätzlich anderen Therapie häufig eine andere Stadieneinteilung bevorzugt (NICE, 2005):
- **limited disease**: begrenzte Erkrankung, d.h. der Tumor ist auf eine Thoraxhälfte begrenzt,
- **extensive disease**: ausgedehnte Erkrankung, d.h. der Tumor greift auch auf die gegenseitige Thoraxhälfte über oder hat zu nachweisbaren Fernmetastasen geführt.

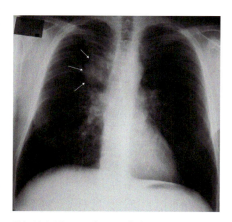

Abb. 12.1 Röntgen-Thorax-Aufnahme: 4 cm großer Herd (Pfeile) im rechten medialen Lungenoberfeld oberhalb des rechten Lungenhilus.

12

Tab. 12.1 TNM-Klassifikation des Bronchialkarzinoms (nach Mountain, 1997)

Klassifikation	Beschreibung
Primärtumor	
T1	Tumordurchmesser < 3 cm, keine Invasion proximal des Lappenbronchus
T2	Tumordurchmesser > 3 cm **oder** Tumor jeder Größe mit einem der folgenden Kriterien: – Invasion der viszeralen Pleura – Atelektase von weniger als der gesamten Lunge – Tumor wenigstens 2 cm von Hauptkarina entfernt
T3	Tumor jeder Größe mit einem der folgender Kriterien: – Invasion der Thoraxwand – Beteiligung von Zwerchfell, mediastinaler Pleura oder Perikard – Atelektase einer gesamten Lunge – Heranwachsen des Tumors auf weniger als 2 cm an die Hauptkarina
T4	Tumor jeder Größe mit einem der folgenden Kriterien: – Invasion des Mediastinums – Invasion des Herzens oder der großen Gefäße – Invasion der Trachea oder des Ösophagus – Invasion von Wirbelkörpern oder Hauptkarina – maligner Pleura- oder Perikarderguss – Satellitenherd(e) des Tumors im gleichen Lungenlappen wie Primärtumor
Regionale Lymphknoten	
N0	keine regionale Lymphknotenbeteiligung
N1	Metastasen in ipsilateralen (gleichseitigen) hilären und/oder ipsilateralen peribronchialen Lymphknoten
N2	Metastasen in ipsilateralen mediastinalen und/oder subcarinalen Lymphknoten
N3	Metastasen in kontralateralen (gegenseitigen) mediastinalen oder hilären Lymphknoten oder ipsilateralen oder kontralateralen Skalenuslymphknoten oder supraklavikulären Lymphknoten
Fernmetastasen	
M0	Keine Fernmetastasen
M1	Fernmetastasen (einschließlich Metastasen in einem anderen Lappen als dem des Primärtumor)

Tab. 12.2 Stadieneinteilung nach TNM-Klassifikation (nach Mountain, 1997)

Tumorstadium	TNM-Klassifikation		
	T	N	M
IA	T1	N0	M0
IB	T2	N0	M0
IIA	T1	N1	M0
IIB	T2	N1	M0
	T3	N0	M0
IIIA	T3	N1	M0
	T1-3	N2	M0
IIIB	jedes T	N3	M0
	T4	jedes N	M0
IV	jedes T	jedes N	M1

len an die Absetzungsstelle heranreichenden Tumoren) erlauben eine Lungenparenchymsparende Operation an Stelle einer Pneumonektomie. Nach kompletter Resektion kommt je nach Tumorstadium eine adjuvante Chemotherapie in Betracht (Huber, 2006). Bei unvollständiger Resektion ist eine postoperative Strahlentherapie indiziert. Bei Kontraindikationen gegen eine Operation oder bei Ablehnung der Operation durch den Patienten ist ebenfalls eine Strahlentherapie in Erwägung zu ziehen.

Stadium III entspricht einem lokoregional fortgeschrittenen Tumor mit Befall mediastinaler Lymphknoten oder Übergreifen auf angrenzende Strukturen außerhalb der Lunge ohne Nachweis von Fernmetastasen. In diesem Stadium ist ein multimodales therapeutisches Vorgehen unter Einbeziehung von Chemotherapie, Radiotherapie und Resektion in unterschiedlichen Kombinationen entsprechend den sehr heterogenen Tumormanifestationen (Tab. 12.3) erforderlich.

Stadium IV ist durch Fernmetastasen gekennzeichnet und ebenso wie maligne Pleura- oder Perikardergüsse im Stadium IIIB unheilbar. In diesen Stadien sind palliative Maßnahmen erforderlich. Durch eine palliative Chemotherapie sind eine Lebensverlängerung und eine Verbesserung der Lebensqualität zu erreichen. Die Beschwerden durch Pleura- und Perikardergüsse können durch Entlastungspunktion und Drainage

Therapie

Die Auswahl der Therapie hängt entscheidend auch vom Allgemeinzustand des Patienten ab, der mit dem Karnofsky-Index oder dem ECOG (Zubrod) Performance Status quantifiziert werden kann. Aggressive und stark belastende Therapien können nur bei gutem Allgemeinzustand eingesetzt werden.

Nicht-kleinzellige und kleinzellige Bronchialkarzinome erfordern wegen ihrer verschiedenen tumorbiologischen Eigenschaften eine unterschiedliche Behandlung.

Nicht-kleinzellige Bronchialkarzinome

Nicht-kleinzellige Bronchialkarzinome werden in den Tumorstadien I und II operativ behandelt (Tab. 12.3), sofern keine schwerwiegenden pulmonalen oder kardiovaskulären Funktionseinschränkungen oder sonstige schwerwiegende Komorbiditäten bestehen. Überwiegend werden Lobektomien (Entfernung des betroffenen Lungenlappens), seltener Pneumonektomien (=Pneumektomien, Entfernung eines ganzen Lungenflügels) und limitierte Resektionen (Segmentresektionen, Keilresektionen) durchgeführt. Manschettenresektionen (Lobektomie mit Resektion einer Hauptbronchusmanschette bei zentra-

sowie durch Pleurodese (z. B. mit Talkum) beseitigt werden. Schmerzhafte oder die Stabilität gefährdende Knochenmetastasen werden durch Radiotherapie behandelt. Eine obere Einflussstauung bei Vena-Cava-Superior-Syndrom bildet sich unter Chemo- oder Radiotherapie zurück. Bedrohliche Stenosen der Trachea oder der großen Bronchien, die mit Luftnot oder Erstickungsgefühl einhergehen, können durch eine Lasertherapie oder eine endobronchiale Kleinraumbestrahlung (Afterloading), evtl. in Kombination mit einer endobronchialen oder endotrachealen Stentimplantation palliativ behandelt werden. Hirnmetastasen werden in Abhängigkeit von der Ausdehnung durch Operation, Bestrahlung und Kortikosteroide behandelt. Wichtiger Bestandteil der palliativen Therapie ist die psychosoziale Betreuung.

Für die Chemotherapie des nicht-kleinzelligen Bronchialkarzinoms werden Docetaxel, Paclitaxel, Gemcitabin, Vinorelbin, Etoposid eingesetzt, zumeist in Cis- oder Carboplatinhaltigen Kombinationen. Für die Zweitlinientherapie nach Versagen der primär durchgeführten Chemotherapie sind Docetaxel und Pemetrexed als Zytostatika und Erlotinib als erster Vertreter sog. gezielter („targeted") Therapien zugelassen.

Kleinzellige Karzinome

Kleinzellige Karzinome metastasieren im Vergleich zu den nicht-kleinzelligen sehr frühzeitig, sind bei Diagnosestellung fast immer disseminierte Erkrankungen, weisen eine hohe Wachstumsgeschwindigkeit auf, führen unbehandelt innerhalb weniger Wochen bis Monate nach Diagnosestellung zum Tod, sprechen jedoch gut auf die Chemotherapie und die Strahlentherapie an, rezidivieren aber trotz Therapie nach durchschnittlich 6-8 Monaten. Eine operative Behandlung des kleinzelligen Bronchialkarzinoms hat sich in Studien – abgesehen von der Resektion kleiner sehr begrenzter Herde – nicht als wirksam erwiesen. Durch die Chemotherapie werden Überleben und Lebensqualität erheblich verbessert. Auch nach einer operativen Behandlung im sehr begrenzten Stadium ist eine adjuvante Chemotherapie erforderlich. Im Stadium limited disease werden eine Chemotherapie und eine thorakale Radiotherapie, vorzugsweise simultan, alternativ sequenziell, durchgeführt (Tab. 12.4). Bei kompletter und partieller Remission,

Tab. 12.3 Therapie und Prognose nicht-kleinzelliger Bronchialkarzinome

Stadium	Therapie	Prognose (5-Jahres-Überlebens-Rate, nach Mountain, 1997)
IA	Operation	61 %
IB	Operation, evtl. adjuvante Chemotherapie	38 %
IIA	Operation, evtl. adjuvante Chemotherapie	34 %
IIB	Operation, evtl. adjuvante Chemotherapie	24 %
IIIA	– bei fehlenden mediastinalen Lymphknotenmetastasen sofern möglich Operation, anschließend adjuvante Chemotherapie – bei nicht-resektablen Tumoren oder mediastinalem Lymphknotenbefall: Chemoradiotherapie (alternativ Chemotherapie oder Radiotherapie), evtl. anschließend Operation – bei operierten Bronchialkarzinomen mit Feststellung eines Stadiums IIIA: adjuvante Chemotherapie, bei nicht tumorfreien Resektionsrändern zusätzlich Radiotherapie	13 %
IIIB	– T4-Tumoren, basierend auf Satellitenherden: Operation, dann adjuvante Chemotherapie – T4-Tumoren mit Mediastinalbeteiligung: Induktions-Chemotherapie (neoadjuvante Chemotherapie): wenn Operabilität erreicht wurde, Operation – bei nicht-resektablen Tumoren: Chemoradiotherapie (alternativ Chemotherapie oder Radiotherapie) – maligne Pleura- oder Perikardergüsse: palliative Behandlung (Pleurapunktion, Pleuradrainage, Pleurodese), Chemotherapie	5 %
IV	palliative Chemotherapie, evtl. lokale palliative Strahlentherapie (z. B. bei Knochenmetastasen)	1 %

Tab. 12.4 Therapie und Prognose kleinzelliger Bronchialkarzinome

Stadium	Therapie	Prognose		
		mediane Überlebensdauer	2-Jahres-Überlebensrate	5-Jahres-Überlebensrate
limited disease	Chemo- und Radiotherapie, simultan oder sequenziell, bei kompletter Remission: prophylaktische Hirnschädelbestrahlung	15-20 Monate	20-40 %	10-13 %
extensive disease	Chemotherapie	8-13 Monate	< 5 %	1-2 %

d. h. Rückbildung der klinisch nachweisbaren Tumorzeichen um mindestens die Hälfte, erfolgt eine prophylaktische Hirnschädelbestrahlung, um das Risiko der trotz systemischer Chemotherapie häufig auftretenden Hirnmetastasierung zu vermindern. Im Sta-

12

dium extensive disease wird eine Chemotherapie durchgeführt.

Für die Chemotherapie des kleinzelligen Bronchialkarzinoms werden zumeist Cis-Platin- oder Carboplatin-haltige Kombinationen mit Etoposid eingesetzt. Weitere gebräuchliche Kombinationen enthalten: Ifosfamid, Cyclophophamid, Doxorubicin, Vincristin, Epirubicin, Paclitaxel, Docetaxel und Topotecan.

Prognose

Tab. 12.3 zeigt die 5-Jahres-Überlebensrate des nicht-kleinzelligen Bronchialkarzinoms, Tab. 12.4 die mittlere Überlebensdauer und die 2- und 5-Jahres-Überlebensraten des kleinzelligen Bronchialkarzinoms in den verschiedenen Tumorstadien. Trotz aller Fortschritte in der Behandlung des Bronchialkarzinoms liegt die 5-Jahres-Überlebensrate in der Gesamtgruppe seit Jahrzehnten bei 10-15 %. Die wirksamste Maßnahme zur Verminderung der Sterblichkeit durch Bronchialkarzinom ist die Vermeidung des Rauchens bzw. die Raucherentwöhnung.

Literatur

Deutsches Krebsforschungszentrum Heidelberg: Krebsatlas für die Bundesrepublik Deutschland, aktualisiert 2005. (URL: http://www.dkfz-heidelberg.de)

Huber, R. M.: Lungenkarzinom. Internist 47 (2006) 611

Mountain, C.F.: Revisions in the international system for staging lung cancer. Chest 111 (1997) 1710

National Institute for Clinical Excellence (NICE), National Collaborating Centre for Acute Care: The diagnosis and treatment of lung cancer. London 2005.

Statistisches Bundesamt: Statistisches Jahrbuch für die Bundesrepublik Deutschland. Wiesbaden 2007. (http://www.destatis.de)

12.1.2 Pflege bei Bronchialkarzinom

Elke Irlinger Wimmer

Die Diagnose „Lungenkrebs" trifft Patienten und Angehörige oft aus heiterem Himmel und löst einen großen Schock aus. Für die Beteiligten tut sich plötzlich eine Vielzahl von existenziellen Fragen und Problemen auf. Bei vielen Krebsarten können sich die Erkrank-

ten in ihrer schwierigen Situation an gut funktionierende Informations- und Selbsthilfenetzwerke wenden. Für Lungenkrebspatienten fehlt ein solches Angebot dagegen weitgehend.

Lungenkrebs stellt bei Männern und Frauen weltweit die häufigste Todesursache dar und gehört neben Brust-, Darm- und Prostatakrebs zu den häufigsten Tumorerkrankungen der westlichen Industrienationen. In Deutschland erkranken jährlich etwa 40.000 Menschen an Lungenkrebs, der in über 85 % der Fälle auf das Rauchen zurückzuführen ist. Männer erkranken dreimal so oft wie Frauen. Die Erkrankung tritt überwiegend zwischen dem 55. und 70. Lebensjahr auf. Da Lungenkrebs im Frühstadium selten Beschwerden verursacht, wird er meist erst in fortgeschrittenem Stadium entdeckt, in dem die Heilungschancen ungünstig sind. Den Betroffenen bleibt nach dem Befund in vielen Fällen nur eine kurze Lebensspanne. Die Überlebensraten nach einer Therapie sind weit niedriger als bei anderen verbreiteten Krebserkrankungen wie Brust- oder Prostatakrebs. Erstdiagnose und Therapiebeginn erfolgen zu spät, mangelnde Investitionen in die Lungenkrebsforschung tragen ihrerseits zu den schlechten klinischen Ergebnissen bei. Nur jeder zehnte Lungenkrebspatient kann damit rechnen, noch weitere fünf Jahre am Leben zu bleiben (Healy, 2002).

Mit dem Ziel, den Zugang zu den besten verfügbaren Pflege- und Therapieoptionen zu verbessern, werden in der neuen Charta der Global Lung Cancer Coalition Mindeststandards umrissen, auf deren Einhaltung die Lungenkrebspatienten bei der Behandlung ihrer schweren Krankheit ein Anrecht erhalten sollten. Die Charta unterstreicht das Recht jedes Patienten auf eine Behandlung in Würde und Achtung und auf Zugang zu einer hochwertigen Gesundheitsversorgung in Form evidenzbasierter Vorsorgeuntersuchungen, Behandlung und Palliativpflege. Darüber hinaus hebt sie hervor, dass Lungenkrebspatienten einen Anspruch darauf haben, dass für die Lungenkrebsforschung und die Entwicklung neuer Behandlungsoptionen verfügbare Finanzmittel in angemessenem Umfang bereitgestellt werden. Während Lungenkrebs häufig als Raucherkrankheit stigmatisiert wird, betont die Lung Cancer Coalition die Ansicht, dass kein Mensch es verdient, an einer solch schrecklichen Krank-

heit zu leiden. Sind die Betroffenen Raucher, sollen sie Anspruch auf Unterstützung bei der Entwöhnung haben.

Die Global Lung Cancer Coalition wurde vor zwei Jahren als internationales Sprachrohr der Lungenkrebspatienten in aller Welt gegründet. Die Organisation verfolgt folgende Hauptziele (Healy, 2002):

1. Priorität für das Thema Lungenkrebs in der weltweiten Gesundheitsdebatte,
2. Entstigmatisierung der Krankheit bei Patienten, Angehörigen, Medizinern und Pflegepersonal, bei Politikern und in der Öffentlichkeit,
3. mehr Möglichkeiten für Lungenkrebspatienten und ihre Angehörigen, aktiv an ihrer Behandlung mitzuwirken,
4. Einflussnahme auf gesetzlichen Vorgaben im Sinne einer Optimierung von Behandlung und Pflege.

Pflegediagnostik

Pflegequalität wird verbessert, indem der Pflegebedarf jedes einzelnen Patienten erhoben wird, um eine zielgerichtete, individuelle Planung gemeinsam mit dem Patienten zu gestalten. Deshalb sollte der erwartete Pflegeaufwand bei der stationären Aufnahme eines Patienten strukturiert, wenn möglich unter Einbezug des Patienten erhoben und festgehalten werden. Das Pflegeteam kann somit effizient arbeiten, und die vorhandenen Ressourcen der Patienten können von Anfang an in die Pflege mit einbezogen werden.

Die Informationssammlung bzw. das Aufnahmegespräch sollte nach Möglichkeit ebenfalls gemeinsam erfolgen, um eine zielgerichtete, individuelle Pflegeplanung erstellen zu können. Das Gespräch sollte neben den geschlossenen Fragen auch offene Fragen beinhalten, sodass die Betroffenen sich eingebunden wissen in das Gespräch. Von den professionell Pflegenden ist hier ein hohes Maß an Einfühlungsvermögen und Gesprächsgeschick gefordert. Empathie gegenüber dem Patienten ist hier nötig, um ein umfassendes Bild vom Betroffenen zu erhalten. Am Ende der Informationssammlung werden Pflegediagnosen und Pflegeprobleme sowie die individuellen Ressourcen des Patienten im Pflegeplan aufgenommen.

12

Erfassen von Pflegeproblemen und Ressourcen

Auf der Grundlage der gestellten Pflegediagnosen werden die Pflegeprobleme und Ressourcen des Patienten sichtbar. Exemplarisch werden in diesem Kapitel Atemnot und Mangelernährung behandelt. Weitere häufige pflegerische Probleme wie Fatigue und Schmerz werden in den Kapiteln 9.4 (S. 181) bzw. Kap. 10 (S. 219) behandelt.

Atemnot

Atemnot ist eine bei onkologischen Patienten im Verlauf der Krankheit häufig anzutreffende subjektive Empfindung, deren Ausmaß nicht streng von objektivierbaren Messwerten, wie der Blutgase oder der feststellbaren körperlichen Leistungsfähigkeit, abhängig zu sein braucht. Die Atemnot äußert sich in leichteren Fällen nur als Kurzatmigkeit bei größeren alltäglichen Anstrengungen, z.B. beim Treppensteigen, bei schwerster Atemnot schon in Ruhe. Es zeigt sich häufig folgende Symptomatik:

- Atemfrequenz >20-40 Züge/Min,
- tiefere Atemzüge, außer bei Schmerzen,
- Blässe und Zyanose,
- in- und/oder exspiratorischer Stridor,
- Tachykardie,
- Schwitzen.

Um die vom Patienten subjektiv empfundenen Atemnot objektivieren zu können, stehen verschiedene Messinstrumente zur Verfügung. Als Beispiel sei hier die einfache Klassifizierung der Atemnot gemäß der New York Heart Association (NYHA Grad I-IV) genannt:

- Grad I: Atemnot nur bei großer Anstrengung,
- Grad II: Atemnot schon bei alltäglicher Anstrengung,
- Grad III: Atemnot bei geringster Belastung, z.B. Sprechen oder An- und Auskleiden,
- Grad IV: Atemnot in Ruhe.

Das Bronchialkarzinom kann direkte sowie indirekte Atemnot verursachen.

Direkte Atemnot. Diese wird verursacht durch:

- großen Primärtumor der Lunge,
- zahlreiche Lungenmetastasen,
- Pleuraerguss aufgrund von Pleurabefall,
- Einengung der Luftwege durch einen Primärtumor oder durch Metastasen.

Indirekte Atemnot. Diese wird verursacht durch:

- Anämie infolge des Bronchialtumors,
- Tumorblutung,
- Einschränkung der Atemtiefe durch Schmerzen im Bereich der Rippen oder Wirbelsäule.

Schließlich kann durch Anämie infolge Chemo- und/oder Radiotherapie eine Atemnot verursacht werden.

Mangelernährung/Appetitmangel

Schon Monate vor Diagnosestellung können Bronchialkarzinompatienten einen Gewichtsverlust aufweisen. Durch eine belastende Chemo und/oder Radiotherapie kann dieser Gewichtsverlust zunehmen. Oftmals ist schwer festzustellen, ob ein Patient ausreichend oder mangelhaft ernährt ist. Die Deutsche Gesellschaft für Ernährungsmedizin (DGEM) empfiehlt in ihren Leitlinien als Kriterien die Beobachtung des Gewichts und die Abschätzung der täglichen Kalorienaufnahme.

Als Faustregel zur Erkennung der Mangelernährung nennt die DGEM:

1. den (ungewollten) Verlust von zehn Prozent oder mehr des Ausgangskörpergewichts und eine Nahrungsaufnahme, die nur 60 bis 80 Prozent der notwendigen Kalorienmenge abdeckt;
2. weniger als 500 Kilokalorien (kcal) pro Tag setzt die Fachgesellschaft mit Fasten gleich.

Den Kalorienbedarf bemisst sie für Patienten, die aufstehen können, auf etwa 30 bis 35 Kilokalorien pro Kilogramm Körpergewicht, für bettlägerige Patienten reichen unter Umständen 20 bis 25 kcal pro Kilogramm. Die Abweichungen können von Patient zu Patient groß sein. Achtet man nicht auf die jeweilige individuelle Situation, können sowohl zu viele wie auch zu wenige Kalorien ungünstig sein.

Festlegen von Pflegezielen

Das Festlegen von individuellen Pflegezielen basiert auf den gestellten Pflegediagnosen sowie der Pflegebedarfserhebung, die gemeinsam mit dem Patienten und/oder seinen Angehörigen erhoben wurde. Pflegeziele sind verbindliche Festlegungen der künftigen pflegerischen Arbeit. Daran wird auch ein Erfolg (Evaluation) messbar. Auch für die

Pflegediagnosen Atemnot und Mangelernährung/Appetitmangel ist hierbei wesentlich, dass realistische/erreichbare Pflegeziele formuliert werden.

Pflegemaßnahmen planen anhand von Pflegestandards

Pflegerische Maßnahmen bei Atemnot

Atemnot kann für den Patienten, die Angehörigen sowie für die professionell Pflegenden sehr belastend sein. Die Patienten leiden oftmals an der quälenden Angst ersticken zu müssen. Wie bei Schmerzen handelt es sich hier um ein subjektives Empfinden. Nur der Patient selbst kann das Ausmaß der Atemnot beurteilen. Um eine angemessene Pflege gewährleisten zu können, wäre ein Messinstrument zur exakten systematische Erfassung von Atemnot wünschenswert.

Beurteilung der Atemnot. Als Messinstrumente zur besseren Erfassung der Atemnot sind verschiedene Instrumente/Fragebogen entwickelt worden. Am ehesten sind linearanaloge Skalen einsetzbar, da diese für Patienten einfach auszufüllen sind. Der Einsatz solcher Messinstrumente zur Erfassung von Dyspnoe ermöglicht:

- eine bessere Darstellung der Beschwerden durch den Patienten,
- eine gezielte Beobachtung des Patientenverhaltens,
- einen gezielten Beziehungsaufbau,
- eine Selbsteinschätzung durch den Patienten.

Maßnahmen bei leichter Atemnot. Dazu gehören:

- rechtzeitige Organisation der Übernahme belastender Aufgaben,
- Beurteilung des normalen Tagesablaufs (Anpassung einzelner Aktivitäten),
- Treppensteigen reduzieren oder vermeiden,
- Einkäufe mit Einkaufswagen oder anderen entlastenden Tragehilfen.

Maßnahmen bei schwerer Atemnot. Dazu gehören:

- unrealistische Anforderungen von Seiten des Patienten oder seiner Angehörigen besprechen,
- Grenzen der Belastung wahrnehmen,
- Lasten möglichst schieben statt heben,
- benötigte Gegenstände in Reichweite stellen,
- üppige Mahlzeiten vermeiden,

12

- Schlüpfschuhe oder Schuhe mit Klettverschluss auswählen,
- einfache Kleidungsstücke auswählen, die kein tiefes Bücken oder belastende Bewegungen erfordern,
- Ängste des Patienten und/oder der Angehörigen ansprechen.

Weitere Maßnahmen. Außerdem werden empfohlen:

- Krankengymnastik in der Gruppe, ggf. Einzel-Krankengymnastik (Abb. 12.3),
- Atemtherapie (Abb. 12.4),
- Gruppengymnastik zur Förderung der allgemeinen Beweglichkeit, Körperwahrnehmung, Körperkontrolle und Haltungsschulung,
- Ergotherapie,
- Entspannungstraining,
- psychotherapeutische Einzel- und Gruppengespräche,
- bei Bedarf Hirnleistungstraining,
- verhaltenstherapeutische Begleitung zur Raucherentwöhnung,
- kreative Therapieformen wie Kunst- und Gestaltungstherapie, Musiktherapie, Tanztherapie,
- individuelle Ernährung, ggf. hochkalorische Zusatzkost,
- gezielte Ernährungsberatung (S. 158),
- Sozialberatung und Beratung zur beruflichen Reintegration.

Pflegerische Maßnahmen bei Mangelernährung/Appetitmangel

Wie viel Energie ein Patient tatsächlich über die Nahrung aufnimmt und was er vermutlich an Kalorien verbraucht, lässt sich mit Hilfe eines Ernährungstagebuchs erfassen.

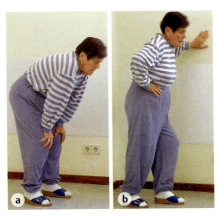

Abb. 12.3 Atemerleichterndes Stehen **a** mit Handstütz auf den Oberschenkeln („Torwartstellung") **b** Handstütz an der Wand.

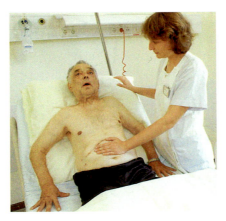

Abb. 12.4 Durch Auflegen der Hände an Thorax, Bauch oder Flanken wird die Atmung vertieft.

Hier werden für einige Tage die Mahlzeiten, alle körperlichen Aktivitäten sowie eventuelle Probleme, z.B. Erbrechen und/oder Durchfall, notiert.

Die Dauer spielt bei der Prüfung der Ernährungssituation eine Rolle, d.h wie lange wird das Problem vermutlich anhalten. Die Deutsche Gesellschaft für Ernährungsmedizin gibt in ihren Leitlinien einen zeitlichen Rahmen vor. Dadurch kann leichter beurteilt werden, wie lange abgewartet werden kann, ob sich ein Problem von alleine bessert oder wann Unterstützung bei der Ernährung sinnvoll ist.

M Gegen den Willen eines Patienten sollten keine Maßnahmen durchgeführt werden, auch wenn dies für Pflegende manchmal schwer zu akzeptieren ist.

Möglichkeiten der Nahrungsaufnahme. Es sollte dem Patient ermöglicht werden, Nahrung so lange und so viel wie möglich oral zu sich zu nehmen. Erst wenn dies nicht ausreicht oder aufgrund des körperlichen Zustands nicht möglich ist, sollte eine enterale Ernährung wie Trinknahrung oder Astronautenkost als Maßnahme erwogen werden. Enteral kann ein Patient auch durch Sonden ernährt werden, die direkt im Magen oder im oberen Anteil des Dünndarms, unter Umgehung von Mund, Rachen und Speiseröhre enden. Voraussetzung für eine enterale Ernährung in jeder Form ist eine ausreichende Funktionsfähigkeit des Darmes, der Bauchspeicheldrüse sowie von Leber und Galle.

Parenterale Ernährung ersetzt die Funktion des Darms: Per Infusion gelangen Nährstoffe und alle anderen lebenswichtigen Substanzen direkt ins Blut. Die Funktion anderer an der Verdauung beteiligter Organe, etwa der Leber oder Bauchspeicheldrüse, lässt sich auch durch parenterale Ernährung jedoch nicht vollständig nachbilden, wenn diese ausfallen. Sie muss, soweit möglich, mit zusätzlichen Medikamenten ausgeglichen werden.

Formen der unterstützten Ernährung. Als erster Schritt einer unterstützten Ernährung ist eine besonders sorgfältige Auswahl, Zusammenstellung und Zubereitungsform üblicher Lebensmittel, die der Patient noch auf normalem Weg zu sich nehmen kann, zu empfehlen. Viele Behandlungsverfahren in der Krebstherapie erfordern heute keine stationäre Aufnahme mehr, sie können zuhause durchgeführt werden. Voraussetzung ist allerdings, dass die Betroffenen entweder genügend leistungsfähig sind, um sich selbst zu versorgen, oder ausreichend Unterstützung durch Angehörige/Freunde erfahren.

Beratung von Patienten und Angehörigen

Die kontinuierliche individuelle Beratung von Patienten und Angehörigen trägt wesentlich zum Erfolg der Pflege bei. Beim pflegerischen Beratungsgespräch geht es einerseits um Informationsweitergabe, andererseits um eine individuelle Begleitung während des Behandlungsprozesses (S. 341). So sollte die Frage ob der Betroffene in seiner Situation zum Beispiel eine Selbsthilfegruppe, psychologische und/oder seelsorgerliche Begleitung weiterhelfen kann offen mit ihm und seinen Angehörigen angesprochen werden. Hier werden neben menschlichen Kompetenzen wie Empathie, Einfühlungsvermögen, allgemeine Kommunikationskompetenz auch psycho-soziale Fachkompetenzen benötigt, um realistische Hoffnungen vermitteln und in der Begleitung des Patienten und seiner Angehörigen Vertrauen aufbauen zu können.

Durchführung und Dokumentation der Pflegemaßnahmen

Die Durchführung der Pflegemaßnahmen orientiert sich ausschließlich an dem, was in der Pflegeplanung hinterlegt ist.

Die Pflegedokumentation bildet pflegerische Interaktion und Interventionen ab. Systematisch und nachvollziehbar werden

12

die Pflegemaßnahmen dokumentiert. Die Durchführung der Pflegedokumentation sollte gemeinsam mit dem Patienten erfolgen. Auf diese Weise wird überprüft ob bzw. in wie fern dem Pflegebedarf entsprochen wurde.

Evaluation

In regelmäßigen Abständen bzw. bei Bedarf wird die Pflegedokumentation überprüft und die angestrebten Ziele gemeinschaftlich mit dem Patienten als erfüllt oder nicht erfüllt bewertet und dokumentiert. Ein Modell für eine gemeinsame Evaluation stellen zum Beispiel die Übergabe am Patientenbett und/oder die Pflegevisite dar. Die Autonomie des Patienten wird somit unterstützt und eine individuelle, am Patienten orientierte Pflege kann erfolgen. Darüber hinaus ist aus professioneller und ökonomischer Sicht wesent-

lich, dass der erhobene Pflegebedarf und die abgeleiteten Pflegeinterventionen dem tatsächlichen Bedarf eines Patienten möglichst genau entsprechen. Eine nachvollziehbare, begründete Anpassung der Pflegeinterventionen sollte aus der Dokumentation hervorgehen.

Literatur

Doenges, M. E. u.a.: Pflegediagnosen und Maßnahmen, 3.Aufl. Huber, Bern 2002

J. Healy, G.B., Peters, M.: Global Lung Cancer Coalition. Paper presented at the Medical Health Conference, London 2002

Margulies, L. J. u.a.: Onkologische Krankenpflege, 4. Aufl. Springer, Berlin 2006

Moore, S. et al.: Breathlessness. In: Kearny, N., Richardson, A.: Nursing patients with cancer. principles and practice. Elsevier Churchill Livingstone, 2006

Internetadressen

www.krebsinformationsdienst.de/Fragen_und_Antworten/nahrungsergaenzung_und_arznei.htmlKrebsinformationsdienst KID - Deutsches Krebsforschungszentrum Heidelberg

www.krebsinformationsdienst.de/Hausliche_Pflege/ansprechpartner.html

www.krebsgesellschaft.de/dkk2006_zweite_atem,32372.html

www.1-lungenkrebs.de/bronchialkarzinom

www.dgem.de/material/pffs/ESPEN_LL_deutsch.pdf.

www.dgem.de

12 | 12.2 Mammakarzinom

12.2.1 Medizin

M. Kaufmann, A. Rody

B Eine 65-jährige Patientin stellt sich aufgrund eines selbst getasteten Tumors in der rechten Brust zur weiteren Abklärung vor. Bei der klinischen Untersuchung zeigt sich ca. 2x3x2 cm großer Tumor im rechten oberen, äußeren Quadranten. Ein Plateauphänomen ist positiv (Abb. 12.6a). Die zervikalen, supra- und infraklavikulären und axillären Lymphknotenstationen sind frei. Sonografisch ist ein teils echoarmer, teils echoreicher Tumor mit einer unregelmäßigen Begrenzung und einer vertikalen Wachstumsrichtung darstellbar. In der Mammografie ist ebenfalls ein strahlendichter Herdbefund mit spikulären Ausläufern erkennbar. Mikroverkalkungen sind nicht darstellbar. Aufgrund des dringenden Verdachts auf ein Mammakarzinom wird unter sonografischer Kontrolle eine core-cut Stanzbiopsie entnommen (5 Stanzbiopsien, nach sonografischen Kriterien sicher aus dem Herdbefund). Die am nächsten Tag vorliegende Histologie zeigt, dass es sich um ein mäßig differenziertes (Grading 2) invasiv-duktales Mammakarzinom handelt. Es ist

stark positiv für den ER (Remmele-Score 12/12) und negativ für den PR (Remmele-Score 2/12). Der Her-2 Rezeptor ist stark exprimiert (Dako-Score 3+). Zum Ausschluss einer Fernmetastasierung in Leber, Lunge oder Knochen werden eine Lebersonografie, konventionelle Röntgen-Thoraxaufnahme, sowie eine Skelettszintigrafie durchgeführt. Dabei können keine Fernmetastasen dargestellt werden.

Aufgrund der günstigen Brust-Tumor-Relation (Körbchengröße 80C) wird mit der Patientin ein brusterhaltendes operatives Vorgehen in Kombination mit einer Sentinel Node Biopsie besprochen. Am Tag vor dem Eingriff wird peritumoral das radioaktive Nanokolloid appliziert und am Tag des Eingriffs der Wächterlymphknoten auf der Haut markiert. Im OP wird zusätzlich noch peritumoral Patentblaulösung injiziert, um die Lymphstrombahn sicher darstellen zu können. Es erfolgt zunächst die Darstellung des Wächterlymphknotens unter Zuhilfenahme eines Gammacounters, der den Ort der höchsten Radioaktivität anzeigt. Hier zeigen sich auch blau gefärbte Lymphstrombahnen. Zwei Sentinel Lymphknoten sind darstellbar, werden exstirpiert und zur Schnellschnittdi-

agnostik weitergereicht. In der Zwischenzeit erfolgt die Segmentresektion über einen Perimamillärschnitt. Das tumortragende Segment wird zur besseren Orientierung für den Pathologen fadenmarkiert und zur Thoraxwand hin getuscht. Die Schnellschnittuntersuchung ergibt, dass die beiden Sentinel Lymphknoten tumorfrei sind, sodass auf eine konventionelle Axilladissektion verzichtet werden kann. Der Defekt, der durch die Segmentresektion entstanden ist, wird nach Mobilisation des Restdrüsengewebes mittels eines intramammäre Verschiebelappens gedeckt.

Die postoperative Phase verläuft komplikationslos. Die mammäre Drainage kann am 2. postoperativen Tag entfernt werden. Im Wundbereich des Sentinel Lymphknotens wurde auf eine Drainage verzichtet. Die engültige Histologie zeigt, dass es sich um ein 2,3 cm im Durchmesser messendes Karzinom handelt, mit einem minimalen Sicherheitsabstand von 0,5 cm, sodass von einer R0-Resektion auszugehen ist.

Die weitere tumorspezifische adjuvante Therapie umfasst eine Polychemotherapie mit der Kombination 5-Fluorouracil, Epirubicin und Cyclophosphamid über insgesamt 6 Zyklen in dreiwöchigen Abständen. Anschlie-ßend wird aufgrund der Überexpression des Her-2-Rezeptors eine Antikörpertherapie mit Trastuzumab über insgesamt ein Jahr, sowie eine antiöstrogene Therapie durchge-führt (zwei Jahre Tamoxifen, gefolgt von ei-ner dreijährigen Therapie mit einem Aroma-taseinhibitor). Nach Abschluss der Chemo-therapie erfolgt eine Bestrahlung der Rest-brust.

Das Mammakarzinom ist eine Erkrankung, die aufgrund ihrer Biologie einer multimoda-len, interdisziplinären Therapie bedarf. Dabei muss zum einen die lokale Tumorkontrolle durch die stadienadaptierten operative Sa-nierung des primären Tumorsitzes, sowie der Lymphabflussgebiete erfolgen, zum anderen die Verhinderung des lokoregionären Rezi-divs durch den Einsatz der Strahlentherapie im Mittelpunkt stehen. Allerdings konnte in den vergangenen Jahrzehnten durch zahl-reiche klinische Studien belegt werden, dass das Mammakarzinom meist eine Systemer-krankung ist, deren Prognose weniger durch die lokale Tumorkontrolle, sondern durch die Vermeidung des Auftretens von Fern-metastasen bestimmt wird. Somit kommt der postoperativen (adjuvanten) und prä-operativen (neoadjuvanten) Systemtherapie, bestehend aus zytotoxischer, endokriner und zunehmend auch zielgerichteter molekularer Therapie (S. 121), eine ganz entscheidende Bedeutung zu.

Entscheidend für den Therapieerfolg ist das leitlinienkonforme Vorgehen, wie es z. B. die Arbeitsgemeinschaft Gynäkologische On-kologie beschreibt (Kaufmann u. a., 2006a, Arbeitsgemeinschaft Gynäkologische Onko-logie, 2006).

Definition

Das Mammakarzinom geht vom Drüsenge-webe der Brust aus. Dabei werden haupt-sächlich 2 Formen unterschieden, die sich durch das Wachstumsmuster und ihre zel-luläre Herkunft definieren lassen. 85 % aller malignen Brusttumore sind invasiv-duktale Mammakarzinome. Dabei ist der Ursprung der malignen Entartung in den Zellen des Gangsystems (ducti) zu lokalisiert (**Abb. 12.5a**). Im Gegensatz dazu ist das invasiv-lobuläre Karzinom nur in ca. 5-10 % der Fälle nachzuweisen. Die Tumorentstehung ist auf

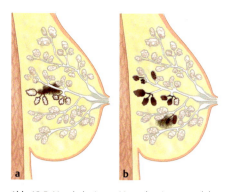

Abb. 12.5 Morphologie von Mammkarzinomen **a** duk-tales, von den Gangepithelien ausgehendes Karzinom **b** lobuläres, von den Drüsenläppchen ausgehendes Karzinom.

die Drüsenläppchen (lobuli) zurückzuführen (**Abb. 12.5b**).

Grundsätzlich müssen sog. prämaligne Vorläuferläsionen wie das ductale Carcinoma in situ (DCIS) und das lobuläre Carcinoma in situ (LCIS, neuerdings LIN I–III) von den in-vasiven Wachstumsformen unterschieden werden. Diese Vorläuferläsionen wachsen lokal begrenzt und haben die umgebende Basalmembran noch nicht überschritten, so-dass hier keine Metastasierung vorliegt.

Ursachen

Derzeit erkrankt ca. jede 9. Frau im Laufe ih-res Lebens an einem Mammakarzinom. Die Zunahme der Inzidenz ist multifaktoriell und kann auf verschiedene Faktoren zurückge-führt werden, z. B. die frühe Menarche, späte Menopause, das zunehmende Alter bis zum Eintritt der ersten Schwangerschaft und Still-zeit, Kinderlosigkeit, hormonelle Einflüsse, nutritive Faktoren (fettreiche Ernährung, Al-koholkonsum), mammografisch dichte Brust (> 50 %) und die frühzeitige Diagnose durch verbesserte bildgebende Verfahren (Mam-mografie, Mammasonografie, Kernspinmam-mografie). Auch die zunehmende Lebens-erwartung der Frau führt dazu, dass viele Frauen das Auftreten der Mammakarzino-merkrankung überhaupt erst erleben. Krebs i. A. ist eine Erkrankung, die auf genetische Defekte zurückzuführen ist. Dabei können diese Defekte spontan entstehen oder in Fa-milien vererbt werden (sog. Risikofamilien). Allerdings sind nur ca. 5-10 % aller Mamma-karzinome auf definierte Gendefekte, z. B. BRCA-1/ -2, p53 oder PTEN, zurückzuführen, die prinzipiell an die Nachkommen vererbt

werden können. Etwa die Hälfte aller erb-lichen Mammakarzinome ist auf Mutationen im BRCA-1 oder -2 Gen zurückzuführen. Da-bei kommt es dann zu Störungen im Repara-turmechanismus der DNA. Eine Patientin mit einem Gendefekt im BRCA-1/und/oder -2-Gen hat bis zum Alter von 70 Jahren ein etwa 60-80 %iges Erkrankungsrisiko (im Vergleich dazu ca. 10 % in der Normalbevölkerung). Al-lerdings ist mit diesem Gendefekt auch ein deutlich erhöhtes Risiko für das Auftreten eines Ovarialkarzinoms assoziiert (20-40 %).

Symptome

Das Mammakarzinom ist in der Mehrzahl der Fälle erst in fortgeschrittenen Stadien klinisch symptomatisch. Dabei können kli-nische Zeichen auftreten wie eingezogene Haut (Plateauphänomen durch Infiltration in die Cooper-Ligamente bzw. das subkuta-ne Bindegewebe, (Abb. 12.6a), peau d`orange Phänomen (Orangenhaut durch ein Haut-ödem, (Abb. 12.6b), Hautrötung (inflammato-

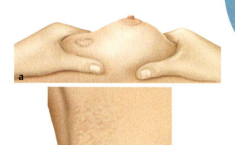

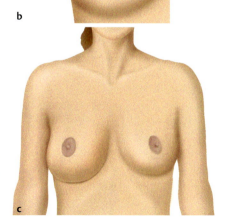

Abb. 12.6 Klinische Zeichen des Mammakarzinoms **a** Plateau-Phänomen (Teile der Haut werden durch den Tumor fixiert) **b** Orangenhaut **c** Asymmetrie (hier bei vergrößerter rechter Brust).

12

risches Karzinom durch Tumorzelleinbruch in die kutanen Lymphgefäßspalten), Asymetrien der Brust im Vergleich zur Gegenseite (Abb. 12.6c), blutige Mamillensekretion oder die Exulzeration in weit fortgeschrittenen Krankheitsstadien. Grundsätzlich gilt, dass viele Frauen ihren Tumor auch selbst ertastet haben. Somit ist die Selbstuntersuchung der Frau eine wichtige Maßnahme zur Früherkennung bzw. zur Verbesserung des Körper- und damit Gesundheitsbewusstseins.

V Auf der DVD finden Sie dazu einen Film, der die Selbstabtastung der Brust zeigt.

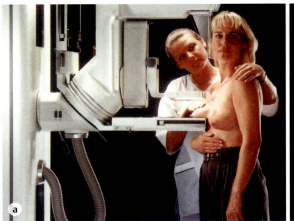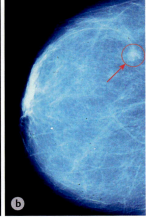

Abb. 12.7 **Mammografie a** kraniokaudaler Strahlengang **b** mammografisches Bild eines kleinen brustwandnahen Mammakarzinoms.

Diagnose

Die Diagnose basiert im Wesentlichen auf der klinischen Untersuchung der Brust, einschließlich der regionären Lymphabflussgebiete (axillärer, infra,- supraklavikulärer und zervikaler Lymphabfluss). Bildgebende Verfahren können den klinischen Verdacht unterstützen oder die Diagnose klinisch okkulter Karzinome erbringen. Dabei sind insbesondere die Mammasonografie, Röntgenmammografie, sowie in speziellen Fällen auch die Kernspinmammografie zu nennen. Die Mammasonografie ist als Standardverfahren anzusehen, welches einfach durchzuführen ist und für die Patientin keine Belastung darstellt.

Insbesondere bei radiologisch dichtem Drüsengewebe ist die Sonografie indiziert. So können Herdbefunde dargestellt werden und insbesondere zystische Strukturen unterschieden werden. Nachteilig ist allerdings, dass sog. Mikroverkalkungen, die auf prämaligne Vorläuferläsionen oder kleine Mammakarzinome hindeuten können, der Sonografie i.d.R. verborgen bleiben.

Den Standard der bildgebenden Diagnostik stellt die Röntgenmammografie dar (Abb. 12.7). Dieses Verfahren hat auch in der sog. Screeningsituation gezeigt, dass Mammakarzinome frühzeitig erkannt und damit die Mortalität (für die Altersgruppe 50-70 Jahre) signifikant reduziert werden kann. Nachteilig sind allerdings zum einen die Strahlenbelastung, und zum anderen die von den Frauen häufig als unangenehm empfundene, jedoch notwendige Kompression der Brust. Hinweisgebende Zeichen eines malignen Brusttumors sind: Asymmetrien der Parenchymstruktur, sternförmige Verdichtungen des Drüsengewebes, Mikroverkalkungen oder Hautödem.

Die Kernspinmammografie gilt grundsätzlich als ergänzendes Untersuchungsverfahren, insbesondere bei unklaren oder nicht aussagekräftigen Befunden bei Sonografie oder Mammografie, oder im Rahmen des Screenings bei Hochrisikopatienten, (z.B. starke familiäre Mammakarzinom-Belastung, BRCA 1,2 Mutation oder bei Bestrahlung des Thorax bei Lymphom-Behandlung). Dabei wird über die Anreicherung des Kontrastmittels bzw. dessen Abflussverhalten die Diagnose gestellt.

Bildgebende Verfahren geben jedoch immer nur Hinweise, sodass die Diagnose durch den Pathologen gesichert werden muss. Dabei sollten prinzipiell minimal-invasive Verfahren zur Anwendung kommen, z.B. die ultraschallgesteuerte Hochgeschwindigkeitsstanze, das handheld-Mammotome oder das stereotaktische Mammotome. Die präoperative Diagnosesicherung erleichtert die Planung der operativen und medikamentösen Therapie.

Therapie

Operative Therapie des Mammakarzinoms

Die operative Therapie des Mammakarzinoms ist die lokale Therapiekomponente, die meist den Beginn einer interdisziplinären Therapie einer Systemerkrankung darstellt (Kaufmann u.a., 2006b). Die Ziele der Operation können mit vier Aspekten umrissen werden:

1. Erreichen einer maximalen lokoregionären Kontrolle,
2. Minimierung der Veränderung der Körperform,
3. exakte Einschätzung des Krankheitsstadiums,
4. Gewinnung von Tumorgewebe zur Bestimmung prognostischer und prädiktiver Marker.

Grundsätzlich sollte eine Brusterhaltung in 70-80% aller Fälle erzielt werden, ggf. auch unter Einsatz einer präoperativen (neoadjuvanten) Systemtherapie.

Brusterhaltende Operationstechnik. Diese ist prinzipiell an verschiedene personelle und strukturelle Voraussetzungen gebunden, deren Einhaltung zu einem hohen Maß an Sicherheit für die Patientin führt. Bezugnehmend auf die Empfehlungen der European Society of Mastology (EUSOMA, Rutgers 2001), der Arbeitsgemeinschaft Gynäkologie (AGO) – Kommission „Mamma" und den S3-Leitlinien zur Brustkrebsfrüherkennung in Deutschland (Schulz u. Albert, 2003) können folgende Kriterien aufgestellt werden:

1. Bei mehr als 90% aller Patienten mit klinisch manifesten und bei über 70% aller Patienten mit einem okkulten Mammakarzinom sollte präoperativ eine Diagnosesicherung in Form einer Feinnadelaspiration (cave: keine Histologie, erfordert erfahrenen Mammazytologen) oder besser einer Nadelbiopsie erfolgen.
2. eine offene Biopsie sollte nur dann erfolgen, wenn eine interventionelle Abklärung nicht möglich ist oder das Ergebnis einer interventionellen Abklärung dies erfordert

3. Bei offener Tumorexstirpation sollte das Verhältnis benigne zu maligne 3:1 betragen.

4. Mehr als 90 % aller Patienten sollten weniger als drei Eingriffe erhalten, um ein tumorfreies und kosmetisch ansprechendes Ergebnis zu erreichen.

5. Die Lokalrezidivrate nach brusterhaltendem Vorgehen sollte weniger als 1-2 % pro Jahr betragen (< 15 % in 10 Jahren).

6. Kontrovers wird nach wie vor der optimale Resektionsrand diskutiert (obligate prämaligne Läsionen eingeschlossen). Nach den EUSOMA-Richtlinien sollte er >1 cm sein, die AGO hingegen empfiehlt, basierend auf den Daten von Bilchert-Toft et al. (1997), einen Mindestsicherheitsabstand von >1 mm. Wir halten ebenfalls einen Sicherheitsabstand von >1mm für ausreichend. Für das DCIS kann ein Sicherheitsabstand von 5 mm für ausreichend erachtet werden.

7. Bei der Planung des operativen Vorgehens, sollte der Zugang immer auch im Hinblick auf eine möglicherweise anstehende sekundäre Mastektomie gewählt werden.

8. Eine Schnellschnittuntersuchung bei nonpalpablen Befunden ist nicht indiziert, sie ist allerdings möglich bei palpablen Befunden > 1 cm und entsprechenden intraoperativen Konsequenzen.

Kontraindikationen. Die Kontraindikationen für ein brusterhaltendes Vorgehen (BET) sind:

- multizentrisches Mammakarzinom,
- inflammatorisches Mammakarzinom,
- non-in sano Resektion trotz mehrmaliger Nachresektionen (auch DCIS, nicht CLIS),
- ausgedehnte malignom-suspekte Mikroverkalkungen,
- Wunsch der Patientin nach Mastektomie,
- Kontraindikationen gegen eine Strahlentherapie (z. B. Schwangerschaft, Kollagenosen mit Gefäßbeteiligung),
- ungünstige Brust-Tumor-Relation, ungünstige Kosmetik,
- Nichtansprechen auf eine primär systemische Therapie bei initial nicht für eine BET geeignete Patientin.

Der retroareoläre/zentrale Tumorsitz stellt nicht zwangsläufig eine Kontraindikation dar, da eine Brusterhaltung unter Mitnahme des Mamillen-Areolakomplexes (MAK) prinzipiell möglich ist (sequenzielle Rekonstruktion). Der MAK kann auch belassen werden unter der Voraussetzung, dass eine ausreichend große retroareoläre Gewebepartie vom Pathologen als tumorfrei gewertet wird. Die Radiatio der Restbrust ist fester Bestandteil des brusterhaltenden Therapiekonzepts.

Komplikationen. Die häufigste Komplikation bei allen operativen Verfahren stellt die Entzündung und die Wundheilungsstörung dar. Ist mit der Operation auch eine axilläre Lymphonodektomie verbunden, so sind zum einen Schädigungen an motorischen (selten) oder sensiblen Nervensträngen (häufiger) möglich. Sie sollten jedoch durch eine sorgfältige Präparation vermieden werden. Somit sind Sensibilitätsörungen der Haut und Bewegungseinschränkungen (Scapula alata: Schädigung des N. thoracicus longus, Armbeweglichkeit) möglich. Das oft von Patientinnen so gefürchtete Lymphödem ist durch die deutliche Zurücknahme der operativen Radikalität fast schon als Rarität anzusehen. Nichtsdestotrotz hat die Einführung der Wächterlymphknotenbiopsie entscheidend dazu beigetragen, dass entsprechende Komplikationen deutlich reduziert werden können. Serombildungen im Bereich Brust bzw. Thoraxwand (insbesondere nach Mastektomien), aber insbesondere nach axillärer Lymphonodektomie im Bereich der Axilla sind häufig anzutreffen. Sie können mitunter langwierig sein und sind therapeutisch schwer angehbar. Meist hilft zur Vermeidung sekundärer Wundheilungsstörungen oder Infektionen nur die Serompunktion. Die konsequente postoperative Drainage der Wundgebiete zur Vermeidung der Serombildung ist förderlich (Entfernung der Drainage bei einer Fördermenge von < 40 ml), kann dies jedoch nicht immer verhindern.

Systemtherapie

Das Tumorstadium per se stellt nicht die Grundlage für die Therapieentscheidung dar. Durch die histologische Sicherung können am Tumorgewebe wichtige therapierelevante Informationen gewonnen werden, z. B. Tumortyp, endokrine Ansprechbarkeit, Tumorgrading und HER-2-Status. Diese Faktoren sind auch neben dem Alter, der klinischen Tumorgröße und dem axillären Nodalstatus relevant für die Entscheidung für eine (neo-)adjuvante Therapie (Kaufmann, 2006).

Chemotherapie

Die Chemotherapie ist die Therapie der Wahl bei Vorliegen einer hormonunempfindlichen Erkrankung. Grundsätzlich gelten sechs Zyklen einer anthrazyklinhaltigen Kombination als der Standard für die adjuvante Chemotherapie und sollten daher dem CMF vorgezogen werden. Dabei muss auf die adäquate Dosierung des Anthrazyklins geachtet werden (Epirubicin > 30 mg/m²/Woche; Doxorubicin = 20 mg/m²/Woche). Taxanhaltige Schemata (Taxol, Taxotere) werden routinemäßig nur in der nodalpositiven Situation eingesetzt. Trotz der sehr vielversprechenden Daten der dosisdichten Therapie in der Hochrisikosituation, sollte diese Therapie noch Studien vorbehalten bleiben.

Endokrine Therapie

Jede Patientin sollte grundsätzlich bei nachgewiesenem hormonell ansprechbarem Mammakarzinom endokrin behandelt werden (immunhistochische Hormonrezeptorbestimmung mit Nachweis von > 1 % positiver Zellen für ER und/ oder PR). Die Wahl des entsprechenden Therapieregimes richtet sich grundsätzlich nach dem Menopausenstatus. Bei prämenopausalen Patientinnen ist Tamoxifen (bei Frauen < 40 Jahren in Kombination mit GnRH-Analoga) als Standard anzusehen. Eindeutige Empfehlungen zur Dauer der Therapie mit GnRH-Analoga existieren nicht und sollten daher für einen Zeitraum von 2-5 Jahren gegeben werden. Die Effektivität der GnRH-Analoga ist unabhängig vom Wiedereinsetzen der Menstruation, wenn sie > 2 Jahre gegeben wurden. Der Einsatz von Anti-Aromatasewirkstoffen (AAW) bleibt Studien (SOFT, TEXT,) vorbehalten.

In der Postmenopause sollten AAW Bestandteil des endokrinen Therapiekonzeptes sein. Dabei kann nach der derzeitigen Datenlage nicht eindeutig entschieden werden, welches Regime angewendet werden sollte („upfront"-Therapie, frühe adjuvante Sequenztherapie, verlängerte adjuvante Therapie). Bezüglich der „upfront"-Therapie konnte bisher keine Studie (ATAC, BIG 1-98) einen Überlebensvorteil zeigen. Zwei Studien zeigten jedoch beim Einsatz eines AAW für 2-3 Jahre nach 2-3 Jahren Tamoxifen einen Überlebensvorteil (ARNO 95, IES 031).

In der verlängerten adjuvanten Therapie konnte die MA.17 Studie einen Überlebensvorteil für die Subgruppe der nodal positiven

12

Mammakarzinome aufzeigen. Allerdings haben alle Studien einen signifikanten Vorteil hinsichtlich des krankheitsfreien Überlebens gezeigt.

Antikörpertherapie mit Trastuzumab bei nachgewiesener HER-2 Überexpression

Der adjuvante Einsatz von Trastuzumab ist unabdingbar an den Nachweis einer HER-2 Überexpression gebunden (in ca. 25-30 % aller Fälle nachweisbar). Dabei sollte am Primärtumor jeder Patientin obligat der Her-2 Status erhoben werden (DAKO HercepTest ist obligat). Patientinnen mit einem 3+ Ergebnis gelten als positiv. Bei 2+-Tumoren muss eine FISH-Analyse angeschlossen werden. Nur bei nachgewiesener Amplifikation kann den Patientinnen eine Therapie mit Trastuzumab (Herceptin) angeboten werden. Alle anderen Patientinnen kommen nicht für eine entsprechende Antikörpertherapie in Frage.

Prinzipiell sollte jeder Her-2 positiven Patientin eine Therapie mit Trastuzumab angeboten werden. Die optimale Therapiedauer muss derzeit mit einem Jahr angegeben werden, da hierzu die größte Datensicherheit vorliegt. Vor oder parallel zur Antikörpertherapie muss eine Chemotherapie durchgeführt werden. Erste erfolgversprechende Daten zur Therapie mit Trastuzumab ohne Chemotherapie bzw. begleitend zu einer alleinigen endokrinen Therapie mit Anti-Aromatasehemmstoffen (AAW) liegen bereits beim metastasierten Mammakarzinom vor. Die Therapie mit Trastuzumab kann durchaus parallel zur Strahlentherapie und zu einer adjuvanten endokrinen Therapie erfolgen. Subgruppenanalysen haben gezeigt, dass prinzipiell alle Patientinnen (unabhängig von Alter, Nodalstatus, Tumorgröße, Hormonrezeptorstatus) von einer Antikörpertherapie profitieren.

Therapiebeginn. Die Therapie sollte innerhalb von 3 Monaten nach Abschluss der Chemo-/ Radiotherapie beginnen.

Applikation. Die Applikation kann wöchentlich (2 mg/kg KG [loading dose 4 mg/kg KG]) oder dreiwöchentlich (6 mg/kg KG [loading dose 8 mg/kg KG]) erfolgen.

Kontrolle. Ein wöchentliche Evaluation der Pulsrate in Ruhe (cave: Zunahme der Pulsfrequenz > 15 % der individuellen Basalfrequenz) und des Körpergewichts (cave: Gewichtszunahme > 2 kg/Woche) sind obligat. In dreimonatigen Abständen oder bei Anstieg der Pulsfrequenz bzw. des Körpergewichts muss die echokardiografische Bestimmung der LVEF erfolgen.

Eine neoadjuvante Therapie mit Trastuzumab ist derzeit nur im Rahmen von klinischen Studien sinnvoll (z. B. GeparQuinto).

Therapie des metastasierten Mammakarzinoms

In der palliativen Therapiesituation müssen folgende Faktoren für die Therapieentscheidung berücksichtigt werden: Leidensdruck und Dynamik der Erkrankung, Allgemeinzustand der Patientin, endokrine Ansprechbarkeit des Tumors, Her-2 Überexpression, Vorbehandlung und Patientenpräferenz. Die endokrine Therapie in der palliativen Therapiesituation ist bei hormonrezeptorpositiven Mammakarzinomen ohne lebensbedrohliche Symptomatik Standard. Die Therapieentscheidung hängt von der adjuvanten, ggf. auch palliativen endokrinen Vortherapie ab. Für die prämenopausale Patientin konnte eine Metaanalyse der EORTC zeigen, dass die Kombination von Tamoxifen mit GnRH-Analoga effektiver im Hinblick auf Ansprechraten, progressionsfreiem Intervall und Gesamtüberleben ist, als die Monotherapie. Nach Tamoxifenvorbehandlung oder Progression können weitere Substanzen wie Aromatasehemmer, der selektive Östrogenrezeptor-Downregulator Fulvestrant oder Gestagene eingesetzt werden. Dabei sollte bei der prämenopausalen Patientin das GnRH-Analogon beibehalten werden.

In der Postmenopause haben zahlreiche Phase III-Studien zeigen können, dass die AAW in der first-line Therapie eine statistisch signifikante Überlegenheit im Vergleich zum Tamoxifen besitzen. Dabei kann auch von einem nichtsteroidalen (Anastrozol [Arimidex], Letrozol [Femara]) auf einen steroidalen Aromatasehemmstoff (Exemestan [Aromasin]) gewechselt werden.

Hinsichtlich der palliativen zytotoxischen Therapie gilt grundsätzlich, dass bei nicht akut lebensbedrohlicher Erkrankung der Monotherapie zunächst der Vorzug gegeben werden soll. Dabei kann bei Her-2 Überexpression mit Trastuzumab kombiniert werden, insbesondere wenn Taxane eingesetzt werden. Ob bei Krankheitsprogression Trastuzumab beibehalten werden soll, ist Gegenstand klinischer Studien. Die Kombinationstherapie hat ihren Stellenwert bei ausgeprägter tumorassoziierter Symptomatik.

Ein neuer Tyrosin Kinasehemmer ist das Lapatinib (Tykerb). Der Anangiogenese-Wirkstoff Bevacizumab (Avastin) wird ebenfalls zukünftig von großer Bedeutung sein.

Supportive Therapie des Mammakarzinoms

Die supportive Therapie von Mammakarzinompatientinnen spielt eine wesentliche Rolle für den Erhalt der Lebensqualität, aber auch für die Akzeptanz der Therapie (Schwedler u. a., 2006). Während der zytostatischen Therapie ist die Angst vor Alopezie, Nausea und Emesis besonders ausgeprägt. Zur suffizienten antiemetischen Therapie stehen uns mit den Serotonin-Antagonisten potente Medikamente zur Verfügung, die innerhalb der ersten beiden Tage nach der Gabe der Chemotherapie obligat angewendet werden sollten, insbesondere beim Einsatz hochemetogener Substanzkombinationen. Die Effektivität kann durch die zusätzliche Gabe von Cortison verstärkt werden.

Zur Therapie der verzögerten Emesis sollten Dopaminantagonisten eingesetzt werden. Durch den Einsatz neuer Substanzen und dosisintensivierter Therapieschemata spielt die Hämatoxizität eine zunehmende Rolle. Hämatopoetische Wachstumsfaktoren wie G-CSF und Erythropoietin sollten bei entsprechender Risikokonstellation bereits prophylaktisch eingesetzt werden. Beschwerden, die durch Hormonentzug im Rahmen einer endokrinen Therapie entstehen, können durch Clonidin oder nach neueren Daten auch durch Venlaflaxin gemildert werden (Loibl u. a., 2006). Die Gabe von Bisphosphonaten sollte nicht nur bei einer ossären Metastasierung erfolgen, sondern auch bei nachgewiesener Knochendichteminderung, die insbesondere während einer Therapie mit Aromatasehemmstoffen (v. a. bei ungünstiger Anamnese) auftreten kann. Zur prophylaktischen Gabe der Bisphosphonate zur Reduktion der Inzidenz einer ossären, aber auch viszeralen, Metastasierung ist die Datenlage allerdings noch kontrovers.

Komplikationen/ Nebenwirkungen der zytotoxischen Therapie

Der sichere venöse Zugang ist für die Applikation der zytostatischen Substanzen eine Grundvoraussetzung. Dabei sollte eine möglichst kräftige Vene mit einer entsprechend großlumigen Verweilkanüle punktiert und mit entsprechendem Verbandsmaterial fixiert werden, um eine Dislokation während der Infusionsphase und damit die Entstehung eines Paravasates zu vermeiden. Bei schlechten peripheren Venenverhältnissen sollte mit der Patientin ggf. die Implantation eines Portkathetersystems besprochen werden. Aus forensischen Gründen sollte ein entsprechendes Aufklärungsgespräch vor Beginn der zytotoxischen Therapie obligat geführt werden, insbesondere dann, wenn anthrazyklin- (Epirubicin, Doxorubicin) oder taxanhaltige (Paclitaxel, Docetaxel) Substanzen Anwendung finden. Das Auftreten eines Paravasats ist bei sicherer Punktion und einer zügigen Vorinfusion (z.B. mit 250 ml physiologischer Kochsalzlösung) selten. Tritt es jedoch ein, sollte rasch und zielgerichtet behandelt werden. Hier sollte in jeder onkologischen Einheit ein Set bereitstehen, wo entsprechende Medikamente und Antidots, sowie eine substanzspezifische Arbeitsanweisung hinterlegt ist. Ziel ist es, Nekrosenbildungen zu vermeiden, die schlimmstenfalls sogar zur Amputation von Gliedmaßen führen können.

Prognose

Die Prognose des Mammakarzinoms ist stadienabhängig, aber auch von der optimalen operativen und medikamentösen Intervention. Klinisch sind Faktoren wie das Alter, die Tumorgröße, der Nodalbefall, die hormonelle Ansprechbarkeit (definiert durch den immunhistochmischen Nachweis des Östrogen- und Progesteronrezeptors am Tumorgewebe), der Nachweis einer Tumorinvasion in Lymph- oder Blutgefäße, die Expression von Wachstumsfaktorrezeptoren (HER-2), sowie die Abwesenheit von Fernmetastasen für die Prognose der Erkrankung entscheidend. Neuere Verfahren, z.B. die Bestimmung globaler Genexpressionsmuster am Tumorgewebe zur besseren prognostischen Einschätzung sind zwar vielversprechend, aber für den Einsatz in der Routine noch nicht geeignet. Die klinische Einschätzung des individuellen Risikos ist entscheidend für die stadienadaptierte Therapie der Patientin, um eine Über- oder Untertherapie zu vermeiden. Die relative, stadienunabhängige 5-Jahres-Überlebenswahrscheinlichkeit von Mammakarzinompatientinnen wird derzeit mit etwa 78 % angegeben,

wobei sich die Mortalität entsprechend internationaler Trends durch neue Therapieansätze weiterhin reduzieren wird.

Literatur

Arbeitsgemeinschaft Gynäkologische Onkologie – Kommission „Mamma": Diagnostic and treatment of patients with primary and metastatic breast cancer. State of the Art Meeting, Gravenbruch 2006

Blichert-Toft, M. et al: Principles and guidelines for surgeons--management of symptomatic breast cancer. European Society of Surgical Oncology, Eur J Surg Oncol 2 (1997) 101

Kaufmann, M. u.a. (Hrsg.): Aktuelle Empfehlungen der Arbeitsgemeinschaft Gynäkologische Onkologie. Zuckschwerdt, München 2006a

Kaufmann, M. u.a.: Stadienadaptierte Therapie des Mammakarzinoms, Gynäkologe 39 (2006b) 618

Kaufmann, M.: Mammakarzinom – System- und Supportivtherapie. Onkologie 14-16 (2006)

Lexikon der Krankheiten und Untersuchungen. Thieme, Stuttgart 2006

Loibl, S. u.a.: Therapie von Hitzewallungen bei Mammakarzinom-Patientinnen. Frauenarzt, 47 (2006) 1020

Rutgers, EJ (EUSOMA Consensus Group): Quality control in the locoregional treatment of breast cancer. Eur J Cancer 4 (2001) 447

Schulz, K.D., Albert, U.S. (Hrsg.): Stufe –3-Leitlinie Brustkrebs-Früherkennung in Deutschland, Zuckschwerdt, München 2003

Schwedler, K. u.a.: Supportive Therapie zur Chemotherapie beim Mammakarzinom. Gynäkologische Praxis 30 (2006) 83

12.2.2 Pflege bei Mammakarzinom

Andrea Küpper

Das Mammakarzinom stellt die am häufigsten vorkommende Krebserkrankung bei Frauen dar (beta Institut, 2005). Die Diagnosestellung wird von den meisten Betroffenen als existenzielle Lebensbedrohung empfunden und tangiert den physischen (z.B. Schmerz, Körperbildveränderungen, Fatigue), psychischen (z.B. Zukunftsangst, Schlafstörungen, Stimmungsschwankungen) und soziokulturellen/spirituellen (z.B. die Rolle als Frau, die Rolle in der Familie, Sorge um den Arbeitsplatz) Lebensbereich der Betroffenen und deren Angehörigen (Woodcock, 1999). Mit chronisch Krebskranken

umzugehen erfordert daher, den ganzen Menschen auch mit seinem seelischen Befinden und seinen sozialen Beziehungen zu sehen, wenn Stichworte wie „ganzheitliche Sichtweise" und „ganzheitliche Behandlung" nicht hohle Phrasen bleiben sollen (Röttger, 2003).

Die Erkrankung stellt hohe Anforderungen an das behandelnde multidisziplinäre Team und die Zielstellung lautet, ein bestmögliches Behandlungsergebnis zu vertretbaren Kosten zu erreichen, die Verbesserung der Lebensqualität sowie Vermeidung von Versorgungsdefiziten (Sozialgesetzbuch XI, § 4). Hier kann ein gut funktionierendes professionelles Netzwerk enorme Unterstützungsleistungen anbieten. Laut nationalen und internationalen Studien bestehen aber nach wie vor Versorgungsdefizite in der Betreuung von an Brustkrebs erkrankten Frauen, und ein verbessertes Versorgungsangebot zur Erhöhung der Lebensqualität ist unbedingt erstrebenswert (beta Institut, 2005). In dem professionellen Netzwerk haben Pflegende heute einen hohen Stellenwert als die Berufsgruppe, die nachweislich den häufigsten und intensivsten Kontakt zu Patientinnen hat.

In den meisten Fällen kann heute ein kurativer Ansatz bei der Behandlung des Mammakarzinoms verfolgt werden (S. 258). Doch auch in der palliativen Situation, in der die Lebensqualität von Betroffenen und deren Angehörigen im Fokus der Behandelnden sein sollte, gehören Pflegende mit Blick auf das Symptommanagement in die vorderste Reihe des multiprofessionellen/interdisziplinären Teams.

Wenn wir uns am Krankenpflegeprozess orientieren, sieht die Begleitung von an Brustkrebs Erkrankten wie folgt aus:

- Pflegediagnostik, Informationssammlung und Assessment,
- Erfassen von Problemen und Ressourcen,
- Festlegen von Pflegezielen,
- Pflegemaßnahmen planen anhand von Pflegestandards,
- Durchführung und Dokumentation der Pflege,
- Evaluation.

Abschließend wird die Beratung von Patientinnen mit Brustkrebs dargestellt. Eine ausführliche Fallgeschichte im Zusammenhang mit Case Management finden Sie in Kap. 18.3 (S. 401)

12

Pflegediagnostik, Informations- sammlung und Assessment

Der Erstkontakt zu Betroffenen stellt die Basis für eine vertrauensvolle Beziehung dar. Aus diesem Grund sollte ab Diagnosestellung (in der Klinik) ein konkreter Ansprechpartner aus dem Bereich der zuständigen Pflege zur Verfügung stehen (**Abb. 12.8**). Durch die Vorgaben der Deutschen Krebsgesellschaft (DKG) und der Europäischen Gesellschaft für Brusterkrankungen (EUSOMA) wird heute i.d.R. die Diagnose eines Mammakarzinoms nach vorausgegangener Bildgebung (Mammografie und Mammasonografie) durch eine ambulant stattfindende (Stanz)Biopsie ermittelt. In den nächsten Tagen findet dann die Befundbesprechung mit dem behandelnden Arzt wieder ambulant statt. In nur noch seltenen Fällen stellt sich erst intraoperativ die Diagnose heraus.

Da es sich beim Mammakarzinom um ein multidimensionales Krankheitsbild handelt, sollte sich die Informationssammlung nicht nur auf das organische Geschehen beschränken, sondern sowohl physische als auch psychische sowie soziokulturelle/spirituelle Bedürfnisse und Problemlagen der Betroffenen mit einbeziehen. Anhand spezieller Assessmentinstrumente (z.B. die Psychoonkologische Basisdokumentation – gefördert durch die Deutsche Krebshilfe und wissenschaftlich evaluiert – www.po-bado.med.tu-muenchen. de) können neben soziodemografischen und medizinischen Angaben somatische, psychische und zusätzliche Belastungsfaktoren erfasst und visualisiert werden. Soziodemografische Angaben umfassen u.a. das Alter, den Familienstatus und die Arbeitssituation. Bei den medizinischen Angaben sollte erfasst werden, ob es sich um eine Ersterkrankung, ein Rezidiv, eine Remission oder sogar einen

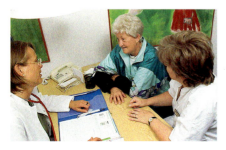

Abb. 12.8 Ab Diagnosestellung sollte in der Klinik ein konkreter Ansprechpartner aus dem Bereich der zuständigen Pflege zur Verfügung stehen.

Zweittumor handelt. Des Weiteren wird die Patientin nach begleitenden relevanten somatischen Erkrankungen befragt und wie sich ihr aktueller Funktionsstatus (Grad der Mobilität) darstellt. Auch mögliche Hilfeleistungen in der Vergangenheit, z.B. eine psychologische Behandlung, sind von Relevanz. Die ermittelten Angaben stellen neben der Notwendigkeit der medizinischen Intervention auch die Pflegediagnosen dar und sind zunächst handlungsleitend, werden im Betreuungsverlauf ständig überwacht und bei Bedarf neu erhoben.

Nach Diagnosestellung entscheidet der behandelnde Arzt in der Befundbesprechung gemeinsam mit der Patientin und nach Möglichkeit dem Partner oder einer Bezugsperson über das weitere therapeutische Vorgehen. Bei diesem Gespräch sollten Pflegende bereits anwesend sein, um im Anschluss daran der Patientin die Möglichkeit zu geben, das Besprochene noch einmal zu reflektieren und Fragen zu den Therapieschritten zu stellen. Dabei können aus pflegerischer Sicht unterstützende Entscheidungshilfen gegeben und weitere Informationen zur aktuellen Lebenssituation der Betroffenen gesammelt werden. Eine erste Einschätzung der Bedürfnisse/Problemlagen erfolgt in diesem Teil des Prozesses. So können zu diesem Zeitpunkt die lebensweltlich-familiäre Situation sowie von der Patientin bereits anderweitig durchlaufene Hilfesysteme analysiert und besprochen werden. Das bereits oben erwähnte Assesmenstinstrument kommt an dieser Stelle das erste Mal zum Einsatz.

In den meisten Fällen ist der erste Behandlungsschritt das operative Vorgehen. Daher sollten die Terminierung zur stationären Aufnahme, das Aufnahmeprozedere sowie die präoperative Vorbereitung ausführlich thematisiert werden. Des Weiteren bestimmt die Patientin ihren Informationsbedarf. Manche Betroffene möchten gerne Schritt für Schritt über die einzelnen Behandlungsstufen aufgeklärt werden, andere wiederum möchten vielleicht zu diesem Zeitpunkt bereits über postoperative Abläufe sprechen, um weiter planen zu können. Die mögliche Dauer des stationären sowie ambulanten Klinikaufenthalts, die Dauer der Arbeitsunfähigkeit, die Dauer des „Ausfalls" in der Familie sowie die weitere Zukunftsplanung sind zentrale Themen. Aber auch bereits im Vorfeld über mögliche Therapieoptionen zu sprechen, de-

ren Abläufe und mögliche Nebenwirkungen, wird von einigen Patientinnen angefragt. Dies hat i.d.R. mit dem Wunsch nach frühzeitigem Auseinandersetzen mit den einzelnen Themen zu tun.

Im Fall der geplanten Mastektomie sollte die bevorstehende Körperbildveränderung behutsam mit der Patientin und nach Möglichkeit auch mit dem Partner besprochen werden, da dieser Therapieschritt eine nachhaltige Kränkung des weiblichen Körperbildes und des Körperempfindens verursacht (S. 209). Im neoadjuvanten Setting stehen die Terminierung einer Chemotherapie und die Aufklärung über deren Wirkung und Nebenwirkungen im Vordergrund.

Erfassen von Problemen und Ressourcen

An dieser Stelle im Pflegeprozess hat v.a. das subjektive Erleben von Patientinnen Priorität. Selbsteinschätzung geht vor Fremdeinschätzung. Die zumeist von den Patientinnen empfundene existenzielle Bedrohung steht im Fokus des multiprofessionellen Teams. Damit einher gehen i.d.R. Empfindungen wie Angst, Stress und Ungewissheit. Hier ist das multiprofessionelle Team gefordert, diesen Belastungen zu begegnen. Aber auch der unweigerlich veränderte Lebensrhythmus der Betroffenen, die Auswirkungen auf Familie und Beruf sowie mögliche Rollenveränderungen und partnerschaftliche Belastungen werden von Betroffenen benannt.

Somatische Belastungen. Im Bereich der somatischen Belastungen ist häufig Erschöpfung/Mattigkeit als erstes Anzeichen der Tumorerkrankung aufgetreten. Schmerzen, Einschränkungen bei den Aktivitäten des täglichen Lebens, Übelkeit und sexuelle Funktionsstörungen treten i.d.R. postoperativ, während einer Chemo- und Strahlentherapie auf, können aber auch im fortgeschrittenen Stadium anhaltende Belastungen sein. Aber auch die Veränderung des Körperbildes durch den Verlust der Brust nach Mastektomie sowie den Verlust der Haare während einer Chemotherapie können somatische Belastungen hervorrufen (S. 210). Ein drohendes oder bereits entstandenes Lymphödem im Arm-, Axillar- und/oder Schlüsselbeinbereich kann ebenfalls in allen Lebensbereichen zu Einschränkungen führen.

12

Psychische Belastungen. Im Bereich der psychischen Belastungen können Schlafstörungen, Stimmungsschwankungen/Verunsicherung, kognitive Einschränkungen v.a. während einer Chemotherapie (z.B. Konzentrations-/Gedächtnisstörung), Hilflosigkeit/Ausgeliefertsein, Angst/Sorgen/Anspannung, Scham/Selbstunsicherheit, Trauer/Niedergeschlagenheit/ Depressivität sowie Wut, Ärger und Schuldgefühle auftreten. Ärger oder Wut über z.B. eine persönlich empfundene Nachlässigkeit des bisher behandelnden Arztes oder aufgrund eigener Nachlässigkeit. Als zusätzliche Belastungsfaktoren können belastende Probleme im Familien- oder Freundeskreis, belastende wirtschaftliche/berufliche Probleme oder aber Probleme aufgrund drohender Pflegebedürftigkeit auftreten. Im nicht operativen Behandlungszeitraum während einer Chemo-, Strahlen-, Antikörper- und/oder Antihormontherapie können in allen Lebensbereichen aufgrund von Nebenwirkungen der Behandlung multiple Probleme auftreten. Diese werden in Kap. 9 genauer beschrieben.

Ressourcen. In allen Lebensbereichen kann der Kontakt zu einer zuständigen Profession im Netzwerk als Ressource hilfreich sein, oder/und auf die Ressource der eigenen sozialen Bindungen zurückgegriffen werden. Weitere Ressourcen können die der Lebensbejahung, der Krisenerfahrung aus anderen Lebenssituationen sowie persönliche Ressourcen sein. Hier wären z.B. Bindungsfähigkeit, Talente, Wissen, Gesundheit, Sensibilität und Hilfe annehmen können zu nennen. Aber auch sozioökonomische Ressourcen wie Arbeitsplatzsicherheit, angemessener Wohnraum und finanzielle Mittel sind an dieser Stelle von Belang (Kleve u.a., 2003). Im gesamten Behandlungsverlauf einen konkreten Ansprechpartner, respektive einen Lotsen an seiner Seite zu wissen, stellt für Betroffene erfahrungsgemäß eine weitere wertvolle Ressource dar. Darüber hinaus sind die positive Gestaltung von Raum und Zeit im Kontakt mit den Patientinnen erstrebenswert. Eine durchgängige Orientierung an den Ressourcen der Patientinnen sowie Empowerment-Haltung ihnen gegenüber gewährleistet Lebensweltorientierung.

Mammakarzinom in der Schwangerschaft. Einen sowohl medizinischen als auch pflegerischen Sonderfall stellt das Mammakarzinom in der Schwangerschaft dar. Auf der einen Seite entsteht neues Leben, auf der anderen Seite herrscht die Bedrohung der eigenen Existenz. In dieser speziellen Situation brauchen betroffene Frauen neben den bisher genannten Unterstützungsleistungen auch die frühzeitige geburtshilfliche Intervention, da es i.d.R. zur vorzeitigen Einleitung der Geburt, oder in der Frühschwangerschaft möglicherweise sogar zum Abbruch kommt. Die damit verbundenen Konsequenzen stellen ein eigenständiges Thema dar und sollen an dieser Stelle nicht näher erläutert werden.

Altersabhängige Probleme. Besonders junge Mammakarzinompatientinnen, die zum Zeitpunkt der Diagnose in keiner festen Partnerschaft leben, meiden häufig neue Kontakte aus Angst vor Intimität und sexueller Nicht-Attraktivität.

Ältere Patientinnen, meist im Rentenalter, die sich vielleicht auf einen ruhigen „Lebensabend" mit ihrem Partner gefreut haben, sind i.d.R. auch zusätzlich durch Begleiterkrankungen eingeschränkt. Geminderte physische und psychische Reserven haben eine geringere Belastbarkeit und Compliance zur Folge. Aus Scham oder Angst vor der Behandlung verstecken sich manche Patientinnen und teilen ihren Angehörigen oder dem Arzt ihre Beschwerden nicht mit. Manchmal ist auch das fehlende soziale Netz der Grund für die Zurückhaltung. Solche Patientinnen kommen dann häufig mit einem exulzerierten Tumor in die Klinik.

Palliativpflege. Im fortgeschrittenen Stadium der Erkrankung ist eine Heilung nicht mehr möglich. Dennoch kann die Erkrankung über mehrere Jahre in einem stabilen Zustand (Remission) gehalten werden. Den Erhalt der Lebensqualität, der Einsatz von supportiven Therapien, aber auch die Kommunikation über Tod und Sterben sind in dieser Erkrankungsphase zentrale Themen.

Festlegen von Pflegezielen

Da in der Praxis für die meisten Betroffenen eine Abwandlung vom Tabuthema „Krebs" stattfindet, sollte nach dem Grundsatz „Wissen macht stark" im Sinne der Patientinnen gehandelt werden. Damit gibt man den Betroffenen die Möglichkeit, sich in ihrer Lebenssituation entsprechend zu positionieren und ihre Autonomie zu bewahren. Durch aktive Teilnahme am Behandlungsprozess erfahren die Patientinnen vermehrt Selbst-

kompetenz und damit psychische Stabilität. Manche Betroffene wird im Verlauf ihrer Erkrankung zur „Expertin" ihrer Erkrankung. Die Zielformulierung sollte spezifisch, messbar, akzeptabel für die Betroffenen, realistisch und terminiert sein. Die Patientinnen definieren ihren Hilfebedarf selbst und legen damit ihre persönlichen Ziele fest. Man kann in Nah- und Fernziele untergliedern.

Neue Perspektiven sollen eröffnet und ggf. Neuorientierungen ermöglicht werden. Pflegeziele beim Mammakarzinom können sein:

– Wissen in allen Bereichen der Behandlung, um Entscheidungen treffen zu können (Wissen um die zur Verfügung stehenden Hilfen im professionellen Netzwerk sowie in der persönlichen Lebenswelt).
– Symptome (z.B. Schmerz, Fatigue, Übelkeit und Erbrechen, Mukositis, usw.) sind soweit gemildert oder unter Kontrolle, dass die Lebensqualität nicht (mehr) darunter leidet. Hier hat die palliative Situation im fortgeschrittenen Stadium der Erkrankung einen besonderen Stellenwert und wird in Kap. 16.2 (S. 359) näher erläutert.

M Der Angst von Betroffenen aus professioneller Sicht zu begegnen, hat auch etwas mit der eigenen Auseinandersetzung mit den Themen Krankheit, Tod und Sterben zu tun. Außerdem sollten professionell Pflegende immer davon ausgehen, dass es im Krankheitsverarbeitungsprozess niemals einen linearen Ablauf geben wird, sondern Höhen und Tiefen normal sind.

Pflegemaßnahmen planen anhand von Pflegestandards

Da Standards von Klinik zu Klinik z.T. variieren, wird im Folgenden ein allgemeiner Überblick zu Maßnahmen, welche von Pflegenden initiiert werden sollten, gegeben.

Hilfe zur Selbsthilfe sollte die Basis der Behandlungsplanung darstellen. Fachpraktische Pflegehandlungen sollten dabei zur Unterstützung dienen:

– prä- und postoperative Versorgung,
– Verbandtechniken (Cave: spezielle Verbandtechniken nach onkoplastischen Rekonstruktionen),

12

– Einleitung von physikalischen Maßnahmen zur Unterstützung der Schulter-Armmobilität der betroffenen Seite,
– allgemeine pflegerische Prophylaxen (Thrombose- und Pneumonieprophylaxe, Infektionsprophylaxe, Blutungsprophylaxe),
– Wundheilungsstörungen erfordern ein individuelles Wundmanagement.

Lymphödemprophylaxe. Bei der Lymphödemprophylaxe ist die Patientin darauf hinzuweisen, dass Blutdruckmessungen und Blutentnahmen an der betroffenen Seite nicht durchgeführt werden dürfen. Weiterhin sollten starke körperliche Belastungen, extreme Temperatureinwirkungen und Verletzungen vermieden werden. Die Vermittlung an einen Lymphdrainagetherapeuten kann hilfreich sein. Um Sekretstau zu vermeiden, aus dem sich Hämatome und Serome entwickeln können, sollte die Kontrolle der Redondrainagen in jeder Schicht einmal erfolgen.

Prothetische Versorgung. Bei Verlust der Brust nach Mastektomie sollte die prothetische Versorgung mit der Patientin besprochen und auf Wunsch zügig eingeleitet werden. Hierzu gehört auch die Aufklärung über Erstversorgung, endgültige Versorgung mittels Silikonbrustprothese und spezieller Bademode **(Abb. 12.9)**. Sogar die Mamille kann auf Wunsch prothetisch ersetzt werden. Teil- und Ausgleichsprothesen nach Brust erhaltender Operation können ebenfalls zur Unterstützung eines guten Körpergefühls und Körperbildes beitragen. Nach primärem oder sekundärem Brustaufbau ist die spezielle Versorgung mit Kompressionslaibchen einzuleiten. Dem Haarverlust kann entsprechend begegnet werden, indem frühzeitig vor Beginn einer Chemotherapie der Kontakt zu einem professionellen Zweithaarspezialisten hergestellt wird.

Sozialrechtliche Beratung. Jeder Patientin sollte im Rahmen ihrer Behandlung eine sozialrechtliche Beratung durch den Krankenhaus-Sozialdienst zukommen. Dies ermöglicht die Wiedereingliederung in Familie und Beruf sowie eine allgemeine Information über den Anspruch auf sozialrechtliche Leistungen (Antrag auf Schwerbehinderung,

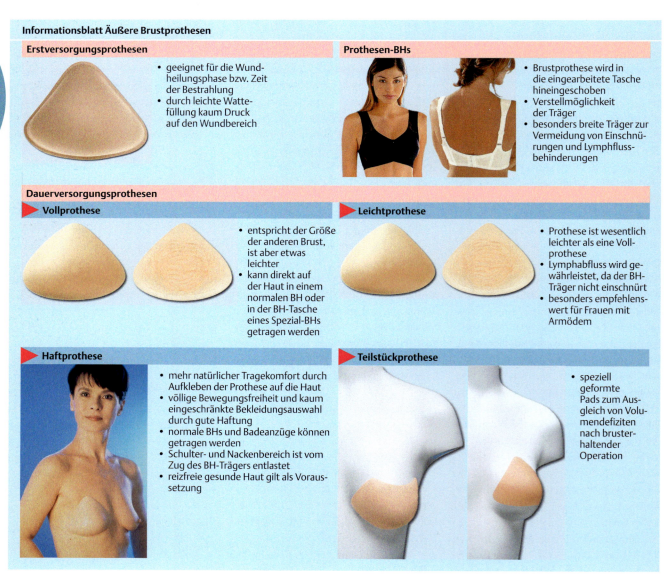

Informationsblatt Äußere Brustprothesen

Erstversorgungsprothesen
- geeignet für die Wundheilungsphase bzw. Zeit der Bestrahlung
- durch leichte Wattefüllung kaum Druck auf den Wundbereich

Prothesen-BHs
- Brustprothese wird in die eingearbeitete Tasche hineingeschoben
- Verstellmöglichkeit der Träger
- besonders breite Träger zur Vermeidung von Einschnürungen und Lymphflussbehinderungen

Dauerversorgungsprothesen

▶ Vollprothese
- entspricht der Größe der anderen Brust, ist aber etwas leichter
- kann direkt auf der Haut in einem normalen BH oder in der BH-Tasche eines Spezial-BHs getragen werden

▶ Leichtprothese
- Prothese ist wesentlich leichter als eine Vollprothese
- Lymphabfluss wird gewährleistet, da der BH-Träger nicht einschnürt
- besonders empfehlenswert für Frauen mit Armödem

▶ Haftprothese
- mehr natürlicher Tragekomfort durch Aufkleben der Prothese auf die Haut
- völlige Bewegungsfreiheit und kaum eingeschränkte Bekleidungsauswahl durch gute Haftung
- normale BHs und Badeanzüge können getragen werden
- Schulter- und Nackenbereich ist vom Zug des BH-Trägers entlastet
- reizfreie gesunde Haut gilt als Voraussetzung

▶ Teilstückprothese
- speziell geformte Pads zum Ausgleich von Volumendefiziten nach brusterhaltender Operation

Abb. 12.9 Es werden verschiedene Brustprothesen angeboten, die an die jeweilig durchgeführte Brustoperation angepasst werden können (Cerkus-Roßmeißl, 2004).

Haushaltshilfen, Rehabilitationsverfahren). Ebenso sollte das Angebot der psychoonkologischen Begleitung sowie der Kontakt zu einer regionalen Selbsthilfegruppe oder einer Krebsberatungsstelle thematisiert werden.

Durchführung und Dokumentation der Pflege

Präoperative Pflegeintervention. Präoperativ sollte eine Aufklärung über das veränderte Aussehen sowohl bei Brust erhaltender Therapie, als auch nach Mastektomie oder Brustrekonstruktion erfolgen. Dies kann u. U. für die Patientinnen Einfluss auf den Entscheidungsprozess haben. In jedem Fall sollte von Seiten der Pflegenden der Trauer um den Verlust des Körperorgans genügend Raum und Zeit gegeben werden. Nach Möglichkeit sollte immer der Partner oder eine Bezugsperson mit einbezogen werden. In dieser Situation ist der Unterstützungsbedarf konkret einzuschätzen. Bei Bedarf sollten Unterstützungsmaßnahmen nach Wunsch der Betroffenen z. B. der Kontakt zu gleich Betroffenen, Anschauungsmedien von operierten Patientinnen oder ein weiteres Gespräch mit dem Operateur (auch plastischem Chirurgen) erfolgen. Nach Mastektomie oder Brustrekonstruktion durch z. B. Haut sparende Mastektomie mit Expanderprotheseneinlage sollte präoperativ die prothetische Versorgung angesprochen, erklärt und postoperativ eingeleitet werden.

Postoperative Pflegeinterventionen. Für den ersten Verbandwechsel postoperativ sollten gemeinsam mit der Patientin feste Absprachen erfolgen. An dieser Stelle sind zeitliche und räumliche Faktoren zu benennen, damit die Patientin sich darauf einstellen kann. Auch hier wäre es sinnvoll, falls von der Patientin gewünscht, wenn der Partner oder eine Bezugsperson anwesend wären. Vielfach besteht bei den Betroffenen jedoch die Sorge, dass der Partner sich aufgrund des veränderten Aussehens abwenden könnte. Dies ist Grund für Pflegende, diesen bedeutsamen Moment, der die realistische Verarbeitung des Körperbildes einleiten kann, sehr einfühlsam und mit Feingefühl vorzubereiten.

Das erste Anfassen der Narbe, das Schauen im Spiegel sind hilfreiche Unterstützungsleistungen auf diesem Weg.

Einbeziehung von Angehörigen. Das Einbeziehen von Angehörigen/einer Bezugsperson in den gesamten Prozess sollte, wenn von der Patientin gewünscht, konsequent verfolgt werden. Die uneingeschränkte Aufmerksamkeit auch aus pflegerischer Sicht sollte auch ihnen gehören, da sie einer Doppelbelastung ausgesetzt sind. Zum einen sind sie Mitbetroffene und zum anderen üben sie eine tragende Rolle, z. B. in der Familienführung aus. Zur Stärkung des sozialen Netzwerkes brauchen auch sie entsprechende Unterstützung in Form von Beratung, Begleitung und Information. Eine spezielle Angehörigengruppe wird oft in psychoonkologischen Praxen angeboten.

Bedeutung der Dokumentation. Die Dokumentation der Pflegemaßnahmen hat einen hohen Stellenwert, da sie allen am Prozess Beteiligten eine Übersicht darüber geben kann, welche Maßnahmen/Hilfen bereits initiiert wurden. Außerdem stellt sie im Zeitalter der German Diagnosis Related Groups (G-DRGs = durchgängiges, leistungsorientiertes und pauschalierendes Vergütungssystem) die Grundlage für die Vergütung der Behandlungskosten dar. Eine spezielle Checkliste kann zur Übersicht und Dokumentation von Interventionen für alle am Prozess Beteiligten nützlich sein.

Evaluation

Gemessen an der Effektivität und der Effizienz der Behandlung findet Evaluation statt. Evaluation sollte in allen Schritten des Prozesses erfolgen (Kleve u. a., 2003). Ständiges Monitoring vermeidet Abweichungen von der Zieldefinition und lässt somit Defizite außen vor. Desintegration und Diskontinuität werden vermieden. Effizient war eine Behandlung, wenn sie zu vertretbaren Kosten erfolgt ist, wenn z. B. Drehtüreinweisungen vermieden werden konnten. Die Effektivität der Behandlung wird medizinisch, aber auch durch die Betroffenen definiert. Somit ist aus Patientinnensicht eine Behandlung effektiv

gewesen, wenn die von den Patientinnen benannten Ziele erreicht wurden.

Beratung

Beratung nimmt in der Krankenpflege einen immer größer werdenden Stellenwert ein. Es bewährt sich in der Praxis, wenn ein konkreter Ansprechpartner entlang des gesamten Behandlungsverlaufes zur Verfügung steht. Diese konstante Leistung führt u. a. zur Realisierung der Ziele und damit zur Steigerung der Lebensqualität von Betroffenen. Das Feedback in das multidisziplinäre Team führt langfristig zu einem verbesserten Verlauf.

Beratungsinhalte beim Mammakarzinom sind neben den bisher erwähnten Schwerpunktthemen: Mit Kindern verschiedener Altersstufen über die Erkrankung der Mutter reden, die Aufklärung aus pflegerischer Sicht über die verschiedenen Therapieoptionen und das Staging, Ernährung, Sport, Sexualität, komplementäre Methoden, Tanztherapie, Kunsttherapie, Kosmetikseminare, Nachsorge und Präventionsberatung (Primär- und Sekundärprävention, Selbstuntersuchung der Brust). Bereitstellen von krankheitsspezifischem Informationsmaterial.

Literatur

beta Institut: Kurzfassung des Studienberichts zum Projekt Mamma Netz. URL: http://www.beta-institut.de/download/mammanetz-kurzbericht.pdf. (27.08.2006)

Cerkus-Roßmeißl, A.: Pflege von Frauen in der Gynäkologie und Geburtshilfe. In: Kellnauser, E. u. a. (Hrsg.): Thiemes Pflege, 10. Aufl. Thieme 2004

Kleve, H. u. a.: Systemisches Case Management. Dr. Heinz Kersting Verlag, Aachen 2003

Röttger, K.: Psychosoziale Onkologie für Pflegende. Schlütersche, Hannover 2003

Sozialgesetzbuch (SGB), 31. Aufl. Deutscher Taschenbuch Verlag GmbH & Co. KG, München 2004

Woodcock, J., Das Körperbild aus onkologischer Sicht. In: Salter, M.: Körperbild und Körperbildstörungen. Ullstein Medical, Wiesbaden 1999

12

12.3 Gastrointestinale Tumoren

12.3.1 Medizin

Werner Hohenberger, Stefan Heuer

Gastrointestinale Tumoren, die des Ösophagus eingeschlossen, machen mit einer Inzidenz (Neuerkrankungen pro 100 000 der Bevölkerung pro Jahr) von etwa 100 in Deutschland die größte Gruppe bösartiger Tumoren aus. Mit Abstand am häufigsten sind hierbei die Karzinome, welche von den Epithelien ausgehen (Tab. 12.5). Andere Tumorentitäten, wie Lymphome, gastrointestinale Stromatumoren oder Sarkome dürften allenfalls 3 % ausmachen.

Die Behandlung der gastrointestinalen Malignome hat sich in den letzten 20 Jahren insofern ganz entscheidend geändert, da sich zwischenzeitlich auch die Strahlen- und systemische Therapie (bei der nach wie vor neben der zunehmenden Anwendung von Antikörpern und den sog. kleinen Molekülen die Behandlung mit Zytostatika ganz im Vordergrund steht, S. 118) inzwischen als sehr effektiv erwiesen hat. Nach wie vor aber ist in den allermeisten Fällen auch im Rahmen dieser multimodalen Therapiekonzepte die chirurgische Entfernung des Primärtumors mit seinen Lymphabstromgebieten und von entfernbaren Metastasen unabdingbare Voraussetzung für Heilung. Dies gilt inzwischen allerdings nicht mehr für alle Tumorentitäten, wobei sich deren Anteil wahrscheinlich in Zukunft erhöhen wird. Bereits etabliert hat sich die Radiochemotherapie als alleinige Behandlung beim Analkarzinom, bei dem sich inzwischen für etwa 85 % der Betroffenen die früher obligate Rektumexstirpation erübrigt.

Die häufigsten Tumorentitäten sollen im Folgenden näher dargestellt werden.

Kolorektale Karzinome

Inzidenz und Vorsorgeuntersuchung

Das derzeit häufigste gastrointestinale Malignom ist sowohl beim Mann wie auch bei der Frau das kolorektale Karzinom mit geschätzten 55.000 Neuerkrankungen pro Jahr in Deutschland. Hiervon machen etwa 40 % die Rektumkarzinome aus. In den letzten 25 Jahren hat sich die Inzidenz der Kolonkarzinome verdoppelt, die der Rektumkarzinome

Tab. 12.5 Inzidenz und Mortalität der häufigsten gastrointestinalen Karzinome (BRD 1972-2002, Robert-Koch-Institut)

	Inzidenz		Mortalität	
	Männer	Frauen	Männer	Frauen
Darm	72,9	50,1	29,0	18,3
Magen	23,2	11,5	13,8	7,4
Speiseröhre	7,7	1,7	7,3	1,6
Pankreas	12,5	8,8	12,6	8,8

hat um 50 % zugenommen (RKI). Wegen ihrer hohen Inzidenz sind Vorsorgeuntersuchungen zu empfehlen, welche auch von den gesetzlichen Krankenkassen ab dem 50. Lebensjahr erstattet werden.

Da ab dem 55. Lebensjahr die Inzidenz dieser Tumore steil ansteigt, sollte die Vorsorge 5 Jahre zuvor, entweder durch jährliche Hämokulttest oder ab dem 55. Lebensjahr durch die vollständige Koloskopie erfolgen. Bei sporadischen Karzinomen und unauffälligem Befund sollte diese alle 10 Jahre wiederholt werden.

Allerdings werden durch geringe Teilnahme an Vorsorgeuntersuchungen derzeit lediglich etwa 15 % dieser Karzinome durch Vor- oder Nachsorgeuntersuchungen erfasst (Patientendaten der Chirurgischen Universitätsklinik der FAU). Dies ist umso bedauerlicher, da etwa 90 % aller kolorektaler Karzinome aus gutartigen Adenomen hervorgehen, durch deren meist einfache endoskopische Entfernung die Karzinomentwicklung verhindert werden kann.

Ursachen

In etwa 10 % liegt ein molekulargenetisch definiertes erbliches Karzinom vor (Lee, 2001; Balaguer, 2007):
– familiäre Adenomatose,
– heriditäres, nicht polypöses kolorektales Karzinom (HNPCC),
– die sog. MYH-Mutation.
Bei Genträgern mit Veranlagung für diese Karzinome muss die Vorsorgeuntersuchung u. U. schon vor dem 20. Lebensjahr mit kürzeren Intervallen erfolgen.

Etwa weitere 15 % der Mast- und Dickdarmkarzinome treten ohne bisher nachgewiesenen Gendefekt ebenfalls familiär

gehäuft auf, wobei das Risiko an diesem Karzinom zu erkranken bei deren Nachfahren bis um das Vierfache gegenüber der Normalbevölkerung ansteigt. In diesen Fällen empfiehlt es sich, die Vorsorge 10 Jahre vor der Tumormanifestation des betroffenen Verwandten zu beginnen.

Symptome

Häufigste Symptome kolorektaler Karzinome sind beim Rektumkarzinom mit dem Auge erkennbare Blutbeimengen zum Stuhl sowie Veränderungen der Stuhlgewohnheit.

M Die Diagnose von „Hämorrhoiden" als häufigste Fehldiagnose sollte deshalb in den gefährdeten Altersgruppen erst nach Ausschluss eines kolorektalen Karzinomes gestellt werden!

Rechtsseitige Kolonkarzinome führen nicht selten v.a. bei älteren Menschen zu einer Anämie, die nicht immer mit teerähnlichem Stuhl verbunden sein muss.

Diagnose

Im Falle des Verdachts erfolgt die Diagnose durch die Spiegelung des **gesamten** Dickdarms. Ist diese aufgrund eines hochgradig stenosierenden Karzinoms präoperativ nicht möglich, muss sie in den ersten 3 Monaten nach der Operation nachgeholt werden, da in bis zu 5 % mit synchronen Zweitkarzinomen zu rechnen ist und diese bei der Operation häufig nicht zu erfassen sind.

Zum Zeitpunkt der Diagnose weisen etwa 20 % der Betroffenen Fernmetastasen auf, hierbei ganz überwiegend in der Leber (Patientendaten der Chirurgischen Universitätsklinik der FAU). Trotzdem hat auch ein Teil

12

dieser Patienten Aussicht auf Heilung, wenn nämlich auch diese Metastasen, u.U. durch vorgeschaltete Chemotherapie, im Gesunden entfernt werden können.

Therapie

Die operative Behandlung kolorektaler Karzinome erfolgt durch die Resektion des Primärtumors unter Einschluss der regionären Lymphknoten, auch wenn diese nicht befallen sind. Diese Lymphknoten folgen den Arterien, welche den betroffenen Darmabschnitt versorgen. Da die Prognose mit der Qualität, v.a. der Lymphknotendissektion korreliert, ist eine tatsächlich zentrale Unterbindung der versorgenden Arterien eine wichtige Voraussetzung für qualitätsorientierte chirurgische Therapie.

Da diese Operationstechnik derzeit auch in Deutschland nur teilweise konsequent umgesetzt wird, gibt es nach wie vor stark unterschiedliche Langzeitergebnisse bezogen auf Lokalrezidive und Heilungsraten zwischen verschiedenen Chirurgen und Kliniken (**Tab. 12.6**).

Kolonkarzinome. Die Wahrung dieser Anforderungen bedingt z.B. im Falle eines Karzinoms an der rechten Kolonflexur aufgrund der potenziellen Lymphabstromwege die zentrale Durchtrennung der A. ileocolica und der A. colica media (die A. colica dextra fehlt meistens). Hieraus ergibt sich eine Durchtrennung des Dünndarms etwa 10 cm proximal der Bauhin'schen Klappe und des Colon transversum nahe der linken Flexur (**Abb. 12.10**).

Karzinome an den Kolonflexuren und im Colon transversum weisen einen bidirektionalen Lymphabstrom hin zu den Gefäßen

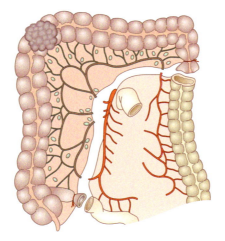

Abb. 12.10 Erweiterte Hemikolektomie rechts.

aus, die sowohl aus der Arteria mesenterica superior wie auch aus der A. mesenterica inferior kommen, sodass bei dieser Tumorlokalisation die Resektion entsprechend nach beiden Seiten ausgedehnt werden muss.

Rektumkarzinom. Beim Rektumkarzinom stellt sich v.a. die Frage des Kontinenzerhalts und die Notwendigkeit einer neoadjuvanten Strahlentherapie, die hierzulande inzwischen ganz überwiegend mit Chemotherapie kombiniert wird. Diese Maßnahme erfolgt, um das ehemals hohe lokoregionäre Rezidivrisiko der Rektumkarzinome zu senken. Dieses Risiko sollte mittlerweile um 10% oder darunter liegen.

Sehr frühe Karzinome mit sehr geringem Risiko der lymphogenen Metastasierung können auch durch alleinige lokale Exzision der Rektumwand, manchmal auch durch Polypektomie angemessen behandelt werden (Hermanek, 1983). Alle übrigen Karzinome bedürfen einer sog. radikalen Operation, wo-

mit lediglich die adäquate Entfernung des Lymphabstromes gemeint ist. Dies geschieht durch die sog. partielle oder totale mesorektale Exzision mit zentraler Durchtrennung der A. mesenterica inferior. Bei etwa 15-20% aller Patienten mit einem Rektumkarzinom ist aufgrund der Infiltration des muskulären Beckenbodens bzw. der Linea dentata eine Rektumexstirpation erforderlich (Patientendaten der Chirurgischen Universitätsklinik der FAU). Die ganz überwiegende Mehrheit der Patienten kann jedoch kontinenzerhaltend durch eine (tiefe) anteriore Rektumresektion operiert werden, wobei manchmal bei sehr tief liegenden Karzinomen zusätzlich von transanal her operiert werden muss (sog. abdominoperanale intersphinktäre Rektumresektion). Bei tiefen Karzinomen muss auch im Falle des grundsätzlichen Sphinktererhaltes zunächst für etwa 3 Monate ein protektives Stoma (die meisten Chirurgen bevorzugen ein Ileostoma (S. 276) gegenüber einem Transversostoma) vorgeschaltet werden, um das ansonsten nicht kalkulierbare Risiko einer Anastomoseninsuffizienz um 15% mit potenziell folgender tödlicher Peritonitis zu verhindern. So erreichen sehr erfahrene Chirurgen Insuffizienzraten in langen Serien um 2% oder sogar darunter.

Prognose

Die Prognose des Kolonkarzinoms ist i.A. etwa 5 – 10% besser als diejenige des Rektumkarzinoms. Für alle Patienten mit einem diagnostizierten Kolonkarzinom liegt die 5-Jahresüberlebensrate bei 40%, wobei etwa nach wie vor 5% aller zugewiesenen Patienten aufgrund des weit fortgeschrittenen Tumorleidens nicht mehr operabel sind. Wurde der Tumor im Gesunden ohne verbleibenden Tumor (R0) entfernt, so verbessert sich die 5-Jahresüberlebensrate auf 80-85% (Weber, 2003). Der Nachweis von Lymphknotenmetastasen verschlechtert diese Prognose trotz einer R0-Resektion, weswegen in solchen Fällen eine postoperative, sog. adjuvante Chemotherapie über ein halbes Jahr hinweg mit 5 Fluoracyl in Kombination mit weiteren Substanzen erfolgen sollte. Damit kann die Langzeitprognose um etwa 10% - 15% verbessert werden.

Ähnliche Überlebensraten werden mittlerweile in Zentren auch für das Rektumkarzinom erreicht, wobei dort das Risiko lokaler Rezidive trotz der Entfernung des Tumors

Tab. 12.6 Unterschiede der 5-Jahresüberlebensraten nach chirurgischer Behandlung des Kolonkarzinoms

	SGKRK-Studie (Studiengruppe Kolorektales Karzinom, 1994) (alterskorrigiert)		ERCRC (Erlanger Register Colorektaler Carcinome) (tumorbezogen, keine adjuvante Therapie)	
	alle Kliniken	Klinikvariation	Alle	bester Operateur
UICC-Stadium I	100%	100%	95,5%	100%
UICC-Stadium II	88,3%	51-100%	90,4%	96,7%
UICC-Stadium III	56,6%	34-71%	72,2%	80,4%
R0 (ohne verbleibenden Tumor) alle Stadien	80,9%	46-88%	86,6%	93,6%

12

im Gesunden bei dieser Lokalisation erhöht ist, sodass mittlerweile bei wandüberschreitenden Karzinomen oder bei Nachweis von Lymphknotenmetastasen vorzugsweise eine neoadjuvante Strahlentherapie erfolgt, welche auch bei primärer Unterschätzung der Tumorausbreitung nachgeschaltet durchgeführt werden kann. Allerdings sind dann die Nebenwirkungen der Strahlentherapie erhöht.

Pankreaskarzinom

Das dritthäufigste Karzinom des Gastrointestinaltraktes ist das Pankreaskarzinom. Diese Tumorentität nimmt in den letzten Jahren in Deutschland v.a. bei Frauen stetig zu, wobei derzeit mit ca. 10 Neuerkrankungen pro Jahr gerechnet wird. Als Ursache für das Pankreaskarzinom wird v.a. das Rauchen, übermäßiger Alkoholgenuss, sowie der Verzehr von tierischen Fetten und Übergewicht verantwortlich gemacht. Bei diesem Tumortyp gibt es vererbte Formen, welche jedoch sehr viel seltener als beim kolorektalen Karzinom sind. Auch beim Pankreaskarzinom gibt es benigne Vorstufen in Form der pankreatischen intraduktalen Neoplasie, welche allerdings der frühen Erfassung sehr viel schlechter zugänglich sind als beim kolorektalen Karzinom. Deshalb werden fast alle Pankreaskarzinome immer noch durch das Auftreten von Symptomen erkannt. Im Vordergrund steht hierbei der schmerzlose Ikterus. Auch ein plötzlich auftretender Diabetes oder Rückenschmerzen sind Hinweise auf ein Pankreaskarzinom.

Die meisten dieser Karzinome entstehen im Bauchspeicheldrüsenkopf und sind histologisch überwiegend sog. duktale Adenokarzinome (Gudjonsson, 1987). In 15 % zeigen sich Tumortypen mit z. T. deutlich besserer Prognose. Hierzu gehören i. A. die sog. endokrinen Karzinome oder auch die Zystadenokarzinome. Die Mehrzahl der endokrinen Karzinome ist hormonell nicht aktiv und führt deshalb nur in manchen Fällen z. B. zu einer Hypoglykämie (Inselzellkarzinom).

Diagnose

Die Diagnose eines Pankreaskarzinoms ist zunächst zu unterstellen, wenn im Computertomogramm ein Tumor gefunden wird, nachdem eine schmerzlose Gelbsucht oder Schmerzen aufgetreten sind (Abb. 12.11).

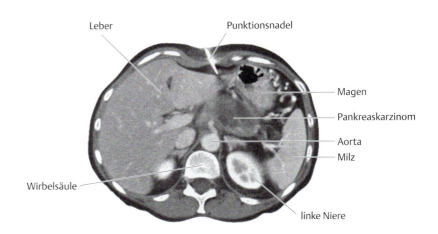

Abb. 12.11 CT Schnittbild mit Kontrastmittel, sichtbar sind Pankreasschwanz mit Karzinom (dunklere Areale) Wirbelsäule, Leber. Die helle längliche Struktur ventral oberhalb vom Karzinom ist die angeschnittene Punktionsnadel. Das bedeutet hier erfolgte die histologische Sicherung des Karzinomverdachts um eine Radiochemotherapie durchzuführen.

Therapie

Häufig werden beim Pankreaskarzinom neben dem dann sichtbaren Tumor auch bereits Lebermetastasen oder eine Peritonealkarzinose gefunden. Deshalb können nur etwa 20 % aller duktaler Pankreaskarzinome reseziert werden und ein Teil davon erst durch eine vorgeschaltete Radiochemotherapie.

Falls eine Resektion des Tumors im Gesunden möglich ist, erfolgt die operative Behandlung bei der Lokalisation im Pankreaskopf durch die sog. partielle Duodenopankreatektomie (Whipple'sche Operation), wobei das gesamte Duodenum mit dem Pankreaskopf und einem kurzstreckigen Anteil des proximalen Jejunums zusammen mit den regionären Lymphknoten einschließlich der Gallenblase und dem Großteil des Gallenganges (Ductus hepatocholedochus) entfernt werden (Abb. 12.12). Der Erhalt des Pylorus und damit der Verzicht auf eine Magenresektion führen zu gleichwertigen onkologischen Ergebnissen, allerdings nicht selten verbunden mit einer Verzögerung der Magenentleerung postoperativ (Yeo, 1995). Die Rekonstruktion erfolgt durch Anastomosierung des proximalen Jejunums mit dem Pankreasrest, anschließend dem Hauptgallengang und dem Magen bzw. ggf. mit dem Rest eines kleinen verbliebenen Zwölffingerdarmanteils.

Die Mehrzahl aller Patienten mit einem Pankreaskarzinom ist jedoch bereits zum Zeitpunkt der Diagnose nicht mehr heilbar. In diesen Fällen erfolgt die Behandlung v.a. durch Sicherstellung des Galleabflusses (Choledochusstent) und in den meisten Fällen einer systemischen palliativen Chemotherapie basierend auf Gemcytabine. Bei ausschließlich lokoregionärer Inoperabilität ohne Fernmetastasierung ist oft die Radiochemotherapie die beste palliative Maßnahme.

Prognose

Aufgrund der Tatsache, dass nur ein kleiner Teil der Patienten mit einem Pankreaskarzinom durch Resektion des Tumors im Gesunden behandelt werden kann, ist die Prognose

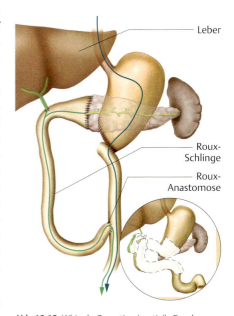

Abb. 12.12 Whipple-Operation (partielle Duodenopankreatektomie). Die Kontinuität wird wiederhergestellt durch Anastomosierung von Pankreasrest, Ductus hepaticus und Magen an eine Dünndarmschlinge. Im kleinen Bild sind die entfernten Organe ohne Farbe dargestellt.

insgesamt unbefriedigend. Schätzungsweise lediglich 2-5% aller Patienten mit der Diagnose eines Pankreaskarzinoms leben noch nach 5 Jahren. Im Allgemeinen haben im Falle eines duktalen Karzinoms nur Patienten ohne Lymphknotenmetastasen und Entfernung des Primärtumors im Gesunden Aussicht auf Heilung. In diesem Falle kann eine 5-Jahresüberlebensrate bis zu 40% erwartet werden.

Ösophaguskarzinom

Die Inzidenz des Ösophaguskarzinoms liegt in Deutschland bei etwa 5 pro 100.000 pro Jahr (RKI). Grundsätzlich ist es aus ätiologischen aber auch prognostischen Gründen wichtig, zwischen den beiden Tumorentitäten, nämlich dem Plattenepithel- und dem Adenokarzinom (= Barrett-Karzinom) zu unterscheiden.

Plattenepithelkarzinome. Sie treten im gesamten Ösophagus auf, hierbei aber häufiger im unteren als im oberen Abschnitt. In Deutschland ist die Verbindung von Rauchen und hochkonzentriertem Alkohol die häufigste Ursache. Daneben können Plattenepithelkarzinome aber auch mehrere Jahre nach bougierungspflichtigen Verätzungen oder auch der hochgradigen Achalasie auftreten. Aufgrund der Ätiologie weisen diese Patienten auch weitere Gesundheitsrisiken wie eine chronisch obstruktive Lungenerkrankung, Leberzirrhose, koronare Herzkrankheit und periphere arterielle Verschlusskrankheit auf. Zudem entwickeln diese Patienten häufiger Zweitkarzinome in der Lunge und dem Oropharynx. Deshalb ist bei diesen Patienten neben der örtlichen Resektabilität auch die allgemeine Operabilität zu prüfen. Dies ist deshalb besonders wichtig, da die Resektion eines Ösophaguskarzinoms der den Patienten am meisten belastende Eingriff überhaupt ist.

Adenokarzinom. Die Ätiologie des Adenokarzinomes ist der jahrelange chronische Reflux von mit Galle vermischtem Magensaft. Diese Karzinome entwickeln sich über eine Umwandlung des Plattenepithels des Ösophagus in ein zylindrisches Epithel des unteren Ösophagus (Barrettschleimhaut). Allerdings entwickelt sich in weniger als 5% aus diesem Barrettepithel schließlich ein Karzinom (Barrettkarzinom). Aufgrund der Ätiologie liegen diese Karzinome fast durchweg im unteren Ösophagusdrittel.

Diagnose

Zielführende Untersuchung beim V.a. Ösophaguskarzinom ist die Ösophagogastroskopie. Zur Beurteilung der lokalen Operabilität erfolgt die Computertomografie des Thorax und des Abdomens, da diese Karzinome auch bei Lokalisation am oberen Ösophagus Lymphknotenmetastasen entlang der kleinen Magenkurvatur hin zum Abstromgebiet entlang der A. gastrica sinistra und am Truncus coelicus setzen können.

Therapie

Etwas mehr als die Hälfte aller Ösophaguskarzinome sind primär im Gesunden entfernbar. Im Falle des Verdachtes auf Lymphknotenmetastasen oder fraglicher Resektabilität im Gesunden wird auch bei anschließend geplanter Resektion inzwischen die neoadjuvante Radiochemotherapie empfohlen. Diese erhöht allerdings die Rate postoperativer Komplikationen, v.a. in Bezug auf Anastomoseninsuffizienzen und respiratorische Insuffizienz. Eine sehr sorgfältige Planung des Strahlenfeldes unter Schonung der Lungen ist deshalb sehr wichtig.

Sehr frühe Ösophaguskarzinome mit Beschränkung auf die Schleimhaut (sog. Mukosakarzinome) können auch durch endoskopische lokale Abtragung (sog. submuköse Dissektion) mit Aussicht auf Heilung entfernt werden. Auch für dieses Vorgehen ist eine besondere Erfahrung in der operativen Endoskopie erforderlich.

Für die meisten Tumore ist jedoch eine sog. **radikale Resektion** möglich, d.h. Entfernung des Primärtumors unter Einschluss der Lymphabstrombahnen. Diese ist jedoch beim Ösophaguskarzinom sehr umfangreich und komplex. Gründe dafür sind zum einen die sehr frühzeitige und umfängliche Metastasierung in die regionären Lymphknoten. Bereits submuköse Karzinome weisen in bis zu etwa 25% Lymphknotenmetastasen auf. Zudem können Karzinome im oberen thorakalen Anteil der Speiseröhre auch in Lymphknoten entlang der kleinen Magenkurvatur bis hin zum Truncus coeliacus metastasieren. Umgekehrt findet man nicht selten bei kardianahen Ösophaguskarzinomen Lymphknotenmetastasen am Abgang des rechten Nervus recurrens und damit hoch oben im Thorax über der Arteria subclavia. Damit erstreckt sich die Lymphknotendissektion von der oberen Thoraxapertur durch das

gesamte hintere und teilweise vordere Mediastinum bis in den Oberbauch hinein.

Der am häufigsten benutzte Zugangsweg zur operativen Behandlung des Ösophaguskarzinoms erfolgt sowohl durch die Bauchhöhle wie auch durch den rechtsseitigen Thorax hindurch (abdomino-rechts-thorakale Resektion). Bei zervikalen Karzinomen ist zudem noch eine weitere Inzision am Hals erforderlich.

Die operative Behandlung erfolgt somit durch die weitestgehende Resektion des Ösophagus unter en bloc-Resektion der genanten regionären Lymphknoten. Hierbei wird auch die Kardia des Magens mit in die Resektion einbezogen, um auch entlang der kleinen Magenkurvtur die potenziell befallenen Lymphknoten adäquat zu entfernen. Mit dieser Resektion wird zugleich der Magen entlang der großen Kurvatur schlauchförmig konstruiert und als Ösophagusersatz i.d.R. im früheren Ösophagusbett bis in die Pleurakuppel hochgezogen und i.d.R. durch Stapler-Anastomose mit dem verbleibenden Ösophagusrest verbunden .

Wurden Anteile des Magens bereits bei früheren Operationen entfernt, was aufgrund des Rückgangs des benignen Magenulkus immer seltener wird, muss als Ösophagusersatz das gefäßgestielte Kolon verwendet werden, wobei sowohl auf das rechte, das Quer- oder

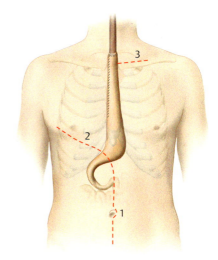

Abb. 12.13 Der am häufigsten benutzte Zugangsweg zur operativen Behandlung des Ösophaguskarzinoms erfolgt sowohl durch die Bauchhöhle (1) wie auch durch den rechtsseitigen Thorax (2) hindurch (abdomino-rechts-thorakale Resektion). Der zusätzliche Schnitt am Hals (3) ist nur bei Karzinomen im halsnahen Speiseröhrenabschnitt erforderlich, um den Ösophagusstumpf und den hochgezogenen Magen zu verbinden.

12

auch auf das linke Kolon zurückgegriffen werden kann.

Die Operationsletalität ist bei der operativen Behandlung des Ösophaguskarzinoms im Vergleich zu den anderen Organtumoren am höchsten und bewegt sich nach wie vor um 5% und auch darüber. Die häufigsten Todesursachen sind hierbei die Anastomoseninsuffizienz mit einer Häufigkeit um 10%, welche v. a. bei vorbestrahlten Patienten gehäuft auftritt sowie die postoperative respiratorische Insuffizienz.

Prognose

Die 5-Jahresüberlebensrate des kurativ resezierten Ösophaguskarzinoms liegt etwa zwischen 50% und 60% und ist beim Plattenepithelkarzinom etwas besser als beim Adenomkarzinom. Sind keine Lymphknoten befallen, so erhöht sich die 5-Jahresüberlebensrate auf etwa 70%. Im Falle von nachgewiesenen Lymphknotenmetastasen wird deshalb die postoperative adjuvante Chemotherapie diskutiert.

Magenkarzinom

Die Inzidenz des Magenkarzinoms hat in den letzten 50 Jahren erfreulicherweise stark abgenommen. Sie ist wahrscheinlich v. a. durch die Einführung des Kühlschranks und damit dem Rückgang geräucherter und gepökelter Lebensmittel als Träger kanzerogener Nitrosamine verursacht. So liegt derzeit die Inzidenz des Magenkarzinoms zwischen 15 und 20 Neuerkrankungen pro 100.000 im Jahr. Zudem konnte Helicobacter pylori als weitere wesentliche Ursache des Magenkarzinoms identifiziert werden, sodass durch dessen Ausrottung zukünftig mit einer weiteren Abnahme des Magenkarzinoms gerechnet werden darf.

Nur etwa 5% bis 10% aller Magenkarzinome werden hierzulande in einem sehr frühen Stadium, den sog. Frühkarzinomen mit Beschränkungen auf Mukosa oder Submukosa entdeckt. Die Symptome des fortgeschrittenen Magenkarzinoms hängen von seiner Lage im Magen ab. Solche am Mageneingang (Kardiakarzinome) führen zur Dysphagie. Stenosierende Tumore am Magenausgang zur Magenentleerungsstörung mit entsprechenden Symptomen. Ein häufiges Symptom ist der Gewichtsverlust.

Diagnose

Die Diagnose erfolgt wiederum ausschließlich durch die Endoskopie. Anhand der Biopsie wird die Diagnose und auch der Tumortyp festgelegt, wobei insbesondere klinisch die Entscheidung zwischen dem mehr unscharf begrenzt wachsenden und häufiger lymphogen metastasierenden und mit einer Peritonealkarzinose verbundenen **diffusen** Typ von dem eher lokalisiert wachsenden, andererseits aber häufiger zu Lebermetastasen führenden **intestinalen** Typ zu unterscheiden ist. Das Ausmaß der Resektion hängt aufgrund der unterschiedlich erforderlichen Sicherheitsabstände ebenfalls von diesem Tumortyp ab.

Therapie

Nach gesicherter Diagnose erfolgt das weitere Staging v. a. durch die Computertomografie des Abdomens mit der Suche nach regionären Lymphknotenmetastasen oder Aszites als Ausdruck einer Peritonealkarzinose. Im letzteren Falle führt die primäre operative Entfernung fast immer zu einem auch klinisch manifesten Tumorrezidiv innerhalb der nächsten 4 – 6 Monate, weswegen in dieser Situation die primäre Operation gegenüber palliativen Maßnahmen wie Chemotherapie oder parenteraler Port-Ernährung zurücktritt. Deshalb wird auch beim Magenkarzinom mit primär nicht oder fraglich resektablem Karzinom, offensichtlichen Lymphknotenmetastasen oder ausgedehnter Infiltration der Umgebung zunehmend durch Chemotherapie oder auch wiederum durch Radiochemotherapie vorbehandelt.

In den letzten Jahren hat der Anteil der proximalen Magenkarzinome zugenommen. Bei dieser Lokalisation muss neben dem gesamten Magen auch der distale Anteil des Ösophagus mitreseziert werden, wobei dann das Zwerchfell vom Hiatus oesophagei aus gespalten wird, um Zugang zum unteren Mediastinum zu erhalten. Damit kann mit ausreichendem Sicherheitsabstand der untere Anteil der Speiseröhre reseziert werden, eingeschlossen die hier liegenden regionären Lymphknoten. Die anschließende Rekonstruktion erfolgt mit einer sog. Roux'schen Dünndarmschlinge, welche eine Länge von mindestens 40cm aufweisen muss, um den ansonsten häufigen Reflux von Pankreassekret und Galle in den verbliebenen Ösophagus zu vermeiden (**Abb. 12.14**). Dies führte

fast immer zu schwersten Entzündungen der Speiseröhre, mit der Folge heftigster Schmerzen beim Schlucken.

Bei zunehmender Lage des Karzinoms Richtung Antrum, insbesondere beim intestinalen Typ kann ein Teil des Magens verbleiben, was mit einer deutlich besseren Lebensqualität verbunden ist. Immer ist aber auch damit die Dissektion der regionären Lymphknoten entlang der A. hepatica communis, A. lienalis und um den Truncus coeliacus herum einzubeziehen (sog. D 2-Dissektion). Nur bei sehr frühen Karzinomen (kleiner als 2cm Durchmesser, auf die Mukosa beschränkt mit guter Differenzierung), kann auch eine lokale Exzision oder auch Mukosadissektion auf endoskopischem Wege durchgeführt werden.

Prognose

Etwa 30% aller Patienten kommen nach wie vor mit einem weit fortgeschrittenen metastasierten Tumorleiden zum Arzt. Die mediane Überlebenszeit dieser Patienten, auch mit palliativer Chemotherapie liegt bei etwa 5 – 8 Monaten. Kann eine sog. R0-Resektion ohne verbleibenden Residualtumor durchgeführt werden, liegt die 5-Jahresüberlebensrate insgesamt bei 60%. Sind keine Lymphknoten befallen, erhöht sich diese auf 70%. Die sog. Magenfrühkarzinome weisen eine deutlich bessere Prognose auf mit insgesamt einer 5-Jahresüberlebensrate von über 80%.

Vor allem Patienten mit einer totalen Gastrektomie haben im ersten postoperativen Jahr gewisse Ernährungsprobleme, insofern als sie häufiger essen müssen, manchmal sogar keinen Hunger verspüren und nur kleine Mahlzeiten zu sich nehmen können. Bei manchen treten auch Milchunverträglichkeiten oder Abneigung gegen andere Speisen

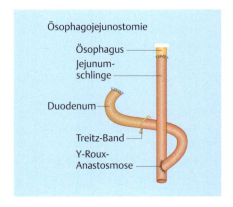

Abb. 12.14 Nachdem der Magen entfernt ist, wird eine Jejunumschlinge zum Ösophagus hochgezogen.

auf. Dies führt bei diesen Patienten häufig zu einem postoperativen Gewichtsverlust, der sich über mehrere Monate hin erstrecken kann. Alle Patienten mit vollständiger Entfernung des Magens müssen lebenslang Vitamin B 12 (mind. 1000μg) alle 3 Monate injiziert erhalten, da der Intrinsicfaktor mit der Magenentfernung verloren geht, welcher für die Resorption dieses Vitamins erforderlich ist.

Fazit

Zusammenfassend haben sich die Behandlungsmöglichkeiten gastrointestinaler maligner Tumore in den letzten 20 Jahren außerordentlich verbessert. Selbst für das hepatozelluläre Karzinom, das bisher außer der Resektion oder der Lebertransplantation keine sinnvolle Option alternativer Behandlungsmöglichkeiten hatte, zeichnet sich diesbezüglich eine gewisse Hoffnung ab. Die Prognose der betroffenen Patienten ist in **Tab. 12.7** zusammengefasst, woraus gut ersichtlich ist, dass in den meisten Fällen nur die Resektion des Tumors im Gesunden (R0-Resektion) z.T. gute Aussichten auf Heilung erbringt. Insgesamt werden aber damit die Anforderungen an die behandelnden Ärzte und Pflegeberufe immer komplexer und anspruchsvoller, sodass sie ohne nachgewiesene Qualifikationen und entsprechende umfangreiche Erfahrung nicht mehr erfüllt werden können.

Literatur

Balaguer, F.: Identification of MYH mutation carriers in colorectal cancer: a multicenter, case-control, population-basedstudy. Clin Gastroenterol Hepatol 3 (2007) 379

ERCRC (Erlanger Register Colorektaler Carcinome)

Gudjonsson, B.: Cancer of the pancreas. 50 years of surgery. Cancer 59 (1987) 2006

Hermanek, P.: Langzeitergebnisse der chirurgischen Therapie des Coloncarcinoms. Ergebnisse der Studiengruppe Kolorektales Karzinom (SGKRK). Chirurg 65 (1994) 287

Hermanek, P.: Polypectomy in the colorectum: histological and oncological aspects. Endoscopy 15 (1983) 158

Lee, J.S.: Rectal cancer in hereditary nonpolyposis colorectal cancer. The American Journal of Surgery, Volume 181, Issue 3 (2001) 207

Patientendaten der Chirurgischen Universitätsklinik der FAU

Robert-Koch-Institut (RKI) (www.rki.de)

Weber, K.: Konventionelle vs. minimal-invasive Chirurgie des Kolonkarzinoms. Onkologe 9 (2003) 827

Yeo, C.J.: A prospective randomized trial of pancreaticogastrostomy versus pancreaticojejunostomy after pancreaticoduodenectomy. Ann Surg 222 (1995) 580

12.3.2 Pflege

Alrun Sensmeyer

Eine wirkungsvolle Tumortherapie mit Stahl, Strahl und Chemie – was kommt Tumorpatienten in den Sinn, wenn sie diese recht bekannte medizinische Kampfansage hören oder lesen? Wie entwickeln sie Vertrauen in eine Art von sprachlicher Kriegsführung mit folgendem Gegner: „An Krebs zu denken ist, als ob man in einem dunklen Zimmer mit einem Mörder eingesperrt ist. Man weiß nicht ob, wann und wie er angreift" (Wander, 1980). Bereits in der Wartezeit bis zur Krankenhausaufnahme kreisen die Gedanken des Patienten um folgende Themen:

– Welche lebenslangen sichtbaren Körperveränderungen hinterlässt die chirurgische Therapie?
– Wird der Tumor wirklich vollständig entfernt werden können?
– Wie zuverlässig überwachen die Geräte während der Narkose die Lebensfunktionen?

Aus Sicht des behandelnden Teams sind folgende Aspekte von Bedeutung:

– Trotz differenzierter Untersuchungsverfahren zeigt das präoperative Staging nicht immer die tatsächliche Krankheitsausdehnung.
– Manche Nebendiagnosen beeinflussen die Narkosefähigkeit.
– Die Überraschungsbefunde: Ein akutes Abdomen als Folge eines perforierten Organes (Magen, Galle) bringt eine Tumorerkrankung im wörtlichen Sinne ans Tageslicht. Die Histologie eines Appendektomiepräparates zeigt ein Karzinoid.

Ein Kriterium der elektiven Tumorchirurgie ist immer die Frage der Sicherheitsabstände: Leben mit oder nach einer Krebserkrankung. Aspekte zur Lebensqualität sind nicht nur in der Onkologie ein Gradmesser für die klinische Überlegung: Wie gelingt die Anpassung? Eine Funktionswiederherstellung nach Organentfernungen sichert das Überleben für den Organismus, aber wie kann der Mensch sein Leben damit gestalten wenn:

– die Speiseröhre durch einen Magenhochzug oder ein Koloninterponat ersetzt wird,
– er als Folge einer Gastrektomie einen Ersatzmagen aus dem Jejunum erhält,
– die Pankreasfunktion durch fremdes Insulin und orale Enzyme übernommen wird,
– der Stuhlgang nach einer Rektumexstirpation nur mit einem Stomabeutel entsorgt werden kann.

Weitere Aspekte zu Körperbildveränderungen siehe S. 209.

B Bei Herrn Konrad werden als Folge eines ausgedehnten Rektumkarzinoms sowohl der Enddarm als auch die Blase entfernt. Am Vorabend der Operation fragt er: Wie soll das bloß werden? Für meine Stammtischkollegen bin ich später sicher der Beutel-Harry. Wozu brauche ich noch eine Toilette? Welche Informationen können Herrn Konrad helfen?

Die präoperative Zeit

Am Aufnahmetag lernt der Patient Mitarbeiter aus den unterschiedlichen therapeutischen Teams kennen. Mit jedem Gespräch rückt die Operation näher. Die Pflegenden gewährleisten die Anleitung für Atemübungen

12

Tab. 12.7 Prognose maligner gastrointestinaler Tumore (5 Jahres-Überlebensrate in %)

Tumorort	alle Patienten (beobachtete 5 JÜR Saarland 1980-1988, RKI) in %	alle R0-resezierte (beobachtet Chirurgische Universitätsklinik Erlangen) in %
Kolon/Rektum	40/35	73/70
Magen	20	58
Speiseröhre	5	49
Pankreas	5	47

mit Atemflowtrainern und das Ausprobieren von Mobilisationstechniken zur Entlastung der Wunden. Da die Pflegeanamnese Themen der Lebens- und Alltagssituation aufgreift, haben Pflegende die Möglichkeit, jetzt auf die Befindlichkeit des Patienten einzugehen, nachdem tagsüber die Befunde im Mittelpunkt standen. Viele Patienten gehen mit der Diagnose „Verdacht auf" in die Operation und hoffen mit aller Kraft, dass der Röntgenbefund vielleicht doch eine Fehleinschätzung war. Für einige Patienten lassen aber gerade die Ergebnisse aus den Bild gebenden Verfahren befürchten, dass der Tumor bereits so in benachbarte Strukturen eingewachsen ist, dass die Operation als diagnostische Laparotomie beendet werden wird. Patienten bezeichnen dies ganz treffend mit dem Spruch: Auf und zu, Schicksal besiegelt.

 Pflegende können nicht zur möglichen Inoperabilität Stellung nehmen, aber mit ihrer Haltung des aktiven Zuhörens persönliche Anteilnahme spüren lassen.

Kostabbau und Darmentleerung

Die letzte Mahlzeit, das letzte Glas Wasser – die Narkoseabteilung macht dafür Vorgaben. Je nach Klinik kann es üblich sein, dass noch bis zu zwei Stunden vor der Operation klares Wasser in kleinen Schlucken getrunken werden kann. Recht häufig darf der Patient ab 0.00 Uhr nichts mehr zu sich nehmen.

Art und Umfang einer notwendigen Darmentleerung sind abhängig vom geplanten Eingriff und von klinikinternen Leitlinien. Die gewählten Maßnahmen sollten wenig belasten, die Nachtruhe gewährleisten und bisherige Gewohnheiten berücksichtigen. Wichtig ist generell eine klinische Indikation. Die Angst eines Patienten, dass er unkontrolliert während der Narkose abführt, ist unbegründet und rechtfertigt kein standardisiertes Vorgehen. Eine Besonderheit gilt für die Rektumchirurgie: die orthograde Darmspülung. Das Prinzip ist eine Art Trinkstoß. Flüssigkeitsart, -menge und Trinkzeit sorgen dafür, dass sich eine Flüssigkeitssäule im Verdauungsweg aufbaut, die den Darminhalt Richtung Enddarm vorschiebt. Bei den Präparaten handelt es sich um isotone Lösungen. Darin sind Elektrolyte derart bilanziert erhalten, dass sich Resorption und Sekretion von Wasser und Elektrolyten im Magen-Darm-Trakt

gegenseitig weitgehend aufheben und der Nettofluss nahezu null ist. Durch hochmolekulare Macrogols wird eine isoosmolare Konzentration erreicht, die eine dem Plasma vergleichbare Teilchenkonzentration aufweist. Dies verhindert nennenswerte Flüssigkeitsverschiebungen zwischen Darmlumen und Vasalraum. Durch diese Art der Bilanzierung und Osmolarität wird auf den Elektolyt- und Wasserhaushalt des Körpers praktisch keinen Einfluss ausgeübt. Deshalb ist diese Vorbereitung auch für Patienten mit Herz- oder Niereninsuffizienz geeignet.

Durchführung der orthograden Darmspülung

Idealerweise hat der Patient ein leichtes Frühstück zu sich genommen, gegen Mittag eine Suppe gegessen. Am frühen Nachmittag wird der erste Liter der Lösung in längstens 1¼ Std. getrunken, 10 Min. Pause; dann den zweiten Liter ebenfalls in 1¼ Std. trinken. Er wird dabei überwacht bezüglich der Vitalwerte, auf Anzeichen von Übelkeit oder Völlegefühl. Hatte er in dieser Zeit bereits Stuhlgang und fühlt sich grundsätzlich beschwerdefrei, fährt er mit der Maßnahme fort, bis der Stuhlgang kamillenteeartig aussieht, ohne jegliche Beimengungen. Danach kann er ungesüßten Tee, Mineralwasser trinken bis zum Beginn der Vorgaben der Narkoseabteilung.

Je nach Kostart und bisheriger Stuhlgangqualität benötigen die Patienten im Durchschnitt 4 bis 5 Liter der Lösung, die entweder trinkfertig oder in Pulverform angeboten wird. Mit dem dritten Liter wird begonnen, nachdem die Stuhlpassage in Gang gekommen ist. Möglicherweise unterstützen Prokinetika, z.B. Metoclopramid, die Darmmotilität im oberen Gastrointestinaltrakt. Viele Patienten würden gerne die Lösung mit Sirups oder anderen Getränken bekömmlicher machen. Dadurch verändert sich jedoch die Osmolarität. Ein ähnliches Phänomen ergibt sich, wenn die Lösung zu langsam getrunken wird. Dann führt die längere Kontaktzeit an der Darmwand zu Elektrolyt- und Flüssigkeitsverschiebungen. Patienten, die die obigen Vorgaben nicht bewältigen können, erhalten eine Magensonde und die Flüssigkeit wird nach den beschriebenen Kriterien per Tropfsystem verabreicht. Eine Dauermedikation wird ca. 1½ Stunden nach dem letzten Liter eingenommen. Bei Patienten mit

Diabetes mellitus ist zu beachten, welche antidiabetische Therapie sie bereits an dem Tag erhalten haben. Eine mögliche Hypoglykämie kann nur parenteral ausgeglichen werden.

Kontraindikation. Eine absolute Kontraindikation für diese Vorbereitung ist ein Ileus. Bei Subileusbeschwerden beginnt der Patient mit der Maßnahme und sie wird beendet, sobald er erbricht oder sich ein pralles Abdomen entwickelt. Eine Magensonde entlastet dann den Gastrointestinaltrakt.

Abruf zur Operation

Nach dem Abruf zur Operation wird das Operationsgebiet entsprechend der klinikinternen Leitlinien rasiert. Viele Patienten berichten dabei von ihren Ängsten, wie sehr sie sich ausgeliefert fühlen (Abb. 12.15).

 Wie können Sie auf folgende Aussagen von Patienten reagieren:
- Ich lege mich hier nur unters Messer, weil mein Hausarzt gesagt hat, ich hätte keine andere Wahl.
- Die Henkersmahlzeit gestern Abend war ziemlich dürftig.

Rückkehr des Patienten auf die Station

Der Patient wird entweder aus dem Aufwachraum oder von der Intensivstation übernommen. Die allgemeinen postoperativen Überwachungsmaßnahmen ergeben sich durch die Folgen des Eingriffes und sind abhängig vom Gesamtbefinden des Patienten.

Essen und trinken

Essen hält Leib und Seele zusammen - dieses Sprichwort wird für jeden Patienten nach längerer Nahrungskarenz zu einem, wenn nicht dem wichtigen Genesungsziel und ist

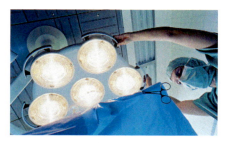

Abb. 12.15 Viele Patienten berichten nach der Operation von ihren Ängsten, wie sehr sie sich dabei ausgeliefert fühlten.

damit ein wesentlicher Pflegeschwerpunkt in der Abdominalchirurgie. Eine parenterale Ernährung in den ersten postoperativen Tagen zum Schutz und zur Entlastung von intestinalen Anastomosen wird oft nicht als gleichwertiger Ersatz gesehen. Dies wird deutlich an der Feststellung der Patienten: „Wie soll ich denn überhaupt wieder auf die Beine kommen, wenn ich nichts essen darf?"

Als Folge der neuen Nahttechniken in der modernen Abdominalchirurgie haben sich die Nahrungs- und Flüssigkeitskarenzzeiten deutlich verkürzt. Der Chirurg legt fest, wie und ab welchem Tag der Kostaufbau begonnen werden kann. Je nach Eingriff darf der Patient bereits ca. 6 -18 Std. nach Ende der Operation unbegrenzt trinken, nach 24 Std. Suppe und Joghurt essen, trotz z. B. noch liegender Magensonde (Abb. 12.16). Diese flüssige Kost gilt so lange, bis die Refluxmengen (unter 100 ml/24 Std.) zeigen, dass die Passage gegeben ist. Ursache eines erheblichen Rücklaufes ist entweder eine Anastomosenschwellung oder eine Oberbauchatonie.

Aspirationsgefahr. Sich stauende Verdauungssäfte sind sowohl eine Druckbelastung für die Anastomosen als auch eine Gefahr für eine unbemerkte Aspiration: Die sich ansammelnden Sekretmengen führen nicht gleich zum ausgeprägten Völlegefühl oder zur Übelkeit. Erstes Anzeichen der Passagestörung ist ein häufiger Schluckauf, der oft kleine Sekretmengen mit nach oben befördert. Geschieht dies im Schlaf mit herabgesetzten Reflexen, ist die Aspirationsgefahr groß. Gibt es dann den sprichwörtlichen letzten Tropfen, werden vom Patienten in nur drei bis vier Würgvorgängen bis zu 1,5 Liter erbrochen.

Eine andere Aspirationsgefahr besteht für Patienten mit einer Entfernung des Ösophagus und einer Anastomose im Schlundbereich. Da die Kardiafunktion fehlt und die

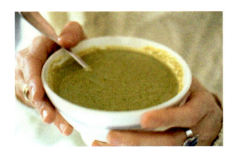

Abb. 12.16 Je nach Eingriff darf der Patient bereits ca. 24 Std. nach Ende der Operation Suppe essen, trotz z. B. noch liegender Magensonde.

Anastomose fast in Höhe des Tracheaeinganges liegt, dürfen die Patienten nur noch mit mindestens 30° Oberkörperhochlagerung schlafen.

Rasches Sättigungsgefühl. Als weitere Folge des retrosternalen Magenhochzuges haben die Patienten ein rasches Sättigungsgefühl. Der Magen hat dort weniger Platz und bei hastigem Essen spüren die Patienten einen ausgeprägten Dehnungsschmerz, der einer kardialen Symptomatik sehr ähnlich ist.

Schluckstörungen. Eine sorgfältige Beobachtung betrifft das Schlucken. Mögliche Nervenverletzungen bei Anastomosen im Rachen-/Halsbereich verursachen Schluckstörungen. Je nach Ausprägung muss ein logopädisches Schlucktraining den Kostaufbau vorbereiten. Die Patienten nehmen zunächst nur im Beisein der Logopäden oder Pflegenden etwas zu sich.

Transportstörungen. Ursache für häufig auftretende Transportstörungen sind Adhäsionen oder Anastomosenschwellungen. Für die Patienten ist es oft sehr belastend, den Kostaufbau in dieser Phase immer wieder zu probieren. Um Hunger, Appetit oder Lust auf etwas geht es in dieser Zeit meist zwischen dem 3. und 9. postoperativen Tag nicht mehr. Sie finden dann nicht nur wörtlich genommen, alles zum Kotzen, sondern haben die Misserfolge auch gründlich satt. Eine mögliche invasive Diagnostik wird zurückgestellt, da die klinische Beurteilung die Verdachtsdiagnose stellen lässt: Es gibt einen zeitlichen Zusammenhang zwischen Trinkmenge und dem Zeitpunkt des Erbrechens bzw. der Menge des Refluxes über die Magensonde: Durch die Gabe der Prokinetika werden die intestinalen Flüssigkeiten mit verstärkter Peristaltik transportiert. Dann werden sie in Höhe des Stopps wie bei einer Überschlagswelle zurückbefördert, der Patient erbricht schwallartig. Liegen sowohl eine Transportstörung als auch eine Anastomosenschwellung vor, bessern sich die Ursachen meist nicht gleichzeitig, sodass erst ab dem 9. bis 11. postoperativen Tag mit einem erfolgreichen Kostaufbau begonnen werden kann.

P Mit Hilfe eines Infusionssystemes, das wie in sich gekringelt auf das Bett gelegt wird, lässt sich die intraabdominelle Situation verdeutlichen: Man legt die Schlaufen immer wieder anders hin und kann so

veranschaulichen, dass sich der Darm auch erst wieder sein Oben und Unten suchen muss. Patienten verstehen ihren Körper dann besser, befürchten nicht mehr, dass der Tumor doch verblieben oder schnell wieder nachgewachsen sein könnte.

B Aus der Pflegeanamnese ist bekannt, dass Herr Müller vor seiner Magenkarzinomerkrankung als Fernfahrer gearbeitet hat. Vor Fahrtantritt hat er gefrühstückt: meist zwei bis drei Brötchen dazu viel Kaffee getrunken. Auf den ersten Kilometern gab es noch ein süßes Hörnchen. Spät abends löschte eine große Flasche Limonade erst den Durst, dann freute er sich auf deftige Hausmannskost mit viel Fleisch und wenig Gemüse.

Mit welchen Umsetzungsideen kann sich Herr Müller bereits im Krankenhaus an die Vorgabe von mindestens acht kleinen, ausgewogenen Mahlzeiten gewöhnen? Denn in den vergangenen Tagen hatte er morgens immer wieder versucht, zwei Brötchen zu essen. Meist musste er nach einem bereits erbrechen und hat danach jede weitere Mahlzeit abgelehnt, erhielt wieder Infusionen.

Wie Herrn Müller geht vielen Patienten der Kostaufbauerfolg viel zu langsam. Sie spüren zwar die Grenzen und handeln trotzdem nach dem Motto: Das will ich doch erst mal sehen, ob mich mein Bauch wirklich so im Stich lässt, wie Sie vorhersagen.

Stoffwechselveränderungen. Ein plötzlich auftretender Diabetes mellitus ist oft Leitsymptom für ein Pankreaskarzinom. Diese Patienten sind mit der Blutzuckereinstellung vertraut. Andere werden in der Akut- bzw. Rehabilitationsklinik schrittweise an die Situation mit fehlender oder eingeschränkter Insulinproduktion herangeführt.

Resorptionstörungen. Eine Veränderung der Resorptionsleistung tritt häufig nach Eingriffen am Dünndarm auf, da dieses Organ u.a. den Nährstoff- und Flüssigkeitshaushalt regelt. Einzelheiten zur Therapie und zur Kostberatung s. Kap. 9.1 (S. 156), da diese Pflegeerfordernisse hauptsächlich für die Patienten zutreffen, bei denen ein Dünndarmstoma angelegt wurde.

Wieder zu Kräften kommen

„Darf ich denn schon…?" fragen Patienten oft während des Kostaufbaus. Aus ernährungs-

12

wissenschaftlichen Gründen gibt es kaum Kostverbote. In Gesprächen mit Pflegenden und Mitarbeitern der Diätküche sowie durch Broschüren erhalten Patienten und Angehörige Informationen zu Nahrungsmitteln und zur Zubereitung: Es gilt der Grundsatz: Das Essen wird der augenblicklichen Verdauungsleistung angepasst. Trotzdem muss jeder Patient ausprobieren, was er verträgt.

L Diskutieren Sie im Team Fragen zum Genuss- oder Nährwert am Beispiel einer selbst erlebten ausgeprägten Magen-Darm-Grippe: Kostaufbau mit Tee, Haferschleim, Zwieback oder mit Löffelbiskuits, Limonade, Wackelpudding, Eis, denn auch die Seele braucht ihre Kalorien.

Was ist möglich über die jeweiligen Küchenangebote in einer Klinik der Maximalversorgung? Was der Bauer nicht kennt, das isst er nicht: In mancher Region sind Kürbis, Zucchini oder Pastinaken eher Viehfutter als Diätgemüse. Wo sind Grenzen der Wunschkost? Wie anders schmeckt Zwieback mit einer Aufschrift Gute Besserung? Es wird gegessen, was auf den Tisch kommt – ein Erziehungsgrundsatz, den mancher Patient (noch) befolgt: Er findet sich damit ab, dass man es nicht allen recht machen kann und löffelt den Grießbrei, obwohl er nie Milchsuppen gemocht hat. Manche Ehefrau bringt eine Auswahl an pürierten Lebensmitteln mit, die der Patient aber trotzdem nicht isst: Liebe geht durch den Magen – oft wünscht er sich nur deshalb etwas, um die Besorgnis seiner Frau irgendwie auszuhalten. Denn wie kann es einem schmecken, wenn beim Mitpatienten die Wunde so riecht, einem die ganze Situation auf den Magen schlägt.

Wundableitungen

„Drainagen haben die Aufgabe, Sekret, Blut und Eiter aus Wund-, Körper- oder Abszesshöhlen abzuleiten (…). Grundsätzlich sollten alle Drainageschläuche gegen die Außenwelt geschlossen mit einem Auffanggefäß verbunden sein, wie es bei Thorax-, Redon – und der Robinsondrainage der Fall ist. So wird die Möglichkeit einer bakteriellen Infektion verringert und das Durchfeuchten des Verbandes und Wundumgebung verhindert" (Paetz u. Benzinger-König, 2004)

Die in den einzelnen Kliniken und für die jeweiligen Operationsverfahren verwendeten Drainagen unterscheiden sich nach ihrem Verwendungszweck: Grundsätzlich gibt es Überlauf- bzw. Sogdrainagen. In einem postoperativen Protokoll zeichnet der Chirurg ihre Lokalisation auf und macht Angaben zur Liegezeit. Im Falle einer Nahtinsuffizienz werden Blut, Verdauungssäfte oder Speisen in den Auffangbeuteln sichtbar. Die hauptsächliche Überwachung übernimmt das Auge: Jede chirurgische Station entwickelt eine Wortkonvention: Blut = der Hämoglobinwert des Sekretes ähnelt dem Serumwert, blutig=rot, blutig-serös=rötlich, serös-blutig = blutig tingiert, serös= bernsteinfarben, gelblich-grün=gallig, rostig-rot=Pankreassekret und Blut, gräulich/milchig/rosa= Pankreassekret. Die optische Verdachtsdiagnose einer intestinalen Anastomoseninsuffizienz wird mittels Enzymdiagnostik aus dem Sekret nachgewiesen.

Die Bewertung der 24 Stunden-Menge ist ein weiterer Überwachungsparameter. Da das innere Wundbett zunehmend verheilt, nehmen die Mengen ab. Eine Zunahme von serösem Wundsekret ist ein Hinweis auf eine Lymphfistel oder Aszitesbildung. Bei gleichzeitiger geringer Urin- und plötzlich erhöhter Wundsekretmenge, die nahezu gleiche Farbqualität haben, muss an eine Harnorganverletzung gedacht werden: Wundsekret und Urin haben dann die gleichen Harnstoff-/Kreatininwerte.

Die Verbindung zum Körperinneren über die Drainagen macht Körperflüssigkeiten sichtbar. Manche Patienten ekeln sich davor und sind froh, wenn sie gezogen werden können. Die Indikation zur Entfernung stellt der Chirurg anhand der Fördermenge.

Schmerzen

Sowohl im Narkosevorbereitungs- als auch im Pflegegespräch erhält der Patient Informationen zur postoperativen Schmerztherapie (S. 219). Er lernt die Skalen kennen, mit denen die Schmerztherapie evaluiert wird. Die Art der Analgesie ist abhängig vom Umfang der Operation, von vorbestehenden Tumor- oder anderen chronischen Schmerzen. Jeder Patient benötigt und erhält ein individuelles Regime.

M Dennoch kennt jedes Behandlungsteam die Situation, in der alle Parameter des gewählten Verfahrens bereits über dem Erfahrungsdurchschnitt liegen. Manchmal kann ein bisher nicht erwähnter (ver-

heimlichter?!) präoperativer Schmerzmittelgebrauch eine Erklärung für den deutlich höheren Schmerzmittelbedarf sein. Eine sich langsam steigernde Schmerzmittelmenge kann auch im Zusammenhang mit der Diagnoseverarbeitung stehen. Patienten sind in der Zeit ihrer ebenfalls verwundeten Seele oft nicht bereit und auch nicht in der Lage, ein Ziepen oder Zwicken in der Wunde aushalten zu wollen. Generell müssen bei jeglicher Therapieanpassung mögliche entstehende Komplikationen, z. B. eine Abszessbildung, ausgeschlossen werden. Unter kontinuierlicher Applikation der Medikamente entsteht jedoch kein deutlicher akuter Schmerz, Laborkontrollen und klinische Gesamtüberwachung geben eher Hinweise.

Eine typische Schmerzsituation erleben Patienten in der Abdominalchirurgie mit dem Einsetzen der Darmtätigkeit. Meist werden sie von diesem eigentlich vertrauten körperlichen Geschehen überfallen: Der Schmerz jagt durch ihren Bauch, er fühlt sich anders an als der Wundschmerz, er lässt sich nicht lokalisieren, nimmt fast den Atem, kommt anfallsweise. Der Patient verharrt regungslos, äußert meistens die Befürchtung, es könnte etwas gerissen sein. Mancher Schmerz wird wie ein zu fester Gürtel im Oberbauch erlebt. Oft hört man die Darmtätigkeit schon wie ein Gurgeln und Gluckern von der Zimmertür aus. Abführende Maßnahmen verschaffen Linderung.

Veränderte Urinausscheidung

Die Harnableitungen gewährleisten in den ersten postoperativen Tagen eine kontinuierliche Überwachung der Nierenfunktion und unterstützen das zeitnahe Volumenmanagement. Der Zeitpunkt für den Übergang zur Spontanmiktion ist klinikbezogen festgesetzt. Hierbei werden u. a. das Infektionsrisiko und der Mobilisationsgrad berücksichtigt. Therapeutische Vorgaben bestehen bei Eingriffen an den Harn ableitenden Wegen. Zum Schutz der Nähte verbleiben die Ableitungen 14 Tage und länger. Bei Eingriffen im kleinen Becken kann es als Folge von Nervenverletzungen zu Miktionsstörungen kommen. Dies kann sowohl die Wahrnehmung einer vollen Blase als auch das Wasserlassen selbst betreffen. Idealerweise haben diese Patienten eine suprapubische und keine transurethrale Harnableitung. So können sie ein Blasentraining durchführen: Ziel ist eine restharnfreie Spontanmiktion.

12

Veränderte Stuhlausscheidung

Je nach Eingriff und Atoniephase beginnt die Darmtätigkeit ab dem 2. postoperativen Tag. Windabgang ist ein Zeichen für Motilität. Häufiges Aufstoßen und ein Trommelbauch kennzeichnen die Atonie. Jede Klinik hat Leitlinien, wie die Darmtätigkeit angeregt wird. Nach Operationen im Bereich des Sigma/Rektums werden keine Suppositorien, Klysmen oder Einlaufe verabreicht, um Anastomosen vor direkter Manipulation zu schützen. Informationen zur Stomaversorgung finden Sie in Kap. 12.3.3.

Atmung

Ursachen für eine Hypoventilation können sein: möglicher Überhang der Narkosemittel oder Nebenwirkungen der zentralen Schmerzmittel. Hinsichtlich der Atemkraft kann der Patient eine Schonatmung mit den Folgen der Minderbelüftung zeigen. Eine Anpassung der Schmerztherapie und intensivierte physiotherapeutische Maßnahmen sind dann erforderlich (s. Pflege bei Bronchialkarzinom, S. 253).

Entlassungsplanung

Mögliche Ziele und Inhalte können sein:
– Der Patient hat Wissen zu Mobilisationsübungen und Belastungsgrenzen: Zur Hernienprophylaxe darf er in den nächsten drei Monaten nicht mehr als 5 kg heben.
– Der Patient erkennt eine verzögerte Wundheilung, beobachtet sich auf Infektzeichen.
– Der Patient setzt den Kostaufbau zu Hause fort; er kann bezüglich der Nahrungsaufnahme unterscheiden: keinen Hunger, keinen Appetit, Abneigung gegen bestimmte Speisen, rasches Sättigungsgefühl, andauerndes Völlegefühl.
– Der Patient hat Termine für eine mögliche Anschlussheilbehandlung, die weiteren Therapien, die Nachsorgeuntersuchungen.

Palliative Situation

Schon im Zimmer auf Station?! Es sind doch erst vier Stunden seit dem Operationsbeginn vergangen. Das Pflaster ist so klein. Das war doch meine Frau auf dem Flur, sie weint. Wie reagieren Pflegende auf den fragenden Blick oder die Feststellung des Patienten: Da war

wohl nichts mehr zu machen? Dann sind Berufserfahrung und Kommunikationsregeln im Team von Bedeutung, ob Pflegende antworten können: Die Operation wurde nicht so durchgeführt, wie gestern besprochen. Wichtiger Grundsatz ist die Wahrhaftigkeit. Oftmals hat der Patient miterlebt, wie Tage zuvor beim Mitpatienten über den guten Verlauf der Operation informiert wurde. Ausreden, dass man auf den Arzt warten muss, klären auf: Da die Pflegende sich jetzt zurückhält, muss es sehr schlimm sein.

Es ist hilfreich, wenn im Team ähnliche Situationen vorbesprochen sind und der Abteilungsoberarzt auch für die Pflegenden im Nachtdienst ein Vorgehen möglich macht, mit dem die Patienten informiert aber nicht vertröstet werden. Je nach klinischer Situation erholt sich der Patient körperlich rasch und wird zwischen dem 5. und 8. postoperativen Tag entlassen. Die Verzweiflung und zunächst große Hoffnungslosigkeit über die Inoperabilität bestimmen den Gesprächs- und Hilfebedarf des Patienten, denn die Zukunft bekommt eine andere Qualität und Dimension.

Literatur

Paetz, B., Benzinger-König, B.: Chirurgie für Pflegeberufe, 20. Aufl. Thieme, Stuttgart 2004
Wander, M.: Leben wäre eine prima Alternative. Luchterhand, Darmstadt 1980

12.3.3 Spezielle Stomapflege

Elisabeth Stoll-Salzer, Gerlinde Wiesinger

Für alle Stomaarten gelten die gleichen Grundsätze, und doch unterscheiden sich einige Details auf Grund der verschiedenen Stomaanlagen bzw. der Grund- bzw. Begleiterkrankungen des einzelnen Menschen:
– Versorgung einer Kolostomie,
– Versorgung einer Ileostomie,
– Versorgung eines Stomas mit Reiter,
– Versorgung einer Urostomie,
– Versorgung eines Stomas bei Patienten mit Radiotherapie oder nach intraoperativer Bestrahlung (IORT),
– Versorgung eines Stomas bei Patienten mit Chemotherapie,
– Versorgung von Split-Stomata.

Versorgung einer Kolostomie

Die endständige Kolostomie ist eine Stomaart, die häufig angelegt wird. Dabei erfolgt die Ausleitung des Kolons durch die Bauchdecke. Die Funktion des Dickdarmes bleibt dabei erhalten, der Stuhl wird eingedickt. Daher sind die Ausscheidungen beim Kolostoma breiig bis normal geformt.

Hartmann-Stoma. Dieses endständige Kolostoma ist eine besondere Form des endständigen Stomas, wobei hier das absteigende Kolon oder das oberste Sigma endständig ausgeleitet und ein Teil des Sigmas und / oder oberen Mastdarms entfernt wird. Diese Operation wird gelegentlich bei durchgebrochener Entzündung des Sigmas perforierte Sigmadivertikulitis oder Durchbruch eines bösartigen Tumors in diesem Bereich mit schwerer Bauchfellentzündung (Peritonitis) durchgeführt. Bei Vorliegen einer Peritonitis birgt eine primäre Anastomose eine hohe Gefahr einer Undichtigkeit der Darmverbindung (Anastomosendehiszenz). Prinzipiell ist die Hartmann-Situation nach Ausheilung der Bauchfellentzündung nach 6–10 Wochen in einer neuerlichen Operation wieder auf eine normale Darmkontinuität rückführbar.

Doppelläufige Kolostomie. Bei einer doppelläufigen Kolostomie wird eine Schlinge des Dickdarmes vor die Bauchhaut gezogen und geöffnet. Dabei entsteht ein Stoma mit zwei Öffnungen, eine vom zuführenden (oralen), eine vom wegführenden Teil des Dickdarmes. Der wegführende Teil des Stomas entlastet den verbleibenden Darm, weil die Ausscheidungen diesen Teil aufgrund von Engstellen, Fisteln oder neu angelegten Anastomosen nicht passieren können oder dürfen (Schutzkolostoma). Stomaträger mit doppelläufigem Kolostoma spüren den normalen Stuhldrang, sie können evtl. auch kleinere Mengen Stuhl über den After ausscheiden. Doppelläufige Kolostomien werden meist im querverlaufenden Kolon angelegt, was zur Folge hat, dass weniger Darm zur Verfügung steht, um den Nahrungsresten Wasser zu entziehen. Die Stuhlkonsistenz ist breiig.

P Aufgrund der fehlenden regelmäßigen Entleerung von Stuhl, Schleim und abgeschilferter Schleimhaut kommt es in Verbindung mit einer Fehlbesiedelung durch Keime und Pilze in dem ausgeschalteten Dickdarmteil zu einer chronischen

12

Entzündung (Diversionskolitis) mit zum Teil sehr starker Schleimbildung und schleimig-blutigen Abgängen. Diese beunruhigen und belasten v. a. Tumorpatienten sehr. Um dieser Entwicklung vorzubeugen, sind nach ärztlicher Anordnung regelmäßig rektale Einläufe und Spülungen mit steriler Kochsalzlösung oder Klysmen durchzuführen, bei Entzündungen evtl. auch Klysmen mit Medikamenten.

Versorgungswechsel

Der Versorgungswechsel bei Kolostomieträgern findet günstigerweise immer nach den Stuhlentleerungen statt. Der Kolostomieträger kann je nach Bedarf zwischen einteiligen und zweiteiligen Versorgungssystemen wählen. Für die Versorgung von Kolostomien werden geschlossene Beutel empfohlen (Abb. 12.17).

Bei der einteiligen Versorgung wird der alte Beutel vorsichtig von oben nach unten vom Stomarand gelöst und verworfen. Nach dem Reinigen und Abtrocknen der peristomalen Haut spiralförmig von außen nach innen wird der vorbereitete neue Beutel von unten nach oben wieder angelegt. Bei einer zweiteiligen Versorgung kann die Basisplatte 2–3 Tage auf dem Stoma verbleiben. Muss sie gewechselt werden, werden Basisplatte und Beutel auch von oben nach unten entfernt (Abb. 12.18), die Haut spiralförmig von außen nach innen gereinigt und gepflegt und die Basisplatte zuerst wieder angelegt. Nach dem Abdichten der Platte wird der Beutel von unten nach oben wieder aufgesetzt bzw. aufgeklebt und auf Dichte und Festigkeit überprüft.

M Während des Versorgungswechsels achten Stomaträger bzw. Stomatherapeut auf Veränderungen im Stoma- und peristomalen Bereich (z. B. Hautveränderungen, Blutungen, Aussehen des Stomas usw.).

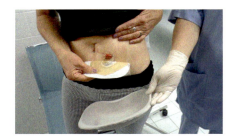

Abb. 12.18 Während des Versorgungswechsels achten Stomaträger bzw. Stomatherapeut auf Veränderungen im Stoma- und peristomalen Bereich.

Versorgung einer Ileostomie

Bei einer Ileostomie wird der Dünndarm durch die Bauchwand ausgeleitet. Im Zuge dieser Stomaanlage müssen der Dickdarm und der gesamte Schließmuskelapparat entfernt werden. Der Stuhl kann also nicht mehr eingedickt werden, was dazu führt, dass die Konsistenz des Stuhles dünnflüssig bis leichtbreiig ist. Die Ausscheidungen enthalten z. T. noch die Verdauungssäfte, deshalb sind sie ganz besonders aggressiv.

Doppelläufige Ileostomie. Bei einer doppelläufigen Ileostomie legt der Chirurg intraoperativ eine Schlinge des Ileums an, die durch die Bauchdecke gezogen und geöffnet wird. Dabei entstehen zwei Darmöffnungen wovon ein Teil zum Stoma hin-, der andere vom Stoma wegführt. Der abführende Schenkel entlastet den Dickdarm, die Ausscheidungen sind flüssig.

Versorgungswechsel

Bei der Versorgung eines Ileostomas ist die Hautpflege von besonderer Bedeutung, denn der aggressive Stuhl führt leicht zu Hautirritationen. Für Ileostomieträger bieten sich ein- oder zweiteilige Ausstreifbeutel besonders an, sie können zur Stuhlentleerung geöffnet und danach wieder verschlossen wer-

den, ohne einen kompletten Beutelwechsel durchführen zu müssen (Abb. 12.19). Da der Ileostomieträger ständig ausscheidet, muss individuell entschieden werden, wann der Versorgungswechsel am günstigsten durchzuführen ist. Der geeignete Zeitpunkt ist dann, wenn am wenigsten mit einer Entleerung gerechnet werden muss. Dass muss jeder Ileostomieträger für sich selbst herausfinden.

Bei der einteiligen Versorgung wird der alte Beutel vorsichtig von oben nach unten vom Stomarand gelöst und verworfen. Stoma und peristomale Haut werden sorgfältig von außen nach innen gereinigt und auf Hautveränderungen oder -reizungen inspiziert. Die Haut muss ausreichend mit einem Adhäsivhautschutz versorgt werden. Nach dem Reinigen und Abtrocknen der peristomalen Haut wird der vorbereitete neue Beutel von unten nach oben wieder angelegt.

V Die einteilige Stomaversorgung sowie die Stomaversorgung mit Ausstreifbeutel zeigen Ihnen zwei Filme auf der DVD.

Bei einer zweiteiligen Versorgung werden Basisplatte und Beutel auch von oben nach unten entfernt, die Haut spiralförmig von außen nach innen gereinigt und mit Adhäsivhautschutz versorgt. Die korrekt zugeschnittene Basisplatte muss zuerst wieder angelegt werden. Nach dem Abdichten der Platte wird der Beutel von unten nach oben wieder aufgeklebt und auf Dichte und Festigkeit überprüft (Abb. 12.20).

Versorgung eines Stomas mit Reiter

Wenn ein doppelläufiges Darmstoma angelegt werden soll, erfolgt die Ausleitung des

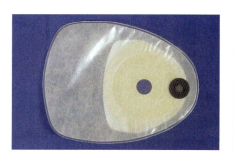

Abb. 12.17 Geschlossener Beutel mit integriertem Hautschutz und Aktivkohlefilter.

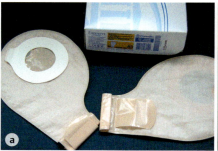
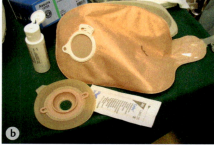

Abb. 12.19 Materialien für einen Versorgungswechsel bei Ileostomie **a** einteiliges System (Fa. Coloplast) **b** zweiteiliges System (Fa. Convatec).

Darmes durch die Bauchdecke postoperativ häufig über einen Reiter. Um eine einfache Handhabung und gute Positionierung des Reiters zu gewährleisten, wird schon präoperativ der geeignete Reiter ausgewählt. Besonders empfehlenswert sind Reiter, die einen stabilen Sitz auf der Bauchhaut haben, ohne dass sie angenäht werden müssen.

D Ein Reiter ist ein ca. 5–7 cm langer Plastikstab, der unter der Darmschlinge hindurchgeführt wird, die vor die Bauchdecke gezogen wird. Diese wird durch den Reiter über der Bauchdecke festgehalten.

Ein Reiter soll den Darm während der Zeit des Einwachsens an die Bauchhaut fixieren

und ein Zurückrutschen in die Bauchhöhle verhindern. Er kann nach 8–14 Tagen wieder schmerzfrei und ohne erneute Operation entfernt werden, weil der Darm dann mit der Bauchdecke verwachsen ist. Der Plastikreiter wird vom Chirurgen selbst oder nach ärztlicher Anordnung vom Stomatherapeuten durch Auseinanderziehen oder Aufklappen entfernt.

Postoperative Versorgung

Die Eröffnung des Darmes erfolgt intraoperativ. Die erste Beutelversorgung wird bereits im Operationssaal am noch analgosedierten Patienten angelegt.

Es ist besonders darauf zu achten, dass die Basisplatte (Hautschutz) so ausgeschnit-

ten wird, dass die peristomale Haut bis zur Darmschleimhaut abgedeckt ist und keine Bauchhaut in diesem Bereich sichtbar bleibt. Die Basisplatte ist dann korrekt angelegt, wenn der Reiter ohne Spannung auf der Basisplatte zum Liegen kommt. Ein transparenter Ausstreifbeutel wird auf der Basisplatte angepasst. Die Öffnung des Ausstreifbeutels sollte dabei zur Seite zeigen, damit die Pflegenden den Beutel problemlos entleeren können, wenn der Patient noch nicht mobilisierbar ist.

Durch die Transparenz der Stomaversorgung können Darmschleimhaut und Darmtätigkeit in den ersten postoperativen Tagen von den Pflegenden gut auf Komplikationen (z.B. Nekrosen der Darmschleimhaut) und Veränderungen (z.B. Einsetzen der Darmtätigkeit durch abgehende Winde) beobachtet werden. Zur besseren Beurteilung der postoperativen Darmgasentwicklung kann der Filter der Versorgung in den ersten postoperativen Tagen abgeklebt werden, ohne den Beutel wechseln zu müssen oder am frischoperierten Abdomen zu manipulieren. Trägerplatte und Beutel gehören spätestens am 3. postoperativen Tag erstmalig gewechselt.

Versorgungswechsel

Bei Stomaanlagen mit Reiter ist besonders auf die peristomale Haut zu achten. Solange der Reiter den vorgelagerten Darm stützen muss, ist die selbstständige Stomaversorgung für den jeweiligen Patienten schwierig. Für die Stomaversorgung sind besonders der Postop–Beutel (Fa. Coloplast) oder eine zweiteilige postoperative Versorgungen empfehlenswert. Bei der Auswahl des geeigneten Versorgungssystems ist auf Folgendes zu achten:

- die Basisplatte muss der Größe des Reiters entsprechen,
- transparente Beutelversorgung oder postoperativer Beutel mit durchsichtiger Beutelfolie und abnehmbarem Fenster von der Beutelfolie sollte verwendet werden,
- Versorgung sollte integrierten Adapter zur Ableitung der Ausscheidung besitzen.

Der Patient wird vor dem Versorgungswechsel vom Stomatherapeuten über die einzelnen Handlungsschritte informiert. Häufig haben die Patienten Angst vor Schmerzen, deshalb werden sie aufgeklärt, dass das notwendige Manipulieren am Reiter nicht schmerzhaft sei, er empfinde bestenfalls ein Druckgefühl.

Ileostomieversorgung

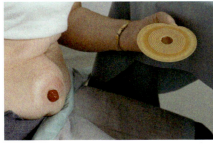
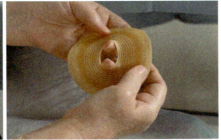

a Nachdem die peristomale Haut gereinigt wurde, kann die Basisplatte angelegt werden.

b Die Öffnung der Basisplatte wird etwas gedehnt.

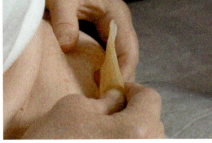
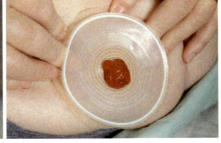

c ...und von unten nach oben über das Ilostoma angelegt.

d Die Platte wird abgedichtet.

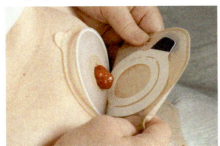
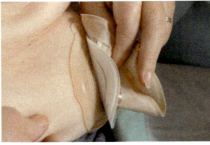

e Der neue Beutel wird von unten nach oben auf die Basisplatte gesetzt.

f Die angebrachte Stromversorgung wird abschließend auf Dichtigkeit überprüft.

Abb. 12.20 Anbringen einer zweiteiligen Ileostomieversorgung.

Für das Vorgespräch sollte vom Stomatherapeut genügend Zeit eingeplant werden.

Die Basisplatte wird mit der einen Hand langsam von oben bis zur Hälfte abgelöst, dabei muss der Reiter mit der anderen Hand festgehalten werden (**Abb. 12.21**). Anschließend wird der Reiter bis zum Anschlag verschoben, um den Rest der Platte abzulösen und zu entfernen. Der Reiter lässt sich verschieben, ohne dass dem Patienten Schmerzen zugefügt werden. Die Sorge des Patienten über evtl. entstehende Schmerzen kann ihm durch beruhigendes Zureden und Erklären jedes einzelnen Handgriffes genommen werden.

M Der Reiter darf während des Ablösens der Basisplatte keinesfalls entfernt werden.

Haut und Reiter werden mit in lauwarmem Wasser getränkten Kompressen gereinigt. Während des Säuberns wird die Haut inspiziert, um evtl. Druckstellen vom Reiter oder Entzündungszeichen der Haut auszuschließen. Bei angenähtem Reiter ist besonders auf die Einstichstellen der Haltefäden zu achten, sie entzünden sich leicht. Sind Haut und Reiter intakt, kann die Haut mit zwei trockenen Kompressen vorsichtig abgetupft werden. Die schon vorbereitete und korrekt ausgeschnittene neue Trägerplatte wird unter Verschieben des Reiters wieder an die Haut angepasst. Nachdem der Reiter noch mal auf korrekten Sitz überprüft wurde, kann der transparente Beutel angebracht werden. **Komplikationen.** Stomata, die mit großer Spannung über dem Reiter liegen, können durch den ständigen Druck nekrotisch werden, was zur Durchtrennung des Darmes führen kann. Außerdem kann sich der Reiter lockern und unter dem Darm hervorrutschen. Die Folge wäre, dass das Stoma bei nicht ab-

geschlossener Wundheilung unter das Hautniveau absinkt. Bei offenen Wunden um das Stoma kann ein Reiter ins Gewebe absinken und Drucknekrosen verursachen.

Versorgung von Splitstomata

Beim Ileostoma ist der Darm an zwei unterschiedlichen Stellen jeweils endständig ausgeleitet (**Abb. 12.22**). Es gibt einen zuführenden und einen abführenden Schenkel.

Getrennte Versorgungssysteme sind zu verwenden, wobei als Versorgung des aboralen Stomas meist eine Stomakappe oder bei starker Schleimsekretion ein Minibeutel reicht. Bei dem stuhlfördernden Stoma wir je nach Ausscheidung ein 2-teiliges System oder ein Ausstreifbeutel verwendet (**Abb. 12.23**).

Versorgung einer Urostomie

Eine künstliche Harnableitung (Urostomie) wird dann angelegt, wenn das Harnsystem nicht in der Lage ist, den Harn auf natürlichem Weg aus dem Körper zu transportieren. Wird ein Urostoma angelegt, geht das immer mit dem Verlust der kontrollierten Harnausscheidung einher (außer bei einem „trockenen Stoma") Wenn auch ein „nasses" Stoma mit Fistel an der Außenhaut relativ einfach zu handhaben ist, so empfinden es v.a. jüngere selbstständige Patienten und Kinder als behindernd und einschränkend. Für ein „trockenes Stoma" wird ein etwa 80 cm langes Dünndarmstück aufgedreht, umgeformt und zu einem neuen Harnreservoir vernäht. Dieser Sammelbehälter wird unter der Bauchwand angelegt und kann dann über eine drei bis vier Zentimeter lange Harnröhre

mit Ventilmechanismus, der die neue Blase vollständig verschließt, kontrolliert und von außen mittels eines Katheters entleert werden. Die „Harnröhrenöffnung" kommt bei diesem neuen Verfahren im rechten Unterbauch in Höhe der Sliplinie zu liegen und kann mit einem Pflaster abgedeckt werden. Üblicherweise scheidet der Urostomieträger kontinuierlich Urin aus, weil die Funktion der Harnblase entweder teilweise oder vollständig gestört ist (**Abb. 12.24**).

Versorgungswechsel

Der Versorgungswechsel sollte am besten gleich morgens nach dem Aufstehen durchgeführt werden, denn der Harnfluss ist dann aufgrund der nächtlichen Trinkpause am geringsten. Muss der Wechsel im Laufe des Tages erfolgen, ist zu empfehlen, dass der Urostomieträger ungefähr 1 Stunde vorher nichts mehr getrunken hat. Für Urostomieträger werden spezielle ein- oder zweiteilige Beutel angeboten, die mit einer Rücklaufsperre ausgestattet sind, um das Zurückfließen des Harns zum Stoma zu verhindern. Außerdem besitzen diese Beutel einen Auslasshahn, damit der Urin problemlos entleert werden kann, ohne dabei gleich das gesamte Versorgungssystem wechseln zu müssen (**Abb. 12.25**). Da permanent Urin abläuft, muss beim Versorgungswechsel besonders vorsichtig und sorgfältig vorgegangen werden. Ein paar Kompressen sollten immer bereitliegen, um die peristomale Haut beim Versorgungswechsel trockenzuhalten, das gewährleistet eine gute Haftung des neuen Beutels. Stomaträger mit Conduit können das Conduit entleeren, indem sie die Bauchpresse einsetzen. So wird erreicht, dass für die Dauer des Versorgungswechsels kein Urin fließt.

V Um die Inhalte zu vertiefen, können Sie sich das Video „Versorgung eines Urostomas" ansehen.

Hautschutzkontrolle. Eine Kontrolle und ein Wechsel des Hautschutzes sind häufiger erforderlich bei:

– bestehendem Harnwegsinfekt,
– hohen Außentemperaturen (Sommer, Urlaub in heißen Ländern),
– nässenden Hautdefekten,
– erhöhter Schleimbildung des Stomas,
– Medikamenteneinnahme (z. B. Antibiotikum),

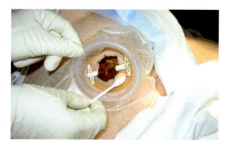

Abb. 12.21 Beim Versorgungswechsel mit Reiter muss besonders darauf geachtet werden, dass nicht am Reiter manipuliert wird und die Haut mit Stomapaste abgedeckt wird.

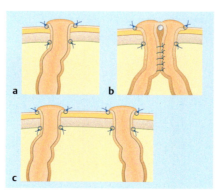

Abb. 12.22 Möglichkeiten der künstlichen Darmausleitung (Paetz u. Benzinger-König, 2004) **a** endständiges Stoma **b** doppelläufiges Stoma mit noch liegendem Reiter **c** Splitstoma.

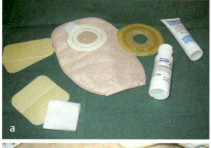

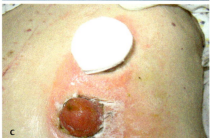

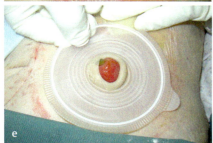

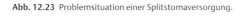

Abb. 12.23 Problemsituation einer Splitstomaversorgung.

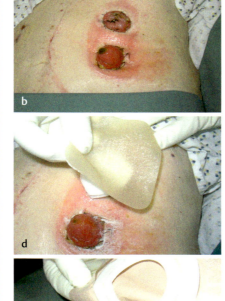

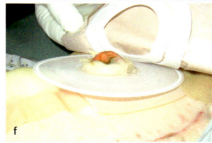

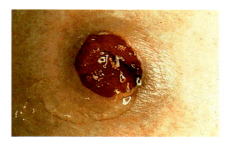

Abb. 12.24 Harnfluss bei Urostomie.

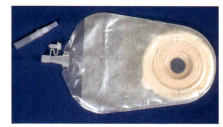

Abb. 12.25 Einteiliges Versorgungssystem für Urostomien (Fa. Coloplast).

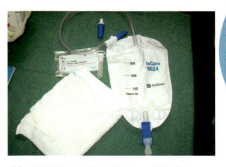

Abb. 12.26 Beinbeutel mit Adapter und Beinfixierung (Fa. Hollister).

– nach Schwimmen, Sauna, starkem Schwitzen.

Bei der einteiligen Versorgung wird der alte Beutel vorsichtig vom Stomarand gelöst und verworfen. Vor dem Anbringen des neuen Beutels muss das Urostoma bis zum letzten Moment mit einer Kompresse abgedeckt werden, so dass gewährleistet ist, dass keine Ausscheidung an die Haut gelangen kann. Nach dem Reinigen und Abtrocknen der peristomalen Haut wird der vorbereitete neue Beutel wieder angelegt. Bei einer zweiteiligen Versorgung kann die Basisplatte 2–3 Tage auf dem Stoma verbleiben, der Beutel sollte jedoch täglich erneuert werden. Muss die Platte gewechselt werden, erfolgt zuerst die Entfernung von alter Basisplatte und Beutel, die Haut wird gereinigt und gepflegt. Danach wird zuerst die Basisplatte wieder angelegt. Nach dem Abdichten der Platte wird der Beutel wieder aufgeklebt und auf Dichte und Festigkeit überprüft.

Hilfsmittel für die Harnableitung. Verschiedene zusätzliche Hilfsmittel stehen für Urostomieträger zur Verfügung, z. B.:

– Ableitungsschlauch mit Adapter für den Stomabeutel,
– steriler Beinbeutel mit Rücklaufsperre **(Abb. 12.26)**,
– waschbarer Beutelüberzug, evtl. mit waschbarem breiten Beingürtel,
– Nachtbeutel.

Versorgung eines Stomas bei Patienten mit Radiotherapie oder nach intraoperativer Bestrahlung (IORT)

Viele Stomata werden aufgrund eines Tumorleidens angelegt. Gelegentliche, intraoperative, häufige postoperative Radiotherapien werden als Zusatztherapie durchgeführt. Die Standardtherapien in der Tumorbehandlung sind:

– externe Bestrahlung,
– perkutane Bestrahlung,
– intraoperative Bestrahlung.

Externe und perkutane Bestrahlung. Um die pathogenen Zellen abzutöten, werden bei externer wie perkutaner Bestrahlung das Tumorbett und die befallenen Lymphknoten bestrahlt. Limitierend für die Wahl der Dosis sind die im Bestrahlungsfeld lokalisierten gesunden Gewebe und Organe (z. B. Dünndarm, Niere, Leber, Harnblase).

Intraoperative Bestrahlung. Diese kann durch zwei verschiedene Applikationsarten erfolgen:

– Bei der **intraoperativen externen Strahlentherapie** wird der Tumor bzw. das Tumorbett unter Sicht direkt während der Operation durch eine hohe Einzelfraktionsdosis in Minuten bestrahlt.
– Bei der **Brachytherapie** wird intraoperativ radioaktives Material in die Nähe oder direkt an das Tumorgewebe herangebracht. (z. B. Iridium-192 oder Jod-125).

Während einer Bestrahlung oder Radiotherapie können akut verschiedene Komplikationen auftreten. Manche Komplikationen ma-

12

279

chen sich jedoch auch erst zu einem wesentlich späteren Zeitpunkt bemerkbar. Direkt während der Bestrahlung können folgende Komplikationen vorkommen:

- Schleimhautreizungen an Darm und Harnblase,
- Hautreizungen mit kleineren Epitheldefekten.

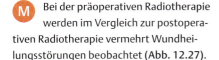

M Bei der präoperativen Radiotherapie werden im Vergleich zur postoperativen Radiotherapie vermehrt Wundheilungsstörungen beobachtet (Abb. 12.27).

Folgende Spätkomplikationen können auftreten:

- Fistelbildungen zwischen intraabdominalen Hohlorganen,
- Stenosen,
- Fibrosen,
- in seltenen Fällen Nervenschädigungen.

Die Komplikationen der Bestrahlungstherapie werden durch eine Kombination mit einer Chemotherapie nur unwesentlich verstärkt.

Pflegerische Aufgaben (Bestrahlung im Beckenbereich – Analpflege)

Während oder nach einer Strahlentherapie muss besonderer Wert auf die Pflege der Haut und Schleimhaut gelegt werden. Um die Hautreaktion möglichst gering zu halten, sollten folgende Punkte beachtet werden:

- täglich einmal duschen, ohne dabei das markierte Bestrahlungsfeld mechanisch zu reizen (z. B. keine Seife verwenden, nicht reiben, Wasser nur über das Bestrahlungsfeld fließen lassen und nicht waschen),
- Bestrahlungsfeld ganz vorsichtig abtrocknen, für die Hautfalten evtl. Föhn benutzen,
- weiches Toilettenpapier oder weiche Kompressen verwenden, nach jedem Stuhlgang mit Feuchttüchern ohne Zusätze vorsichtig reinigen,
- bei Hautrötungen im Analbereich nach jedem Stuhlgang mit weichen Kompressen und Tees reinigen (z. B. Kamillentee, Ringelblumentee, Käsepappeltee),
- das Bestrahlungsfeld einmal täglich von einer Pflegeperson inspizieren lassen, um auftretende Hautveränderungen frühzeitig erkennen zu können (Abb. 12.28),

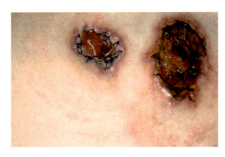

Abb. 12.27 Teilnekrosen am Stoma unter Strahlentherapie.

- Bestrahlungspuder nur an den Stellen verwenden, an denen sich keine Hautfalten befinden,
- auf regelmäßigen und weichen Stuhlgang achten, hohe Stuhlfrequenzen oder Stuhldrang mit dem behandelnden Arzt während der Visite besprechen,
- verordnete Diät einhalten und blähende Speisen meiden (z. B. Kohl, Hülsenfrüchte, Lauch),
- die empfohlenen Ruhezeiten nach der Bestrahlung einhalten, dabei möglichst versuchen, viel auf der Seite zu liegen, um den Analbereich zu entlasten.
- enge und sehr warme Kleidung vermeiden, möglichst viel Luft an die bestrahlte Region lassen.

Ernährungsberatung. Wird beim Patienten eine Radiotherapie im Bauch- und Beckenbereich durchgeführt, stellt dies für Darm und anale Hautumgebung eine zusätzliche Belastung dar. Durch eine gezielte Ernährung mithilfe einer Radiotherapie-Diät (RHT) kann diese Belastung reduziert werden (wird mit den Ernährungsberatern besprochen und von der Küche nach Wunsch zusammengestellt). Als Unterstützung bei sehr weichen oder flüssigen Stühlen kann Benefiber Resource verabreicht werden. Es reguliert die Stuhlkonsistenz, vermindert häufiges Stuhlabsetzen und Schmerzen im Analbereich.

Hautpflege. Zur Pflege der Haut können Puder oder reine Fettsalben verwendet werden. Ein strenges Reinigungs- oder Badeverbot ist nicht erforderlich. Die Reinigung der perianalen Region erfolgt am besten durch reizarme Sitzbäder (z. B. Kamillesitzbäder). Sollte eine feuchte Epitheliolyse in der Analfalte entstehen, sind Adstringentien lokal anzuwenden (z. B. Pinselungen mit Gentianaviolett / Fuchsinrot). Als Therapie der akuten Proktitis kommen symptomatisch wirksame Antidiarrhoika wie z. B. Kohlekompretten oder Imodium zum Einsatz. Bei Rhagaden,

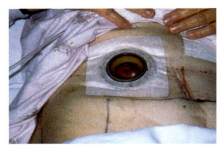

Abb. 12.28 Zur punktuellen Bestrahlung wurde der Beutel der Basisplatte entfernt.

Hautirritationen und Fissuren nach der Radiotherapie kann eine Fettsalbe mit Cortison und Lidocain / Benzocain zur Wundheilung und lokalen Schmerztherapie verwendet werden. Die Haut wird besonders mit Produkten wie Cavilon, Zinkcreme, Zinksalbe (fein) oder Mirfulan (Lebertran/Zinksalbe) vor Irritationen geschützt.

Lokale Schmerztherapie und Wundheilung. Um Schmerzen zu reduzieren und die Wundheilung zu unterstützen, sollte der Stomaträger nach einer Strahlentherapie nach dem Stuhlgang weiches Toilettenpapier oder gar weiche Kompressen verwenden. Das Spülen im schmerzenden oder kranken Stomabereich mit warmem Wasser ohne Zusätze reduziert Beschwerden und führt zum Wohlbefinden des Patienten. Als Inkontinenzeinlage sollten luftdurchlässige weiche Baumwolleinlagen verwendet werden. Vor einer Anwendung von Analtampons sollte der Stomaträger mit dem Chirurgen absprechen, ob dies überhaupt möglich ist, denn die Höhe der Anastomose im Analbereich entscheidet über die Anwendbarkeit von Analtampons.

P Frauen, die an Schmerzen, Juckreiz und Hautirritationen im Bereich der Schamlippen und der Vaginalschleimhaut leiden, können im bestrahlungsfreien Intervall zur Linderung der Schmerzen und zur Hautpflege eine Pflegecreme mit juckreizstillenden Zusätzen verwenden. Bei Scheidentrockenheit werden Gleitgele oder Hyalogranzäpfchen empfohlen. Die Verwendung von Medikamenten und Salben müssen mit dem behandelnden Arzt besprochen und von diesem angeordnet werden.

Stomaversorgung bei Patienten mit Chemotherapie

Bei der Stomaversorgung bei Patienten mit Chemotherapie können folgende Probleme beobachtet werden:

12

– Schleimhautveränderungen, z.B Ulzera, Ödeme,
– Schleimhautblutungen,
– Blutungen aus dem Darm,
– Hautschäden peristomal,
– Hautgefäßblutungen (Abb. 12.29).

Stuhlverhalt in Form einer Koprostase tritt bei isolierter Chemotherapie häufiger auf als flüssige Stuhlfrequenzen. Durch Schmerzmittel, Nebenwirkung der Chemotherapie wie Übelkeit und Erbrechen trocknet die Darmschleimhaut aus und der Stuhl dickt ein.

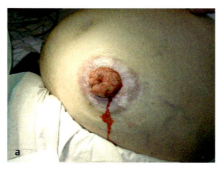
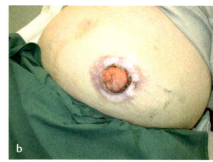

Abb. 12.29 **a** Hautgefäßblutung am Stoma unter Chemotherapie **b** nach APC Therapie (Argo-Plasma-Koagulation).

P Um eine regelmäßige Stuhlentleerung zu erreichen, können Klysmen verabreicht werden oder mit gut dosierbaren „Abführmitteln" regelmäßige Stuhlfrequenzen erzielt werden.

Bei sehr flüssigen und häufigen Stuhlausscheidungen ist ein 2-teiliges Versorgungssystem mit einem Drainagebeutel zu wählen. Die Basisplatte sollte mindestens 2 bis 4 Tage belassen werden, da die peristomale Haut druckempfindlicher und leichter verletzbar ist. Bei einem Ödem der Darmschleimhaut ist besonders darauf zu achten, dass die Basisplatte nicht zu eng um das Stoma anliegt, damit es zu keinen Ulzerationen und Schleimhautnekrosen kommt.

Die Chemotherapie kann die Hautbeschaffenheit verändern, die Haut kann trockener werden, aber auch mehr Fette absondern, deshalb kann es auch zwischenzeitlich notwendig sein, eine andere Versorgung zu wählen.

Literatur

Paetz, B., Benzinger-König, B.: Chirurgie für Pflegeberufe, 20.Aufl. Thieme, Stuttgart 2004
Stoll-Salzer, E., Wiesinger, G.: Stomatherapie. Thieme, Stuttgart 2005

12.4 Hämatologische Erkrankungen

12.4.1 Medizin

Nadezda Basara

B Am Ostersonntag wachte der 23-jährige Student schweißgebadet und doch am ganzen Körper zitternd auf. Er fühlte sich völlig ausgelaugt und hatte das Gefühl nicht richtig Luft zu bekommen. Nachdem er nun schon seit 6 Wochen unter einem Leistungsknick und Müdigkeit leidet, sucht er seinen Hausarzt auf. Er nähme fast täglich Diclofenac-Tabletten, denn er habe ja weiter lernen müssen wegen der vielen Klausuren. Bei der **körperlichen Untersuchung** hatte er eine regelmäßige Pulsfrequenz von 116/Min., eine Körpertemperatur von 39,2°C, Blutdruck von 120/80 mmHg sowie eine Atemfrequenz von 18/Min. Die Haut war blass, die supraklavikulären Lymphknoten waren leicht vergrößert. Seine Zunge war feucht und nicht belegt, der Rachen nicht gerötet. Perkutorisch und auskultatorisch war seine Lunge frei und Vesikuläratmen zu vernehmen. Die kardiologische Untersuchung war unauffällig. Das Abdomen war weich, unter dem rechten Rippenbogen zeigte sich jedoch ein Druckschmerz. Die Leber war drei und die Milz einen Querfinger unter dem Rippenbogen tastbar. Er hatte keine Schmerzen im Nierenlager und auch periphere Ödeme waren nicht sichtbar. Die neurologische Untersuchung war unauffällig.

Laborwerte: Leukozyten 3900/μl, (Differenzialblutbild 58% Neutrophile, 12% Stabförmige, 6% Lymphozyten, 22% Monozyten, 1% Myelozyten, 1% Metamyelozyten), Hämoglobin 5g/dl, Thrombozyten 166000/μl, Klinische Chemie: CRP 181 mg/l, AP 3,77 ukat/l, Cholinesterase 37,2 ukat/l Na 132mmol/l, Ca 1,99 mmol/l, Cl 95 mmol/l, Quick-Wert 61%, Fibrinogen 9,0g/l, Antitrombin III 56%, Bilirubin 25 mmol/l.

Das CT des Halses mit Kontrastmittel zeigte generalisierte zervikale LKS, rechtsbetont. Im CT Thorax, Abdomen und Becken mit Kontrastmittel gelang der Nachweis von flauen pulmonalen Verdichtungen, sowie flauen, unscharf begrenzten Leber- und Milzläsionen, welche ebenso wie die LKS retroperitoneal und im Bereich des Leberhilus im Rahmen der Grunderkrankung möglich erscheinen. Des Weiteren zeigte sich eine Hepatosplenomegalie mit Kissing-Phänomen (Abb. 12.30).

Die histologische Untersuchung des Knochenmarkes zeigte Infiltrate eines klassischen Hodgkin-Lymphoms. Die histologische Aufarbeitung des entfernten Lymphknotes zeigte ebenfalls Infiltrate eines klassischen M. Hodgkin vom Mischtyp (Abb. 12.31). Nach klinischen Kriterien handelt es sich somit um das Stadium IV B (Ann-Arbor Klassifikation), welches mit Chemotherapie behandelt werden kann.

Die Chemotherapie wird gemäß Studienprotokoll nach 8 Zyklen der kombinierten zytostatischen Behandlung (Chemotherapie) ausgesetzt. Zu diesem Zeitpunkt ist kein Tumor-

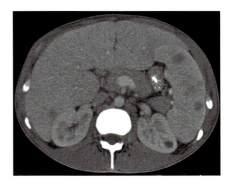

Abb. 12.30 Flaue, unscharf begrenzte Leber- und Milzläsionen bei Hepatomegalie mit Kissing-Phänomen.

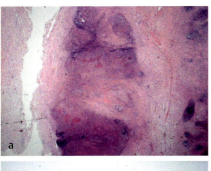

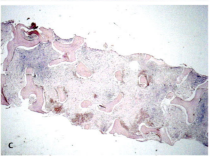

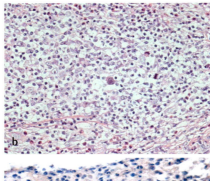

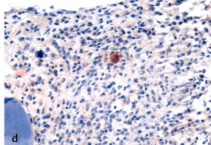

Abb. 12.31 **a** Lymphknoten mit Infiltration eines klassischen M. Hodgkin von Mischtyp **b** Hodgkin-Zelle-groß, einkernig, nicht gelappt, reichlich Zytoplasma **c** Knochenmark von gleichen Patienten mit Infiltraten eines klassischen Hodgkin-Lymphoms **d** CD30 Expression der Hodgkin-Zelle (APAAP-Färbung).

wachstum mehr nachweisbar. Eine Radiatio ist nur für den Fall einer PET-positiven partiellen Remission (bei vorhandenem Restlymphom ≥2,5 cm) vorgesehen.

Zusammengefasst handelt es sich um einen günstigen und gewöhnlichen Verlauf eines Morbus Hodgkins Lymphoms. Die Prognose ist auch bei fortgeschrittenen Stadien mit ca. 85 % Überleben nach 5 Jahren sehr gut.

Definition und Einteilung

Als hämatologische maligne Erkrankungen werden maligne vom lymphatischen System (maligne Lymphome) oder von den hämatologischen Stammzellen (Leukämien, myelodysplastische Syndrome, myeloproliferative Syndrome) ausgehende systemische Tumoren bezeichnet. Die wichtigsten Gruppen sind:
- **maligne Lymphome**
  - Hodgkin-Lymphom (Morbus Hodgkin),
  - Non-Hodgkin-Lymphome (NHL),
- **Leukämien**
  - akute Leukämien (akute lymphatische-ALL, akute myeloische-AML),
  - chronische Leukämien (chronische myeloische-CML, chronische lymphatische – CLL),
- **chronische myeloproliferative Erkrankungen**
  - Polycythaemia vera (PV),

- essenzielle Thrombozytopenie (ET),
- Osteomyelofibrose (OMF),
- **myelodysplastische Syndrome (MDS)**
  - refraktäre Anämie (RA),
  - refraktäre Anämie mit multilineärer Dysplasie mit oder ohne Ringsideroblasten,
  - refraktäre Anämie mit Blastenüberschuss (RAEB I),
  - 5q- Syndrom: Teilverlust des langen Armes von Chromosom 5.

Häufigkeit und Risikofaktoren

Die malignen hämatologischen Erkrankungen gehören zu den häufigsten zum Tode führenden Krebsarten. Jährlich sterben in Deutschland etwa 16.000 Menschen an Leukämien und Lymphomen (Krebsatlas, 2005).

Die Ätiologie ist unbekannt. Wichtigste Risikofaktoren bei Lymphomen sind Virusinfektionen (HIV und EBV) sowie Knochenmarkschädigung durch Benzol, Lost, Zytostatika, ionisierende Strahlen und genetische Faktoren bei Leukämien und MDS.

Symptome

Lymphome. Die Symptome bei Lymphomen sind Allgemeinerscheinungen, sog. B-Symptome: Fieber >38 °C, Nachtschweiß,

Gewichtsverlust von >10 % des KG/6 Monaten und Lymphknotenschwellungen (zum Zeitpunkt der Diagnose in 80-90 %) oder Hepatosplenomegalie.

Leukämien. Bei Leukämien sind die Symptome durch die Verdrängung der normalen Hämatopoese und einer daraus resultierenden Anämie, Granulozytopenie und Thrombozytopenie bedingt (s. Kap.9.5, S. 191). Leukämiebedingte Symptome sind häufig Abgeschlagenheit und Müdigkeit, Blässe von Haut- und Schleimhäuten, vermehrte Infekte, eine gesteigerte Blutungsneigung in Form von Petechien (S. 194) und Ekchymosen oder auch eine Gingivahyperplasie. Bei den akuten Leukämien handelt es sich um sog. primär disseminierte Erkrankungen, bei denen neben dem Knochenmark alle Organe befallen sein können. Am häufigsten sind Leber, Milz und Lymphknoten betroffen, seltener Pleura und Hoden. Klinisch bedeutsam ist der Befall des ZNS und des Mediastinums, dann müssen spezielle Therapiemaßnahmen eingeleitet werden. Die Leukämieinfiltration im Knochenmark kann zusätzlich zu Knochenschmerzen führen. Bei chronischen Leukämien sind die Symptome unspezifisch und fakultativ: einschränkte Leistungsfähigkeit, allgemeines Krankheitsgefühl, Gewichtsverlust, Nachtschweiß, Splenomegalie.

Diagnose und Stadieneinteilung

Lymphome

Die Diagnostik bei Lymphomen dient der Feststellung des Lymphoms, des histologischen Zelltyps und des Tumorstadiums (Staging) sowie der Funktionsdiagnostik und Untersuchung auf Komorbiditäten (Begleiterkrankungen). Sie umfasst die Erhebung der Vorgeschichte, die klinische Untersuchung, Blutuntersuchungen, die radiologische Diagnostik (Röntgen-Thorax-Aufnahme, Computertomografie des Thorax unter Einschluss von Leber und Nebennieren) und die histologische Begutachtung des Lymphknotens, des Knochenmarks oder extranodalen Manifestation inklusive Immunhistologie und Immunzytologie. Das Laborprogramm beinhaltet: ein großes Blutbild mit Retikulozyten, Gerinnungswerte, Enzymstatus inklusive LDH, Bilirubin, Haptoglobin, Immunglobuline quantitativ, Immunelektrophorese, Urinuntersuchung auf Bence-Jones-Protein. Die Gastroskopie ist bei Verdacht auf gast-

12

rointestinalen Befall oder insbesondere bei MALT-Lymphomen obligat.

WHO-Klassifikation

Die Grundlage der WHO-Klassifikation der malignen Lymphome ist die Einteilung in B- und T- Zell-Neoplasien. Klinisch werden die malignen Lymphome wie folgt eingeteilt:

– indolente Lymphome
- – disseminierte Lymphome (B-CLL/SLL/ PLL, lymphoblastisches Lymphom, splenisches Marginalzonenlymphom, Haarzellen-Leukämie, Myelom/Plasmozytom),
- – extranodale Lymphome (extranodale Marginalzonenlymphome, MALT-Lymphome),
- – nodale Lymphome (nodales Marginalzonen B-Zell-Lymphom, follikuläres Lymphom, Mantelzell-Lymphom),
– aggressive Lymphome
- – diffuse großzellige B-Zell-Lymphome,
– sehr aggressive Lymphome / Leukämien
- – Vorläufer B-lymphoblastische Lymphome, Leukämien, Burkitt-Lymphom.

Leukämien

Zur Diagnostik bei Leukämien gehören eine panoptische Färbung und die zytochemischen Reaktionen Peroxidase, unspezifische Esterase, PAS-Färbung und Berliner-Blau-Reaktion. Die Immunphänotypisierung ist zwingend erforderlich, um Kriterien klinisch und prognostisch wichtiger Subgruppen festzustellen. Die zytogenetische Diagnostik ist obligatorisch für den Nachweis eigenständiger Prognosefaktoren. Die molekulargenetische Untersuchung der Knochenmarkprobe bietet die Möglichkeit einer quantitativen Messung und Verlaufsbeobachtung (Abb. 12.32).

WHO-Klassifikation

Die Einteilung von Leukämien und MDS wurde nach den seit 2001 publizierten Kriterien der WHO-Klassifikation durchgeführt.
WHO Klassifikation der AML. Die akuten myeloischen Leukämien werden unterteilt in:

– AML mit rekurrenten zytogenetischen Aberrationen
- – AML mit t(8;21)(q22;q22), und aml1(cbf-alpha)/eto
- – Akute Promyelozytenleukämie (AML mit t(15;17)(q22;q22, q11-12) und Varianten, pml/rarα)

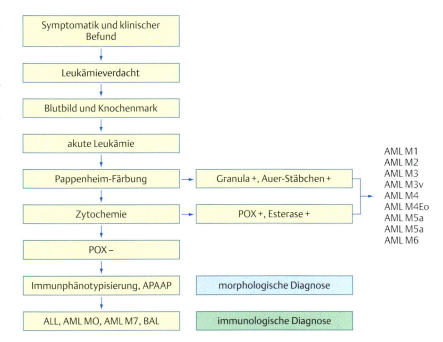

Abb. 12.32 Diagnoseverlauf bei Leukämien.

AML M1
AML M2
AML M3
AML M3v
AML M4
AML M4Eo
AML M5a
AML M5a
AML M6

Tab. 12.8 WHO-Einteilung der Myelodysplastischen Syndrome

Entität[1]	Dysplasie[2]	Blasten im Blut	Blasten im Knochenmark	Ringsideroblasten im Knochenmark	Zytogenetik
5q-Syndrom	meist nur E	< 5 %	< 5 %	< 15 %	nur 5q-
RA	meist nur DysE	< 1 %	< 5 %	< 15 %	verschieden
RARS	meist nur DysE	keine	< 5 %	> 15 %	verschieden
RCMD	2-3 Linien	selten	< 5 %	< 15 %	verschieden
RCMD-RS	2-3 Linien	selten	< 5 %	> 15 %	verschieden
RAEB-1	1-3 Linien	< 5 %	5 – 9 %	< 15 %	verschieden
RAEB-2	1-3 Linien	5 – 19 %	10 – 19 %	< 15 %	verschieden
CMML-1	1-3 Linien	< 5 %	< 10 %	< 15 %	verschieden
CMML-2	1-3 Linien	5 – 19 %	10 – 19 %	< 15 %	verschieden
MDS-U	1 Linie	keine	< 5 %	< 15 %	verschieden

[1] RA = refraktäre Anämie; RARS = refraktäre Anämie mit Ringsideroblasten; RCMD = refraktäre Zytopenie mit multilineage-Dysplasie; RCMD-RS = refraktäre Zytopenie mit multilineage-Dysplasie und Ringsideroblasten; RAEB = refraktäre Anämie mit Erhöhung von Blasten; CMML = chronische myelomonozytäre Leukämie, persistierende Monozytose im Blut von mehr als 1×10^9/L; MDS-U = MDS unklassifizierbar;
[2] Dyplasie in Granulopoese = DysG, in Erythropoese = DysE, in Megakaryopoese = DysM, Multilineage Dysplasie = zwei Linien sind betroffen, Trilineage Dysplasie = TLD = alle drei Zellreihen weisen Dysplasien auf

– AML mit abnormen Knochenmarkeosinophilen (inv(16)(p13q22)oder t(16;16)(p13;q11), und CBFb/MYH11)
- – AML mit 11q23(mll)-Aberrationen
– AML mit Multiliniendysplasie
- – AML mit vorangegangenem myelodysplastischem Syndrom

– AML ohne vorangegangenes myelodysplastisches Syndrom
– AML und myelodysplastisches Syndrom, therapieassoziiert
- – Alkylanzienassoziiert
- – Epipodophyllotoxinassoziiert (einige mögen lymphoid sein)
- – andere Typen

283

– AML ohne weitere Spezifizierung
  – minimal differenzierte AML
  – AML ohne Reifung
  – AML mit Reifung
  – akute myelomonozytäre Leukämie
  – akute monozytäre Leukämie
  – akute erythroide Leukämie

WHO-Klassifikation der MDS. Die myelodysplastischen Syndrome werden nach WHO (2001) unterteilt (Tab. 12.8).

Therapie und Prognose

Lymphome und Leukämien erfordern wegen ihrer verschiedenen pathobiologischen Eigenschaften eine unterschiedliche Behandlung.

Hodgkin-Lymphome

Bei Hodgkin-Lymphomen ist die Therapie grundsätzlich kurativ ausgerichtet. Hierzu stehen Bestrahlung, Chemotherapie oder die kombinierte Strahlenchemotherapie zur Verfügung. Einsatz und Ausmaß der Therapie sind abhängig vom Stadium der Erkrankung und dem Vorliegen weiterer prognostischer Faktoren. Junge Patienten sollten vor der Chemotherapie wegen der Gefahr einer Infertilität auf die Möglichkeit einer prätherapeutischen Samen- bzw. Eizellenasservierung hingewiesen werden. Rezidive werden aufgrund der Ergebnisse erster randomisierter Studien mit einer Hochdosischemotherapie mit autologer Stammzelltransplantation behandelt. Diese Studien zeigten einen Vorteil zugunsten einer Strategie mit Hochdosistherapie und Stammzelltransplantation im Vergleich zu konventionellen Salvage-Therapien (erneute intensive Therapie mit kurativer Zielsetzung bei Patienten mit Tumorrezidiv).

Non-Hodgkin-Lymphome (NHL)

Die Chemotherapie hat bei niedrigmalignen NHL in den meisten Fällen keine kurative Potenz. Durch konventionelle Chemotherapie erzielte Remissionen sind nur selten komplett und halten nicht an. Auf der anderen Seite haben niedrigmaligne NHL im fortgeschritenen Stadium oft einen günstigen Spontanverlauf. Die Ergebnisse einer prospektiv randomisierten deutschen Studie zeigten eine signifikante Verlängerung des progressionsfreien Intervalls durch Chemotherapie (CHOP) + Rituximab (Antikörper gegen CD20 Antigen) gegenüber CHOP, sodass

CHOP-R als neuer Standard in der Primärtherapie niedrigmaligner Lymphome (z. B. follikuläre Lymphome) gilt. In der Therapie der CD20+ niedrigmalignen NHL haben sich neue therapeutische Perspektiven, z. B. der Einsatz radioaktiv markierter Antikörper eröffnet.

Das aggressive, diffuse großzellige B-Zell Lymphom macht ca 35 % aller NHL aus. In einer Metaanalyse, in die Therapieergebnisse von ca. 5000 Patienten mit diesem NHL eingingen, erwiesen sich 5 prätherapeutische Parameter als unabhängige prognostische Faktoren:

– erhöhter LDH-Serumwert,
– Allgemeinzustand (ECOG≥2),
– Alter von >60 Jahren,
– fortgeschrittenes Stadium (Stadium III und IV),
– Zahl der extranodal befallenen Lokalisationen (> 1 extranodaler Befall).

Je nach Anzahl dieser Faktoren können Patienten mit aggressivem Lymphom entsprechend dieses „International Prognostic Index" (IPI-Score) in 4 Risikogruppen mit signifikant unterschiedlicher Prognose eingeordnet werden. Die Diagnose eines aggressiven Lymphoms stellt grundsätzlich eine Indikation zur kurativen und intensiven Therapie dar. Risikokonstellation nach dem IPI-Index und das Alter des Patienten sind die Hauptdeterminanten für die initiale Therapiestrategie, wobei die Altersgrenze für Hochdosischemotherapie zwischen 60 und 65 Jahren festgesetzt wird. Der Durchbruch bei der Behandlung aggressiver NHL in fortgeschritenen Stadien wurde mit der Einführung des CHP-Schemas erreicht. Ein großer Anteil der Patienten erreicht mit CHOP-Polychemotherapie eine komplette Remission und 30-50 % der Patienten können geheilt werden. Die Kombination von CHOP-21 und Rituximab konnte die Rate von kompletten Remissionen steigern sowie die Rate primärer Progresse reduzieren. Bei jungen Patienten mit Rezidiven ist der Einsatz myeloablativer Hochdosiskonzepte, mit dem Einsatz von Stammzell-Support nötig und mit akzeptablen Nebenwirkungen durchführbar.

Akute Leukämien

Die Therapie von akuten Leukämien umfasst zwei Hauptphasen: die Phase der Induktionstherapie, dessen Ziel das Erreichen einer kompletten Remission ist, und die Phase der Therapie in Remission, die das Ziel der end-

gültigen Heilung verfolgt. Die Induktionstherapie führt zur Reduktion der Leukämiezellpopulation bis unter die Nachweisgrenze und Regeneration der normalen Hämatopoese mit Normalisierung von Blutbild und Knochenmark. In der Postremissionstherapie stehen zwei Konzepte zur Verfügung: Konsolidierung als intensive Chemotherapie oder hochdosierte myeloablative Chemostrahlentherapie mit nachfolgender Blutstammzelltransplantation von verwandtem oder unverwandtem Spender.

Chronisch myeloische Leukämie (CML)

Nach Sicherung der Diagnose einer chronischen myeloischen Leukämie sollte möglichst rasch mit einer medikamentösen Therapie begonnen werden. Standardtherapie ist derzeit Imatinib, Inhibitor einer Tyrosinkinase, die eine zentrale Rolle in der Pathogenese der CML spielt. Die Daten zeigen eine hohe Rate von hämatologischem und zytogenetischem Ansprechen bei guter Verträglichkeit. Die Hochdosis myeloablative Strahlenchemotherapie mit Stammzelltransplantation wird bei einem Versagen der Imatinib-Therapie und bei Hochrisiko-Patienten weiterhin durchgeführt.

Myelodysplastische Syndrome (MDS)

Die Therapie bei MDS ist bei Niedrigrisiko-Patienten (Low risk und intermediate 1, IPSS-Score) grundsätzlich zurückhaltend und besteht aus Substitutionstherapie. Bei intermediate 2 und Hochrisiko jüngeren Patienten mit Verfügbarkeit eines HLA-identischen Spenders sollte eine kurative allogene Knochenmarktransplantation durchgeführt werden.

Literatur

Deutsches Krebsforschungszentrum Heidelberg: Krebsatlas für die Bundesrepublik Deutschland. Aktualisiert 2005. URL: http://www.dkfz-heidelberg.de/epi/Home_d/Programm/AG/Praevent/Krebshom/main/deutsch/frame.htm (27.1.2007)

Hiddemann, W. u. a. (Hrsg.): Die Onkologie Solide Tumoren, Lymphome, Leukämien, Teil II. Springer, Berlin 2004

Hiddemann, W. u. a. (Hrsg.): Lymphome. Thieme, Stuttgart 2005

Niederwieser, D. et al.: Reduced intensity conditioning (RIC) haematopoietic cell transplants in elderly patients with AML. Clinical Haematology: Best practice & Research 4 (2006) 825

Ottinger, H. u.a.: Entwicklungen in der hämatopoetischen Stammzelltransplantation. Deutsches Ärzteblatt 37 (2006) 2381

Schmitz, N. et al.: Dose intensifikation with autologous bone marrow transplantation in relapsed und resistant Hodgkin's disease: Results of a BNLI randomised trial. Lancet 341 (1993) 1051

12.4.2 Pflege bei hämatologischen Erkrankungen

Ralf Becker

Spezifische Pflegeinterventionen in der Versorgung von Menschen mit hämatologischen Erkrankungen ergeben sich i.d.R. durch die Toxizität der Therapie oder durch die Erkrankung an sich. Daraus folgt, dass Pflege notwendig wird, sobald das blutbildende System beeinträchtigt, die Körperoberfläche nicht mehr intakt ist oder besondere Systeme zur Applikation der Therapie verwandt werden. Pflegemaßnahmen können hierbei sehr unterschiedliche Formen annehmen. Das Spektrum reicht von einer Anleitungs- oder Schulungssituation über die teilweise kompensierende Pflege bis hin zur vollständigen Übernahme der Pflege (D. Orem, S. 53).

In diesem Kapitel wird daher zum einen auf die Folgen der Toxizität insbesondere der Anämie, Neutropenie, Thombozytopenie und Schleimhautdefekten sowie der Umgang mit venösen Kathetersystemen eingegangen. Teilweise werden diese Punkte noch vertiefend an anderer Stelle des Buches behandelt werden (Knochenmarkdepression, S. 189). Die Gliederung der einzelnen Abschnitte richtet sich nach Assessment, Pflegediagnose und Pflegeergebnis oder Pflegeoutcome.

Knochenmarktoxizität

Da eine zytotoxische Therapie alle Zellen zerstört, die sich gerade in einer Zellteilung befinden, ist die Auswirkung auf das blutbildende System (Knochenmark) besonders groß. Die Anzahl der Zellen, die sich in einer Zellteilung befinden, ist im Knochenmark sehr hoch. Die Bildung sämtlicher Blutzellen wird dadurch unterbrochen (s. auch Kap. 9.5, S. 189). Durch die Unterbrechung der Erythrozytopoese kommt es zu einer Anämie, der Leukopoese zu einer Neutropenie und der

Tab. 12.9 Kriterien des National Cancer Institutes für häufige Toxizitäten in Folge einer Knochenmarksdepression. Quelle: Common Toxicity Criteria (version 3.0). National Cancer Institute, 2003, Bethesda, MD

Toxizität	Grad			
	I	II	III	IV
Erythrozyten (Hämoglobin): Anämie	<LLN–10 g/dl <LLN–6,2 mmol/l <LLN–100 g/l	<10,0–8,0 g/dl <6,2–4,9 mmol/l <100–80 g/l	<8,0–6,5 g/dl <4,9–4,0 mmol/l <80–65 g/l	<6,5 g/dl <4,0 mmol/l <65 g/l
Leukozyten (ANC): Neutropenie	<LLN–1.500/mm3 <LLN–1,5 x 109/l	<1.500–1.000/ mm3 <1,5–1,0 x 109/l	<1.000–500/mm3 <1,0–0,5 x 109/l	<500/mm3 <0,5 x 109/l
Thrombozyten: Thrombozytopenie	<LLN–75.000/ mm3 <LLN–75,0 x 109/l	<75.000–50.000/ mm3 <75,0–50,0 x 109/l	<50.000–25.000/ mm3 <50,0–25,0 x 109/l	<25.000/mm3 <25,0 x 109/l

LLN – untere Grenze des Normalbereichs (Lower limit normal)

Thrombopoese zu einer Verminderung der Thrombozytenanzahl im Blut (Thrombozytopenie). In **Tab. 12.9** sind die Schweregrade der einzelnen Symptome zusammenfassend dargestellt.

Anämie

D Unter einer Anämie versteht man nach der WHO Definition einen Hämoglobin (Hb) - Wert unter 12g/dl bei Frauen und unter 13g/dl bei Männern.

Der Hb – Wert ist abhängig von Geschlecht, ethnischer Herkunft, Gesundheitsverhalten (insbesondere Nikotingenuss) und dem Aufenthalt in Höhenlagen. Das Vorkommen von Anämie (Prävalenz) für Europa liegt bei Männern bei einem Prozent und bei Frauen bei 14 Prozent. Häufigste Ursachen sind Mangel- und Fehlernährung sowie Eisenmangel. Etwa die Hälfte der Anämien beruht auf einem Eisenmangel. Anämien sind häufige Folgeerscheinungen einer Strahlentherapie oder zytostatischen Behandlung.

Als Symptome werden eine blasse und kalte Haut, Müdigkeit, Herzklopfen, geringe Belastbarkeit, Depression, kognitive Störungen und eine generelle Lebensqualitätsminderung wahrgenommen (Thomas, 2005). Eine Anämie hat konkrete Auswirkungen auf die Lebensqualität der Patienten. Diverse Studien zeigen den Zusammenhang zwischen dem HB – Wert und der Lebensqualität des Patienten auf (**Abb. 12.33**).

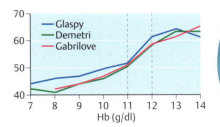

Abb. 12.33 Dargestellt sind die Studienergebnisse von drei verschiedenen Autoren (Demetri et al., 1998; Gabrilove et al., 2001; Glaspy et al., 1997). Deutlich zu erkennen ist, dass die Gesamtlebensqualität der Patienten ab einem HB Wert von weniger als 12g/dl deutlich abnimmt.

Die Wahrscheinlichkeit für den onkologischen Patienten, eine Anämie zu entwickeln, ist abhängig von Tumorart und Behandlung. Ludwig (2004) stellte den Zusammenhang zwischen der Tumorerkrankung und dem Auftreten einer Anämie dar. In **Tab. 12.10** sieht man das relative Auftreten von Fatigue getrennt nach Tumorart. In der mittleren Spalte sieht man die Anzahl der untersuchten Patienten, die dieser Studie als Datengrundlage dienen. Über alle Untersuchten hinweg ergibt sich eine Anämieprävalenz von 75 %. Das bedeutet, dass bei drei von vier Patienten eine Anämie vorliegt.

Ebenso wie der Tumor selbst hat aber auch die Behandlung einen Einfluss auf die Anämieentstehung (S. 183). Eine kombinierte Radio-Chemotherapie ist ein wichtiger Prädiktor für eine Anämie. Ebenso erhöht sich das Risiko, eine Anämie zu entwickeln, mit

Tab. 12.10 Relative Auftreten von Fatigue getrennt nach Tumorart (Ludwig, 2004)

Tumorart	Gesamt (n)	%
Mammakarzinome	1651	70.8
Lungenkarzinome	1147	83,3
GI/kolorektale Tumoren	1715	62,4
Kopf-Halstumoren	102	71,6
gynäkologische Tumoren	1154	88,3
Lymphome/Myelome	1570	79,7
Leukämien	454	73,6
Urogenitaltumoren	362	71,8
andere Tumoren	315	70,2
gesamt	**8470**	**75,0**

der Anzahl der Chemotherapiezyklen. So zeigt z. B. eine Untersuchung von Barrett-Lee et al. (2000), dass über alle Tumorentitäten hinweg gesehen ca. 30 % der Patienten einen Hb–Wert von weniger als 11g/dl aufweisen. Die verschiedenen Studien zeigen, dass Anämie ein relevantes und ernstzunehmendes Problem für Patienten mit Tumorerkrankungen darstellt.

Fatigue Syndrom. Eine häufige mit Anämie in Verbindung gebrachte Nebenwirkung ist das Fatigue Syndrom. Die Ursachen für eine Fatigue sind jedoch nicht nur auf eine Anämie zurückzuführen. Dennoch besteht ein starker Zusammenhang zwischen Erschöpfung und Blutarmut. Symptome von Fatigue und pflegerische Maßnahmen werden in Kap.9.4 (S. 181) ausführlich behandelt.

Pflegerische Maßnahmen

Pflegerische und medizinische Maßnahmen bei Anämie s. Kap.9.5, S. 195.

Neutropenie

Patienten mit einer Neutropenie sind im höchsten Maße infektanfällig. Die Gradeinteilung der Neutropenie können sie in **Tab. 12.9** ablesen. Von einer Neutropenie Grad 1 spricht man bereits bei einem Abfall der Gesamtneutrophilen auf 1.500/mm³ Blut. Die Gesamtneutrophilenanzahl kann mit folgender Formel überschlagsmäßig berechnet werden.

M Gesamtneutrophilenanzahl = Gesamtleukozytenanzahl x % Neutrophile (Segentkernige + Stabkernige)

Die neutrophilen Leukozyten machen den größten Anteil aller Leukozyten aus (**Tab. 12.11**). Zu den Neutrophilen zählt man die segmentkernigen und stabkernigen Neutrophilen.

Anders als eine Anämie wird eine Neutropenie nicht direkt vom Patienten wahrgenommen. Ein Absinken der Neutrophilen ist primär asymptomatisch. Eine Neutropenie wird erst vom Patienten wahrgenommen, wenn neutropenische Komplikationen eintreten. Das Risiko, eine neutropenische Komplikation zu bekommen, steigt mit Dauer der Neutropenie und dem Schweregard an (Meza, 2002). Die häufigste neutropenische Komplikation ist eine Infektion (s. Kap.9.5,

Tab. 12.11 Leukozyten – Zelltypen und prozentuale Zusammensetzung

Leukozytenzelltyp	Prozentualer Anteil (Durchschnitt)
Neutrophile (segmentkernige)	56,0 %
Neutrophile (stabkernige)	3,0 %
Eosinophile	2,5 %
Basophile	0,5 %
Monozyten	4,0 %
Lymphozyten	34,0 %

S. 191). Häufige klinische Anzeichen einer Infektion sind:
– Fieber,
– Schüttelfrost,
– Schwitzen,
– Müdigkeit,
– veränderte Atmung,
– Schleimhautveränderungen / Halsschmerzen,
– Dysurie.

Fieber ist eine der häufigsten Einweisungsgründe für hämatologische Patienten in der neutropenischen Phase. Diese Patienten haben ein hohes Risiko, eine Sepsis zu entwickeln, wenn nicht sofort mit einer ausreichenden Antibiotikatherapie begonnen wird. Die Antibiotikatherapie sollte ein möglichst breites Wirkspektrum besitzen und sowohl gegen gramnegative als auch grampositive Bakterien wirken. Die weitere Eskalation der antibiotischen Therapie sollte nach einem standardisierten Vorgehen erfolgen. Die Sterblichkeit an einer Sepsis ist bei Tumorpatienten erhöht. Williams (2004) stellte fest, dass knapp 5 % aller Klinikaufenthalte von Tumorpatienten auf eine Sepsis zurückzuführen sind, die jedoch 14 % der Behandlungskosten ausmachen. Pflegerische Interventionen bezüglich der Neutropenie liegen daher in der Vermeidung von Infektionen.

Pflegerische Maßnahmen

Prophylaktische Maßnahmen zur Infektionsvermeidung, sowie pflegerische und medizinische Maßnahmen bei Neutropenie s. Kap.9.5, S. 192.

Hygiene. Die wichtigste Präventionsmaßnahme ist eine korrekt durchgeführte Händedesinfektion. Ebenso hat sich die Unterbringung neutropenischer Patienten in HEPA- (High Efficancy Particulate Air Filter) filtrierten Zimmern erwiesen. Maßnahmen wie die Verwendung von Schutzkitteln, keimreduzierter Kost, Einmalgeschirr u. ä. werden derzeit kritisch diskutiert, da der Nutzen für den Patienten kaum nachweisbar ist und erheblichen Mehraufwand in der Organisation und für die Pflege bedeutet.

V Wie eine Händedesinfektion korrekt durchgeführt wird, zeigt Ihnen ein Film auf der DVD.

Beratung und Information. Besonderes Augenmerk in der Pflege liegt in der sachgemäßen Schulung und Beratung des Patienten. Für den Patienten muss der Zusammenhang zwischen Fieber und einer für ihn lebensbedrohlichen Sepsis bewusst werden. Hierbei darf nicht unterschätzt werden, dass jeder Patient in seinem Leben schon mindestens einmal Fieber erlebt hat, jedoch gelernt hat, dass Fieber für ihn ungefährlich war. In aller Regel kennen die Patienten Fieber als einen unangenehmen Zustand, der sich jedoch leicht mit Medikamenten zu behandeln ließ. Die Situation für den Patienten, dass eine „Krankheit" die er bislang mit einer einzelnen Tablette behandeln konnte jetzt einen lebensbedrohlichen Zustand bedeuten kann, ist eine komplett neue Erfahrung. Diese Situation in einer für den Patienten verständlichen Sprache zu vermitteln, ist eine anspruchsvolle Aufgabe der Pflege. In einer Zeit, da immer mehr Therapien in einer ambulanten Situation geführt werden, bekommen klare Informationen und Handlungsempfehlungen eine besondere Bedeutung. Als Hinweis darauf, was der Patient kontrollieren sollte, kann folgende Auflistung dienen:

1. Körpertemperatur zweimal tägl. (bei Frösteln oder Schwitzen sofort),

P Bei der Fiebermessung sollte jedoch auf die bequeme Messmethode mit Infrarot Ohrthermometern verzichtet werden. Sie haben zwar in Tests eine geringe Abweichung zu anderen Messmethoden, variieren jedoch sehr stark in den einzelnen Messungen. Zudem besitzen sie eine geringe Sensitivität. Das bedeutet, ihre Fähigkeit Patienten mit Fieber zu erkennen, ist eher gering.

2. Atembeschwerden, Dyspnoe,
3. Herzrasen bei leichten Anstrengungen,
4. Schluckbeschwerden, Schleimhautdefekte,
5. Dysurie, Durchfall,
6. Blutungszeichen.

P Sinnvoll ist in jedem Fall, sich bei der Beratung an einem Merkblatt oder einer Checkliste zu orientieren, die man dem Patienten auch mit nach Hause geben kann. Dies ist auch vor dem Hintergrund der Fatigue sinnvoll, da viele Patienten dadurch unter Konzentrationsstörungen leiden und sich nicht alle Informationen einprägen können.

Thombozytopenie

Die Thombozyten sind für die normale Gerinnung essenziell. Unter einer Thrombozytopenie ist eine Abnahme der Thrombozyten unter 150.000/mm³ Blut zu verstehen. Die einzelnen Schweregrade können in **Tab. 12.9** abgelesen werden. Eine Thrombozytopenie entsteht i.d.R. aufgrund einer gestörten Thrombozytenproduktion. Die Prävalenz liegt je nach Tumorendität zwischen 9 und 20%. Eine Thrombozytopenie erhöht das Risiko von Blutungen, dieses Risiko erhöht sich mit zunehmendem Abfall der Thrombozytenzahl.

Symptome einer Thrombozytopenie sind eine erhöhte Neigung zu Nasenbluten, Blutergüssen, Zahnfleischbluten, Blutungen der Mundschleimhaut sowie punktförmige Einblutungen in der Haut (Petechien). Es gibt jedoch auch Thrombozytopenien, die völlig symptomlos verlaufen. Als schwerwiegende Komplikationen sind zerebrale Blutungen anzusehen. Sie stellen eine lebensbedrohliche Situation für den Patienten dar.

Pflegerische Maßnahmen

Pflegerische und medizinische Maßnahmen bei Thrombozytopenie sowie prophylaktische Maßnahmen zur Vermeidung von Blutungen und Maßnahmen bei auftretenden Blutungen s. Kap. 9.5, S. 194.

Überwachung und Beratung. Pflegende überwachen die Patienten und kontrollieren, ob Blutungszeichen auftreten. Zudem ist die pflegerische Beratung des Patienten bezüglich des Erkennens, der Vermeidung und über Sofortmaßnahmen bei einer Blutung als Aufgabengebiet zu sehen. Bei der Pflege von Patienten mit Thrombozytopenie gehört die tägliche Inspektion der Haut auf Petechien oder Hämatome zum zum pflegerischen Aufgabegebiet. Ebenso muss die Mundschleimhaut auf Blutungen kontrolliert werden. Dazu gehört, dass die Mundschleimhaut inspiziert wird und das der Patient nach besonderheiten die ihm aufgefallen sind befragt wird. Wichtige Indikatorfragen sind:

– Hatten sie beim Zähneputzen Zahnfleischbluten?
– Hatten Sie Blut nach dem Naseputzen oder Husten im Taschentuch?
– Sind Ihnen irgendwo Schwellungen uder neue Hämatome aufgefallen?

Bettruhe. Teilweise werden Patienten mit einer Thrombozytopenie immobilisiert, d.h.

ihnen wird Bettruhe verordnet. Von solchen Interventionen wird jedoch in letzter Zeit vermehrt Abstand genommen. Eine Empfehlung zur Bettruhe lässt sich an dieser Stelle nicht ohne weiteres geben.

Mundpflege. Die Empfehlung an die Patienten, sich nicht mehr die Zähne zu putzen, wird zunehmend in die Empfehlung, sehr weiche Zahnbürsten zu verwenden, umgewandelt. Mit der richtigen Zahnputztechnik treten nicht vermehrt Blutungen des Zahnfleisches auf. Das Zahnfleisch sollte jedoch nicht mit der Zahnbürste massiert werden, es sollten lediglich die Zähne vorsichtig mit kleinen kreisenden Bewegungen gereinigt werden. Weitere Empfehlungen zur Mundpflege finden Sie in Kap.9.7 (S. 206)

 Ein Film auf der DVD zeigt Ihnen die Durchführung einer Mundpflege.

Kathetersysteme

Venöse Zugänge unterscheiden sich in einigen grundlegenden Eigenschaften. Zum einen unterscheidet man zwischen peripheren und zentralvenösen Zugängen. Zum anderen zwischen implantierten und nichtimplantierten Kathetersystemen. Implantierte Kathetersysteme lassen sich in getunnelte und Portsysteme unterscheiden.

Die Empfehlungen zum Umgang mit peripheren und zentralen Gefäßkathetern sind den Empfehlungen des RKI entnommen (RKI, 2002).

Peripherer Zugang. Zur Anlage eines peripheren Zugangs wird der Unterarm (**Abb. 12.34**), bzw. der Handrücken empfohlen. Beide Insertationsstellen haben gewisse Nachteile. So ist die Phlebitisrate im Unterarm höher als am Handrücken, jedoch ist die Gefahr der Obstruktion des Zugangs am Handrücken

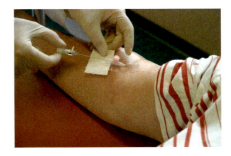

Abb. 12.34 Die Phlebitisrate am Unterarm ist höher als am Handrücken, jedoch ist die Gefahr der Obstruktion des Zugangs am Handrücken signifikant höher.

signifikant höher. Generell verursachen die peripheren Zugänge durch ihre relativ kurze Liegedauer nur geringe Komplikationen. Werden diese Zugänge nur im Intervall benötigt, d.h. sie werden zwischen den einzelnen Infusionen/ Injektionen nicht benutzt, werden sie mittels eines sterilen Mandrins verschlossen. Alternativ können sie mit einer sterilen NaCl 0,9 % Lösung gespült und mit einem Verschlussstopfen verschlossen werden. Eine Überlegenheit einer Spülung mit Heparin konnte nicht nachgewiesen werden.

 Das Legen einer Braunüle mit anschließender Transfusion zeigt ein Film auf der DVD.

Zentralvenöser Zugang. Zentralvenöse Venenkatheter (ZVK) werden i.d.R. an der V. subclavia, V. jugularis oder V. femoralis angelegt. Die höchste bakterielle Besiedelung konnte an der V. femoralis, die geringste an der V. subclavia nachgewiesen werden. Die Wahl der Insertionsstelle hängt jedoch im Wesentlichen von den venösen Begebenheiten des Patienten ab.

 Wie ein ZVK gelegt wird, können Sie sich auf der DVD ansehen.

Die Intervalle für Verbandwechsel sind in der Literatur sehr heterogen beschrieben. Das beschriebene Wechselintervall für Wundschnellverbände wurde zwischen 48 und 72 Stunden angegeben. Für transparente Verbände wurden Wechselintervalle zwischen 5

und 10 Tagen untersucht, ohne einen bemerkenswerten Unterschied in den einzelnen Gruppen. Die Empfehlungen des RKI lauten:

– tägliche Kontrolle des Verbandes, bei Gazeverbänden Palpation der Insertionsstelle,
– täglicher Verbandwechsel von Gazeverband bei bewusstseinseingeschränkten Patienten,
– bei Druckschmerz oder Fieber Kontrolle der Einstichstelle,
– Wechselfrequenz von transparenten Verbänden alle 7 Tage,
– Verbandwechsel bei Verschmutzung, Durchfeuchtung,
– Desinfektion der Einstichstelle mit alkoholischem Hautdesinfektionsmittel,
– bei Verwendung von transparenten Verbänden keine Salben auf die Einstichstelle.

Bei Nichtbenutzung des Katheters sollte er mit einer physiologischen Kochsalzlösung gespült werden. Die Spülung mit einer Heparinlösung bietet hinsichtlich der Okklusion keine Vorteile, wird jedoch häufig aus Sicherheitsgründen unternommen.

Subkutan getunnelte Kathetersysteme. Diese Zugänge verringern die Rate an Katheterinfektionen deutlich. Sie werden insbesondere bei Patienten mit einer Tumorerkrankung eingesetzt, die eine längere Behandlungsdauer haben. Das bekannteste Beispiel für ein subkutan getunneltes System ist der Hickman-Katheter. Bezüglich des Verbandwechsels können die Angaben von den ZVKs übernommen werden. Werden diese

Katheter über einen längeren Zeitraum nicht genutzt, sollten sie mit einer Heparinlösung gespült werden. Die gängige Verdünnung sind 100IE Heparin/1ml NaCl0,9%. Dabei wird der Katheter mit 5ml dieser Lösung gespült. Es ist darauf zu achten, dass man mit unterschiedlichen Flussgeschwindigkeiten spült, um alle Rückstände an der Katheterwand zu lösen. Der Druck sollte jedoch nicht zu groß sein, aus diesem Grund wird eine 10ml Spritze empfohlen.

Port Katheter. Port Katheter sind vollständig implantierte Kathetersysteme. Sind sie nicht im Gebrauch, wird kein Verband benötigt. Die Haut deckt das Kathetersystem komplett ab. Sobald der Katheter punktiert wird, sind dieselben Empfehlungen wie bei ZVKs anzuwenden. Bei Nichtbenutzung sollte analog der getunnelten Systeme verfahren werden.

 Auf der DVD zeigen Ihnen zwei Filme, wie ein Port-Katheter gelegt wird und wie der Port das erste Mal angestochen wird.

Literatur

Thomas, L.: Labor und Diagnose, 6.Aufl. TH-Books Verlagsgesellschaft, Frankfurt a. M. 2005

12

12.5 Häufige Tumoren in der pädiatrischen Onkologie

12.5.1 Medizin

Hans-Jürgen Laws

Während in der pädiatrischen Onkologie noch vor 30 bis 40 Jahren die Diagnose einer malignen Erkrankung zumeist einem Todesurteil gleichkam, können heute nahezu 80 Prozent der betroffenen Kinder dauerhaft geheilt werden (Abb. 12.35). In den vergangenen Jahrzehnten haben v.a. Therapieoptimierungsstudien diesen Fortschritt in der pädiatrischen Onkologie ermöglicht.

Maligne Erkrankungen sind bei Kindern und Jugendlichen selten. Die Inzidenz liegt

in den letzten 25 Jahren bei 13,1 Neuerkrankungen pro 100.000 unter 15-jährigen Kindern/Jahr. Das heißt, dass etwa 1.800 Neuerkrankungen pro Jahr in Deutschland auftreten, die sich im Wesentlichen auf 8 Tumorarten verteilen (Jahresbericht 2005 des Kinderkrebsregisters Mainz: relative Häufigkeit der gemeldeten Patienten nach den häufigsten Diagnosegruppen 1995-2004):

– Leukämien (33,1 %),
– ZNS-Tumoren (21,4 %),
– Lymphome (12,2 %),
– Neuroblastome (8,3 %),
– Weichteiltumore (6,6 %),

– Nierentumore (6,0 %),
– Knochentumore (4,5 %),
– Keimzelltumore (3,4 %).

Die erfreuliche Entwicklung bezüglich der Heilungsaussichten für den Patienten in der modernen pädiatrischen Onkologie lässt neue Probleme auftreten. Zum einen bekommen die supportiven Therapiemaßnahmen während der Akutbehandlung einen neuen Stellenwert, zum anderen werden mit den Spätfolgen der Therapie auch mehr niedergelassene Ärzte konfrontiert. Insbesondere für den Hausarzt müssen zukünftig Nachsorgeprotokolle entstehen, die zielgerich-

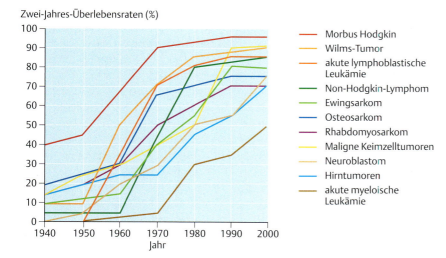

Zwei-Jahres-Überlebensraten (%)

- Morbus Hodgkin
- Wilms-Tumor
- akute lymphoblastische Leukämie
- Non-Hodgkin-Lymphom
- Ewingsarkom
- Osteosarkom
- Rhabdomyosarkom
- Maligne Keimzelltumoren
- Neuroblastom
- Hirntumoren
- akute myeloische Leukämie

Abb. 12.35 Anstieg der Überlebensraten von Kindern und Jugendlichen mit bösartigen Erkrankungen seit 1940 (es wird nur eine 2-Jahres-Überlebensrate angegeben, da es aus der Zeit vor 1970 keine längeren Verlaufsdaten gibt) (Creutzig u. a., 2003).

tet die möglichen Spätkomplikationen der modernen interdisziplinären Onkologie erfassen, um dem ehemaligen onkologischen Patienten ein hohes Maß an Lebensqualität zu ermöglichen.

Allgemeine Zytostatikatherapiehinweise

Um eine optimale Behandlung zu erzielen und als Qualitätssicherung, erfolgt die Behandlung onkologisch erkrankter Kinder und Jugendlicher nach standardisierten Therapieprotokollen der Gesellschaft für Pädiatrische Hämatologie und Onkologie (GPOH). Vor einer zytostatischen Therapie muss die Diagnose nach den Kriterien des Protokolls gesichert sein. Die Eltern und nach Möglichkeit auch der Patient müssen über die Therapie und ihre Nebenwirkungen informiert werden und ihre Einwilligung zur Behandlung geben.

Zytostatika weisen neben ihrer erwünschten tumorzidalen Wirkung ein breites, dosisabhängiges Spektrum an Nebenwirkungen auf. Die heute verwendeten komplexen Behandlungsprotokolle in der Onkologie beinhalten darüber hinaus das Risiko einer iatrogenen akzidentellen Zytostatikaintoxikation. Im Falle einer Fehlhandlung muss bei Zytostatika mit ihrer geringen therapeutischen Breite und der meist fehlenden spezifischen Antidotgabe mit schwerwiegenden gesundheitlichen Folgen für den Patienten gerechnet werden.

(M) Der Kontrolle der Chemotherapieverordnung von der Dosierung bis zur Applikation kommt daher eine zentrale Bedeutung zu, und sie sollte immer von zwei unabhängigen Personen überprüft werden.

Die unterschiedlichen Therapieprotokolle geben differenzierte Empfehlungen, die u.a. die initiale Tumormasse (z.B. Zellzahl oder Ausdehnung des Tumors in der Bildgebung) und das Patientenalter berücksichtigen. Wesentlich für den Erfolg der zytostatischen Therapie ist aufgrund des biologischen Verhaltens des Tumors die möglichst genaue Einhaltung der Zeitabstände zwischen den Therapieintervallen.

Dosierung. Die Dosierung von Zytostatika richtet sich bei Kindern nach dem ersten Lebensjahr i.A. nach der Körperoberfläche. Zur genauen Berechnung benötigt man neben der Körperlänge auch das Gewicht des Patienten. Da sich beide Parameter bei Kindern und Jugendlichen physiologischerweise ändern und tumor- oder therapiebedingte Gewichtsverluste auftreten können, müssen diese Kenngrößen vor einer Therapie jeweils neu gemessen werden. Zur Abschätzung kann man bei einem Gewicht von 30 kg eine Körperoberfläche von 1 m² annehmen. Die genaue Berechnung erfolgt mit Normogrammen. Aufgrund der relativ großen Körperoberfläche wird bei Säuglingen nicht nach Körperoberfläche, sondern nach Gewicht dosiert. Das heißt, dass die angegebene Dosierung bezogen auf 1 m² durch 30 geteilt

wird und mit dem jeweils aktuellen Körpergewicht des Säuglings multipliziert wird. Um bei adipösen Patienten Überdosierungen zu vermeiden, soll nicht das aktuelle Gewicht, sondern das größenbezogene Sollgewicht zugrunde gelegt werden, das aus den Größen- und Gewichts-Perzentilen zu entnehmen ist.

Supportive Therapie

Die supportive Therapie zur Vermeidung und Milderung von Nebenwirkungen durch Zytostatika ist mittlerweile ein wichtiger Bestandteil der Tumortherapie in der Pädiatrie geworden. Dazu gehören:

- Gabe von Antiemetika,
- Schmerztherapie,
- parenterale Ernährung,
- Vermeidung von Infektionen,
- Transfusion von Blutprodukten,
- Mundhygiene, Umgang mit Fotosensibilität und Alopezie.

Gabe von Antiemetika

Die Prophylaxe von Übelkeit und Erbrechen hat eine zentrale Bedeutung in der Akzeptanz der Therapie für Eltern und Patienten. Art und Umfang des auszuwählenden Antiemetikums richten sich neben der zu erwartenden Emetogenität der eingesetzten Chemotherapeutika auch nach der psychischen Akzeptanz durch den Patienten. Die subjektive Beeinträchtigung nimmt i.A. mit dem Patientenalter zu.

(M) Die unterstützende psychologische Betreuung von Patient und Eltern kann selbstverständlich nicht durch die medikamentöse Therapie ersetzt werden.

Schmerztherapie

Einen weiteren hohen Stellenwert zur Verbesserung der Therapieakzeptanz nimmt eine ausreichende Schmerztherapie ein. Hierzu zählen der Einsatz von Lokalanästhetika bei diagnostischen Eingriffen, wie Oberflächenanästhesie durch z.B. Emla-Pflaster und/oder Lidocain-Infiltrationen vor Lumbal- und Knochenmarkpunktionen, als auch eine ausreichende Sedierung des Patienten z.B. mit Midazolam, Ketanest oder Propofol.

Durch die zytostatische Therapie tritt häufig eine Mukositis auf, die für die Kinder und Jugendlichen schmerzhaft ist (s. **Abb. 8.21,**

12

S. 138). Frühzeitig werden daher anästhesierende Spüllösungen verwendet und zusätzlich periphere Analgetika gegeben. Dabei ist auf Thrombozytenaggregationshemmer, z. B. Diclofenac oder Ibuprofen, zu verzichten.

Auch nach operativen Eingriffen und während der Bestrahlung ist eine ausreichende Analgesie anzustreben, die den jeweiligen Bedürfnissen des Kindes täglich neu anzupassen ist. Insbesondere darf der behandelnde Arzt sich nicht vor dem Einsatz von zentralwirksamen Analgetika scheuen. Die Kombination von zentralen und peripheren Analgetika in Kombination mit Neuroleptika kann ebenfalls erwogen werden. Das Wirkungs- bzw. Nebenwirkungsprofil der einzelnen Opiate differiert minimal, sodass die Auswahl von der Erfahrung des Therapeuten mit dieser Substanz abhängt. Ausreichende analgetische Wirkspiegel können nur durch regelmäßige prophylaktische Einnahme erreicht werden. Sobald das Alter des Patienten es zulässt („Gameboy"-Alter), sollten Schmerzpumpen mit der Möglichkeit zur Eigenapplikation eingesetzt werden. Bewährt haben sich die Opiate Pethidin, Buprenorphin und Morphin sowie die peripheren Analgetika Paracetamol +/- Codein und Metamizol. Ibuprofen beeinflusst ebenfalls für ca. 24 Std. die Thrombozytenfunktion und ist daher während der Aplasiephasen zu vermeiden.

Bei sympathischer Reflexdystrophie oder Phantomschmerzen in den Extremitäten muss frühzeitig der Kontakt mit dem Schmerztherapeuten erfolgen, um z. B. eine Epidural- oder Plexusblockade oder elektrische Stimulation durchzuführen. Bei intensiven, kurz einschießenden Schmerzen hat sich der Einsatz von Carbamazepin bewährt.

Kinder und Jugendliche, die durch ihre Erkrankung keine kurative Therapiemöglichkeit haben, benötigen eine ausreichende Analgesie in ambulanter Anwendung. Hier bieten sich für die orale Applikation retardierte Morphinpräparate oder die kontinuierliche i.v.-Therapie über eine Schmerzpumpe an. Transdermale Fentanylgaben haben sich ebenfalls bewährt, sind jedoch nicht zum primären Einsatz geeignet. Die gleichzeitige Einnahme von z. B. Laktulose kann der häufig zu beobachtenden Obstipation vorbeugen. Der initiale Juckreiz beim Einsatz von Opiaten verschwindet meistens nach einigen Tagen. Er ist durch H_1-Antagonisten nur wenig zu beeinflussen. Schmerzen durch Knochenmetastasen können meistens durch eine Bestrahlung gemildert werden.

Parenterale Ernährung

Die bereits erwähnte Mukositis kann so ausgeprägt sein, dass keine orale Nahrungs- und Flüssigkeitsaufnahme mehr möglich ist. Die Kinder und Jugendlichen müssen dann eine ihrem Alter angepasste parenterale Ernährung erhalten, die sowohl dem Nährstoffgehalt des wachsenden Organismus als auch dem Flüssigkeitsbedarf gerecht wird. Für eine effektive parenterale Ernährung ist ein zentraler Verweilkatheter (ZVK) notwendig.

Vermeidung von Infektionen

Die Gesamtmortalität für schwerwiegende Infektionen wie disseminierte Infektionen, Pneumonie, Peritionitis, betrug in den 70er Jahren 36 % und die der Sepsis sogar bei 84 %. Durch eine verbesserte empirische Antibiotikatherapie ist es gelungen insbesondere die Letalität der Sepsis bei Kindern auf 2-5 % in aktuellen Untersuchungen (Laws et al., 2000) zu senken. Allerdings ist die Letalität der gramnegativen Sepsis (u. a. Pseudomonas, E. coli, Klebsiellen) weiterhin mit 10-20 % deutlich höher. Daher führt Fieber während der Aplasie mit und –häufiger– ohne Erregernachweis bzw. eindeutiger Infektionsursache zur stationären Aufnahme von Kindern mit antineoplastischer Therapie.

Bekannte Risikofaktoren bei der Entstehung einer Infektion sind die Leukozytopenie unter 500 Leukozyten/µl, die mit einer 30 %igen Infektionswahrscheinlichkeit einhergeht. 80 % der Patienten, deren Aplasiedauer 10 Tage überschreitet, entwickeln eine Infektion.

Onkologische Patienten mit Infektionen in oder außerhalb der Aplasie, bedürfen einer Therapie, die sowohl den Empfehlungen der Fachgesellschaften gerecht wird, als auch lokale mikrobiologische Erregerspektren und Resistenzlagen erfasst. Um sowohl den stationären Aufenthalt möglichst kurz zu gestalten als auch schwerwiegende Komplikationen zu vermeiden, sind daher regelmäßig lokale Resistenz- und Erregerspektren zu überprüfen und die empirische Therapie daran anzupassen.

Als Prophylaxe der Pneumocystis-carinii-Pneumonie hat sich die Trimethoprim (TMP/SMX) Einnahme bewährt, die dreimal wöchentlich erfolgen soll. Bei Unverträglichkeit von TMP/SMX steht die Inhalation mit Pentacarinat zur Verfügung.

Die Einnahme von schwer resorbierbaren Antibiotika (z. B. Colistin) während der neutropenischen Phase wird zur Darmdekontamination gegeben. Der tatsächliche Nutzen zur Vermeidung von Infektionen ist aber nicht bewiesen, ebenso wenig wie die orale antimykotische Prophylaxe mit Nystatin oder Amphotericin.

Transfusion von Blutprodukten

Die heutigen Blutprodukte sind sehr sicher. Dennoch bleibt bei jeder Transfusion ein geringes infektiologisches Risiko bestehen, sowie die Möglichkeit der Immunisierung und von transfusionbedingten Nebenwirkungen. Hierüber sind Eltern und Patienten schriftlich aufzuklären. Der Einsatz von Blutprodukten soll daher immer als Abwägung zwischen möglichen Nutzen und potenziellen Risiken erfolgen und sollte nicht nur aufgrund von Laborwerten erfolgen.

Während der Aplasie wird die Transfusion von Erythrozyten bei niedrigem Hb und klinischer Symptomatik (Hb ~ 5-6g/dl) notwendig. Zur Vermeidung einer Spender-gegen-Empfänger-Erkrankung beim immundefizienten Patienten dürfen nur mit 20-30 Gy bestrahlte Erythrozytenkonzentrate gegeben werden. Zumindest Mädchen sollten darüber hinaus Rhesus-Untergruppen gleiche Erythrozytenkonzentrate erhalten, um einer Immunisierung in Hinblick auf einen späteren Kinderwunsch vorzubeugen. Bei Thrombozytenwerten zwischen 10.000 und 20.000/µl und Blutungszeichen sind bestrahlte Thrombozytenkonzentrate zu verabreichen. Seit Oktober 2001 werden alle Blutprodukte während der Herstellung Leukozyten depletiert. Diese Maßnahme wird als ausreichend vor der Übertragung von CMV-Infektionen angesehen, sodass auf die CMV-Testung verzichtet werden kann.

Mundhygiene, Umgang mit Fotosensibilität und Alopezie

Während einer zytostatischen Therapie muss die Mundhygiene bei Kindern und Jugendlichen intensiviert werden, um entzündlichen Prozessen vorzubeugen. Regelmäßig durchzuführende Mundspülungen können mit Kamillentee oder Mundwasser vorgenommen werden. Während der Zeit der Aplasie oder einer Mukositis sollten zusätzlich antibakterielle und antimykotische Lösungen verwendet werden, die ggf. mit einem Lokalanästhetikum versetzt sind.

Über die vermehrte bestehende Fotosensibilität (Lichtempfindlichkeit) der Haut müssen die Patienten aufgeklärt werden, damit sie frühzeitig Sonnenschutzmittel mit einem geeignet hohen Schutzfaktor auswählen. Es empfiehlt sich, dieses auch nach Beendigung der Therapie beizubehalten.

Nahezu alle Polychemotherapien führen zu einer Alopezie (Haarausfall) von meist mehrmonatiger Dauer, die insbesondere für Jugendliche ein schwerwiegendes Problem darstellen kann.

Spätfolgen nach Tumortherapien im Kindesalter

Schätzungen zufolge wird im Jahr 2010 einer von 250 Menschen im Alter von 15-45 Jahren als Kind oder Jugendlicher eine zytostatische Therapie erhalten haben. Inzwischen leben mehr als 30.000 Jugendliche und junge Erwachsene nach Behandlung einer Krebserkrankung im Kindesalter (Langer u. a., 2002). Damit tritt das Problem der Sicherung einer langfristigen Lebensqualität für ehemalige Tumorpatienten zunehmend in den Vordergrund. Die Früherkennung der möglichen Spätfolgen muss durch regelmäßige Nachsorgeuntersuchungen sichergestellt und sinnvolle Behandlungskonzepte müssen entwickelt werden.

Zweitmalignome

Für alle kindlichen Krebspatienten ergibt sich bis zum 15. Lebensjahr ein ca.18-fach erhöhtes Risiko einer erneuten Krebserkrankung. Allerdings gibt es deutliche Unterschiede in Abhängigkeit von der Grunderkrankung. Die Wahrscheinlichkeit, etwa nach Behandlung eines ZNS-Tumors (PNET) eine maligne Zweiterkrankung zu entwickeln, liegt bei 4,2 %, bei einem Patienten mit Neuroblastom dagegen nur bei 0,1 %.

Zweitmalignome unterscheiden sich in ihrer Verteilung auf verschiede Diagnosen deutlich von den Primärerkrankungen. So tritt das Schilddrüsenkarzinom nur bei 0,4 % aller Erstneoplasien auf, ist aber bei den Sekundärneoplasien 14-mal häufiger (5,8 %). Auch die AML ist unter den Zweitmalignomen mehr als 4-mal so häufig anzutreffen

(22 % vs. 5 %) während die die ALL wesentlich seltener auftritt (6 % vs. 29 %).

Patienten, bei denen eine familiäre oder genetische Disposition vorliegt, dürften ein höheres Risiko haben. Zweitmalignome entwickeln sich häufig innerhalb der ersten 10 Jahre nach Therapie des Primärtumors, jedoch werden auch vereinzelt Patienten beschrieben, die nach über 30 Jahren ein Zweitmalignom entwickeln.

Auswirkungen auf das kardiorespiratorische System

Auf die akute Kardiotoxizität von Anthracyclinen wurde bereits hingewiesen. 2 % der Patienten entwickeln viele Jahre nach der Adriamycin- Therapie (<500 mg/m^2) eine Kardiomyopathie. Insbesondere Kinder unter 4 Jahren scheinen sehr sensibel für eine spätere Kardiomyopathie zu sein. Leider kann bisher keine kardiologische Untersuchung ein präventives Risikoprofil zur Vermeidung einer Kardiomyopathie aufzeigen.

Bestrahlung der Lunge sowie verschiedene Chemotherapeutika (Bleomycin, BCNU, Busulfan, MTX) können mit einer gemischt restriktiv-obstruktiven Ventilationsstörung einhergehen.

Auswirkungen auf die Niere

Spätfolgen an der Niere im Sinne von glomerulären und tubulären Nierenfunktionsstörungen werden insbesondere nach Platinderivaten, Ifosfamid und Nierenbestrahlung beobachtet. Das Risiko, das Vollbild eines De Toni Debré Fanconi-Syndrom (Glukosurie, Aminoazidurie, renale Azidose, Phosphaturie, Hyperkaliurie) nach Ifosfamid zu entwickeln, wird auf ca. 5 % geschätzt. Asymptomatische tubuläre Schädigungen treten bei 40 % der Patienten auf. Schwere tubuläre Schädigungen werden meist innerhalb der ersten 3 Jahre nach Therapie beobachtet, wobei > 60g/m^2 KOF Ifosfamid als kritische Dosis gelten. Der anhaltende Elektrolytverlust macht eine Substitutionstherapie notwendig, um u. a. Osteopathien vorzubeugen.

Psychomotorische Entwicklungsstörungen und Hörstörungen

Bei Kindern mit Hirntumoren und ZNS-Bestrahlung kommt es häufig zu schweren neurologischen und kognitiven Behinderungen. Das Ausmaß der Schädigung hängt dabei von der applizierten Strahlendosis und vom Al-

ter des Patienten ab. Selbst nach prophylaktischer Schädelbestrahlung im Rahmen der Leukämieprotokolle werden neuropsychologische Störungen beobachtet. Allerdings sind diese Kinder im Globaltest unauffällig, und die Unterschiede fallen erst im Vergleich mit einer Kontrollgruppe auf, sodass sie im Alltagsleben eine gute Lebensqualität erreichen.

Abzugrenzen von den psychomotorischen Störungen sind die Sprachentwicklungsverzögerungen, die durch die Ototoxizität von Cisplatin hervorgerufen werden können. Platinderivate schädigen hauptsächlich die äußeren Haarzellen des Innenohres und führen zu einer irreversiblen Hochtonschwerhörigkeit. Mit zunehmender kumulativer Cisplatindosis werden auch Frequenzen des Hauptsprachbereiches geschädigt. Besonders gefährdet erscheinen Hirntumorpatienten mit einer Cisplatintherapie und Schädelbestrahlung, sodass bei Ihnen wie bei Kindern nach Neuroblastomtherapie regelmäßige Hörprüfungen erfolgen müssen.

Auswirkungen auf endokrine Organe und Wachstumsretardierung

Wachstumsretardierung wird bei 10-15 % der Patienten mit Hirntumoren und ZNS- Bestrahlung beschrieben. Häufig zeigen Kinder, die eine Chemotherapie bekommen, eine vorübergehende Wachstumsverzögerung mit Aufholwachstum nach Beendigung der Therapie. Der Einsatz von Wachstumshormonen wird jedoch kritisch bewertet, da ein stimulierender Effekt auf das Tumorwachstum befürchtet wird. Eine Therapie sollte daher auf die Patienten mit deutlichem Minderwuchs beschränkt werden, bei denen andere Ursachen wie therapiebedingte Rachitis, Hypothyreose oder Bestrahlung der Wachstumszonen ausgeschlossen werden können.

Wichtigste Ursache der Hypothyreose ist die Bestrahlung. 75 % der Patienten mit zervikaler Bestrahlung bei Morbus Hodgkin entwickeln eine Hypothyreose.

Sowohl Cyclophosphamid und Procarbazin als auch Bestrahlungen führen zu gonadalen Funktionsstörungen. Hiervon sind Jungen mehr als Mädchen und (post-)pubertäre Kinder mehr betroffen als präpubertäre.

12

Kinderwunsch nach Tumortherapie

In einem großen amerikanischen Patientenkollektiv, in dem Kinder oder Jugendliche eine Tumortherapie erhalten hatten, wurde eine nur gering verminderte Fertilität bei Frauen (15 %) und eine etwas mehr verminderte bei Männern (24 %) gefunden (Robison et al., 2005). Allerdings hatten Frauen, deren Uterus im Strahlenfeld lag, ein höheres Risiko, dystrophe oder frühgeborene Kinder zu bekommen. Die Kinder wiesen weder ein höheres Fehlbildungs- noch ein erhöhtes Krebsrisiko auf. Letzteres gilt allerdings nur, wenn keine genetische oder familiäre Disposition für Tumorerkrankungen vorlag.

Nach einer Tumortherapie ist für etwa ein Jahr ein sicherer Konzeptionsschutz sicherzustellen. Danach kann der Kinderwunsch der (ehemaligen) Patienten befürwortet werden.

Literatur

Creutzig, U. u.a. Krebserkrankung bei Kindern. Erfolg durch einheitliche Therapiekonzepte seit 25 Jahren. Dt. Ärzteblatt 13 (2003) 842

Langer, T. u.a.: Die Überlebenden einer krebserkrankung im Kindesalter. Monatsschr Kinderheilkd 150 (2002) 942

Laws, H.J. et al.: Trends in infections in children with malignant disease in 2000: Comparison of Data of 1980/81. Pediatr Hematol Oncol 24 (2007) 343

Robison, L.L. et al.: Long-term outcomes of adult survivors of childhood cancer. Cancer 104 (2005) 2557

Internetadresse

Aktuelle Informationen zur Fachgesellschaft GPOH und ihrer Aktivität findet sich unter www.kinderkrebsinfo.de

12.5.2 Pflege

Carola Kisters, Andrea Maiwald

Einleitung

Krebserkrankungen bei Kindern und Jugendlichen gehören zu den Situationen innerhalb einer Familie, die häufig an die Grenzen der Belastbarkeit führen. „Die ärztliche Diagnose ´Ihr Kind hat Krebs´ verändert schlagartig das bisher gewohnte Leben des Kindes, das seiner Eltern sowie aller übrigen Familienmitglieder". (Deutsche Krebshilfe e.V., 2007)

Das Pflegepersonal in der pädiatrischen Onkologie nimmt in der Behandlung krebskranker Kinder und Jugendlicher eine Schlüsselrolle ein. Die Pflegekräfte sind hier mehr als in anderen Bereichen der Onkologie in der Verantwortung, Patienten und deren Eltern sowie alle weiteren Akteure innerhalb des Behandlungsteams miteinander zu vernetzen. Die Beratung, Schulung und Anleitung von Patienten und Angehörigen gehört hier zu den vordergründigen Aufgaben der Pflegekräfte. Die Beratung von Kindern bzw. Jugendlichen erfordert eine hohe pädagogische Kompetenz, da sie immer dem Alter und dem Entwicklungsstand der Patienten angepasst werden muss. Parallel dazu erfordert die Betreuung und Anleitung der Eltern bzw. erwachsenen Bezugspersonen aufgrund der starken Belastung eine besondere Sensibilität.

Einbeziehung der Eltern. Eltern sollten nach Möglichkeit schon frühzeitig in die ganzheitliche Pflege einbezogen werden. Dies gibt den Kindern Sicherheit und Vertrauen in der neuen Situation. Viele Eltern übernehmen selbstverständlich und gerne pflegerische Tätigkeiten und entwickeln schon nach kurzer Zeit eine Kompetenz in der Durchführung von pflegerischen Maßnahmen (z.B. Hautpflege, Mundpflege). Die Unterstützung durch das Pflegepersonal muss jedoch immer spürbar sein. In einigen Fällen zeigt sich aus verschiedenen Gründen in der täglichen Versorgung der krebskranken Kinder eine Überforderung der Eltern. Hier wird die Übernahme der Pflege durch das Pflegepersonal erforderlich. Zu beachten ist, dass sich im Team keine negative Einschätzung bzw. Einstellung gegenüber diesen Eltern entwickelt.

Rooming-In. In den pädiatrischen onkologischen Zentren in Deutschland ist die Regelung bzgl. der Mitaufnahme von Eltern während des stationären Aufenthaltes sehr unterschiedlich. Teilweise ist aufgrund räumlicher Umstände eine Mitaufnahme der Eltern nicht möglich. Andernorts gibt es Regelungen, die sich an dem Alter der Kinder orientieren. Häufig liegt die Altersgrenze der Kinder deren Eltern stationär mitaufgenommen werden dürfen, bei unter 6 Jahren. Starre Konzepte oder Regelungen sind hier nicht von Vorteil. Vielmehr sollten individuelle Entscheidungen im Behandlungsteam gemeinsam mit den Eltern getroffen werden. Voraussetzung hierfür ist eine genaue Einschätzung des Kindes und seines sozialen Umfeldes. Die teilweise sehr belastenden und bedrohlichen Nebenwirkungen der Behandlung erfordern im Verlauf zeitweise eine intensivere Betreuung der Kinder als zu Beginn der Therapie. Die Notwendigkeit einer Mitaufnahme von Eltern muss sich immer an der aktuellen Situation und dem Zustand des Kindes orientieren. Diese individuellen Entscheidungen erfordern ein hohes Maß an Flexibilität und Organisationskompetenz.

Besuchsregelung. Gerade in der Phase der stationären Behandlung sollte versucht werden, den betroffenen Kindern ein vertrautes soziales Umfeld zu ermöglichen. Dazu zählt auch der Besuch von Geschwistern und Freunden. In einigen Kliniken gilt ein generelles Besuchsverbot von Kindern unter 10 Jahren. In anderen pädiatrisch onkologischen Zentren werden Besucherkinder fachärztlich untersucht und bei einem einwandfreien medizinischen Befund (Infektionsfreiheit) ohne Altersbegrenzung als Besucher zugelassen. Dies ermöglicht den Familien, die häufig langwierige stationäre Behandlungsphase gemeinsam zu erleben.

Geschwisterkinder. Die Belastungen von Geschwisterkindern sind sehr weitreichend. Den Einschnitt in den Familienalltag erlebt das Geschwisterkind aus seiner eigenen Perspektive. Häufig fehlt die Mutter zu Hause um die Dinge des täglichen Lebens gemeinsam mit den Kindern zu bewältigen. Richtet sich doch alles in der Familie nach dem Befinden des krebskranken Kindes. Geschwister können Besuchsverbote als Ausgrenzung empfinden. Die Gefahr, dass Geschwister von krebskranken Kindern psychische Probleme entwickeln ist groß und muss immer

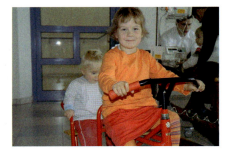

Abb. 12.36 Julia, 4 Jahre mit Bruder in der Klinik.

12

im Hinblick auf die ganzheitliche Betreuung von Patients und deren Familien berücksichtigt werden. Hier ist die psycho-soziale Kompetenz von Pflegekräften in hohem Maß gefordert.

Spezielle Pflege in der pädiatrischen Onkologie

Allgemein haben Kinder im Krankenhaus altersentsprechende und kindspezifische Bedürfnisse. In der „Charta für Kinder im Krankenhaus" (EACH-Charta) sind in zehn Punkten die Rechte (und Bedürfnisse) von Kindern im Krankenhaus definiert (Abb. 12.37, Hoehl u. Kullick, 2002). In Punkt 7 heißt es: *„Kinder haben das Recht auf eine Umgebung, die ihrem Alter und ihrem Zustand entspricht und die ih-*

EACH–Charta

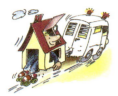

1 Kinder sollen nur dann in ein Krankenhaus aufgenommen werden, wenn die medizinische Behandlung, die sie benötigen, nicht ebensogut zu Hause oder in einer Tagesklinik erfolgen kann.

2 Kinder im Krankenhaus haben das Recht, ihre Eltern oder eine andere Bezugsperson jederzeit bei sich zu haben.

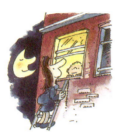

3 Bei der Aufnahme eines Kindes ins Krankenhaus soll allen Eltern die Mitaufnahme angeboten werden, und ihnen soll geholfen und sie sollen ermutigt werden zu bleiben. Eltern sollen daraus keine zusätzlichen Kosten oder Einkommenseinbußen entstehen. Um an der Pflege ihres Kindes teilnehmen zu können, sollen Eltern über die Grundpflege und den Stationsalltag informiert werden. Ihre aktive Teilnahme daran soll unterstützt werden.

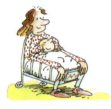

4 Kinder und Eltern haben das Recht, in angemessener Art ihrem Alter und ihrem Verständnis entsprechend informiert zu werden. Es sollen Maßnahmen ergriffen werden, um körperlichen und seelischen Stress zu mildern.

5 Kinder und Eltern haben das Recht, in alle Entscheidungen, die ihre Gesundheitsfürsorge betreffen, einbezogen zu werden. Jedes Kind soll vor unnötigen medizinischen Behandlungen und Untersuchungen geschützt werden.

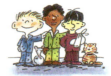

6 Kinder sollen gemeinsam mit Kindern betreut werden, die von ihrer Entwicklung her ähnliche Bedürfnisse haben. Kinder sollen nicht in Erwachsenenstationen aufgenommen werden. Es soll keine Altersbegrenzung für Besucher von Kindern im Krankenhaus geben.

7 Kinder haben das Recht auf eine Umgebung, die ihrem Alter und ihrem Zustand entspricht und die ihnen umfangreiche Möglichkeiten zum Spielen, zur Erholung und Schulbildung gibt. Die Umgebung soll für Kinder geplant, möbliert und mit Personal ausgestattet sein, das den Bedürfnissen von Kindern entspricht.

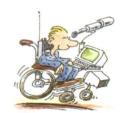

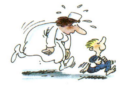

8 Kinder sollen von Personal betreut werden, das durch Ausbildung und Einfühlungsvermögen befähigt ist, auf die körperlichen, seelischen und entwicklungsbedingten Bedürfnisse von Kindern und ihren Familien einzugehen.

9 Die Kontinuität in der Pflege kranker Kinder soll durch ein Team sichergestellt sein.

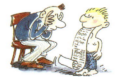

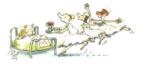

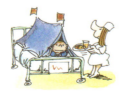

10 Kinder sollen mit Takt und Verständnis behandelt werden, und ihre Intimsphäre soll jederzeit respektiert werden.

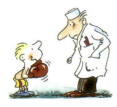

12

Abb. 12.37 EACH-Charta (alle Illustrationen: ©PEF, für APACHE, Frankreich).

nen umfangreiche Möglichkeiten zum Spielen, zur Erholung und Schulbildung gibt. Die Umgebung soll für Kinder geplant, möbliert und mit Personal ausgestattet sein, das den Bedürfnissen von Kindern entspricht."(EACH-Charta, verabschiedet durch die 1. Europäische „Kind im Krankenhaus" – Konferenz, Leiden, 1988).

Viele Pflegeprobleme von onkologischen Patienten in der Pädiatrie sind identisch mit denen von erwachsenen Krebskranken. Speziell im Bereich des Nebenwirkungsmanagements zeigen sich Parallelen. Häufige Pflegeprobleme sind:

- Fatigue,
- Nausea und Emesis,
- Mukositis (Stomatitis),
- Appetitlosigkeit/ Gewichtsverlust,
- Schmerzen,
- Körperbildveränderung und -störung,
- Infektionen/Infektionsgefahr in der Aplasie,
- Hautveränderungen.

In den einzelnen Kapiteln des Buches wird ausführlich auf diese speziellen Probleme eingegangen. Die meisten pflegerischen Interventionen können in den Fachbereich der pädiatrischen onkologischen Pflege übertragen werden. Es müssen jedoch immer der allgemeine Zustand, der Entwicklungsstand des Kindes und die Ressourcen der Eltern berücksichtigt werden. Im Vordergrund stehen die individuellen Wünsche und Vorlieben des Kindes. Oft entwickeln Eltern und Kinder phantasievolle Strategien oder spezielle Rezepturen, z.B. um Mundpflegemittel schmackhafter zu machen oder übel schmeckende Medikamente zu verfeinern. Pflegekräfte müssen Rituale erkennen und akzeptieren und diese in die tägliche Versorgung der Kinder integrieren. Rituale und gewohnte Praktiken geben dem Kind Sicherheit und erleichtern ihm häufig die Verrichtung unangenehmer Tätigkeiten (z.B. Mundpflege, Eincremen, usw.). Kenntnisse in dem Bereich der naturheilkundlichen Pflege sind gerade im Bereich der pädiatrischen onkologischen Pflege von Vorteil. Hier kann mit einiger Phantasie den Kindern vieles „schmackhafter" gemacht werden (s. Kap. 11.1, S. 232).

Langfristig können bei Kindern therapiebedingte Spätfolgen auftreten. Dazu zählen Wachstums- und Entwicklungsstörungen. Eine gezielte Aufklärung über evtl. auftretende Spätfolgen und eine intensive Nach-

sorge sind in den pädiatrisch onkologischen Zentren obligat.

Untersuchungen und diagnostische Verfahren

Häufig haben Kinder schon vor der Diagnosestellung unangenehme und teilweise schmerzhafte Erfahrungen durch Untersuchungen und diagnostische Verfahren gemacht. Besonders belastend sind Punktionen, z.B. Knochenmark- und Lumbalpunktionen. Doch auch die zahlreichen Blutabnahmen (Venenpunktionen) führen dazu, dass Kinder schon vor der stationären Aufnahme eine ablehnende Haltung einnehmen. In der pädiatrischen Onkologie ist es besonders wichtig, schon frühzeitig adäquate Venenverweilkatheter einzusetzen. Hier haben sich implantierbare Kathetersysteme bewährt.

Implantierte Kathetersysteme

Implantierbare Kathetersysteme erleichtern die ambulante und stationäre Behandlung von pädiatrisch onkologischen Patienten und erhöhen die Lebensqualität in der adjuvanten und palliativen Situation.

Die Indikationen für implantierte zentralvenöse Katheter sind u.a. schlechte Venenverhältnisse, häufige Blutentnahmen, längerfristige Zytostatikatherapien und Verabreichung von gefäßreizenden Zytostatika, häufige Infusionen und Injektionen mit Antibiotika und Antiemetika sowie Verabreichung von hyperkalorischen parenteralen Ernährungslösungen und Transfusionen. Die Kinder haben mit diesen Systemen während der Infusionstherapie die größtmögliche Bewegungsfreiheit (Abb. 12.38).

> **M** Kinder sollten spätestens nach dem ersten Therapieblock einen implantierten zentralvenösen Katheter bekommen.

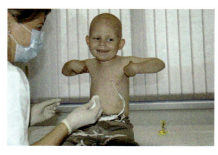

Abb. 12.38 Kind mit Broviac-Katheter.

Broviac- und Hickmankatheter. Zu den häufigsten implantierten zentralen Venenkathetern in der pädiatrischen Onkologie gehört der ein- oder mehrlumige Broviac- oder Hickmankatheter (Abb. 12.39a). Dieses Kathetersystem ist eine große Erleichterung für Kinder, deren Eltern und das Behandlungsteam. Das Besondere an diesen Kathetern ist die Dracon-Manschette sowie der antimikrobielle Cuff. Die Manschette verwächst mit dem umliegenden subkutanen Gewebe innerhalb von 2-3 Wochen nach Implantation und fixiert somit den Katheter. Als Schutz vor aufsteigenden Infektionen dienen der Cuff und die Untertunnelung des Katheters.

Port- Katheter. Der Port-Katheter ist ein weiteres Kathetersystem in der pädiatrischen Onkologie. Dieses System besteht aus einem zentral-venösen Katheter und aus einem subkutan platzierten Injektionsport (Abb. 12.39b). Die Portkammer wird subkutan auf eine Muskelfaszie platziert und der Katheter in das Gefäß eingelegt. Das Septum des Ports ist erhöht, es kann daher zur Punktion durch die Haut leicht ertastet werden. Die Silikonmembran darf nur mit Spezialkanülen, sog. Huber-Nadeln punktiert werden. Die Membran ist selbstschließend und kann einige tausend Mal angestochen werden. Vor dem Anstechen ist es sinnvoll ein anästhesierendes

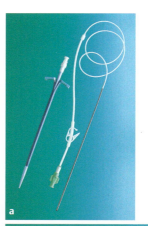

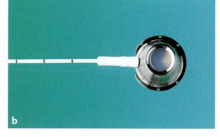

Abb. 12.39 a Einlumiger Broviac-Katheter (Fa. Vygon) b Intraport (Fa. Vygon).

12

Pflaster (z. B. EMLA) auf die Haut zu kleben. Der Port darf nur von geschultem Personal benutzt werden.

M Der Umgang mit diesen Kathetern erfordert immer aseptisches Arbeiten. Die Katheterpflege orientiert sich an den hausinternen Hygienestandards und Richtlinien der einzelnen Kliniken.

Diagnostische und therapeutische Punktionen

Die Knochenmark- und Lumbalpunktionen werden initial zur Diagnosestellung und im Verlauf der Therapie mehrmals durchgeführt. Sie lösen große Ängste bei Kindern und Jugendlichen aus. Die altersentsprechende Aufklärung der Kinder durch das Pflegepersonal ist obligat. Nur sehr gut aufgeklärte Eltern können hier unterstützend mitwirken. Wichtig ist hierbei die gute Information über Schmerzempfindung bzw. schmerztherapeutische Möglichkeiten und Prophylaxen. Wenn Eltern vorab die Durchführung von Punktionen als sehr belastend empfunden haben, können bestehende Ängste schnell auf die Kinder übertragen werden. Eine ruhige und entspannte Atmosphäre vermittelt in dieser Situation Sicherheit. Die Kinder erhalten eine halbe Stunde vor dem Eingriff ein anästhesierendes Pflaster auf die jeweilige Punktionsstelle. Vor beiden Punktionen sollte die Blase entleert werden.

Knochenmarkpunktion. Diese Punktionen werden häufig in Sedierung oder Kurznarkose durchgeführt. Der Einstichschmerz wird i. d. R. durch die Lokalanästhesie verringert, nicht aber der Aspirationsschmerz. Die Kinder erhalten zusätzlich zur Sedierung eine Lokalanästhesie. Die häufigste Punktionsstelle im Kindesalter ist der hintere Beckenkamm. Die Lagerung erfolgt in Seitenlage **(Abb. 12.40)**.

Lumbalpunktion. Die Lumbalpunktion erfolgt i. d. R. ohne Sedierung. Die Kinder

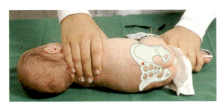

Abb. 12.40 Säugling in Seitlagerung zur Punktion des hinteren Beckenkamms (Hoehl u. Kullick, 2002).

werden in sitzender oder liegender Position punktiert. Sitzend heißt: das Kind sitzt im Schneidersitz und hat das Kinn auf der Brust und den Oberkörper so gebeugt, dass die Wirbelsäule gekrümmt ist **(Abb. 12.41)**. Bei kleineren Kindern muss die Pflegekraft das Kind in dieser Position fixieren, indem sie mit einem Arm um den Oberkörper herumgreift und dabei die Hände festhält. Mit dem anderen Arm werden die Beine fixiert. Das Kind sitzt dabei im Schneidersitz.

Nachsorge. Um punktionsspezifische Probleme frühzeitig zu erfassen, muss eine gute und genaue Krankenbeobachtung und Nachsorge erfolgen. Auch hier ist die Mitwirkung der Eltern hilfreich. Informationen über auftretende Symptome nach Punktionen gibt es in schriftlicher Form (s. Einverständniserklärungen). Hilfreich sind hier auch eigens in den Abteilungen entwickelte Informationsbroschüren.

Fallbeschreibungen

Um die Besonderheiten der pädiatrischen Pflege in der Onkologie zu veranschaulichen, werden an dieser Stelle zwei Patientenfälle beschrieben.

Leonie, 4 Jahre alt

Diagnose: Neuroblastom Stadium IV.
Sozialer Hintergrund: Schwester eineinhalb Jahre alt. Eltern verheiratet, wohnen auf dem Land, ca. 80 km von der Kinderkrebsklinik entfernt. Die Mutter ist mitaufgenommen. Der Vater kann aufgrund seiner Berufstätigkeit und der großen Entfernung nur an den Wochenenden kommen. Das Geschwisterkind wird von der 70-jährigen Großmutter versorgt.
Aktuell: Infektion unklarer Genese in der Aplasiephase nach Chemotherapieblock II.

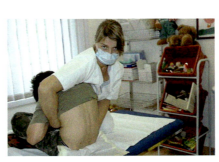

Abb. 12.41 Bei der Lumbalpunktion sitzt das Kind im Schneidersitz, das Kinn auf der Brust und den Oberkörper so gebeugt, dass die Wirbelsäule gekrümmt ist.

Aufnahmegrund: Infektion (Fieber bis 38,9 °C) Schmerzen im Mund-und Rachen und beim Schlucken.
Allgemeine Informationen:
– Leonie ist altersentsprechend entwickelt,
– sie hat einen doppellumigen Broviac-Katheter,
– sie ist ängstlich, toleriert kaum pflegerischen Maßnahmen durch das Pflegepersonal.
Medikamentöse Therapie:
– Antibiotika i. v. (darunter fieberfrei)
– Morphin Dauerinfusion + Novalgin Kurzinfusion = Schmerztherapie WhO III (S. 220).
Probleme: Schmerzen durch therapiebedingte orale Stomatitis, Stomatitisgrad nach WHO: Grad III = Befund der Mundschleimhaut: Ulzerationen; Flüssignahrung erforderlich (s. **Abb. 9.38**, S. 206). Daraus ergeben sich:
1. Schmerz-Smiley Skala Index 5 **(Abb. 12.42)**,
2. eingeschränkte orale Nahrungsaufnahme durch die schmerzhafte Stomatitis,
3. allgemein ängstliches Verhalten durch die ungewohnte Situation im Krankenhaus gegenüber dem Behandlungsteam.
Ziele: Pflegeziele in dieser Situation sind:
1. Schmerzreduktion/ Smiley Skala unter 3 in den nächsten 24 Stunden,
2. orale Nahrungsaufnahme innerhalb der nächsten 48 Stunden,
3. Entwicklung von Vertrauen zum Behandlungsteam während des stationären Aufenthaltes.
Pflegerische Interventionen:
1. Schmerzmessung 3 x täglich mit der Smiley-Analogskala **(s. Abb. 12.42)**; Anpassung der medikamentösen Schmerztherapie nach Schmerzindex und ärztlicher Anordnung. Schmerzlindernde Mundspüllösungen und gekühlte Getränke anbieten. Ablenkende Maßnahmen anbieten (z. B. Spielzimmer),
2. Ernährungsberatung, Wunschkost (Lieblingsspeisen), Teilnahme am gemeinsamen Kinderfrühstück **(Abb. 12.43)**, schnellwirksame Schmerzmedikamente vor Nahrungsaufnahme (Bolus),
3. altersentsprechende Beratung und Information vor pflegerischen und ärztlichen Maßnahmen, Einbeziehen der Mutter in alle Maßnahmen, spielerische Demonstration von invasiven Maßnahmen (z. B. „Demoteddy ").

12

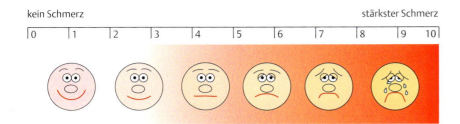

kein Schmerz   stärkster Schmerz

0 1 2 3 4 5 6 7 8 9 10

Abb. 12.42 Smiley-Analogskala (Hoehl u. Kullick, 2002).

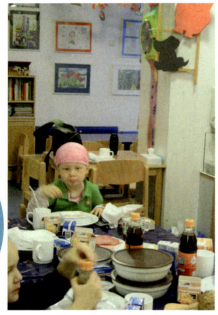

Abb. 12.43 Leonie beim gemeinsamen Kinderfrühstück.

Corinna, 15 Jahre

Diagnose: B-NHL.

Sozialer Hintergrund: Bruder 18 Jahre alt, alleinerziehende berufstätige Mutter, Kontakt zum Vater bisher alle 2 Wochen, Mutter und Bruder kommen täglich (nachmittags bzw. abends).

Aufnahmegrund aktuell: stationäre Chemotherapie, 5. Block.

Probleme:

1. Übelkeit und Erbrechen bis 6 x täglich, Nummerische Rating Skala (NRS 0-10) (s. **Abb.10.5**, S. 226) NRS Wert 8,
2. Gewichtsverlust (5 kg/KG innerhalb der letzten 4 Wochen),
3. Fatiquesyndrom.

Allgemeine Information: Corinna ist sehr müde, schläft sehr viel, verlässt ihr Zimmer kaum. Sie kann zurzeit nicht an dem Unterricht der Krankenhausschule teilnehmen

Ziele:

1. Linderung der Nausea und Emesis Symptomatik innerhalb der nächsten 24 Stunden (NRS unter 3),
2. aktuelles Gewicht von 58 kg bei einer Größe von 172 cm während des stationären Aufenthaltes halten,
3. Steigerung der körperlichen Aktivität innerhalb der nächsten 48 Stunden.

Pflegerische Interventionen:

1. Assessment mit Nummerischer Rating Skala (NRS 0-10) 3 x täglich. Anpassung der medikamentösen Antiemese nach NRS Index und ärztlicher Anpassung durchführen. Wohltuende Umgebung gestalten, z.B. Frischluft, auf Wunsch Aromatherapie (Duftöle), altersentsprechende und individuelle ablenkende Maßnahmen: Computerspiele, DVD, Internet, Entspannungstechniken anbieten (z.B. Yoga, Entspannungs-CDs),
2. Ernährungsberatung, Wunschkost, Lieblingsspeisen, Teilnahme am „Kinderkochen", geschmackvolles Anrichten der Speisen, in Absprache mit Corinna hochkalorische Anreicherung der Nahrung,
3. Assessment anhand der Skala und offener Befragung. Morgens Tagesablauf gemeinsam mit Corinna besprechen und planen. Für ausreichende Ruhezeiten sorgen. Bewegung gezielt fördern (Bewegungstherapeutin, Physiotherapie, Beratung über gezielte sportliche. Aktivitäten). Information und Beratung über Fatique; Einbeziehen des Bruder und der Mutter.

Natürlich geben diese beiden Fälle nur einen kleinen Einblick in die spezielle Situation der Patienten. Dennoch wird deutlich, wie global die Auswirkungen und Belastungen für die betroffenen Kinder und Familien sind.

Fazit

Übergeordnet ist es erforderlich, der Familie schon frühzeitig das Angebot der Unterstützung durch den Sozialdienst und die Psychoonkologen des pädiatrischen onkologischen Zentrums zukommen zulassen. Die Belastungen innerhalb der Familie sind nachvollziehbar. Die Trennung fällt allen Familienmitgliedern sehr schwer. Sorgen um das kranke Kind und die Ungewissheit über den Verlauf der Erkrankung bestimmen den Alltag. Sehr schnell können Eltern in dieser Situation an ihre Grenzen geraten. Oft sind es versteckte Signale, die eine Überforderung signalisieren. Das Verhalten der Bezugspersonen gegenüber dem kranken Kind und das Verhalten gegenüber dem Pflegepersonal sollte immer erfasst und auch dokumentiert werden. Eine Überforderung macht sich unterschiedlich bemerkbar. Frühzeitiges Erkennen ermöglicht eine frühzeitige Unterstützung.

Eine Kontinuität in der pflegerischen Versorgung von onkologisch erkrankten Kindern ist selbstverständlich von Vorteil. Verschiedene pflegerische Organisationmodelle (z.B. Bereichspflege) ermöglichen es den Kindern, Eltern und den pädiatrischen Pflegekräften eine frühe vertrauensvolle Beziehung herzustellen. Die professionelle Einschätzung von kleinen Kindern bzw. Säuglingen ist nur durch eine intensive Betreuung und Pflege von gleichbleibenden Bezugspersonen bzw. Pflegekräften möglich.

M „Die Kontinuität in der Pflege kranker Kinder soll durch ein Team sichergestellt werden." (EACH-Charta, Punkt 9)

Die Versorgung und Betreuung der Kinder zu Hause kann den Eltern durch eine sehr gute und frühzeitige Beratung und Anleitung erleichtert werden. Während der ambulanten Phase sollte immer der direkte Kontakt zum Behandlungsteam möglich sein (24 Stunden telefonische Erreichbarkeit). Da es leider in vielen Regionen keine spezialisierten ambulanten Pflegedienste in der onkologischen Pädiatrie gibt, ist die Einrichtung ambulanter Betreuungsdienste innerhalb der onkologisch pädiatrischen Zentren wünschenswert. Im Rahmen der Pflegeüberleitung (s. Kap.18.1, S. 390) ist eine gute Kommunikation und enge Zusammenarbeit mit den Hausärzten und

12

den Arzthelferinnen in den Praxen anzustreben. Eltern sollte unterstützend der Kontakt zu regionalen Elterninitiativen und Selbsthilfegruppen angeboten werden (s. Kap. 15, S. 345)

Diese Maßnahmen fördern die ganzheitliche Versorgung der krebskranken Kinder und verbessern somit die Lebensqualität während der langen Therapiephase. Das Pflegepersonal in der pädiatrischen Onkologie sollte gezielt fachspezifisch aus- bzw. weitergebildet. Die hohen pflegefachlichen Anforderungen und die Bewältigung von psycho-sozialen Problemen erfordern ein hohes Maß an Professionalität. Professionelles Handeln bedeutet hier, im Besonderen die tägliche Balance zwischen Nähe und Distanz gegenüber Patienten und Eltern zu finden bzw. einzuhalten.

 „Kinder sollen von Personal betreut werden, das durch Ausbildung und Einfühlungsvermögen befähigt ist, auf die körperlichen, seelischen und entwicklungsbedingten Bedürfnisse von Kindern und ihren Familien einzugehen." (EACH-Charta, Punkt 8)

Literatur

Beisel, C.: Diagnose Krebs bei Kindern - Vieles wird anders. Die Kinderkrankenschwester 3 (2006)

Deutsche Krebshilfe e.V.: Krebs im Kindesalter. Die blauen Ratgeber 1 (2007)

De Kuiper,M.: Schmerz und Schmerzmanagement bei Kindern. Ullstein Medical, Wiesbaden, 1999

Glaus, A. u.a. (Hrsg.): Onkologie für Pflegeberufe, 5.Aufl. Thieme, Stuttgart 1997

Hoehl, M., Kullick, P. (Hrsg.): Kinderkrankenpflege und Gesundheitsförderung, 3.Aufl. Thieme, Stuttgart 2008

Holoch, E. u.a. (Hrsg.): Lehrbuch Kinderkrankenpflege. Hans Huber, Bern 1999

Imbach, P., Kühne, T.: Kompendium Kinderonkologie, 2.Aufl. Springer, Heidelberg 2004

Rinner, B.: Pflege von Kindern mit onkologischen Erkrankungen. In: Hoehl, M., Kullick, P. (Hrsg.): Kinderkrankenpflege und Gesundheitsförderung, 3.Aufl. Thieme, Stuttgart 2008

Schnahs, T.: Die Kunst der ganzheitlichen Betreuung in der Kinderonkologie. Die Kinderkrankenschwester 3 (2007)

Tiesmeyer, K.: Onkologisch kranke Kinder –Hilfreiches Wissen. Die Schwester/Der Pfleger 10 (2007)

Wagner, E-M.: Schmerz. In: Hoehl, M., Kullick, P. (Hrsg.): Kinderkrankenpflege und Gesundheitsförderung, 3.Aufl. Thieme, Stuttgart 2008

Internetadresse

German Pediatric Oncology Nurses Group (GPONG) = Deutsche pädiatische onkologische Pflegearbeitsgruppe unter: www.kinderkrebsinfo.de

12.6 Prostatakarzinom

12.6.1 Medizin

Patrick de Geeter

B Im Rahmen eines Prostata-Aktionstages wurde bei einem 59-jährigen Postbeamten ein PSA-Wert von 5,6 ng/ml ermittelt. Bei einer Kontrolle nach 6 Wochen wurde die PSA-Erhöhung mit einem Wert von 5,9 ng/ml bestätigt. Bei der digitorektalen Untersuchung war die Prostata kaum vergrößert und von fester, nahezu uniformer Konsistenz und daher zunächst nicht suspekt. Nach gründlicher Aufklärung ließ er ambulant eine Prostatabiopsie durchführen: dabei wurde in 3 von 10 Biopsiezylinder ein Gleason 6 (3 + 3) Prostatakarzinom nachgewiesen (klinisches Stadium cT1c). Sämtliche Therapieoptionen wurden diskutiert und 6 Wochen später wurde eine radikale perineale Prostatektomie durchgeführt ohne pelvine Lymphadenektomie. Bei der endgültigen histopathologischen Aufarbeitung handelte es sich um ein Gleason 7(3 + 4) Adenokarzinom, beidseits aber überwiegend im rechten Seitenlappen mit fokaler Kapselpenetration rechts (Level 2 nach Epstein) und mit einem positivem Rand basal (pathologisches Stadium pT2c pNx R1).

Nach dem Kattan-Nomogramm würde die PSA-Progressionsfreiheit nach 7 Jahren bei 65 % liegen. Der Patient erholte sich rasch von dem Eingriff. 8 Wochen später war die Kontinenz nahezu perfekt; der PSA-Wert lag mit < 0,01 ng/ml im optimalen Bereich. Nach initialer Anwendung von PDE-5 Hemmer war die erektile Dysfunktion nach knapp 9 Monaten völlig verschwunden. Annähernd 6 Jahre nach dem Eingriff stieg der PSA-Wert langsam wieder an und lag nach 7 Jahren bei 0,18 ng/ml. Bei berechtigtem Verdacht auf Lokalrezidiv wurde eine lokale Strahlentherapie durchgeführt, die bis auf eine vorübergehende Reizblasensymptomatik gut toleriert wurde. Insgesamt 10 Jahre nach der Erstdiagnose liegt der PSA-Wert nun konstant unter 0,1 ng/ml; inzwischen ist die regelmäßige Einnahme von PDE-5 Hemmer zur Therapie der Potenzstörung erforderlich.

Definition

Der Prostatakrebs (Prostatakarzinom) ist der häufigste Krebs bei Männern und die zweithäufigste krebsbedingte Todesursache nach Lungenkrebs. Rund 22 % aller bei Männern jährlich neu auftretenden Krebserkrankungen betreffen die Prostata. Die jährliche Prävalenz steigt mit zunehmendem Lebensalter deutlich an, zwischen dem 40. und 80. Lebensjahr um mehr als den Faktor 1000. Jeder zehnte Mann erkrankt an Prostatakrebs, nahezu jeder 30. stirbt daran.

97 % aller Prostatatumoren sind Adenokarzinome, die aus den Prostatadrüsen entstehen. Ein Übergangsstadium zum manifesten Krebs wird als prostatische intraepitheliale Neoplasie (PIN) bezeichnet. Es gibt verschiedene histologische Wachstumsmuster, manchmal gleichzeitig nebeneinander: glandulär (drüsenartig), kribriform (siebartig) oder anaplastisch (entdifferenziert). Mittlerweile wird zur Übermittlung des Differenzierungsgrades (Grading) fast ausschließlich der Gleason-Score verwendet (Tab. 12.12). Die Einteilung umfasst fünf Grade (engl.: score), wobei Grad 1 die am besten differenzierten Tumoren beschreibt und Grad 5 die am schlechtesten differenzierten Tumoren, deren Wachstumsmuster fast jede Ähnlichkeit mit normalem Prostatagewebe verloren haben. Die Grade 2 bis 4 liegen dazwischen. Der Gleason-Score (engl.: sum) wird stets aus zwei solcher Grad-Einteilungen gebildet, wobei das zuerst genannte das vorherrschende

Tab. 12.12 Histologisches Grading nach Gleason

Gleason 1	umschriebene Knoten von einheitlichen, einzelnen, enggepackten und glatt begrenzten Drüsen
Gleason 2	Drüsen ehre locker angeordnet, aber immer noch umschrieben
	minimale Ausbreitung der neoplastischen Drüsen in das umgebende Stroma
Gleason 3	Tumor infiltriert das umgebende Prostatagewebe
	Drüsen variieren erheblich in Größe und Gestalt, sind aber abgrenzbare Einheiten
Gleason 4	Drüsen sind nicht länger einzeln und abgegrenzt, sondern scheinen verschmolzen mit unregelmäßigen Grenzen
Gleason 5	Aufhebung der glandulären Differenzierung
	Tumoren bestehen aus soliden Nestern, Strängen oder Einzelzellen

Wachstumsmuster beschreibt. Liegt nur ein Wachstumsmuster vor, so wird der Grad verdoppelt. In diesem Schema beschreibt also der Score 1+1=2 die am besten differenzierten Tumoren, der Score 5+5=10 stellt die schlechteste Kombination dar.

Zur Beurteilung des Tumorstadiums wird – wie bei anderen Tumorerkrankungen - das TNM-System verwendet; hier werden lokale Tumorausdehnung (T), Lymphknotenbefall (N) und Metastasen (M) berücksichtigt (**Abb. 12.44**).

Ursachen

Die Ursachen für die Entstehung des Prostatakarzinoms sind weitgehend unbekannt. Als mögliche Risikofaktoren werden Übergewicht, Bewegungsmangel, fett- und kalorienreiche Ernährung sowie das Rauchen diskutiert. Bei Männern, die im jüngeren Alter erkranken, wird eine vererbte Veranlagung vermutet. Es wurde nachgewiesen dass das Erkrankungsrisiko von Männern, deren Vater oder/und Bruder Prostatakrebs hatten, sich nahezu verdoppelt. Diese Männer sollten die Krebsfrüherkennung, die üblicherweise ab dem 50. Lebensjahr empfohlen wird, deutlich früher wahrnehmen.

Symptome

In den Frühstadien verursacht das Prostatakarzinom keinerlei Beschwerden. Allerdings sind häufig die typischen Beschwerden einer gleichzeitig vorhandenen gutartigen Prostatavergrößerung vorhanden. Deshalb sind Früherkennungsuntersuchungen grundsätzlich sehr wichtig. Beschwerden beim Prostatakarzinom treten erst im lokal fortgeschrittenen oder metastasierten Stadium

auf. Beeinträchtigung der Blasen- und/oder Darmentleerung, Hämaturie und Schmerzen (Ischias), hervorgerufen durch Knochenmetastasen, führen gelegentlich erst in diesem Stadium zur Diagnose.

Diagnose und Staging

Das Screening für Prostatakarzinom erfolgt durch digitorektale Untersuchung (DRU) und/oder Bestimmung des Prostata spezifischen Antigens (PSA) im Serum. Vor der Entdeckung des PSA (prä-PSA-Era) basierte die Früher-

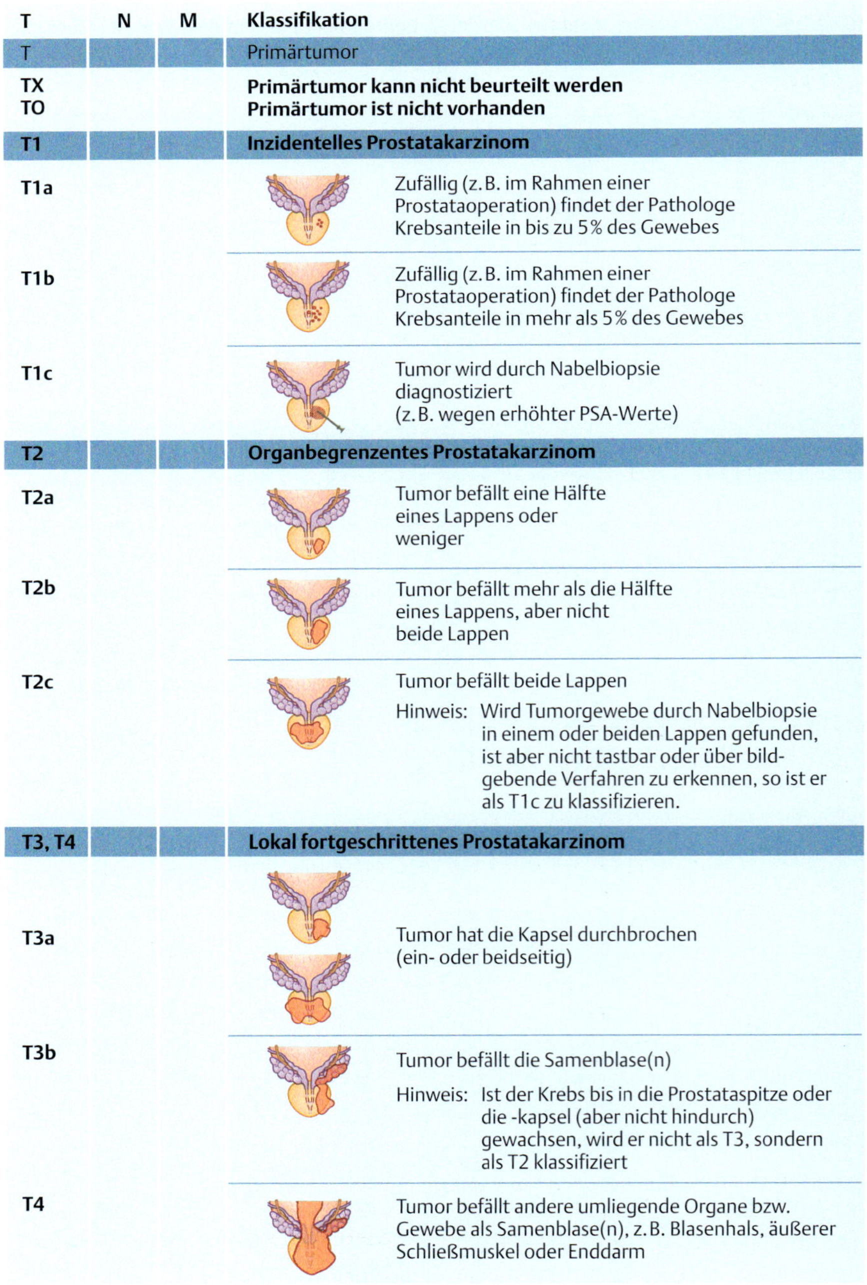

T	N	M	Klassifikation
T			Primärtumor
TX			**Primärtumor kann nicht beurteilt werden**
T0			**Primärtumor ist nicht vorhanden**
T1			**Inzidentelles Prostatakarzinom**
T1a			Zufällig (z.B. im Rahmen einer Prostataoperation) findet der Pathologe Krebsanteile in bis zu 5% des Gewebes
T1b			Zufällig (z.B. im Rahmen einer Prostataoperation) findet der Pathologe Krebsanteile in mehr als 5% des Gewebes
T1c			Tumor wird durch Nabelbiopsie diagnostiziert (z.B. wegen erhöhter PSA-Werte)
T2			**Organbegrenztes Prostatakarzinom**
T2a			Tumor befällt eine Hälfte eines Lappens oder weniger
T2b			Tumor befällt mehr als die Hälfte eines Lappens, aber nicht beide Lappen
T2c			Tumor befällt beide Lappen
			Hinweis: Wird Tumorgewebe durch Nabelbiopsie in einem oder beiden Lappen gefunden, ist aber nicht tastbar oder über bildgebende Verfahren zu erkennen, so ist er als T1c zu klassifizieren.
T3, T4			**Lokal fortgeschrittenes Prostatakarzinom**
T3a			Tumor hat die Kapsel durchbrochen (ein- oder beidseitig)
T3b			Tumor befällt die Samenblase(n)
			Hinweis: Ist der Krebs bis in die Prostataspitze oder die -kapsel (aber nicht hindurch) gewachsen, wird er nicht als T3, sondern als T2 klassifiziert
T4			Tumor befällt andere umliegende Organe bzw. Gewebe als Samenblase(n), z.B. Blasenhals, äußerer Schließmuskel oder Enddarm

Abb. 12.44 TNM-System bei Prostatakarzinom (UICC, 2002).

12

kennung auf der DRU. Im Verdachtsfall weist der rektal tastbare dorsale Anteil der Prostata entweder einen isolierten harten Knoten auf oder eine insgesamt derbe unregelmäßige Oberfläche; in lokal fortgeschrittenen Stadien fehlt die gute Abgrenzbarkeit zu den Nachbarstrukturen. Die diagnostische Ausbeute einer DRU ist aufgrund der Variabilität unter den Untersuchern und aufgrund falsch-positiver Verdachtsdiagnosen (chronische Prostatitis, Prostataverkalkungen) eher eingeschränkt. Darüber hinaus gibt es in den Frühstadien keine Abnormalitäten bei der DRU (Smith and Catalonia, 1995). Die Entdeckung des PSA führte zu einem regelrechten Umbruch bei der Frühdiagnose des Prostatakarzinoms (Brawer and Kirby, 1999). PSA ist ein Glykoprotein, aus dem Prostataepithel und ist als solches sehr organspezifisch aber nicht karzinomspezifisch (Heidenreich et al, 2007). Beim Prostatakarzinom ist der PSA-Wert i.d.R. erhöht. Der Normwert ist nicht haarscharf festgelegt und ist sicher altersabhängig; bei Männer ab 50 Jahre sollte der PSA-Wert nicht über 3 ng/mL liegen. Werte zwischen 3 und 10 ng/mL werden als Grauzone betrachtet; die Wahrscheinlichkeit dass ein Prostatakarzinom vorliegt beträgt in diesem Bereich (10 –) 25 %. Bei PSA-Werten >10 ng/mL steigt diese Wahrscheinlichkeit rapide an und beträgt bei Werten zwischen 50 – 100 ng/mL annähernd 100 %. Wichtig ist, dass auch andere Faktoren, wie DRU, Ejakulation, Prostatitis, Zystoskopie usw. einen vorübergehenden Anstieg des PSA verursachen können.

Die endgültige Diagnose stützt sich auf die ultraschallgesteuerte transrektale (oder transperineale) Stanzbiopsie. Diese wird überwiegend ambulant und in Lokalanästhesie (periprostatische Infiltration) durchgeführt. Die Leitlinie empfiehlt eine Mindestzahl von 6 – 10 Biopsien. Bei negativer Biopsie sind bei persistierender Indikation (weiterer PSA-Anstieg oder PSA-Verdopplungszeit >0,75 ng/mL/Jahr, suspekter Befund bei der Erstbiopsie) u. U. weitere Biopsien erforderlich.

Das weitere Staging ist abhängig von der weiteren Therapieplanung. Der Lokalbefund (T-Stadium) lässt sich am besten durch DRE, TRUS (transrektaler Ultraschall) und ggf. durch MRT abgrenzen. Der lokoregionaler Lymphknotenstatus (N-Stadium) ist nur relevant bei einer potenziell kurativen Therapie. Bei Patienten mit klinischem Stadium ≤ T2, PSA < 10 ng/ml und einer Gleason Summe ≤

6 liegt die Wahrscheinlichkeit eines Lymphknotenbefalls unter 5 %, so dass generell auf ein separates Staging verzichtet wird. Ein sicheres Lymphknotenstaging ist ohnehin nur durch eine operative Lymphadenektomie möglich. Screening für Fernmetastasen ist i.d.R. nur sinnvoll bei entsprechender Symptomatik, bei PSA-Werten > 20 ng/mL oder bei entsprechend hohem Gleason-Score.

Therapie

Alter, Gesundheitsstatus, Tumordifferenzierung, Tumorstadium und Präferenz des Patienten beeinflussen die Wahl der Therapie. Über die verschiedene Behandlungsoptionen hat die EAU (European Association of Urology) eine umfassende Leitlinie publiziert (Heidenreich et al, 2007).

Die Standardtherapie für das lokal begrenzte Prostatakarzinom umfasst die Überwachungsstrategie (active surveillance), die radikale Prostatektomie (RP) und die kurative Radiotherapie. Im Rahmen der Überwachungsstrategie erfolgt zunächst keine Therapie, sondern eine Abschätzung des Progressionsrisikos durch regelmäßige PSA-Kontrolle mit Rebiopsie in festgelegten Intervallen. Diese Option ist v.a. geeignet bei älteren Patienten bzw. Patienten mit einer Lebenserwartung <10 Jahren, deren Biopsie hinsichtlich Tumorbefall und Tumorgrading entsprechende Kriterien erfüllt. Das therapeutische Ziel besteht darin, die mit der Therapie verbundenen Morbidität und Mortalität zu meiden ohne die Überlebenschancen zu kompromittieren. Eine ähnliche Strategie

kann auch bei lokal fortgeschrittenem Befund oder beim metastasierten Karzinom stattfinden, obwohl die Datenlage beschränkt ist. Geeignete Kandidaten sind symptomarme Patienten, die potenzielle Nebenwirkungen der Therapie vermeiden möchten.

Radikale Prostatektomie (RP)

Beim lokal begrenztem Prostatakarzinom und bei einer Lebenserwartung > 10 Jahre ohne signifikante Komorbidität ist die RP Therapie der Wahl. In der Regel wird ein abdomineller retropubischer Zugang gewählt, wobei in den letzten Jahren der perineale Zugang aufgrund der geringeren Invasivität wiederum zunehmend favorisiert wird (Abb. 12.45). Die komplette operative Entfernung der Prostata erlaubt ein genaues pathologisches Staging und eine zuverlässige postoperative Verlaufskontrolle, welche lediglich durch PSA-Kontrolle erfolgen kann. Bei einem Rezidiv besteht außerdem die Möglichkeit einer Strahlentherapie. In größeren Serien bleiben 78 % der Patienten rezidivfrei nach 5 Jahren (Han et al., 2001). Mit Harninkontinenz und Impotenz als mögliche Komplikationen, ist das Hauptziel der RP Karzinomfreiheit zu erzielen mit Erhalt der Kontinenz und der erektilen Funktion (Walsh, 2002). Es gibt unterschiedliche Berichte zu diesen Ergebnissen, wobei die Kontinenzrate inzwischen über 90 % liegt.

Laparoskopische RP (LRP). In den letzten Jahren hat die laparoskopische RP (LRP) als minimal invasiver Eingriff und ggf. auch als roboterassistiertes Verfahren zunehmend an Bedeutung gewonnen. Die LRP wird extrape-

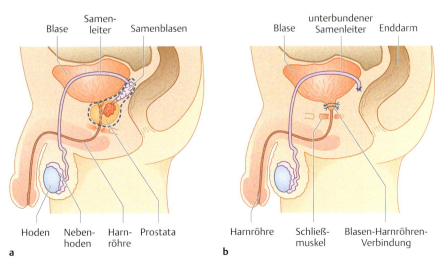

Abb. 12.45 Radikale Prostatektomie **a** vor der Operation **b** nach der Entfernung von Prostata und Samenblasen.

ritoneal oder transperitoneal durchgeführt und die Indikationen sind identisch mit denen für die offene RP. Die Potenzrate nach LRP liegt bei 40–56 % und auch die Kontinenzrate (86 %) ist vergleichbar mit der offenen RP (Rassweiler et al., 2001). Vorteile bietet die LRP aufgrund der geringeren postoperativen Schmerzen und der kürzeren Verweildauer im Krankenhaus. Aufgrund der mit der LRP bzw. mit der roboterassistierten Technologie verbundenen sehr hohen Kosten und auch aufgrund der steilen Lernkurve sind diese Methoden nicht überall verfügbar.

Strahlentherapie

Eine weitere lokal wirksame Therapie ist die Strahlentherapie. Die Bestrahlung ist eine gute Alternative, wenn das Operationsrisiko zu hoch ist oder vom Patienten als zu hoch empfunden wird. Auch im lokal fortgeschrittenen Stadium ist die Bestrahlung manchmal sinnvoller als die Operation.

Perkutane Strahlenbehandlung. Die perkutane Strahlenbehandlung (external beam radiotherapy, EBRT) ist eine Behandlungsoption für das lokal begrenzte, aber insbesondere auch für das lokal fortgeschrittene Tumorstadium. Durch Anwendung neuer Techniken, wie die Intensität-modulierte Radiotherapie (IMRT) ist es möglich, die Strahlendosis im Zielorgan zu erhöhen und gleichzeitig die Strahlenbelastung der Nachbarstrukturen zu reduzieren. (D'Amico et al., 2002). Diese Form der Bestrahlung wird aufgrund neuer Erkenntnisse i. d. R. mit einer begleitenden (neoadjuvanten) Hormonbehandlung (Androgenblockade) kombiniert (Bolla et al., 2002). Die Dauer dieser begleitenden Hormontherapie beträgt 2 – 3 Jahre. Typische Nebenwirkungen der EBRT sind eine akute vorübergehende Darm- und Blasenreizung. Als mögliche Spätfolgen können Stuhl- und Harninkontinenz auftreten. Ein völliger Verlust der Erektionsfähigkeit tritt im Vergleich zur Operation seltener auf. Ein zusätzlicher Nachteil besteht darin, dass die EBRT in der Regel 7 – 8 Wochen dauert.

Brachytherapie. Neben der externen Bestrahlung besteht die Möglichkeit die Prostata von innen zu bestrahlen (Brachytherapie). Hierzu werden perkutan transperineal unter transrektaler Ultraschallkontrolle entweder kleine radioaktive Stifte (seeds) in die Prostata eingesetzt (LDR oder low dose rate Brachytherapie), die dann nach und nach ihre Strahlung

abgeben oder über große Hohlnadeln radioaktive Strahlenquellen nur vorübergehend in die Prostata eingebracht (Afterloading oder HDR: high dose rate Brachytherapie). Diese Therapieform ist aber nur im Frühstadium geeignet und wenn die Prostata relativ klein ist. Vorteil der LDR-Brachytherapie gegenüber einer EBRT ist die verhältnismäßig kurze Behandlungsdauer, weil nur eine Therapiesitzung von 2 – 4 Stunden erforderlich ist, allerdings in Regionalanästhesie oder Vollnarkose. Für die HDR-Brachytherapie werden i. d. R. zwei derartige Sitzungen über einen Intervall von 4 – 6 Wochen benötigt. Eine derartige Therapie kann durchaus ambulant durchgeführt werden und hat ein relativ günstiges Nebenwirkungsprofil. Seltene aber schwerwiegende Komplikationen wie die Entstehung einer Rektalfistel können die Lebensqualität allerdings erheblich belasten. **HIFU.** Eine ähnliche Problematik weisen neuere Behandlungstechniken wie die Kryochirurgie oder HIFU (high intensity focused ultrasound) auf. Diese Methoden haben inzwischen das klinisch-experimentelle Stadium überwunden und werden voraussichtlich überwiegend Anwendung finden bei der Behandlung von Rezidiven nach Radiotherapie, wo die operative salvage-Therapie nach wie vor komplikationsträchtiger ist. Nach den neuesten Erkenntnissen ist vor der Anwendung von HIFU i. d. R. eine transurethrale Resektion der Prostata erforderlich.

Hormonelle Manipulation und Chemotherapie

In lokal fortgeschrittenen Stadien oder bei metastasiertem Prostatakarzinom steht die hormonelle Manipulation im Vordergrund. Die Testosteron-Abhängigkeit des Prostatakarzinoms wurde 1941 durch Huggins and Hodges (1941) entdeckt. Durch die hormonelle Manipulation wird die Produktion oder die Wirkung des Testosterons gehemmt und somit – zumindest vorübergehend - das Wachstum des Prostatakarzinoms. Dieser Effekt kann sowohl chirurgisch als medikamentös erzielt werden. Durch eine bilaterale (subkapsuläre) Orchiektomie wird der Testosteronspiegel im Serum rapide um 90 – 95 % auf Kastrationsniveau gesenkt. Dieser Effekt ist irreversibel und abgesehen von den psychosozialen Aspekten hat sich der intermittierende Hormonentzug inzwischen als vorteilhafter erwiesen (Sato et al., 2004).

Insofern hat die medikamentöse Therapie, basierend auf LHRH (luteinising hormone-releasing hormone) Analoga und/oder Antiandrogene die chirurgische Kastration komplett in den Hintergrund verdrängt.

LHRH Analoga blockieren zentral in Höhe der Hypophyse die Testosteronproduktion in den Hoden. Kurzfristig kommt es bei der Erstanwendung zu einer vermehrten Testosteronausschüttung (flare up) um nachfolgend auf Kastrationsniveau abzufallen. Dieses flare-up-Phänomen kann adäquat blockiert werden durch den initialen Einsatz von nicht-steroidalen oder steroidalen Antiandrogenen, welche kompetitiv den Androgenrezeptor im Nukleus der Prostatazellen blockieren. LHRH Analoga werden als monatliche oder dreimonatliche Depotinjektion verabreicht. Typische Nebenwirkungen sind (vorübergehende) Hitzewallungen und Libidoverlust. Antiandrogene werden oral verabreicht. Zu den nicht-steroidalen Antiandrogenen gehören Bicalutamide und Flutamide, deren Nebenwirkungen deutlich milder sind als die der LHRH-Analoga, wobei v. a. die Libido kaum beeinflusst wird. Allerdings kann unter dieser Medikation eine Brustschwellung oder Gynäkomastie entstehen. Das steroidale Cyproteronacetat kommt deutlich weniger zum Einsatz und kann Leberfunktionsstörungen hervorrufen.

Die therapeutische Anwendung der LHRH Analoga und der Antiandrogenen wird nach wie vor kontrovers diskutiert: Monotherapie, sequenzielle Anwendung, Kombinationstherapie (komplette Androgenblockade) oder intermittierende Therapie. Neuerdings wird eine intermittierende Hormonablation favorisiert, weil das Karzinom dadurch offensichtlich länger hormonsensibel bleibt. Als Spätfolge eines Androgenentzugs kann eine Osteoporose auftreten, sodass generell die regelmäßige Gabe von Bisphosphonaten empfohlen wird. Initial sprechen die meisten Patienten auf eine Hormonblockade an, obwohl dieser Respons temporär ist und sich dann frühzeitig durch einen erneuten PSA-Anstieg manifestiert. Der Effekt von zusätzlichen Maßnahmen, wie die komplette Androgenblockade, Wechsel oder Entzug des Antiandrogens (antiandrogen withdrawal) und sogar die Gabe von Östrogenen (Diethylstilboestrol oral oder Östrogenpflaster) oder Ketoconazol ist i. d. R. sehr beschränkt. In dieser Situation handelt es sich um ein hormonrefraktäres Prostatakarzinom (HRP-CA), bedingt durch das Wachstum von Prostatakarzinomzellen, welche sich an den niedrigen Hormonstatus adaptiert haben. Patienten mit HRPCA haben eine mediane Überlebenszeit von 18 Monaten. Die Behandlungsmöglichkeiten haben in diesem Stadium ausschließlich palliativen Charakter und umfassen Chemotherapie, Radionuklidtherapie des Skeletts oder die lokale Bestrahlung von bedrohlichen Knochenmetastasen.

Die Chemotherapie konzentriert sich gegenwärtig auf das Taxotere (in Kombination mit Prednison), welches zumindest die Lebenserwartung signifikant verlängern konnte und einen positiven Einfluss auf die Schmerzsymptomatik hat (Tannock et al., 2004). Die Entwicklung neuer Behandlungskonzepte wird unaufhaltsam (z.B. mit TKI oder Tyrosin Kinase Inhibitoren) in Rahmen von Phase II-Studien fortgesetzt. Obwohl die Behandlungsmöglichkeiten – auch für das fortgeschrittene Tumorstadium – umfangreicher werden, ist die Wahl der richtigen Therapie zum richtigen Zeitpunkt entscheidend im Dialog mit einem vollständig aufgeklärtem Patienten; insofern ist die Aussage von Kirby et al. (2001) sehr zutreffend: "treatment selection is considered '.sometimes more of an art than a science'".

Prognose

Die Prognose ist nach kurativer Therapie im lokal begrenzten Stadium sehr gut und kann durch Anwendung der Kattan-Nomogramme relativ akkurat angegeben werden. Am anderen Ende des Spektrums befindet sich das hormonrefraktäre Prostatakarzinom mit einer medianen Überlebenszeit von 18 Monaten.

Komplikationen

In den Frühstadien sind die möglichen Komplikationen zunächst therapiebedingt: Harninkontinenz, Impotenz, ggf. auch Enddarmprobleme. In den lokal fortgeschrittenen Stadien stehen Blasenentleerungsstörungen, Hämaturie, Harnstauung und Lymphödem im Vordergrund. Bei zunehmender Metastasierung sind v.a. Skelettkomplikationen Grund für weitere Komplikationen: pathologische Frakturen, Wirbelsäulenbeteiligung mit Querschnittssymptomatik.

Literatur

Bolla, M. et al.: Long-term results with immediate androgen suppression and external irradiation in patients with locally advanced prostate cancer (an EORTC study): a phase III randomised trial. Lancet 360 (2002) 103

Brawer, M.K., Kirby, R.: Prostate Specific Antigen, 2nd edn. Health Press, Oxford 1999

D'Amico, A.V. et al.: Radiation therapy for prostate cancer. In: Walsh P.C. et al (eds): Campbell's Urology, 8th edn. Elsevier Science, Philadelphia 2002

Han, M. et al.: Long-term biochemical disease-free and cancer specific survival following anatomic radical retropubic prostatectomy: the 15-year Johns Hopkins experience. Urologic Clinics of North America 28 (2001) 555

Heidenreich, A. et al.: Guidelines on Prostate Cancer. European Association of Urology. http://www.uroweb.org/fileadmin/user_upload/Guidelines/07_Prostate_Cancer_2007. pdf

Kattan, M.: Postoperative nomogram for disease recurrence after radical prostatectomy for prostate cancer. J Clin Oncol 17 (1999) 1499

Kirby, R.S. et al.: Prostate Cancer, 2nd edn. Mosby, London 2001

Ohori, M. et al.: Radical prostatectomy for carcinoma of the prostate. Modern Pathology 17 (2004) 349

Rassweiler, J. et al.: Heilbronn laparoscopic radical prostatectomy. Technique and results after 100 cases. European Urology 40 (2001) 54

Sato, N. et al. (Chiba Prostate Study Group): Intermittent androgen suppression for locally advanced and metastatic prostate cancer: preliminary report of a prospective multicenter study. Urology 64 (2004) 341

Smith, D.S., Catalona, W.J.: Interexaminer variability of digital rectal examination in detecting prostate cancer. Urology 45 (1995) 70

Tannock, I.F. et al.: Docetaxel plus prednisone or mitoxantrone plus prednisone for advanced prostate cancer. New England Journal of Medicine 351 (2004) 1502

Walsh, P.C.: Anatomic radical retropubic prostatectomy. In: Walsh P.C. et al. (eds): Campbell's Urology, 8th edn. Elsevier Science, Philadelphia 2002

12

12.7 Hirntumoren

12.7.1 Medizin

Michael Weller

B Ein 50-jähriger Informatiker erleidet aus völliger Gesundheit heraus einen ersten epileptischen Krampfanfall. Die Abklärung mittels Magnetresonanztomografie (MRT) des Schädels ergibt eine rechts temporal gelegene Läsion mit zentraler Nekrose und randständiger Kontrastmittelaufnahme (Abb. 12.46a). Wegen des Verdachts auf einen hirneigenen Tumor erfolgt ein neurochirurgischer Eingriff, in dem die makroskopische Komplettresektion der Läsion gelingt. Die histologische Aufarbeitung des entfernten Tumorgewebes ergibt die Diagnose eines Glioblastoms. Gemäß nationalen und internationalen Standards erfolgt eine Strahlentherapie der erweiterten Tumorregion in Kombination mit einer oralen Chemotherapie mit Temozolomid. Die Chemotherapie wird gemäß Studienprotokoll nach 6 Zyklen der Erhaltungstherapie nach der primär kombinierten Behandlung (Radiochemotherapie) ausgesetzt. Zu diesem Zeitpunkt ist kein Tumorwachstum nachweisbar (Abb. 12.46b).

Elf Monate nach Diagnose zeigt sich bei einer Routine-MRT-Kontrolle erneut ein lokales Tumorwachstum (Abb. 12.46c). Es erfolgt eine Rezidivoperation und anschließend eine experimentelle Chemotherapie im Rahmen einer Therapiestudie. Nach vier Monaten zeigen sich sowohl ein Lokalrezidiv als auch eine Metastasierung des Tumors entlang der Liquorräume im zentralen Nervensystem. Der Patient verstirbt 16 Monate nach Diagnosestellung.

Definition

Zu den Tumoren des Nervensystems werden im engeren Sinne Tumoren gezählt, die ihren Ursprung entweder im Gehirn selbst, im Rückenmark oder im Gewebe der peripheren Nerven besitzen (Kleihues u. Cavenee, 2000) **(Tab. 12.13)**. Des Weiteren können Tumoren im Nervensystem jedoch auch dadurch entstehen, dass andere Tumoren, insbesondere zahlreiche Karzinome und das maligne Melanom, die Strukturen des Nervensystems als Metastasierung befallen und dann Symptome und neurologische Störungen verursachen, die denen der primären Tumorerkrankungen des Nervensystems entsprechen. Die Häufigkeit bestimmter Hirntumorarten unterscheidet sich sehr nach dem Alter. Viele primäre Hirntumoren kommen fast nur im Kindesalter vor, während die Häufigkeit anderer primärer Hirntumoren sowie v. a. metastatischer Hirntumoren mit dem Alter zunimmt.

Ursachen

Bei der überwältigenden Mehrheit der primären Hirntumoren ist die Ursache unbekannt. Sehr selten entstehen Hirntumoren, z. B. Gliome oder Medulloblastome, im Rahmen definierter vererbter Tumorsyndrome. Zudem führt Strahlenexposition insbesondere in der Kindheit zu einem gering erhöhten Risiko für das Entstehen von Meningeomen und Gliomen. Der Einfluss anderer Umweltfaktoren auf die Entstehung von Hirntumoren einschließlich des Handy-Gebrauchs bleibt umstritten und ist nicht gesichert.

Symptome

Hirntumoren machen sich entweder durch unspezifische Störungen aufgrund der zunehmenden Raumforderung innerhalb des Schädels oder aber durch spezifische Störungen bemerkbar, die durch lokale schädigende Wirkung des Tumors entstehen und deshalb bereits bei der Beschwerdeschilderung erahnen lassen, an welcher Stelle im Nervensystem der Tumor wächst. Zu den wichtigsten allgemeinen Symptomen, die auf eine Hirntumorerkrankung hindeuten können, zählen Kopfschmerzen und epileptische Anfälle sowie etwas weniger häufig Veränderungen der Persönlichkeit. Typische spezifische Symptome aufgrund des lokalen Tumorwachstums sind Sehstörungen, Lähmungen oder Sensibilitätsstörungen. Nicht selten wird ein Hirntumor auch als Zufallsbefund entdeckt, wenn z. B. zur Abklärung einer Migräne oder nach einem Unfall eine Computertomografie (CT) oder eine Magnetresonanztomografie (MRT) des Schädels angefertigt wird.

Diagnose

Wenn Anamnese und klinischer Befund die Diagnose eines Tumors des Nervensystems wahrscheinlich machen, besitzt die neuroradiologische Schnittbildgebung in Form von CT und MRT mit Abstand den größten diagnostischen Stellenwert. Die MRT ist der CT bezüglich der Detailgenauigkeit und aufgrund der Möglichkeit der Schnittführung in allen drei Raumebenen bei den meisten Indikationen eindeutig überlegen (Abb. 12.46). Nur noch selten wird eine konventionelle Angiografie durchgeführt, um die Blutgefäßversorgung eines Tumors vor einer Operation besser darzustellen. Die konventionelle Röntgen-Diagnostik besitzt kaum noch eine Bedeutung.

Diagnostisch beweisend für das Vorliegen eines Tumors ist allein die histologische Aufarbeitung eines operativ gewonnenen Präparates. Somit ist i. d. R. ein neurochirurgischer Eingriff erforderlich. Nur selten kann die Diagnosesicherung aus dem Liquor cerebrospinalis erfolgen. Dies ist der Fall, wenn Tumoren zur Aussaat über den Liquorraum neigen, z. B. Medulloblastome, Leukämien oder andere metastatische Tumorerkrankungen. Nur in äußerst seltenen Situationen sollte auf eine histologische Sicherung der Diagnose verzichtet und allein aufgrund der Befunde in der Bildgebung eine Tumor-spezifische Therapie eingeleitet werden.

Therapie

Die Therapie der Tumoren des Nervensystems ruht auf drei wesentlichen Säulen:

– Operation,
– Strahlentherapie,
– Chemotherapie.

Details finden sich in den regelmäßig aktualisierten „Leitlinien für Diagnostik und Therapie" der Deutschen Krebsgesellschaft und der Deutschen Gesellschaft für Neurologie.

Operative Therapie. Für einige Tumoren des Gehirns und seiner Anhangsgebilde ist die Operation oft kurativ und es ist keine weitere Therapie erforderlich. Dies gilt z. B. für viele Meningeome, Neurinome und Hypophysenadenome sowie zahlreiche, allerdings sehr seltene Missbildungstumoren. Gelegentlich kann die Operation bei diesen Tumoren allerdings nicht kurativ sein, obwohl sich die Tumoren biologisch gutartig verhalten, weil die Lokalisation ungünstig ist. So lassen sich z. B. biologisch harmlose Meningeome im Bereich des Sinus cavernosus kaum sinnvoll operativ angehen. Bei einer weiteren Gruppe von z. T. sehr wichtigen Hirntumoren, so den Gliomen der WHO-Grade II–IV, den Medulloblastomen und den Ependymomen ist die Operation zwar nicht kurativ, es ist jedoch für den Patienten prognostisch günstig, wenn eine weitgehende Tumorentfernung durch die Operation gelingt. Es ist davon auszugehen, dass eine möglichst geringe Tumorlast nach der Operation bessere Ausgangsbedingungen für die dann folgenden Therapiestrategien der Strahlentherapie und der Chemotherapie schafft.

Strahlentherapie. Für die meisten bösartigen Hirntumoren besitzt die Strahlentherapie einen sicheren Stellenwert in der Behandlungsstrategie. Bei der Behandlung mit ionisierenden Strahlen werden verschiedene

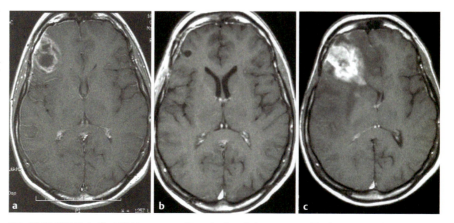

Abb. 12.46 MRT-Verlauf bei Glioblastom **a** vor Operation **b** nach Operation, Strahlentherapie und Chemotherapie mit Temozolomid **c** Rezidiv.

Tab. 12.13 Epidemiologie der Hirntumoren (Wick et al., 2007) Quelle: www.cbtrus.org (Inzidenz angepasst an die US-Standardpopulation des Jahres 2000)

Tumor	Häufigkeit aller hirneigenen Tumoren in %	jährliche Inzidenz pro 100,000	medianes Alter bei Diagnose
Tumoren aus neuroepithelialem Gewebe			
pilozytisches Astrozytom	2,3	0,32	12
diffuses Astrozytom (protoplasmatisch, fibrillär)	0,7	0,10	45
anaplastisches Astrozytom	3,4	0,47	51
spezielle Astrozytomvarianten	0,5	0,07	39
Astrozytom, nicht näher spezifiziert	3,4	0,47	46
Glioblastom	21,0	3,01	64
Oligodendrogliom	2,7	0,37	41
anaplastisches Oligodendrogliom	1,3	0,17	48
Ependymom/anaplastisches Ependymom	1,8	0,25	39
Ependymomvarianten	0,5	0,06	38
Mischgliom	1,1	0,15	42
malignes Gliom, nicht näher spezifiziert	2,7	0,38	46
Plexus choroideus	0,3	0,04	20
Neuroepithelial	0,1	0,02	48
benigne und maligne neuronal/glial, neuronal und gemischt	1,5	0,20	28
Pinealisparenchymtumor	0,2	0,02	22
embryonal/primitiv/Medulloblastom	1,8	0,24	9
Tumoren der Hirn- und Spinalnerven			
Nervenscheidentumor, benigne und maligne	7,9	1,11	52
Tumoren der Meningen			
Meningeom	29,2	4,18	64
andere mesenchymale, benigne und maligne Tumoren	0,4	0,06	45
Hämangioblastom	0,9	0,12	46
Lymphome und hämatopoetische Neoplasien			
Lymphom	3,3	0,47	59
Keimzelltumoren und Zysten			
Keimzelltumoren, Zysten und Heterotopien	0,6	0,08	17
Tumoren der Sellaregion			
Hypophyse	5,9	0,82	49
Kraniopharyngeom	0,7	0,10	34
lokale Ausbreitung regionaler Tumoren			
Chordom/Chondrosarkom	0,2	0,03	44
nicht klassifizierte Tumoren			
Hämangiom	0,5	0,07	42
Neubildung, unspezifisch	5,0	0,72	70
alle sonstigen	0,1	0,01	48

12

Therapiestrategien unterschieden. Meist erfolgt die Behandlung in mehreren Sitzungen über einige Wochen als fraktionierte Strahlentherapie. Unter **Radiochirurgie** versteht man die einmalige Applikation einer sehr hohen Strahlendosis sehr gezielt auf eine umschriebene Tumorregion. Die Radiochirurgie ist eher eine Alternative zur Operation als zur fraktionierten Strahlentherapie. Zudem unterscheidet man verschiedene Zielvolumina. Bei gutartigen Tumoren wird lediglich die bildgebend dargestellte Tumorläsion mit einem geringen Sicherheitsabstand bestrahlt. Bei bösartigen Tumoren, die zur Infiltration benachbarten Gewebes neigen, werden Sicherheitssäume für das Bestrahlungsvolumen von 2–3 cm angesetzt. Wenn es sich jedoch um Tumorerkrankungen handelt, die eine sehr hohe Neigung zur Besiedlung des gesamten Gehirns oder auch des Liquorraumes zeigen, kann auch eine Bestrahlung des ganzen Gehirns oder des gesamten zentralen Nervensystems (Neuroachsenbestrahlung) erfolgen. Die Ganzhirnbestrahlung wird in erster Linie bei Patienten mit mehreren Hirnmetastasen eingesetzt, die Neuroachsenbestrahlung kommt am häufigsten bei Tumorerkrankungen im Kindesalter (Medulloblastom, Ependymom) zum Einsatz.

Chemotherapie. Bei zahlreichen Indikationen besitzt inzwischen auch die Chemotherapie einen festen Stellenwert in der Behandlung von Hirntumoren. Bei der Polychemotherapie primärer zerebraler Lymphome wird mit der Chemotherapie sogar ein kurativer Ansatz verfolgt. Desweiteren ist die Wirksamkeit einer Chemotherapie bei oligodendroglialen Tumoren, beim Glioblastom und bei einigen metastatischen Tumorerkrankungen gesichert. Bei einzelnen Patienten mit einer führenden Tumorzellaussaat im Liquorraum kann die Chemotherapie auch lokal über Lumbalpunktionen oder besser über ein intraventrikulär gelegenes Reservoir verabreicht werden. Für diese Indikation sind jedoch nur wenige Zytostatika zugelassen. Andere Zytostatika sind bei dieser intrathekalen Applikation tödlich, sodass hier große Vorsicht gelten muss. In der Therapie der Gliome spielen in erster Linie DNA-schädigende (alkylierende) Chemotherapeutika wie Temozolomid oder Vertreter der Nitrosoharnstoffgruppe eine Rolle. Bei metastatischen Tumorerkrankungen werden die Metastasen entsprechend der optimalen Chemotherapie des Primärtumors behandelt.

Prognose

Die Prognose bei Hirntumorerkrankungen ist sehr unterschiedlich. Sie hängt v.a. vom Alter und der histologischen Diagnose ab. Bei den meisten Tumorerkrankungen gilt Alter als schlechter prognostischer Faktor. Die Tumoren des Nervensystems werden bezüglich ihrer Bösartigkeit nach der WHO-Klassifikation in vier Malignitätsgrade unterteilt (Kleihues u. Cavenee, 2000). WHO-Grad-I-Tumoren sind i.d.R. durch eine Operation heilbar, während die meisten WHO-Grad-IV-Tumoren, insbesondere die malignen Gliome (Glioblastome) als unheilbar anzusehen sind. **Tab. 12.13** und **Tab. 12.14** vermitteln einen Überblick über die Altersverteilung und die Prognose bei den häufigsten Hirntumorerkrankungen.

Komplikationen

Zu den Komplikationen von Hirntumorerkrankungen zählen in erster Linie neurologische Symptome und Defizite, die durch das Tumorwachstum selbst ausgelöst werden. Sie führen zu einer wesentlichen Beeinträchtigung der Lebensqualität der betroffenen Patienten und können durch die Therapie oft nicht zur Rückbildung gebracht werden. Zu diesen direkt tumorbedingten Komplikationen treten weitere tumorspezifische Komplikationen hinzu, u.a. eine erhöhte Gefahr von tiefen Beinvenenthrombosen und Lungenembolien, die vermutlich verschiedene Ursachen haben, u.a. Immobilisierung, Behandlung mit Kortison wegen des Hirndrucks und Freisetzung Thrombose-begünstigender Faktoren aus den Tumoren, insbesondere nach erfolgter Radiochemotherapie.

Zudem sind die drei wesentlichen Therapiemodalitäten bei Hirntumoren (Operation, Strahlentherapie und Chemotherapie) mit nicht unerheblichen Risiken behaftet. Zu den wichtigsten Komplikationen bei Operationen am Nervensystem gehören Blutungen und Schädigungen der Gefäßversorgung. Bei der

Tab. 12.14 Überlebensraten 2 und 5 Jahre nach Diagnose eines primären Hirntumors (Wick et al., 2007) (www.cbtrus.org)

Tumor	2-Jahres-Überlebensrate in %	5-Jahres-Überlebensrate in %
pilozytisches Astrozytom	94	91
diffuses Astrozytom	62	47
anaplastisches Astrozytom	44	30
Astrozytom, nicht näher spezifiziert		
Glioblastom	9	3
Oligodendrogliom	83	70
anaplastisches Oligodendrogliom	60	42
Ependymom/anaplastisches Ependymom	81	70
Mischgliom	73	56
malignes Gliom, nicht näher spezifiziert	37	30
neuroepithelialer Tumor	49	40
maligner neuronaler/glialer, neuronaler oder gemischter Tumor	72	63
embryonaler Tumor/Medulloblastom	71	55
Lymphom	26	16

Strahlentherapie werden akute, meist reversible und chronische, i.d.R. irreversible Folgen unterschieden. So kann die Strahlentherapie des Gehirns insbesondere bei älteren Patienten zu erheblichen Beeinträchtigungen der kognitiven Funktionen führen, wenn die Patienten länger als 1–2 Jahre überleben. Bei der Chemotherapie sind als wichtigste Komplikationen Blutungen und Infektionen in Folge der Knochenmarkdepression (S. 189) sowie einzelne substanzspezifische Nebenwirkungen zu nennen. Schließlich wird die Lebensqualität der Hirntumorpatienten durch die wegen der Hirnschwellung oft über einen längeren Zeitraum notwendige Kortisonbehandlung beeinträchtigt, die zu Übergewicht, Osteoporose, Depression und Thrombose-Komplikationen führen kann.

Literatur

Deutsche Gesellschaft für Neurologie (Hrsg.): Leitlinien für Diagnostik und Therapie in der Neurologie. Thieme, Stuttgart 2005

Deutsche Krebsgesellschaft (Hrsg.): Kurzgefasste interdisziplinäre Leitlinien 2006. Zuckschwerdt, München 2006

Kleihues, P., Cavenee, W.K.: World Health Organization Classification of Tumours. Pathology & Genetics. Tumours of the Nervous System. IARC Press, Lyon 2000

Wick, W., Tonn, J.C., Weller, M.: Primäre intrakranielle und spinale Tumoren. In Brandt T. u.a. (Hrsg.): Therapie und Verlauf neurologischer Erkrankungen, 5.Aufl. Kohlhammer, Stuttgart 2007

12.7.2 Pflege

Alexander Kleefeld, Clarissa Schaumburg

Diagnose Hirntumor – für die Erkrankten und ihre Angehörigen bedeutet das einen gewaltigen Einschnitt in ihr bisheriges Leben, aber auch eine Herausforderung für das behandelnde therapeutische Team. Der häufig sehr rasche Verlauf und das Gehirn, die „Zentrale" des Menschen, als betroffenes Organ sowie die dadurch bedingten Ausfälle und Ängste sind die Merkmale, die die Pflege neuroonkologisch erkrankter Menschen prägen.

Die Pflegenden begleiten den Patienten und seine Angehörigen über einen Zeitraum, der von sehr unterschiedlichen Problemen und Ängsten geprägt ist. Von der Aufnahmesituation über die Unterstützung bei neurologischen Ausfällen bis zur Sterbebegleitung müssen pflegerische Maßnahmen geplant, durchgeführt und überprüft werden, um stets eine situationsgerechte Versorgung zu gewährleisten. Diese umfassende und längerfristige Betreuung findet natürlich v.a. bei den Tumoren des WHO Grades II bis IV statt, da bei den gutartigen Hirntumoren (z.B. Meningeome, pilozytische Astrozytome) häufig kurative Ansätze durch eine Komplettresektion möglich sind.

Im Folgenden begleiten wir den Patienten aus dem von Prof. Dr. Weller genannten Fallbeispiel (S. 301) durch die wechselnden Krankheitsphasen und erläutern die verschiedenen Schwerpunkte, die sich bei der Pflege eines neuroonkologischen Patienten ergeben. Um eine gewisse Übersichtlichkeit zu gewährleisten, haben wir eine Einteilung in folgende Abschnitte vorgenommen:

- Aufnahmesituation und Verdachtsdiagnose,
- operativer Eingriff und Warten auf die endgültige Diagnose,
- Begleitung während der Therapie,
- Progress und Sterbebegleitung.

Aufnahmesituation und Verdachtsdiagnose

Die meisten Patienten werden, wie im Fallbeispiel (S. 301) beschrieben, plötzlich aus dem normalen Leben gerissen, und finden sich in der Notaufnahme eines Krankenhauses mit der Verdachtsdiagnose Hirntumor konfrontiert. Die jetzt auftauchenden Ängste vor dem was „nun auf einen zukommt" stehen für den Patienten und damit auch für die Pflegenden im Vordergrund – schwere neurologische Ausfälle sind in dieser Phase eher selten. Es gibt eine Reihe verschiedener Ängste, die nun gleichzeitig auf den Patienten zukommen. Er hat z.B. Angst vor einer bösartigen Erkrankung, sieht die Existenz der Familie gefährdet, fürchtet nach einem chirurgischen Eingriff nicht mehr er selbst zu sein. Außerdem kommt es durch die ungewohnte Umgebung Krankenhaus zu einer zusätzlichen Verunsicherung.

Diagnosesicherung und Therapieplanung sind jetzt die Aufgaben für den ärztlichen Bereich – Ziel der Pflege ist v.a. die Reduktion der Ängste im engen Kontakt mit dem Erkrankten und seinen Angehörigen. Auch der Beziehungsaufbau und eine umfassende Informationssammlung sind Ziele in dieser ersten Phase.

Pflegerisches Anamnesegespräch

Das pflegerische Anamnesegespräch bildet nach einer ersten Begrüßung des Patienten, wie immer den Anfang und ist wichtige Grundlage für die pflegerische Begleitung des Patienten und seiner Angehörigen während des folgenden Krankheitsverlaufs. Neben einer routinemäßigen Aufnahme von Vitalzeichen und anderen messbaren Parametern ist das Erfassen von Krankheitserleben, sozialer und persönlicher Situation des Patienten und seiner Lebensumstände von großer Bedeutung, da sie den Beginn des Beziehungsaufbaus bildet, der für den Patienten und die Pflege im Verlauf noch von großer Wichtigkeit sein wird, da u.U. eine längerfristige Anbindung an die Klinik nötig sein wird. Diese Informationen bilden auch die Voraussetzung, um jetzt schon Entscheidungen treffen zu können, die z.B. die Arbeitssituation betreffen.

Auch das Wissen um Vertrauenspersonen ist ein äußerst wertvoller Teil dieser Informationen, da diese mit in die Betreuung des Patienten einbezogen werden können. Werden nämlich diese Vertrauenspersonen z.B. bei Aufklärungs- oder Informationsgesprächen hinzugeholt, fühlen die Patienten sich unterstützt und sind oft schon durch die Anwesenheit der vertrauten Person beruhigt. Es gibt auch immer wieder Situationen, in denen ein Mensch nicht auf das soziale Netzwerk einer Familie zurückgreifen kann. Wenn es keine Eltern, Geschwister, Kinder oder andere Verwandte gibt, die diesem Menschen in der folgenden Zeit zur Seite stehen können, so ist es für die Pflegenden natürlich wichtig zu Wissen, ob es andere Vertrauenspersonen gibt, die der Erkrankte hinzuziehen möchte.

Pflegeplanung

Nach einer möglichst umfassenden Informationssammlung wird nun die Versorgung des Patienten in dieser Aufnahmesituation und den folgenden Tagen geplant. Es sind v.a. die Ängste des Erkrankten, die sein Krankheitserleben prägen und damit ist die wichtigste Aufgabe der Pflege hier pflegerische Maßnahmen zu finden, um Angst lindernd auf den Patienten einwirken zu können. Zunächst sind vertrauensbildende Maßnahmen wichtig. Gespräche anzubieten und zu su-

12

chen, dem Patienten Informationen über den Tagesablauf und anstehende Untersuchungen zu geben und ihn durch Bezugspflegekräfte zu betreuen, bilden hier die Grundlage. Auch das Einbeziehen von Vertrauenspersonen des Patienten kann oft sehr hilfreich sein!

 Wichtigster Leitsatz hierbei ist: Information verringert Angst!

Die pflegerische Versorgung bei anderen Erstsymptomen, wie v.a. Kopfschmerzen aber auch Hirndrucksymptomatik und fokal-neurologische Ausfälle, steht meist nicht im Vordergrund, da diese i.d.R. durch eine medikamentöse Behandlung mit Kortison gelindert werden, das die Patienten in vielen Fällen zur Therapie eines perifokalen Ödems erhalten.

Pflege bei Kortisonbehandlung. Frühzeitig auftretende Nebenwirkungen durch die tägliche Einnahme von Kortison sind ein erhöhtes Thromboserisiko und ein Ansteigen der Blutzuckerwerte. Außerdem kann es zu einer Verschiebung des Elektrolythaushaltes kommen. Daher ist eine regelmäßige Kontrolle von Blutzucker und Elektrolyten notwendig und eine umfassende Thromboseprophylaxe erforderlich.

Antikonvulsive Medikation. Da bei einer symptomatischen Epilepsie die Möglichkeit eines weiteren Krampfanfalls gegeben ist, wird z.T. eine antikonvulsive Medikation begonnen. Außerdem werden pflegerische Maßnahmen zur Sicherung des Patienten durchgeführt, z.B. Begleitung bei Verlassen der Station oder ggf. das Anbringen von Bettgittern. Auch können Benzodiazepine (z.B. Tavor expidet) als Notfallmedikation in Reichweite gestellt und prophylaktisch ein venöser Zugang gelegt werden.

Operativer Eingriff und Warten auf die Diagnose

Der Patient wird zur Diagnosesicherung und Tumorentfernung für eine Operation vorbereitet. Die Zeit nach der Operation bringt für Patient und Pflegende neue Probleme und Aufgaben. Eine erneute Planung der Pflegemaßnahmen erfolgt unter der Zielsetzung einer möglichst rasche postoperative Genesung zu gewährleisten. Dadurch wird auch ein möglichst frühzeitiger Beginn der weiteren Therapie ermöglicht. Es wird erhoben, ob der Erkrankte nach dem operativen Eingriff neue Problemfelder hat, die pflegerische Interventionen nötig machen.

Die Patienten sind nach der Operation körperlich jedoch nur selten schwer beeinträchtigt. Neurologische Ausfälle wie Hemiparese, Aphasie, Schluckstörungen, Fazialisparese, Gesichtsfeldausfälle oder Wesensänderungen hängen v.a. von der Größe und der Lokalisation des Tumors ab (Pflege bei neurologischen Ausfällen, S. 307). Wundheilungsstörungen, Bildung eines Liquorkissens, postoperative Einblutungen oder intrakranielle Drucksteigerungen als postoperative Komplikationen erfordern eine regelmäßige Überwachung des Patienten.

Pflege bei Hirndruck. Eine lebensbedrohliche Hirndrucksteigerung kann in folgenden Situationen auftreten:

- bei Erstdiagnose von großen, stark Raum fordernden Tumoren,
- nach Resektion durch peri-/postoperative Hirnschwellung oder postoperative Nachblutung,
- Hirnschwellung als mögliche Folge der Strahlentherapie,
- während oder kurz nach Ausschleichen, bzw. Absetzen von Kortison durch Rebound des perifokalen Ödems,
- bei großen Raum fordernden Rezidiven.

Maßnahmen sind:

- ständige Krankenbeobachtung, Vigilanz- und Pupillenkontrolle,
- 30°-Oberkörperhochlagerung und Kopf gerade lagern, um venösen Rückstrom zu verbessern,
- auf weichen Stuhlgang achten, um „Pressen" zu verhindern.

Es erfolgt eine hochdosierte Kortisongabe. Manche Patienten werden zur besseren Überwachung, zur medikamentösen Therapie mit osmotisch wirksamen Medikamenten und ggf. zur Anlage einer externen Liquordrainage auf der Intensivstation weiterbetreut. Einige der Patienten benötigen auch eine dauerhafte Liquorableitung über einen ventrikulo-peritonealen Shunt.

Psychische Krankheitsbewältigung. Für den Patienten und seine Angehörigen stehen zumeist die Ungewissheit und das Warten auf den histologischen Befund, der die Diagnose sichert, im Vordergrund. Das Hauptziel in dieser Zeit ist, die Angst und Verzweiflung des Patienten und seiner Angehörigen zu mindern und ihnen zu ermöglichen, Hoffnung zu schöpfen, die notwendig ist, um ausreichend Kräfte für den weiteren Krankheitsweg zu mobilisieren. Jeder Patient hat seinen eigenen Weg zur Krankheitsbewältigung. Wut, Trauer, Zorn, Isolation und „nicht wahrhaben wollen" sind natürliche Reaktionen, die nicht missverstanden oder überbewertet werden dürfen (S. 332). Das Angebot von Gesprächen mit einem psychoonkologischen Dienst und/oder einem Seelsorger kann jetzt sehr erleichternd für den Patienten sein. Auch der Umgang mit dem veränderten Äußeren (Kahlrasur und Kopfnaht) können nicht unerheblichen Einfluss auf das Wohlbefinden des Patienten haben.

Weitere Pflegemaßnahmen. Neben der engen Betreuung des Patienten in der psychisch belastenden Wartezeit sind auch Wundkontrollen und Verbandwechsel zur Vermeidung von Infektionen und Früherkennung von Komplikationen Aufgaben der Pflege. Ebenso hilft die Pflegende bei der Auswahl von Kopfbedeckungsmöglichkeiten von Kopftuch bis Perücke und schaltet bei neurologischen Ausfällen Physio- und Ergotherapeuten ein.

Aufklärungsgespräche. Steht nach Eingang des histologischen Befundes die Diagnose fest, beginnt die Aufklärung. Die Aufklärung ist nicht als einzelnes Gespräch oder Diagnosemitteilung zu verstehen, sondern vielmehr ein Prozess, der mit der ersten Diagnosemitteilung durch den Arzt beginnt und sich über Tage oder Wochen hinziehen kann. Ziel ist, dass der Patient und seine Angehörigen die Diagnose verstanden haben, die Bedeutung für seine Lebenssituation erfassen und daraus Maßnahmen für die Lebensplanung ableiten können. Wichtig in diesem Prozess ist, dass keine widersprüchlichen Aussagen auftauchen. Daher ist eine gute Kommunikation zwischen Ärzten und Pflege nötig. Auch die Dokumentation über geführte Gespräche sichert einen einheitlichen Informationsstand – wünschenswert ist die Anwesenheit einer Bezugspflegekraft bei den Gesprächen.

Begleitung während der Therapie

Stehen Diagnose und Therapie fest, so beginnt ein neuer Krankheitsabschnitt für den Patienten. Er wird i.d.R. während der etablierten Behandlung mit Radiochemotherapie meist ambulant an eine medizinische Einrichtung angebunden sein. Für die meisten Patienten,

12

die keine körperlichen Einschränkungen bzw. neurologischen Ausfälle haben, ergeben sich keine pflegerisch relevanten Probleme, wenn keine Komplikationen auftreten. Eine stationäre Einweisung in ein Krankenhaus erfolgt meist nur bei Auftreten einer Myelosupression oder einem Tumorrezidiv. Hier zeigt sich der Wert einer guten Informationssammlung am Anfang der Krankengeschichte des Patienten, da jetzt schnell eingeschätzt werden kann, welche Symptome neu und/oder stärker aufgetreten sind.

Myelosuppression. Dies ist eine Nebenwirkung der Chemotherapie, die bei den in der Neuroonkologie angewendeten Zytostatika eher selten auftritt. Hier kann es zu kritischen Situationen mit weit reichenden Folgen und Risiken für den Patienten kommen. Dadurch ergibt sich die Notwendigkeit von besonderen pflegerischen Maßnahmen, die in Kap. 9.5 (S. 189) eingehend erklärt werden.

Krankheitserleben. Während dieser neuen Krankheitsphase tritt für den Patienten die Angst vor Sterben und Tod oft in den Hintergrund, da meist kaum Beschwerden bestehen und die Nebenwirkungen der Therapie i. d. R. selten große Auswirkungen auf die Lebensqualität der Erkrankten haben. Doch können neurologische Ausfälle, epileptische Krampfanfälle oder eine Verschlechterung des Allgemeinzustandes Anzeichen für ein Fortschreiten der Erkrankung sein.

Pflege bei neurologischen Ausfällen

Je nach Lokalisation kann es zu unterschiedlichen Defiziten kommen, die in der Pflege besondere berücksichtigt werden müssen.

Hemiplegie/-parese. Die Lähmung oder Schwäche einer Körperhälfte stellt je nach Ausprägung das wohl größte körperliche Defizit dar. Aktivierende und motivierende Pflege stehen im Vordergrund und bilden zusammen mit dem Bobath-Konzept den Kernpunkt der pflegerischen Maßnahmen. Grundlagen des Bobath-Konzepts sind die Förderung der Wahrnehmung, die Regulierung des Muskeltonus und das Einüben von normalen Bewegungsabläufen, z. B. durch spezielle Lagerungstechniken und gezielte Raumgestaltung (Friedhoff u. Schieberle, 2007). In enger Zusammenarbeit mit Ergo- und Physiotherapeuten und unter Einbeziehung und Anleitung der Angehörigen kann der Patient rund um die Uhr bestmöglich gefördert werden.

Aphasie. Bei linkshemisphärischen Raumforderungen kann es zu einer Aphasie kommen, bei der sowohl das Sprachverständnis (sensorische Aphasie), die Sprachproduktion (motorische Aphasie) oder auch beides (globale Aphasie) betroffen sein können. Ziel sollte sein, dass der Patient sich stets ernst genommen fühlt und seine Bedürfnisse äußern darf. Der Patient braucht genug Zeit, um sich zu artikulieren und sollte nicht unter Druck geraten. Auch Ja/Nein Fragen vereinfachen die Kommunikation, ebenso sind Schreib-oder Sprechtafeln effektive Hilfsmittel zur Unterstützung. Mit intensiver Logopädie findet der Betroffene seinen bestmöglichen Weg sich zu verständigen.

Gesichtsfeldausfälle. Sie werden in der Bedeutung für den Patienten oft unterschätzt. Neben der eigentlichen Einschränkung des Gesichtsfeldes kann es sekundär auch zu Gangunsicherheit und Sturzgefährdung kommen. Außerdem reagieren diese Patienten häufig nicht sofort auf Ansprache, da u. U. der zusätzliche visuelle Reiz fehlt.

Wesensveränderungen. Der Umgang mit Wesensveränderungen stellt v. a. die Angehörigen aber auch die Pflegenden und Therapeuten vor eine große Herausforderung. Hier ist häufig viel Geduld und Nachsichtigkeit notwendig. Fehlinterpretationen und Überbewertungen sollten vermieden werden. In Fällen mit aggressiven Tendenzen wird u. U. auch eine medikamentöse Unterstützung notwendig.

Progress und Sterbebegleitung

Im Falle eines Progresses werden heutzutage alle therapeutischen Optionen der Primärtherapie (Resektion, Strahlentherapie und Chemotherapie) nochmals auf ihre Anwendbarkeit geprüft. Daraus ergibt sich, dass viele Patienten im Verlauf ihrer Erkrankung auch mehrfach operiert werden. Im Hinblick auf die medikamentöse Therapie, werden Patienten im Falle eines Progresses häufig auch mit experimentellen Ansätzen behandelt.

Trotz aller Bemühungen kommt irgendwann die Situation, dass die Ärzte, z. B. bei einem weiteren Progress oder einer deutlichen Verschlechterung des Allgemeinzustandes, keine weitere Therapie anbieten. Dann steht die palliative Versorgung im Vordergrund. Die ersten Ziele in der Neuroonkologie sind jetzt: Vermeidung von Krampf-

anfällen und Schmerzen, wobei bei Hirntumorpatienten massives Schmerzerleben eine eher untergeordnete Rolle spielt.

Die Entscheidung gegen eine erneute Therapie wiegt für den Patienten und seine Angehörigen aber auch für die betreuenden Pflegekräfte und Ärzte sehr schwer. Natürlich ist es auch gerade in dieser Situation wichtig, dass in den ersten Krankheitsphasen eine gute Vertrauensbasis zwischen Patient und therapeutischem Team gewachsen ist.

Weiterhin muss jetzt die letzte Lebensphase soweit wie möglich nach den Wünschen des Patienten und seiner Angehörigen geplant werden. Eine große Zahl der Patienten möchte ihre letzte Lebensphase zu Hause verbringen. Durch Gespräche mit Pflege, Angehörigen und psychoonkologischem Dienst sollte dies möglichst rasch geplant werden. Aber auch die Unterbringung in einem Hospiz kann sich als sehr gute Alternative anbieten. Hier ist es für die Pflege unabdingbar, rasch zu handeln angesichts des z. T. rasanten Krankheitsverlaufes.

Abschließend bleibt zu sagen, dass bei der Betreuung von neuroonkologischen Patienten die gleichen pflegerischen Prioritäten, wie beim Umgang mit anderen onkologischen Patienten, gelten. Besondere Problemfelder ergeben sich v. a. durch das Auftreten von neurologischen Ausfällen. Eine gute Vertrauensbasis, gefördert durch Bezugspflege und ausreichend Raum zur Gesprächsführung, eine umfassende Informationssammlung, die immer wieder aktualisiert wird und präzise Dokumentation des Krankheitsverlaufes, z. B. mit Hilfe eines Pflegestamm- oder Anamneseblattes (evtl. als elektronisches Dokument), sowie Pflegeleitlinien für besondere Pflegesituationen, sind wichtige Qualitätsmerkmale – nicht nur in der onkologischen Krankenpflege – und von besonderer Bedeutung, wenn der Umgang mit onkologisch Erkrankten z. B. durch eine Aphasie oder eine Wesensveränderung erschwert ist.

Literatur

Friedhoff, M., Schieberle, D.: Praxis des Bobath-Konzepts. Thieme, Stuttgart 2007

Schaumburg, C., Starke, S.: Pflegeschwerpunkt Onkologische Erkrankungen des ZNS. In: Haupt, W.F. u.a.: Neurologie und Psychiatrie für Pflegeberufe, 9.Aufl. Thieme 2002

12

12.8 Tumoren des Kopf- und Halsbereichs

12.8.1 Medizin

Christof Steigerwald

B Ein 64-jähriger, männlicher Patient stellt sich mit seit 8 Wochen bestehenden Schluckbeschwerden vor. Einige Tage zuvor ist eine Heiserkeit hinzugekommen. Trotz einer oral-antibiotischen Behandlung durch den Hausarzt ist keine Besserung eingetreten. Auf Nachfrage gibt der Patient eine ungewollte Gewichtsabnahme von 6 Kilogramm während der letzten 3 Monate an und hat jetzt ein Körpergewicht von 62 kg bei 175 cm Körpergröße. Bis auf eine medikamentös gut eingestellte arterielle Hypertonie sind keine weiteren Erkrankungen bekannt.

Als Arbeiter war der Patient in den letzten 22 Jahren bei einem Bauunternehmen tätig. Er ist seit 8 Jahren geschieden und hat 2 erwachsene Kinder. Während der vergangenen 40 Jahre hat er täglich ca. 1,5 Packungen Zigaretten geraucht (60 Packyears). An alkoholischen Getränken gibt er 5 Bier am Tag an.

Bei Inspektion des Oropharynx fällt vor allem ein dringend sanierungsbedürftiger Zahnstatus auf. Sonst findet man reizlose Schleimhautverhältnisse. Bei der flexiblen Endoskopie des Kehlkopfes ist ein ulzerierender, leicht blutig belegter Tumor im Bereich des linken Hypopharynx zu sehen, der die Region des Aryknorpels, das Stimmband und die aryepiglottische Falte links erfasst hat. Bei Phonation bewegt sich das rechte Stimmband normal, die Stimmbandbeweglichkeit links ist deutlich eingeschränkt. Bei Palpation der Halsweichteile fällt eine kugelige, derbe und nicht druckschmerzhafte Raumforderung auf, die am ehesten einem vergrößerten Lymphknoten entspricht. Sie ist gegen das umliegende Gewebe kaum verschieblich.

Im Ultraschall der Halsweichteile bestätigt sich ein auf 3,5 x 2,2 cm angeschwollener Lymphknoten links im Bereich der Karotisgabel. Darüber hinaus können mehrere vergrößerte Lymphknoten beidseits bis 1,5 cm entlang der Halsgefäßscheide dokumentiert werden. In der Kernspintomografie des Halses mit Kontrastmittel fällt eine Raumforderung auf, die den Sinus piriformis links

ausfüllt und den Hemilarynx links nahezu vollständig infiltriert. Im Röntgen des Thorax zeigt sich kein Hinweis für metastasenverdächtige Lungenrundherde. Auch im Ultraschall der Oberbauchorgane finden sich keine Auffälligkeiten, die mit einer Metastasierung vereinbar wären.

Es wird eine Panendoskopie in Intubationsnarkose zur Spiegelung der Schleimhäute im oberen Schluck- und Atemwegsbereich durchgeführt, um den Prozess mittels Entnahme einer Biopsie histologisch zu sichern. Außerdem wird so eine exakte klinische Ausdehnungsbestimmung durchgeführt, um die Operabilität einzuschätzen, und einen Zweittumor auszuschließen. Diagnose: Undifferenziertes Plattenepithelkarzinom des Hypopharynx/Larynx links im klinischen Stadium T3 N2c M0. Therapie: Laryngo-Pharyngektomie und Neck dissection beidseits mit anschließender adjuvanter Strahlentherapie der Lymphabflusswege.

Definition

Tumoren des oberen Aerodigestivtraktes umfassen maligne Erkrankungen des Mund- und Rachenraumes, der Nase und ihrer Nebenhöhlen sowie des Kehlkopfes. In Deutschland versterben an diesen Tumoren jährlich ca. 6.000 Patienten. Das Verhältnis von Männern zu Frauen verhält sich wie 7:1. Die Inzidenz aller Tumoren in dieser Region liegt derzeit bei ca. 50 Neuerkrankungen pro 100.000 Einwohnern/Jahr. Die bösartigen Erkrankungen im Kopf-Hals-Bereich machen etwa 7% aller Malignomerkrankungen aus. In Europa sind 2% aller bösartigen Erkrankungen Mundhöhlenkarzinome. Der Gipfel der Erkrankungshäufigkeit liegt zwischen dem 50. und 65. Lebensjahr.

Ursachen

Die Entstehung der Malignome im oberen Aerodigestivtrakt ist multifaktoriell. Auslösende Faktoren sind insbesondere Nikotin und Alkohol. Weniger wichtig sind virale Infektionen, kanzerogene Chemikalien, radioaktive Strahlung, schlechte Mundhygiene oder eine Immunschwäche (z.B. HIV-Infektion). Alkohol, insbesondere hochprozen-

tiger, potenziert die toxische Wirkung des Rauchens. Tumoren des Pharynx, des Larynx und der Mundhöhle sind zu einem überwiegenden Anteil exogen-toxisch bedingt. Etwa 80% der Patienten mit Malignomen im genannten Bereich sind zumeist starke Raucher. Das Risiko, einen malignen Tumor der Schleimhäute des oberen Aerodigestivtraktes zu entwickeln, steigt gegenüber alleinigem Nikotinkonsum bei gleichzeitigem Alkoholkonsum um den Faktor 2,5.

Für manche Tumorlokalisationen gibt es Hinweise auf eine berufsbedingte, ebenso inhalativ-toxische Ursache. Zum Beispiel können Holz- und Metallstäube für Nasennebenhöhlenkarzinome verantwortlich sein, chrom- und nickelhaltige Farben und Lacke für Kehlkopfkarzinome. Eine gewisse Rolle für die Entstehung von Kehlkopf- und Mundhöhlenkarzinome könnte die vorangegangene Infektion mit Humanen Papilloma Viren (HPV), insbesondere HPV-16 spielen. Die sog. Larynxpapillomatose kann in ein Plattenepithelkarzinom übergehen, das Nasopharynxkarzinom ist mit dem Epstein Barr-Virus (EBV) assoziiert.

Die wichtigste Präkanzerose ist die Leukoplakie, gefolgt von der Erythroplakie, der Hyperplasie und der Dysplasie. Die Dysplasie weist verschiedene Stadien auf, der Übergang zu einem Carcinoma in situ (Cis) ist fließend. Eine Präkanzerose geht nicht obligatorisch in ein Karzinom über, ist jedoch vielfach die Vorstufe dazu. Die bereits erwähnte Larynxpapillomatose gilt als fakultative Präkanzerose, auch wenn die bereits erwähnten exogenen Risikofaktoren fehlen.

Diagnostik

Allgemeine Tumorklassifikation

Histologisch sind die malignen Tumoren des oberen Aerodigestivtraktes in der überwiegenden Anzahl Plattenepithelkarzinome (über 95%), wesentlich seltener Adenokarzinome (v.a. in der inneren Nase und den Nasennebenhöhlen) oder, noch seltener, Sarkome. Die Stadieneinteilung erfolgt nach dem TNM-System der UICC (Union Internationale contre le Cancer, www.uicc.org).

Eine Stufendiagnostik oder Staging-Untersuchung gemäß dem erwähnten TNM-

System ist sinnvoll. Sie orientiert sich an Anamnese, Lokalbefund und zusätzlichen allgemeinen Erfordernissen.

Anamnese und fachspezifische körperliche Untersuchung

Im Vordergrund steht zunächst die Anamnese. Sie erfasst den Zeitpunkt der ersten Beschwerden, das Ausmaß des Nikotin- und Alkoholkonsums sowie berufliche Tätigkeit und soziales Umfeld. Die daran anschließende präoperative Diagnostik beinhaltet eine komplette HNO-ärztliche Spiegeluntersuchung mit Palpation der Mundhöhle, des Zungengrundes und der Halsweichteile. Idealerweise kann man mit einer transnasalen fiberoptischen Endoskopie in einem Untersuchungsgang sowohl innere Nase und Nasenrachen als auch Kehlkopf und Hypopharynx beurteilen. Die Beurteilung von Sitz und Ausdehnung des Primärtumors ist essenziell zur Planung der therapeutischen Maßnahmen.

Bild gebende Verfahren und histologische Sicherung

Aufgrund der komplexen anatomischen Gegebenheiten im Kopf-Hals-Bereich ist die exakte und qualifizierte bildgebende Darstellung des Primärtumors besonders wichtig. Je nach Fragestellung ist eine Computertomografie (CT) mit Kontrastmittel oder eine Kernspintomografie (MRT) mit Kontrastmittel durchzuführen. Während in der CT insbesondere die Affektion knöcherner Strukturen gut zu beurteilen ist, kann das MRT v. a. bei tief liegenden Weichteilprozessen (Zungengrundtumore, Speicheldrüsentumore) wertvolle Informationen liefern. Eine Bildgebung sollte nach Möglichkeit vor einer Tumorbiopsie erfolgen, um Artefakte (Gewebseinblutungen, reaktive Lymphknotenschwellungen) zu umgehen. Trotz hoher Qualität der radiologischen Verfahren ist eine definitive Aussage über lokales Wachstum nicht mit letzter Sicherheit möglich.

Panendoskopie. Da minimale Unterschiede der Tumorausdehnung (z. B. am Kehlkopf) prinzipielle Änderungen der Therapiekonzepte nach sich ziehen können, ist eine sog. Panendoskopie in Intubationsnarkose zur direkten visuellen Beurteilung meist unerlässlich. Da in 10-15 % der Patienten mit malignen Schleimhauttumoren im oberen Aerodigestivtrakt Zweitkarzinome simultan oder

im Intervall auftreten können, sollte sich eine Panendoskopie auf alle Regionen, also auch Ösophagus und Trachea mit Bronchialsystem erstrecken. In diesem Rahmen erfolgen die Biopsie des Tumors zur histologischen Sicherung sowie die Entnahme von Probeexzisionen aus weiteren verdächtigen Arealen.

Bildgebung der regionalen Metastasierungswege. Ebenso gehört die Bildgebung der regionalen Metastasierungswege zum prätherapeutischen Staging (N-Klassifikation). Dies erfolgt i. d. R. mittels Sonografie der zervikalen Lymphabflusswege. Der Ausschluss, respektive der Nachweis von Fernmetastasen in der Lunge, wird in unkomplizierten Fällen mit einem Thoraxröntgen in zwei Ebenen erzielt. Eine vermeintliche Metastasierung in die Leber oder andere Bauchorgane kann man durch eine Abdomensonografie verifizieren. Sollten in diesen Staginguntersuchungen zur Bestimmung des M-Status der TNM-Klassifikation metastasenverdächtige Strukturen entdeckt werden, ist zu besseren Beurteilung ein Thorax- bzw. Abdomen-CT mit Kontrastmittel zu veranlassen. Eine Skelettszintigrafie wird nur bei ausgewählten Patienten mit fortgeschrittenem Tumorstadium oder entsprechenden Beschwerden eingesetzt, um selten auftretende Knochenmetastasen sichtbar zu machen. Die Rolle der Positronen-Emissions-Tomographie (PET) bei Kopf-Hals-Tumoren ist noch nicht letztgültig geklärt, sie kann aber bei speziellen Fragestellungen wertvolle Informationen liefern.

Therapie

Die Therapie von malignen Tumoren des oberen Aerodigestivtraktes erfolgt durch Operation, Strahlentherapie und zytostatische Chemotherapie, die einzeln oder in Kombination eingesetzt werden können. Die Entscheidung, welche der Therapieoptionen einzusetzen ist, erfolgt in Abhängigkeit von der Tumorlokalisation und histologischer Diagnose. Bei Karzinomen (Plattenepithelkarzinom, Adenokarzinom) wird prinzipiell die Operation angestrebt. Diese wird u. U. von einer adjuvanten Strahlentherapie ergänzt. Auch die primäre Strahlentherapie (Radiatio) oder eine kombinierte Radio-Chemotherapie können sehr wirksam sein und haben den Vorteil einer weitgehenden Funktionserhaltung. Sie schränken jedoch die Möglichkeit

einer späteren Operation ein. Die zytostatische Chemotherapie allein wird i. d. R. palliativ eingesetzt. Trotz großer Fortschritte in allen drei genannten Therapiemodalitäten haben sich die Überlebensraten für Karzinome des oberen Aerodigestivtraktes in den letzten Jahrzehnten nicht wesentlich verbessert. Die sog. Fünf-Jahres-Überlebensrate variiert je nach Tumorlokalisation und Stadium zwischen 90 % (glottisches Larynxkarzinom) und ca. 60 % (Oropharynxkarzinom).

Chirurgische Therapie

Die Zielsetzung einer chirurgischen Therapie von malignen Tumoren im Kopf-Hals-Bereich ist die sog. R0-Resektion, also die vollständige Entfernung des Tumors inklusive vorhandener Lymphknotenmetastasen. Diese werden i. d. R. im Rahmen einer Neck dissection entfernt. Wegen der zahlreichen funktionell sehr bedeutsamen Strukturen im Operationsgebiet (N. vagus, N. hypoglossus, N. accessorius, A. carotis u. a.) können nach Tumorresektionen deutliche Einschränkungen auftreten. Bei ausgedehnten Operationen entstehen auch Beeinträchtigungen im kosmetischen Bereich. Sowohl im Bereich der Funktionalität als auch der Kosmetik sind durch den Einsatz moderner Verfahren, z. B. CO_2-Laser (auch Neodym-YAK-Laser, Dioden-Laser, Argon-Plasma-Beam), monopolare Elektrochirurgie und Ultraschallmesser Fortschritte erzielt worden. Auch aufwändige rekonstruktiv-plastische Verfahren, wie die Verwendung von körpereigenen, freien, mikrovaskulären Haut-Muskellappen-Transplantaten sind mittlerweile zuverlässig anwendbare chirurgische Maßnahmen.

Art und Umfang der Neck dissection sind abhängig von der Lage und dem Stadium des Tumors und der vermeintlichen Lymphknotenmetastasen. Ein die Mittellinie überschreitendes Tumorwachstum oder eine Lokalisation mit dem Risiko einer kontralateralen Metastasierung (z. B. im Zungengrund) macht die beidseitige Neck dissection nötig. In der Regel wird die Neck dissection simultan mit der Resektion des Primärtumors durchgeführt. Sie kann aber auch u. U. innerhalb der ersten zwei Wochen danach erfolgen, ausnahmsweise auch nach Abschluss einer Strahlentherapie, dann allerdings meist unter erschwerten Bedingungen. Sollte aus bestimmten Gründen auf eine Neck dissection verzichtet werden ist eine engmaschige

12

Nachsorge mit entsprechender Bildgebung (Ultraschall, CT, MRT) obligat. Die Neck dissection selbst weist zahlreiche Untereinteilungen auf. Sie reichen von relativ umschriebenen Eingriffen, wie der suprahyoidalen Neck dissection (Mundbodenausräumung) bis hin zur erweiterten radikalen Neck dissection, bei der auch funktionell wichtige Strukturen, wie M. sternocleidomastoideus, N. vagus, N. hypoglossus, N. accessorius usw. tumorbedingt nicht erhalten werden können.

Strahlentherapie (Radiatio)

In erster Linie erfolgt die Strahlenbehandlung als perkutane Therapie mit sog. Linearbeschleunigern. Chemotherapien oder immunmodulierende Verfahren kommen zur Sensibilisierung des zu bestrahlenden Tumorgewebes zum Einsatz. Nach der Strahlenbehandlung der Primärtumorregion und der Lymphabflusswege erfolgt abschließend die Aufsättigung der Strahlendosis der Region des Primärtumors (Boost). Dies erfolgt i. d. R. auch perkutan und hochpräzise. Alternativ ist in ausgewählten Fällen eine interstitielle Kontaktbestrahlung (Brachytherapie im Afterloadingverfahren, S. 142) möglich, bei der die Strahlenträger unmittelbar in die Primärtumorregion eingebracht werden. Die Radiotherapie wird entweder als Monotherapie oder in Kombination mit chirurgischen Maßnahmen prä- oder postoperativ eingesetzt.

Die neoadjuvante, also präoperativ durchgeführte Radio-(Chemo-)Therapie ist bei Patienten mit Kopf-Hals-Tumoren nur selten sinnvoll und wird i. d. R. nur im Rahmen von klinischen Studien durchgeführt. Die adjuvante, also postoperative Radiatio hingegen ist in Abhängigkeit vom Tumorstadium und Lymphknotenbefall sehr häufig indiziert. Dies gilt insbesondere für Tumore, die nicht vollständig entfernt werden konnten. Außerdem sollte bei einem Tumorstadium T4 und/oder Lymphknotenstadium N2, N3 und bei einer Lymphangiosis carcinomatosa respektive bei Durchbruch einer Metastase durch die Lymphknotenkapsel eine postoperative Strahlenbehandlung erfolgen.

Eine primäre Strahlentherapie als Monotherapie wird bei lokoregionär fortgeschrittenen inoperablen Tumoren favorisiert. Dies gilt auch für Patienten, deren Allgemeinzustand einen großen operativen Eingriff nicht zulässt oder die einer aufwändigen Operation nicht zustimmen. Bei solchen Patienten muss die Strahlendosis individuell modifiziert und fraktioniert werden. Im Tumorlager sollte insgesamt eine Dosis von mindestens 70 Gy erreicht werden. Die interstitielle Brachytherapie (Afterloadingverfahren) ist sowohl unter kurativen als auch unter palliativen Gesichtspunkten einsetzbar. Sie kann zur lokalen Dosiserhöhung vor oder nach perkutaner Strahlentherapie oder als alleinige Maßnahme für die lokalisierte Bestrahlung eines umschriebenen Primärtumors oder Rezidivs transkutan oder endoskopisch erfolgen.

Kombination von Strahlen- und Chemotherapie

Die simultane oder sequenzielle Chemotherapie erfolgt in Ergänzung zur primären Radiotherapie, also i. d. R. ohne vorherige Tumorresektion. Die simultane Radio-Chemo-Therapie erbringt allerdings höhere Raten lokaler Rezidivfreiheit als die alleinige Radiotherapie oder als die sequenzielle Anwendung. Die Kombination von 5-Fluoruracil (5-FU) und/oder Cisplatin ist bisher am besten untersucht. Allerdings müssen hierbei Kontraindikationen v. a. im nephrologischen Bereich beachtet werden. Darüber hinaus führt die primäre Radio-Chemotherapie vermehrt zu Nebenwirkungen und verlangt besondere Erfahrung auf dem Gebiet der Supportivtherapie.

Zytostatische Therapie (Chemotherapie)

In der Monochemotherapie sind Cisplatin/Carboplatin, Methothrexat, Bleomycin, Ifosphamid und 5-FU am besten untersucht. Mit diesen Zytostatika lassen sich in bis zu 40% Remissionen erzielen. Platinderivate gehören zu den wirksamsten Substanzen bei Plattenepithelkarzinomen. Die Rate von Fernmetastasen konnte allerdings nicht sicher reduziert werden. Zahlreiche weitere Substanzen befinden sich derzeit in der klinischen Erprobung. In Studien ist unabhängig vom konkret angewandten Schema nachgewiesen worden, dass multimodale Therapiekonzepte, die die Radio-Chemotherapie beinhalten, zu einem signifikanten absoluten Überlebensvorteil bei Patienten mit malignen Tumoren im Kopf-Hals-Bereich führen.

Palliative Therapiekonzepte

Auch bei nicht kurativ operablen Tumoren oder bei ausgedehnten Rezidiven kann ein chirurgisches Vorgehen als Palliativeingriff die Lebensqualität des Patienten verbessern. Ein Eingriff ohne kurative Zielsetzung sollte aber keinesfalls bereits bestehende funktionelle Einschränkungen verschlechtern. Dies gilt insbesondere für die Therapie von Rezidiven, deren operative Behandlung meist noch schwieriger ist als die von Ersttumoren. Da die Prognose bei Patienten mit Rezidiven, v. a. wenn sie bereits bestrahlt sind, als ungünstig einzuordnen ist, muss die Indikation zu radikalen operativen Eingriffen sehr kritisch gestellt werden. Sie müssen gegen palliativ-chirurgische Maßnahmen und/oder radiotherapeutische und/oder zytostatische Therapieformen abgewogen werden.

Nachsorge

Die Tumornachsorge allgemein umfasst vier Aspekte:
- frühzeitige Erkennung von Tumorrezidiven und/oder Zweittumoren,
- Kontrolle und ggf. Einleitung von Maßnahmen zur Verbesserung von Organfunktionen (z. B. Schluck- und Stimmrehabilitation),
- Hilfestellung bei der Wiedereingliederung in das soziale und berufliche Umfeld,
- ggf. Schmerztherapie und kräftigende Arzneimittel.

Bei der Nachuntersuchung sollte stets eine Palpation und Inspektion sowie eine komplette HNO-ärztliche Spiegeluntersuchung und Sonografie der Halsweichteile erfolgen. Tumore, die diesen Untersuchungen nicht zugänglich sind (z. B. Schädelbasis) erfordern regelmäßige radiologische Kontrollen. Die Abstände der Nachsorgeuntersuchungen hängen von der Aggressivität des Tumors, seiner Lokalisation, seiner Ausdehnung und somit seinem Rezidivrisiko ab. Bei geringem Risiko werden für das erste Jahr 1-3-monatige, später 6-monatige und ab dem 5. Jahr jährliche Abstände empfohlen. Bei Tumoren mit höherem Risiko ist das genannte Schema engmaschiger zu fassen und individuell zu modifizieren. Alle an der Therapie beteiligten Ärzte (HNO-Arzt, Strahlentherapeut, Onkologe und Hausarzt) sind in die Nachsorge einzubinden.

12

Rehabilitation und Lebensqualität

Die Rehabilitation von Patienten mit bösartigen Kopf-Hals-Tumoren beginnt mit dem präoperativen Aufklärungsgespräch, reicht über die Therapie inklusive Rekonstruktion bis hin zur postoperativen psychosozialen und beruflichen Wiedereingliederung. Die operative Rehabilitation zielt v.a. auf die weitgehende Erhaltung oder Wiederherstellung der physiologischen Funktionen bei möglichst geringer Begleitmorbidität. Die postoperative Rehabilitation besteht unmittelbar nach der Ersttherapie in physiotherapeutischer und logopädischer Betreuung, insbesondere zum Erhalt und der Wiederherstellung der Schluck- und Stimmfunktion. Mittel- bzw. langfristig stehen die psychosoziale Stützung und die berufliche Re-Integration im Vordergrund. Schließlich ist auch die soziale und finanzielle Beratung der Tumorpatienten insbesondere bezüglich der Ansprüche gegenüber den gesetzlichen Leistungsträgern wichtig, um finanziellen Notlagen und sozialem Abstieg vorzubeugen.

Literatur

Forastiere, A. et al.: Head and Neck Cancer. N Engl J Med 345 (2001)1890

Gellrich, N.C. u.a.: Kopf-Hals-Tumoren. Empfehlungen zur standardisierten Diagnostik, Therapie und Nachsorge. Tumorzentrum Freiburg, Freiburg 2004

Strutz, J., Mann, W.: Praxis der HNO-Heilkunde, Kopf- und Halschirurgie. Thieme, Stuttgart 2001

Wittekind, Ch. u.a.: UICC TNM-Klassifikation maligner Tumoren, 6. Aufl. Springer, Berlin 2002

12.8.2 Pflege

Klaus Brummel

Die Pflege von Patienten mit Kopf- und Halstumoren stellt wegen der unmittelbaren anatomischen und funktionellen Veränderungen durch die Erkrankung und/oder die Therapie eine besondere Herausforderung dar. Der medizinisch-therapeutische Schwerpunkt liegt in der frühen Krankheitsphase in den meisten Fällen bei chirurgischen Interventionen, häufig gefolgt von radioonkologischen Therapiephasen, in einigen Fällen kombiniert mit zytostatischer Behandlung (S. 310; Spaulding, 2002).

Nach einer Tumoroperation im Kopf- oder Halsbereich stehen zunächst gravierende Veränderungen des Körperbildes (Salter, 1998) und erhebliche Funktionseinschränkungen im Mittelpunkt der pflegerischen Betreuung, die bei den Betroffenen massive Ängste und Gefühle von Hilflosigkeit erzeugen können (Kollbrunner u. Zbären, 1997). Besonders einschneidend ist in diesem Zusammenhang eine totale Entfernung des Kehlkopfes (Laryngektomie), deren Folgen umfangreiche und langfristige Rehabilitationsmaßnahmen erforderlich machen (Ackerstaff u. Hilgers, 1997). Beratende und anleitende Elemente nehmen daher eine zentrale Rolle bei der pflegerischen Betreuung dieser Patienten ein (Wolfensberger u. Hinck, 2006).

Bestrahlungen im Kopf- und Halsbereich erfordern ebenfalls oft spezifische pflegerische Interventionen. Bei der kombinierten Radio-Chemotherapie sind zudem die möglichen Nebenwirkungen der Zytostatika-Gabe in der Pflegeplanung zu berücksichtigen (S. 144).

Pflegerische Probleme in Zusammenhang mit einer längerfristig eingeschränkten Mobilisation spielen bei diesen Patienten oft eine untergeordnete Rolle. In der Regel ist eine schnelle Mobilisation der Patienten nach der Operation möglich, je nach Ausmaß des Eingriffs bereits am OP-Tag oder an den unmittelbar folgenden Tagen.

In diesem Kapitel werden daher gezielt einzelne praktische Probleme bei der Pflege von Patienten mit Tumoren im Kopf- und Halsbereich anhand des Pflegeprozessmodells näher beleuchtet. Dabei wird exemplarisch von einem Patienten nach einer kompletten Entfernung des Kehlkopfes (totale Laryngektomie) mit anschließender Bestrahlung ausgegangen, mit einem Schwerpunkt auf der akuten postoperativen Phase. Die Einbeziehung und Begleitung von Angehörigen ist dabei grundsätzlich zu berücksichtigen und wird im Folgenden deshalb nicht jedes Mal ausdrücklich erwähnt. Im Einzelnen geht es um folgende Aspekte:

1. Anleitung und Beratung (Koordinierung der Betreuung, psychosoziale Unterstützung, Kommunikation),
2. Tracheotomie (praktisches Handling, Veränderung des Körperbildes,),
3. Ernährung (Schluckstörungen),
4. Mundpflege,
5. Besonderheiten beim Schmerzmanagement, bei der Mobilisation und nach Neck Dissection,
6. Besonderheiten in palliativen Betreuungssituationen.

Anleitung- und Beratung, Koordinierung der Betreuung, psychosoziale Unterstützung, Kommunikation

Erfassen von Problemen und Ressourcen

Häufig befinden sich die Patienten bei ihrer stationären Aufnahme in einer Phase, die geprägt ist von der Unsicherheit über den weiteren Verlauf ihrer Erkrankung, in dem es zu massiven körperlichen Veränderungen kommen kann, die bis zur völligen Entfernung des Kehlkopfes reichen. Vor dem pflegerischen Anamnesegespräch ist es daher neben der Erfassung pflegerischer Vorbefunde wichtig, sich anhand der vorliegenden Ergebnisse der medizinischen Diagnostik und Therapie ein genaues Bild über den bisherigen Krankheitsverlauf der Patienten zu machen. Weiterhin sind im Rahmen der bisherigen Betreuung entstandene Befunde anderer Berufsgruppen wie Physiotherapie oder Logopädie hinzuziehen.

Daneben ist es vor dem Hintergrund der klassischen Risikofaktoren für Tumoren im Kopf- und Halsbereich wichtig, bestehende Abhängigkeiten von Alkohol und/oder Nikotin und die psycho-soziale Situation der Patienten zu erfassen. Die Klärung dieser Fragen bedeutet für die Patienten u. U. ein Eindringen in ihre Intimsphäre und erfordert Erfahrung und Sicherheit in der patientenorientierten Gesprächsführung (Reinert u. Butzke, 2006), um den Aufbau einer vertrauensvollen Pflegebeziehung nicht durch Grenzüberschreitungen und Stigmatisierungen zu gefährden. Wichtig ist es, eine sprachliche Ebene zu finden, die der Patient versteht und in der er bereit ist, über seine Lebensgewohnheiten und seine sozialen und beruflichen Verhältnisse zu berichten.

Im Rahmen der Therapie von Kopf- und Halstumoren entstehen z.T. umfangreiche dauerhafte Funktionsstörungen. Um ein Tracheostoma selbstständig versorgen zu können, müssen die Betroffenen kontinuierlich und gezielt geschult und angeleitet werden, sodass bereits im Rahmen der Pflegeana-

12

mnese auf die Lernfähigkeit der Betroffenen eingegangen werden sollte. Insbesondere bei Patienten mit einer längeren Alkoholsucht-erkrankung sind kognitive und motorische Defizite möglich, auf die im Rahmen der Schulung und Anleitung zur Tracheostoma-Versorgung individuell eingegangen werden muss (Klug-Redman, 1996; Petermann, 1997). Diese beginnt bei elektiven Eingriffen bereits vor der OP.

Zusammenfassend sollten folgende Fragen besprochen werden:

- Wie ist der Informations- bzw. Aufklärungsstand der Patienten?
- Wie ist der Informationsbedarf der Patienten?
- Über welche Aufnahme- und Verarbeitungsfähigkeit verfügen die Patienten hinsichtlich der Vielzahl von Informationen, mit denen sie konfrontiert werden?
- Wie sieht das soziale Umfeld der Patienten aus? Welche Unterstützungssysteme sind vorhanden?
- Welche Kommunikationsmethoden beherrscht der Patient? Gibt es Einschränkungen bei der Stimmbildung oder beim Schreiben?

Festlegen von Pflegezielen

Pflegeziele können z. B. sein:

- Der Patient ist entsprechend seines Bedarfs und seiner Bewältigungsfähigkeiten über seine Erkrankung und deren Prognose und über die Therapie und deren Folgen informiert bzw. aufgeklärt (z. B. hinsichtlich der massiven körperlichen Funktionsstörungen nach einer Operation (Tracheotomie, Laryngektomie)).
- Der Patient sieht trotz der massiven Einschränkungen Perspektiven für die Zeit nach der Therapie.
- Der Patient versorgt sich postoperativ hinsichtlich der Operationsfolgen (Tracheostoma, Stimmprothese) selbstständig, spätestens zum Zeitpunkt der Entlassung.
- Die Kommunikation mit den Patienten ist gewährleistet. Funktionelle Einschränkungen bei der Stimmbildung sind kompensiert.

Pflegemaßnahmen planen anhand von Pflegestandards

Pflegemaßnahmen präoperativ

Information, Aufklärung und Anleitung (wenn möglich mit Nutzung schriftlicher Informationsmaterialien) beinhalten:

- Anwesenheit der verantwortlichen Pflegenden bei den ärztlichen Aufklärungsgesprächen, Klärung von ggf. nach dem Gespräch auftretenden Verständnisfragen,
- Initiierung eines Gespräches mit einem Betroffenen,

P Häufig stellen sich für diese Aufgabe speziell geschulte Vertreter von Selbsthilfegruppen (z. B. regionale Vertreter des Verbandes der Kehlkopflosen) zur Verfügung. In diesem Gespräch erfahren die Betroffenen unmittelbar, dass eine erfolgreiche Rehabilitation möglich ist. Zudem besteht dadurch die Möglichkeit, sich mit den Veränderungen des Körperbildes unmittelbar vertraut zu machen.

- Initiierung von Kontakten mit der Logopädie hinsichtlich der Folgen für die Stimmbildung und den Schluckakt,
- Initiierung des Kontaktes zur Ernährungsberatung hinsichtlich der Folgen für den Schluckakt,
- Initiierung des Kontaktes zum Sozialdienst zur Klärung von sozialrechtlichen Fragen nach der Operation,
- Initiierung von Kontakten zu professionellen psychologischen Unterstützungsangeboten hinsichtlich psychischer Folgen der Therapie,
- Initiierung von Kontakten zur Physiotherapie zu Aufklärung und Anleitung hinsichtlich der veränderten Beweglichkeit im Kopf- und Halsbereich nach der OP, insbesondere nach Neck Dissection,
- Demonstration von Utensilien zur Versorgung des Tracheosstomas: Trachealkanüle inkl. Zubehör wie Schlitzkompresse, Halteband, Reinigungsbürste, Stomaschutztuch, Duschschutz, Spiegel, Absaugvorrichtung, Verneblergerät, künstliche Nase, ggf. Stimmprothese inkl. speziellem Zubehör, usw.,
- Demonstration von Hilfsmitteln zur Kommunikation nach der OP: Schreibtafeln (ggf. bereits präoperativ die Handschrift auf Lesbarkeit überprüfen, der Patient sollte rechtzeitig üben, in

Druckschrift zu schreiben), elektronische Sprechhilfe, ggf. Erklärung der Funktion einer Sprechkanüle.

In vielen Kliniken hat es sich bewährt, die hier aufgeführten Beratungselemente als fest eingeplanten Schritt im Rahmen der OP-Vorbereitung miteinander zu kombinieren. Der Austausch mit einem Selbsthilfegruppen-Vertreter erfolgt dabei häufig im Rahmen des Beratungsgesprächs mit der Logopädie. In dieser Konstellation ist es möglich, auf die Ängste des Patienten auf unterschiedlichen, sich ergänzenden Ebenen einzugehen. Wenn möglich, sollte zudem die verantwortliche Pflegende an diesem Gespräch teilnehmen. So ist sie als Betreuende mit den häufigsten Patientenkontakten direkt über seinen individuellen Informations- und Bewältigungsstand informiert.

M Wie oben aufgeführt ist darauf zu achten, wie der Patient mit dieser Flut von Informationen umgeht. Die Anleitungsphase muss individuell zugeschnitten sein, um eine Überforderung zu vermeiden.

Pflegemaßnahmen postoperativ

In der Zeit nach der Operation geht es primär darum, den vor dem Eingriff begonnenen Schulungsprozess sinnvoll fortzusetzen. Die Kommunikation mit dem Patienten erfolgt zunächst über:

- Ablesen von den Lippen,
- Einsatz von Schreibtafeln oder Piktogrammen,
- Kommunikation mittels geschlossener Fragen (Fragen, die der Patient mit ja oder nein beantworten kann).

Erst nach der akuten postoperativen Phase beginnt die eigentliche stimmliche Rehabilitation durch die Logopädie. Dabei sollten beide klassischen Möglichkeiten der Ersatzstimmgebung erlernt werden:

- die Ösophagus-Ersatzstimme,
- die Verwendung einer elektronischen Stimmhilfe (Elektrolarynx).

Wurde zusätzlich operativ eine kanalförmige Verbindung zwischen Luftröhre und Speiseröhre angelegt (Shunt), so wird eine chirurgische Stimmrehabilitation angestrebt. Hierbei ermöglicht ein dort eingesetztes Ventil eine verbesserte Stimmbildung nach dem gleichen Prinzip wie bei der Ösophagusstimme. Das Shuntventil ermöglicht hierbei die Nutzung der aus der Lunge herangeführten

12

Luft. Hinsichtlich weiterführender Informationen zu Stimmrehabilitation wird an dieser Stelle auf die logopädische Literatur verwiesen (Ackerstaff u. Hilgers, 1997; Foertsch u. Weisse-Albrecht, 2004).

Sobald der Patient dazu in der Lage ist, wird mit der Anleitung zum selbstständigen Umgang mit dem Tracheostoma begonnen. Der Patient lernt dabei, sich abzusaugen, die Befeuchtung der Atemluft zu gewährleisten (Vernebler, künstliche Nase) und einen Kanülenwechsel durchzuführen.

In Absprache mit der Physiotherapie wird der Patient angeleitet, sich adäquat zu mobilisieren. Von der Logopädie initiierte Übungen sollen Schluckstörungen beheben. Die Pflegenden haben hierbei die Aufgabe, den Patienten kontinuierlich bei der Durchführung der Übungen zu unterstützen. Mit der Ernährungsberatung muss hierzu eine entsprechende Kostform ausgewählt werden.

Durchführung und Evaluation der Pflege

Während der Umsetzung der Anleitungs- und Schulungsmaßnahmen sollte frühzeitig darauf geachtet werden, welche Lernfortschritte der Patient hinsichtlich der angestrebten Pflegeziele macht. Stellt sich dabei heraus, dass die Schulungsmethoden nicht zum grundsätzlich angestrebten Ziel der Selbstständigkeit führen, so sind alternative Anleitungsverfahren einzusetzen. Unter Umständen ist es erforderlich, verstärkt die Unterstützungsressourcen der Angehörigen einzubeziehen.

Tracheotomie (praktisches Handling, Veränderung des Körperbildes)

Erfassen von Problemen und Ressourcen

In der akuten postoperativen Phase nach einer totalen Laryngektomie ist die Versorgung des grundsätzlich dauerhaft angelegten Tracheostomas eine der zentralen pflegerischen Aufgaben. In diesem Zusammenhang ist es notwendig, sich die anatomischen Folgen dieses Eingriffes genauer zu vergegenwärtigen (Day et al., 2002).

Funktionelle Folgen der totalen Laryngektomie

Bei der Laryngektomie wird die natürliche Verbindung zwischen Ösophagus und Trachea auf Höhe des Kehlkopfes dauerhaft verschlossen. Dies führt neben dem Verlust der Stimme zu folgenden Funktionsstörungen:

– Reinigung, Anwärmung und Befeuchtung der Atemluft ist eingeschränkt,
– Riechen ist eingeschränkt,
– Lachen und Weinen erfolgen tonlos,
– Saugen und Schlürfen sind nicht mehr oder nur noch eingeschränkt möglich,
– Schnäuzen und kräftiges Blasen sind nicht mehr möglich,
– Einsatz der Bauchpresse ist nicht mehr möglich.

Anfangs treten häufig Schluckstörungen auf, die logopädisch behandelt werden sollten. Nach abgeschlossener Therapie können die Patienten dann i.d.R. wieder normal schlucken (S. 315).

Die Abb. 12.47 verdeutlicht die anatomischen Veränderungen je nach Art des Eingriffs:

Umgang mit dem Tracheostoma

Folgende praktische Fragen müssen geklärt sein:

– Kanülentyp? (Produkt, Blockungsform)
– Kanülengröße?
– anatomische Besonderheiten postoperativ?
– Wie stark ist die Produktion des Trachealsekrets?
– Welche Konsistenz hat das Trachealsekret?

Kanülentyp. Nach einer totalen Laryngektomie wird zunächst eine geblockte Kanüle eingesetzt (Abb. 12.48a). Kanülen mit Sprechmöglichkeit machen bei diesen Patienten wie oben angeführt keinen Sinn. Nach einigen Tagen kommen dann einfache, nicht blockbare Kunststoffkanülen zum Einsatz (Abb. 12.48b). Nach dem Ende der Therapie ist das Tragen einer Kanüle dann mittelfristig oft nicht mehr erforderlich.

Kanülengröße. Die an die OP anschließende Bestrahlung des Halsbereiches führt in häufigen Fällen zu einer temporären entzündlichen, schwellungsbedingten Verkleinerung des Stomakanals. Diese Patienten tragen während der Bestrahlungsphase meist noch ihre Trachealkanüle, deren Wechsel durch das entzündliche Anschwellen der Schleimhaut mit Zunahme der Strahlendosis immer

Nahrung
Kehldeckel
Zungenbein
Luftröhre
Speiseröhre

a

b

Speisenweg

c Luftweg

Abb. 12.47 Anatomie und Physiologie **a** präoperativer Zustand **b** post-op Zustand nach TT mit erhaltenem Kehlkopf **c** post-op Zustand nach LE.

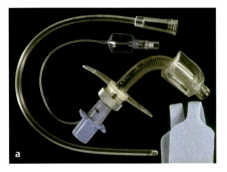

a

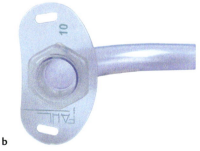

b

Abb. 12.48 Trachealkanülen **a** blockbare Kanüle aus Kunststoff **b** nicht blockbare Kunststoffkanüle (Duraventkanüle, Fa. Andreas Fahl Medizintechnik-Vertrieb GmbH).

12

schwieriger und schmerzhafter werden kann. Während der Bestrahlung ist deshalb u.U. erforderlich, die Kanülengröße in Absprache mit dem HNO-Arzt zu verringern.

Anatomische Besonderheiten postoperativ. Es sollte unbedingt mit dem Arzt bzw. dem Operateur abgeklärt werden, ob besondere Stomaverhältnisse vorliegen, die bei der Versorgung zu berücksichtigen sind. Dies betrifft v.a. das Vorgehen beim Absaugen und beim Kanülenwechsel:

– Besteht eine erhöhte Blutungsneigung? Nicht bei allen Operationen gelingt die komplette Tumorresektion. In manchen Fällen behindert auch nach der Operation noch leicht verletzliches Tumorgewebe einen gefahrlosen Kanülenwechsel. In fortgeschrittenen Tumorstadien sollten daher geplante Kanülenwechsel von einem erfahrenen Arzt durchgeführt werden und das Vorgehen bei Notfällen frühzeitig mit dem Patienten und den Beteiligten besprochen werden.

– Besteht eine erhöhte Gefahr für eine Speichelfistelbildung? Nahtinsuffizienzen führen nach einer Tracheotomie häufig zum Austritt von Speichel durch die Wunde, oft einhergehend mit einer Wundinfektion. Speichelfisteln verschließen sich in den meisten Fällen spontan. Der Abschluss der sekundären Wundheilung kann aber mehrere Wochen dauern und die Versorgung des Stomas sehr aufwändig und belastend für den Patienten werden lassen, da oft abgesaugt werden muss und die Schlitzkompressen, die die Umgebungshaut vor Mazerationen schützen sollen, sehr häufig gewechselt werden müssen.)

– Gibt es Wundinfektionszeichen?

Produktion von Trachealsekret. Patienten mit einem Larynxkarzinom weisen häufig einen massiven Nikotinabusus mit einer chronischen Schädigung der Trachealschleimhaut in ihrer Vorgeschichte auf. Die geschädigte Schleimhaut wird nach einer Tracheotomie dann durch den Fremdkörper Kanüle zu verstärkten Sekretproduktion angeregt. Häufiges Absaugen ist daher in der frühen postoperativen Phase eine der wichtigsten Pflegehandlungen.

Konsistenz des Trachealsekrets. Nach Beschaffenheit des Sekrets richten sich die Maßnahmen zu Atemwegsbefeuchtung.

Verändertes Körperbild. Neben der Bewältigung dieser praktischen Veränderungen muss der Patient lernen, mit seinem verän-

derten Körperbild umzugehen. Daher sollten schon präoperativ die persönlichen Anschauungen und Wahrnehmungen hinsichtlich des eigenen Körperbildes Teil der Pflegeanamnese sein (Salter, 1998).

Festlegen von Pflegezielen

Folgende Pflegeziele können z.B. formuliert werden:

– Die Atmung ist sichergestellt. Die reduzierte Atemwegsbefeuchtung ist kompensiert.
– Die Tracheostomawunde heilt ab.
– Der Patient integriert die Veränderungen in sein persönliches Körperbild.

Pflegemaßnahmen planen anhand von Pflegestandards

Absaugen tracheal. Zunächst bei liegender Kanüle, später direkt über das Stoma und oral. Hier gilt der Grundsatz: so oft wie nötig, so wenig wie möglich (Griggs, 1998; Buglass, 1999).

 Auf der DVD finden Sie einen Film, der zeigt, wie endotracheal abgesaugt wird.

Kanülenwechsel und Stomapflege. In der frühen postoperativen Phase sollten geplante Kanülenwechsel immer mit dem verantwortlichen Arzt abgesprochen sein und nur durch erfahrenes Personal erfolgen. In der Regel findet in den ersten Tagen ein Mal täglich ein Kanülenwechsel statt (u.U. auch zweitägig), bei dem die Wundverhältnisse und die Beschaffenheit der Umgebungshaut kontrolliert werden und die Kanüle gereinigt wird.

Wundmanagement (nach ärztlicher Anordnung). Dazu gehören:

– Wundantiseptik bei jedem Kanülenwechsel, z.B. mit Octenidin (OP führt durch bakteriell kontaminiertes Gewebe) (Kramer u.a., 2004),
– bei Fistelbildung: Einsatz von modernen Wundmaterialien zur feuchtwarmen Wundbehandlung, z.B. Einsatz von Alginaten (ggf. mit antibakteriell wirkendem Silberzusatz) zur Tamponierung und Drainage von Wundhöhlen (Cave: Tamponierungsmaterial, das sich komplett verflüssigt, z.B. Hydrofasern, können Aspirationen auslösen!),

– Wundrandschutz mit Zink oder modernen Hautschutzmitteln (z.B. Cavillon), Schutz der Umgebungshaut vor Mazeration durch Wechseln der Schlitzkompressen bei Durchnässung, ggf. Einsatz von stark saugenden Schlitzkompressen aus Polyurethanschaumstoff.

Kontrolle des Cuffdrucks. Bei geblockter Kanüle wird mindestens alle 8 Stunden der Cuffdruck kontrolliert (Keim, 2001).

Atemwegsbefeuchtung. Dazu gehören:

– Ultraschallverneblung oder mechanische Verneblung mit Kochsalzlösung oder Aqua ad injectabile, um das Trachealsekret flüssig zu halten und Verborkungen im Kanülenlumen zu verhindern, die die Passage der Atemluft behindern (bis hin zum völligen Kanülenverschluss) (Griggs, 1998; Buglass, 1999),
– Einsatz von künstlichen Nasen (Filter, die auf die Kanüle aufgesetzt werden) bzw. Filterkassetten oder verschiedenen Stomafiltersystemen (sind erst im späteren Verlauf verwendbar) (Griggs, 1998; Buglass, 1999).

Notfallmaßnahmen. Für Notfälle sollten ein Absauggerät, eine Möglichkeit zur Sauerstoffapplikation, ein Trachealspreizer und eine Ersatzkanüle mit Cuff in entsprechender Größe bereit stehen. In kritischen Situationen (z.B. Gefahr der Atemwegsverlegung durch Ödembildung) hat es sich bewährt, zusätzlich eine Ersatzkanüle in einer nächst kleineren Ausführung griffbereit zu haben.

Patientenanleitung. Bei der Stomaversorgung bzw. der Anleitung hierzu ist der Einsatz eines Spiegels zu empfehlen.

M Dem Patienten sollte kontinuierlich Gelegenheit gegeben werden, seine Gefühle hinsichtlich seiner körperlichen Veränderung zu reflektieren. Ggf. sollte ein professionelles psychosoziales Unterstützungsangebot gemacht werden.

Durchführung und Evaluation der Pflege

In der frühen postoperativen Phase besteht die Evaluation der angeführten Maßnahmen überwiegend in der Kontrolle der Atmung und der Wundheilung, deren objektive Beurteilung zum Standardrepertoire der Krankenbeobachtung gehört.

Schwieriger ist die Überprüfung, wie der Patient die körperliche Veränderung in sein persönliches Körperbild integriert.

Der enge Kontakt der Pflegenden mit den Patienten in der stationären Phase ermöglicht es, wertvolle erste Eindrücke über die Bewältigungsstrategie der Betroffenen zu sammeln und diese mit anderen betreuende Berufsgruppen (Sozialdienst, Psychologe) zu besprechen, allerdings ist das angestrebte Ziel nur z.T. innerhalb der akut-stationären Behandlung erreichbar und muss im Rahmen des längerfristigen Rehabilitationskonzeptes gesehen werden.

Ernährung (Schluckstörungen)

Erfassen von Problemen und Ressourcen

Je nach Krankheitsstadium bestehen bei Patienten mit Larynxkarzinomen bereits vor der Therapie ausgeprägte Schluckbeschwerden mit bereits bestehenden Folgen wie Kachexie oder Mangelernährung. Nach der Operation muss die orale Nahrungsaufnahme dann nach einer Karenzphase wieder langsam eingeübt werden. Einen Überblick zum Verlauf des Ernährungszustandes von Patienten mit Kopf- und Halstumoren bietet **Abb. 12.49.**

Im Einzelnen sollte im Rahmen der Pflegeanamnese bei der Aufnahme Folgendes abgeklärt werden:

– Bestehen bereits Schluckstörungen? Wenn ja, bei welchem Nahrungsmitteln treten diese auf (Konsistenz)? Wie ist der Patient bislang damit umgegangen?
– Wie ist der Ernährungszustand der Patienten (BMI)?
– Welche persönlichen Vorlieben hat der Patient?

Nach dem Eingriff wird die Ernährung zunächst über eine nasale Ernährungssonde oder eine präoperativ gelegte Perkutane Endoskopische Gastrostomie (PEG) sichergestellt. In einigen Fällen kann eine parenterale Ernährung über einen zentralvenösen Zugang notwendig sein. Eine enterale Ernährung ist jedoch aus physiologischen Gründen wenn möglich vorzuziehen (Waldfahrer u. Iro, 2001).

M In diesem Problembereich soll noch einmal auf eine häufige Begleiterkrankung von Patienten mit Tumoren im Kopf- und Halsbereich hingewiesen werden, die bei der Betreuung dieser Patienten eine wichtige Rolle spielt: Es muss bei der Pflegeanamnese in geeigneter Form geklärt werden, ob bei dem Patienten eine Abhängigkeit von Alkohol vorliegt, um im Verlauf der Behandlung Entzugserscheinungen vermeiden zu können.

Festlegen von Pflegezielen

Pflegeziele können z.B. sein:
– Eine ausreichende Flüssigkeits- und Nahrungsaufnahme ist gesichert.
– Der Patient weist einen physiologischem Ernährungszustand (ggf.: BMI↑) auf.
– Der Patient ernährt sich soweit möglich gemäß seiner persönlichen Vorlieben und ist hierbei selbstständig.
– Mögliche Entzugserscheinungen sind während der akuten Krankheitsphase unter Kontrolle (Langfristig sollte die Initiierung einer Suchttherapie angedacht werden.).

Pflegemaßnahmen planen anhand von Pflegestandards

Pflegemaßnahmen präoperativ

Zu den präoperativen Pflegemaßnahmen zählen:

– Anpassung der Kostform an die Schluckfähigkeit des Patienten, ggf. Schmerzmittelgabe systemisch vor den Mahlzeiten,
– bei Kachexie/Mangelernährung: Ergänzung des Nahrungsangebotes um spezielle Trinknahrung, z.B. hochkalorische Zusatznahrung (Stoffwechselsituation und Laborbefunde berücksichtigen!),
– Einschalten der Ernährungsberatung,
– Initiierung einer PEG-Anlage präoperativ bzw. vor Beginn einer primären oder adjuvanten Bestrahlung,

P Ist eine längerfristige Therapiephase absehbar, in der ein enterales Ernäh-

rungsregime erforderlich ist, sollte frühzeitig über die Indikation zur temporären PEG-Anlage nachgedacht werden. Die PEG ermöglicht dem Patienten eine einfache und wenig stigmatisierende selbstständige enterale Ernährung. Erfolgt die Indikationsstellung zur PEG zu spät, kann es zu massiven Problemen bei der Anlage kommen, mitunter ist die Anlage technisch nicht mehr möglich.

– ggf. Durchführung der (ergänzenden) enteralen Ernährung über die PEG und Anleitung zum selbstständigen Umgang damit,
– Absprache gemeinsam mit dem Patienten und dem Arzt zum Umgang mit einer bestehenden Abhängigkeit von Alkohol, kontinuierliche Kontrollen hinsichtlich möglicher Entzugserscheinungen.

V Auf der DVD finden Sie zwei Filme, die zeigen, wie eine PEG angelegt wird und wie Sondenkost verabreicht wird.

12

Pflegemaßnahmen postoperativ

Die Patienten sollten möglichst frühzeitig zur selbstständigen Durchführung der enteralen Ernährung über nasale Ernährungssonde oder PEG angeleitet werden (s. Film).

Das Vorgehen beim postoperativen Kostaufbau in Kombination mit der enteralen Ernährung bestimmt der Operateur. Über den optimalen Zeitpunkt des ersten Schluckversuches gibt es international unterschiedliche Auffassungen (Volling u.a., 2001). In den meisten Einrichtungen in Deutschland wird der Patient in den ersten 10 Tagen nach dem Eingriff ausschließlich enteral ernährt,

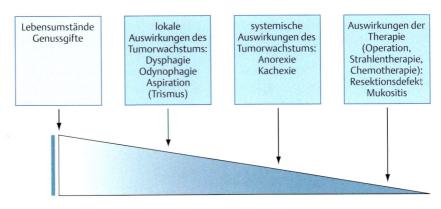

Abb. 12.49 Ernährungssituation bei Patienten mit Kopf-Hals-Tumoren (aus Löser u. Keymling, 2001).

um die OP-Nähte nicht zu überlasten. Nach der Überprüfung der Dichtigkeit der Pharynxnähte mittels Röntgenkontrastuntersuchung erfolgt der erste Schluckversuch, i.d.R. zunächst mit einem dickflüssigen, geleeartigen Nahrungsmittel. Gibt es hier keine Probleme, beginnt das weitere Schlucktraining unter Anleitung der Logopädie. Beim Kostaufbau können unterstützend Andickprodukte eingesetzt werden.

Je nach Geschwindigkeit des Kostaufbaus wird die enterale Ernährung dann schrittweise wieder reduziert und die Ernährungssonde kann entfernt werden. Liegt eine PEG, kann diese in später folgenden Bestrahlungsphasen oder im Rezidivfall bzw. bei fortgeschrittenem Tumorwachstum wieder genutzt werden.

Durchführung und Evaluation der Pflege

Um sicher zu stellen, dass die tägliche Flüssigkeits- und Nahrungsaufnahme ausreichend ist, wird diese engmaschig dokumentiert, ebenso die Kontrollen hinsichtlich möglicher Entzugserscheinungen. Zudem sollte der Patient regelmäßig befragt werden, ob seinen Gewohnheiten und Wünschen bei den Mahlzeiten im Rahmen der therapeutischen Möglichkeiten ausreichend Rechnung getragen wird.

Die Überprüfung der längerfristigen ernährungstherapeutischen Zielsetzungen (BMI↑) stellt eine Aufgabe dar, die nur mit Einschränkungen während des stationären Aufenthaltes abgeschlossen werden kann.

Mundpflege

Erfassen von Pflegeproblemen und Ressourcen

Grundsätzlich gelten für Patienten mit Tumoren im Kopf- und Halsbereich die bekannten Prinzipien der onkologischen Mundpflege (Gottschalk, 2004; Worthington et al., 2006; Clarkson et al., 2007; s. auch Kap.9.7, S. 205).

Je nach Tumorausmaß und -lokalisation müssen aber bereits bei der Aufnahme krankheitsbedingte Besonderheiten berücksichtigt werden. Im Therapieverlauf kommen dann häufig noch behandlungsbedingte Probleme dazu (v.a. bei längerer oraler Nahrungskarenz postoperativ oder während und nach der Bestrahlungstherapie). Spätestens ab dem Start der Behandlung gelten Patienten mit ausgeprägten Kopf- oder Halstu-

moren aus einer ganzen Reihe von Gründen (Tumorwachstum im Mundraum oder im Rachen; fehlende orale Ernährung; länger andauernder Alkoholabusus, wodurch mitunter die Selbstpflegefähigkeiten herabgesetzt sind; Bestrahlung) als stark gefährdet, unerwünschte Veränderungen der Mundhöhle zu entwickeln (Gottschalck, 2004). Dauerhafte Folge einer Bestrahlungstherapie ist häufig eine herabgesetzte Speichelproduktion wegen irreversibler Schädigung der Speicheldrüsen.

Folgende Fragen sollten im Rahmen der Pflegeanamnese bzw. während der laufenden Therapie geklärt werden:
- Wie ist der Mundstatus der Patienten?
- Wie ist der Zahnstatus der Patienten?

Mundstatus. Neben der einfachen klinischen Einschätzung mittels Befragung und Mundinspektion durch die Pflegenden (s. Abb.9.39, S. 208) und/oder den Arzt stehen im Bedarfsfall spezifische Erfassungsinstrumente in deutscher Sprache zur Verfügung (Gottschalck, 2003), hier einige Beispiele:
- Der Oral Assessment Guide (OAG) (Eilers et al., 1988, modifiziert von Feber, 1996) ist ein Erhebungsinstrument zur Mundstatuseinschätzung, dessen Validität und Reliabilität für onkologische Patienten wiederholt nachgewiesen wurde (Übersetzung: Hehemann, 1997).
- Die Radiation Therapy Oncology Group (RTOG) des amerikanischen National Cancer Institute hat gemeinsam mit der European Organization for Research and Treatment of Cancer (EORTC) eine primär zur Studiendokumentation erstellte Einteilung von Schleimhaut- und Speicheldrüsenschäden als Folgen einer Bestrahlung im Kopf- und Halsbereich veröffentlicht, die m.E. auch für den klinischen Einsatz geeignet ist (RTOG/EORTC, 2002). Vorteile dieses Klassifikationssystems sind:
  - Differenzierung zwischen Schleimhaut- und Speicheldrüsenschäden,
  - Differenzierung zwischen Akut- und Spätschäden.
- Ein einfaches Instrument zur Mundstatuserfassung bietet schließlich die WHO-Gradeinteilung zur oralen Mukositis (WHO, 1978 / Übersetzung: Seegenschmidt, 1998). Aus ihr lassen sich allerdings nur bedingt patientenorientierte pflegerische Zielsetzungen und Interven-

tionen ableiten, da subjektive Aspekte wie Schmerzen nicht erfasst werden.

Zahnstatus. Neben der standardmäßigen pflegerischen Abklärung ist vor dem chirurgischen Eingriff oder der geplanten Bestrahlung die zahnärztliche Abklärung des Zahnstatus obligat, um Probleme wie Infektionen oder Karies während und nach der Therapie zu vermeiden.

Festlegen von Pflegezielen

Pflegeziele können z.B. sein:
- Der Patient hat eine intakte Mundflora und einen stabilen Zahnstatus.
- Therapiebedingte Nebenwirkungen wie Xerostomie oder Mukositis sind unter Kontrolle.

Pflegemaßnahmen planen

Die Prinzipien der onkologischen Mundpflege werden in Kapitel 9.7 (S. 206) detailliert beschrieben. Da insbesondere die Bestrahlung häufig akut zu einer schmerzhaften Mukositis führt, sollen an dieser Stelle noch einmal die wichtigsten Maßnahmen zur Mundpflege bei dieser Patientengruppe aufgeführt werden:
- Häufiges Trinken und/oder Mundspülungen (dabei gibt bislang es keine Evidenz für den Vorteil einer bestimmten Spülflüssigkeit, auf säurehaltige Flüssigkeiten sollte verzichtet werden),
- Verzicht auf Nikotin und Alkohol,
- indikationsgemäßer Einsatz wirkstoffhaltiger Mundpflegemittel auf ärztliche Anordnung: lokalanästhesierende Gels und Lösungen, topisches Morphin, Antazida, Antimykotika usw.,
- bei Ulzerationen der Schleimhaut: Einsatz von Wundantiseptika bei der Mundspülung,
- bei andauernder Xerostomie: Einsatz von Speichelersatzprodukten (wichtig: zahnärztliche Beratung zur Zahnhygiene initiieren!).

Durchführung und Evaluation der Pflege

Die Evaluation der Maßnahmen erfolgt entsprechend dem Assessment mit den dort eingesetzten Instrumenten (z.B. OAG, RTOG/EORTC, WHO).

 Die Durchführung der Mundpflege zeigt ein Film auf der DVD.

Schmerzmanagement bei der Mobilisation und nach Neck Dissection

Beim Schmerzmanagement ist grundsätzlich entsprechend des nationalen Expertenstandards zum Schmerzmanagement (S. 223) vorzugehen. Hier soll lediglich darauf hingewiesen werden, dass der typische Belastungsschmerz im HNO-Bereich als der Schmerz beim Schluckakt verstanden werden muss, der detailliert erfasst und dokumentiert wird (NRS, BPI), um eine gezielte Anpassung der Kost und eine effiziente Schmerztherapie zu ermöglichen.

Nach einer Laryngektomie mit Neck Dissection kommt es daneben häufig zu Sensibilitätsstörungen und Fehlhaltungen im Bereich der Schultern, die zu chronischen Schmerzzuständen führen können. Nach dem Eingriff sollte daher frühzeitig mit der krankengymnastischen Betreuung begonnen werden.

Bei der Mobilisation nach einer Laryngektomie sind zudem zur Schonung des Wundgebietes und zur Vermeidung von Fisteln in der frühen postoperativen Phase folgende Regeln zu beachten:

- direkt postoperativ Lagerung in Kopfschale (alternativ: Einsatz eines entsprechenden Lagerungskissens),
- kein Drehen des Kopfes nach rechts und links, Abstützen mit Händen / Armen auf der Sitz- oder Liegefläche / auf Armlehnen vermeiden,
- Aufrichten mit nach vorn gebeugtem Kopf (Kinn auf Brustkorb), dabei immer auf Körperhaltung achten: Kopf/ Hals/ Schulter en bloc bewegen, Schulter-Gürtel nicht belasten (Hilfestellung durch Pflegekraft),
- Mobilisation (insbesondere Aufrichten im Bett) für 3-4 Tage mit Unterstützung durch Pflegekraft (zur Entlastung des Wundgebietes), kein Bettaufrichter („Triangel").

Lymphödem. Nach einer Neck Dissection, insbesondere in Kombination mit einer Bestrahlung, kann sich mittelfristig zudem ein ausgeprägtes Lymphödem entwickeln. Gesicht und Hals (submandibulärer Bereich) sind dann stark ödematös angeschwollen, was bei den Patienten mitunter Ängste vor einem Tumorrezidiv auslöst. Es empfiehlt sich deshalb, diese mögliche Nebenwirkung rechtzeitig mit dem Patienten zu besprechen, um diese Befürchtungen zu entschärfen. Bei sehr stark ausgeprägtem Ödem sollten Lymphdrainagen durch die Physiotherapie erfolgen.

Besonderheiten in palliativen Betreuungssituationen

Folgende Probleme treten in palliativen Betreuungssituationen bei Patienten mit Tumoren im Kopf- und Halsbereich gehäuft auf:

Exulzerationen treten in fortgeschrittenem Krankheitsstadium bei diesen Patienten relativ oft auf. In diesen Fällen gelten die gleichen Grundsätze wie beim Wundmanagement anderer exulzerierender Tumoren (Kap. 9.6, S. 199).

Mit zunehmender Tumorausdehnung wächst zudem die Gefahr der Verletzung von größeren Blutgefäßen im Kopf- und Halsbereich. Gefürchtet ist insbesondere die Ruptur einer Karotisarterie durch Arrosion durch den Tumor, die in den meisten Fällen unmittelbar zum Kreislaufversagen und zum Tode der Patienten führt. Über die für alle Beteiligten sehr belastende Gefahr dieser Komplikation sollte der Patient so früh wie möglich aufgeklärt werden. Ziel des Aufklärungsprozesses (in dieser wie in jeder anderen Krankheitsphase) muss die gemeinsame Klärung des Vorgehens beim Auftreten dieser Komplikation in Sinne eines „informed consent" (Reiter-Theil, 1998) sein, der es dem Patienten, seinen Angehörigen und den Betreuenden möglich macht, diese schwierige Situation zu bewältigen.

Literatur

Ackerstaff, A., Hilgers, F.: Die Folgen einer totalen Kehlkopfentfernung unter besonderer Beachtung der Rehabilitation der Stimme und der unteren Luftwege. HNO 2 (1997)

Buglass, E.: Tracheostomy care: tracheal suctioning and humidification. British Journal of Nursing. Vol 8, No 8 (1999)

Clarkson, J.E. et al: Interventions for treating oral mucositis for patients with cancer receiving treatment. Cochrane Database of Systematic Reviews, Issue 2 (2007)

Day, T. et al. Tracheal suctioning: an exploration of nurses` knowledge an competence in acute and high dependency ward areas. Journal of Advanced Nursing. 1 (2002) 35

Eilers, J. et al.: Development, testing and application of the oral assessment guide. Oncology Nursing Forum 15 (1998) 325

Feber, T.: Management of mucositis in oral irritation. Clinical Oncology 2 (1996) 106

Foertsch, J., Weisse-Albrecht, A. (2000): Wegweiser für Kehlkopflose. Download 4.7.2007 unter: www.irl-institut.de / URL: http://www.irl-institut.de/docs/literatur/Wegweiser.pdf

Gottschalck, T. u.a.: Assessment-Instrumente zur pflegerischen Beurteilung des Mundes – Ein Literatur-Review. Pflege 16 (2003) 273

Gottschalck, T. u.a.: Empfehlungen für eine Evidenz-basierte Mundpflege bei Patienten in Gesundheits- und Pflegeeinrichtungen. Pflege 17 (2004) 78

Griggs, A.: Tracheostomy: suctioning and humidification. Nursing Standard. Vol 13, No 2 (1998)

Hehemann, H.: Was ist Mundpflege bei onkologischen Patienten? Pflege 10 (1997) 199

Keim, M.: Cuffinduzierte Trachealschäden. Die Schwester / Der Pfleger 2 (2001)

Klug-Redman, B.: Patientenschulung und -beratung. Mosby, Berlin 1996

Kollbrunner, J., Zbäaren, P.: Erforschung der psychosozialen Aspekte der HNO-Tumorchirurgie (exklusiv Laryngektomie). 4teilige Analyse der Literatur. HNO, Ausgabe 5-8 (1997)

Kramer u.a. (2004). Konsensusempfehlung zur Auswahl von Wirkstoffen für die Wundantiseptik. Download 4.7.2007 unter: www.oegkv.at / URL: http://www.oegkv.at/uploads/media/kamerlander01-2004.pdf

Löser, C., Keymling, M. (Hrsg.): Praxis der enteralen Ernährung. Thieme, Stuttgart 2001

Petermann, F. (Hrsg.): Patientenschulung und Patientenberatung, 2. Aufl. Hogrefe, Göttingen 1997

Reinert, E., Butzke, H. (Hrsg.) (2006): Praktische Psychoonkologie. Download 4.7.2007 unter: www.tumorzentrum-freiburg.de / URL: http://www.uniklinik-freiburg.de/tumorzentrum/live/Medizin-Info/Leitlinien/praktische_psychoonkologie.pdf

Reiter-Theil, S.: Therapiebegrenzung und Sterben im Gespräch zwischen Arzt und Patient. Ethik in der Medizin. 10 (1998) 74

RTOG/EORTC (2002): RTOG/EORTC akut und RTOG/EORTC spät. Download 4.7.2007 unter: www.nw-suppo.de / URL: http://www.nw-suppo.de/index.php?locid=88 & http://www.nw-suppo.de/index.php?locid=109

Salter, M.: Körperbild und Körperbildstörung. Ullstein Medical, Wiesbaden 1998

Seegenchmiedt, M.H.: Nebenwirkungen in der Onkologie. Springer, Berlin 1998

Sellmer, W.: Die zeitgemäße Versorgung chronischer Wunden. Download 23.10.2007 unter: http://www.werner-sellmer.de / URL: http://www.werner-sellmer.de/Downloads/Handout/Handout.htm

12

Spaulding, M.: Recent Advances in the Treatment of Head and Neck Cancer. A Patient Care Perspective. ORL – Head and Neck Nursing. Vol 20 No 1 (2002)

Strauss, A., Glaser, B.: Chronic illness and the quality of life.: Mosby, St. Louis 1984

Volling, P. u. a.:Inzidenz von Speichelfisteln in Abhängigkeit vom Zeitpunkt einer oralen Ernährung nach Laryngektomie. HNO 4 (2001)

Waldfahrer, F., Iro, H.: Enterale Ernährung in der Kopf- und Halschirurgie. In: Löser, C., Keymling, M. (Hrsg.): Praxis der enteralen Ernährung. Thieme, Stuttgart 2001

Wolfensberger, M., Hinck, A.: Probleme bei Tumoren im Kopf-Hals-Bereich. In: Margulies, A. u.a. (Hrsg.): Onkologische Krankenpflege, 4.Aufl. Springer, Berlin 2006

World Health Organization. (WHO): WHO Handbook for reporting results of cancer treatment. WHO Offset, Publication No 48. World Health Organization, Genf 1979

Worthington H.V.: Interventions for preventing oral mucositis for patients with cancer receiving treatment. Cochrane Database of Systematic Reviews, Issue 2 (2006)

12.9 Dermatologische Tumoren

12.9.1 Medizin

Knuth Rass, Dorothea Tadler

Maligne Tumore der Haut können grundsätzlich ihren Ursprung aus allen Zellen nehmen, die das Hautorgan bilden (Abb. 12.50):

– Zellen der Epidermis (oberflächliche Hautschicht, Epithel),
– Zellen der Dermis (Lederhaut, Cutis),
– Zellen der Subkutis (Unterhautfettgewebe).

Am häufigsten betroffen sind die Zellen der oberflächlichsten Hautschicht, der Epidermis: die hornbildenden Keratinozyten und die pigmentbildenden Melanozyten. Diese sind am stärksten krebserregenden Umwelteinflüssen, insbesondere dem ultravioletten Licht der Sonne, ausgesetzt. Unterschieden wird der melanozytäre Hautkrebs (malignes Melanom, schwarzer Hautkrebs) vom nichtmelanozytären Hautkrebs (Basalzellkarzinom und Plattenepithelkarzinom, heller Hautkrebs). Darüber hinaus können auch Zellen des Immunsystems der Haut (Lymphom), des Bindegewebes und der Blutgefäße (Sarkom), sowie der Hautanhangsgebilde (z. B. Talgdrüsenkarzinom) maligne entarten. Innerhalb dieses Kapitels werden die häufigsten dermatologischen Tumore behandelt:

– Melanom,
– Basalzellkarzinom,
– Plattenepithelkarzinom und Präkanzerosen,
– kutanes Lymphom.

Malignes Melanom

B Die 35-jährige Frau Steiner stellt sich wegen eines braunen Flecks am Rücken in der Ambulanz der Hautklinik vor. Ihr Ehemann habe bemerkt, dass das schon seit vielen Jahren bestehende „Muttermal" wachse und auch die Farbe sich verändert habe. Die Hautveränderung ist nicht zu spüren, nicht von Schmerzen oder Juckreiz begleitet.

Nach auflichtmikroskopischer Beurteilung wird die Verdachtsdiagnose eines malignen Melanoms gestellt und die umgehende operative Entfernung empfohlen. Es wird die histologische Diagnose eines „superfiziell spreitenden Melanoms mit einer Tumordicke von 0,7 mm nach Breslow, Clark-Level III" gestellt. Die Ausbreitungsdiagnostik (Lymphknoten-und Abdomen-Sonographie, Röntgen-Thorax) ergibt keinen Anhalt für Metastasen. Die Patientin wird in eine Tumor-Nachsorge aufgenommen.

12

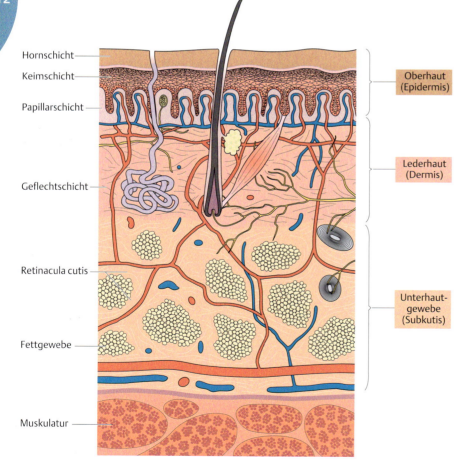

Hornschicht
Keimschicht
Papillarschicht
Geflechtschicht
Retinacula cutis
Fettgewebe
Muskulatur

Oberhaut (Epidermis)
Lederhaut (Dermis)
Unterhautgewebe (Subkutis)

Abb. 12.50 Schnitt durch Haut und Unterhautfettgewebe (Schwegler, 2006).

Definition

Ein malignes Melanom ist ein maligner Tumor der pigmentbildenden Zellen (Melanozyten), der am häufigsten an der Hautoberfläche lokalisiert ist, aber auch am Nagelorgan, am Auge (Uvea) und den Schleimhäuten (Mund, Nase, Genitalregion) vorkommen kann.

Zumeist sind Melanome dunkel pigmentiert, die Pigmentbildung kann aber auch teilweise oder vollständig fehlen (amelanotisches Melanom). Das Melanom stellt die am häufigsten tödlich verlaufende Hauterkrankung dar und ist für ca. 90 % der Hautkrebs-Sterblichkeit verantwortlich. Eine Metastasierung verläuft überwiegend primär lymphogen, in ca. 1/3 der Fälle jedoch primär hämatogen. Weltweit ist die Inzidenz des malignen Melanoms ansteigend, insbesondere in der hellhäutigen Bevölkerung und in Ländern mit starker Sonneneinstrahlung (z. B. Australien). In Deutschland liegt die jährliche Inzidenz zwischen 10 und 15 Neuerkrankungen auf 100.000 Einwohner. Das durchschnittliche Erkrankungsalter beträgt 56 Jahre.

Ursachen

Die ultraviolette Strahlung des Sonnenlichts ist eine wesentliche Ursache für die Entstehung des malignen Melanoms, wenn auch die Pathogenese nicht vollständig geklärt ist. Genetische Faktoren sind für die familiär gehäuft auftretenden Fälle bedeutsam (ca. 5-10 % der Melanome). Hier spielen neben der UV-Strahlung Störungen der Zellzyklus-Kontrolle und des Melanocortin-Rezeptors eine wichtige Rolle. Menschen mit hellem Hauttyp sind empfänglicher als solche mit dunklem Teint. Darüber hinaus weisen Menschen mit einer hohen Anzahl von Muttermalen (>50) und mit atypischen (dysplastischen) Muttermalen ein deutlich erhöhtes Melanomrisiko auf. Die Anzahl der Muttermale korreliert wiederum mit der Intensität und dem zeitlichen Beginn der Sonneneinwirkung im Kindesalter (Sonnenbrände). So lässt sich auch erklären, warum Melanome häufig in Hautregionen auftreten, die nur zeitweilig der Sonne ausgesetzt und wenig durch bereits gebildetes Pigment geschützt sind (Rücken, Oberschenkel).

Symptome

Ein Melanom kann auf zuvor unauffälliger Haut (ca. 2/3 der Fälle) oder in einem angeborenen oder im Laufe des Lebens erworbenen Muttermal (Naevuszellnaevus, NZN) entstehen. Es lässt sich daran erkennen, dass sich entweder eine zunächst fleckförmige oder knotige, i. d. R. dunkel (braun, schwarz, blau) pigmentierte, selten rötliche (amelanotische) Hautveränderung ausbildet, oder ein NZN größer und erhabener wird und sich in der Farbgebung wandelt (Abb. 12.51).

Klinisch und histologisch werden folgende Melanomtypen unterschieden:
- superfiziell spreitendes Melanom (SSM),
- noduläres Melanom (NM),
- Lentigo-maligna-Melanom (LMM),
- akrolentiginöses Melanom (ALM).

M Asymmetrie, unregelmäßige Begrenzung, mehr als zwei unterschiedliche Farbtöne (Colorit) und ein Durchmesser über 5 mm sind die Kriterien der sog. ABCD-Regel, die Hinweise für mögliche Bösartigkeit geben.

Am Nagelorgan kann es zu streifigen Verfärbungen der Nagelplatte, zu Nagelwachstumsstörungen und Ausbreitung von bräunlichen Pigmentierungen am Nagelwall kommen (Hutchinson-Zeichen). Subjektive Symptome (Schmerz, Juckreiz) fehlen zumeist. Das Auftreten von Blutungen ist i. d. R. bereits Zeichen eines fortgeschrittenen Melanoms.

Die Symptomatik bei metastasiertem Melanom ist vielgestaltig und abhängig von der Lokalisation der Tumorabsiedlungen. Die am häufigsten betroffenen Organe sind Haut, Lymphknoten, Lunge, Leber, ZNS, Niere und Knochen. Daher reicht das Spektrum von asymptomatischen Schwellungen der Haut oder Lymphknoten bis hin zu neurologischen Ausfallserscheinungen oder Krampfanfällen bei Hirnmetastasen.

Diagnose

Besteht der Verdacht auf ein Melanom durch das typische klinische Bild und die Auflichtmikroskopie, wird der Tumor operativ entfernt und die Diagnose durch feingewebliche Untersuchungen (Histologie, Immunhistochemie) gestellt. Abhängig von der Tumordicke, die sonografisch annähernd und durch die Histologie definitiv bestimmt werden

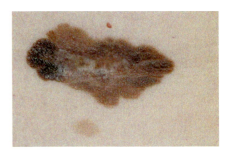

Abb. 12.51 Auf einem angeborenen Muttermal entstandenes Melanom an der Bauchhaut eines 56-jährigen Patienten: Superfiziell spreitendes Melanom, Tumordicke nach Breslow 2,05 mm, Clark-Level IV. Beachte die bogige Begrenzung und die unterschiedlichen Farbtöne von grau-opak über hell- bis dunkelbraun.

kann, wird das Melanom mit einem Sicherheitsabstand von 1 – 2 cm exzidiert. Ab einer Tumordicke nach Breslow von 1 mm wird eine Schildwächter-Lymphknotenbiopsie empfohlen: nach nuklearmedizinischer Detektion und Farbstoffmarkierung des ersten Lymphknotens in der Lymphabflussregion des Melanoms wird dieser operativ entfernt, um eine lymphogene Metastasierung frühzeitig festzustellen.

Im Rahmen der Primärdiagnostik erfolgt die Bestimmung des Tumorstadiums (Staging). Dieses ist abhängig von der Tumordicke nach Breslow, der Invasionstiefe nach Clark, einer möglichen Ulzeration des Melanoms und vom Vorhandensein einer Metastasierung in Lymphknoten oder anderen Organen (Tab. 12.15). Hierzu werden Ultraschalluntersuchungen der Lymphknotenregionen und des Abdomens, sowie ein Röntgen-Thorax durchgeführt. Bei Metastasenverdacht oder unklaren Befunden werden CT-/-MRT-Untersuchungen von Abdomen, Thorax und Cerebrum und ggf. eine Skelettszintigrafie ergänzt.

Serologischer Tumormarker des Melanoms ist das S-100β-Protein. Eine Erhöhung über die Normgrenze kann Hinweis für eine Metastasierung sein. Daher wird die Bestimmung im Rahmen der Primärdiagnostik und der Nachsorgeuntersuchungen empfohlen.

Therapie

Im Vordergrund der Melanomtherapie steht die operative Therapie. Bis zu einer Tumordicke von 2 mm wird das Melanom mit einem Sicherheitsabstand von 1 cm exzidiert, bei einer größeren Tumordicke, soweit möglich, mit 2 cm. Bei Vorliegen von Lymphknotenmetastasen wird eine vollständige Lymph-

12

Tab. 12.15 Stadieneinteilung und TNM-Klassifikation (AJCC, 2001) des malignen Melanoms und stadienabhängiges Überleben (Balch u. a., 2001)

Stadium	TNM	Tumordicke nach Breslow	Ulzeration des Primarius	Anzahl pos. Lymphknoten	Ausmaß der LK-Metastasen	Fernmetastasen	5-Jahres-Überleben
IA	T1a	< 1 mm	nein	0	-	-	95 %
IB	T1b	< 1 mm	ja od. Clark IV,V	0	-	-	91 %
	T2a	1.01-2.0 mm	nein	0	-	-	89 %
IIA	T2b	1.01-2.0 mm	ja	0	-	-	77 %
	T3a	2.01-4.0 mm	nein	0	-	-	79 %
IIB	T3b	2.01-4.0 mm	ja	0	-	-	63 %
	T4a	> 4.0 mm	nein	0	-	-	67 %
IIC	T4b	> 4.0 mm	ja	0	-	-	45 %
IIIA	N1a	jede	nein	1	Mikro	-	70 %
	N2a	jede	nein	2-3	Mikro	-	63 %
IIIB	N1a	jede	ja	1	Mikro	-	53 %
	N2a	jede	ja	2-3	Mikro	-	50 %
	N1b	jede	nein	1	Makro	-	59 %
	N2b	jede	nein	2-3	Makro	-	46 %
IIIC	N1b	jede	ja	1	Makro	-	29 %
	N2b	jede	ja	2-3	Makro	-	24 %
	N3	jede	jedes T	>3	Jedes	-	27 %
IV	M1a	jede	jedes T	jedes N		Haut, LK	19 %
	M1b	jede	jedes T	jedes N		Lunge	7 %
	M1c	jede	jedes T	jedes N		andere viszerale Organe u./o. LDH ↑	10 %

knotendissektion der betroffenen Region durchgeführt. Fernmetastasen können mit unterschiedlicher Zielsetzung ebenfalls chirurgisch angegangen werden. Wenn durch operative Maßnahmen „Tumorfreiheit" erreicht werden kann, sollte dies angestrebt werden (z.B. bei solitären Lungen-, Leber- oder Hirnmetastasen). Unter dem Aspekt der Palliation (Linderung von Beschwerden) kann die Resektion von Metastasen ebenfalls erwogen werden (z.B. Resektion von Darmmetastasen bei intestinaler Blutung oder Ileus).

Adjuvante Therapie. Eine adjuvante Therapie mit dem Zytokin Interferon alpha (IFN α) wird nach erfolgter Operation von Primärtumoren mit einer Tumordicke > 1,5 mm und von Lymphknotenmetastasen empfohlen, da ein erhöhtes Progressionsrisiko besteht. IFN α wird in unterschiedlicher Dosierung („Low-dose" oder „High-dose") subkutan oder per infusionem appliziert. Die Therapiedauer beträgt bei guter Verträglichkeit 1 bis 2 Jahre.

Chemotherapie. Im Stadium der inoperablen Fernmetastasierung werden verschiedene Zytostatika zur palliativen Tumortherapie eingesetzt, in erster Linie das Alkylans Dacarbazin (DTIC), aber auch Platinderivate (Cisplatin) und Vinca-Alkaloide (Vindesin). Bei zerebraler Metastasierung kommen liquorgängige Chemotherapeutika zur Anwendung: Temozolomid und Nitrosoharnstoff-Derivate (Carmustin, Fotemustin). Neuartige Behandlungsansätze sind die sog. zielgerichteten Therapien (Targeted Therapie, S. 121) und Vakzinierungen („Tumorimpfung"). Mit der Targeted Therapie werden für das Wachstum der Tumorzelle bedeutsame Signalwege blockiert oder die Versorgung des Tumors mit Blutgefäßen inhibiert (Antiangiogenese, S. 128). Diese Verfahren befinden sich derzeit in klinischer Erprobung.

Strahlentherapie. Die Strahlentherapie des Melanoms ist bestimmten Situationen vorbehalten, da der Tumor als wenig strahlensensibel gilt. Bei Hirnmetastasen wird je nach Ausmaß eine Einzeit-Konvergenzbestrahlung

(„Radiochirurgie") einzelner Metastasen oder eine Ganzhirnradiatio durchgeführt. Indiziert ist eine Radiatio darüber hinaus bei schmerzhaften oder instabilen Knochenmetastasen, bei Weichteilmetastasen zur Schmerzlinderung oder bei Gefahr der Zerstörung wichtiger anatomischer Strukturen, wie Nerven oder Blutgefäße.

Prognose

Die Mortalitätsrate des malignen Melanoms liegt insgesamt bei 15-20%. Das Risiko der Metastasierung steigt mit zunehmender Tumordicke des Primärtumors. Daher ist die Früherkennung dünner Melanome von herausragender Bedeutung, um die Mortalität zu senken. Weitere ungünstige Prognosefaktoren sind männliches Geschlecht, Ulzeration des Primärtumors und Lokalisation an Kopf, Hals und oberem Stamm, sowie ein positiver Sentinel-Status.

Prinzipiell gilt: je höher das Tumorstadium, desto geringer die Überlebenschance. Bei einer Tumordicke < 1 mm kann von einer 10-Jahres-Überlebensrate von 90% ausgegangen werden, bei Auftreten von Lymphknoten-Makrometastasen beträgt diese Rate nur noch 15-40%. Im Stadium der Fernmetastasierung ist die Prognose weit überwiegend infaust. Bei einer mittleren Überlebenszeit von ca. 8 Monaten beträgt die 10-Jahres-Überlebensrate ca. 7% (s. Tab. 12.15).

Mit dem Ziel der Früherkennung eines Krankheitsprogresses werden Melanompatienten im Rahmen einer Tumornachsorge in 3- bis 12-monatigen Abständen über 10 Jahre regelmäßig untersucht. Eine Heilung wird nach 10 Jahren Tumorfreiheit angenommen. Selten können Metastasen des Melanoms auch nach vielen Jahren und Jahrzehnten auftreten (sog. Spätmetastasierung).

Basalzellkarzinom

B Der 65-jährige Herr Fries berichtet seit einigen Wochen am Rand des linken Nasenflügels eine knotige Hautveränderung bemerkt zu haben, die beim Rasieren leicht verletzlich sei und auch spontan blute. Klinisch zeigt sich ein etwa 5 mm großer, halbkugelig erhabener Tumor mit perschnurartigem Randwall, Teleangiektasien und zentraler Erosion. Der Tumor wurde exzidiert und es bestätigte sich histologisch die Diagnose eines Basalzellkarzinoms.

Definition

Das Basalzellkarzinom (BZK; Synonyme: Basaliom, Basalzellepitheliom) ist ein lokal destruierend wachsender epidermaler Hauttumor, der i.d.R. nicht metastastaiert. Er tritt nur an Haarfollikel-tragenden Körperregionen, und zwar weit überwiegend im Kopf-Hals-Bereich mit Betonung der Gesichtsmitte, auf. In Deutschland beträgt die jährliche Inzidenz ca. 100 Neuerkrankungen auf 100.000 Einwohner. Das BZK zählt somit zu den häufigsten malignen Tumoren in Mitteleuropa. Das Durchschnittsalter liegt bei 60 Jahren.

Ursachen

Das BZK wird durch Mutationen in den Tumorsuppressorgenen PTCH1 oder PTCH2 (lokalisiert auf Chromosom 9) verursacht. Diese werden wiederum bei genetischer Disposition (heller Hauttyp) durch UV-Licht und heute selten durch chemische Karzinogene (Arsen) hervorgerufen.

Eine mit einer Prävalenz von 1:60.000 nicht selten vorkommende genetische Erkrankung ist das Basalzellnävussyndrom (Goltz-Gorlin-Syndrom). Hierbei wird das mutierte PTCH1-Gen autosomal dominant vererbt. Charakteristisch ist die Entwicklung zahlreicher BZKs schon in der Jugend, ggf. begleitet von benignen und malignen Neubildungen innerer Organe und einem breiten Spektrum von Entwicklungsdefekten (Kiefer-Lippen-Gaumenspalten, Kieferzysten, Blockwirbelbildungen). Mögliche klinische Merkmale sind hoher Körperwuchs, Caput quadratum, Hypertelorismus und intellektuelle Minderbegabung.

Symptome

Zu Beginn zeigt sich das sog. Basaliomknötchen: eine hautfarbene Papel von perlmuttartigem Glanz, das von Teleangiektasien überzogen ist. Später entwickeln sich mehrere solcher aggregierter Knötchen, die am Rand der Läsion perlschnurartig angeordnet sein können (Abb. 12.52). Die Knötchen wachsen i.d.R. langsam über Jahre mit horizontaler Ausbreitung, aber auch ein tief infiltrierendes Wachstum mit Zerstörung anatomischer Strukturen (Muskel, Knorpel, Knochen) ist möglich.

Klinisch und histologisch werden folgende BZK-Typen unterschieden: knotiges, zystisches, ulzeriertes, pigmentiertes

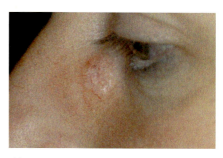

Abb. 12.52 Seit Jahren bestehende, langsam wachsende, rötlich-knotige Hautveränderung am linken medialen Augenwinkel bei einer 40-jährigen Patientin. Histologisch ergibt sich ein solides, tief infiltrierendes Basalzellkarzinom. Beachte den typischen glasigen, feinknotigen Aspekt und die Vielzahl an Teleangiektasien.

(bräunlich-schwarze Farbe), oberflächliches (Rumpfhautbasaliom, überwiegend horizontal wachsend) und sklerodermiformes BZK (narbenartig, diffus infiltrierendes Wachstum). Erosionen und Blutungen werden von den meisten Patienten als Erstsymptom wahrgenommen.

Diagnose

Die Diagnose kann oft aufgrund des typischen klinischen Erscheinungsbildes gestellt werden. Die diagnostische Sicherung erfolgt histologisch durch Biopsie oder vollständige Exzision. Das BZK ist histopathologisch durch scharf begrenzte, lobuläre, strang- oder fingerförmig angeordnete Zellnester in Palisadenstellung gekennzeichnet.

Therapie

Die Standardbehandlung ist die Exzision mit knappem Sicherheitsabstand (3-5 mm). Alternative Therapieoptionen sind die Röntgenbestrahlung bei ausgedehnten Befunden und älteren nicht operationsfähigen Patienten, sowie topische Verfahren bei oberflächlichen BZKs: Kryotherapie, 5-Fluorouracil-Creme als lokales Zytostatikum (Efudix), das immunmodulatorisch wirkende Imiquimod (Aldara 5% Creme) und die photodynamische Therapie (PDT). Bei der PDT wird ein Photosensitizer als Creme (Metvix) auf den Tumor aufgebracht und anschließend mit Rotlicht bestrahlt, wodurch eine selektive Zerstörung der Tumorzellen erreicht wird. Insbesondere die PDT und die Lokaltherapie mit Imiquimod zeichnen sich durch sehr gute kosmetische Resultate aus. Ein möglicher Nachteil ist die fehlende histologische Kontrolle dieser Verfahren. Daher bietet die ope-

12

rative Therapie eine größere Sicherheit bzgl. der Rezidivfreiheit.

Prognose

Da das BZK sehr selten metastasiert, ist die Prognose bei adäquater Therapie und regelmäßigen Kontrolluntersuchungen als sehr gut einzustufen. Anderseits kann eine ausbleibende Therapie zu einem zerstörerischen Wachstum in die Tiefe führen (Ulcus terebrans). Knorpel, Knochen und Blutgefäße können infiltriert werden. Durch Infektion von Weichteilen und Knochen, und durch Blutungen können im Ausnahmefall lebensbedrohliche Komplikationen entstehen.

Es wird eine regelmäßige Nachsorge in 6- bis 12-monatigen Abständen empfohlen, um Rezidive oder neu aufgetretene Tumore rechtzeitig zu erkennen.

Plattenepithelkarzinom und Präkanzerosen

B Ein 81-jähriger Landwirt stellt sich mit schon seit Jahren bestehenden Krusten und Rötungen an der Kopfhaut vor. In letzter Zeit hätten zwei größere krustige Areale leicht geblutet. Unter der Diagnose einer Feldkanzerisierung wurden mehrer Hautproben entnommen. Histologisch ließen sich neben multiplen aktinischen Keratosen zwei invasive Plattenepithelkarzinome sichern. Diese wurden mit Sicherheitsabstand exzidiert. Im Anschluss erfolgte eine photodynamische Therapie der aktinischen Keratosen.

Definition

Plattenepithelkarzinome (PEK; Synonym: Spinaliom) gehen zumeist nach jahrelanger Latenz aus Krebsvorstufen (Präkanzerosen: aktinische Keratosen, Morbus Bowen) der oberflächlichen Hautschicht (Epidermis) hervor. Betroffen ist besonders die lichtexponierte Haut (Gesicht, Kopfhaut, Handrücken). PEKs können aber auch den hautnahen Schleimhäuten (Lippen, Mundhöhle, Genitalregion) auftreten.

Präkanzerosen zeichnen sich durch intraepidermal gelegene neoplastische Zellklone aus, während das invasive PEK die Basalmembran bereits durchbrochen hat. PEKs sind in der Lage lokal zerstörerisch zu wachsen und selten primär lymphogen zu metastasieren. In Mitteleuropa beträgt die jährliche Inzidenz zwischen 20 und 30 Neuerkrankungen auf 100.000 Einwohner. Somit ist das PEK der zweithäufigste Hauttumor. Das Durchschnittsalter liegt bei 70 Jahren.

Ursachen

Wichtigster Faktor für die Entstehung von PEK und aktinischen Präkanzerosen ist die chronische Sonnenlichtexposition (UV-Strahlung, insbesondere UV-B). Im Gegensatz zum Melanom und Basalzellkarzinom ist der Zusammenhang zwischen kumulativer UV-Dosis (Sonnenlichtexposition während des gesamten Lebens) und der Entwicklung von PEKs gesichert. Daher nimmt die Inzidenz dieses Tumors gerade im höheren Lebensalter deutlich zu und betrifft vorwiegend hellhäutige Menschen. Durch UV-B werden spezifische DNA-Schäden hervorgerufen, die bei aktinischen Keratosen und PEKs v.a. das Tumorsuppressorgen p53 betreffen. Darüber hinaus kommen chemische (Arsen, Teerinhaltsstoffe) und virale Karzinogene (humanes Papillomvirus bei immunsupprimierten Patienten) ursächlich in Betracht, insbesondere für Tumoren der Schleimhäute (Tabakrauch: Leukoplakie und Karzinome der Mundhöhle, Lippenregion; Papillomviren: Vorstufen und Karzinome der Genitoanalregion).

Symptome

Die typischen Präkanzerosen (aktinische Keratosen) beginnen als rötliche oder hautfarbene, leicht erhabene Rauhigkeiten, die sich flächig ausbreiten können und sich reibeisenartig anfühlen (**Abb. 12.53**). Im Verlauf können sie sich warzenartig umwandeln oder wie ein Hornkegel senkrecht aus der Haut wachsen (Cornu cutaneum). Prädilektionsstellen sind die sog. „Sonnenterrassen" der Haut (Kopfhaut, Stirn, Nasenrücken, Unterlippe, Ohrmuschel, Handrücken).

Beim Morbus Bowen handelt es sich um einen unregelmäßig begrenzten roten Herd mit samtiger, unterschiedlich stark schuppender Oberfläche. Als weitere Präkanzerosen finden sich im Genitoanalbereich die bowenoide Papulose als flache bräunliche warzenartige Läsion und die Erythroplasie Queyrat als unregelmäßig begrenzter düsterroter Fleck von mattem Glanz und samtartiger Oberfläche.

Erstes Anzeichen des Übergangs einer Präkanzerose in ein invasives PEK ist die Bildung eines derben, manchmal glatten,

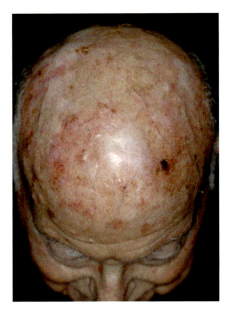

Abb. 12.53 Multiple aktinische Keratosen und ein initiales Plattenepithelkarzinom (frontoparietal links) am Capillitium bei einem 83-jährigen Patienten. Anamnestisch chronische Sonnenexposition, überwiegend durch Freizeitaktivitäten (Gartenarbeit). Beachte die Vielzahl an Rötungen, Krusten- und Schuppenbildungen („Feld-Kanzerisierung").

meist jedoch warzenartigen oder verhornten Knotens. Das Wachstum erfolgt über Monate peripher und zur Tiefe hin, häufig exophytisch und zentral ulzerierend. Typisch ist das Auftreten in einem Feld von aktinischen Präkanzerosen („Feld-Kanzerisierung", s. **Abb. 12.53**).

Diagnose

Bei klinischem Verdacht auf Präkanzerosen / PEK wird die Diagnose bioptisch oder durch vollständige Exzision gesichert. Bei Vorliegen eines invasiven Karzinoms wird zudem eine Ausbreitungsdiagnostik mit Lymphknotensonografie und ggf. weiteren apparativen Untersuchungsmethoden empfohlen.

In das Tumorstaging gehen die horizontale Tumorausdehnung, die Infiltrationstiefe, sowie das Vorliegen von Lymphknoten- und/oder Fernmetastasen ein (**Tab. 12.16**). Weitere wichtige Prognoseparameter sind die Tumordicke und der Differenzierungsgrad.

Therapie

Für die Präkanzerosen gilt als Therapie der ersten Wahl die Exzision im Gesunden, insbesondere für die Leukoplakie und die Cheilitis actinica. Alternativ können, analog zur Therapie oberflächlicher Basalzellkarzinome,

Tab. 12.16 Stadieneinteilung und TNM-Klassifikation des Plattenepithelkarzinoms der Haut (UICC, 2002)

Stadium	Primärtumor		Lymphknoten		Fernmetastasen	
0	Tis	Carcinoma in situ	N0	keine regionären LK-Metastasen	M0	keine Fernmetastasen
I	T1	Tumor 2 cm oder weniger in größter Ausdehnung	N0		M0	
II	T2	Tumor > 2 cm bis 5 cm in größter Ausdehnung	N0		M0	
	T3	Tumor > 5 cm in größter Ausdehnung				
III	T4	Tumor infiltriert tiefe extradermale Strukturen	N0		M0	
	jedes T		N1	regionäre LK-Metastasen		
IV	jedes T		jedes N		M1	Fernmetastasen

lokale Behandlungen mit Kryotherapie, Diclofenac-Gel (Solaraze 3 %) 5-Flourouracil und Imiquimod, sowie die photodynamische Therapie durchgeführt werden (S. 321).

Das PEK wird durch chirurgische Exzision mit einem Sicherheitsabstand von 1 cm entfernt. Die Radiotherapie kommt in Ausnahmefällen, bei ausgedehntem Befund, Metastasierung oder inoperablen Patienten zur Anwendung. Zytostatika (z.B. Methotrexat, Cisplatin, 5-Fluorouracil) werden bei inoperablen bzw. metastasierten PEKs in palliativer Intention eingesetzt. Die Remissionsraten durch Chemotherapie sind zwar hoch (70-80 %), allerdings treten Rezidive meist schnell auf.

Prognose

Aktinische Keratosen gehen mit einer Häufigkeit von ca. 5 % in ein invasives PEK über. Um dies zu vermeiden, ist eine konsequente dermatologische Überwachung und Therapie erforderlich. Bei rechtzeitiger chirurgischer Intervention ist die Prognose des PEKs günstig: Die 5-Jahres-Überlebensrate liegt bei 98 %. Eine Metastasierung des PEKs ist ein eher seltenes Ereignis und wird nur bei ca. 5 % der Patienten beobachtet mit entsprechend schlechterer Prognose (5-Jahres-Überlebensrate 25-50 %). Eine Nachsorge sollte stadienadaptiert über 5 Jahre mit viertel- bis halbjährlichen Untersuchungen, einschließlich Lymphknotensonografie, durchgeführt werden. Besonders sorgfältig sind Risikopatienten (immunsupprimierte, organtransplan-

tierte und Patienten mit Mehrfachtumoren) im Hinblick auf neu auftretende Tumore zu überwachen.

Kutane Lymphome

B Die 64-jährige Frau Scheid berichtet über eine stetig zunehmende rötliche Hautverfärbung mit trockener Schuppung seit ca. einem Jahr. Sie leide vor allem unter starkem Juckreiz und schmerzhaften Rissen an den Handflächen und Fußsohlen. Die histologische Untersuchung einer Hautbiopsie bestätigte die klinische Verdachtsdiagnose eines Hautlymphoms. Im Rahmen der körperlichen und apparativen Untersuchung zeigten sich vergrößerte Lymphknoten axillär und inguinal, im Blutausstrich typische Sézary-Zellen, sowie eine Lymphozytose. Eine Beteiligung innerer Organe wurde ausgeschlossen. Eine Therapie mit extrakorporaler Photophorese wurde eingeleitet.

Definition

Primär kutane Lymphome werden den extranodalen Non-Hodgkin-Lymphome zugeordnet, innerhalb derer sie die zweithäufigste Lymphomform darstellen. Die jährliche Inzidenz beträgt eine Neuerkrankung auf 100.000 Einwohner. Die Prävalenz ist aufgrund des überwiegend chronischen Verlaufs dieser Tumorerkrankung höher. Überwiegend handelt es sich um Erkrankungen des höheren Lebensalters. Kutane Lymphome entstehen definitionsgemäß in der Haut und

bleiben über einen Zeitraum von mindestens 6 Monaten auf diese beschränkt. 65 % sind T-Zell-Lymphome, 25 % gehören der B-Zell-Reihe an. Innerhalb der kutanen T- und B-Zell-Lymphome werden weitere Unterformen unterschieden (Tab. 12.17).

Ursachen

Die Ursache von Hautlymphomen ist nicht geklärt. Angenommen wird ein chronischer Entzündungsreiz als Ausgangspunkt einer Vermehrung von Lymphozyten in der Haut. Infektiöse Erreger oder Stoffe, die eine Allergie hervorrufen können (Allergene), kämen in Betracht. Ein Zusammenhang konnte bisher für die Borrelieninfektion und kutane B-Zell-Lymphome (Keimzentrums-, Marginalzonenlymphom) hergestellt werden. Ionisierende Strahlen, z.B. nach Reaktorunfällen, können Hautlymphome auslösen. Ein wesentliches Merkmal in der Lymphomentstehung ist das Unvermögen der Tumorzellen, nach Beendigung der Immunreaktion in die Apoptose (physiologischer Zelltod, S. 127) zu gehen.

Symptome

Die Mykosis fungoides stellt das häufigste kutane T-Zell-Lymphom dar, welches sich zunächst meist in Form von ekzematösen Hautveränderungen (Rötung, Schuppung: „patches") manifestiert. Im Verlauf der Erkrankung nehmen die Lymphominfiltrate weiter zu, sodass nach jahre- bis jahrzehntelanger Dauer livid-rote Plaques und Tu-

12

Tab. 12.17 Auswahl der häufigsten kutanen Lymphome mit Überlebensraten. Klassifikation nach WHO/EORTC (Willemze u. a., 2005)

Klinischer Verlauf	Zellreihe	Lymphom-Entität	Häufigkeit (%)	5-Jahres-Überleben (%)
indolent	T	Mykosis fungoides und klinische Varianten	50	80-100
		CD30+ großzellig-anaplastisches Lymphom	8	95
		Lymphomatoide Papulose	12	100
	B	Follikuläres Keimzentrumslymphom	11	95
		Marginalzonenlymphom	7	99
intermediär		Diffuses großzelliges Lymphom des Beines	4	55
aggressiv	T	Sézary-Syndrom	3	24

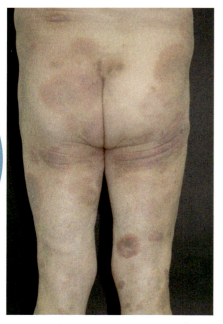

Abb. 12.54 Mycosis fungoides im Plaquestadium bei einem 69-jährigem Patienten. Das Bild zeigt den Hautzustand nach bereits 9-jährigem Krankheitsverlauf. Beachte die livid-bläulich-roten Hautinfiltrationen unterschiedlicher Größe.

morknoten entstehen können (**Abb. 12.54**). Die Krankheit nimmt also i. d. R. einen stadienhaften Verlauf: Patch-, Plaque-, Tumorstadium. Eine Beteiligung von Lymphknoten, Knochenmark und inneren Organen ist, wenn überhaupt, erst im fortgeschrittenen Stadium nachzuweisen.

Das Sézary-Syndrom ist die leukämische Form des kutanen T-Zell-Lymphoms und ist durch folgende Symptome charakterisiert: Erythrodermie (generalisierte Hautrötung), Hyperkeratosen an Handflächen und Fußsohlen, Haarausfall, Juckreiz und Lymphknotenschwellungen. Der Krankheitsverlauf ist aggressiver im Vergleich zur Mycosis fungoides.

Andere kutane Lymphome zeichnen sich durch rötliche, bläuliche oder bräunliche Papeln oder Knoten aus, die einzeln, gruppiert oder disseminiert in Erscheinung treten können, z. B. die CD30-positiven T-Zell- und die selteneren B-Zell-Lymphome der Haut.

Diagnose

Die Basisdiagnostik von Hautlymphomen umfasst eine feingewebliche Untersuchung mit molekulargenetischem Nachweis klonaler Zellen, Blutbild mit Differenzierung der Leukozyten, sowie apparative Untersuchungen zur Klärung der Ausbreitung der Erkrankung (Ultraschall der Lymphknoten und des Abdomens, Röntgen-Thorax). Bei Verdacht eines Lymphknotenbefalls erfolgt eine bioptische Sicherung, bei B-Zell-Lymphomen zudem eine Knochenmarksbiopsie. Die bestehenden Tumorklassifikationen (Bunn und UICC) sind ausschließlich für die Mykosis fungoides und das Sézary-Syndrom geeignet (**Tab. 12.18**).

Therapie

Bei den kutanen T-Zell-Lymphomen stehen in den frühen Stadien lokale Therapieverfahren im Vordergrund: lokale Kortikosteroide, Lichttherapie (z. B. PUVA: Kombination aus UVA und Psoralen, einem UV-Sensibilisator), sowie die Strahlentherapie. Medikamente, die bei Progredienz der Erkrankung systemisch eingesetzt werden sind: Interferon alpha, Retinoide und Zytostatika (z. B. Methotrexat, Chlorambucil, Doxorubicin). Durch die extrakorporale Photopherese werden bei erythrodermischen Lymphomen (Sézary-Syndrom, Mykosis fungoides) die im Blut zirkulierenden Leukozyten extrakorporal mit Psoralen versetzt und mit UV-Licht bestrahlt. Intensive Polychemotherapien (z. B. CHOP) sind i. d. R. schweren Verlaufsformen mit Systembeteiligung vorbehalten.

Kutane B-Zell-Lymphome und die CD30-positiven T-Zell-Lymphome sind häufig lokal begrenzt und können somit exzidiert oder durch Bestrahlung behandelt werden. Bei den B-Zell-Lymphomen werden aufgrund des Zusammenhangs mit chronischen Infektionen (z. B. Borreliose) in erster Linie auch Antibiotika eingesetzt.

Prognose

Bis auf wenige Ausnahmen (z. B. Spontanremissionen von CD30-positiven T-Zell-Lymphomen und lymphomatoider Papulose) ist eine Heilung von kutanen Lymphomen grundsätzlich nicht zu erreichen. Allerdings sind die Krankheitsverläufe, insbesondere bei der Mykosis fungoides, hochchronisch (Jahre bis Jahrzehnte) und die betroffenen Patienten versterben aufgrund des höheren Lebensalters eher an Herz-Kreislauf-Erkrankungen. Die Prognose der Mykosis fungoides, aber auch der übrigen indolenten B- und T-Zell-Lymphome, ist mit 5-Jahres-Überlebensraten > 80 % als gut einzuschätzen (**s. Tab. 12.17**). Im Gegensatz hierzu ist die Prognose des Sézary-Syndroms mit einer mittleren Überlebenszeit von 2 bis 3 Jahren deutlich ungünstiger.

Tab. 12.18 Stadieneinteilung und TNM-Klassifikation primär kutaner Lymphome (Mykosis fungoides und Sézary-Syndrom) (Bunn and Lamberg, 1979)

Stadium	Ausdehnung Hautorgan		Lymphknoten-Befall		Beteiligung viszeraler Organe	
IA	T1	ekzematöse Herde, Plaques < 10 % Körperoberfläche	N0	keine regionären LK-Metastasen	M0	keine Beteiligung viszeraler Organe
IB	T2	ekzematöse Herde, Plaques > 10 % Körperoberfläche			M0	
IIA	T1/2		N1	palpable LK, histologisch negativ	M0	
IIB	T3	Tumoren (mehr als einer)	N0 / N1			
III	T4	Erythrodermie	N0 / N1		M0	
IVA	jedes T		N2 / N3	histologisch nachweisbare Lymphominfiltrate	M0	
IVB	jedes T		jedes N		M1	histologisch gesicherte Beteiligung viszeraler Organe

Literatur

Balch, C.M. et al.: Final version of the American Joint Committee on Cancer staging system for cutaneous melanoma. J Clin Oncol 19 (2001) 3635

Bunn, P.A.Jr., Lamberg, S.I.: Report of the Committee on staging and classification of cutaneous T-cell-lymphomas. Cancer Treat Rep 63 (1979) 725

Garbe, C.: Interdisziplinäre Leitlinien zur Diagnostik und Behandlung von Hauttumoren. Thieme, Stuttgart 2005

Schwegler, J.: Der Mensch – Anatomie und Physiologie, 4.Aufl. Thieme, Stuttgart 2006

Willemze, R. et al.: WHO-EORTC classification for cutaneous lymphomas. Blood 105 (2005) 3768

12.10 Gynäkologische Tumoren

12.10.1 Medizin

Xaver Skibbe

Zervixkarzinom

Definition

Das Zervixkarzinom ist ein bösartiger epithelialer Tumor des Gebärmutterhalses. Der überwiegende Teil der Zervixkarzinome sind Plattenepithelkarzinome. Nur ein sehr geringer Anteil von etwa 4–5 % weist ein Karzinom des Zylinderepithels (Adenokarzinom) auf. Der Erkrankungsgipfel liegt zwischen dem 40. und 50. Lebensjahr.

Ursachen

In Bezug auf die Empfänglichkeit für die Krankheit und dem Sexualverhalten der betroffenen Frauen hat man Zusammenhänge festgestellt. So tritt das Zervixkarzinom bei Frauen mit häufig wechselndem Partner oder frühzeitig (vor dem 17. Lebensjahr) begonnenen regelmäßigen Geschlechtsverkehr merklich häufiger auf als bei jungfräulichen Frauen. Zudem ist eine Beziehung zwischen einer Infektion mit dem Papillomavirus und der Entstehung eines Zervixkarzinoms gesichert. Ein höheres Risiko besteht auch bei Raucherinnen.

Symptome

Im frühen Stadium finden sich keine Symptome. Dies unterstützt die Wichtigkeit der Vorsorgeuntersuchungen. Später stehen beim Zervixkarzinom zunächst einmal Blutungsbeschwerden im Vordergrund. So können azyklische Blutungen (Metrorrhagien), Schmierblutungen, Blutungen in der Postmenopause oder auch Kontaktblutungen nach dem Geschlechtsverkehr Hinweise auf das Karzinom sein. Des Weiteren treten ein übel riechender, gelb-brauner Ausfluss, sowie Schmerzen (im fortgeschrittenen Stadium) auf. Ödeme können Hinweise auf eine Verlegung von Lymphgefäßen sein.

Diagnostik

Der kolposkopische Befund zeigt eine blutige Oberfläche der Portio, die von Kratern und Geschwüren durchsetzt ist. Außerdem muss die Ausbreitung des Tumors eingehend abgeklärt werden.

Metastasierung

Die Metastasierung von Tumoren kann kontinuierlich oder diskontinuierlich erfolgen. Kontinuierlich bedeutet, dass die Tochtergeschwülste vom Primärtumor ausgehend in benachbarte Körperregionen einwachsen. Man könnte theoretisch von einer Metastase aus den Weg zum Primärtumor zurückverfolgen. Ein kontinuierliches Wachstum würde also beim Zervixkarzinom z.B. den Gebärmutterkörper, die Scheide oder die Parametrien betreffen.

Diskontinuierliches Wachstum heißt, dass die Tumorzellen in Blut- oder Lymphgefäße eingeschwemmt werden, um sich von dort aus z.B. in der Lunge anzusiedeln. Eine direkte Verbindung zum Primärtumor besteht dann nicht mehr.

M Im Rahmen des Tumorwachstums kommt es bei einem Tumor von 10–20mm Größe bereits zu einer frühzeitigen lymphogenen Metastasierung in die iliakalen und parametranen Lymphknoten (**Abb. 12.55**). Diese Tendenz steigert sich bei einer Vergrößerung des Tumors.

Aufgrund der Lage zwischen Mastdarm und Harnblase können diese Organe im fortgeschrittenen Stadium durch das Tumorwachstum beeinträchtigt werden. Bei Befall der Harnblase wird man blutigen Urin finden, ein Befall des Mastdarms kann zu so starken Einengungen führen, dass das Anlegen eines künstlichen Darmausgangs unumgänglich ist.

Durch den Zerfall des Karzinoms können sich Gänge, sog. Fisteln, zwischen Gebärmutter, Harnblase (Abgang von Urin aus der Scheide) und Mastdarm bilden. Auch Fernmetastasen sind im Rahmen des Zervixkarzinoms möglich. Sie betreffen in erster Linie Leber, Lunge, Skelett und Gehirn. Hämatogene Metastasen sind selten und treten erst spät in Erscheinung.

Stadien

Nach eingehender Diagnostik lässt sich das Zervixkarzinom in folgende Stadien einteilen:

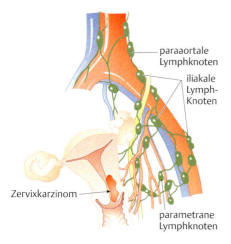

Abb. 12.55 Lymphogene Metastasierung des Zervixkarzinoms.

paraaortale Lymphknoten
iliakale Lymphknoten
Zervixkarzinom
parametrane Lymphknoten

Primärtumor, T=Tumor

Tx Der Primärtumor kann nicht beurteilt werden.

T0 Es ist kein Anhalt für einen Primärtumor vorhanden.

Tis Carcinoma in situ.

T1 Invasives Karzinom, das auf den Gebärmutterhals begrenzt ist.

T1a Keine Krankheitssymptome; mikroinvasives, ausschließlich mikroskopisch diagnostizierbares Karzinom.

T1b Makroinvasives Karzinom.

T2 Das Karzinom hat den Gebärmutterhals überschritten, die Beckenwand und/oder das untere Drittel der Scheide noch nicht erreicht.

T2a Es kommt zum Befall der oberen $^2/_3$ der Scheide, das Parametrium ist noch nicht infiltriert.

T2b Es kommt zum Befall der oberen $^2/_3$ der Scheide, das Parametrium ist infiltriert, die Beckenwand jedoch noch nicht befallen.

T3 Das Karzinom hat in seiner Ausbreitung die Beckenwand und/oder das untere Scheidendrittel erreicht.

T3a Befall des unteren Drittels der Scheide, die Parametrien sind frei.

T3b Tumorausbreitung bis zur Beckenwand und/oder Hydronephrose oder stumme Niere, auch Befall der Scheide, regionäre Lymphknotenmetastasen.

T4 Das Karzinom durchsetzt die Schleimhaut von Mastdarm und/oder passiert die Grenzen des kleinen Beckens.

Regionäre Lymphknoten, N=Nodus lymphaticus

Nx Regionäre Lymphknoten können nicht beurteilt werden.

N0 Keine regionären Lymphknotenmetastasen.

N1 Regionäre Lymphknotenmetastasen.

Fernmetastasen, M=Metastase

Mx Fernmetastasen nicht beurteilbar.

M0 Keine Fernmetastasen.

M1 Fernmetastasen.

Therapie

Stadium T1. Bei leichten bis mäßigen Dysplasien (CIN I, II) ist eine Therapie nicht zwingend notwendig. Es sollten sich jedoch regelmäßige Kontrollen anschließen. Weist die Patientin eine CIN III oder ein Carcinoma in situ auf, kann dies im Rahmen der Konisation behandelt werden. Nötige Voraussetzung ist, dass die Konisation eindeutig im Gesunden erfolgt. Im Stadium 1b ist eine Operation die Therapie der Wahl. Bei der Operation nach Wertheim-Meigs werden folgende Strukturen entfernt:

- Gebärmutter,
- Parametrien,
- Scheidenmanschette,
- pelvine und ggf. auch die paraaortalen Lymphknoten.

Speziell bei einem nach außen hin gerichteten Wachstum auf der Portio ist die Gefahr von Metastasen im Eierstock ausgesprochen gering (<1%), was insofern therapeutische Bedeutung hat, als dass die Ovarien nicht obligatorisch mitentfernt werden müssen.

Stadium T2. Im Stadium 2 ist eine operative Therapie in Kombination mit einer Strahlentherapie indiziert. Ist eine Operation mit Entfernung des Karzinoms im Gesunden nicht möglich, gibt man der primären Strahlentherapie den Vorzug. Hierunter versteht man die alleinige Anwendung dieser Therapieform unter Verzicht auf Chemotherapie oder Operation.

Stadium T3. Ab Stadium 3 ist gemeinhin nur noch eine Verbindung aus Kontakt- und perkutaner Hochvoltbestrahlung möglich. Bei der Strahlentherapie gilt es zu bedenken, dass eine effiziente Strahlendosis angemessen hoch sein muss. Dies geht jedoch mit entsprechenden Nebenwirkungen einher. Betroffen sind v.a. Haut, Darm, Harnblase und Skelett.

Prognose

Die Prognose ist abhängig vom Stadium, den geweblichen Eigenschaften des Tumors und vom Lymphknotenbefall. So liegt die 5-Jahres-Überlebensrate bei Tumoren des Stadiums 1b bei etwa 80% und sinkt bei Karzinomen des Stadiums 4 auf 0–10%.

Endometriumkarzinom (Synonym: Korpuskarzinom)

B Helga Timmer, 61 Jahre alt, wiegt 112kg bei einer Größe von 1,65m und ist Diabetikerin. Mit sorgenvoller Mine sucht sie ihren Gynäkologen auf. Sie berichtet von neu aufgetretenen Blutungen und einem unangenehm riechenden Ausfluss. „Das wird doch wohl nichts Schlimmes sein?" fragt sie.

12

Der Arzt veranlasst eine fraktionierte Abrasio.

Definition

Das Endometriumkarzinom ist ein bösartiger Tumor der Gebärmutterschleimhaut. In den westlichen Industrieländern nimmt die Erkrankung an Häufigkeit zu. Das Endometriumkarzinom kommt heute ebenso oft vor wie das Zervixkarzinom.

Beim Endometriumkarzinom handelt es sich meist um ein Adenokarzinom, d.h. der Tumor geht vom Zylinderepithel der Gebärmutterschleimhaut aus.

Ursachen

Der Aufbau des Endometriums wird durch die Hormone Östrogen und Progesteron reguliert. Wenn die Gebärmutterschleimhaut der Stimulation des Östrogens in zu starkem Maße unterworfen ist, kann es zur Gewebswucherung und zum Karzinom kommen. Diesbezügliche Risikofaktoren sind z.B. eine späte Menopause, die alleinige Östrogeneinnahme über einen längeren Zeitraum oder häufige Zyklen ohne Eisprung. Der Altersgipfel liegt bei 55–60 Jahren.

Es wurde festgestellt, dass Patientinnen mit einem Endometriumkarzinom oftmals unter denselben Nebenerkrankungen leiden, die man als Endometriumkarzinomsyndrom zusammenfasst: Adipositas, Diabetes mellitus und Hypertonie.

Symptome

M Hauptsymptom des Endometriumkarzinoms sind Blutungen. Dabei kann es sich um Blutungen in der Postmenopause, Menorrhagien, Metrorrhagien oder Schmierblutungen handeln. Auch ist das Auftreten eines dunklen oder übel riechenden Ausflusses möglich.

Gewichtsverlust oder Schmerzen treten erst im fortgeschrittenen Stadium auf.

Bei Frauen im Senium ist der Zervikalkanal oft verengt. Dies kann sich nachteilig auswirken, wenn Tumorzellen, die in das Lumen des Uterus hineinwachsen, absterben. Die Konsequenz ist eine ballonartige Erweiterung der Gebärmutterhöhle. Kommt es zudem noch zu einer Infektion dieser Tumoranteile, wandern neben anderen Abwehrzellen auch neutrophile Granulozyten in die Gebärmutterhöhle ein. Diese Blutzel-

len sind zur Eiterbildung befähigt, sodass eine Pyometra (Eiteransammlung in der Gebärmutterhöhle, **Abb. 12.56**) entsteht. Sie ist oftmalig der erste Hinweis auf ein Endometriumkarzinom. Die Patientinnen leiden unter beständigen Unterbauchschmerzen. Daher gilt es zunächst einmal, der Patientin Linderung ihrer Beschwerden zu verschaffen. Das geschieht mittels einer Sonde, die in den Zervikalkanal eingeführt wird, um das eitrige Sekret abfließen zu lassen. Anschließend wird ein Fehling-Röhrchen eingelegt, damit sich der Eiter weiter entleeren kann.

Diagnostik

Das Endometriumkarzinom entwickelt sich meist im Fundusbereich, deshalb ist es der Untersuchung nicht so gut zugänglich wie das Zervixkarzinom. Die wichtigste diagnostische Maßnahme ist die fraktionierte Abrasio, die auch als Kürettage oder Ausschabung bezeichnet wird.

Dabei werden Proben aus Gebärmutterkörper und -hals entnommen und getrennt voneinander untersucht.

Metastasierung

Im Rahmen der kontinuierlichen Metastasierung sind v.a. der Gebärmutterhals, die Eileiter, Eierstöcke und Scheide (oberes Drittel und Vorderwand) betroffen. Außerdem kann der Tumor das Myometrium durchsetzen. Die diskontinuierliche Ausbreitung erfolgt vorwiegend auf lymphogenem Weg, wobei gewöhnlich die Lymphknoten im Bereich von Becken und Aorta befallen sind. Eine hämatogene Metastasierung ist selten, tritt aber dennoch häufiger auf als beim Zervixkarzinom. Fernmetastasen finden sich bevorzugt

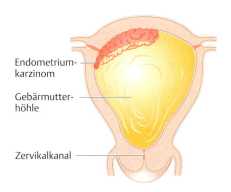

Abb. 12.56 Ansammlung von Eiter in der Uterushöhle (Pyometra) ist häufig der erste Hinweis auf ein Endometriumkarzinom.

Endometrium-
karzinom

Gebärmutter-
höhle

Zervikalkanal

in Lunge (über die untere Hohlvene), Leber, Gehirn und Knochen.

Stadien

Primärtumor

Tx	Primärtumor kann nicht beurteilt werden.
T0	Kein Anhalt für Primärtumor.
Tis	Carcinoma in situ.
T1	Der Tumor ist auf den Gebärmutterkörper begrenzt.
T1a	Der Tumor ist auf die Gebärmutterschleimhaut begrenzt.
T1b	Der Tumor befällt die Gebärmuttermuskulatur <50%.
T1c	Der Tumor befällt die Gebärmuttermuskulatur >50%.
T2	Der Tumor infiltriert den Gebärmutterhals, breitet sich aber nicht außerhalb der Gebärmutter aus.
T2a	Es ist zum Befall endozervikaler Drüsen (= Drüsen innerhalb des Gebärmutterhalses) gekommen.
T2b	Das Stroma des Gebärmutterhalses ist befallen.
T3	Lokale und/oder regionale Ausdehnung über die Gebärmutter hinaus.
T3a	Der Tumor befällt Adnexe und/oder Serosa.
T3b	Vaginalmetastasen sind aufgetreten.
T4	Der Tumor ist über das kleine Becken ausgedehnt oder in ein angrenzendes Organ eingebrochen.

Regionäre Lymphknoten

Nx	Regionäre Lymphknoten können nicht beurteilt werden.
N0	Keine regionären Lymphknotenmetastasen.
N1	Regionäre Lymphknotenmetastasen.

Fernmetastasen

Mx	Fernmetastasen nicht beurteilbar.
M0	Keine Fernmetastasen.
M1	Fernmetastasen.

Therapie

Die Therapie unterscheidet sich von der des Zervixkarzinoms. Dies liegt daran, dass die Eierstöcke häufiger von Metastasen betroffen sind und der Tumor weniger strahlensensibel ist als das Zervixkarzinom.

Stadium T1. Im Stadium 1 wird eine Hysterektomie mit Entfernung der Eierstöcke und einer kleinen Scheidenmanschette vorge-

12

nommen. Je nach Art des Tumors und dem klinischen Zustand der Patientin muss die Operation durch eine Entnahme der Beckenlymphknoten erweitert werden.

Stadien T2/T3. Im Stadium 2 und 3 gleicht der Eingriff der Operation nach Wertheim-Meigs, wobei zusätzlich die Eierstöcke entfernt werden. In allen drei Stadien kann eine nachfolgende Bestrahlung notwendig werden. Eine reine Bestrahlungstherapie ist bei inoperablen Patientinnen indiziert. Eine weitere Behandlungsmöglichkeit stellt die hochdosierte Gestagentherapie dar. Sie kann durchgeführt werden, wenn Fernmetastasen vorliegen, findet aber auch bei Patientinnen Anwendung, bei denen weder eine Operation noch eine Bestrahlung möglich ist. Es wurde hiermit ein kurzfristiger Rückgang der Krankheitserscheinungen verzeichnet.

Prognose

Da das Endometriumkarzinom sehr früh Symptome entwickelt, wird es meist schon im Stadium 1 erkannt und kann dementsprechend gut operiert werden. Daher hat der Tumor mit einer 5-Jahres-Überlebensrate von 70–80 % eine relativ gute Prognose.

Ovarialkarzinom

B Ute Schmitter ist 62 Jahre alt. Bei einem Arztbesuch berichtet sie: „Ich habe das Gefühl, dass mein Bauch immer dicker wird. Einige meiner Hosen passen mir schon nicht mehr. Dabei esse ich im Moment kaum etwas, weil ich so wenig Appetit und in letzter Zeit so ein komisches Druckgefühl im Bauch habe".

Definition

Das Ovarialkarzinom ist ein bösartiger Tumor der Eierstöcke. Die meisten Ovarialkarzinome sind epithelialen Ursprungs. Es werden jedoch auch andere bösartige Tumoren der Eierstöcke aufgrund der enormen feingeweblichen Variationsbreite im klinischen Sprachgebrauch als Ovarialkarzinome bezeichnet.

Das Ovarialkarzinom ist der dritthäufigste Tumor des weiblichen Genitaltrakts. Leider hat das Karzinom eine denkbar schlechte Prognose, weil es aufgrund der spät auftretenden Symptomatik meist nicht rechtzeitig erkannt wird. Das Haupterkrankungsalter liegt zwischen dem 50. und 70. Lebensjahr,

wobei Ovarialkarzinome auch schon bei jungen Mädchen auftreten können.

Der Eierstock setzt sich aus einer Vielzahl von Geweben zusammen, aus denen sich ein Tumor bilden kann. Neben Keimstrangstroma- und Keimzelltumoren stellen die epithelialen Tumoren die Hauptgruppe dar. Hier herrschen v.a. die serösen Zystadenokarzinome vor (**Abb. 12.57**).

In manchen Fällen sind Ovarialkarzinome jedoch keine Primärtumoren, sondern Metastasen anderer Karzinome. So werden ovarielle Metastasen des Magenkarzinoms als Krukenberg-Tumoren bezeichnet. Aber auch andere Organe wie beispielsweise die Schilddrüse, Brustdrüse, Bronchien, Gallenblase oder die Bauchspeicheldrüse können Metastasen in den Eierstock entsenden.

Ursachen

M Die Wahrscheinlichkeit an dem Tumor zu erkranken, steht im Zusammenhang mit der Häufigkeit von Ovulationen. So konnte man feststellen, dass häufige Ovulationen, z.B. bei kinderlosen Frauen, mit einem höheren Karzinomrisiko einhergehen, umgekehrt aber Schwangerschaften oder die langjährige Einnahme von Ovulationshemmern das Risiko senken.

Symptome

M Die schlechte Prognose des Ovarialkarzinoms resultiert aus dem Fehlen von Frühsymptomen.

Der Tumor wird erst in späteren Stadien symptomatisch, was eine heilende Behandlung oft unmöglich macht. Die Symptomatik ergibt sich hauptsächlich aus dem Befall der umliegenden Körperstrukturen und ist dementsprechend unspezifisch. Folgende Symptome können ein Hinweis auf ein Ovarialkarzinom sein:

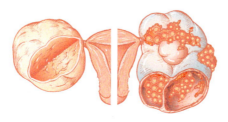

Abb. 12.57 Ovarialkarzinome. Links: solides Karzinom, rechts: entartetes, papillär-seröses Zystadenom.

– Gewichtsabnahme,
– Zunahme des Bauchumfangs,
– Völlegefühl, Schmerzen im Unterbauch,
– Störungen der Darmpassage, vermehrter Harndrang,
– Fieber, BSG-Erhöhung.

M Ein wichtiges Spätsymptom für ein Ovarialkarzinom ist die Aszitesbildung (Ansammlung von Flüssigkeit in der freien Bauchhöhle).

Bei Hormon produzierenden Tumoren kommen hinzu:
– Schmierblutungen,
– Vermännlichung,
– bei jungen Mädchen Pubertas praecox.

M 25 % der Geschwülste des Eierstocks sind bösartig. Daher ist jeder Ovarialtumor so lange als Karzinom anzusehen, bis das Gegenteil bewiesen ist.

Diagnose

Das Ovarialkarzinom ist der Diagnose nur schwer zugänglich. Neben Anamnese und Tastuntersuchung ist die Sonografie das wichtigste diagnostische Verfahren.

Stadien

Stadieneinteilung des Ovarialkarzinoms:

Primärtumor

Tx Primärtumor kann nicht beurteilt werden

T0 Kein Anhalt für Primärtumor

Tis Carcinoma in situ

T1 Das Karzinom ist auf die Eierstöcke begrenzt, die Kapsel ist intakt

T1a Es ist nur ein Ovar befallen, kein Tumor auf der Oberfläche, kein Aszites

T1b Beide Eierstöcke befallen, kein Tumor auf der Oberfläche, kein Aszites

T1c Einer oder beide Eierstöcke befallen, der Tumor befindet sich auf der Oberfläche, die Kapsel ist punktiert oder rupturiert, im Aszites oder der Peritonealspülung finden sich Tumorzellen

T2 Karzinom eines oder beider Eierstöcke mit Ausbreitung auf das kleine Becken

T2a Ausdehnung auf Gebärmutter oder Eileiter

T2b Ausdehnung auf andere Gewebe im kleinen Becken

T2c Ausdehnung auf Gebärmutter, Eileiter oder andere Gewebe im kleinen

12

Becken, aber mit Karzinom auf der Oberfläche oder mit Kapselruptur, im Aszites oder der Peritonealspülung finden sich Tumorzellen

T3 Karzinom mit Peritonealmetastasierung außerhalb des kleinen Beckens und/oder regionäre Lymphknotenmetastasen

T3a Mikroskopische Peritonealmetastasierung außerhalb des kleinen Beckens

T3b Makroskopische Peritonealmetastasierung außerhalb des kleinen Beckens

T3c Peritonealmetastasen >2cm im Durchmesser und/oder regionäre Lymphknotenmetastasen

Regionäre Lymphknoten

Nx Regionäre Lymphknoten können nicht beurteilt werden

N0 Keine regionären Lymphknotenmetastasen

N1 Regionäre Lymphknotenmetastasen

Fernmetastasen

Mx Fernmetastasen nicht beurteilbar

M0 Keine Fernmetastasen

M1 Fernmetastasen

Metastasierung

Die Ausbreitung des Ovarialkarzinoms kann auf folgenden Wegen geschehen:

– kontinuierlich durch das Einwachsen in die Nachbarorgane,
– diskontinuierlich auf lymphogenem oder hämatogenem Weg,
– diffus intraperitoneal durch Tumorzellabsiedlung auf das Bauchfell und die von ihm umgebenen Organe.

Fernmetastasen finden sich bevorzugt an Leber und Lunge, gefolgt vom Skelett und dem Gehirn.

Therapie

Aufgrund der zumeist späten Entdeckung des Ovarialkarzinoms ist ein radikales Vorgehen bei der Operation notwendig. Daher werden folgende Strukturen entfernt:

– Ovarien und Eileiter,
– Gebärmutter,
– das große Netz und der Appendix,
– pelvine und paraaortale Lymphknoten,
– makroskopisch sichtbare Tumorreste, befallene Organabschnitte.

Kombiniert wird die operative Therapie durch den Einsatz einer Chemotherapie. Bei

einem Rezidiv schließt sich eine erneute Operation mit dem Versuch an, möglichst große Tumormassen zu entfernen. Bei einer Aszitesbildung ist während der Operation die Gabe eines Zytostatikums intraperitoneal möglich und in vielen Fällen hilfreich.

Bei inoperabler Erkrankung kann der Versuch einer primären Zytostatikatherapie unternommen werden, sie hat allerdings geringe Erfolgsaussichten.

12.10.2 Pflege (Prä- und postoperative Maßnahmen bei abdominaler Hysterektomie)

Xaver Skibbe

Bei der Aufnahme haben die meisten Patientinnen bereits durch den niedergelassenen Gynäkologen die Grundinformationen über ihre Erkrankung und die angestrebte Therapie, die Hysterektomie. Ein Ziel der Pflegeanamnese ist es, herauszufinden, was die Frau bewegt, ob und wovor Ängste bestehen, welche Wissenslücken sie hat und wie sie der Operation gegenüber eingestellt ist.

Medizinische Aufklärung ist Sache des Gynäkologen! Das darf bei allem Beratungseifer nicht vergessen werden. Wird in der Pflegeanamnese spezieller Informationsbedarf festgestellt, kann die Pflegeperson für den Arzt eine Notiz an den Aufklärungsbogen heften, um ihn speziell auf dieses Thema hinzuweisen. Er kann dann an das Gespräch anknüpfen. Diese kleine Maßnahme ist zwar nicht weltbewegend, kann aber das Vertrauen der Patientin in die Zusammenarbeit zwischen Pflegepersonen und Medizinern fördern.

Präoperatives Gespräch

Inhalt des Gespräches sind die Maßnahmen der präoperativen Vorbereitung und die Information darüber, wie es nach der Operation weitergeht:

– Zeitpunkt des ersten Aufstehens,
– Blasenkatheter,
– Ernährung,
– Schmerzen,
– zu- und ableitende Systeme (Infusionen, Drainagen).

Anschließend folgt das Einüben des postoperativen Aufstehens. Dabei sollte zuerst über

den Ablauf des Aufstehens über die Seite informiert werden, danach folgt die Bewegungserfahrung. Es ist wichtig, dass die Patientin weiß, worauf es ankommt.

(M) Das Hauptziel des schonenden Aufrichtens über die Seite ist die Immobilisierung der Bauchdecke in der ersten Phase der Wundheilung. Eine unnötige Anspannung der durchtrennten Bauchmuskulatur wird vermieden und der Verlauf der primären Wundheilung wird nicht gestört. Eine ausreichende Reißfestigkeit der Narbe ist erst nach zwei Wochen erreicht, die maximale Belastbarkeit nach ca. drei Monaten.

Im Sitzen und Stehen ist es v.a. wichtig, die flachen Hände auf den Bauch zu legen und Gegendruck auszuüben. Die Organe üben – v.a. beim leicht nach vorne geneigten Stehen – Druck von innen auf die durchtrennten Muskelschichten aus und verursachen Schmerzen. Der Druck der Hände wirkt dem entgegen. Eine plötzliche Erhöhung des Druckes im Bauchraum entsteht auch beim Husten und Niesen, daher sollte die Patientin darüber informiert werden, wie sie dem Schmerz und der Belastung der Wunde entgegenwirken kann.

Wenn die Patientin den Ablauf zwei bis drei Mal geübt hat, müsste sie sich sicher fühlen. Um ein schonendes und schmerzarmes Mobilisieren zu ermöglichen, ist einheitliches Vorgehen sehr sinnvoll. In die Information über das Aufstehen kann der Umgang mit Blasendauerkatheter und Redondrainage eingebunden werden. Es ist hilfreich, wenn die Patientin weiß, dass sich die Pflegepersonen während der Mobilisation darum kümmern werden bzw. ob und wie sie sich im Bett mit den ableitenden Systemen bewegen kann.

Weitere präoperative Maßnahmen

Rasur. Da Körperhaare generell als keimbesiedelt gelten, werden sie am Morgen der Operation vom unteren Rippenbogen über die gesamte Genitalregion bis zur Mitte des Oberschenkels rasiert. Bei einer Nassrasur am Vorabend könnten Mikroläsionen der Haut entstehen, die ein optimaler Nährboden für neues Keimwachstum sind. Um einer Verletzungsgefahr vorzubeugen, sollte die

12

Rasur des Genitalbereichs auf dem Untersuchungsstuhl vorgenommen werden. Die Stellung ist zwar für die Frau vielleicht unangenehmer als mit angewinkelten Beinen im Bett, die Lichtverhältnisse und der Zugang zu Hautfalten sind jedoch viel besser.

Nahrungsaufnahme. Abends kann die Patientin Suppe und Zwieback essen, ab 22.00 Uhr besteht Nahrungs- und Flüssigkeitskarenz.

Ausscheidung. Am späten Nachmittag oder am Abend erfolgt eine Darmreinigung mittels Einlauf. Bei einer möglichen Darmresektion wird das gesamte Kolon durch eine orthograde Spülung entleert. Dabei wird über eine Magensonde 4 bis 10 l körperwarme Spüllösung in einem Zeitraum von 3 bis 4 Stunden infundiert und der Darm somit gereinigt.

M Die Flüssigkeit in der Tropfkammer muss in einem dünnen Strahl fließen, die einzelnen Tropfen dürfen nicht zu sehen sein. Wäre das der Fall, sind die Fließgeschwindigkeit und die Passage im Darm zu langsam. Die Flüssigkeit würde im Kolon resorbiert und über die Nieren ausgeschieden. Das kann für Patientinnen mit Niereninsuffizienz lebensgefährlich werden.

Schlaf. Ein ruhiger, erholsamer Schlaf wirkt sich positiv aus, daher wird der Anästhesist meistens ein Schlafmittel verordnen. Vor allem bei Menschen, die nicht regelmäßig Medikamente einnehmen, wird dies eher ein leichtes Medikament sein. Bei Einschlafproblemen sollte darauf geachtet werden, dass der Zeitpunkt der Medikamenteneinnahme richtig gewählt wird und zwischen Einnahme des Medikaments und optimaler Wirkungsentfaltung keine aktivierenden Maßnahmen mehr stattfinden.

Körperreinigung. Am Morgen der Operation sollte die Patientin duschen und sich ggf. die Haare waschen. Ersteres reduziert die Keimbesiedlung der Haut, letzteres trägt zur Entspannung und zum Wohlbefinden bei. Zwei Punkte sind hierbei wichtig:

1. die Patientin sollte die Prämedikation erst nach dem Duschen einnehmen, um Gefahrensituationen unter der Dusche zu vermeiden (die Prämedikation bewirkt u. a. eine Senkung des Blutdrucks),
2. zwischen dem Duschen und der Operation sollten mindestens zwei Stunden liegen, da sich erst dann das Hautmilieu normalisiert hat. Andernfalls führt das Duschen

zu einer Austrocknung der Haut mit einer vermehrten und unerwünschten Hautpartikelabgabe (Sitzmann, 1998).

Vitalfunktionen. Puls, Blutdruck, Atmung, Temperatur und Bewusstsein sollten am Vortag gemessen werden und liefern Vergleichswerte für die postoperative Situation.

Thromboseprophylaxe. Die geeigneten Thromboseprophylaxestrümpfe müssen ausgemessen werden. Die Patientin ist darüber zu informieren, wie sie angezogen werden und wie sie sitzen müssen. Die Patientin muss unbedingt wissen, dass sie auf Faltenfreiheit achten muss, da Falten den venösen Rückstrom hemmen können.

Postoperative Maßnahmen

Zu den postoperativen Maßnahmen gehören:

– Überwachungs- und Kontrollmaßnahmen,
– Nahrungskarenz,
– Schmerzmittelgabe,
– Mobilisation.

Überwachungs- und Kontrollmaßnahmen. Dazu gehören:

– Überwachung von Puls, Blutdruck, Atmung, Temperatur und Bewusstsein,
– Überwachung, Gabe und Protokollierung von Infusionen, Dokumentation der Art des venösen Zugangs und Kontrolle auf Entzündungszeichen,
– sorgfältige Bilanzierung von Ein- und Ausfuhr, Sicherung des ungestörten Abflusses des Urins über den Blasendauerkatheter, Ziehen des Katheters zwischen dem 1. und 3. postoperativen Tag je nach Allgemeinzustand und Genesungsverlauf,
– Inspektion des Verbandes auf Blutungen,
– Kontrolle der Vorlage auf vaginale Blutungen,
– Überprüfung der Drainagen auf Menge und Aussehen des geförderten Wundsekrets bzw. Blutes, Durchgängigkeit der Drainage, Sogstärke.

Nahrungskarenz. Es gilt eine absolute Nahrungskarenz bis zur Anordnung durch den Arzt. Eine stündliche Mundpflege und die Spülung des Mundes mit dem Lieblingstee der Patientin (angenehmer Geschmack) steigern das Wohlbefinden.

Schmerzmittelgabe. Analgetika werden nach Arztanordnung verabreicht. Ihre Wirkung muss konsequent geprüft werden.

Mobilisation. Die Mobilisation erfolgt nach Arztanordnung. Idealerweise sollte die Patientin zur Verhütung postoperativer Komplikationen wie Thrombose oder Pneumonie noch am OP-Tag mobilisiert werden. Die Kreislaufverhältnisse und der Zeitraum zwischen OP und Mobilisation sind maßgebend für deren Ausmaß. Zumindest sollte die Patientin jedoch in der vorher eingeübten Form unter Beobachtung der Kreislauffunktionen an den Bettrand gesetzt werden. Kann sie aufstehen, sollte durch eine zweite Pflegeperson der Durchzieher gewechselt werden, um unnötige spätere, evtl. schmerzhafte Lageveränderungen zu vermeiden. Bei Zeichen von Kreislaufschwäche (Tachykardie, Schwindel, Kaltschweißigkeit, Blässe) ist die Patientin sofort wieder in die liegende Position zu bringen. Die rechtzeitige Gabe von Analgetika vor der Mobilisation erleichtert diese und nimmt der Patientin die Angst vor der Bewegung. Beckenbodentraining durch die Physiotherapeuten ist ab dem 7. postoperativen Tag zu empfehlen.

Literatur

Baltzer, J. u. a.: Praxis der Gynäkologie und Geburtshilfe. Thieme, Stuttgart 2004

Berchtold, R. u. a.: Chirurgie, 5. Aufl. Urban und Fischer, München 200,

Hepp, H. u. a.: Gynäkologische Standardoperationen. Enke Verlag, Stuttgart 1991

Hirsch, H. A. u. a.: Gynäkologische Operationen für die Facharztweiterbildung. Thie,e, Stuttgart 1998

Fritsch H., Kühnel W.: Taschenatlas der Anatomie, Bd. 2: Innere Organe. 9. Aufl. Thieme, Stuttgart 2005

Kahle, W. u. a.: Taschenatlas der Anatomie, Bd. 3: Nervensystem und Sinnesorgane. 9. Aufl. Thieme, Stuttgart 2005

Kellnhauser u. a. (Hrsg.): Thiemes Pflege, 10. Aufl. Thieme, Stuttgart 2004

Kirschbaum M., Münstedt, K. : Checkliste – Gynäkologie und Geburtshilfe. Thieme, Stuttgart 2005

Petrie, E.: Gynäkologische Urologie, 2. Aufl. Thieme, Stuttgart 1996

Pfleiderer, A. u. a.: Gynäkologie und Geburtshilfe, 4. Aufl. Thieme, Stuttgart 2001

Schmidt-Matthiesen, H., Hepp, H.: Gynäkologie und Geburtshilfe. Schattauer, Stuttgart 2005

Skibbe, X., Pahnke, A.: Arbeitsbuch: Gynäkologie und Geburtshilfe. Thieme, Stuttgart 1998

Stauber, M., Weyerstahl, T.: Gynäkologie und Geburtshilfe, 2. Aufl. Thieme, Stuttgart 2005

Uhl, B.: OP – Manual Gynäkologie und Geburtshilfe. Thieme, Stuttgart 2003

12

TEIL IV

Psychosozialer Bereich in der Onkologie

13   Krankheitsverarbeitung und Lebensqualität · 332

14   Beratung und Kommunikation · 341

15   Selbsthilfegruppen und Patientenanwaltschaft · 345

16   Sterben und Tod · 352

13 Krankheitsverarbeitung und Lebensqualität

Joachim Weis

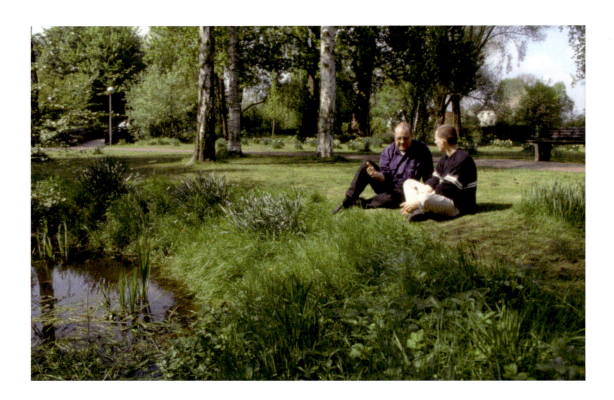

13.1 Krankheitsverarbeitung bei Krebs

Einführung

Die zahlreichen Belastungen in Zusammenhang mit einer Tumorerkrankung und deren Behandlung stellen an die Betroffenen große Anforderungen im Hinblick auf die Verarbeitung und Anpassung an die neue Lebenssituation. Diese werden mit dem Begriff der Krankheitsverarbeitung oder auch Krankheitsbewältigung beschrieben.

Die Erforschung der Krankheitsverarbeitung hat in den letzten Dekaden viel für das Verständnis der individuellen Formen der Verarbeitung einer Krebserkrankung beigetragen und die Entwicklung von Interventionen zur Verbesserung der Krankheitsverarbeitung angestoßen. Neben der Lebensqualität ist daher die Krankheitsverarbeitung eines der wenigen psychosozialen Konzepte, welche Eingang in die Medizin gefunden und

für die klinische Versorgung im Alltag an Bedeutung gewonnen hat.

13.1.1 Theoriemodelle zur Krankheitsverarbeitung

D Unter dem Begriff der Krankheitsverarbeitung werden individuelle Regulationsprozesse des Individuums verstanden, die dazu dienen, die durch die Krankheit gestörte oder beeinträchtigte Befindlichkeit wieder herzustellen und sich kurz-, mittel- oder langfristig an die krankheitsbedingten Belastungen und Folgeprobleme anzupassen.

Transaktionales Modell nach Lazarus und Folkman

Unser heutiges Verständnis der Krankheitsverarbeitung geht auf das transaktionale Theoriemodell von Lazarus und Folkman (1984) zurück, welches in den beiden letzten Jahrzehnten ausdifferenziert und weiterentwickelt wurde (Weis, 2002; Heim, 1998; Folkman et al., 1997).

Als Grundannahme dieses Modells wird davon ausgegangen, dass die Krankheitsverarbeitung als ein kontinuierlicher und interaktionaler Prozess der Auseinandersetzung des Individuums mit der Krankheit, ihren Belastungen und Folgen zu verstehen ist. Somit nimmt der Verarbeitungs- und Bewältigungsprozess die Funktion einer sog. „Mediator-Variablen" ein (Gerdes u. Weis, 2000).

 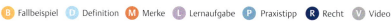

Die Grundannahmen der Theorie der Krankheitsverarbeitung (KV) lassen sich in folgenden Punkten zusammenfassen:

– KV ist ein kontinuierlicher und interaktionaler Prozess der Auseinandersetzung mit der Krankheit, ihren Belastungen und Folgen (Abb. 13.1).
– KV kann auf den Ebenen des Denkens, Fühlens und Handelns erfolgen.
– KV wird durch Bewertungsprozesse des Individuums gesteuert.
– KV wird durch personale Ressourcen wie dispositionale Persönlichkeitsfaktoren, Lerngeschichte, frühere Copingverhalten u. a. beeinflusst.
– KV kann durch soziale Ressourcen (Partner, Familie, Freunde, professionelle Helfer) unterstützt, aber auch behindert bzw. negativ beeinflusst werden.

Vor allem in den letzten Jahren ist die Diskussion um die notwendigen Erweiterungen im theoretischen Grundverständnis der Krankheitsverarbeitung aufgrund der uneinheitlichen Befunde neu entflammt (Petticrew et al., 2002; Brennan, 2001).

Theorie der Selbstwirksamkeit

Durch eine stärkere Fokussierung der personalen und sozialen Ressourcen sowie die Ausarbeitung subjektiver Krankheitstheorien in ihrer Bedeutung für den Verarbeitungsprozess werden heute teilweise neue Wege beschritten (Folkman u. Greer, 2000; Merluzzi u. Sanchez Martinez, 1997; Merluzzi et al., 2001).

Speziell im Bereich der angloamerikanischen psychoonkologischen und gesundheitspsychologischen Forschung findet sich eine Reihe von Ansätzen, die auf die Theorie der Selbstwirksamkeit zurückgreifen, die Bandura (1997) auf der Grundlage seiner

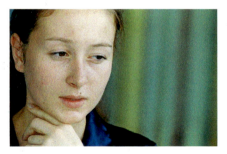

Abb. 13.1 Krankheitsverarbeitung. Die Auseinandersetzung mit der Diagnose Krebs und deren Folgen ist ein kontinuierlicher und interaktionaler Prozess.

sozial-kognitiven Theorie des Lernens entwickelt hat.

Den Mittelpunkt dieser Theorie bildet das Konstrukt der Selbstwirksamkeitsüberzeugungen, das die Überzeugung eines Individuums bezeichnet, in jeweils konkreten Erlebens- und Verhaltensbereichen wirksam handeln zu können. Selbstwirksamkeitsüberzeugungen werden auch als Kompetenzerwartungen bezeichnet.

Schwarzer (1994) hat das Konzept der Selbstwirksamkeitsüberzeugung von konkreten Handlungskontexten gelöst und im Sinne einer allgemeinen Selbstwirksamkeitserwartung generalisiert, die sich über eine Vielzahl verschiedener Handlungsbereiche erstreckt bzw. über diese wirksam wird. Der Ansatz von Merluzzi et al. (2001) bezieht Kompetenzüberzeugungen auf konkrete Formen des Erlebens und Verhaltens im Umgang mit einer Krebserkrankung.

13.1.2 Krankheitsverarbeitung und Ressourcenorientierung

Konzept der Salutogenese

Ausgehend von der Leitfrage, welche Faktoren für die Aufrechterhaltung der Gesundheit verantwortlich sind, begründete A. Antonovsky (1987) das Konzept der Salutogenese, wobei er sich hierbei auf die personalen Ressourcen konzentrierte, die in seinem Modell als sogenannte Widerstandsquellen bezeichnet werden. Zentrale personale Ressource in seinem Modell ist das Kohärenzgefühl (Sense of Coherence, SOC), das als globale Orientierung verstanden wird, die dem Menschen ein generalisiertes, überdauerndes, jedoch auch dynamisches Gefühl des Vertrauens vermittelt. Entsprechende Korrelate sind ein positives Selbstbild der Handlungsfähigkeit und Bewältigbarkeit von Lebensbedingungen sowie das Bestreben, den Lebensbedingungen einen subjektiven Sinn zu geben und sie mit den eigenen Wünschen und Bedürfnissen in Einklang zu bringen (Verstehbarkeit, Machbarkeit, Sinnhaftigkeit; Antonovsky, 1987).

Das Konzept der Salutogenese bzw. des Kohärenzgefühls nach Antonovsky gilt als eines der am besten ausgearbeiteten Theorien zu Protektivfaktoren in der medizi-

nischen Psychologie und hat zunehmend Eingang in die Psychoonkologie sowie Rehabilitation gefunden.

Das Salutogenese-Konzept ist als individualpsychologisches Persönlichkeitskonstrukt im Zusammenhang mit anderen Konstrukten zu sehen, die im Hinblick auf Stressresistenz oder Bewältigung von Belastungen diskutiert werden. Hierzu gehören z. B. folgende Konzepte:

– Widerstandskraft oder Hardiness (Kobasa, 1979),
– gesundheitsbezogene Kontrollüberzeugungen (Locus of Control; Smith et al., 1995; Krampen, 1989),
– Optimismus (Carver u. Scheier, 1999),
– Selbstwirksamkeit (Bandura, 1997; Schwarzer, 1994).

Allen diesen Konzepten ist die Ausrichtung auf die Identifikation von Ressourcen des Menschen gemeinsam (u. a. individuelle Problemlösekompetenz, Ich-Identität, soziale Unterstützungssysteme usw.), die sowohl protektiv im Sinne der Gesundheitsprävention wirken können, als auch verbesserte Verarbeitungsstrategien in Phasen von Krankheit oder in anderen Lebenskrisen ermöglichen.

Das Konzept personaler Ressourcen liefert wichtige Hilfen zum Verständnis der intrapsychischen Verarbeitung einer Erkrankung im Kontext der Interaktion zwischen Individuum und Umwelt. Das Salutogenese-Konzept hat die Leitgedanken der Selbsthilfe und Selbstverantwortung ebenso wie die Konzepte der Gesundheitsförderung wesentlich beeinflusst und liefert somit die Grundlage für die Ausarbeitung entsprechender Schulungen oder psychoedukativer Maßnahmen. Im Hinblick auf die Bewältigungsforschung kann durch diesen Ansatz auch die Interaktion von situationsbezogenen Bewältigungsformen und individueller Disposition besser verstanden werden.

13.1.3 Krankheitsverarbeitung im sozialen Kontext

Die Verarbeitung einer Tumorerkrankung ist nicht nur unter der individualpsychologischen Perspektive zu betrachten, sondern auch im Kontext der Interaktion mit dem sozialen Umfeld zu sehen, da die Angehörigen und Partner ihrerseits die Belastungen verarbeiten müssen und in der Interaktion mit den Betroffenen die Verarbeitungsstrategien sich wechselseitig beeinflussen können.

Heim (1988) hatte bereits darauf hingewiesen, dass sich die Ziele und Bewertung der Bewältigungsstrategien je nach Betrachterperspektive doch erheblich unterscheiden können. Aus Sicht des Patienten kann bspw. die Wiedergewinnung der Körperintegrität, des Selbstwertgefühls oder des subjektiven Wohlbefindens an erster Stelle stehen, während aus Sicht des sozialen Umfelds die Aufrechterhaltung oder Wiedergewinnung der familiären Rolle und Verantwortung vordringlich sein kann. Aus ärztlicher Sicht kann demgegenüber eine optimale Compliance bei Diagnostik und Therapie bzw. die Anpassung an die sozialen Regeln des Behandlungssettings die gewünschte Form der Bewältigung sein (Abb. 13.2).

Entsprechend können die verschiedenen Betrachterperspektiven zu partiellen Unvereinbarkeiten führen, die dann nicht selten Konflikte nach sich ziehen können. So wird z. B. der Arzt im Krankenhaus wahrscheinlich einen passiv-kooperativen Patienten schätzen, während eine solche Verarbeitungsstrategie aus Sicht des Patienten möglicherweise als Ausgeliefertsein oder Hilflosigkeit erlebt wird.

13.1.4 Patientenkompetenz und Krankheitsverarbeitung

Im Zuge der gesundheitspolitischen Veränderungen der letzten Jahre wurde der Begriff der Patientenkompetenz (Kranich, 2004 u. 2005; Nagel et al., 2004; Nagel, 2005; Schulte, 2004) eingeführt und vermehrt auch in Zusammenhang mit der Krankheitsverarbeitung diskutiert. Hierbei wird angenommen,

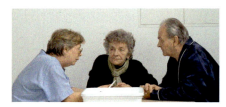

Abb. 13.2 Krankheitsverarbeitung im sozialen Kontext. Je nach Perspektive werden unterschiedliche Verarbeitungsstrategien als hilfreich angesehen. Die Bewertungen des Arztes und der Anhörigen können die Krankheitsverarbeitung des Patienten beeinflussen.

dass „Patientenkompetenz" sich positiv auf Gesundheit, das Ergebnis einer Behandlung und den Verlauf von Erkrankungen auswirken soll.

D *Patientenkompetenz* lässt sich im Sinne einer Arbeitsdefinition bestimmen als Fähigkeit, Anforderungen und gefühlsmäßige Belastungen zu bewältigen, die im Kontext einer Krebserkrankung und ihrer Behandlung entstehen, dabei orientiert an persönlichen Bedürfnissen und Zielvorstellungen zu handeln und Ressourcen des persönlich-sozialen Umfelds sowie des Gesundheitswesens als Ganzem zu erschließen und zu nutzen (Weis u. Giesler, 2004).

Diese Arbeitsdefinition verknüpft das Konzept der Patientenkompetenz mit der Tradition der Krankheitsverarbeitungsforschung (Lazarus u. Folkman, 1984; Filipp u. Aymanns, 1995) und einem auf allgemeinpsychologischen Grundlagen aufbauendes Verständnis von Kompetenz.

Ein hohes Maß an Eigenaktivität und die Übernahme von Verantwortung für die eigene Gesundheit stellen wesentliche Merkmale von Patientenkompetenz dar. Die Patientenkompetenz ist hierbei nicht mit Teilhabe und partizipativer Entscheidungsfindung („shared decision making") gleichzusetzen, sondern eher als deren subjektive Voraussetzungen zu verstehen.

Die Patientenkompetenz zeigt einige konzeptionelle Überschneidungen mit bereits vorliegenden Konstrukten, auf die an dieser Stelle nicht weiter eingegangen werden kann (s. hierzu ausführlicher bei Giesler u. Weis, 2005). An dieser Stelle bleibt festzuhalten, dass die Patientenkompetenz als ein eigenständiges Konstrukt verstanden wird, was zu einer Weiterentwicklung des Verständnisses der Krankheitsverarbeitung beitragen kann. Inwieweit dies gelingen wird, werden die Forschungsergebnisse in den nächsten Jahren zeigen.

13.1.5 Diagnostik der Krankheitsverarbeitung

Die Diagnostik der Krankheitsverarbeitung hat in der Psychoonkologie einen wichtigen Stellenwert in der Abklärung von Reaktionsformen und Anpassungsstrategien des

Individuums, die im kontinuierlichen Spektrum zwischen normalen Reaktionen und möglichen psychopathologischen Formen im Sinne von psychischen Störungen differenzialdiagnostisch abgegrenzt werden können. Sie ist dadurch auch für die Planung und Indikationsstellung von gezielten psychoonkologischen Interventionen bedeutsam.

Grundsätzlich gilt für die Diagnostik der Krankheitsverarbeitung, dass die individuellen Sichtweisen und Bewertungen des betroffenen Patienten über die Selbstauskunft den wesentlichen Zugangsweg für die Erfassung darstellen. Fremdbeurteilungen über den Arzt oder die Angehörigen lassen die Krankheitsverarbeitung nur mittelbar über direkte oder indirekte Äußerungen bzw. die Wahrnehmung emotionaler Zustände des Patienten erschließen.

Erfassungsmethoden

Zur Erfassung der Krankheitsverarbeitung steht heute eine Vielzahl von Instrumenten zur Verfügung. Die wichtigsten Instrumente sind:

– klinische Interviews,
– Fragebögen.

Interviews

Das klinische Urteilsbild über das Interview (bspw. über die Berner Bewältigungsformen BEFO, Heim et al., 1991) erlaubt die Erfassung der Verarbeitungsprozesse unter Einbeziehung vorhandener Abwehr- und Verleugnungsstrategien, wobei Kenntnisse der Konzepte und Theorien zur Krankheitsverarbeitung sowie eine entsprechende Schulung Voraussetzungen für die Erfassung sind.

In der klinischen Routine hat sich das klinische Urteilsbild über das Patientengespräch bewährt, wobei ergänzende Fremdbeurteilungen durch andere Berufsgruppen oder die Angehörigen hilfreich sind und wichtige ergänzende Informationen zur Beurteilung liefern können.

Fragebögen

Darüber hinaus gibt es eine Reihe von Fragebogenverfahren, die eine ökonomisch und standardisierte Erfassung erlauben (Abb. 13.3). Die im deutschsprachigen Raum am häufigsten eingesetzten Fragebogeninstrumente sind:

13

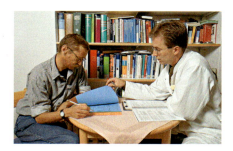

Abb. 13.3 Fragebogen. Neben Interviews und Patientengesprächen ermöglichen Fragebögen eine sehr ökonomische und standardisierte Erfassung der Krankheitsbewältigung.

– der Freiburger Fragebogen zur Krankheitsverarbeitung (FKV, Muthny, 1989),
– die Trierer Skalen zur Krankheitsverarbeitung (TSK, Klauer u. Filipp, 1993).

Unter Bezugnahme auf das Konstrukt der Selbstwirksamkeit haben Bulsara et al. (2004) eine Skala zur „Patient Empowerment" vorgelegt, die Ähnlichkeiten zur Erfassung der Patientenkompetenz (Weis u. Giesler, 2004) aufweist. Das Konzept des Empowerments wird im Sinne einer Verfügbarkeit und Ausübung von Kontrolle im Kontext einer Krebserkrankung verstanden und zeigt dadurch eine gewisse Nähe zum Konzept der Selbstwirksamkeit.

In ähnlicher Weise haben Merluzzi und Martinez Sanchez (1997) sowie Merluzzi et al. (2001) ein Verfahren zur Erfassung entsprechender Selbstwirksamkeitsüberzeugungen bei Tumorpatienten vorgelegt. Auf der Basis von Faktorenanalysen konnten Merluzzi et al. (2001) hierbei die folgenden Arten von Selbstwirksamkeitserwartungen unterscheiden, die sich auf verschiedene Bereiche der Bewältigung einer Krebserkrankung richten:

– Aufrechterhalten von Aktivität und Unabhängigkeit,
– Suchen und Verstehen medizinischer Information (über die Erkrankung),
– Bewältigen von Stress,
– Umgehen mit Nebenwirkungen,
– Annehmen der Erkrankung und Bewahren einer positiven Haltung,
– Umgehen mit Gefühlen,
– Suchen von sozialer Unterstützung.

Die beiden letztgenannten Verfahren sind jedoch für den deutschsprachigen Raum bisher nicht validiert.

Grundsätzlich gilt für jegliche Form der Erfassung von Krankheitsverarbeitung, dass die Diagnostik der Krankheitsverarbeitung immer prozesshaft erfolgen sollte, da die Einschätzungen zur Krankheitsverarbeitung Aktualbefindlichkeiten und Schwankungen des körperlichen sowie emotionalen Wohlbefindens unterliegen.

13.1.6 Krankheitsverarbeitung und Krankheitsverlauf

Eine wichtige Frage in der Erforschung der Krankheitsverarbeitung ist, ob und inwieweit die unterschiedlichen Formen der psychischen Verarbeitung die Überlebenszeit beeinflussen. In zahlreichen Studien konnte gezeigt werden, dass aktive und problemzentrierte Verarbeitungsstrategien zusammen mit emotionaler Entlastung sich für die individuelle Anpassung als günstig erwiesen haben, während sich Fatalismus, Hoffnungslosigkeit und Hilflosigkeit als eher maladaptiv herausgestellt haben (Heim, 1998).

Einzelne Studien haben die Bedeutung des Kampfgeistes etwas relativiert, zugleich jedoch die depressive Verarbeitung als malaptive Bewältigungsform bestätigen können (Watson et al., 1999).

Da wir nach bisherigem Kenntnisstand die somato-psychischen Wechselwirkungen nicht im Sinne einfacher Ursache-Wirkungs-Beziehungen interpretieren können, sind die vorliegenden Befunde als korrelativ zu bewerten. Nach einer anfänglichen Euphorie weisen die zuletzt vorgelegten Meta-Analysen darauf hin, dass auf der Basis der bisher vorliegenden Studien keine Evidenz für einen direkten Zusammenhang der Krankheitsverarbeitung mit der Überlebenszeit besteht (Petticrew et al., 2002).

Zusammenfassung

Das Konstrukt der Krankheitsverarbeitung beschreibt die psychischen Prozesse der Selbstregulation in der Verarbeitung und Bewältigung von krankheits- und behandlungsbezogenen Belastungen und hat in der klinischen Versorgung als wichtige Zielgröße Eingang gefunden um.

Die Erforschung der Krankheitsverarbeitung hat in den letzten Jahren eine Reihe von Erkenntnissen erbracht, die sich in der Entwicklung von geeigneten diagnostischen Instrumenten sowie der Entwicklung von Interventionen zur Verbesserung der Krankheitsverarbeitung niedergeschlagen haben. Darüber hinaus konnten Aspekte des psychoonkologischen Betreuungs- und Behandlungsbedarfs sowie die Erfolge durchgeführter psychoonkologischer Maßnahmen dadurch erfasst werden. Dennoch können die Erkenntnisfortschritte nicht darüber hinwegtäuschen, dass das Konstrukt der Krankheitsverarbeitung unter wissenschaftlicher Perspektive an methodische Grenzen gelangt ist und neue Entwicklungen erforderlich sind. Inwieweit Konzepte wie Selbstwirksamkeit und/oder Patientenkompetenz hier weitere Erkenntnisfortschritte erbringen können, bleibt abzuwarten.

Literatur

Antonovsky, A.: Unraveling the mystery of health. Jossey-Bass, San Francisco 1987

Bandura, A.: Self-efficacy. The exercise of control. Freeman, New York 1997

Bartsch, H. H., Weis, J. (Hrsg.): Gemeinsame Entscheidung in der Krebstherapie. Arzt und Patient im Spannungsfeld der Shared Decision. Karger, Basel 2004

Brennan, J.: Adjustment to cancer-coping or personal transition. Psycho-Oncology 10 (2001) 1

Bulsara, C. et al.: Measuring a sense of empowerment in cancer patients. Poster 7th World Congress of Psycho-Oncology. August 25th–28th, 2004, Copenhagen, Denmark. Psycho-Oncology 13 (2004) 157

Carver, C. S., Scheier, M. F.: Optimism. In: Snyder, C. R. (ed.): Coping. The psychology of what works. Oxford University Press, New York 1999

Faller, H.: Beeinflussen psychologische Faktoren den Verlauf einer Krebserkrankung? Ergebnisse, Methoden, Mechanismen. Zeitschrift für Medizinische Psychologie 13 (2004) 99

Filipp, S. H., Aymanns, P.: Bewältigungsstrategien (Coping). In: Adler, R. u. a. (Hrsg.): Psychosomatische Medizin. 5. Aufl. Urban & Schwarzenberg, München–Wien–Baltimore 1996

Folkman, S.: Positive psychological states and coping with severe stress. Soc Sci Med 45 (1997) 1207

Folkman, S., Greer, S.: Promoting psychological well-being in the face of serious illness: When theory, research and practice inform each other. Psycho-Oncology 9 (2000) 11

Gerdes, N., Weis, J.: Theorie der Rehabilitation. In: Bengel, J., Koch, U. (Hrsg.): Grundlagen der Rehabilitationswissenschaft. Themen, Forschungsstrategien und Forschungsmethoden. Springer, Berlin 2000

13

Giesler, J. M., Weis, J.: Patientenkompetenz: Methodische Erfassung eines aktuellen Konzepts in der Onkologie. Forum DKG 20,2 (2005) 42

Härter, M. u.a. (Hrsg.): Gemeinsam entscheiden, erfolgreich behandeln – Neue Wege für Ärzte und Patienten im Gesundheitswesen. Deutscher Ärzteverlag, Köln 2005

Heim, E.: Coping – Erkenntnisstand der 90er Jahre. Psychotherapie, Psychosomatik. Med. Psychologie 48 (1998) 321

Heim, E. u.a.: Berner Bewältigungsformen BEFO. Handbuch. Huber, Bern 1991

Heim, E.: Coping und Adaptivität: Gibt es ein geeignetes oder ungeeignetes Coping. Psychother Psychosom Med Psych 38 (1988) 8

Holland, J.: Psychooncology. Oxford University Press, New York 1998

Kobasa, S. C.: Stressful life events, personality and health. An inquiry in hardiness. J Personality and Social Psychol 34 (1979) 839

Koch, U., Weis, J. (Hrsg.): Krankheitsbewältigung bei Krebs und Möglichkeiten der Unterstützung. Der Förderschwerpunkt „Rehabilitation von Krebskranken". Schattauer, Stuttgart 1998

Krampen, G.: Diagnostik von Attributionen und Kontrollüberzeugungen. Hogrefe, Göttingen 1989

Kranich, C.: Patientenkompetenz. Was müssen Patienten wissen und können? Bundesgesundheitsblatt – Gesundheitsforschung – Gesundheitsschutz 10 (2004) 950

Kranich, C.: Brauchen wir den Diplompatienten? – oder: Patientenbeteiligung erfordert Kompetenz. In: Härter, M. u.a. (Hrsg.): Gemeinsam entscheiden, erfolgreich behandeln – Neue Wege für Ärzte und Patienten im Gesundheitswesen. Deutscher Ärzteverlag, Köln 2005

Klauer, T., Filipp, S. H.: Trierer Skalen zur Krankheitsbewältigung. Hogrefe, Göttingen 1993

Lazarus, R. S., Folkman, S.: Stress, appraisal and coping. Springer, New York 1984

Lorig, K. R. et al.: Chronic disease self-management program: 2-year health status and health care utilization outcomes. Med Care 39 (2001) 1217

Merluzzi, T. V., Martinez Sanchez, M. A.: Assessment of self-efficacy and coping with cancer: Development and validation of the Cancer Behavior Inventory. Health Psychology 16 (1997) 163

Merluzzi, T. V. et al.: Self-efficacy for coping with cancer. Revision of the Cancer Behavior Inventory (Version 2.0). Psycho-Oncology 10 (2001) 206

Muthny, F.: Manual zum Freiburger Fragebogen zur Krankheitsverarbeitung. Beltz, Weinheim 1989

Nagel, G. u.a.: Patientenkompetenz: Begriffsbestimmung und prognostische Relevanz bei Krebs – Ergebnisse einer Umfrage. Deutsche Zeitschrift für Onkologie 36 (2004) 110

Nagel, G.: Patientenkompetenz. Krankenhauspharmazie 26 (2005) 128

Petticrew, M. et al.: Influence of psychological coping on survival and recurrence in people with cancer: systematic review. British Medical Journal 325 (2002) 1066

Schulte, H.: Patientenkompetenz aus Sicht der Betroffenen. In: Bartsch, H. H., Weis, J.: (Eds.), Gemeinsame Entscheidung in der Krebsthe-

rapie. Arzt und Patient im Spannungsfeld der Shared Decision. Karger, Basel 2004

Schwarzer, R.: Generalized self efficacy. Assessment of a personal coping ressource. Diagnostica 40 (1994) 105

Smith, M. S. et al.: The development and validation of the Perceived Health Competence Scale. Health Education Research 10 (1995) 51

van der Pompe, G. et al.: Adjustment to breast cancer: the psychobiological effects of psychosocial interventions. Patient Educ Couns 28 (1996) 209

Watson, M. et al.: Influence of psychological response on survival in breast cancer: a population-based cohort study. Lancet 354 (1999) 1331

Weis, J.: Leben nach Krebs. Belastungen und Krankheitsverarbeitung im Verlauf einer Krebserkrankung. Huber, Bern 2002

Weis, J., Giesler, J. M.: Patientenkompetenz: Ein neues Konzept in der Onkologie. In: Bartsch, H. H., Weis, J. (Eds.): Gemeinsame Entscheidung in der Krebstherapie. Arzt und Patient im Spannungsfeld der Shared Decision. Karger, Basel 2004

13.2 Lebensqualität in der Onkologie

Durch die Entwicklung neuer Therapieansätze und Verbesserungen in den palliativen Behandlungsmöglichkeiten konnten die Überlebenszeiten bei Krebserkrankungen verlängert werden. Für einige wenige Tumorarten sind durch die Fortschritte in der Früherkennung und Behandlung auch höhere Heilungsraten erzielt worden. Allerdings sind die verbesserten, teilweise jedoch auch aggressiveren und länger andauernden Therapien häufig mit einer Zunahme an Belastungen verbunden und gehen daher mit einer höheren behandlungsbedingten Morbidität sowie komplexen körperlichen und psychosozialen Folgeproblemen einher.

Vor diesem Hintergrund wurde vermehrt die Frage nach der subjektiven Bedeutung und Qualität der gewonnenen Lebenszeit in den Vordergrund gerückt (Bullinger, 1997). Der Begriff „Lebensqualität" als Zielkriterium wurde seit Anfang der 70er Jahre in die Onkologie eingeführt und hat als Forschungskonzept seither zunehmend an Bedeutung gewonnen. Dies wurde u.a. durch die Gründung internationaler Fachgesellschaften wie ISOQOL oder die Gründung einer eigenen Fachzeitschrift „Quality of Life Research" verdeutlicht. Wie kaum ein anderes psychosoziales Konstrukt hat sich die Lebensqualität als Kriterium, welches die subjektive Befindlichkeit der Patienten fokussiert, in der Medizin etabliert.

Heute steht der Begriff der Lebensqualität in der Onkologie auch für eine patientenzentrierte Sichtweise, die in der Diagnostik, Behandlung und Nachsorge nicht mehr nur die somatischen Aspekte des Tumors, sondern den ganzen Menschen im Blick hat.

13.2.1 Begriffbestimmungen und konzeptionelle Ansätze

Die Definition der Lebensqualität ist sehr vielfältig und abhängig von dem Bereich, in dem das Konzept Lebensqualität angewendet wird. So definiert die WHO Quality of life group allgemein Lebensqualität wie folgt:

D *Lebensqualität* ist die individuelle Wahrnehmung der eigenen Lebenssituation im Kontext der jeweiligen Kultur und des jeweiligen Wertesystems und in Bezug auf die eigenen Ziele, Erwartungen, Beurteilungsmaßstäbe und Interessen (WHO QOL Group, 1998).

In der Onkologie wurde die Lebensqualität als ein wissenschaftliches Konzept ausgearbeitet und verschiedene Ansätze sowie Erfassungsmethoden entwickelt. Es lassen sich zwei unterschiedliche Ansätze unterscheiden:

– qualitätsadjustierte Überlebenszeit,
– gesundheitsbezogene Lebensqualität.

Qualitätsadjustierte Überlebenszeit. Der erste Ansatz berechnet auf der Basis von Kosten-Nutzen-Modellen die qualitätsadjustierte Überlebenszeit. Hierbei werden Überlebenszeit und Lebensqualität miteinander verknüpft und zu einem einheitlichen Wert verrechnet, um Entscheidungshilfen für die Behandlung zu erhalten. Beispiele für diesen Ansatz sind folgende Modelle (Fayers u. Machin, 2000):

– Modell der qualitätsadjustierten Zeit ohne Symptome und Toxizität (Q-TWiST),
– Modell der qualitätsadjustierten Lebensjahre (QaLY)

Gesundheitsbezogene Lebensqualität. Der zweite psychometrische Ansatz fokussiert dagegen die individuelle Erfassung der Lebensqualität über eine direkte Einschätzung und Beurteilung durch die Patienten.

In diesem heute weit verbreiteten Ansatz werden die Bedeutung des subjektiven Krankheitserlebens und die subjektive Einschätzung der Funktionsfähigkeit in verschiedenen Lebensbereichen als gleichwertige, teilweise sogar primäre Bewertungskriterien anerkannt (Cella u. Tulsky, 1993). Hierfür wird häufig auch die Bezeichnung gesundheitsbezogene Lebensqualität verwendet.

D *Gesundheitsbezogene Lebensqualität* ist das Ausmaß, in dem das körperliche, seelische oder soziale Wohlbefinden durch Krankheit und/oder Behandlung beeinträchtigt wird (Cella u. Tulsky, 1993).

Nach diesem Ansatz, der im Folgenden schwerpunktmäßig dargestellt wird, umfasst die gesundheitsbezogene Lebensqualität ein

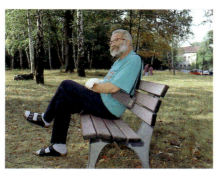

Abb. 13.4 Gesundheitsbezogene Lebensqualität. Sie umschließt körperliche, psychische und soziale Faktoren.

breites Spektrum von Aspekten wie **(Abb. 13.4)**:

– körperliche Beschwerden,
– funktionelle Fähigkeiten,
– Aktivitäten,
– familiäres Wohlbefinden,
– seelisches Wohlbefinden,
– Behandlungszufriedenheit,
– Sexualität/Körperbild,
– soziale Funktion,
– Zufriedenheit.

Nach heutigem Verständnis ist die gesundheitsbezogene Lebensqualität ein multidimensionales subjektives und dynamisches Konstrukt (Koller u. Lorenz, 2002) mit mindestens drei Dimensionen:

– körperliche Funktionen/Symptome,
– psychische und geistige Funktionen,
– soziale Funktionen.

13.2.2 Erfassung der gesundheitsbezogenen Lebensqualität

In der Erfassung der Lebensqualität werden die Patienten mithilfe von standardisierten Fragebögen zu verschiedenen Symptomen, Beschwerden oder subjektiven Einschränkungen der Funktionalität befragt. Zu den häufigsten in der Onkologie verwendeten Instrumenten gehören folgende Fragebögen:

– EORTC QLQ C30-Inventar (Aaronson et al., 1993),
– FACT (Cella et al., 1993),
– FLIC (Schipper et al., 1984),
– Rotterdam Symptom Check List (De Haes et al., 1996).

Neben den stärker symptomorientierten Fragebögen gibt es auch Verfahren, die eine subjektive Gewichtung der relevanten Le-

bensqualitätsaspekte erlauben, wie z.B. der SEIQOL von Waldron et al. (1999).

Darüber hinaus existiert eine Reihe von generischen, d.h. diagnoseübergreifenden Erfassungsmethoden zur Lebensqualität. Das wohl bekannteste Verfahren ist der SF36 (Bullinger et al., 1995). Zur Orientierung liegen heute gute Übersichten der derzeit auf dem Markt befindlichen Instrumente vor (Schumacher et al., 2004).

Modulares Erfassungssystem

Die mit Abstand weltweit am häufigsten eingesetzten Instrumente sind die Verfahren der EORTC Quality of Life Group oder der FACT Arbeitsgruppe von D. Cella. Bei diesen Ansätzen erfolgt in der Regel eine Basiserhebung über einen Kernfragebogen (EORTC QlQ C30 oder FACT-G), der dann je nach Fragestellung mit verschiedenen Modulen kombiniert wird.

Im Bereich der Modulentwicklung haben wir heutzutage verschiedene Kategorien von Modulen.

– diagnosespezifische Module,
– behandlungsspezifische Module,
– symptomspezifische Module,
– übergreifende Module.

Zunächst wurden diagnosespezifische Module entwickelt, die die besonderen Probleme einzelner Diagnosegruppen erfassen (z.B. Brustkrebs, Bronchialkrebs, Zervixkarzinome usw.).

In der weiteren Entwicklung wurden dann behandlungsspezifische Module (z.B. Hochdosistherapie) sowie symptomspezifische Module (z.B. Anämie, Fatigue, usw.) konstruiert. Unter den symptomspezifischen Problemen ist insbesondere die Fatigue-Problematik in den letzten Jahren in den Mittelpunkt gerückt worden (Weis u. Bartsch, 2000).

Fragebögen zur Lebensqualität eigen sich zur querschnittlichen und längsschnittlichen Erfassung, um Veränderungen abzubilden. Referenz- oder Normvergleichswerte erlauben die Interpretation der gefundenen Ausprägungen im Hinblick auf verschiedene Krankheitsgruppen oder der Population gesunder Menschen.

Übergreifende Module (z.B. Information, Patientenzufriedenheit, Spiritualität) beinhalten die Erfassung von behandlungs- und diagnoseübergreifenden Bereichen. **Abb. 13.5** zeigt eine grafische Übersicht.

13

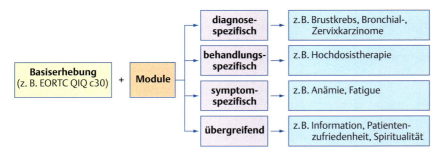

Abb. 13.5 Erfassung der Lebensqualität: Je nach Fragestellung kann die Lebensqualität differenziert über einen Kernfragebogen sowie spezifische Module erfasst werden.

Fragebögen zur Lebensqualität eignen sich zur querschnittlichen und längsschnittlichen Erfassung, um Veränderungen abzubilden. Referenz- oder Normvergleichswerte erlauben die Interpretation der gefundenen Ausprägungen im Hinblick auf verschiedene Krankheitsgruppen oder die Population gesunder Menschen.

Computergestützte Verfahren

Neue Möglichkeiten der Lebensqualitätserfassung sind durch computergestützte Verfahren entwickelt worden. Über computeradaptierte Testung kann die Anzahl der zu beantwortenden Fragen aufgrund eines Algorithmus, basierend auf der Schwere und Schwierigkeit der Einzelfragen, erarbeitet werden. Dies erlaubt, dass ein Lebensqualitätsprofil auf der Basis von nur wenigen Fragen erstellt werden kann.

Voraussetzung ist hier die computergestützte Erfassung auf der Basis von Verfahren, in denen das Ausfüllen der Fragebögen direkt über die Berührung einer Bildschirmoberfläche erfolgt (Touch Screen Verfahren). Allerdings sind diese Verfahren noch in der Erprobungsphase und haben bisher auch aufgrund der doch erheblichen Kosten und der dafür erforderlichen Ausstattung keinen Eingang in die Routine der Lebensqualitätserhebung gefunden.

Methodische Probleme

Mittlerweile besteht ein Konsens in den verschiedenen Forschungsgruppen zur Lebensqualität, dass die gesundheitsbezogene Lebensqualität über die subjektive Einschätzung der betroffenen Patienten als Standarderfahren zu erfassen ist.

Neben ordinalen Ratingskalen finden sich verschiedene Formen linearer oder visueller Analogskalen, wobei die meisten der standardisierten Erhebungsinstrumente ordinale Skalen (mit einer Rangabstufung) verwenden.

Als Dimension wird am häufigsten die Intensität einer Symptomatik oder eines behandlungs- oder erkrankungsbedingten Problems gemessen. Seltener wird nach den Häufigkeiten der Symptome gefragt. Einige Verfahren erfassen darüber hinaus auch das Ausmaß, in dem die abgefragten Probleme oder Symptome mit den Alltagsaktivitäten interferieren oder zu einer Beeinträchtigung der Alltagsaktivitäten im Sinne von Rollenfunktion usw. führen. Nur wenige Verfahren erfassen zusätzlich die subjektive Gewichtung von Teilaspekten der Lebensqualität durch die Betroffenen selbst.

In der Skalenkonstruktion werden neben der klassischen Testtheorie zunehmend auch probabilistische Testtheoriemodelle (z.B. IRT= Item Response Theory) verwendet. Unter methodischen Gesichtspunkten wird aktuell die Frage der Interpretation von Veränderungswerten diskutiert.

Hierbei zentriert sich die Diskussion darauf, inwieweit statistisch signifikante Ergebnisse auch als klinisch relevant zu interpretieren sind. Auf der Basis von verschiedenen Validierungsstudien werden erste Hinweise bezüglich der klinischen relevanten Veränderungswerte dahingehend gegeben, dass bei einer Skalierung von 0–100 ein Veränderungswert von 15 Prozentpunkten als klinisch relevante Veränderung angesehen werden kann.

Weitere methodische Teilfragen befassen sich mit der Bedeutung von Verschiebungen in den Antworten (Response shift) bei Wiederholungsmessungen (Schwartz et al., 2005) sowie der Bedeutung von kulturübergreifenden Einflussmöglichkeiten auf die Selbstbeurteilung der Lebensqualität (Marquis et al., 2005).

13.2.3 Anwendungsgebiete in der Onkologie

In der Onkologie lassen sich heute drei große Anwendungsfelder der Lebensqualitätsforschung unterscheiden:
- klinische Studien,
- Ergebnismessung und Evaluation,
- klinische Routinedokumentation.

Klinische Studien

Für den ersten Bereich der Anwendung in klinischen Studien wird sowohl bei Medikamentenstudien als auch bei Therapievergleichsstudien (z.B. chirurgischer Eingriff versus Radiotherapie usw.) die Lebensqualität als primäres oder sekundäres Zielkriterium eingesetzt.

Die Lebensqualität dient hierbei einerseits zur Abschätzung möglicher Neben- und Folgewirkungen, andererseits jedoch auch zur Bewertung der durch die Behandlung erreichten Funktionalität.

Ergebnismessung und Evaluation

Als Ergebnismessung oder Evaluationsinstrument wird die Lebensqualität bei verschiedenen psychoonkologischen Interventionen oder komplexen Rehabilitationsprogrammen eingesetzt.

Die Lebensqualität stellt in der Regel auch bei diesen Interventionsprogrammen ein primäres oder sekundäres Zielkriterium dar. Beispiele hierfür sind die zahlreichen Studien zu psychoonkologischen Einzel- oder Gruppenintervention bei verschiedenen Arten von Tumorerkrankungen oder die Evaluation von Rehabilitationsprogrammen auf der Basis des ICF-Modells, in dem die Lebensqualität der Ebene der Aktivitäten zugeordnet wird. .

Klinische Routinedokumentation

Die Erhebung der Lebensqualität im Bereich klinischer Routinedokumentation (Abb. 13.6) hat erst in den letzten zehn Jahren begonnen, nachdem die Methodik der Lebensqualitätserfassung im Hinblick auf Standardisierung

13

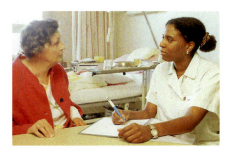

Abb. 13.6 Klinische Dokumentation. Die Erfassung und Dokumentation der Lebensqualität fördert nicht nur die Kommunikation zwischen Patient und behandelndem Team, sondern verbessert auch die Zufriedenheit des Patienten.

und Zeitökonomie verbessert werden konnte.

Die Erfassung der Lebensqualität in der klinischen Routinedokumentation kann einerseits medizinische Behandlungsentscheidungen unterstützen, andererseits entsprechende Nutzergruppen in Medizin oder Rehabilitationseinrichtungen beschreiben, um möglichen weiteren Behandlungsbedarf zu identifizieren (Albert et al., 2002).

Erste Studien zeigen, dass die Erfassung der Lebensqualität die Kommunikation über krankheits- und behandlungsbezogene Probleme erhöht, zugleich jedoch nicht zu einer Verlängerung der Visitendauer führen muss (Detmar u. Aaronson, 1998).

Der Einsatz von Lebensqualitätserfassung verbessert nicht nur die Arzt-Patienten-Kommunikation, sondern auch die Patientenzufriedenheit, da die Patienten wertschätzen, wenn die subjektive Lebensqualität als Kriterium der Behandlung erfasst wird (Velikova et al., 2004; Taenzer et al., 2000).

Weiterhin gibt es Hinweise aus einigen Studien, dass eine standardisierte Rückmeldung von Lebensqualitätsdaten an die Ärzte erforderlich ist und diese nicht ohne eine spezifische Schulung für die Interpretation der Lebensqualitätsdaten erfolgen sollte (McLachlan et al., 2001).

Zusammenfassung

Lebensqualität ist ein mehrdimensionales wissenschaftliches Konstrukt mit mindestens drei Dimensionen:
– körperlich/funktional,
– psychisch/mental,
– sozial.

Seit seiner Einführung in die Onkologie in den frühen 70er Jahren des vergangenen Jahrhunderts ist sie zu einem wichtigen Forschungsbereich geworden, der zunehmend als Anwendungsgebiet in der Medizin auf verschiedenen Ebenen integriert und fest verankert ist.

Das Konstrukt der gesundheitsbezogenen Lebensqualität orientiert sich primär an der Erfassung von Symptomen und Funktionsparametern, hat jedoch konzeptionell eine starke Erweiterung in den letzten Jahren erhalten, in dem auch Aspekte wie Patientenzufriedenheit, Informationsbedürfnis oder Spiritualität aufgenommen worden sind.

Die Vielfalt an standardisierten Messverfahren erlaubt heute eine methodisch gut abgesicherte Erfassung der Lebensqualität auf der Basis von teststatistischen Gütekriterien. An einer methodischen Verfeinerung und Weiterentwicklung der Verfahren zur Verbesserung und Optimierung wird gearbeitet.

Die Lebensqualität hat zahlreiche Anwendungsgebiete im Bereich der klinischen Studien, in der Evaluation von psychosozialen Interventionen oder Nachsorgeprogrammen sowie in der klinischen Routinedokumentation.

Die Erfassung der Lebensqualität hat durch computergestützte Techniken eine qualitative Verbesserung erfahren, die es ermöglicht, die Daten schnell zu verarbeiten und dadurch auch im klinischen Routinealltag nutzbar zu machen. Durch die Verbesserung der Technik konnte bisher eine recht gute Akzeptanz bei den Betroffenen erreicht werden.

Die Informationen zur gesundheitsbezogenen Lebensqualität der Patienten kann für den Arzt wichtige Zusatzinformationen liefern, um Behandlungsentscheidungen besser treffen oder zusätzlichen Bedarf erkennen zu können. Allerdings ist jedoch eine Schulung der Ärzte für den Umgang und die Interpretation der Lebensqualitäts-Befunde erforderlich.

Ausblick

Die Lebensqualität wird als subjektives Bewertungskriterium in Zukunft weiter an Bedeutung gewinnen. Schon heute stellen wir eine Erweiterung der Anwendungsfelder über den rein forschungsorientierten Bereich hinaus fest.

Die Berücksichtigung der individuellen Lebensqualität bei diagnostischen oder therapeutischen Entscheidungen ist heute Teil moderner Standards und Behandlungsleitlinien und stellt daher auch ein Qualitätsmerkmal der modernen Krebsmedizin dar.

Die subjektive Bewertung des Patienten ist ein immer wichtiger werdendes Qualitätsmerkmal für medizinische Leistungen und wird von den Betroffenen selbst vermehrt als Beurteilungskriterium eingefordert. Auch die Patientenzufriedenheit ist von Parametern der Lebensqualität (wie subjektive Gesundheit, seelisches Wohlbefinden usw.) abhängig.

Literatur

Aaronson, N.K. et al.: The European organization for research and treatment of cancer QLQ-C30: A quality-of-life instrument for use in international clinical trials in oncology. J Natl Cancer Inst 85 (1993) 365

Albert, U.S. et al.: Quality of life profile: From measurement to clinical application. Breast 11 (2002) 324

Bullinger, M.: Gesundheitsbezogene Lebensqualität und subjektive Gesundheit. Überblick über den Stand der Forschung zu einem neuen Evaluationskriterium in der Medizin. PPmP 47 (1997) 76

Bullinger, M. u.a.: Der Deutsche SF36 Health Survey: Übersetzung und psychometrische Testung eines krankheitsübergreifenden Instruments zur Erfassung der gesundheitsbezogenen Lebensqualität. Z f Gesundheitswiss 3 (1995) 21

Cella, D. F., Tulsky, D. S.: Quality of Life in Cancer: Definition, Purpose and Method of Measurement. Cancer Investigation 11 (1993) 327

Cella, D.F. et al.: The functional assessment of cancer therapy (FACT) scale: Development and validation of the general measure. J Clin Oncology 11 (1993) 570

De Haes, J. C. et al.: Measuring the quality of life of cancer patients: The Rotterdam Symptom Checklist (RSCL). Northern Center for Health Care Research, Groningen 1996

Detmar, S., Aaronson, N.: Quality of life assessment in daily clinical oncology practice: A feasiblity study. Eur J Cancer 34 (1998) 1181

Fayers, P., Machin, D.: Quality of life research. Wiley & Sons, Chichester 2000

Fayers, P., Hays, R.: Assessing quality of life in clinical trials. 2nd Edition. Oxford University Press, New York 2005

Koller, M., Lorenz, W.: Quality of life: A deconstruction for clinicians. J R Soc Med 95 (2002) 481

Marquis, P. et al.: Translating and evaluating questionnaires: cultural issues for interna-

13

tional research. In: Fayers, P., Hays, R. (eds): Assessing quality of life in clinical trials. 2nd Edition. Oxford University Press, New York 2005

McLachlan, S. et al.: Randomized trial of coordinated psychosocial interventions based on patients self-assessment versus standard care to improve the psychosocial functionning of patients with cancer. J Clin Oncol 19 (2001) 4117

Schipper, H. et al.: Measuring the quality of life of cancer patients: The Functional Living Index – Cancer: development and validation. J. Clin Oncol 2 (1984) 472

Schumacher, J. u.a.: Diagnostische Verfahren zu Lebensqualität und Wohlbefinden. Hogrefe, Göttingen 2003

Schwartz, C. et al.: Response shift: You know it's there but how do you capture it: Challenges for the next phase of research. In: Fayers, P., Hays, R. (eds): Assessing quality of life in clinical trials. 2nd Edition. Oxford University Press, New York 2005

Schwarz, R., Hinz, A.: Reference data for the quality of life questionnaire EORTC QLQ-C30 in the general German population. Eur J Cancer 37 (2001) 1245

Taenzer, P. et al.: Impact of computerized quality of life screening on physician behaviour and patient satisfaction in lung cancer outpatients. Psycho-Oncology 9 (2000) 203

Waldron, D. et al.: Quality of life assessment in advanced cancer: assessing the individual. J Clin Oncol 17 (1999) 3603

Weis, J., Bartsch, H. H.: Fatigue bei Tumorpatienten. Eine neue Herausforderung für Therapie und Rehabilitation. Karger, Basel 2000

WHO QOL Group: The World Health Organisation quality of life Assessment (WHOQOL): development and general psychometric properties. Soc Science Medicine 46 (1998) 1569

Velikova, G. et al.: Measuring Quality of Life in routine oncology practice improves communication and patient wellbeing: a randomized controlled trial. J Clin Oncol 29 (2004) 714

13

14 Beratung und Kommunikation

Rolf Bäumer

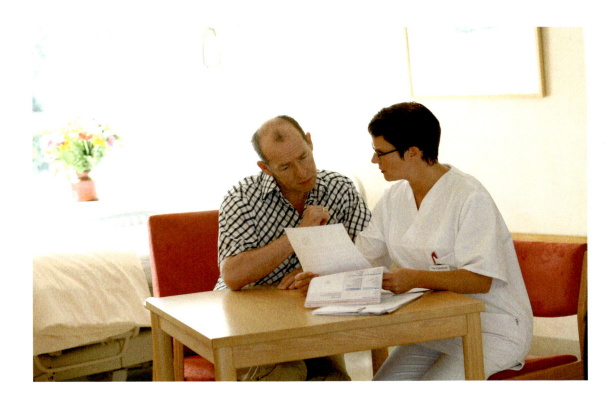

Ein Grundphänomen in der Kommunikation zwischen Betroffenen und Versorgern (Pflegende, Ärzte, Therapeuten usw.) ist, dass sich die beiden Seiten häufig nicht verstehen. Botschaften werden interpretiert, jeder hat über den anderen Phantasien entwickelt oder kann nicht mitfühlen. All das hat Gründe, die man analysieren und beschreiben kann. Die Kommunikation in der Versorgung krebskranker Menschen ist notwendig. Die Frage, warum manchmal Schwierigkeiten auftreten, sollte reflektiert und bearbeitet werden. Eine gute Compliance bei den Betroffenen und deren sozialen Umfeld setzt eine Kommunikation voraus, die von gegenseitigem Respekt und der Intention des Verstehens getragen wird. Schulz von Thun hat das Sender – Empfänger – Modell entwickelt (**Abb. 14.1**). Dieses Modell birgt die Chance der Analyse von Situationen, die doch irgendwie nicht gut gelaufen sind. Es ist als Phänomen anzusehen, dass eine Nachricht unzählige Botschaften innehat. Dieses kann zu Missverständnissen und Konflikten führen, da die Botschaften unterschiedlich von den Akteuren interpretiert werden (**Abb. 14.2**).

14.1 Grundlagen der Kommunikation

Grundsätzlich dient die Kommunikation dem Austausch von Nachrichten. Dieses scheint auf den ersten Blick ein einfacher Vorgang zu sein. Erschwert wird es dadurch, dass der Austausch über sprachliche und nicht sprachliche Signale erfolgt. Schaut man sich die klassische Situation bei der Visite an, dann wird häufig über den Betroffenen hinweg gesprochen. Ärzte, Pflegende usw. stehen, der Patient liegt im Bett. Ein weiterer Punkt ist, dass manchmal eine Fachsprache benutzt wird, die der Betroffene nicht versteht. Das kann zur Folge haben, dass der Betroffene den Anschein erweckt, dass er verstanden hat, weil er sich vielleicht aufgrund seines Bildungsniveaus nicht blamieren will. Die Kontaktaufnahme zu den Betroffenen kann aber nicht nur durch die Fachsprache gestört sein, sondern auch durch die Haltung der professionellen Ebene. Eine solche Haltung wird dadurch unterstrichen, dass die Pflegenden oder Ärzte, die Betroffenen nicht anschauen oder in die Augen schauen können. Die pflegende Person schaut über den Betroffenen hinweg oder an ihm vorbei. Verstärkt wird es durch Mimik und Gestik Diese offensichtlich gestörte Form der Kommunikation wird von beiden Seiten wahrgenommen und unterschiedlich interpretiert.

 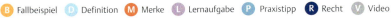

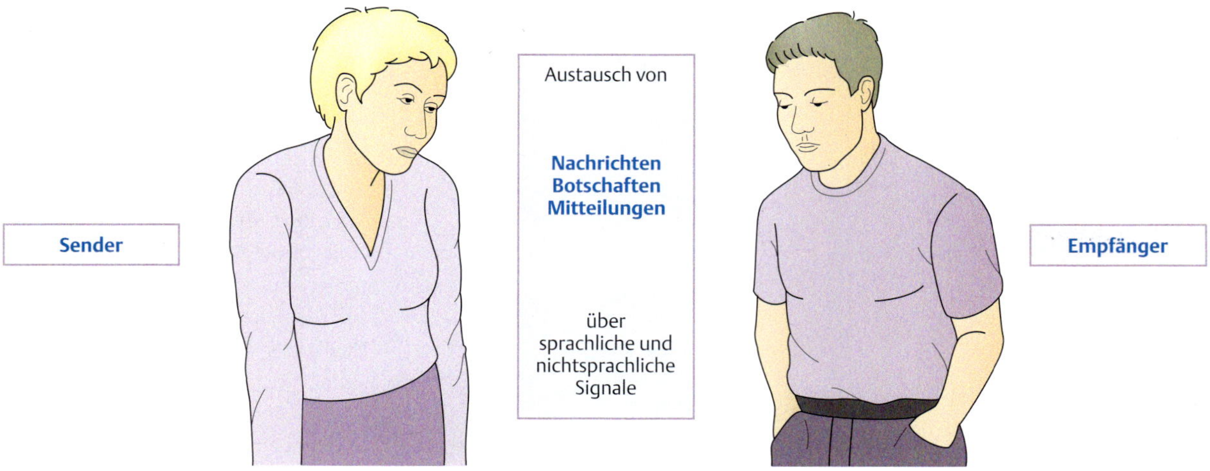

Abb. 14.1 Das Sender – Empfänger Modell (nach Schulz von Thun, 2003).

Die non-verbale Kommunikation unterstützt die verbale Kommunikation.

D Der Austausch von Nachrichten und Mitteilungen muss durch ein sprachliches Niveau gekennzeichnet sein, dass von beiden Seiten verstanden wird. Die nicht sprachlichen Signale müssen durch passives, aktives und empathisches Zuhören unterstrichen werden.

Die Anatomie einer Nachricht (nach Schulz von Thun)

Grundsätzlich hat eine Nachricht vier Seiten, die im Folgenden einzeln beschrieben werden (Abb. 14.2):
– Sachinhalt,
– Selbstoffenbarung,
– Beziehung,
– Appelle.

Sachinhalt einer Nachricht. Dieser ist durch Informationsweitergabe geprägt. Der Patient hört die Informationen, die ihm gegeben werden. Die Inhalte können durch Diagnose- und Therapieinformationen und den weiteren Umgang mit Nebenwirkungen geprägt sein.

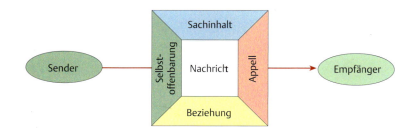

Abb. 14.2 Die vier Seiten (Aspekte) einer Nachricht – ein psychologisches Modell der zwischenmenschlichen Kommunikation (nach Schulz von Thun, 2003).

Für den Betroffenen steht der Sachertrag der Mitteilung im Vordergrund.
Selbstoffenbarung einer Nachricht. In jeder Mitteilung steckt nicht nur Informationsweitergabe, sondern auch Persönlichkeitsaspekte des Senders, in unserem Zusammenhang der Pflegekraft. „Allgemein gesagt: In jeder Nachricht steckt ein Stück Selbstoffenbarung des Senders." (Schulz von Thun, 2003)
Beziehung einer Nachricht. In jeder Nachricht stecken Informationen über die Beziehung der Akteure zueinander. Es wird deutlich, wie der Sender (Pflegekraft usw.) zu dem Empfänger (Betroffener) steht. Krebskranke Menschen haben dieses Ohr besonders gut ausgebildet,

da sie sich in einer außergewöhnlichen Situation befinden, die jegliche Normalität verloren hat. Die Pflegekraft zeigt in diesem Aspekt deutlich, was sie von dem Betroffenen hält. Die Situation zwischen Betroffenen und Pflegenden ist durch ein hohes Maß an Intimität gekennzeichnet. Das erfordert eine sehr gute soziale Kompetenz der Pflegenden.
Appelle einer Nachricht. In jeder Nachricht stecken Wünsche, wozu der Sender jemanden veranlassen will. Die Pflegende will in ihren Nachrichten den Patienten zu bestimmten Verhaltensweisen veranlassen, Denkanstöße geben usw. Auch ein Lehrbuch wie dieses enthält viele Appelle.

14.2 Das schwierige Gespräch in der Onkologie

Erstmal sollte sich jeder die Frage stellen, was ein „schwieriges" Gespräch überhaupt ist. Es sind Gespräche, in denen eine bewusste Auseinandersetzung mit der lebensbedrohlichen Erkrankung des Betroffenen stattfindet. Häu-

fig wird das Thema, über das gesprochen wird, als schwierig empfunden. Es ist aber nicht das Thema, sondern die individuelle Haltung zu dem Thema. Diese lässt uns ein Gespräch als kompliziert oder leicht empfinden. Es

stellt sich die Frage, für welchen Gesprächspartner das Gespräch schwierig ist – für die Pflegekraft oder den Betroffenen. Für die Pflegekraft, weil diese Themen anspricht, die sich mit einer existenziell bedrohlichen Situation des Betroffenen auseinandersetzt oder für den Betroffenen selbst, der sich in einer Ausnahmesituation befindet.

Empathie. Die Grundhaltung in Gesprächen ist die Empathie. Dieses bedeutet, dass Pflegende in der Lage sein müssen, sich in die Gefühlswelt des anderen hineinzufühlen. Dieses hat eine kognitive und affektive Dimension. Die kognitive Dimension beinhaltet das Verstehen und die affektive das Mitfühlen.

Gesprächsphasen

Schwierige Gespräche haben 3 Phasen:
1. Vorbereitungsphase,
2. Gesprächsrahmen,
3. das Gespräch selbst.

Vorbereitungsphase. Diese Phase ist besonders wichtig, da sich die Pflegekraft auf ein Gespräch gezielt vorbereitet. Es ist wichtig, eine Selbstklärung anhand des Kommunikationsquadrates zu betreiben (s. Abb. 14.2):

– Auf der Sachebene steht die eigene Haltung zu der Erkrankung im Fokus und welche Punkte unbedingt angesprochen werden müssen.

– Auf der Appellebene steht die Zielsetzung eines Gesprächs mit Patienten im Vordergrund.

– Auf der Beziehungsebene steht die professionelle Beziehung zwischen Patient und Pflegekraft im Fokus mit der Frage: Wie stehe ich zum Patienten?

– Auf der Selbstkundgabeseite wird die eigene Haltung zum Thema deutlich und welche Herzen in meiner Brust schlagen und wie es dem anderen gehen kann.

Indem Gespräche so vorbereitet werden, entwickelt die Pflegekraft ein Gespür dafür, welche Themen im Zentrum der Gespräche stehen sollten und wo die Schwierigkeiten der Gespräche liegen. Eine klare Kommunikation setzt immer Selbstklärung voraus.

Gesprächsrahmen. In dieser Phase klärt die Pflegekraft den Ort, den Zeitpunkt und den Zeitrahmen des Gesprächs für sich ab. Dabei sollte aber auch die bisherige Situation des Patienten berücksichtigt werden, um auf schwierige Fragestellungen reagieren zu können.

M Es ist sehr wichtig, dass die Pflegekraft sich mit dem Patienten zum Gespräch verabredet. So werden Überrumpelungen auf beiden Seiten vermieden.

Das Gespräch. Bei schwierigen Gesprächen sollte der Gesprächseinstieg sehr direkt sein, da sonst die Fantasiewelt des Patienten angeregt wird und er sich nicht mehr auf das Gespräch konzentrieren kann. Nachdem das Thema des Gesprächs benannt wurde, sollten die Standpunkte sowohl der Pflegekraft als auch des Patienten besprochen werden. Grundsätzlich sollte die Pflegekraft ihren Standpunkt zuerst darlegen, da sie die Fachkraft ist. Der Patient befindet sich grundsätzlich in einer helfenden Beziehung.

Ein gutes Gespräch ist dadurch gekennzeichnet, dass die Hintergründe oder auch Problemfelder des Patienten an- und besprochen werden können. Lösungssuche und weitere Vereinbarungen zusammen mit dem Patienten sind erst an dieser Stelle möglich. Ganz zum Schluss sollte ein kurzes Gesprächsfeedback vom Patienten eingeholt werden und auch selbst benannt werden.

14.3 Patientenberatung

Im oberen Teil haben wir uns mit den Grundlagen der Kommunikation und der Gesprächsführung beschäftigt. In diesem Kapitel werden wir uns der Beratung widmen. Um ein grundlegendes Verständnis von Beratung zu entwickeln, werden die Begrifflichkeiten erst definiert, um dann die Tätigkeiten in der Patientenberatung im Feld Onkologie zu benennen.

Dietrich (1983) hat in seinem Werk der Beratungspsychologie eine umfassende Definition von Beratung entwickelt:

„Beratung ist in ihrem Kern jene Form einer interventiven und präventiven helfenden Beziehung, in der ein Berater mittels sprachlicher Kommunikation und auf der Grundlage anregender und stützender Methoden innerhalb eines vergleichsweise kurzen Zeitraum versucht, bei einem desorientierten, inadäquat belasteten oder entlasteten Klienten einen auf kognitiv – emotionaler Einsicht fundierten aktiven Lernprozess in Gang zu bringen, in dessen Verlauf seine Selbsthilfebereitschaft, seine Selbststeuerungsfähigkeit und seine Handlungskompetenz verbessert werden können."

Beratungsansatz

Beratung hat demnach folgende Aufgaben:
– Stärkung der Ressourcen und Potenziale von Patienten, damit der betroffene Mensch wieder Einfluss auf sich selbst und die Bewältigung seiner Krankheit nehmen kann.
– Beratung in der onkologischen Pflege sollte die Interaktion von Patienten und Umwelt im Fokus haben. Die Persönlichkeit des Betroffenen innerhalb seiner sozialen Umwelt soll gestärkt werden.
– Beratung beschränkt sich auf eine zeitlich überschaubare Intervention im Rahmen der Behandlungsdauer im entsprechenden Setting der Behandlung.

Wie kann man einen solchen Beratungsansatz in das Feld onkologische Pflege einbinden? Zunächst sollte die oben genannte Definition auf das Arbeitsfeld übertragen werden.

Die onkologische Pflegekraft hat die Aufgabe im Rahmen der Gesundheitsförderung, Patienten und deren Angehörige präventiv zu beraten. Diese Aufgabe übertragen auf die Beratung zum Nebenwirkungsmanagement bedeutet, dass sie in der Lage ist, mittels angemessener Methoden, Patienten und deren Angehörigen in die Situation zu versetzen, mit den Nebenwirkungen, die im Rahmen der weiteren Therapie auftreten, umzugehen. Die Pflegekraft soll auf kognitiver und emotionaler Ebene bei den Patienten einen Lernprozess anstoßen, der dazu führt, die Compliance des Patienten zu stärken. Grundsätzlich ist Beratung prozessorientiert. Das bedeutet, dass Pflege in der Lage ist, auf außergewöhnliche Schwierigkeiten direkt einzugehen.

14

Kommunikationsstile zwischen Persönlichkeiten

Im Folgenden werden verschiedene Kommunikationsstile analysiert und in Verbindung mit dem Berufsfeld onkologische Pflege gebracht. Die unterschiedlichen Darstellungen, die hier in Reinkultur beschrieben werden, gibt es in der Realität nicht. Es kann durchaus sein, dass verschiedene Stile in uns sind und auch in bestimmten Kommunikationssituationen ausgelöst werden können.

Die Beschreibung der Stile orientiert sich an Schulz von Thun (2003) und Thomann (2004). Weiterführende Literaturangaben dienen der Vertiefung (s. unten).

Der Nähetyp in einer Persönlichkeit. Manche Menschen haben in ihrer Persönlichkeit ein hohes Bedürfnis nach Nähe. Es ist ihr Ziel, geliebt oder gemocht zu werden. Bestimmte Patienten klingeln sehr häufig und äußern Wünsche, die auch später hätten erfüllt werden können. Diese Menschen brauchen das Gefühl des Geborgen – seins, Liebe und Kontakt.

Der Distanztyp in einer Persönlichkeit. Menschen mit einem hohen Anteil an Distanz, wollen verstehen, d. h. sie wollen auf der kognitiven Ebene ihre Erkrankung nachvollziehen können. Bei Konflikten sind sie eher bereit, diese mit der Pflegekraft auch einzugehen und zu benennen. Es sind Menschen, die intellektuell wirken.

Der Dauertyp in einer Persönlichkeit. Es gibt viele Patienten, die hohe Daueranteile haben. Das heißt, dass sie immer sämtliche Unterlagen, wie Befunde, Berichte usw., dabei haben. Ihr Zeitplan ist durchorganisiert. Sie wirken manchmal etwas langweilig und „dröge".

Der Wechseltyp in einer Persönlichkeit. Patienten mit einem hohen Wechselanteil wirken sehr charmant, unterhaltsam und sind Geschichtenerzähler. Sie erscheinen meistens unpünktlich und können diese Unpünktlichkeit durch Erlebnisse begründen, die der „normale" Mensch meistens in seinem Leben nicht hat.

Schwierig in Beratungssituationen ist, dass Menschen diese Anteile in einem unterschiedlichen Maß innehaben und die Pflegekraft selber bestimmte Persönlichkeitsanteile hat, die auch zum Tragen kommen. Grundsätzlich hat die Pflegekraft nicht die Aufgabe, Patienten in eine bestimmte Richtung zu erziehen, sondern sie soll mit den Ressourcen, die diese Persönlichkeitstypen inne haben, arbeiten. In schwierigen Lebenssituationen verstärken sich bestimmte Eigenschaften bei Patienten, da diese in ihrem Handeln eine gewisse Sicherheit bedeuten.

P Um Beratungen und Gespräche mit onkologisch erkrankten Menschen und deren sozialen Umfeld zu führen, sollten Pflegekräfte diese Situationen auch spielerisch üben, damit sie sich in den Gesprächen und Beratungen sicher und wohl fühlen.

Literatur

Bucka – Lassen, E.: Das schwere Gespräch. Deutscher Ärzte-Verlag, Köln 2005

Dietrich, G.: Allgemeine Beratungspsychologie. Eine Einführung in die psychologische Theorie und Praxis der Beratung. Hogrefe, Göttingen 1983

Nestmann, F. u. a. (Hrsg): Das Handbuch der Beratung, Bd. 1 u. 2. Dgvt, Tübingen 2004

Schulz von Thun, F.: Miteinander Reden, Bd 1. Störungen und Klärungen. Rowohlt, Reinbek b. Hamburg 2003

Thomann, Ch.: Klärungshilfe Bd. 1–3. Rowohlt, Reinbek b. Hamburg 2004

Worden, W. J.: Beratung und Therapie in Trauerfällen, 3. Aufl. Huber, Bern 2007

14

15 Selbsthilfegruppen und Patientenanwaltschaft

Ulrike Holtkamp

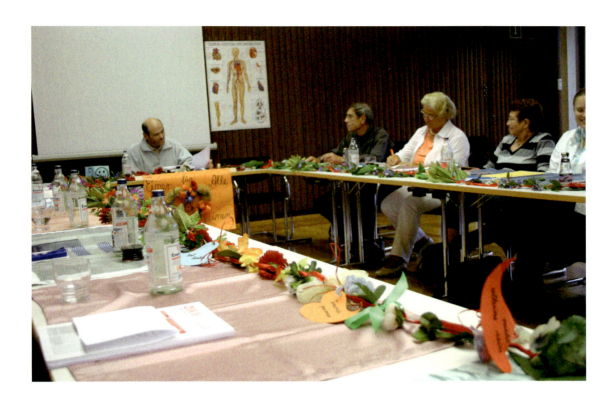

15.1 Historie der Selbsthilfebewegung

Der Beginn der Selbsthilfebewegung in Deutschland reicht bis in die 50er Jahre des vergangenen Jahrhunderts zurück (Rinn, 2000). Aus den USA und vor allem aus dem Bereich der Suchtselbsthilfe kommend, breitete sich die Idee, sich bei gleicher Problembetroffenheit außerhalb der alltäglichen Beziehungen gegenseitig zu helfen und zu unterstützen, auch hierzulande aus (Moeller, 1996).

Die Selbsthilfebewegung durchlief verschiedene Phasen der Akzeptanz. In den 1970er Jahren herrschte unter Experten eine weit verbreitete Ablehnung von Selbsthilfegruppen vor. Es wurde regelrecht vor der Teilnahme an Selbsthilfegruppen gewarnt. Man befürchtete, Patienten würden die verordneten Therapien nicht mehr einhalten oder sich der Alternativmedizin zuwenden.

Psychische Symptome könnten sich verschlimmern.

Derartige Befürchtungen waren fernab der Realität und zeugten von Unkenntnis (Matzat, 1997). Eine nicht unerhebliche Rolle dürfte aber auch gespielt haben, dass es große Vorbehalte gegenüber dem Wandel der Patientenrolle vom *„passiv submissiven Empfänger von Hilfeleistungen"* zum *„mündigen Partner"* gab (Fischer, 2004). An diesem Rollenwandel hat die Selbsthilfebewegung einen nicht unerheblichen Anteil.

In den 1980er Jahren erzielte die Selbsthilfe erste Durchbrüche bei der gesellschaftlichen und politischen Anerkennung. So appellierte der 89. Deutsche Ärztetag 1986 an jeden Arzt *„grundsätzlich zur Zusammenarbeit mit Selbsthilfegruppen bereit zu sein"* (Fischer, 2004). Im Rahmen von Modellprogrammen im Auftrag des Bundesministeriums für Fami-

lie und Senioren wurde ab 1987 das Konzept örtlicher Kontaktstellen für Selbsthilfegruppen erfolgreich erprobt (Braun u. Opielka, 1992; Matzat, 1997). Auch die Wissenschaft begann, sich verstärkt mit der Selbsthilfebewegung zu beschäftigen (Fischer, 2004).

Zunehmende Anerkennung der Selbsthilfe

Seit dieser Zeit hat sich die Selbsthilfe zu einem wichtigen Bestandteil des Gesundheitssystems entwickelt. Bisherige Höhepunkte der politischen Anerkennung der Selbsthilfe bestehen zum einen in der Neufassung des § 20 Abs. 4 SGB V zur Selbsthilfeförderung durch die gesetzlichen Krankenkassen im Jahr 2000 und zum anderen in der Einführung der institutionalisierten Patientenbeteiligung im Jahr 2004.

Durch die Patientenbeteilung haben Selbsthilfevertreter die Möglichkeit, die Betroffenen-Perspektive bei den Beratungen zur Ausgestaltung des Leistungsrechts im Gesundheitswesen systematisch einzubringen.

Hinsichtlich der finanziellen Förderung der Selbsthilfe ist hervorzuheben, dass die gesellschaftliche Wertschöpfung der Selbsthilfe im Vergleich zu den finanziellen Mitteln, die sie benötigt, um ein Vielfaches höher ist (Braun, 1996). Selbsthilfe darf aber keinesfalls als willkommene Möglichkeit zur Entlastung des Sozialstaats angesehen werden (Breitkopf u. Matzat, 1999). Die Selbsthilfe kann und will professionelle Unterstützungsangebote nicht ersetzen.

15.2 Selbsthilfe heute

M Die Selbsthilfe gehört heute zu den anerkannten Bewältigungsformen von Krankheit, Behinderung und psychosozialen Problemen und ergänzt die hoch professionalisierten Angebote der traditionellen, naturwissenschaftlich-technisch orientierten Medizin.

Die Zahl der Selbsthilfegruppen in Deutschland beträgt Schätzungen zufolge ca. 70.000 bis 100.000 (Möller, 2005). Zahlreiche Untersuchungen weisen auf einen deutlichen Nutzen der Selbsthilfe hin (Borgetto, 2006).

Erlebte Kompetenz

Die Betroffenen werden durch die Teilnahme an einer Selbsthilfegruppe emotional unterstützt und entlastet. Sie profitieren zudem in Hinblick auf eine Verbesserung der Kontakt- und Ausdrucksfähigkeit, des Familienlebens, der Compliance und des Copings (**Abb. 15.1**). Ärzte sehen insbesondere Vorteile in der Sensibilisierung für die Probleme chronisch Kranker und in der Entlastung aufgrund von Arbeitsteilung. Erfahrene Mitpatienten gewähren z. B. Hilfe bei Anträgen und erklären wiederholt und geduldig komplizierte Zusammenhänge (Slesina u. Knerr, 2006). Es hat eine nicht zu unterschätzende Wirkung, wenn Patienten durch andere unmittelbar Betroffene erfahren, dass ein Leben mit einer bestimmten Erkrankung bzw. Behinderung möglich ist.

Das „Wie?" – die sog. „erlebte Kompetenz" – kann im Unterschied zur „erlernten Kompetenz" durch kein Studium erworben werden. Sie entwickelt sich durch das Leben mit der Krankheit und kann daher auch nur durch Betroffene weitergegeben werden.

Aufklärungsarbeit

Nichtsdestotrotz – obwohl es heutzutage eine kooperative Grundhaltung zwischen der Selbsthilfe und dem professionellen Medizinsystem gibt, ist der Wunsch nach Kooperation auf ärztlicher Seite weniger ausgeprägt als aufseiten der Selbsthilfe. Die Vorteile der Betroffenenkompetenz werden noch immer unterschätzt. Trifft der Arzt mit seiner Einstellung „Patienten werden durch Selbsthilfe eher verunsichert" auf Bedenken der Patienten wie etwa „Da gehe ich nicht hin, die reden nur über Krankheit", bestätigen sich Patienten und Ärzte an dieser Stelle in ihren Vorurteilen (Fischer, 2004).

Hier ist noch viel Aufklärungsarbeit zu leisten. Pflegende können in ihrer Funktion als „Vernetzungshelfer" zu den am Ort vorhandenen Gruppen Kontakte knüpfen und auf diese verweisen. Auf der Station oder in Wartebereichen können Regale oder Ständer mit Broschüren und Faltblättern eingerichtet werden. Ein interessantes Angebot ist der von einigen Selbsthilfeorganisationen angebotene Krankenhausbesuchsdienst (Franke, 2006). Es gibt auch Selbsthilfegruppen, insbesondere solche mit enger Anbindung an Kliniken, die mit Unterstützung von Pflegekräften entstanden sind.

15.2.1 Begriffsbestimmungen

Gesundheitsbezogene Selbsthilfe. Rund zwei Drittel bis drei Viertel der Selbsthilfegruppen haben ihren Themenschwerpunkt in den Bereichen Erkrankung und Behinderung. Dies umfasst nahezu das gesamte Spektrum körperlicher und psychischer Erkrankungen und Behinderungen von Allergie, Asthma, Herz-Kreislauf-Erkrankungen und Sucht bis hin zu Tumorerkrankungen.

Nicht-gesundheitsbezogene Selbsthilfe. Nicht-gesundheitsbezogene Selbsthilfegruppen engagieren sich z. B. in den Bereichen:
– Familie,
– Partnerschaft,
– Angehörige,
– Erziehung,
– Frauenselbsthilfe,
– Alter,
– Nachbarschaft,
– Kultur,
– Migration (NAKOS, 2007).

Im Bereich der Selbsthilfe werden die Begriffe Selbsthilfegruppen, Selbsthilfeorganisationen und Selbsthilfekontaktstellen voneinander unterschieden. In den „gemeinsamen und einheitlichen Grundsätzen der Spitzenverbände der Krankenkassen zur Förderung der Selbsthilfe" (VdAK/AEV, 2006) sind diese Begriffe ausführlich definiert. Die folgenden Erläuterungen orientieren sich daran. Zu berücksichtigen ist in dem Zusammenhang,

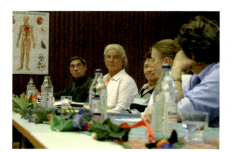

Abb. 15.1 Erlebte Kompetenz. Die Selbsthilfe in der Gruppe unterstützt bei der Krankheitsbewältigung und fördert die Kompetenz der Betroffenen.

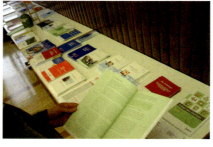

Abb. 15.2 Aufklärung und Information. Broschüren und Informationsblätter sollten auch auf den Stationen und in Wartebereichen angeboten werden.

dass sich die Selbsthilfeförderung durch die gesetzlichen Krankenkassen nur auf die gesundheitsbezogene Selbsthilfe bezieht.

Selbsthilfegruppen

D Selbsthilfegruppen sind freiwillige Zusammenschlüsse von betroffenen Menschen auf örtlicher/regionaler Ebene, deren Aktivitäten sich auf die gemeinsame Bewältigung von Krankheiten und/oder psychischen Problemen richten, von denen sie – entweder selbst oder als Angehörige – betroffen sind.

Ihre Arbeit ist geprägt von gegenseitiger Unterstützung und Erfahrungsaustausch. Ihr Ziel sind die Verbesserung der persönlichen Lebensqualität und die Überwindung der mit vielen chronischen Krankheiten und Behinderungen einhergehenden Isolation und gesellschaftlichen Ausgrenzung. Sie wirken im örtlichen/regionalen Bereich in ihr soziales und politisches Umfeld hinein.

Selbsthilfegruppen werden nicht von professionellen Helfern geleitet. Das schließt eine gelegentliche Hinzuziehung von Experten zu bestimmten Fragestellungen nicht aus.

Selbsthilfeorganisationen

Zu Selbsthilfeorganisationen haben sich Selbsthilfegruppen auf Landes- oder Bundesebene zusammengeschlossen, die auf ein bestimmtes Krankheitsbild oder eine gemeinsame Krankheitsursache oder eine gemeinsame Krankheitsfolge spezialisiert sind.

Selbsthilfeorganisationen sind Organisationen mit:
– überregionaler Interessenvertretung,
– meist größeren Mitgliederzahlen,
– teilweise mit hauptamtlichem Personal,
– bestimmter Rechtsform (meist e.V.),
– stärkeren Kontakten zu Behörden, Sozialleistungsträgern, Trägern der Freien

Wohlfahrtspflege, Leistungserbringern usw.

Abhängig vom jeweiligen Selbstverständnis und vom Verbreitungsgrad einer chronischen Erkrankung oder Behinderung haben sich unterschiedliche Verbands- bzw. Organisationsstrukturen herausgebildet. Bei seltenen Erkrankungen oder sonstigen erkrankungsbezogenen Besonderheiten kann es vorkommen, dass die Bildung örtlicher Selbsthilfegruppen nicht möglich ist und die Betroffenen sich direkt zu einer Bundesorganisation zusammenschließen.

Selbsthilfekontaktstellen

Selbsthilfekontaktstellen sind örtlich oder regional arbeitende, professionelle Beratungseinrichtungen mit hauptamtlichem Personal. Sie stellen bereichs-, themen- und indikationsgruppenübergreifend Dienstleistungsangebote zur methodischen Anleitung, Unterstützung und Stabilisierung von Selbsthilfegruppen bereit. Sie unterstützen aktiv bei der Gruppengründung und vermitteln oder bieten z.B. infrastrukturelle Hilfen in Form von Gruppenräumen, Beratung oder Praxisbegleitung an.

Eine Hauptzielgruppe von Selbsthilfekontaktstellen sind Bürger, die sich über Möglichkeiten und Grenzen der Selbsthilfe informieren wollen. Selbsthilfekontaktstellen stärken die Kooperation und Zusammenarbeit von Selbsthilfegruppen und Professionellen, vermitteln Kontakte und Kooperationspartner und fördern die Vernetzung der Angebote in der Region.

15.2.2 Der Weg zur Selbsthilfe

Grüne Adressen

Der einfachste Weg, eine Selbsthilfegruppe zu finden, ist heutzutage derjenige über das Internet. Die relevanten Selbsthilfeor-

ganisationen präsentieren sich im „World Wide Web". Eine Übersicht der bundesweit tätigen Selbsthilfeorganisationen findet sich in den sog. „Grünen Adressen" der NAKOS (Nationale Kontakt- und Informationsstelle zur Anregung und Unterstützung von Selbsthilfegruppen der Deutschen Arbeitsgemeinschaft Selbsthilfegruppen e.V.). Im Internet steht diese Datenbank unter http://www.nakos.de/site/adressen/gruen zur Verfügung. Wer kein Internet hat, kann sich direkt an die NAKOS wenden.

Rote Adressen

Darüber hinaus gibt es vor Ort die weiter oben definierten „Selbsthilfekontaktstellen". Eine Liste der Selbsthilfekontaktstellen findet sich ebenfalls im Internet unter http://www.nakos.de/site/adressen/rot. Im Telefonbuch sind die Selbsthilfekontaktstellen unter Kürzeln, wie z.B. „KISS", „SEKIS", „BeKoS", etc., eingetragen.

Blaue Adressen

Wer an einer sehr seltenen (Krebs-)Erkrankung leidet, wird evtl. keine darauf spezialisierte Selbsthilfegruppe finden. Dann helfen unter Umständen die „Blauen Adressen" der NAKOS weiter (http://www.nakos.de/site/adressen/blau). Hier finden sich Einträge von Menschen mit seltenen Erkrankungen, die nach anderen Betroffenen mit demselben Erkrankungsbild suchen. Man kann sich auch selbst eintragen lassen.

Interessenten, die selber eine Selbsthilfegruppe ins Leben rufen wollen, können bei der NAKOS den Leitfaden „Starthilfe zum Aufbau von Selbsthilfegruppen" anfordern.

15

15.3 Selbsthilfe im onkologischen Bereich

Sieben große Bundesverbände der Krebsselbsthilfe stehen zurzeit unter der Schirmherrschaft der Deutschen Krebshilfe. Die Schirmherrschaft ist mit einer großzügigen

finanziellen und ideellen Unterstützung verbunden. Im Jahr 2006 sind die sieben Verbände unter ein gemeinsames Dach gezogen:

in das „Haus der Krebs-Selbsthilfe" (HKSH) in Bonn (Abb. 15.3).

Mit ihren kompletten Geschäftsstellen sind im HKSH vertreten:

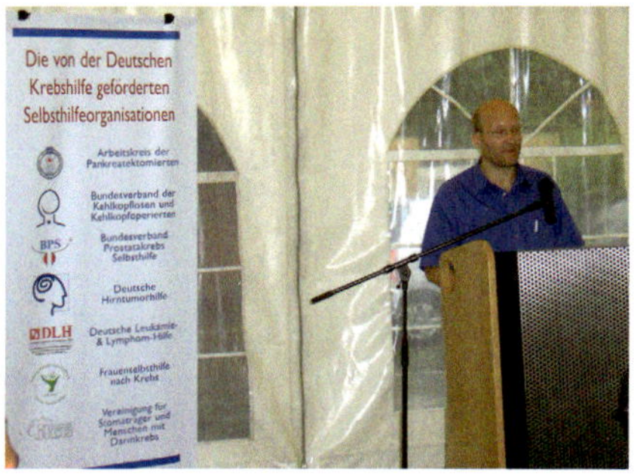

Abb. 15.3 Krebs-Selbsthilfe. Das Haus der Krebs-Selbsthilfe wurde am 19. Juni 2006 in Bonn feierlich eröffnet. Prof. Dr. Bernhard Borgetto hielt zu diesem Anlass einen Vortrag zum Thema „Helfen hilft – eine wissenschaftliche Perspektive auf die Selbsthilfe" (Borgetto, 2006).

- Arbeitskreis der Pankreatektomierten e.V.,
- Deutsche ILCO e.V.,
- Deutsche Leukämie- & Lymphom-Hilfe e.V.,
- Frauenselbsthilfe nach Krebs e.V.,
- Bundesverband der Kehlkopflosen und Kehlkopfoperierten e.V..

Mit Dependancen ihrer Geschäftsstellen sind im HKSH vertreten:

Tab. 15.1 Haus der Krebs-Selbsthilfe (HKSH)

Bundesverbände im Haus der Krebs-Selbsthilfe

Arbeitskreis der Pankreatektomierten e.V. (AdP)
Bundesverband der Kehlkopflosen und Kehlkopfoperierten e.V.
Deutsche Hirntumorhilfe e.V.
Bundesverband Prostatakrebs Selbsthilfe e.V.
Deutsche Leukämie- & Lymphom-Hilfe e.V. (DLH)
Deutsche ILCO e.V.
Frauenselbsthilfe nach Krebs e.V.

- Bundesverband Prostatakrebs Selbsthilfe e.V.,
- Deutsche Hirntumorhilfe e.V.

Die gemeinsamen Strukturen im Haus der Krebs-Selbsthilfe und die räumliche Nähe zueinander führen zu einer Weiterentwicklung und Stärkung der Krebsselbsthilfe. Das verschafft ihr noch mehr Akzeptanz und gebündelte Durchsetzungskraft.

Aufgaben und Ziele

Die Krebsselbsthilfeverbände treffen sich in regelmäßigen Abständen zum Erfahrungsaustausch und arbeiten bei übergreifenden Themen zusammen. So wurde u.a. ein Anforderungsprofil für Krebsberatungsstellen erstellt und eine Krebsregister-Resolution verabschiedet. In Hinblick auf die Gesundheitspolitik haben die Krebs-Selbsthilfeverbände gemeinsam „Wahlprüfsteine" und „Forderungen" erstellt und Gespräche mit Bundestagsabgeordneten geführt. Mit der Deutschen Krankenhausgesellschaft wurde eine „Empfehlung zum Besuchsdienst im Krankenhaus durch Vertreter von Krebs-Selbsthilfeorganisationen" abgestimmt. Gemeinsam mit der Deutschen Krebshilfe führen die Krebsselbsthilfeverbände einmal im Jahr den „Tag der Krebsselbsthilfe" durch. Der „Patientenbeirat" der Deutschen Krebshilfe, in dem die Vorsitzenden der sieben Krebsselbsthilfeverbände vertreten sind, hat eine Patientenkongress-Reihe ins Leben gerufen.

15.4 Arbeit einer Selbsthilfeorganisation am Beispiel der Deutschen Leukämie- & Lymphom-Hilfe e.V. (DLH)

Der Bundesverband DLH verfolgte bei seiner Gründung 1995 insbesondere das Ziel, die angeschlossenen lokalen und regionalen Selbsthilfegruppen für erwachsene Leukämie- und Lymphom-Patienten zu unterstützen. So steht die DLH u.a. mit Rat und Tat bei der Gründung einer Selbsthilfegruppe, bei der Bekanntmachung und bei organisatorischen Aspekten zur Seite.

Die Gruppen können sich bei allen speziellen Fragen, die in der Betreuung von Betroffenen und Angehörigen auftreten, an den Bundesverband wenden. Für die Gruppenleiter werden Seminare und Foren zur Fortbildung und zum Erfahrungsaustausch durchgeführt. Regelmäßig werden Rundschreiben mit aktuellen Informationen verschickt. Die Liste spezieller „Serviceangebote" für die Mitgliedsinitiativen wird kontinuierlich ausgebaut.

Heterogenität der Selbsthilfeinitiativen

Ziel ist, das Selbsthilfegruppennetz so eng wie möglich zu knüpfen. Zwischen 1995 und 2007 ist die Anzahl der lokalen und regionalen DLH-Mitgliedsinitiativen auf 84 angewachsen (insgesamt ca. 120). Die Heterogenität der einzelnen Initiativen ist dabei groß. Einige Initiativen sind sehr klein und werden nur von einer Person getragen, andere Initiativen sind große, eigenständige Vereine mit Regionalgruppen.

Auch die Schwerpunktsetzung hinsichtlich der Aktivitäten (z.B. Durchführung von Vortragsabenden) und der Spezialisierung (z.B. Konzentration auf eine bestimmte Leukämie-/Lymphomart) ist sehr variabel.

Die geografische Reichweite ist in der Mehrzahl örtlich, manchmal aber auch überregional oder landesweit. Im Falle seltener Krankheitsbilder (wie Haarzell-Leukämie oder Aplastische Anämie) ist die Reichweite

sogar bundesweit bis hin in das deutschsprachige Ausland.

Angebote und Aufgaben

Patientenbeistand

In der DLH-Geschäftsstelle steht ein „Patientenbeistand-Team" Betroffenen, Angehörigen und anderen Interessierten bei Fragen und Problemen hilfreich zur Seite (**Abb. 15.4**). Das Angebot umfasst u.a.:

- Beratung und Information zu den verschiedenen Erkrankungsbildern, zu Therapiemöglichkeiten, Ernährung, Studien, „alternativen" Behandlungsmethoden, Nebenwirkungen, Stammzelltransplantation, Schwerbehindertenausweis, finanziellen Hilfen usw.,
- Weitergabe von Anschriften, z.B. von Studiengruppen, Zentren der Tumorbehandlung, niedergelassenen Hämatolo-

15

gen/Onkologen, Rehabilitationskliniken, Beratungsstellen, Psychoonkologen usw.,
– Vermittlung an örtliche Leukämie-/Lymphom-Selbsthilfeinitiativen,
– Herstellung von Kontakten zu gleichartig Betroffenen.

Öffentlichkeitsarbeit

Beim Bundesverband ist ein umfangreiches Angebot an Broschüren- und sonstigem Infomaterial vorrätig. Die Informationen über Leukämien, Lymphome, Psychosoziales und damit zusammenhängende Themen werden kostenlos zur Verfügung gestellt und in telefonischer und schriftlicher Form weitergegeben. Jedes Jahr gehen mehrere Tausend Anfragen in der DLH-Geschäftsstelle ein.

Die DLH erstellt laienverständliches Infomaterial und ist Herausgeber einer eigenen Broschürenreihe. Sie kooperiert überdies bei Broschürenprojekten anderer Herausgeber.

Im Internet, das eine zunehmend wichtige Rolle spielt, stellt die DLH umfangreiche Informationen zur Verfügung. Im Jahr 2007 erreichte etwa jede 4. Anfrage die DLH per E-Mail.

Das DLH-Magazin, die „DLH-INFO" erscheint dreimal im Jahr. Die Ausgaben ab 1999 stehen auf der Internetseite zum kostenlosen Download zur Verfügung.

Pro Jahr wird ein überregionaler DLH-Patientenkongress durchgeführt. An diesem Kongress nehmen ca. 700–900 Besucher teil.

Die DLH zeigt Präsenz mit Infoständen auf Fachkongressen, gibt regelmäßig Pressemitteilungen heraus, schreibt Artikel für Fach- und Publikumsmagazine und hält Vorträge auf öffentlichen Veranstaltungen und Fachtagungen.

Die DLH ist Kooperationspartner verschiedenster Organisationen und in zahlreiche Gremien eingebunden (u. a. Patientenbeirat der Deutschen Krebshilfe, Expertengruppe Off-Label, Forum chronisch Kranker und behinderter Menschen im Deutschen Paritätischen Wohlfahrtsverband). Sie ist international in der „Lymphom Koalition", in der „Europäischen Krebspatienten-Koalition" und im „Myeloma Euronet" vertreten.

Follikuläres Lymphom

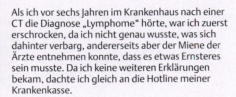

Erfahrungen von Frau B.

Als ich vor sechs Jahren im Krankenhaus nach einer CT die Diagnose „Lymphome" hörte, war ich zuerst erschrocken, da ich nicht genau wusste, was sich dahinter verbarg, andererseits aber der Miene der Ärzte entnehmen konnte, dass es etwas Ernsteres sein musste. Da ich keine weiteren Erklärungen bekam, dachte ich gleich an die Hotline meiner Krankenkasse.

Vom Krankenhausbett aus rief ich dort an und wurde gleich an eine sehr kompetente, freundliche Spezialistin (Hämatologin) weitervermittelt. Sehr einfühlsam und kompetent erklärte sie mir, was es mit Lymphomen auf sich hat, nämlich Lymphknotenkrebs. Das versetzte mir natürlich einen großen Schreck! Sie machte mich aber darauf aufmerksam, dass dies kein „Todesurteil" ist und dass Lymphome am besten in einem Fachkrankenhaus behandelt werden sollten. Sie nannte mir vier Fachkrankenhäuser in unserem Großraum mitsamt Adressen, Telefonnummern und Chefärzten. Außerdem meinte die Ärztin am Telefon, es sei gut, sich an eine Selbsthilfegruppe zu wenden und gab mir gleich Name und Telefonnummer des Vorsitzenden der Selbsthilfegruppe „Leukämie und Lymphome" der Region.

Besonders dieser Hinweis erwies sich für mich als der „richtige Weg". Denn hier erhielt ich später als ich aus dem Krankenhaus entlassen war und die Gruppe mit meinem Mann besuchte, sehr viele Informationen über die Krankheit und die neuesten Behandlungsmethoden. Man empfahl mir dort auch, unbedingt in einer Universitätsklinik unseres Landes eine Zweitmeinung zur Behandlung einzuholen (ich war inzwischen in dem empfohlenen Fachkrankenhaus gewesen und hatte genaue Untersuchungsergebnisse und Behandlungsvorschläge erhalten).

Auch dies war genau der richtige Weg für mich. Mit Kopien von allen Untersuchungsergebnissen und chronologischer Auflistung aller durchgemachten Untersuchungen und Krankheiten sprachen mein Mann und ich in der Uniklinik vor.
Zwei Behandlungsmethoden wurden mir von den Spezialisten dort angeboten:
1. eine Chemotherapie mit Hochdosis und Stammzellenübertragung oder
2. eine „neue" Behandlung mit den hierfür neuen Chemotherapeutika „Fludarabin und Mitoantron" (6 x) und dem Antikörper „Rituximab" (5 x).
Da ich ein niedrigmalignes Lymphom hatte, habe ich mich (auch nach Studium der Unterlagen von der Selbsthilfegruppe) für die zweite „neue" Behandlung entschieden, die sich über ein halbes Jahr hinzog.

Ich habe diese Chemotherapie mit Antikörpern gut vertragen, ich habe sie innerlich bejaht, und am Ende freuten wir uns alle über die komplette Remission. Alle Lymphome sind durch diese Behandlung verschwunden (sogar ein 8,5 x 5 cm großes), und die Blutwerte haben sich wieder ganz normalisiert.

Alle paar Monate gehe ich zur Kontrolle zu einem Hämatologen, um sicher zu sein, dass die Krankheit nicht wieder ausgebrochen ist. Mein Mann und ich besuchen auch regelmäßig die Treffen der Selbsthilfegruppe. Hier tauscht man sich aus, erhält Informationen über neue Behandlungsmethoden, und neue Betroffene sehen, dass einem, wenn man mit dieser Krankheit den richtigen Weg geht, geholfen werden kann.

Ich habe meine Berufstätigkeit, an der ich viel Freude habe, nach dem halben Jahr Behandlung wieder fortgesetzt. Ebenso empfinden wir es als ein Geschenk, dass wir wieder unsere beliebten Reisen unternehmen können.

Noch heute bin ich der freundlichen und sachkundigen Dame von der Hotline der Krankenkasse dankbar, dass sie mir geholfen hat, den richtigen Weg zu gehen, und ich danke den Spezialisten der Klinik, dass ich diese gute Behandlung erhalten konnte.

Abb. 15.4 Erfahrungsbericht. Frau B., die an einem follikulären Lymphom erkrankt war, beschreibt ihre Erfahrungen mit der „Selbsthilfegruppe von Erwachsenen mit Leukämien und Lymphomen", Stuttgart.

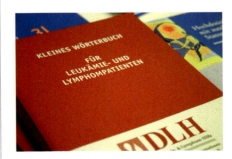

Abb. 15.5 Informationsmaterial. Um die Kompetenz der Betroffenen zu stärken, hält die DLH Broschüren und Infoblätter zu den einzelnen Leukämie- und Lymphomerkrankungen, aber auch zu psychosozialen Themen bereit.

15

Bündelung der Patienteninteressen

Eine wesentliche Triebfeder für die Gründung des Bundesverbandes bestand darin, dass die Interessen erwachsener Leukämie- und Lymphompatienten durch Bündelung gegenüber der Politik, den Krankenkassen, ärztlichen Organisationen und anderen Institutionen besser vertreten werden konnten.

Im Arzneimittelbereich bezieht sich die Interessenvertretung der DLH u.a. auf den Gebrauch *außerhalb* der zugelassenen Anwendungsgebiete („Off-Label-Use") bzw. *vor* der Zulassung („No-Label-Use"). Auch für Modifizierungen der OTC-Liste, d.h. der Liste nicht-verschreibungspflichtiger Medikamente, die zu Lasten der gesetzlichen Krankenversicherung verordnet werden können, hat sich die DLH eingesetzt.

Im Bereich der Stammzelltransplantationen hat sich der Schwerpunkt der Aktivitäten verschoben vom Aufbau der Transplantationszentren und der Stammzellspenderdateien hin zur Problematik der Nutzenbewertung der Stammzelltransplantation durch das Institut für Qualität und Wirtschaftlichkeit im Gesundheitswesen (IQWiG).

Die DLH setzt sich außerdem für eine Förderung der Studienlandschaft insbesondere unter dem Aspekt ein, dass *nicht-kommerzielle* Studien notwendig für die Qualitätsverbesserung in der Versorgung sind. Studien bieten überdies eine Gewähr für einen möglichst raschen Zugang zu Therapiefortschritten.

Darüber hinaus:

- versendet die DLH Appellschreiben (z.B. an das Bundesgesundheitsministerium hinsichtlich des ablehnenden Beschlusses des Bundesausschusses zur Positronenemissionstomografie [PET, S. 107]),
- reicht die DLH Petitionen ein (z.B. zu Thalidomid, einem Medikament, das bei Myelom-Patienten einen Stellenwert hat und als Contergan zu trauriger Berühmtheit kam),
- erarbeitet die DLH Stellungnahmen (z.B. zum Thema Patientenverfügung),
- verabschiedet die DLH Resolutionen (z.B. zum Arzneimittelversorgungs-Wirtschaftlichkeitsgesetz),
- führt die DLH zu diversen Themen Podiumsdiskussionen durch (z.B. zu der Frage „Ist eine ganzheitliche therapeutische Begleitung für Leukämie- und Lymphom-

patienten in unserem Gesundheitssystem möglich?").

Verwendete Literatur

Borgetto, B: Helfen hilft – Selbsthilfe aus wissenschaftlicher Perspektive. Leben? Leben! 4 (2006) 9

Braun, J.: Selbsthilfepotentiale in den alten und neuen Bundesländern und ihre Aktivierung durch Selbsthilfekontaktstellen. In: Braun, J., Kettler, U.: Selbsthilfe 2000: Perspektiven der Selbsthilfe und ihrer infrastrukturellen Förderung. ISAB, Köln 1996

Braun, J, Opielka, M.: Selbsthilfeförderung durch Selbsthilfekontaktstellen. Schriftenreihe des BMFuS Bd. 14. Kohlhammer, 1992

Breitkopf, H., Matzat, J.: Bürgerengagement und Selbsthilfegruppen-Unterstützung. Ein kritischer Zwischenruf. In: Deutsche Arbeitsgemeinschaft Selbsthilfegruppen e.V. (Hrsg.): Selbsthilfegruppenjahrbuch. Focus, Gießen 1999

Fischer, J. u.a.: Kooperationshandbuch – ein Leitfaden für Ärzte, Psychotherapeuten und Selbsthilfe. Publikationsreihe „Wissenschaftliche Reihe" Bd. 58. Deutscher Ärzte-Verlag, Köln 2004

Franke, L.: Krankenhaus und Selbsthilfe – Wie das eine das andere beeinflussen kann. Forum DKG 3 (2006) 51

Matzat, J.: Wegweiser Selbsthilfegruppen. Psychosozial-Verlag, Gießen 1997

Möller, B.: Der Stellenwert der Familie im Feld der Selbsthilfe – Der Gewinn eines neuen Blicks. In: Deutsche Arbeitsgemeinschaft Selbsthilfegruppen e.V. (Hrsg.): Selbsthilfegruppenjahrbuch 2005, Focus, Gießen 2005

Moeller, M. L. Selbsthilfegruppen. Anleitungen und Hintergründe, 2. Aufl. Rowohlt, Reinbek bei Hamburg 1996

NAKOS: Was ist Selbsthilfe? In: http://www.nakos.de/site/selbsthilfe/einleitung/ (Stand: 31. Januar 2008)

Rinn, F.: Zukunftsperspektiven und Forschungsbedarf aus der Sicht der Bundesarbeitsgemeinschaft Hilfe für Behinderte (BAGH). Sozialwissenschaften und Berufspraxis 3 (2000) 223

Slesina, W., Knerr, A.: Selbsthilfegruppen. Nutzen für Betroffene, Kooperation mit Ärzten. Forum DKG 3 (2006) 41

VdAK/AEV (federführend) – Gemeinsame und einheitliche Grundsätze der Spitzenverbände der Krankenkassen zur Förderung der Selbsthilfe gemäß § 20 Abs. 4 SGB V vom 10. März 2000 in der Fassung vom 11. Mai 2006. In: http://www.bag-selbsthilfe.de/

Weiterführende Literatur

Auerswald, U. u.a.: Arzt und Selbsthilfe. Im Dienste der Patienten. Deutsches Ärzteblatt 15 (2003) A 1

Deutsche Krankenhausgesellschaft: Empfehlung der Deutschen Krankenhausgesellschaft zum Besuchsdienst im Krankenhaus durch Vertreter von Krebs-Selbsthilfeorganisationen. In: http://www.sekis-berlin.de/SH_und_Krankenhaeuser.385.0.html (Stand: 31. Januar 2008)

Hansen, L.: Patienten bestimmen und entscheiden mit. Wie reagiert das Gesundheitssystem? Ändert sich das Arzt-Patienten-Verhältnis? Forum DKG 3 (2006) 45

Hünefeld, A.: Selbsthilfe – ein fester Bestandteil der Patientenversorgung? Newsletter Kompetenznetz Maligne Lymphome 11 (2006) 8

Kösters, W.: Vom Ich zum Wir. Selbsthilfegruppen. Thieme, Stuttgart 1992

Matzat, J. u.a.: Starthilfe zum Aufbau von Selbsthilfegruppen. Deutsche Arbeitsgemeinschaft Selbsthilfegruppen e.V. (Hrsg.), MK-Druck, Berlin 2003

Schmöller, M.: Neue Patienten – Neue Ärzte? Zusammenfassung der Ergebnisse einer empirischen Studie des Zukunftsforums Gesundheitspolitik. In: http://www.phil.uni-passau.de/politik/zufog/projekte.htm (Stand: 31. Januar 2008)

Kontaktadressen

NAKOS – Nationale Kontakt- und Informationsstelle zur Anregung und Unterstützung von Selbsthilfegruppen
Wilmersdorfer Str. 39
10627 Berlin
Tel.: (030) 31 01 89 60
Fax: (030) 31 01 89 70
E-Mail: selbsthilfe@nakos.de
www.nakos.de

Haus der Krebs-Selbsthilfe
Thomas-Mann-Straße 40
53111 Bonn
Tel.: (0228) 33 88 9-0
Fax: (0228) 33 88 9-560

Arbeitskreis der Pankreatektomierten e.V. (AdP)
Tel.: (0228) 33 88 9-251
Fax: (0228) 33 88 9-253
E-Mail: adp-bonn@t-online.de
www.adp-bonn.de

Bundesverband der Kehlkopflosen und Kehlkopfoperierten e.V.
Tel.: (0228) 33 88 9-300
Fax: (0228) 33 88 9-310
E-Mail: kehlkopfoperiert-bv@t-online.de
www.kehlkopfoperiert-bv.de

15

Deutsche Hirntumorhilfe e.V.
Kontakt Bonn:
Tel.: (0228) 33 88 9-350
Fax: (0228) 33 88 9-355
E-Mail: info@hirntumorhilfe.de
www.hirntumorhilfe.de
Kontakt Leipzig:
Karl-Heine-Straße 27
04229 Leipzig
Tel.: (0341) 5 90 93 96
Fax: (0341) 5 90 93 97

Bundesverband Prostatakrebs Selbsthilfe e.V.
Kontakt Bonn:
Tel.: (0228) 33 88 9-500
Fax: (0228) 33 88 9-510
E-Mail: info@prostatakrebs-bps.de
www.prostatakrebs-bps.de

Kontakt Gehrden:
Alte Straße 4
30989 Gehrden
Tel.: (05108) 92 66 46
Fax: (05108) 92 66 47

Deutsche Leukämie- & Lymphom-Hilfe e.V. (DLH)
Tel.: (0228) 33 88 9-200
Fax: (0228) 33 88 9-222
E-Mail: info@leukaemie-hilfe.de
www.leukaemie-hilfe.de

Deutsche ILCO e.V.
Tel.: (0228) 33 88 9-450
Fax: (0228) 33 88 9-475
E-Mail: info@ilco.de
www.ilco.de

Frauenselbsthilfe nach Krebs e.V.
Tel.: (0228) 33 88 9-400
Fax: (0228) 33 88 9-401
E-Mail: kontakt@frauenselbsthilfe.de
www.frauenselbsthilfe.de

Deutsche Krebshilfe e.V.
Buschstraße 32
53113 Bonn
Tel.: (0228) 7 29 90-0
Fax.: (0228) 7 29 90-11
E-Mail: deutsche@krebshilfe.de
www.krebshilfe.de

15

16 Sterben und Tod

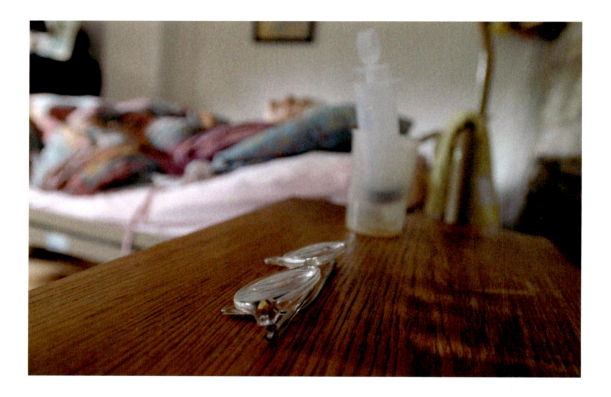

16.1 Sterbeprozess

Axel Doll

Sterben ist – wie die Geburt – ein „normales" menschliches Phänomen. Alle Menschen werden zu irgendeinem Zeitpunkt im oder am Ende ihres Lebens sterben.

Obwohl Sterben ein völlig selbstverständlicher Vorgang ist, der auch in der Natur und in der Evolution ein wichtiges und immer wiederkehrendes Phänomen ist, ist noch wenig bekannt über den körperlichen Vorgang beim Sterben. Darüber hinaus ist Sterben in unserer westlichen Kultur immer noch stark tabuisiert. Der Abschied aus diesem Leben kann zu einer intensiven emotionalen Auseinandersetzung des sterbenden Menschen, seiner Angehörigen und der professionellen Begleiter führen. Dies wird teilweise als Intensivierung des Lebens erlebt – teilweise aber auch als Belastung.

Begriffsbestimmung

D Sterben bezeichnet das „Enden des Lebens mit langsamem oder abruptem Erlöschen der lebenserhaltenden Körperfunktionen; am Ende dieses Prozesses steht der Tod als Zusammenbruch integrierender Organsysteme." (Pschyrembel Wörterbuch Pflege, 2003)

Diese Definition macht deutlich, dass es wichtig ist, den Prozess des Sterbens vom Tod zu trennen.

Tod als Endpunkt?

Medizinisch unterscheidet man zwischen:

– **klinischem Tod**: Atmungs- und Kreislaufstillstand mit Pupillenerweiterung und zyanotischer Hautverfärbung (unsichere Todeszeichen),

– **biologischem Tod**: Erlöschen sämtlicher Organ-, Zell- und Körperfunktionen mit Totenflecken und Totenstarre (sichere Todeszeichen),

– **Hirntod** (**dissoziierter Tod**): Ausfall jeglicher messbarer Hirnfunktionen (evtl. bei noch aufrechterhaltener Kreislauf- und Atemfunktion).

Die genaue Abgrenzung ist jedoch nicht klar definiert, sodass manche Kritiker der Transplantationsmedizin bei Hirntoten auch von sterbenden Menschen sprechen. Auch im natürlichen Sterbeprozess kann es häufig schwer sein, den genauen Todeszeitpunkt festzulegen. Viele Organfunktionen sind noch Stunden nach dem letzten Atemzug vorhanden und erst erloschen, wenn der Körper komplett ausgekühlt ist.

In den unterschiedlichen Religionen, Weltanschauungen und Glaubensrichtungen

16

werden jeweils andere Überzeugungen gelehrt und gelebt. Ob der Mensch nach dem Tod ein ewiges Leben erfährt, wiedergeboren wird oder ins Nirwana kommt – ist abhängig vom individuellen Glauben. Die spirituellen Vorstellungen vom Leben nach dem Tode haben wiederum Auswirkungen auf den Sterbeprozess.

Sterben als letzte Lebensphase

Das Sterben wird jedoch eindeutig als zum Leben gehörend beschrieben und als letzte Lebensphase verstanden. Vor allem die Hospizbewegung betont, dass es um „Leben bis zuletzt geht".

Wann jedoch diese Phase beginnt, ist individuell unterschiedlich bzw. eine philosophische Frage. Denn streng genommen sind alle Menschen sterbend, seit ihrer Geburt – daher wird in der Debatte um die Enttabuisierung des Sterbens auch davon gesprochen, dass die Menschen wieder „abschiedlich" leben lernen sollen.

In allen Zusammenhängen wird Sterben jedoch meist als Prozess beschrieben, denn es geht um den Übergang vom Leben in den Tod. Den Moment des Sterbens gibt es nicht.

Sterben hat sowohl eine körperliche, psychosoziale und spirituelle Dimension; welche Dimension im Erleben im Vordergrund steht, ist bei den Sterbenden individuell unterschiedlich. Auf allen Ebenen geht es jedoch um das Abschiednehmen von Körperteilen und -funktionen, Lebensaktivitäten, Wünschen, Mitmenschen usw. – also ein Prozess des Ablösens oder Wandelns.

(M) „Die letzte Aufgabe, die wir Menschen zu lösen haben, ist uns zu lösen von der Welt, die uns umgibt, den Menschen, denen wir anhängen, von der Kraft, die wir gewohnt waren unsere zu nennen, und schließlich von uns selbst." (Müller, 2006)

16.1.1 Körperlicher Sterbeprozess

Auf körperlicher Ebene beginnt Sterben mit dem Altern und Absterben von Zellen – also ein Leben lang. Medizinisch betrachtet beginnt der körperliche Sterbeprozess dann, wenn Erkrankungen, Behinderungen und Pflegebedürftigkeit weiter fortgeschritten sind und mit kurativen Therapien nicht mehr aufgehalten werden können.

Wann jedoch dieser viel besagte „Point of no Return" (es gibt kein Weg mehr zurück) ist, lässt sich schwer bestimmen. Auch die Begriffe terminale Phase und finale Phase bringen keine wirkliche Klarheit, da sie uneinheitlich verwendet werden und nicht eindeutig formuliert sind.

In der Pflegepraxis besteht daher auch häufig Unsicherheit darüber, ob pflegerische Maßnahmen noch sinnvoll sind, oder der gepflegte Mensch bereits sterbend ist. Im therapeutischen Team kann es v. a. dann zu Konflikten über die Notwendigkeit von Therapien, Diagnostik oder Pflegemaßnahmen kommen, wenn die Teammitglieder unterschiedlicher Ansicht darüber sind, ob ein Patient bereits sterbend ist oder nicht.

Um etwas Klarheit zu schaffen, bietet die Deutsche Gesellschaft für Palliativmedizin die folgende Unterteilung an (Kern u. Nauck, 2006):

–   **Rehabilitationsphase** (die letzten Monate, selten Jahre): Trotz Voranschreiten der Erkrankung oder Pflegebedürftigkeit wird versucht, die Selbstständigkeit in vielen Lebensaktivitäten aufrecht zu halten und bei einer selbstbestimmten Lebensführung zu unterstützen.

–   **Terminalphase** (Monate bis Wochen vor dem Sterben): Trotz Therapie und Pflege nehmen die Einschränkungen zu und die Eigenaktivität ab. Der Mensch wird schwächer, bekommt evtl. mehr Symptome, sein Lebensradius wird immer kleiner.

–   **(Prä-)Finalphase** (die letzten 72 Stunden des Lebens): Dies ist der „eigentliche" Sterbeprozess – die Körperfunktionen nehmen immer weiter ab, bis der Tod eintritt.

Erkennen der Sterbephasen

Den Sterbeprozess einzuschätzen, wird eine komplexe Situation bleiben und braucht viel Erfahrung. Aber manchmal liegen auch sehr erfahrene Pflegekräfte mit ihrer Einschätzung falsch, daher sollte man mit dem Äußern von Prognosen vorsichtig umgehen.

Abb. 16.1 fasst einige Anzeichen, die beim Erkennen der Phasen hilfreich sein können, zusammen. Von großer Bedeutung sind da-

---

Anzeichen der Terminalphase

Als Anzeichen für das Eintreten in die Terminalphase kann gelten, wenn der Patient:

*   an einer fortgeschrittenen, progressiven Krankheit mit schlechter Prognose leidet
*   zunehmend bettlägerig und extrem geschwächt ist
*   neue Symptome beklagt (z. B. Unruhe, Dyspnoe, Angst, Schmerz, Somnolenz)
*   unter zunehmender Schläfrigkeit mit zeitweiser Desorientiertheit leidet
*   immer weniger Interesse für Essen und Trinken aufbringt
*   immer weniger Interesse für seine Umgebung und sein Leben zeigt
*   eine oder mehrere lebensbedrohliche Komplikationen hat und
*   wenn Arzt und Pflegende den Zustand des Patienten so einschätzen, dass dessen Tod bevorsteht.

Wenn die meisten oder alle oben genannten Punkte erfüllt sind, ist die Wahrscheinlichkeit hoch, dass der Patient im Laufe der nächsten Wochen und manchmal Monate sterben wird. Diese Phase verläuft gewöhnlich in langsamen Schritten, kann aber auch plötzlich und für alle mehr oder weniger unerwartet und damit belastender ablaufen.

Körperliche Anzeichen des bevorstehenden Todes (Auswahl)

*   vermehrte Müdigkeit und Teilnahmslosigkeit
*   längere Schlafphasen bis hin zum Koma
*   Reduzierung von Nahrungs- und Flüssigkeitsaufnahme
*   Reduzierung der Urinausscheidung
*   kalte Füße, Arme, Hände (schwache Durchblutung) oder übermäßiges Schwitzen
*   dunkle, livide Verfärbung der Körperunterseite, Hände, Knie und/oder der Füße (Marmorierung)
*   bleiche „wächserne" Haut
*   ausgeprägtes Mund-Nasendreieck
*   schwacher Puls
*   Blutdruckabfall
*   reduzierte Wahrnehmung der Außenwelt (Zeit, Raum, Personen)
*   veränderter Atemrhythmus (Cheyne-Stoke´sche Atmung)
*   präfinale Rasselatmung

Abb. 16.1 Anzeichen der Terminal- und Finalphase. Modifiziert nach Twycross und Lichter (Alsheimer u. a., 2007).

16

bei eine sorgfältige Wahrnehmung bzw. Krankenbeobachtung und das vorsichtige Interpretieren von nonverbalen Signalen und auch der Symbolsprache des Sterbenden. Eine kontinuierliche Pflegebeziehung ist dabei von großem Vorteil.

Begleitung und Kommunikation

Die Pflege des Menschen in seinen letzten Tagen und Stunden bedarf einer großen Sorgfalt und Feinfühligkeit. Es ist wichtig, dass die Pflege ruhig und behutsam durchgeführt wird. Die Menschen, die sich immer mehr in sich selbst zurückziehen und ihre Aufmerksamkeit von äußeren Dingen auf sich selbst verlagern, sollten so wenig wie nötig gestört werden – ohne sie jedoch zu vernachlässigen.

Im Laufe des Sterbeprozesses bekommt die Kommunikation häufig eine andere Wertigkeit. Verbale Kommunikation verändert sich oder wird insgesamt weniger und die Kommunikation ohne Worte nimmt einen immer größeren Raum ein.

Verbale Kommunikation

Auch wenn Menschen auf unsere Kommunikationsangebote nicht mehr sichtlich reagieren können, können wir nicht davon ausgehen, dass die sterbenden Menschen nichts mehr hören oder verstehen. Die Kommunikation sollte mit Würde und Respekt wie bei einem „ansprechbaren" Patienten fortgesetzt werden und die Pflegehandlungen bzw. die Tagesgestaltung und der Ablauf der Pflege erklärt werden.

Symbolsprache. Häufig verändert sich bei Sterbenden die Wahl der Worte. Sie benutzen Symbole, Bilder oder Metaphern um ihr Befinden, ihre Vorstellungen, Hoffnungen und Bedürfnisse auszudrücken. Die sprachlichen Bilder stammen z.T. aus Märchen, Liedern, Bibeltexten usw. und sind archetypische und in der Kultur tief verwurzelte Sinnbilder für Gefühle, Lebenssituationen und Erfahrungen.

Für Pflegende erscheint die „verschlüsselte" Symbolsprache aus dem Zusammenhang gerissen und schwer nachvollziehbar, die Patienten wirken wie verwirrt. Es ist gut, sich als Pflegeperson zu öffnen für die Aussagen, die in diesen Bildern stecken können. Sterbende versuchen unbewusst ihre inneren Prozesse so nach außen zu bringen. Pflegende können versuchen, mit Vorsicht die Symbole zu deuten oder aber genauer nachzufragen. Was bedeutet z.B. die Aussage: „Ich habe meine Koffer gepackt", und wie wird dadurch evtl. ein Gespräch über „Unaussprechliches" möglich?

Einige häufige Symbole werden hier zum besseren Verständnis kurz erläutert. Die Erklärungsansätze sollen jedoch nicht zu einer allzu schematischen Übersetzung der metaphorischen Sprache verleiten – sorgfältiges Zuhören, Hinspüren, Hineinversetzen ist unabdingbar.

- *Geld/Gold, Angst, dass das Geld ausgeht, Sorge, dass Geld gestohlen wurde:* Das Leben geht zu Ende, weltliche Zahlungsmittel reichen jetzt nicht mehr, im Märchen scheidet der Esel Goldstücke aus – Gold steht also auch für loslassen, aufgeben.
- *Urlaub machen, auf Reisen gehen, Koffer packen, den Zug bekommen müssen, nach Hause gehen, heimkommen usw.:* Der Sterbeprozess wird häufig als Weg oder Reise erlebt und auch mit solchen Metaphern versehen.
- *Übers Wasser oder auf einen Hügel gehen, auf das weite Meer hinausschauen, in eine weite Ebene gehen:* Begegnungen mit der Natur können das Einswerden mit der Schöpfung symbolisieren, das Überqueren von Meeren, Flüssen usw. das Aus-dem-Leben-gehen „hinüber" in ein neues Leben (über den Todesfluss Hades oder den Jordan). Die Weite der Meere oder der Wiesen kann die Ewigkeit symbolisieren.
- *Engel oder schwarze Gestalten, die kommen, um denjenigen abzuholen; Schritte, die jemand hört; anklopfen:* In alten Mythen kommt der „Sensemann" und holt den Sterbenden ab. Dieses „Abholen" taucht häufig in der Bildersprache auf und weist evtl. auf das baldige Sterben hin.
- *Andere Metaphern sind:* Uhren, Zeit, Schlüssel, Feuerwehr usw.

Nonverbale Kommunikation

Je weiter der Sterbeprozess voranschreitet, desto weniger wichtig wird meist Sprache. Pflegende müssen dann die nonverbalen Äußerungen der Sterbenden sehr sensibel und aufmerksam wahrnehmen und behutsam deuten. Seufzen, Stöhnen, Blicke, Veränderung der Atmung oder Hautfarbe, Mimik und Gesten sollten versucht werden in den Sinnzusammenhang der Situation einzuordnen und zu verstehen (Abb. 16.2). Dabei ist Hintergrundwissen über die Persönlichkeit, die Biografie des Menschen und eine gewachsene Pflegebeziehung hilfreich. Jedoch müssen sich die Pflegenden immer bewusst sein, dass sie eine Äußerung auch fehlinterpretieren können; Pflegende müssen lernen auszuhalten, dass sie nicht jede Äußerung vollständig und perfekt einordnen können.

In der Pflege bekommen neben der Sprache nonverbale Kommunikationsformen eine große Bedeutung. Pflegende kommunizieren über die Qualität ihrer Berührungen (flüchtig oder fest) und verschiedene Reize im Zusammenhang mit Pflegehandlungen (z.B.: Geruch der Lotion oder des Massageöls, Geschmack der Mundpflegelösung, Geräusche im Zimmer, Lagewechsel, Material des Handtuches/Waschlappens usw. Das bewusste Einsetzen der Konzepte der basalen Stimulation, Kinästhetik und Therapeutic Touch sind zentral in der Kommunikation mit Sterbenden.

Spirituelle Deutung des Sterbeprozesses

Sogyal Rinpoche (2004) beschreibt in seinem Tibetischen Buch vom Leben und Sterben den körperlichen Sterbeprozess analog des Zerfalls der Elemente. Diese metaphorische Darstellung kann in der Begleitung von Sterbenden eine hilfreiche bildliche Brücke darstellen:

- **Auflösung der Erde in Wasser:**
  - Gewichtsreduktion, Abmagerung,
  - Blässe, eingefallenes Gesicht,
  - aufgewühlt und erregt sein.

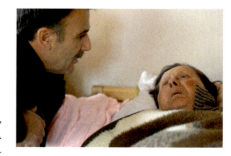

Abb. 16.2 Begleitung und Kommunikation. In der Begleitung Sterbender kommt es vor allem auf das Zuhören, Hinschauen, Spüren und Einfühlen an. Sterbende vermitteln ihr Befinden über Worte, Symbole, Blicke, Mimik und Körpersignale.

- **Auflösung des Wassers in Feuer:**
  - Kontrollverlust über Körperflüssig-keiten,
  - Austrocknung des Mundes,
  - Hitzewallungen und Kälteempfinden wechseln sich rasch ab,
  - reizbar und nervös,
  - Sterbender ist kurzzeitig wieder sehr agil und nimmt am Leben Teil.
- **Auflösung des Feuers in Luft:**
  - Verlust der Körperwärme,
  - Verdauung lässt nach, Essen und Trin-ken werden unmöglich,
  - komplette Austrocknung von Mund und Nase,
  - Wechsel zwischen Klarheit und Ver-wirrtheit,
  - eingeschränkte sinnliche Wahrneh-mung.
- **Auflösung der Luft:**
  - kurzes Ein- und langes Ausatmen,
  - mühsame, evtl. rasselnde Atmung (S. 370),
  - Augen werden starr oder rollen nach oben,
  - völlige Bewegungslosigkeit.

16.1.2 Sterbephasen und emotionale Sterbe-begleitung

Frau Dr. Elisabeth Kübler-Ross hat sich als erste Forscherin ausführlicher mit dem Erle-ben Sterbender beschäftigt. Sie arbeitete als Psychiaterin in den USA und hat sterbende Menschen zu deren emotionaler Auseinan-dersetzung und Bewältigung des bevorste-henden Sterbens befragt.

Bei der Analyse der 200 Interviews konn-te Kübler-Ross bestimmte wiederkehrende Muster in der Bewältigung identifizieren. In ihrem bahnbrechenden Buch „Interviews mit Sterbenden" (1969) hat sie diese Reaktions-muster in fünf klassische Phasen aufgeteilt und beschrieben.

Heute, über 30 Jahre später, sieht man dieses Phasenmodell teilweise sehr kritisch. Man geht eher davon aus, dass Menschen im Lau-fe ihres Sterbens – individuell verschieden intensiv – vielfältige Gefühlszustände durch-laufen können. Diese Emotionen können teil-weise sehr schnell wechseln; von einem Mo-ment auf den anderen oder von einem Tag

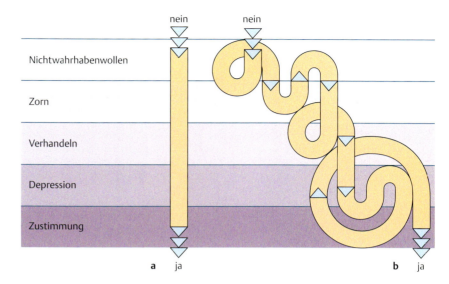

Abb. 16.3 Sterbeprozess. a Theoretischer Verlauf von der Verweigerung bis zur Annahme. **b** Realer, d. h. wirklicher Verlauf im Hin und Her und Auf und Ab der seelischen Dynamik. Jeder hat seinen eigenen, individuellen Sterbepro-zess zu leisten.

auf den anderen und sie verlaufen auf keinen Fall linear **(Abb. 16.3)**.

Es geht also nicht darum, Menschen nach Phasen einzuteilen und daraus zu schließen, wie nah oder fern der Tod ist, denn Phasen können sich wiederholen oder übersprungen (also in sehr individueller Reihenfolge erlebt) werden. Trotz all dieser kritischen Anmer-kungen ist ein Grundverständnis der emoti-onalen Zustände, die ein Sterbender durchle-ben kann, hilfreich und auch entlastend für die Begleiter.

Hilfreiches Denkmodell. Viele Thanatopsy-chologen und Psychoonkologen haben das Phasenmodell von Kübler-Ross aufgegrif-fen, um z. B. die Krisenbewältigung (Coping, S. 332) oder Trauerreaktionen von Angehöri-gen (S. 362) zu beschreiben. Daher soll dieser Klassiker eher als ein hilfreiches Denkmodell dargestellt werden und nicht als „Kochre-zept" verstanden werden.

In den so genannten „Sterbephasen von Kübler-Ross" geht es um die emotionalen Reaktionen in der Konfrontation mit dem nahenden Lebensende. Es geht um die Ängs-te und Sorgen, die vor allem durch die Aus-einandersetzung mit den erlebten oder be-vorstehenden Verlusterfahrungen entstehen. Hierzu gehören v. a.:

- Verlust der Gesundheit,
- Verlust der Freiheit (Krankenhausaufent-halte),
- Verlust des Körperbildes und von Körper-funktionen (S. 209),

- Verlust der Lebensenergie,
- Verlust von Kontrolle,
- Verlust von Appetit,
- Verlust von Interesse an Dingen des Le-bens,
- Verlust der geliebten Mitmenschen,
- Verlust des eigenen Selbst.

Die Bewältigung dieser fundamentalen Er-fahrung führt teilweise in heftige Emotions-zustände und bedarf einer intensiven emo-tionalen (Sterbe-)Begleitung. Diese besteht jedoch mitunter nicht in einem besonders engagierten Aktionismus, sondern eher im ruhigen und stabilisierenden Dasein und Wahrnehmen der Gefühle **(Abb. 16.4)**.

Begleitung Angehöriger. Stabilisierung in ihren Ängsten und Sorgen benötigen beson-ders auch die Angehörigen, die in der Be-gleitung ihres sterbenden Familienmitglieds oft sehr hilf- und haltlos sind. In sensiblen Gesprächen kann es den Angehörigen sehr viel Halt geben, wenn sie die emotionalen

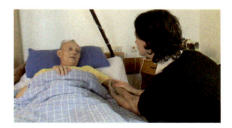

Abb. 16.4 Dasein und Halt geben. Sterbebegleitung zeichnet sich an vielen Stellen dadurch aus, dass wir aushalten, durchhalten, (symbolisch) die Hand halten – also dort Halt geben, wo die Menschen haltlos sind.

Zustände des Sterbenden besser einordnen oder gar verstehen können. Die Begleitung der Angehörigen ist von besonderer Bedeutung (S. 362), da sie ja selbst Trauer- oder Reaktionsphasen durchlaufen, die jedoch nicht synchron mit denen des Sterbenden verlaufen, sondern teilweise sogar gegenläufig sind (phasenverschobene Krisenbewältigung).

Nichtwahrhabenwollen und Isolierung

B Bei Frau Baumann (67 Jahre alt) wurde vor zehn Jahren ein Knoten in der rechten Brust entdeckt. Seitdem wurde sie mehrmals operiert und sie hatte Chemotherapie bekommen. Zwischen den Therapien lagen auch immer wieder stabile Jahre mit guter Lebensqualität. Jetzt geht es ihr deutlich schlechter, sie hat über 10 kg abgenommen und starke Schmerzen im Rücken. Zur Abklärung ihrer Rückenschmerzen ist sie in der Klinik; sie bekommt ein Szintigramm, ein CT und ein Oberbauch-Sono.
Heute sind alle Befunde zusammen und der Stationsarzt führt gemeinsam mit der Bezugspflegekraft das Aufklärungsgespräch: Bei Frau Baumann wurden weit fortgeschrittene Leber- und Skelettmetastasen gefunden. Eine Operation ergibt keinen Sinn mehr, denn die zu erwartende Lebensdauer wird als sehr beschränkt eingeschätzt. Mit Frau Baumann sollen die Schmerztherapie und die anstehende Verlegung auf Palliativstation besprochen werden.
Doch Frau Baumann kann im Gespräch nicht mehr weiter zuhören, sie kann es nicht fassen und fühlt sich wie erstarrt und zeigt keinerlei Emotionen. Das weitere Gespräch wird vertagt. Als die Pflegekraft eine halbe Stunde später ins Zimmer kommt, verhält sich die Patientin wie die Tage zuvor und fragt, wann sie denn endlich nach Hause entlassen würde.

Reaktionen und ihre Bedeutung

Zu Beginn der Auseinandersetzung mit dem Sterben und Tod sind die Betroffenen häufig wie im Schock. Auch wenn sie vorher schon ahnten, dass ihre Prognose schlecht aussieht, können viele Menschen die Wahrheit nicht auf einen Schlag verkraften. Sie machen erst einmal „zu" und verleugnen die neue Realität.

Dies ist ein „gesunder" Schutzmechanismus der Psyche. Die Abwehr schafft Raum, um die Wahrheit sacken zu lassen und hilft dabei, Kräfte zu sammeln, um mit der Unausweichlichkeit des Sterbens zurechtzukommen. Der Betroffene braucht Zeit, um die Information zu begreifen.

In dieser Schockphase sind Menschen meist handlungsunfähig und können keine weiteren Entscheidungen fällen. Teilweise haben sie auch keinen Zugang zu ihren Gefühlen, sondern wirken eher versteinert. Die Reaktionen können sehr unterschiedlich sein: Manche Menschen ziehen sich zurück, andere machen alles wie immer und wieder andere sprechen von Heilung, Entlassung oder Zukunftsplänen.

Typische Aussagen können sein:
- Das kann doch nicht wahr sein!
- Da wurde bestimmt etwas verwechselt!
- Ich kann das nicht fassen ...

Verhaltensspielraum der Begleiter

Von großer Bedeutung ist, dass die Begleiter den notwendigen Schutzraum anerkennen und diese Reaktion als „gesund" und sinnvoll einstufen, anstatt sie mit Gewalt durchbrechen zu wollen oder jemand zwingen zu wollen, sich mit der Realität zu konfrontieren. Dies kann die Betreuer teilweise unter Druck bringen, wenn es gilt, Entscheidungen zu fällen – hier ist es wichtig, Zeitpuffer einzuplanen, statt Dinge zu forcieren.

Genauso wichtig ist aber auch, nicht zu beschwichtigen oder gar zu lügen und sich mit der Verleugnung zu verbünden. Die Begleiter sollten zuhören und den Betroffenen ernst nehmen und die Last mittragen – das kann teilweise sehr anstrengend sein, wenn man sieht, mit welcher Energie eine Verleugnung aufrechterhalten wird.

In dieser Phase ist es wichtig, eine Vertrauensebene aufzubauen, an die der Sterbende, wenn er das Bedürfnis hat, anknüpfen und über seine Ängste sprechen kann (Abb. 16.5). Es kann hilfreich sein, den Betroffenen schrittweise an die neue Realität heranzuführen und Informationen in „verdaulichen Portionen" anzubieten. Teilweise haben Betroffene sogar das Gefühl, dass sie nie informiert worden waren und verleugnen das Aufklärungsgespräch komplett oder in Teilen („Davon hat der Doktor nie etwas gesagt"). Hier sind neue Gesprächsangebote und wiederholte Information hilfreicher als Vorwür-

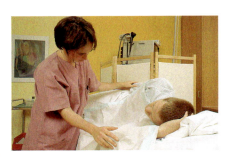

Abb. 16.5 Zuhören und Vertrauen schaffen. Auch wenn Betroffene ihre neue Wahrheit noch nicht akzeptieren können, ist es wichtig „da" zu bleiben und nicht zu werten, sondern sensibel eine tragfähige Pflegebeziehung zu entwickeln und die notwendige Nähe und Distanz auszuloten.

fe oder Besserwisserei. Die Begleiter sollten sich in dieser Phase mit intensiven Krisengesprächen zurückhalten – eine differenzierte Auseinandersetzung ist weder möglich noch sinnvoll.

Wenn Angehörige länger in der Verleugnung stecken bleiben als der Sterbende selbst, kann dies dazu führen, dass beide nicht miteinander reden, sondern sich gegenseitig schützen – hier kann der Begleiter versuchen, behutsam eine Gesprächsbereitschaft anzubahnen.

Zorn

B Frau Baumann wurde nach mehreren Gesprächen auf die Palliativstation zur Einstellung der Schmerztherapie verlegt. Dort ist sie jedoch sehr nörgelnd und ungehalten, nichts kann man ihr recht machen. Mal ist der Kaffee zu dünn, mal zu bitter, mal ist es im Zimmer zu kalt, mal zu stickig. Sie ist unzufrieden mit dem Arzt und meckert, dass sie sich nicht hätte verlegen lassen sollen. Teilweise nimmt sie aus Protest die Schmerzmedikamente nicht wie verordnet ein und ist dann aber gleichzeitig ungehalten, wenn sie nicht mehr liegen kann. Heute Morgen sagt sie in ihrer Verzweiflung: „Gott hat mich verlassen – was habe ich im Leben nur falsch gemacht ...?"

Reaktionen und ihre Bedeutung

Wenn der Schutzwall der Verleugnung langsam aufbricht, sind Betroffene u. U. mit einer Flut von Gefühlen konfrontiert. Hierzu gehören Wut, Ärger, Verzweiflung und Auflehnung gegen die Krankheit und das Behandlungsteam. Wenn die Unausweichlichkeit des Sterbens ins Bewusstsein rückt, reagieren viele Menschen mit Wut und Zorn auf sich selbst, ihre Nächsten, die Betreuer oder Gott. Sie hadern mit sich und der Welt, je nach Kausalattribution werden die Gefühlsausbrüche nach außen oder innen gerichtet. D.h., je nachdem, ob ein Patient die Ursache seiner Erkrankung den äußeren Lebensbedingungen (externale Attribuierung) oder seinem eigenen (Fehl-)Verhalten (internale Attribuierung) zuschreibt, richten sich die Gefühlsausbrüche eher nach außen z.B. an die Angehörigen bzw. Pflegenden oder gegen sich selbst. Die Betroffen sind unzufrieden mit sich und den anderen – teilweise sogar aggressiv oder autoaggressiv. Sie sind wütend über ihre Abhängigkeit und eifersüchtig auf die Gesundheit der anderen. Sie verlieren die Kontrolle über sich und ihr Leben, und dieser Kontrollverlust wird durch Nörgelei überkompensiert. Teilweise machen sie sich selbst oder anderen massive Schuldvorwürfe.

Typische Aussagen können sein:
– Warum gerade ich?
– Was habe ich falsch gemacht?
– Warum lässt Gott so etwas zu!

Verhaltensspielraum der Begleiter

Die Flut der Emotionen ist für alle Beteiligten sehr anstrengend: Sterbender, Angehöriger und Begleiter sind maximal gefordert. In der Begleitung sind viel Geduld und Verständnis nötig. Es ist wichtig, dass dem Sterbenden Raum für seine Gefühle gegeben wird. Die Begleiter werden teilweise mit ungerechtfertigten Anschuldigungen konfrontiert – hier ist es wichtig, die Gefühlsausbrüche nicht auf sich zu beziehen, sondern eine professionelle Distanz einzunehmen und für sich (und im Team) zu klären, dass man als Pflegende Projektionsfläche ist für die Verzweiflung im Innern des Sterbenden.

Guter Teamgeist, Teambesprechungen und Supervision können helfen, den nötigen Abstand einzuhalten. Selbst wütend und aggressiv zu werden, hilft meist nicht weiter, sondern führt zum Aufschaukeln der Gefühle. Aber es kann wichtig sein, Grenzen aufzuzeigen und den ausbrechenden Gefühlen Einhalt zu gebieten. Wichtig ist, dass die pflegerische Beziehung aufrechterhalten bleibt – damit der Verzweifelte nicht ein weiteres Verlustereignis zu bewältigen hat.

Da dem Betroffenen die Kontrolle schwindet, ist es wichtig, ihm in Alltagsdingen so viel Selbstbestimmung und Kontrolle wie möglich einzuräumen und Wahlmöglichkeiten zu lassen. Vorrausetzung dafür ist, dass der Betreuer selbst keine Angst vor Gefühlen hat und diese zulassen kann. Aktives Zuhören kann helfen, die Gefühle in Worte zu fassen oder herauszufinden, wofür die Wut steht. Angehörige erfahren Entlastung, wenn sie über die Bedeutung dieser Gefühlszustände informiert werden.

Verhandeln

B Frau Baumann realisiert immer mehr ihre Schwäche, dass es wohl kein Zurück mehr gibt und sie nicht mehr gesund wird. Aber die Vorstellung, dass alles bald zu Ende sein soll, ist immer noch sehr bedrohlich. Sie wünscht sich so sehr, den 18. Geburtstag ihrer Enkelin noch zu erleben; sie hat sie finanziell bei den Fahrstunden unterstützt und würde sie so gerne noch Auto fahren sehen. Sie ist so stolz auf ihre Enkelin. Sie nimmt jetzt sehr gewissenhaft ihre Medikamente und sagt zur Pflegekraft: „Wenn ich jetzt alles korrekt mache, dann kann ich doch noch eine Weile leben!?"

Reaktionen und ihre Bedeutung

In der Phase des Verhandelns ist den Betroffenen unbewusst meist klar, dass ihr Schicksal unausweichlich ist, aber es wird jetzt sehr viel Energie aufgewendet, das Endgültige hinauszuzögern. Es wird teilweise mit Gott um Gnade und Umkehr verhandelt oder auch viel Geld für alternative Therapieformen ausgegeben. Im Vordergrund steht das „Ja, aber …"; in Gesprächen geht es meist um offene Wünsche, Pläne und Dinge, die noch erreicht werden wollen.

Es geht um ein Ringen und Hadern mit dem Schicksal. Sterbende beschäftigen sich mit Dingen, die sie hätten tun wollen oder sollen, bzw. haben Schuldgefühle wegen Getanem oder auch Unterlassenem. Die Hoffnung auf Aufschub führt zu Versprechen, Gelübden oder überangepasstem Verhalten. Diese Phase kann sehr flüchtig sein und trotzdem sind die Menschen in dieser Phase sehr verletzlich.

Verhaltensspielraum der Begleiter

Für die Begleiter ist es nun wichtig, die Balance zu halten zwischen Hoffnung lassen, jedoch keine falschen Hoffnungen machen und keine Illusionen zu unterstützen.

Vielleicht kann man den Sterbenden dabei unterstützen, lang gehegte Pläne oder Wünsche zu realisieren. Manchmal ist es bereits hilfreich, all das aussprechen zu lassen und über die Wünsche und Ideen zu reden, ihre Bedeutung zu verstehen und die Sterbenden dabei zu begleiten, z.B. sich von lang gehegten Reiseplänen zu verabschieden und sie loszulassen.

Das Anschauen von Bildern oder einem Reisekatalog kann eine gute Brücke für ein verständnisvolles Gespräch sein. Es ist viel Feingefühl nötig, um den Sterbenden nicht vor den Kopf zu stoßen, sich aber auch nicht zu sehr an dem Verhandeln zu beteiligen. Auch die Bitte nach erneuter Therapie ist kritisch im Team zu hinterfragen und gemeinsam zu diskutieren. Vielleicht kann das Hinzuziehen eines Seelsorgers unterstützend erlebt werden, um mit den eigenen Schuldgefühlen ins „Reine" zu kommen.

Depression

B Frau Baumann zieht sich immer mehr zurück. Sie klingelt immer seltener und ist viel mit sich beschäftigt. Bei der Pflege bricht sie schnell in Tränen aus. Sie spricht meist über ihre Ängste vor dem Sterben oder darüber, was danach kommt. Sie erzählt aus ihrem Leben und spricht über Dinge, die sie in ihrem Leben bereut. An manchen Tagen isst sie kaum etwas oder wendet sich ab, wenn ihr Besuch kommt. Jedes Wort ist ihr dann in solch einer Situation zu viel. Und dann gibt es wieder Zeiten, in denen sie unbedingt ihre Bestattung regeln möchte, damit sie in Ruhe gehen kann.

Reaktionen und ihre Bedeutung

Die Phase der Traurigkeit und Niedergeschlagenheit hat in erster Linie nichts mit der psychiatrischen Erkrankung „Depression" zu tun. Die Reaktionen sind jedoch sehr ähnlich: Die Betroffenen sind antriebslos, lustlos, hoffnungslos und sehr verzweifelt über ihre ausweglose Situation.

Der psychisch Kranke hat jedoch meist keinen Zugang zu seinen Emotionen, während der Sterbende gerade seine Trauer sehr

16

stark zum Ausdruck bringt – jeder natürlich auf seine Weise.

In dieser Phase macht sich die endgültige Gewissheit breit. Die Betroffenen sind mit dem Abschied und ihren Verlusten beschäftigt und realisieren, dass viele Dinge oder Situationen „nie mehr" sein werden. Viele Sterbende halten Rückschau, erzählen über Stationen im Leben oder betrauern Ziele, die sie nicht erreicht haben. Die Lebensbilanz und das „Revue-passieren-lassen" sind sehr wichtig für den bevorstehenden Abschied von sich selbst.

Der Aktionskreis der Sterbenden wird in dieser Phase immer kleiner; letzte Dinge werden erledigt, vielleicht findet noch eine Versöhnung statt. Die Auseinandersetzung mit der Sinnfrage, dem Glauben, der eigenen Spiritualität und dem Leben nach dem Tod, kann erstmalig oder weiterhin eine bedeutende Rolle spielen.

Verhaltensspielraum der Begleiter

Die Begleiter haben die Aufgabe, Raum für die Gefühle zu lassen. Die Betreuer sollten eher zum Trauern ermutigen als zu bagatellisieren. Der Mensch hat ein Recht auf seine Traurigkeit und seine Tränen. Gut gemeinte Aufmunterung ist meist nicht besonders hilfreich.

Eine pharmakologisch unterstützende Therapie sollte sorgfältig abgewogen werden, denn weder sollten die Betroffenen zu schnell ruhig gestellt werden und so der Ausdruck von Trauer und Leid unterdrückt werden, noch sollten die Betroffenen medikamentös unterversorgt sein, wenn sie sehr unter ihrer Depression leiden.

Raum für Rückschau ist wichtig: Bilder ansehen, über Erinnerungen sprechen, Lebensereignisse bedauern oder über Träume reden (Abb. 16.6). Der Betreuer hat vielleicht

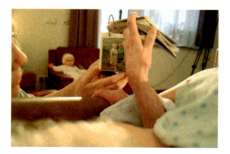

Abb. 16.6 Rückschau. Erinnerungen und die Lebensbilanz sind sehr wichtig für das Loslassen und den Abschied von sich selbst.

Sorge, das Richtige zu sagen, die richtige Antwort auf Fragen zu haben; darum geht es jedoch meist gar nicht. Wichtig ist, dass Fragen gestellt werden dürfen, dass der Betreuer zuhört und da ist, und der Schmerz ausgedrückt werden kann.

Je nach pflegerischer Beziehung und Persönlichkeit kann eine Berührung, in den Arm nehmen oder streicheln hilfreich empfunden werden. Manche Menschen brauchen jedoch auch viel Abstand und Distanz – das zu erspüren, ist Aufgabe des Begleiters. Ängste anzunehmen, auszusprechen oder zu konkretisieren, wird meist als hilfreicher erlebt als zu versuchen, über ihnen zu stehen. Im Gespräch kann versucht werden, die Angst vor Sterben, vor Leid, vor Einsamkeit oder vor dem Tod zu differenzieren und entsprechenden Beistand zu geben.

Wenn es noch Dinge zu erledigen gibt, ist es wichtig, die notwendige Unterstützung anzubieten oder zu organisieren (Seelsorger, Notar usw.). Eine therapeutische Unterstützung (Psychologe, Kunst-/Musiktherapie) kann für manche sehr hilfreich sein und Wege des Ausdrucks der Emotionen eröffnen.

Zustimmung

🅱 Frau Baumann kämpft jetzt nicht mehr. Seit drei Tagen ist sie deutlich ruhiger. Sie schläft viel und möchte wenig gestört werden. Essen möchte sie nicht mehr und trinkt nur noch kleine Schlückchen. Sie genießt es, vorgelesen zu bekommen und döst dabei häufig ein. Ihre Mimik wirkt gelöster – häufig schaut sie weit in die Ferne, als ginge es um Anderes als die Dinge hier.

Reaktionen und ihre Bedeutung

Haben Sterbende genügend Zeit für ihre Bewältigung, dann haben sie auch die Chance, ihren emotionalen Abschied zu durchleben und sich gelassen dem Schicksal zu fügen. Meist wollen die Menschen Ruhe und haben nur noch wenige Bedürfnisse. Sie wollen nicht mehr „müssen" oder „sollen". Sie ziehen sich in sich zurück.

Verhaltensspielraum der Begleiter

Jede pflegerische Maßnahme kann zur Last werden und sollte gut überlegt werden. Es ist wichtig, viel Raum für Rückzug zu geben und diesen zu akzeptieren. Das eigene Bedürfnis,

etwas tun zu wollen, sollte gut reflektiert werden. Nur „Dasein" ist meist das herausforderndste Unterstützungsangebot. Natürlich sollte alles getan werden, um das individuelle Wohlbefinden zu fördern, jedoch nur so viel wie nötig – so wenig wie möglich.

Körperliche Nähe und nonverbale Kommunikation stehen meist im Vordergrund. Es geht darum, Halt zu geben, ohne festzuhalten; loszulassen, ohne fallen zu lassen. Es ist gut, wenn die Begleiter selbst zur Ruhe kommen und auch Ruhe ausstrahlen können.

Für die Begleiter ist es wichtig, die Phase der Annahme nicht zu idealisieren und davon auszugehen, dass jeder Sterbende unbedingt diese Phase erreichen müsste. Die Bewältigung dieses einmaligen Weges ist individuell sehr unterschiedlich und alle Wege haben ihre Berechtigung und ihre Bedeutung.

Zusammenfassung

In der Sterbebegleitung geht es darum, den Sterbenden dabei zu begleiten, seinen und nicht den vom Begleiter vorgegebenen Weg zu gehen. Manche Menschen sind bis zum Zeitpunkt ihres Todes in der Auflehnung und am Hadern und werden nie den Punkt der Akzeptanz erreichen – auch das ist als individueller Weg anzuerkennen.

Ein wertschätzender Umgang mit Respekt und Würde sind entscheidende Grundvoraussetzungen für eine professionelle Sterbebegleitung. Es kommt dabei auf ein gutes Einfühlungsvermögen an, aber auch eine gute Wahrnehmung für die eigenen Gefühle und Grenzen.

16.1.3 Soziale Dimension des Sterbens

Neben dem körperlichen Sterbeprozess und der psychospirituellen Verarbeitung wird immer häufiger auch von der sozialen Dimension des Todes gesprochen. Betont wird hier vor allem, dass durch das Verbannen von Krankheit, Pflegebedürftigkeit, Leid und Tod in eigens dafür zuständigen Institutionen der soziale Tod bereits weit vor dem eigentlichen Sterben beginnt. Isolation, Abgeschobensein, Leben unter Bedingungen, die wenig Selbstbestimmung und eigene Entfaltung zulassen und somit die Lebensqualität deutlich reduzieren, werden als Risikofaktoren des sozialen Todes thematisiert.

Haben Sterbende keine Angehörigen mehr, ziehen sich diese aus unterschiedlichen Gründen zurück, oder werden sie geradezu aus den Institutionen gedrängt bzw. ihre Integration nicht unterstützt, führen auch diese Zusammenhänge zum sozialen Tod.

(M) Pflegende und alle anderen Mitglieder des therapeutischen Teams sollten daher einer gänzlichen Institutionalisierung, Professionalisierung oder Medikalisierung des Sterbens entgegenwirken und dazu beizutragen, dass Sterben und Tod als wichtiges gesellschaftliches Thema auch in der Gesellschaft integriert bleibt und die Betroffenen einen würdigen Platz in der Gesellschaft haben bis zum Ende ihres Lebens.

Literatur

Alsheimer, M. u.a.: Handreichung Palliative Care und Hospizarbeit. In: www.dgpalliativmedizin.de/ag-pf_lehren.html - 39k (09.05.2007)

Hermann, I.: Kommunikation mit Sterbenden: Symbolsprache – Zumutung oder Geschenk? In: Kränzle, S. u.a.: Palliative Care. Springer, Heidelberg 2006

Houldin, A.: Pflegekonzepte in der onkologischen Pflege. Huber, Bern 2003

Käppeli, S.: Pflegekonzepte. Band 1. Huber, Bern 1998

Käppeli, S.: Pflegekonzepte. Band 3. Huber, Bern 2000

Kellnhauser, E. u.a. (Hrsg.): Thiemes Pflege, 10. Auflage. Thieme, Stuttgart 2006

Kern, M., Nauck, F.: Die letzte Lebensphase. Palliative Care Lehren, Lernen, Leben. Deutsche Gesellschaft für Palliativmedizin. In: www.dgpalliativmedizin.de (Stand: Januar 2006)

Kübler-Ross, E.: Interviews mit Sterbenden. Knaur, München 2002

Müller, M.: Dem Sterben Leben geben - Die Begleitung sterbender und trauernder Menschen als spiritueller Weg. Gütersrsloher Verlagshaus, Gütersloh 2006

Münch, M., Schwermann, M.: Sterbende Menschen begleiten. Grundlagen der Pflege für die Aus-, Fort- und Weiterbildung. Heft 19. Prodos, Brake 2005

Nagele, S., Feichtner, A.: Lehrbuch der Palliativpflege. Facultas, Wien 2005

Otterstedt, C.: Sterbenden Brücken bauen. Symbolsprache verstehen, auf Körpersignale achten. Herder, Freiburg 2001

Palliativpflege. Unterricht Pflege 3 (2005)

Piper, H.: Die Sprache der Sterbenden. In: Schölper, E. (Hrsg.): Sterbende begleiten lernen. Celler Modell. Gütersloher Verlag, Gütersloh 2004

Pschyrembel Wörterbuch Pflege. de Gruyter, Berlin 2003

Rinpoche, S.: Das Tibetische Buch vom Leben und Sterben, 5. Aufl. Fischer, Frankfurt 2004

Sitzmann, F.: Begleitung Sterbender. In: Kellnhauser, E. u.a. (Hrsg.): Thiemes Pflege, 10. Aufl. Thieme, Stuttgart 2004

Stähli, A.: Umgang mit Emotionen in der Palliativpflege. Kohlhammer, Stuttgart 2004

Kontaktadressen

Deutsche Gesellschaft für Palliativmedizin e.V.
www.dgpalliativmedizin.de

Deutscher Hospiz- und Palliativverband e.V.
www.hospiz.net

European Association of Palliative Care
www.eapcnet.org

International Association for Hospice & Palliative Care
www.hospicecare.com

Schweizer Gesellschaft für Palliative Medizin, Pflege und Begleitung
www.palliative.ch/de/index.php

Österreichische Palliativgesellschaft
www.palliativ.at

16.2 Palliative Care

Martina Kern, Elke Ostgathe

16.2.1 Einführung

In Zeiten der zunehmend technisierten Medizin, der scheinbar unbegrenzten therapeutischen Möglichkeiten und des Glaubens, die Medizin des beginnenden 20. Jahrhunderts könne nahezu jede Erkrankung mit Erfolg behandeln, wurde dem Sterben eher weniger Beachtung geschenkt. Das Sterben verlagerte sich in die Institutionen, mit der Folge, dass eine direkte Erfahrung mit sterbenden Menschen in der Gesellschaft häufig fehlte. Unsicherheit und Angst prägen dann den Umgang mit der letzten Lebensphase. Äußerungen wie „austherapiert" und „wir können nichts mehr für Sie tun" führten dazu, dass sich schwerstkranke Menschen aus dem Gesundheitssystem ausgegrenzt fühlten.

Aus diesen Defiziten in der Gesellschaft und des Gesundheitssystems haben sich Palliative Care und Hospizarbeit entwickelt.

16.2.2 Entwicklung und Organisationsformen

Begriffsklärung

(D) Palliative Care ist ein Konzept zur Verbesserung der Lebensqualität von Patienten und ihren Familien, die mit Problemen konfrontiert sind, die mit einer lebensbedrohlichen Erkrankung einhergehen, und zwar durch Vorbeugen und Lindern von Leiden, durch frühzeitiges Erkennen, Einschätzen und Behandeln von Schmerzen sowie anderer belastender Beschwerden körperlicher, psychosozialer und spiritueller Art (World Health Organization, 2007).

Das Wort „palliativ" leitet sich von dem lateinischen Begriff „pallium" (= der Mantel) ab. Dem Leidenden wird ein schützender und lindernder Mantel umgelegt.

Der englische Begriff „Palliative Care" lässt sich am ehesten mit Palliativversorgung übersetzen. Unter dem Ansatz dieses ganzheitlichen Begriffes hat sich als Fachdisziplin die Palliativmedizin entwickelt, auch im Bereich der Pflege (Palliativpflege) und anderer Berufsgruppen hat ebenfalls eine Spezialisierung stattgefunden.

Ziele

Ziel von Palliativpflege ist es, Patienten im fortgeschrittenen Stadium einer inkurablen Erkrankung durch eine fachlich fundierte, ganzheitliche, individuelle und fantasievolle Pflege eine hohe Lebensqualität unter größtmöglicher Selbstbestimmung zu gewährleisten. Der Patient soll in der Bewältigung seiner Probleme so viel Hilfe und Unterstützung erhalten, dass noch Aufmerksamkeit und Energie zum Leben übrig bleiben oder anders formuliert: das Leben zu seinem Recht kommen kann.

16

In einer weiteren Begründung der WHO wird der Auftrag von Palliative Care noch deutlicher: *„Palliative Care:*

– *betont das Leben und betrachtet das Sterben als einen normalen Vorgang,*
– *zielt weder auf eine Beschleunigung noch eine Verzögerung des Todes,*
– *sorgt für die Erleichterung der Schmerzen und anderer quälender Symptome,*
– *integriert die psychologischen und spirituellen Aspekte der Behandlung,*
– *bietet ein Unterstützungssystem an, um dem Patienten behilflich zu sein bis zum Tod,*
– *bietet den Familien während der Erkrankung des Angehörigen und bei der Trauer nach seinem Tod Hilfe an"* (World Health Organization, 2007).

Zielgruppe

In der Definition der WHO zu Palliative Care wird deutlich, dass sich die Zielgruppe nicht nur auf Tumorpatienten beschränkt, wenngleich das Konzept zunächst für diese Zielgruppe entwickelt wurde. Die Notwendigkeit ergibt sich insbesondere auch beim Vollbild der Infektionskrankheit AIDS, bei Erkrankungen des Nervensystems mit unaufhaltsam fortschreitenden Lähmungen und beim Endzustand von chronischen Nieren-, Leber-, Herz- oder Lungenerkrankungen.

Zunehmend wird auch der Bedarf an Palliativversorgung im Kinder- und Jugendbereich gesehen und strukturiert aufgebaut (Abb. 16.7). Ebenso werden Palliative Care-Konzepte im geriatrischen Bereich, insbesondere für demente Patienten, entwickelt und Implementierungsprozesse in Altenpflegeeinrichtungen durchgeführt.

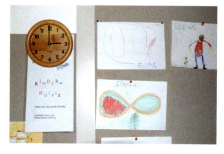

Abb. 16.7 Kinderhospiz. Jährlich sterben 1500–3000 junge Patienten an chronischen oder lebenslimitierenden Erkrankungen (Sabatowski u. a., 2006).

Konzept der Menschlichkeit

Viele Tumorkranke leiden in ihrer letzten Lebensphase an behandlungsbedürftigen Symptomen und unzureichender menschlicher Zuwendung. Sie erhalten häufig innerhalb unseres Gesundheitssystems, das von einem heilenden Behandlungsansatz geprägt ist, nicht die Hilfe und Unterstützung, die sie sich wünschen und benötigen.

Die Ursache hierfür liegt zu einem großen Teil an der fragwürdigen Kultur des Sterbens in unserer Gesellschaft und den Organisationen des Gesundheitswesens. Wir leben in einer Gesellschaft, die den Tod aus dem alltäglichen Leben ausblendet und verdrängt. Kinder und Jugendliche werden fern gehalten und erlernen im Heranwachsen nicht mehr den Umgang mit Sterben, Tod und Trauer.

Sterben und Tod sind Ereignisse geworden, die häufig nicht mehr wahrgenommen werden. Auch wenn in unseren Medien Sterben und Tod alltäglich sind, so dominieren in der fiktiven Auseinandersetzung mit diesem Ereignis oftmals Verharmlosung, Euphemisierung und manchmal auch Heroisierung das Bild des Todes. Eine gefühlsnahe Beschäftigung mit dieser Thematik unterbleibt häufig.

Vielleicht müssen wir auch zu einem gewissen Anteil so handeln, wie A. Heller (2000) beschreibt: *„Wir müssen verdrängen. Das Sterben und der Tod sind medial massenhaft präsent. Wer einschaltet, kann nicht abschalten von der Konfrontation. In der Regel sind die vielen Toten (…) jene, die wir zur Kenntnis zu nehmen gelernt haben".* Wir haben scheinbar das Hören über den Tod gelernt, aber nicht das (Mit-)Fühlen und Erleben des Todes.

Sterben und Tod in Institutionen

Diese abspaltende Entwicklung spiegelt sich auch in manchen institutionellen Umsetzungen wider. Formulierungen wie „Sterbemanagement" oder „qualitätskontrolliertes Sterben", sind bereits heute in einigen Organisationen zu hören. Sie lassen vermuten, dass, wer so redet, seine eigenen Ängste um die Nicht-Kontrollierbarkeit des Todes in technischen Abläufen zum Schweigen bringen möchte (Gronemeyer, 2006).

Wie aber lässt sich eine als hilfreich erlebte Begegnung mit Sterbenden und ihren Angehörigen gestalten? *„Eine gelebte menschenwürdige Kultur des Sterbens in einer Organisation ist vermutlich nicht damit zu ver-*

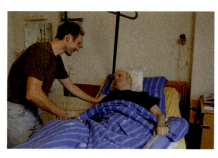

Abb. 16.8 Menschlichkeit in unserer Sterbekultur. Den Tod als einen Teil des Lebens zu verstehen, ist eine wesentliche Voraussetzung für die Begegnung mit schwerkranken und sterbenden Menschen.

wirklichen, das nun dafür primär Standards, Richtlinien und Pathways entwickelt werden" (Arndt, 2006).

So gehört zu einer auch institutionell getragenen Sterbekultur das Wissen, dass Leben und Sterben, Heilen und Lindern, kurative und palliative Versorgung zusammen gehören und das eine nicht der Extrem- oder Unfall des anderen ist: Sterben und Leben gemeinsam machen das Menschsein aus. Im Umgang mit Sterben benötigt eine Institution eher eine von oben bis unten durchgetragene, nicht feindliche Haltung gegenüber Krankheit, Leid und dem Pathischen, nicht etwa als Gegen-Teil, sondern Teil des Lebens (Abb. 16.8).

Darüber hinaus ist es entscheidend, nicht nur irgendwelchen Richtlinien zu entsprechen, sondern den eigenen Intuitionen, Gefühlen und Impulsen wieder mehr Raum zu geben, um eine Begleitung gestalten zu können, in der sich der Patient sicher und geborgen fühlt.

Geschichtliche Entwicklung

Eine adäquate Antwort auf die Defizite in der Betreuung von schwerstkranken sterbenden Menschen gab Cicely Saunders, die Begründerin der modernen Hospizbewegung Mitte der 60er Jahre in England. Sie entwickelte ein ganzheitliches Konzept zur Begleitung schwerstkranker und sterbender Tumorpatienten in der letzten Phase ihres Lebens. In London eröffnete sie 1967 das erste Hospiz in England. Von dort aus verbreitete sich die Idee der Hospizbewegung weltweit.

Palliative Care in Deutschland

Nach anfänglich zögerlichem Start Mitte der 80er Jahre haben sich die palliativen und hospizlichen Strukturen in Deutschland so-

16

wohl stationär als auch ambulant seit Anfang der 90er Jahre rasant und kontinuierlich entwickelt (Abb. 16.9). Tab. 16.1 gibt einen Überblick zur aktuellen Situation in Deutschland.

Im April 2007 trat eine Gesundheitsreform in Kraft, die erstmals einen Rechtsanspruch von Versicherten auf spezialisierte ambulante Palliativversorgung definiert. Von einer flächendeckenden Palliativversorgung sind die Versorgungsstrukturen in Deutschland jedoch immer noch weit entfernt.

Organisationsformen

Die Palliativversorgung in Deutschland hat sich sehr vielfältig entwickelt und sich strukturell immer differenzierter an die Bedarfe und Bedürfnisse der Patienten angepasst. Nicht alle Patienten benötigen Unterstützung. Ca. 30 % der Patienten kommen ohne Begleitung zurecht, aber nicht ohne menschliche Zuwendung, Unterstützung und Wärme (Müller, 2004). So hat sich die Entwicklung von niedrigschwelligen Angeboten wie ambulanten Hospizdiensten bis hin zu hochspezialisierten Diensten im ambulanten und stationären Bereich entwickelt (Tab. 16.2).

Tab. 16.1 Hospiz- und Palliativeinrichtungen in Deutschland (DHPV, 2007)

Einrichtungen	Anzahl*
ambulante Hospizdienste	ca. 1450
stationäre Hospize	151
Palliativstationen	139
Ehrenamtliche in der Hospizarbeit	zurzeit ca. 80.000

* Stand Februar 2007

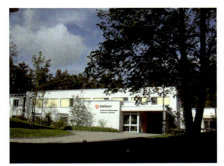

Abb. 16.9 Palliative Care in Deutschland. Als Beispiel sei hier das Zentrum für Palliativmedizin am Malteser Krankenhaus Bonn/Rhein-Sieg genannt. Dort befinden sich u. a. eine Palliativstation und ein ambulanter Palliativdienst.

Tab. 16.2 Hospizliche und palliative Organisationsformen in Deutschland

Organisationsform	Kennzeichen
stationärer Bereich	
stationäres Hospiz	– eine vom Krankenhaus oder Seniorenheim unabhängige Pflegeeinrichtung, in der Schwerstkranke mit absehbarem Lebensende betreut werden – wenn ein Sterbender nicht zu Hause gepflegt werden kann und keine Behandlung im Krankenhaus benötigt, bietet das stationäre Hospiz Geborgenheit und kompetente Betreuung
Palliativstation	– eine eigenständige Abteilung in oder an einem Krankenhaus – spezialisiert auf die Behandlung, Betreuung und Begleitung von Palliativpatienten – charakteristisch für die Palliativstation ist das multiprofessionelle Team – Ziel ist es, krankheits- und therapiebedingte Beschwerden zu lindern und wenn möglich, die Krankheits- und Betreuungssituation der Betroffenen so zu stabilisieren, dass sie wieder entlassen werden können
palliativmedizinischer Konsiliardienst (PKD)	– der Konsiliardienst bietet eine palliativmedizinische Beratung an – er kann sowohl innerhalb einer stationären Einrichtung wie auch im ambulanten Sektor tätig sein – im günstigsten Fall sektorenübergreifend – er besteht entweder ausschließlich aus einem ärztlichen Angebot oder ist multiprofessionell besetzt
ambulanter Bereich	
ambulante Hospizgruppe	– eine ambulante Hospizgruppe bzw. Hospizinitiative besteht aus einer Gruppe interessierter ehrenamtlicher Mitarbeiter, die sich für die Belange Sterbender und deren Angehöriger einsetzt – sie leisten Bildungs- und Öffentlichkeitsarbeit und bieten psychosoziale Begleitung durch geschulte ehrenamtliche Hospizhelfer an – auch Trauerbegleitung zählt zu ihrem Angebot
ambulanter Hospizdienst (AHD)	– ein AHD ist die Weiterentwicklung einer Hospizinitiative und verfügt über qualifizierte Hospizhelfer (mind. 15 in der Begleitung befähigte Ehrenamtliche sowie mind. eine halbe Stelle für eine hauptamtliche, qualifizierte Koordinationskraft) – sie bieten Betroffenen und ihren Angehörigen eine psychosoziale Unterstützung im Sterbe- und Trauerprozess an

ambulanter Hospiz- und Palliativberatungsdienst (AHPB)	– der AHPB bietet neben der Begleitung durch ehrenamtliche Hospizmitarbeiter eine palliativpflegerische Beratung an
	– diese wird durch hauptamtlich angestellte examinierte Pflegekräfte mit einer Palliative Care-Weiterbildung gewährleistet
	– die Beratung umfasst bspw.:
	  – die Mithilfe bei der rechtzeitigen Organisation nötiger Hilfsmittel
	  – die Unterstützung des Hausarztes bei der Symptomkontrolle
	  – Erklärungen und Pflegeanleitung für die oft engagierten, aber überforderten Angehörigen

ambulanter Hospiz- und Palliativ-Pflegedienst (AHPP)	– der AHPP bietet neben der Begleitung durch ehrenamtliche Hospizmitarbeiter eine palliativpflegerische Beratung und Pflegeleistung an – diese wird durch hauptamtlich angestellte examinierte Pflegekräfte mit einer Palliative Care-Weiterbildung gewährleistet

16

16.2.3 Begleitung am Lebensende – Der Patient und sein Umfeld

In jeder Begleitung ist nicht nur der Einzelne solitär zu betrachten, sondern muss im Kontext der Einbettung in einem System gesehen werden. Besonders eine unheilbare Erkrankung betrifft nicht nur den Patienten, sondern das gesamte System, meistens handelt es sich um das System Familie.

Dabei hat sich die Struktur des Systems Familie in den letzten Jahren verändert. Zunehmend gibt es kinderlose Familien und Single-Haushalte. Neue Lebensformen haben sich entwickelt, und diesen Entwicklungen ist Rechnung zu tragen. Die direkten Verwandten sind nicht notwendigerweise auch die engsten Vertrauten. Die direkten Angehörigen sind auch nicht automatisch die am höchsten Belasteten.

Der Begriff Zugehöriger erscheint in diesem Zusammenhang der passendere und gleichzeitig freiere Begriff, weil er die Beziehung und die Bindung definiert. Wenn im folgenden Kapitel von Familie und Zugehörigen gesprochen wird, so ist damit das vom Patienten gewählte soziale Netz gemeint.

Der Patient als Einzelner

Im weit fortgeschrittenen Stadium einer Tumorerkrankung sind Patienten häufig mit zahlreichen Problemen und Ängsten konfrontiert. Neben dem Leiden an behandlungsbedürftigen Schmerzen und anderen Symptomen, drohen sie alles zu verlieren, was ihnen im Leben wichtig war und Hilfe und Sicherheit gab. Die Rolle innerhalb der Familie, im Freundes- und Berufsleben ändert sich und v.a. das eigene Bild von sich selbst. Warum gerade ich? Wie wird das Sterben sein? Muss ich lange leiden? Wird meine Familie versorgt sein? Werde ich abhängig von anderen sein? Werde ich noch akzeptiert und geliebt sein oder nur noch eine Last?

Dies sind nur einige Fragen, die im Begleitungszusammenhang auftauchen. Der Umgang mit solchen Fragen macht eine ganzheitliche Sichtweise erforderlich, die den Patienten mit seinen Ängsten und Problemen sieht und ihm Unterstützung anbietet.

Pflegerische Herausforderungen

Dies ist eine große Herausforderung, da im Tätigkeitsfeld der Pflege überwiegend lösungsorientiert gehandelt wird. Immer wieder ergibt sich die Frage: „Was kann man hier wirklich aktiv tun?", die insbesondere bei spirituellen Fragestellungen zu großer Hilflosigkeit führt und führen muss. Das Gefühl von Machtlosigkeit und „Mach-losigkeit" (nichts machen zu können) sind oft stark miteinander verknüpft.

Es ist wichtig, für den eigenen pflegerischen Anspruch eine Lösung finden zu wollen, zu reflektieren und neu zu definieren. Es geht darum, dem Patienten den Zugang zu seinen eigenen Bearbeitungs- und Gestaltungsmöglichkeiten seiner Situation zu erschließen. *„Helfen heißt nicht, jemanden an einer Erfahrung zu hindern, sondern in und nach einer Erfahrung beizustehen"* (Müller, 2005).

Diese Aussage geht davon aus, dass Patienten die Fähigkeit haben, ihren eigenen (Lösungs-)Raum und damit ihren (Lösungs-)Weg selbst zu finden. Meist haben die Patienten *„so wie wir selbst den Schlüssel zu diesen inneren Räumen durchaus noch in Besitz, oft sind sie nur verlegt im Durcheinander des Lebens oder der Umzugspanik des Sterbens"* (Müller, 2006).

Es gilt an vielen Stellen, statt auf das eigene Können zu schauen, auf das innere Wissen des Patienten zu hören bzw. ihn ermutigen, sein inneres Wissen zu aktivieren und darauf zu vertrauen. Dies bedeutet selbstverständlich nicht, einem Patienten das eigene Wissen vorzuenthalten, sondern den Patienten in einem gemeinsamen kommunikativen Prozess zu unterstützen.

Für unser Pflegeverständnis ist es wichtig umzubewerten, dass *„Sprach-Handlungen auch Handlungen sind"* (Müller u.a., 2007) und die gleiche Wertigkeit erhalten wie andere Fertigkeiten.

Der Patient und die ihm Zugehörigen

Ein Ziel von Palliative Care ist es, die Familien bei der Krankheitsbewältigung und der Trauer über den Verlust hinaus zu begleiten. Die Konfrontation mit Sterben und Tod führt auch bei Zugehörigen zu Angst, Unsicherheit, Trauer und Wut. Zugehörige sind deshalb oft ähnlich hoch belastet wie der Patient (**Abb. 16.10**).

Viele möchten die verbleibende gemeinsame Zeit intensiv mit dem Patienten nutzen, letzte Dinge mit ihm klären und regeln. Sie stellen ihre eigenen Bedürfnisse hinter die des Kranken zurück. Fragen wir Zugehörige, wie es ihnen gehe, hören wir oft: „Mich hat schon lange keiner mehr gefragt, alles dreht sich nur um meinen Partner/meinen Freund." Dabei ist die Frage nach ihrem Wohlergehen besonders wichtig, weil auf ihnen, insbesondere im ambulanten Bereich, ein hohes Maß an Verantwortung lastet.

Für viele Familien ist es ein großer Wunsch, ihren erkrankten Zugehörigen bis zu seinem Tod in ihrer Mitte zu haben, oder wenn dies nicht möglich ist, ihm im stationären Bereich möglichst nahe zu sein. Um diesem Anliegen gerecht zu werden, benötigen sie vorbeugend sowie situativ immer wieder umfassende, kompetente Erklärung, Beratung und Anleitung. Dazu gehört auch das Eingehen auf ihre Gefühle, Ängste und Unsicherheiten. Das Stützen der Situation, die Anerkennung der hohen Leistung und die Einbindung zusätzlicher Hilfsangebote tragen dazu bei, ein „Ausbrennen" der pflegenden Zugehörigen zu verhindern.

P Tab. 16.3 zeigt verschiedene Möglichkeiten der Beratung und Anleitung von Zugehörigen.

Durch diese Unterstützung erwirbt der Zugehörige mehr Klarheit und Sicherheit im Umgang mit der Erkrankung und den damit einhergehenden Veränderungen. Über die Begleitung hat er die Möglichkeit, eigene Strategien im Umgang mit dem Tod seines Zugehörigen zu entwickeln. Stabile Zugehörige stellen eine stabile Basis zur Patientenbegleitung dar (**Abb. 16.11**).

16.2.4 Trauer – die Verlusterfahrung

Trauer gibt es in jedem Leben und beginnt nicht erst nach dem Tod eines nahestehenden Menschen, sondern immer dann, wenn Verluste erlebt werden. Trauern ist eine angeborene emotionale Fähigkeit, die uns das Ausmaß eines Verlustes begreifen lässt und als sehr schmerzhaft empfunden wird. Sie

16

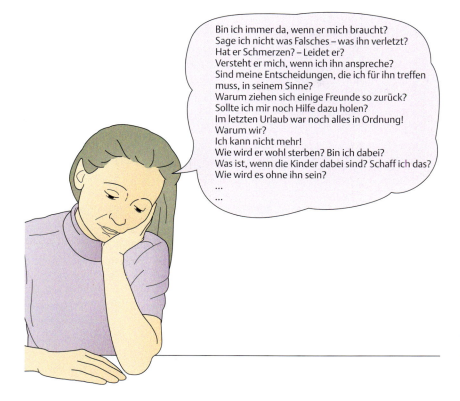

Bin ich immer da, wenn er mich braucht?
Sage ich nicht was Falsches – was ihn verletzt?
Hat er Schmerzen? – Leidet er?
Versteht er mich, wenn ich ihn anspreche?
Sind meine Entscheidungen, die ich für ihn treffen muss, in seinem Sinne?
Warum ziehen sich einige Freunde so zurück?
Sollte ich mir noch Hilfe dazu holen?
Im letzten Urlaub war noch alles in Ordnung!
Warum wir?
Ich kann nicht mehr!
Wie wird er wohl sterben? Bin ich dabei?
Was ist, wenn die Kinder dabei sind? Schaff ich das?
Wie wird es ohne ihn sein?
...
...

Abb. 16.10 Belastungen pflegender Zugehöriger. Häufig sind sie unsicher und stoßen nicht selten an die Grenzen ihrer Belastbarkeit.

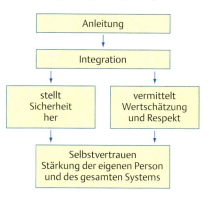

Zugehörigenbegleitung

Anleitung → Integration → stellt Sicherheit her / vermittelt Wertschätzung und Respekt → Selbstvertrauen Stärkung der eigenen Person und des gesamten Systems

Abb. 16.11 Begleitung Zugehöriger. Die Integration von Zugehörigen in die Begleitung von schwerstkranken und sterbenden Menschen vermittelt Sicherheit und Wertschätzung und führt zu einem gesteigerten Selbstvertrauen des Patienten.

Tab. 16.3 Möglichkeiten der Beratung und Anleitung

Themenschwerpunkte	Maßnahmen
Schmerztherapie und Symptomkontrolle	– Umgang mit Medikamenten und deren Verabreichung – Umgang mit Bedarfsmedikation – Wissen um Wirkmechanismen und Grundprinzipien der eingesetzten Medikamente
pflegerische Maßnahmen	– Durchführung der Körperpflege – Durchführung der Lagerung – Durchführung der Mundpflege – Durchführung/Assistenz beim Wechsel der Verbände
sozial-rechtliche Fragen	– Ressourcen innerhalb der Familie erkennen, ggf. umstrukturieren und annehmen

bei psychischen Belastungen	– Wertschätzung vermitteln
	– individuelle Hilfe anbieten, um:
	  – die Kontinuität der Betreuung zu gewährleisten
	  – eigene Grenzen zu erkennen und zu akzeptieren
	  – Sensibilität für mögliche Bedürfnisse des Patienten zu entwickeln
	  – Sensibilisierung für die sich entwickelnden Phasen der Erkrankung zu erreichen, besonders für die Finalphase und den Umgang mit dem Verstorbenen

betrifft daher auch nicht nur die Zugehörigen, sondern auch den Patienten selbst.

Für den Patienten bedeutet die letzte Lebensphase, Abschied nehmen von geliebten Menschen, von Wünschen, Zielen und Hoffnungen, zuletzt den Abschied von dieser Welt.

B Herr L., 54 Jahre: „Ich war immer ein stolzer und selbstständiger Mann. Habe für alle gesorgt, habe mich um alles gekümmert. Das war meine Aufgabe im Leben. Die Schwäche hinzunehmen, die Abhängigkeit von anderen, das ist eine massive Veränderung und kostet mich viel Kraft, die ich eigentlich gar nicht habe. Manchmal möchte ich gesund sein und dass alles so ist wie früher. Dann bin ich einfach nur noch ungerecht, wütend und fordernd, und hoffe, dass meine Umwelt das versteht.“

Dieses Beispiel zeigt, dass sich trotz des gemeinsamen Wortstammes von Trauer und Traurigkeit die Verlustreaktion oftmals anders als in Form von Traurigkeit äußert und eher mit Aggression, Wut und Neid verbunden ist. Dies gilt es zu verstehen und einzuordnen.

Die Auseinandersetzung mit einer tödlichen Erkrankung ist ein länger dauernder Prozess mit den verschiedensten Emotionen. Für die Begleitung heißt dies, dass allen auftauchenden und ggf. widersprüchlichen Gefühlen in diesem Prozess mit Verständnis und Wertschätzung zu begegnen ist.

16

M Durchbrechen Sie nicht die Abwehrmechanismen der Patienten bzw. Zugehörigen. Ermöglichen Sie die entlastende „Zweigleisigkeit" im Denken und Fühlen – die Hoffnung und die Realisierung der Krankheit. Begleiter sollten das Hin und Her, Auf und Ab der Trauer kennen und dieser Verlustreaktion nicht zwingend mit dem Ziel der Bewältigung oder Verarbeitung begegnen.

Es geht in der Begleitung Trauernder nicht darum, sie bei der Bewältigung und Beendigung ihrer Trauer zu fördern, vielmehr ist die Aufgabe, sie überhaupt erst mit dem (drohenden) Verlust und ihrer Reaktion darauf in Kontakt zu bringen. Ihnen Sprache zu ermöglichen, Unterstützung zu bieten, sie zu ermutigen und vor allem ihnen die Erlaubnis zu geben, für die verschiedenen Strategien, mit denen sie sich dem mühsamen, oft endlos anmutenden Kreislauf der Trauer (**Abb. 16.12**) stellen. Dieser oft langjährige Trauerprozess verläuft nicht linear, sondern vielmehr mit einem dauernden Vor und Zurück.

Die Auseinandersetzung mit der Krankheit ist für Zugehörige und Patienten ein ständiger Anpassungsprozess, der äußerst selten parallel zueinander verläuft.

Nach dem Versterben beginnt für die Zugehörigen die Zeit der Trauer ohne den geliebten Menschen. Eine Begleitung auch über den Tod hinaus ist für die zurückgebliebenen Zugehörigen außerordentlich wichtig.

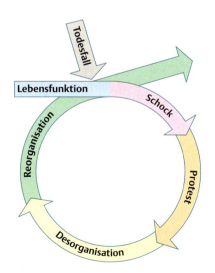

Abb. 16.12 Trauerrad. Den Kreislauf des Trauerprozesses durchläuft der Trauernde in Pfeilrichtung, wobei ein zeitweises „Zurückfallen" in eine oder mehrere bereits erlebte Phase/n zur Trauer dazugehört.

Am Ende eines Gedichtes von Mascha Kaliko heißt es: „*… Bedenkt, den eigenen Tod, den stirbt man nur, doch mit dem Tod der anderen muss man leben*" (zit. n. Bremer Heimstiftung, 2007). Dies macht die besondere Schutzbedürftigkeit und den Schmerz der Zugehörigen nach dem Tod deutlich.

Aufgaben der Palliativpflege. Aufgabe der Palliativpflege ist es, Zugehörige zu ermutigen zu trauern, ihre Gefühle zu zeigen und ihre Fragen zu äußern. Damit haben Pflegende einen entscheidenden Einfluss auf den Umgang mit dem Thema Trauer. Doch nach wie vor beginnt Trauerverhinderung in den Institutionen, wenn Zugehörige z.B. davon abgehalten werden, sich vom Verstorbenen zu verabschieden. Durch häufige Präsenz am Krankenbett haben Pflegende oftmals einen profunden Einblick in die Lebens- und Familiengeschichte. Diese Informationen sind hilfreich, um Anzeichen und Merkmale einer möglichen erschwerten Trauer bei den Zugehörigen zu erkennen und auf geeignete Unterstützung in Form z.B. von Trauergruppen, Psychologen oder Sozialarbeiters aufmerksam zu machen.

Trauer bei Kindern und Jugendlichen

Dies gilt insbesondere auch für die Wahrnehmung von Kindern und Jugendlichen, die in oder nach Verlusten oftmals nicht in den Krankheits-, Sterbe- und Trauerprozess integriert und nicht ausreichend gesehen werden.

Wenn Kinder mit der schweren Erkrankung eines nahen Zugehörigen (häufig Elternteil) konfrontiert werden, erleben sie nicht selten, dass für ihre Ängste, Sorgen und Probleme kein ausreichender Raum bleibt. Sie fühlen sich häufig alleine gelassen und verunsichert im Umgang mit dem Erkrankten. Das Umfeld wird plötzlich als instabil erlebt. Dies kann zu Verunsicherung, Zunahme der Angst und nicht selten zum Rückzug führen.

In der belastenden Situation, in der sich die Familie eines Schwerkranken befindet, ist es oftmals bei der eigenen Trauer eines Elternteils unvermeidbar, dass Kinder nicht die nötige Aufmerksamkeit erhalten, die sie eigentlich in dieser schwierigen Lebenssituation bräuchten. Kinder brauchen dann in dieser Situation eine dem Entwicklungsstand und der spezifischen Lebenssituation angepasste Begleitung (ggf. von außen), die ihnen

hilft, den drohenden oder erlebten Verlust zu fühlen, zu benennen und in ihr Leben zu integrieren.

Aufgaben der pflegerischen Begleitung. Aufgabe im Rahmen pflegerischer Begleitung sollte es sein, die Kinder überhaupt wahrzunehmen und auf die speziellen Fragen und Verhaltensweisen einzugehen. Darüber hinaus reicht es meist aus, nachzufragen, wer im nahen Umfeld des Kindes in Frage kommen könnte, dem Kind beizustehen. Es kann ein Verwandter, ein Nachbar oder eine andere nahe stehende Bezugsperson sein, die auch vorher einen engen Kontakt zu dem Kind hatte und in dieser Situation als ruhender oder ausgleichender Pol für das Kind fungiert. Eine weitere Aufgabe ist es, die Kommunikation zwischen den Erwachsenen und den Kindern zu fördern. Es ist wichtig, dass Kinder von ihrem Umfeld signalisiert bekommen, dass ihre Ängste und Anliegen ernst genommen werden und ihre eigenen Äußerungsformen der Trauer, auch wenn diese nicht immer für Erwachsene nachvollziehbar sind, toleriert werden. Dazu können wir als Pflegende einen entscheidenden Beitrag leisten.

16.2.5 Pflege unter dem Aspekt der radikalen Patientenorientierung

Haltung vor Wissen und Fertigkeiten

Palliativpflege, als eine an den Bedürfnissen des Patienten und seiner Lebensqualität orientierten Pflege, erfordert eine kritische Betrachtung erlernter Behandlungsmuster. Es ist es notwendig, die eigene Haltung immer wieder zu reflektieren. Haltung ist tief in Menschen angelegt, über einen langen Zeitraum gewachsen und bestimmt sein Handeln. Haltung ist also nicht einmal erworben, sondern wird im Laufe des Lebens beständig neu geformt und entwickelt.

Die Erfahrungen im Umgang mit schwerstkranken und sterbenden Menschen zeigen deutlich, dass das palliative oder hospizliche Moment vor allem in der Haltung sichtbar und erlebbar wird. Erst durch die entsprechende Haltung wird palliatives und hospizliches Wissen und Handeln unterscheidbar und begründbar von bisher erlebtem und angeeignetem Pflegewissen und -handeln.

M Eine für die Palliativpflege notwendige Haltung, ist geprägt von:
– Respekt vor dem Leben,
– Respekt vor der Autonomie des Patienten,
– Fairness im Umgang mit sehr begrenzten Ressourcen von Patienten und deren Familien,
– einem Handlungsansatz als Unterstützung statt eigenständigem Aktionismus (Kern, 1996).

Verantwortungsbewusstes Handeln bedeutet, dafür Sorge zu tragen, sich den aktuellen pflegerischen Wissensstand für den eigenen Handlungsbereich anzueignen. Im Rahmen medizinisch-pflegerischer Themen handelt es sich dabei um ein erweitertes Fachwissen im Umgang mit schwerstkranken und sterbenden Menschen. Dies ist erforderlich, um im positiven Sinne handlungsfähig zu bleiben.

Durch medizinisch-pflegerische und kommunikative Fertigkeiten und zielgerichtetes Handeln können Sicherheit hergestellt, Krisensituationen vermieden bzw. reduziert und die maximale Selbstständigkeit des Patienten gestützt werden.

Wohl-Befinden versus Befund

Ein zentraler Begriff im Zusammenhang mit Palliativpflege ist die Lebensqualität (S. 336). Die häufige Verwendung des Begriffes im alltäglichen Sprachgebrauch lässt leicht folgern, es handele sich um einen eindeutigen und klar zu beschreibenden Sachverhalt. Dies trifft nicht zu. Der Begriff ist in unserer Gesellschaft unterschiedlich und höchst individuell besetzt. Da die Lebensqualität des Patienten im Mittelpunkt jeder palliativmedizinischen und -pflegerischen Handlung steht, ist eine Annäherung an den Begriff unumgänglich. Die wichtigste Grundannahme ist: Lebensqualität kann nicht von anderen, sondern nur vom Kranken selbst als eine für *sein* Leben wichtige Grundlage für ein gewisses Maß an Genuss und Freude definiert werden. Oder anders formuliert: *„Quality of life is what a individual says it is"* (O'Boyle,1992).

Die Bestimmung der individuellen Lebensqualität kann somit nur in der ausführlichen Kommunikation mit dem Patienten selbst erfolgen und nicht unreflektiert von einem Patienten oder von sich selbst auf einen anderen Patienten übertragen werden. Es gilt, die Wünsche und Bedürfnisse des Patienten in den Vordergrund zu stellen.

Radikale Patientenorientierung

Dies hat eine „radikale Patientenorientierung" (Heller, 2000a) zur Folge, die viele früher erlernten Strategien entkräftet. Denn auch in anderen Bereichen von Pflege wird bedürfnisorientiert gearbeitet, so z. B. während der kurativen Phase der Erkrankung. Der entscheidende Unterschied besteht darin, dass das Bedürfnis des Patienten in der kurativen Situation die Heilung und Überwindung der Krankheit ist, andere Bedürfnisse sind meist nachrangig. Die Krankheit steht im Mittelpunkt. Der Patient wird sozusagen zum Bündnispartner im Kampf gegen die Krankheit. Die Interventionen (lat.: „intervenire" = „zwischen gehen") stellen sich zwischen oder gegen das Problem, sodass der Körper genesen und der Zustand sich bessern kann.Die Hoffnung auf Heilung lässt den Patienten in der kurativen Situation eine kurzfristige Einschränkung der Lebensqualität tolerieren. Es gilt die Einsicht, dass es sich lohnt, die Situation durchzustehen, weil eine Perspektive nach vorn erkennbar ist.

In der palliativen Pflegesituation aber ist es das Bedürfnis des Patienten, den letzten Lebensabschnitt selbst mit Lebensqualität zu füllen. Die Überwindung der Krankheit ist hier keine Kategorie der Lebensqualität. Es resultiert daraus ein weniger interventionelles als subventionelles Handeln.

Palliativpatienten müssen neben der akuten Situation gleichzeitig die Gesamtsituation des gelebten und des zu erwartenden Lebens, dem die (Über-)lebensperspektive fehlt, bewältigen. Das heißt, dass in dieser Situation neben den aktuellen Symptomen häufig Werte in Frage gestellt oder neu definiert werden, Lebensbilanz gezogen wird und die Sinnfrage verstärkt auftaucht.

In dieser Lebensphase hat die *unmittelbare* Schaffung und/oder Erhaltung von Lebensqualität absolute Priorität (Abb. 16.13). Eine Einschränkung durch Symptome, Diagnostik und Therapie ist für den Patienten in dieser Lebenssituation nicht mehr einsehbar und nimmt Ressourcen, die der Patient nun für anderes braucht.

B Frau G. 63 Jahre alt, metastasierendes Kolonkarzinom, Peritonealkarzinose und Subileussymptomatik, Erstdiagnose vor 2 Jahren.
Frau G. ist weitgehend immobil, der Gang zur Toilette ist zeitweise möglich. Die Patientin hat weder ein Pflegebett noch weitere Hilfsmittel. Sie ist über ihre Grunderkrankung und mögliche Folgen eines Ileus vollständig aufgeklärt. Sie wird von ihrem Ehemann versorgt. Die Kinder leben außerhalb. Sie wird durch den ambulanten Palliativberatungsdienst begleitet.
Im Verlauf tritt ein Ileus auf. Der Hausarzt drängt auf eine Einweisung. Die Patientin entschließt sich zu Hause zu bleiben. Aus medizinischer und pflegerischer Sicht wäre eine Magensonde zur Entlastung hilfreich gewesen, die die Patientin nicht wünscht.
Für die Pflege zu Hause wäre zu diesem Zeitpunkt ein Pflegebett indiziert gewesen, das die Patientin und der Ehemann ablehnen.
„Wir möchten so lange wie möglich zusammen sein und die Zeit so ungestört wie möglich genießen."
Es wird viel Druck von außen aufgebaut, dass die Situation zuhause nicht weiter zu verantworten sei, da sie „allen Regeln der Kunst widerspreche". Die Patientin könne im Krankenhaus besser versorgt werden. Der ambulante Palliativberatungsdienst unterstützt das Ehepaar bei der Schmerzthera-

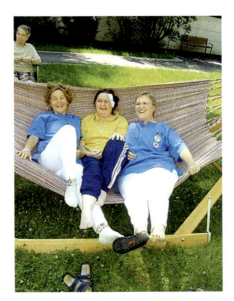

Abb. 16.13 Individuelle Lebensqualität. Lebensqualität kann nicht von anderen, sondern nur vom Kranken selbst definiert werden. Ein Umfeld zu spüren, in dem sich der Mensch wohl fühlt, ist häufig ein zentraler Bestandteil der Lebensqualität (Foto mit freundlicher Genehmigung von P. Reichenpfader).

pie und der Symptombehandlung und in ihrem Wunsch nach Selbstbestimmung. Der Ehemann kocht weiterhin die Lieblingsspeisen für seine Ehefrau, die sie immer wieder genussvoll isst und aufgrund des Ileus später wieder erbricht. Beide sind dankbar, die letzte Zeit miteinander leben zu dürfen und beteuern immer wieder, wie wertvoll diese Zeit ist.

Frau G. stirbt zu Hause im Beisein ihres Mannes. In einem nachgehenden Trauergespräch erzählt er: „Ich habe gespürt, wie schwer es für sie war, das zu tun, was für uns so wichtig war, ... dass sie manchmal zwei Seelen in ihrer Brust hatte, wenn wir wieder einmal die stationäre Einweisung abgelehnt haben. Und es tat gut, dass sie uns gemeinsam diesen Weg haben gehen lassen. Sie waren uns wichtige Ruhepole in dem ganzen Chaos hier."

Kreativität und Flexibilität

Durch einen Perspektivwechsel gelingt es, die vorliegenden Probleme neu zu beleuchten und damit neue Handlungsräume zu erschließen. Diese Fähigkeit ist wichtig, da sich die Bedürfnisse schwerkranker und sterbender Menschen oft innerhalb kürzester Zeit ändern. Diese hohe Dynamik erfordert, dass Zielbestimmung, Planung und Durchführung der Pflege immer wieder unmittelbar an den aktuellen Zustand des Patienten angepasst werden müssen.

Pflegende benötigen in dem Prozess der patientenorientierten Pflege kreatives und flexibles Denken. Voraussetzung für Kreativität und Flexibilität im palliativpflegerischen Handlungsfeld ist die Fähigkeit, Abstand von üblichen Pflegestandards und Handlungsschemata zu gewinnen. Das bedeutet nicht, vorhandenes Wissen zu ignorieren, sondern es als *einen* Baustein in der Planung und Durchführung der Pflege zu berücksichtigen. Kreativität in der Palliativpflege kann so zu einem schöpferischen Umgang mit leidvollen Gegebenheiten führen.

Interkulturalität

Eine Ausrichtung des pflegerischen Handelns an der individuellen Lebensqualität bedeutet selbstverständlich auch die Berücksichtigung der ethnischen, kulturellen, religiösen und spirituellen Herkunft des Patienten. Zunehmend werden Mitarbeiter in Institu-

tionen mit den unterschiedlichsten Glaubensvorstellungen konfrontiert. Ein Mangel an Wissen und Verständnis über verschiedene Glaubensvorstellungen und Religionen kann in der Begleitung der Patienten und ihrer Zugehörigen Barrieren aufbauen, Stress verursachen und Irritationen hervorrufen.

Der Austausch mit dem Patienten und seinen Zugehörigen ist auch hier der wichtigste Zugang für die Ermittlung dessen, was dem Patienten wichtig ist. So ist es z.B. naheliegend, dass für einen sterbenden muslimischen Patienten mit starker religiöser Bindung eine Lagerung nach Mekka oder der Besuch eines Imams (Vorbeter, Gemeindeleiter) von großer Bedeutung ist (Evangelische Kirche im Rheinland, 2007).

P Zu den Aufgaben der Pflege gehören hier u. a. (Evangelische Kirche im Rheinland, 2007):
- Sensibilität für die religiösen und kulturellen Bedürfnisse der Patienten und Zugehörigen (ein vertieftes Wissen aller Religionen wird nicht erwartet),
- Wissen um unterschiedliche Einschätzungen in der Bewertung religiöser Ansichten und Riten (nichts überstülpen),
- behutsames Erfragen, welche Unterstützungsangebote hilfreich sein können (angemessene Fragen stellen), bei Bedarf auch den gewünschten Kontakt zu Geistlichen der entsprechenden Religionsgemeinschaft herstellen.

16.2.6 Palliativpflegerische Wundversorgung

Dekubitus

Palliativpatienten sind durch Schwäche und langes Liegen häufig dekubitusgefährdet. Nicht immer können die Risikofaktoren reduziert werden – ein Dekubitus entsteht.

Bis heute wird häufig das Auftreten eines Druckgeschwürs mit fachlicher Inkompetenz, unterlassener Hilfestellung und Bequemlichkeit der Pflegenden assoziiert. Im Expertenstandard Dekubitusprophylaxe ist jedoch festgehalten, *„dass es Einschränkungen bei Personengruppen gibt, bei denen die gesundheitliche Situation gegen eine konsequente Anwendung der prophylaktischen Maßnahmen spricht (Menschen in der Terminalphase ihres*

Lebens)" (Deutsches Netzwerk für Qualitätsentwicklung in der Pflege, 2007).

Kurative oder palliative Behandlungsstrategie?

Die besondere Herausforderung in der Behandlung von Palliativpatienten ist die Festlegung des Behandlungszieles. So können durchaus auch die Abheilung und damit ein kurativer Ansatz in der Dekubitusbehandlung bei einem Palliativpatienten indiziert sein. Wichtig ist herauszufinden, welche Wünsche der Patient hat, was für ihn ein Problem darstellt, und ob die Wundheilung ein erreichbares Ziel ist oder sein soll. Entscheidend ist das sorgfältige Abwägen von Nutzen und Einschränkungen für den Patienten unter der Berücksichtigung der Erhaltung oder Erreichung der bestmöglichen Lebensqualität.

B Ein Patient mit Prostatakarzinom wird aufgrund von Schmerzen und Dyspnoe auf der Palliativstation aufgenommen. Er hat eine ausgeprägte Kachexie und kann aufgrund starker Dyspnoe nur aufrecht im Bett sitzen. In dieser Phase entwickelt sich im Steißbereich ein Dekubitus Grad 3. Schmerzen, Dyspnoe und der Allgemeinzustand des Patienten verbessern sich im Laufe der palliativmedizinischen Behandlung. Er kann wieder auf der Seite und auf dem Rücken liegen, hat Appetit und soll bei insgesamt guter Prognose nach Hause entlassen werden.

In diesem Fall wird vonseiten des behandelnden Teams eine kurative Wundversorgung vorgeschlagen, obwohl die Grunderkrankung des Patienten palliativ behandelt wird. Voraussetzung ist, dass der Patient eine eventuelle kurzfristige Einschränkung der Lebensqualität durch die regelmäßige, aufwendige Wundversorgung und Einschränkung der Mobilität im Rollstuhl (Entlastung des Dekubitus) akzeptiert. Es ist zu erwarten, dass sich der Patient in diesem Teilbereich für eine kurative Behandlung entscheidet, da der langfristige Nutzen für ihn erkennbar ist.

Für einen Patienten mit einem Dekubitus, dessen Allgemeinzustand so reduziert ist, dass nur noch eine geringe Lebenszeit zu erwarten ist, wird wahrscheinlich eine palliative Behandlungsstrategie festgelegt. Eine angestrebte kurative Behandlung ist vor dem

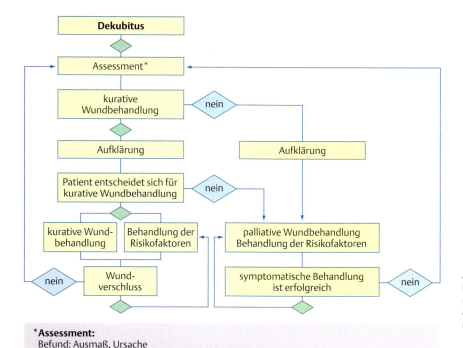

*Assessment:
Befund: Ausmaß, Ursache
Befinden: Beeinträchtigung für den Patienten
weitere Faktoren: z. B. Mobilität, Ernährungszustand, Prognose, Kontinenz, Ziele und
Motivation des Patienten, Alter, Hautzustand, weitere Zusatzerkrankungen

Abb. 16.14 Wundassessment bei Dekubitus. Ist eine kurative Wundbehandlung (WB) erreichbar, wird der Patient über die Möglichkeiten und Folgen aufgeklärt. Führt sie zum Wundverschluss, wird im Anschluss die prophylaktische Behandlung der Risikofaktoren weiter durchgeführt. Ist keine kurative WB möglich oder entscheidet sich der Patient gegen eine solche, wird eine palliative Wund- bzw. Symptombehandlung durchgeführt. Führt der gewählte Behandlungsweg nicht zum Ziel, so wird das Wundassessment nochmals durchlaufen, um ggf. Veränderungen der Ausgangssituation oder Lücken in der Behandlung zu erkennen.

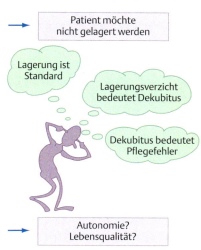

Abb. 16.15 Spannungsfeld in der Begleitung von Palliativpatienten. Auf der einen Seite steht die Autonomie und Lebensqualität des Patienten und auf der anderen Seite der Schutz des Lebens (die Lagerung steht hier beispielhaft für andere Entscheidungsräume).

Hintergrund der langen Zeit der Wundheilung und der kurzen verbleibenden Lebenszeit kritisch zu betrachten. Der Nutzen für den Patienten wird dann aller Wahrscheinlichkeit nach nicht mehr eintreten.

Das Wundassessment (**Abb. 16.14**) bei einem vorhandenen Dekubitalgeschwür ist immer individuell auf den Patienten abzustimmen.

Spannungsfeld für die Pflege

Häufig erfordern die Entscheidungsprozesse in der Palliativpflege ein (gemeinsames) Abwägen ethischer Grundsätze, die in Widerspruch zueinander treten können. Das bewusste Unterlassen bestimmter Maßnahmen kann bei der pflegenden Person möglicherweise Spannungen erzeugen und Schuldgefühle hervorrufen.

Auf der einen Seite steht der Respekt vor der Autonomie des Patienten mit seinen individuellen Bedürfnissen und auf der anderen Seite ist der Schutz des Lebens mit der Vorstellung einer Wundheilung verbun-

den (**Abb. 16.15**). Hier können gemeinsame (Team-)Entscheidungen und ihre ausführlichen Begründungen von großer Hilfe sein.

Ⓑ Auszug aus einem Bericht einer Krankenschwester des ambulanten Palliativberatungsteams:

„Am Morgen fuhr ich mit meiner Kollegin M. zum Patienten Herrn F., einem 52-Jährigen mit einem weit fortgeschrittenen Bronchialkarzinom und einer spinalen Metastasierung mit Querschnittsymptomatik. Der Patient wurde von seiner Ehefrau zu Hause versorgt. Wir wurden vom Hausarzt zur Entscheidungsfindung und Behandlung hinzugezogen.

Die Untersuchung des Patienten zeigte einen nekrotischen, übelriechenden, fistelnden Dekubitus Grad 4, der sich über beide Gesäßhälften ausgebreitet hatte. Obwohl ich eigentlich wusste, was mich erwartete, schossen mir viele Gedanken und Fragen durch den Kopf: „Wie hatte sich dieser Dekubitus bilden können? Die Ehefrau und der

Hausarzt hätten es doch bemerken müssen? Das ist verantwortungslos, wie konnten sie es nur so weit kommen lassen?

Ich war entsetzt, wütend und hätte die Ehefrau am liebsten mit Vorwürfen überschüttet. M. blieb ruhig und fragte den Patienten und die Angehörige zunächst, ob sie unter der Situation leiden würden. Keine Vorwürfe, keine Schuldzuweisungen?

Die Ehefrau berichtete unter Tränen, dass sich der Befund in den letzten Wochen zunehmend verschlechtert hatte, ihr Mann hatte ihr aber aus Angst davor, ins Krankenhaus aufgenommen zu werden und dann nie wieder nach Hause zu kommen, untersagt, Hilfe und Unterstützung zu holen. Sie hatte solche Angst vor der Begegnung mit uns und sagte, dass sie unter starken Schuldgefühlen litt und Selbstvorwürfe sie plagten. Der Patient berichtete von seinem letzten Krankenhausaufenthalt und der Aussage, die man ihm um die Ohren geschmettert hatte, dass er austherapiert sei und man leider nichts mehr für ihn tun könne. Schmerzen habe er ja auch keine und für ihn sei die Mobilität im Rollstuhl das Wichtigste.

Was wäre nur passiert, wenn ich meinen Gefühlen freien Lauf gelassen hätte? Noch mehr Schuldgefühle für die Ehefrau, noch mehr Einsamkeit, weil sich niemand die Mühe gemacht hätte, sie zu verstehen, und noch mehr Scham dafür, dass es so weit kommen konnte …"

16

Nach Prüfung der Situation wurde deutlich, dass eine Abheilung des Dekubitus kein realistisches Ziel war. Außerdem war es das Bedürfnis des Patienten, weiterhin im Rollstuhl zu sitzen und wenigstens teilmobil zu sein. Die Wunde wurde symptomatisch versorgt und eine Geruchsminderung erreicht. Der Patient verstarb einige Wochen später an seiner Grunderkrankung, nicht an den Folgen des Dekubitus.

Exulzerierende Tumore

D Unter einem exulzerierenden Tumor versteht man den Zerfall einer Geschwürbildung, der meist mit schwerreichenden Komplikationen wie Blutungen, Sekundärinfektionen oder Sepsis einhergeht (Pschyrembel, 2006).

Tumore wachsen meist innerhalb der natürlichen Grenze der Haut und bleiben damit den Blicken der Außenwelt verborgen. Durchbrechen sie diese Grenze, wird die Krankheit „offen-sichtlich" **(Abb. 16.16)**. Exulzerierendes Tumorwachstum führt daher unweigerlich zur (Zer-)Störung des Körperbildes (S. 209). Die Krankheit breitet sich nicht nur innerlich aus, sie tritt „zutage", sie zeigt sich und wird äußerlich sichtbar.

Der Patient muss sich dann nicht nur mit der Veränderung und Entstellung seines Aussehens, sondern auch mit oft ablehnenden, schockierten Reaktionen seiner Mitmenschen auseinander setzen. Er kann diese Reaktionen meist auf der kognitiven Ebene nachvollziehen, sie erzeugen emotional aber einen hohen Leidensdruck, der meist zu weitgehender Isolation von der Umwelt,

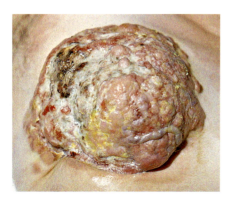

Abb. 16.16 Exulzerierender Tumor. Hier ein exulzerierendes Mammakarzinom.

zu dem Empfinden, nicht mehr zumutbar zu sein, und oft sogar zum Wunsch nach Euthanasie führt.

Eine zusätzlich auftretende Geruchsbelästigung durch den Tumorzerfall oder Entzündungen stellt neben der Körperbildveränderung eine weitere Belastung für Patient und Umfeld dar.

B Eine Patientin mit einem exulzerierenden Mammakarzinom berichtet während der Pflege: „Wissen Sie, ich habe immer geglaubt, es reicht, wenn der Tumor einen von innen auffrisst, jetzt sprengt er meinen Körper. Und es stinkt so, dass ich am liebsten vor mir wegrennen würde. Auch meine Enkel, die mich sonst ohne Scheu in den Arm genommen und mit mir gekuschelt haben, fassen mich nicht mehr an ... und alle sagen, dass es Ihnen nichts ausmacht. Das macht alles nur noch schlimmer..."

Aufgabe der Palliativpflege ist es, für den Menschen Lebensbedingungen zu schaffen, die ihn in seiner Würde stabilisieren. Da eine Heilung nicht mehr möglich ist, besteht die pflegerische Aufgabe darin, den Anblick und den Geruch für den Patienten selbst und seine Mitmenschen erträglich zu machen.

Behandlungsstrategien

Wundanamnese. Wichtige Voraussetzung für das Erreichen der angestrebten Pflegeziele ist eine ausführliche Wundanamnese, die neben der Unterscheidung nach Wundarten ebenso die Lokalisation, den Durchmesser, Tiefe, Farbe und Geruch der Wunde sowie die Beschaffenheit der Wundränder berücksichtigt **(Tab. 16.4)**. Für großflächige Wunden ist eine fotografische Dokumentation hilfreich.

Wundbehandlung. Die Behandlung richtet sich nach der Art der Wunde. Im Vordergrund des Behandlungszieles steht die Verbesserung der Lebensqualität des Patienten. Folglich richtet sich die Behandlung nach den Problemen, unter denen der Patient leidet.

Patientenbegleitung

Die Begleitung von Patienten, bei denen aufgrund des Tumorwachstums die Gefahr einer Gefäßruptur besteht oder eine starke Blutung aus dem Tumorgewebe droht, stellt für alle eine besondere Belastung dar. Es ist hilfreich, antizipierend die Situation mit allen Beteilig-

ten zu besprechen und eine detaillierte Vorgehensweise zu planen.

Weiter ist es sinnvoll, dunkle Tücher zum Abdecken der Blutung bereitzuhalten. Eine sichtbare Blutung in helle Tücher kann als Belastung für den Patienten und seine Zugehörigen erlebt werden und bei Zugehörigen als ein unauflösliches Bild im Gedächtnis bleiben.

B Bei einem stationär betreuten Patienten mit einem exulzerierenden Tumor im Kopf-Halsbereich droht die Gefahr einer massiven Blutung. Der Patient und seine Ehefrau möchten die letzte Lebensphase zu Hause verbringen. „Werden Sie da sein, wenn ich verblute und mich unterstützen?", fragt der Patient die Krankenschwester des ambulanten Palliativberatungsdienstes. „Wahrscheinlich nicht", sagt sie, „die Wahrscheinlichkeit ist groß, dass ich nicht da bin, und bei einer massiven Blutung werde ich nicht schnell genug vor Ort sein. Deshalb bin ich jetzt hier und möchte mit Ihnen und Ihrer Frau besprechen, wie wir eine solche Situation vorbereiten können."
Beide werden darüber aufgeklärt, dass der Patient bei einer massiven Blutung sehr schnell bewusstlos werden wird, ihm aber zusätzlich für diese Situation als Notfallmedikation eine Diazepam Rektiole vor Ort gelassen wird. Die Ehefrau sagt, dass sie sich eine Entlassung unter diesen Umständen vorstellen könne, dem Ehemann ist wichtig, dass seine Frau nach dem Tod dann weiter begleitet wird. Dies kann der Dienst zusichern. Beide sind sehr erleichtert.

Der Patient verstirbt nach drei Monaten ruhig zu Hause. Er ist nicht verblutet. Für das Ehepaar war es wichtig und beruhigend, auf die evtl. auftretende Situation einer akuten Blutung vorbereitet gewesen zu sein.

Pflege im Spannungsfeld der Gefühle

Als Pflegender und Zugehöriger die eigenen vielfältigen Gefühle wie z.B. Wut, Unverständnis oder Ohnmacht zu erkennen und zu benennen, ist von großer Bedeutung in der Begleitung von Palliativpatienten. Insbesondere im Rahmen der Wundbehandlung können Gefühle wie Ekel und Abscheu oder Berührungsängste auftreten, die die indi-

16

Tab. 16.4 Wundarten und Behandlungsmöglichkeiten in der Palliativpflege

Wundart	Behandlungsmöglichkeit
sezernierende, fistelnde Wunden	– stark resorbierendes Verbandmaterial verwenden – nach Möglichkeit Sekret auffangen, nicht verteilen, da Hautmazeration entstehen kann – zum Wundrandschutz z. B. 3M Cavillon (Sprühflasche oder Lolly), Zinkcreme oder Panthenolsalbe auf die umgebende Haut auftragen, in manchen Fällen ist das Abdecken durch Hautschutzplatten bzw. Polyurethanfolie sinnvoll
trockene, nekrotische Wunden	– trockener Verband
feuchte, nekrotische Wunden	– steril abdecken, ggf. Salben-, bzw. Silikongaze auflegen, um ein Verkleben der Wundauflage mit dem Wundgrund zu vermeiden
blutende Wunde/Wundränder	– Verband durch Auflegen von salbeiteegetränkten Kompressen ablösen; die im Tee enthaltenen Gerbstoffe führen zur Blutstillung – Kompresse mit Otriven tränken und auf die blutende Wunde legen; nach kurzer Zeit sind leichte Blutungen gestoppt – blutende Wunde komprimieren (Cave: nicht möglich bei schmerzempfindlichen Wunden) – Kalziumalginatauflagen haben eine blutstillende Eigenschaft (sind aber sehr teuer) – zusätzlich nach ärztlicher Anweisung: Kompresse getränkt mit Adrenalin (0,1 %) oder Kompresse mit Privin oder Claudengaze (Vasokonstriktion) oder Tabotamp auflegen – bei gefäßnahen Wunden und drohender Gefäßruptur Notfallmedikation (Sedativa) im Patientenzimmer deponieren – Wunde mit einem dunklen Tuch abdecken (bei einem hellen Tuch wird die Blutung sichtbarer und das wird vom Patienten evtl. als belastender erlebt)
infizierte Wunde	Reinigen der Wundfläche: – Wunde mit Octenidin, Polihexanid oder neutraler, steriler Flüssigkeit spülen (auf Körpertemperatur achten) Behandlung der Infektion: – Wundfläche mit Octenidin, Polihexanid oder einer antiseptischen Spüllösung desinfizieren – zeigt oben aufgeführtes Verfahren keine ausreichende Wirkung: Wundfläche mit 2,5 % wässriger Chlorophylllösung lokal spülen (Cave: grünliche Verfärbung des Wundgrundes und der Wundumgebung) – zeigen die oben aufgeführten Maßnahmen keinen Erfolg: mit einem Antibiotikum (Lösung) je nach Erregerspektrum (z. B. Metronidazol) lokal spülen
stark riechende Wunde	– Aktivkohleauflagen (alternativ: Kohlepulver in eine saugfähige Kompresse füllen) bindet Geruch und Flüssigkeit, wenn direkter Kontakt mit der Wundflüssigkeit besteht – Kohleauflage auf die Wunde legen – alternativ oder bei hartnäckiger Geruchsbelästigung zusätzlich 2,5 % wässrige Chlorophylllösung (Blattgrün; Achtung: Grünfärbung) verwenden – je nach Bedarf und Wunsch Kräuterduftkissen oder Dufttupfer auf den Verband legen – Raumluft durch Duftlampe (herbe, frische Düfte, keine süßen, schweren Düfte) verbessern – Nilodor (künstlicher Geruchsbinder, sparsam anwenden)

viduellen Grenzen erreichen. Gleichzeitig besteht ein hohes Maß an Mit-Leiden und Fassungslosigkeit.

Zugehörige erleben den Leidensdruck des Patienten, dem sie oft hilflos gegenüberstehen, sie sehen sich mit ihren eigenen Gefühlen konfrontiert und überfordert und erleben die Hilflosigkeit ihres Umfeldes. Zugehörige geraten in ein Spannungsfeld zwischen dem Wunsch, für den Patienten da zu sein und dem Impuls, dieser Situation entfliehen zu wollen.

Diese hohe Belastung ist oftmals nur durch räumliche Distanz zum Patienten zu ertragen. Und diese Schutzreaktion der Zugehörigen wiederum kann von der Umwelt als „sich abwenden – alleine lassen" – gewertet werden und zu Schuldgefühlen führen. Viele Zugehörige, die sich dem Patienten zuliebe zuwenden und bei ihm bleiben, beschreiben oft eine innere Distanz, die sie als Lieblosigkeit erleben und nicht einordnen können.

 Im Umgang mit Gefühlen gelten folgende Grundsätze:
– Es gibt keine negativen, falschen oder unangemessenen Gefühle.
– Alle Gefühle sind angemessen und zunächst erlaubt, weil sie da sind.
– Das Sprechen über Gefühle, auch vermeintlich negative wie z. B. Ekel, macht sie nicht stärker oder vertieft sie, im Gegenteil.

16.2.7 Pflege in der Terminal- und Finalphase

Jeder Mensch stirbt seinen ganz individuellen Tod, und somit ist das Erkennen, wann ein Mensch in der Terminal- bzw. Finalphase (S. 353) seines Lebens angelangt ist, auch häufig für erfahrene Ärzte und Pflegende nicht einfach. Die Kunst besteht darin, den sogenannten „Point of no Return" in der Sterbephase zu erkennen (Husebö, Klaschik, 2006). **Abb. 16.1** (S. 353) zeigt Anzeichen der Terminalphase und körperliche Anzeichen des bevorstehenden Todes.

Krankenbeobachtung

Den Zeitpunkt der Terminal- bzw. Finalphase wahrzunehmen, bedarf einer guten Krankenbeobachtung. Sie ist notwendig, um Beschwerden des Patienten zu erkennen und

16

einzuschätzen. Oft ist die Fremdeinschätzung zu diesem Zeitpunkt die einzige Möglichkeit, zu beurteilen, ob die Symptome des Sterbenden gut behandelt sind.

Die Verantwortung, die Ärzte und Pflegende in dieser Phase der Erkrankung haben, beschreibt Cicely Saunders (1994): „Das Sterben eines Menschen bleibt als wichtige Erinnerung zurück bei denen, die weiterleben. Aus Rücksicht auf sie, aber auch aus Rücksicht auf den Sterbenden, ist es unsere Aufgabe, einerseits zu wissen, was Schmerz und Leiden verursacht, andererseits zu wissen, wie wir diese Beschwerden effektiv behandeln können. Was immer in den letzten Stunden geschieht, kann viele Wunden heilen, aber auch in unerträglicher Erinnerung verbleiben".

Wenn auch das Wie und Wann des Sterbens nicht vorhergesehen werden kann, so wird eine gezielte Krankenbeobachtung dabei helfen, auf die neue Situation angemessen reagieren zu können.

Eine gute Symptomkontrolle und Schmerztherapie zu erreichen, ist neben der psychosozialen und/oder spirituellen Begleitung der Patienten und dessen Familie ein zentrales Ziel. Wie ein Mensch allerdings dann tatsächlich stirbt, ist bei noch so großer Bemühung nicht zu planen und nicht absolut zu beeinflussen.

In der Terminalphase zeigt und bewährt sich, ob der Patient schon zu gesunden Zeiten eine Weltanschauung entwickelt hat, die auch sein mögliches Sterben berücksichtigt, ob er in einer Anschauung des eigenen Todes gereift ist, ob und wie er sein Leben geführt und auch gefüllt hat und möglicherweise als erfüllt erlebt hat. Dies alles mag ihn und seine Zugehörigen in der größten Krisensituation eines Lebens leiten und in gewisser Weise auch tragen. An dieser Stelle gilt es, dem Patienten seine Verantwortung dafür zu belassen und in Respekt und Anteilnahme an seiner Seite zu sein.

Symptombehandlung

Bereits im Vorfeld der Finalphase sollten Wünsche, Fragen und Ängste des Patienten und der Zugehörigen kommuniziert werden. Damit ergreifen alle (Patient, Familie und Betreuende) die Chance, über Themen wie bspw. Flüssigkeitsgabe, Sedierung oder mögliche auftretende Symptome zu sprechen. Behandlungsstrategien können bereits vorausschauend geplant werden, um so Rahmenbedingungen für einen symptomarmen, ruhigen Sterbeprozess zu schaffen.

In der Finalphase können Symptome, die bisher zufriedenstellend behandelt wurden, sich wieder verstärken und neue Symptome können innerhalb dieses kurzen Zeitraums auftreten.

Rasselatmung

Die Rasselatmung, auch als präfinales Rasseln oder Todesrasseln bekannt, ist ein Symptom, das bei 60–90% der Sterbenden auftritt (Klaschik u. Nauck, 2002). Häufig kann der sterbende Patient aufgrund zunehmender muskulärer Schwäche und Bewusstseinsänderung das Sekret nicht mehr abhusten oder schlucken. Dies führt zu einem Rasseln des Sekrets, das vor der Stimmritze hin und herbewegt wird. Eine gezielte Krankenbeobachtung ist die Voraussetzung für eine adäquate Behandlung.

Die Krankenbeobachtung bei Patienten mit einer Rasselatmung umfasst folgende Aspekte:
- Gesichtsausdruck,
- Vigilanz,
- Atemgeräusche,
- Atemtypus und Atemfrequenz,
- Salivation,
- Körperreaktionen.

In der Regel wirkt das Gesicht des meist schläfrigen Patienten trotz der rasselnden Geräusche entspannt. Die Atemfrequenz kann erhöht sein, normalisiert sich aber meist im weiteren Verlauf und geht kurz vor dem Tod in eine Bradypnoe über. Gleichzeitig verändert sich i.d.R. der Atemrhythmus von einer gleichmäßigen und regelmäßigen Atmung zu einer ungleichmäßigen (Cheyne-Stokes-Atmung).

Der Speichelfluss kann entweder stark ausgeprägt sein oder durch eine Mundatmung völlig unterbleiben. Die Körperreaktionen sind stark eingeschränkt, der Patient liegt meist ruhig da, wobei vereinzelt nicht koordinierte Muskelkontraktionen zu beobachten sind.

Durch die ständige Präsenz des rasselnden Geräusches bauen sich immer wieder neue Ängste und Unsicherheiten bei Zugehörigen und ggf. auch Betreuenden auf. Eine kompetente Behandlung der Rasselatmung ist dadurch gekennzeichnet, dass der Behandelnde in der Lage ist zu differenzieren, für wen das Symptom ein Problem darstellt. Für den Patienten, die Zugehörigen oder das betreuende Team? Der entspannte ruhige Zustand des Patienten lässt darauf schließen, dass die Rasselatmung für den sterbenden Patienten kein Problem darstellt. Auf die Außenstehenden wirkt sie jedoch oft bedrohlich und unheimlich. Ziel ist es, die Rasselatmung nach Möglichkeit zu lindern oder zu beheben, ohne den Sterbeprozess durch unnötigen Aktionismus zu stören.

Zur Behandlung gibt es, unter Berücksichtigung der individuellen Situation, verschiedene Möglichkeiten.

Lagerung

Die Veränderung der Lagerung eines Patienten führt bereits häufig zu einer Minderung des Atemgeräusches. Da die Zunge bei fehlendem Grundtonus in Rückenlage häufig den Atemweg verlegt, ist die leichte Oberkörperhochlagerung oder die 30°-Seitenlagerung der flachen Rückenlage vorzuziehen.

Bei der Entscheidung zur Lagerung muss sorgfältig abgewogen werden, ob sie dem Wohl des Patienten dient. Die genaue Beobachtung der Befindlichkeit des Patienten ist hier das Entscheidungskriterium. Für manche Patienten ist das Umlagern entspannend, andere hingegen haben große Schwierigkeiten, sich an eine neue Position anzupassen. Sie reagieren dabei mit eventueller Unruhe, Stöhnen oder einer angespannten Mimik.

Absaugen

Die Indikation zum Absaugen und der Einsatz technischer Geräte sind bei Patienten mit einer Rasselatmung kritisch zu hinterfragen. Die Patienten wirken meist ruhig und entspannt. Das Absaugen führt bei sterbenden Patienten häufig zu Abwehrreaktionen, die darauf schließen lassen, dass sie die Maßnahme als stark belastend und unangenehm empfinden.

Das Absaugen von Sekret aus dem Mund- und Rachenraum sollte beim präfinalen Patienten nur im Ausnahmefall erfolgen, da die Sekretneubildung relativ rasch erfolgt und der Effekt meist nur von kurzer Dauer ist. Unreflektierter Aktionismus als Reaktion auf die Angst und Hilflosigkeit der Außenstehenden widerspricht einer patientenorientierten Begleitung.

16

Medikamentöse Behandlung

Die Rasselatmung kann durch die Gabe von Anticholinergika in der Regel reduziert oder häufig ganz beseitigt werden (**Tab. 16.5**). Die Wirkung dieser medikamentösen Behandlung besteht in der Reduktion der Speichelproduktion und Hemmung der Sekretion im Tracheobronchialsystem. Wichtig ist, dass mit der Gabe von Anticholinergika begonnen wird, sobald eine vermehrte Schleimproduktion abzusehen ist oder die ersten Rasselgeräusche zu hören sind.

Scopolamin ist zurzeit nur über die internationale Apotheke zu beziehen. Es hat aber im Vergleich zum N-Butylscopolamin eine stärker sedierende Wirkung. Diese kann in der Sterbephase genutzt werden, um eine mögliche präfinale Unruhe zu verhindern oder zu reduzieren (Nauck, 2001).

Die freie Atmung des entspannt wirkenden sterbenden Patienten ist für die Zugehörigen und die professionellen Begleiter gleichermaßen entlastend.

Begleitung von Zugehörigen

Die Rasselatmung in der Sterbephase löst bei Zugehörigen neben Unsicherheit und Hilflosigkeit auch die Angst aus, dass der Patient unter diesem Symptom leidet oder gar qualvoll erstickt. Es ist für Zugehörige (ggf. auch für Begleiter) sehr belastend, die rasselnden Atemgeräusche dauerhaft wahrzunehmen. *„Hinterbliebene berichten, dass sie die geräuschvolle, rasselnde Atmung nicht mehr aus ihrer Erinnerung bekommen"* (Knipping, 2006). Aus dieser Situation der Überforderung resultiert oft der Wunsch der Zugehörigen, dass endlich alles vorbei ist, dass der Sterbende endlich seine Ruhe findet.

Die Situation des Sterbens ist für das Umfeld kaum zu ertragen und die Atemgeräusche sind auf Dauer zermürbend. Das Verständnis, dass dieser Wunsch von Zugehörigen aus deren großem Leidensdruck heraus entsteht, hilft dabei, die Situation nicht zu bewerten und als Lieblosigkeit einzuordnen.

Diese Rückmeldung ist auch an Zugehörige wichtig, die sich oft schämen, solche Gefühle zu äußern und sich später dann die Schuld daran geben, dass der Patient zu diesem Zeitpunkt verstorben ist, weil sie sich den Tod herbeigewünscht haben.

Bei einem längeren Sterbeverlauf kann es hilfreich sein, die Anwesenden durch die Erlaubnis, das Zimmer verlassen zu können, zu

Tab. 16.5 Medikamentöse Behandlung der Rasselatmung (modifiziert nach Nauck, 2001)

Medikament	Dosis
Scopolamin 0,4 mg	½–1 Amp. alle 6–8 Stunden
N-Butylscopolamin 20 mg (Buscopan)	½–1 Amp. alle 6–8 Stunden

entlasten, weil ggf. jemand anderes bei dem Sterbenden bleibt. Die eigene Beobachtung an die Zugehörigen weiterzugeben, ist eine weitere Strategie der Unterstützung. Die Frage: „Schauen Sie ihn sich ruhig an, sieht er gequält aus?", hilft den Zugehörigen oft zur Einsicht, dass der Patient offensichtlich nicht leidet, und dass z.B. die Rasselatmung nicht der Ausdruck von Not ist.

Kommt es zu einer Veränderung des Atemrhythmus (z.B. Cheyne-Stokes-Atmung), ist es wichtig zu erklären, dass dieser Atemtypus für den Patienten nicht belastend ist. Zugehörige, die am Patientenbett sitzen, übernehmen oft den Atemrhythmus und empfinden z.B. die apnoische Pause als außerordentlich bedrückend. Die Erklärung, dass diese Atemregulation einer automatischen Steuerung unterliegt, wirkt sehr entlastend. Auch der Hinweis, dass diese Veränderungen zu einem normalen Sterbeprozess gehören, der nicht gestört werden sollte, kann über den Tod hinaus hilfreich und tröstlich sein.

Schmerz

Der Schmerz ist oft ein zentrales Symptom bei tumorkranken Menschen. In der Finalphase kann es zu einer veränderten Dynamik von Schmerzen kommen. Sie können verstärkt auftreten, aber genauso gut auch in ihrer Intensität nachlassen.

Ursachen

Zu den Ursachen für eine Veränderungen der Schmerzsymptomatik gehören u.a. folgende Aspekte (modifiziert nach Nauck, 2001):

- zunehmender Schmerz kann in der Finalphase ein Hinweis auf ein akutes Geschehen sein (z.B. ein auftretender Tumorprogress),
- Dehydration kann beim sterbenden Menschen durch eine „physiologische" Niereninsuffizienz zu erhöhten Morphin-

metaboliten führen; gleichzeitig kann sie eine Endorphinausschüttung bewirken und somit eine Schmerzreduktion hervorrufen,
- metabolische Veränderungen (z.B. eine Hyperkalzämie) können neben Müdigkeit, Unruhe und Übelkeit auch zur Verstärkung der Schmerzen führen,
- eingeschränkte Mobilität kann Liegeschmerzen verursachen,
- erschwerte Medikamenteneinnahme führt häufig zu einer unregelmäßigen Einnahme der Analgetika, was eine Zunahme der Schmerzen zur Folge hat,
- Angst vor dem Sterben und der Verlust von körperlicher und geistiger Kontrolle und Autonomie können das Schmerzerleben negativ beeinflussen.

Beurteilung und Behandlung

Für behandelnde Ärzte und Pflegende ist es eine Herausforderung, Schmerzen in der Finalphase zu beurteilen. Meist ist der Patient aufgrund seiner veränderten Bewusstseinslage und zunehmender Schwäche zu diesem Zeitpunkt nicht mehr in der Lage, seine Schmerzen zu beschreiben, und die Beurteilung unterliegt somit einer reinen Fremdeinschätzung.

Außerdem können die Patienten aufgrund von Schwäche, Schluckstörungen oder zunehmender Somnolenz häufig nicht mehr ihre Schmerzmedikation oral einnehmen. Der Applikationsweg kann dann auf subkutan oder intravenös umgestellt werden. Eine subkutan gelegte Butterflykanüle erleichtert die regelmäßige Bolusgabe der Analgetika (**Abb. 16.17**). Sie sollte in der Sterbephase wegen der geringeren Invasivität dem intravenösen Zugang für eine Analgetikagabe vorgezogen werden (ein bereits vorhandener Zugang, z.B. Port, kann selbstverständlich genutzt werden). Auch eine vorübergehende rektale Verabreichung einer retardierten Opioidtablette ist in der Finalphase möglich.

M Bei der Schmerzbehandlung in der Finalphase sind folgende Grundsätze zu beachten:

- Auf eine umfassende Krankenbeobachtung ist zu achten!
- Eine frühzeitige effektive Schmerztherapie ist eine gute Voraussetzung für die Schmerztherapie in der Finalphase.

16

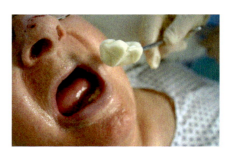

Abb. 16.17 Applikationswege. Anlagemöglichkeiten von subkutanen Dauerverweilkanülen.

Tab. 16.6 Medikamente, die Mundtrockenheit begünstigen bzw. verursachen

Medikamentengruppe	Medikament (Beispiele)
Anticholinergika	Atropin, Scopolamin
Antihistaminika	Clemastin
Neuroleptika	Levoprovmazin
Antidepressiva	Amitriptylin, Doxepin
Opioide	Morphin, Kodein
Diuretika	Furosemid

Abb. 16.18 Mundpflege. In der Palliativpflege liegt der Schwerpunkt der Mundpflege in der Erreichung von Wohlbefinden und Steigerung der Lebensqualität. Das von diesem Leitgedanken geprägte Ziel der Mundpflege lautet: Der Patient öffnet den Mund freiwillig und verbindet mit der Mundpflege ein angenehmes Gefühl.

– Analgetika sollten regelmäßig und zu festgelegten Zeiten gegeben werden. Zusätzlich ist eine ausreichende Bedarfsmedikation zu gewährleisten.
– Die Dosis sollte frühzeitig angepasst werden.
– Eine notwendige Änderung der Applikationsform (z. B. von oral auf subkutan) muss ebenfalls frühzeitig erfolgen.

V Um die Inhalte zu vertiefen, können Sie sich das Video „Anleitung zur s.c.-Injektion" ansehen.

Mundtrockenheit

Das Symptom der Mundtrockenheit ist bei fast allen terminalen Patienten zu finden und äußert sich meist durch:
– starkes Verlangen, den Mund anzufeuchten,
– Durstgefühl,
– Veränderungen des Geschmacks,
– schmerzhafte Missempfindungen,
– Schwierigkeiten beim Kauen, Schlucken und Sprechen.

Eine ausgeprägte Mundatmung sowie die Dehydration und die Einnahme bestimmter Medikamente (Tab. 16.6) sind ebenfalls häufige Gründe für eine auftretende Mundtrockenheit.

Der Mund gehört zu den wahrnehmungsstärksten Zonen des menschlichen Körpers. Vieles über die Sinne des Mundes Erlebte steigert das Wohlbefinden und die Lebensqualität.

Für eine Berührung dieser Intimzone bedarf es Vertrauen seitens des Patienten. Dieses Vertrauen erlangt der Betreuende dadurch, dass der Patient erlebt, dass die Mundpflege angenehm ist und sie durchgeführt wird, um ihm etwas „Gutes zu tun" und nicht gegen seinen Willen geschieht. Viele tumorerkrankte Patienten verbinden aufgrund von Erfahrungen während ihres Krankheitsverlaufes negative und schmerzhafte Erinnerung an die Mundpflege. Durchgeführte Chemotherapien führten oft zu einem Soor und einer schmerzhaft entzündlich veränderten Mundschleimhaut. Es folgte meist eine Mundpflege mit therapeutisch indizierten, aber oft nicht wohlschmeckenden Präparaten. Diese Erfahrungen können mitverantwortlich für eine Abwehrreaktion bei der Mundpflege sein.

In der Sterbephase sind die Patienten aufgrund zunehmender Schwäche und Somnolenz oft nicht mehr in der Lage, ihre Bedürfnisse verbal verständlich zu machen. Mundpflege stellt dann eine Form der nonverbalen Kommunikation dar, die zu diesem Zeitpunkt der eingeschränkten Kommunikationsmöglichkeit eine enorme Bedeutung erhält. Sensibilität, Einfühlungsvermögen, gute Krankenbeobachtung und gezielte Biografiearbeit mithilfe der Zugehörigen sind nun Parameter, auf die der Patient angewiesen ist, um durch Maßnahmen der Mundpflege möglichst kein Unbehagen oder keine Unsicherheit zu erfahren (Abb. 16.18).

Die Notwendigkeit einer behutsamen Berührung der Lippen und des Mundes wird bei sterbenden, meist wahrnehmungsgestörten Patienten besonders deutlich. Gerade diese Menschen reagieren bei plötzlichem, zu schnellem oder flüchtigem Kontakt mit Abwehrreaktionen. Langsame kreisende Berührungen der Lippen und wohlschmeckende Lösungen können diese Reaktion verhindern und ein Öffnen des Mundes erzielen. Um das Problem der Mundtrockenheit zu beseitigen oder zu mindern, stehen folgende Maßnahmen zur Verfügung:
– Anregung des Speichelflusses,
– regelmäßige Mundbefeuchtung,
– Anpassung der medikamentösen Therapie.

Anregung des Speichelflusses
Hierzu können folgende Maßnahmen hilfreich sein:
– Trinken von oder Mundspülungen mit sauren Tees (z. B. Hagebutte, Malve),
– Kauen eines Kaugummis oder einer harten Brotrinde,
– Lutschen saurer Drops/Zitronendrops: Allein die Vorstellung der Frucht und ihres sauren Geschmacks löst meist schon Speichelfluss aus. Durch die Lutschbewegung wird gleichzeitig die Zunge von Belag gereinigt (Vorsicht bei wunder Mundschleimhaut!).
– Lutschen von gefrorenen Fruchtstücken: Obst wie Orange, Zitrone oder Ananas kann in gefrorenen Stücken den Patienten zum Lutschen angeboten werden. Das in der Ananas enthaltene Enzym Bromelain hat einen antiphlogistischen Effekt. Häufig bevorzugen die Patienten Konservenananas, da frische Ananas fester und faseriger in ihrer Konsistenz ist. Durch die Lutschbewegung wird gleichzeitig die Zunge von Belag gereinigt.
– Lutschen gefrorener Getränke: Je nach Vorlieben des Patienten können Getränke wie z. B. Orangensaft, Apfelsaft, Cola, Bier

16

oder Sekt als kleine gefrorene Stücke dem Patienten zum Lutschen angeboten werden. (Bei somnolenten Patienten sollte das Eisstück in die Mitte einer aufgefalteten Mullkompresse (10 x 10 cm) gelegt und eingedreht werden. Die Kompresse sollte dem Patienten so in den Mund gelegt werden, dass sie ein Stück aus dem Mund hängt, um somit ein Verschlucken zu verhindern. Die Patienten beginnen meist leicht an der Kompresse zu saugen und führen dadurch mit minimalen Ressourcen eine selbstständige Mundpflege durch).

– Sanfte Massage der Speicheldrüsen,
– Einsatz von ätherischen Ölen: Eine Aromalampe mit z. B. Zitronenöl kann als unterstützende Maßnahme eingesetzt werden. Der leichte Zitronenduft in der Raumluft regt die Mundspeichelproduktion an. Gerade Patienten, die unter Geschmacksirritationen und Übelkeit leiden, haben häufig Schwierigkeiten, „etwas in den Mund zu stecken" und können von dieser Maßnahme profitieren.

Regelmäßige Mundbefeuchtung

In der Sterbephase wird bei auftretender Mundtrockenheit ein regelmäßiges Befeuchten des Mundes mit Lösungen, die der Patient mag (Tee, Saft, Eiswasser, Wasser, Mundspüllösungen usw.) notwendig. Durch die Befeuchtung der Mundschleimhaut wird das unangenehme Gefühl der Trockenheit und des Durstes gemildert.

Eine regelmäßige Durchführung der Mundpflege alle 2 Stunden hat sich in der Praxis als sinnvoll erwiesen. Allerdings ist es immer der Patient, der letztlich entscheidet und signalisiert, ob er die Maßnahme möchte oder nicht.

Die Befeuchtung kann über ein Auswischen mit einem in Lösung getränkten Tupfer erfolgen oder bei somnolenten Patienten mit Schluckstörungen durch ein leichtes Besprühen der Mundschleimhaut mittels eines Zerstäubers durchgeführt werden.

Nach Anleitung der Zugehörigen können diese zum Teil die Mundpflege übernehmen. Das Gefühl, etwas „tun zu können", erleben Zugehörige in dieser Phase der Hilflosigkeit häufig als positiv.

Anpassung medikamentöser Therapie

In der Sterbephase gilt es noch mal zu überdenken, in welchem Verhältnis der Nutzen eines Medikamentes zu den negativen Begleiterscheinungen steht. Medikamente, die eine für den Patienten belastende Mundtrockenheit verursachen oder begünstigen (**Tab. 16.6**) müssen bezüglich ihres Einsatzes neu überdacht und ggf. abgesetzt werden.

Ⓥ Um die Inhalte zu vertiefen, können Sie sich das Video „Mundpflege" ansehen.

16.2.8 Palliativpflege: Teil eines multidisziplinären Teams

Um dem Anspruch einer umfassenden Betreuung schwerstkranker und sterbender Menschen mit ihren verschiedenen Aspekten und Dimensionen gerecht zu werden, bedarf es zwingend einer multidisziplinären Zusammenarbeit einzelner Berufsgruppen. Kein einzelner Mensch ist in der Lage, die vielfältigen Probleme des Patienten und seiner Zugehörigen zu sehen und ihnen kompetent zu begegnen. Das Betreuungsnetz ist von ausgesprochener Komplexität gekennzeichnet (**Abb. 16.19**).

Innerer Kreis. Im inneren Kreis des Betreuungsnetzes, dem Zentrum des Geschehens, stehen der schwerstkranke Patient und seine Zugehörigen. In der Mitte befindet sich das multidisziplinäre Palliativteam, bestehend aus Krankenpflegepersonal, Ärzten, Seelsorgern, Physiotherapeuten, ehrenamtlichen Mitarbeitern usw.

Äußerer Kreis. Darüber hinaus gibt es einen Außenkreis, in dem sich u. a. Hausarzt, Krankenkasse, ambulante Dienste usw. befinden. Jeder hat seinen eigenen Bezug zum Patienten, und alle treten – mal mehr und mal weniger – miteinander in Kontakt.

Die Mitte. Der Auftrag des Palliativteams (in der Mitte) ist es nun, sowohl nach innen als auch nach außen zu agieren. In Richtung Patient und Zugehörige sind die Aufträge:
– Schmerztherapie und Symptomkontrolle,
– Schaffen von Geborgenheit und Sicherheit.

In Richtung Außenkreis sind häufige Aufgaben:
– Mythen zu entkräften (Schmerzen müssen nicht sein),
– Klärungsfunktionen zu übernehmen (es gibt Lebensqualität in der letzten Lebensphase),
– Überzeugungsfunktionen zu leisten (Palliativmedizin ist eine Alternative zur aktiven Sterbehilfe).

Besonderheiten der multidisziplinären Teamarbeit

Nur weil Menschen mit dem gleichen Ziel zusammenarbeiten, verwirklicht sich noch nicht eine Teamarbeit. In der konkreten Arbeit zeigt sich allzu häufig, dass die Ziele, wenn auch gleich formuliert, sehr unterschiedlich ausgelegt werden können. Oft ist in der eigenen Berufsgruppe die Zusammenarbeit noch nicht einmal geklärt, dadurch erhöht sich die Komplexität durch die Integration anderer Berufsgruppen – und dies in einer für Patienten, Zugehörige und damit auch für die Begleiter sehr intensiven Lebensphase.

16

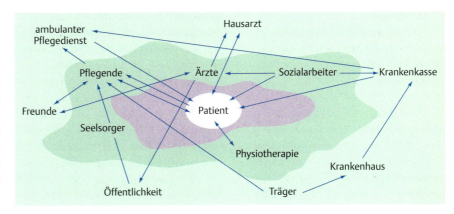

Abb. 16.19 Kommunikation im Team. Im Zentrum steht der Patient mit seinen Zugehörigen. Das Zentrum ist umgeben von dem multidisziplinären Palliativteam und darüber hinaus, im Äußeren des Geflechts, steht ein etwas entfernter Personenkreis. Die Kommunikationswege sind den Pfeilen zu entnehmen (nach Müller u. Kern, 2007).

Gelingende Teamkommunikation versteht, dass es keine absolute Wirklichkeit, sondern subjektive, z.T. widersprüchliche Wirklichkeitsauffassungen gibt (Müller u.a., 2007) Diese zu erkennen und sich auf eine gemeinsame Wirklichkeit und daraus folgend auf eine gemeinsame Sprache zu einigen, ist eine Herausforderung für jedes Team.

Weiter gilt es, das Ziel zu überprüfen, wenn Ärzte, Pflegende, Sozialarbeiter usw. in gegenseitiger Anerkennung, Wertschätzung und Respekt miteinander arbeiten wollen. Hierbei sind oft vielfältige hierarchische und tradierte Hürden zu überwinden. Für ein funktionierendes tragfähiges Team ist es notwendig, dass jeder seinen Auftrag, seine Stärken, Schwächen und Grenzen kennt und die Entscheidungsfähigkeit besitzt, ob seine jeweilige Einbindung in den Prozess hilfreich oder nicht hilfreich ist.

Die palliative Dienstübergabe

Die Übergabe, dieses vermeintlich simple Unterfangen, ist im Regelfall ein hochkomplexes Kommunikationsszenario. Zum einen nehmen unterschiedliche Berufsgruppen daran teil (multidisziplinäres Team) und zum anderen wird dort neben Patienteninformationen auch allgemein Wissenswertes wie Dienstplanregelungen usw. weitergeleitet und besprochen.

Wenn von der palliativen Übergabe (Abb. 16.20) gesprochen wird, geschieht dies mit der Frage: Wie gelingt es, die patientenbezogene Teambesprechung so zu gestalten, dass sie effektiv verläuft? Bei der Übergabe vernetzen sich wichtige Fäden, sie werden gebündelt oder eben auch nicht, hier wird konzentriert und effektiv gearbeitet oder auch nicht, hier werden Lust und Last der palliativen Arbeit gleichermaßen erlebt. Was also ist das Eigentliche einer palliativen Übergabe? Woran ist zu erkennen, dass sie gut ist?

Eine mögliche Definition einer Übergabe lautet:

D „Die tägliche, multidisziplinäre Dienstübergabe im Hospiz- und Palliativkontext dient der Informationsweitergabe, der Reflexion aktueller Behandlungs- und Pflegemaßnahmen, der Definition und Überprüfung von Begleitungszielen und der Reflexion der Erwartungen von Patienten und deren Zugehöriger an die Behandlung und Be-

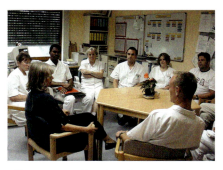

Abb. 16.20 Dienstübergabe auf einer Palliativstation. Ein Behandlungsteam aus unterschiedlichen Disziplinen trifft sich mit dem Ziel, eine effektive Übergabe zu gestalten.

gleitung. Gemeinsam beschlossene Veränderungen bezüglich der Begleitungsziele und Behandlungsmaßnahmen werden dabei in der Dokumentation festgehalten" (Kern, 2006).

Nach dieser Definition erscheint die Durchführung einer Übergabe auf den ersten Blick nicht kompliziert. Das folgende Beispiel zeigt aber das Gegenteil.

B *Pflegende 1*: Also, Frau Meier, der geht's heut nicht so gut, sie gefällt mir gar nicht. Mit den Schmerzen war's besser, aber ansonsten ist sie recht depressiv.
Pflegende 2: Ja, und der Mann ist auch so komisch. Ich war gestern mit ihr im Bad, sie wollte unbedingt noch die Haare gewaschen haben – und sie hat ja eigentlich so schönes Haar – und er hat dann mit ihr rumgeschimpft, sie solle sich nicht so überanstrengen und so. Da war richtig was los zwischen den beiden.
Pflegende 3: Ja, ich finde auch, die haben eine schwierige Beziehung, die zwei. Das klappt doch zu Hause nie und nimmer.
Arzt: Jedenfalls ist das mit den Schmerzen besser, das hat sie mir heute gesagt. Und deswegen kam sie ja. Wir gucken uns das noch ein, zwei Tage an, und dann entlassen wir sie.
Seelsorger: Also, ich habe gestern ein langes Gespräch mit ihr geführt, da ging es vor allem um ihre Angst, die sie so lähmt und hilflos macht. Also, das war schon sehr intensiv. Ihr Mann war auch Thema. Wie der damit umgeht, beschäftigt Frau Meier ziemlich. Sie hat dann auf ihm rumgehackt, das fand ich daneben.
Pflegende 1: Ach, bevor ich's vergesse: sie hat abgeführt.

Arzt: Das wurde aber auch Zeit. O.K., dann haben wir's doch. Gibt's noch was Besonderes? Sonst kommen wir doch zu Herrn Schulze.

Das Beispiel zeigt eine Übergabe, bei der alle anwesend sind, alle mitreden, aber das eigentliche Problem nicht deutlich wird. Ein Ergebnis wurde nicht erzielt, und dies wurde auch am Ende nicht deutlich kommuniziert. Die Informationen waren z.T. unwichtig, beliebig, bruchstückhaft und ziellos.

Kriterien zur Teamkommunikation

Für eine gelungene Kommunikation ist die Berücksichtigung bestimmter Aspekte hilfreich. Hierzu gehören folgende Kriterien (Kern u.a., 2006):
- Ganzheitlichkeit – die Gesamtheit sehen,
- Prozessorientierung – den Umweg akzeptieren,
- Ergebnisorientierung – das Ziel im Auge behalten,
- Relevanz – der Filter für das Wesentliche,
- Behutsamkeit – der Respekt vor der Einmaligkeit des Menschen.

Ganzheitlichkeit

Palliative Arbeit zeichnet sich dadurch aus, dass sie sich stets um eine ganzheitliche Sichtweise bemüht. Bei der Symptomkontrolle und in der Begleitung der Patienten stehen die physischen, psychischen, sozialen und spirituellen Dimensionen gleichwertig nebeneinander. Dieses Prinzip muss sich auch in der Übergabe wiederfinden lassen. Dabei unterliegt die Übergabe einer doppelten Versuchung: Zum einen kann es geschehen, dass eine oder zwei Dimensionen unverhältnismäßig überbewertet werden. Dies geschieht z.B., wenn ein Mitarbeiter mit seiner Sichtweise die Übergabe permanent und dominant bestimmt. Auf die Dauer lernen die anderen, dass dessen Sichtweise die scheinbar richtige ist. Die Gefahr der Anpassung oder auch des Widerstands ist groß.

Die zweite Versuchung: Die vier Dimensionen werden zusammenhanglos nebeneinander gestellt. Alle werden zwar irgendwie erwähnt, aber sie sind nicht miteinander verknüpft. Die eben benannte Übergabesequenz war davon geprägt: Schmerz, Angst und Beziehungsleben der Patientin wurden zwar angesprochen, blieben aber zusammenhanglos nebeneinander stehen. Ein pures Nebeneinander ergibt noch kein Ganzes. Wer aber bestimmt das Maß, nach dem die Dimensionen besprochen und verknüpft werden? Der Patient und seine aktuelle Situation sind „besprechungsleitend". Leidet er stark an seiner körperlichen Symptomatik, so nimmt die physische Dimension einen großen Raum ein. Setzt sich der Patient bevorzugt mit der begrenzten Lebenszeit auseinander, werden die psychische und die spirituelle Dimension in den Vordergrund rücken, ergänzt durch die soziale und physische.

Die Beispiele verdeutlichen: Das Team kann dem Patienten nur gerecht werden, wenn gezielt auf die Dynamik seiner Dimensionen des Leids eingegangen wird. Ganzheitlich ist nicht statisch. Alle Mitarbeiter benötigen die Fähigkeit, über den Tellerrand der eigenen Rolle und Profession hinauszuschauen. Sie müssen Offenheit für anderes Denken und Reden entwickeln, denn jede Dimension hat ihre eigene Sprache. Psychische oder spirituelle Aspekte werden sicherlich anders versprachlicht als physische. So wechseln sich bei einer gelungenen Übergabe knappe und sachbetonte Sprachelemente mit eher suchenden und fragenden ab. Dies will und muss in einem Team geübt sein.

Prozessorientierung

Wie kann verhindert werden, dass die Redebeiträge während der Übergabe in einer völlig beliebigen Reihenfolge hintereinander gestückelt werden? Gibt es ein Ordnungsprinzip für die Informationen und die Ideen, die entwickelt werden?

Ein solches Ordnungsprinzip ergibt sich, wenn man die palliative Übergabe prozessorientiert gestaltet, d. h. alles, was gesagt wird, orientiert sich am Schema eines Problemlösungsprozesses:

1. In einem ersten Schritt werden Probleme und zur Verfügung stehende Ressourcen benannt.
2. Danach wird ein gemeinsames Ziel definiert.
3. Nun werden die zum Ziel führenden Maßnahmen besprochen, umgesetzt und schließlich reflektiert, welchen Erfolg man bei der Umsetzung feststellen konnte. Bei Bedarf wird mit abgeänderten Maßnahmen gegengesteuert.

Übergaben sind oft deswegen bruchstückhaft und bisweilen quälend, weil es keine Prozessorientierung gibt. Was nutzen viele verstreute Informationen, wenn das Team sich nicht einmal explizit auf ein gemeinsames Ziel für den Patienten geeinigt hat?

Gelingt es, die Übergabe und die darauf basierende Arbeit prozessorientiert zu gestalten, wird das Team sehr effektiv arbeiten können. Die Teammitglieder spüren, dass auch die Behandlung einer unheilbaren Erkrankung und auch das Sterben nach dem Muster eines Prozesses verlaufen. Und das dies nicht immer gradlinig, nicht immer einfach und zielstrebig, meist suchend und mit Umwegen geschieht. Und vor allem: „Es lässt sich nichts übers Knie brechen, Prozesse brauchen ihre Zeit."

Ergebnisorientierung

Es klingt banal, aber Übergaben brauchen ein Ergebnis. Doch diese Regel hat ihre Tücke. Manches Teammitglied steuert zügig und zielstrebig auf ein Ergebnis zu und übersieht dabei Wesentliches. So war der Arzt im vorangegangenen Beispiel fixiert auf das Symptom Schmerz. Ist der Schmerz besiegt, kann der Patient entlassen werden. Wenn dann der Seelsorger von seinen Eindrücken berichtet, mag das dem Arzt wie unnötiges Gerede vorkommen. Für das Ziel Schmerzfreiheit kann es aber von großer Bedeutung sein, was die Patientin psychisch erlebt oder wie sie sozial eingebettet ist. So gilt es auch bei der Ergebnisorientiertheit den Blick für die Ganzheitlichkeit zu weiten, aber dennoch ergebnisorientiert zu bleiben.

Manchmal endet eine Übergabe mit dem Ergebnis: „Wir haben noch kein Ergebnis, wir brauchen noch Zeit und einige Informationen". Ein Ergebnis kann eben auch sein, keins zu haben, es muss als solches nur deutlich benannt werden.

Relevanz

Palliative Übergaben sind weiteren Gefährdungen ausgesetzt: Hierzu gehören wertende Aussagen über den Patienten, z. B.: „Die Patientin ist depressiv, sie lebt in einer schwierigen Beziehung und hackt ganz schön auf ihrem Mann herum." Die Fantasie der Zuhörer wird angeregt.

Eine weitere Problematik in der Kommunikation liegt dann im Geschichten-Erzählen. So kommt es vor, dass Begebenheiten der einen Schicht sozusagen eins zu eins und wortgetreu weitergegeben werden. Eine Begebenheit zieht die nächste nach sich, eine Reihe von Geschichten wird erzählt.

Wem dient dieses Erzählen? Bei genauem Hinsehen wird Neugier befriedigt, aber Patientenzentriertheit verfehlt. Grundsätzlich gilt: Erzählen und berichten sind zweierlei. Hier hilft das nächste Kriterium einer guten palliativen Übergabe: Berichtet und besprochen wird ausschließlich, was relevant ist. Hierzu gehört:

1. Was für den Patienten wichtig ist: Welche Bedürfnisse hat er, welche Fragen und Erwartungen müssen beachtet werden?
2. Was für das Team wichtig ist: Welche Informationen brauchen die einzelnen Teammitglieder, welche Fragen, welche Probleme haben sie?

Relevanz ist der Filter für das zu Besprechende. Das, was relevant ist, kann durchaus erzählend, also suchend, fragend angegangen werden. Das hat mit Ausschweifen und Neugier dann nichts zu tun. Doch alles, was nicht relevant ist, bleibt außen vor.

Das Kriterium der Relevanz, nämlich das für den Patienten als auch für seine Behandlung gleichermaßen Wichtige, bestimmt mit, welche Aspekte mit welchem Vertiefungsgrad besprochen werden. Somit ist die Frage nach dem Relevanten in der Vorbereitung der Übergabe zu klären. Zugleich zeigt sich bzw. ergibt sich die Relevanz auch erst in der Übergabe. Eine Übergabe, in der das Team herausfindet, was relevant ist, ist eine gelungene Übergabe.

Behutsamkeit

Die Wirkung einer Übergabe kann durch einen Perspektivwechsel erreicht werden, indem man sich vorstellt, kurz die Patientenrolle einzunehmen und einer Übergabe unbemerkt zu zuhören. Nun stellen sich ggf. Fragen: „Komme ich wirklich nicht gut mit meinem Mann klar? Ist der Krebs bei mir nicht durch den vielen Stress über so lange Zeit erklärbar?" Es können Gefühle aufkommen wie sich entblößt oder auseinander geschraubt fühlen. Andere Gedanken, die auftreten können: „Was ist das für ein Team, das mit großer Lust an mir herum psychologisiert? Wer hat denen überhaupt die Erlaubnis gegeben, so über mich zu sprechen? Muss ich in Zukunft aufpassen wie ein Luchs, was ich den Mitarbeitern anvertraue?"

16

An dieser Stelle wird ein weiteres Kriterium für eine gelungene Übergabe deutlich: Behutsamkeit. Der Inhalt der Besprechung, die Art und Weise des Redens, ja die Sprache selbst müssen behutsam sein. Die Übergabe sollte so gestaltet sein, dass jeder so spricht, als säße der Patient hinter einem Wandschirm und könne zuhören. Diese Vorstellung wirkt wie ein weiterer Filter. Er verdeutlicht, dass bei einer Übergabe nicht nur eine Station übergeben wird, sondern dass die Menschen selbst übergeben werden, von der begleitenden Hand der einen in die begleitende Hand der anderen Schicht.

So wird Übergabe zu einem echten Geben, zu einem im wahren Sinn des Wortes behüteten Weggeben und Übernehmen. Diese Behutsamkeit hat ihren Grund in dem Respekt vor der Einmaligkeit jedes einzelnen Menschen. Dies muss sich in der Übergabe, in der Themenauswahl und in der Art und Weise der Sprache immer neu zeigen.

16.2.9 Abschluss

Es ist deutlich geworden, dass der Sterbeprozess für den Patienten, für die, die zu ihm gehören und für seine Betreuer und Behandler eine sehr besondere, zutiefst wichtige und anspruchsvolle Zeitspanne ist. Mit größter Behutsamkeit und Achtsamkeit ist sich darin zu bewegen und den notwendigen Beistand zu leisten. Dass dies auch die professionellen Helferinnen und Helfer an die Grenzen der Belastbarkeit und Auseinandersetzung mit der eigenen Endlichkeit bringen kann, liegt auf der Hand.

Es ist die Aufgabe der Träger von Institutionen und Diensten, mit diesem Helferpotenzial als sehr kostbarem Gut umzugehen und ihnen alle erdenklichen Struktur- und Kommunikationshilfen zur Verfügung zu stellen, damit sie ihre Aufgabe leisten können und nicht den Tod des eigenen Helferideals erleiden.

Literatur

Arndt, B. Sr.: Vom Leib zum Leichnam – Vom würdigen Umgang mit dem Verstorbenen. In: Knipping, C. (Hrsg.): Lehrbuch Palliative Care. Hans Huber, Hogrefe AG, Bern 2006

Bremer Heimstiftung (Hrsg.): In Würde leben. In Würde sterben. Eine Handreichung der Bremer Heimstiftung. In: http://hospiz-horn.de/pdf/in_wuerde_leben.pdf (02.10.2007)

Deutscher Hospiz- und PalliativVerband e.V. (DHPV): Hospiz in Deutschland. In: www.hospiz.net/bag/index.html (22.10.2007)

Deutsches Netzwerk für Qualitätsentwicklung in der Pflege (Hrsg.): Auszug aus der Buchveröffentlichung Expertenstandard Dekubitusprophylaxe in der Pflege. In: www.dnqp.de/ExpertenstandardDekubitusprophylaxe.pdf (09.05.2007)

Evangelische Kirche im Rheinland: Die wichtigsten Religionen und Weltanschauungen – Ein Leitfaden für Mitarbeitende im Krankenhaus, in Einrichtungen der Altenhilfe und Hospiz. In: www.ekir.de/ekir/dokumente/Handbuch_Religionen-2Auflage-web.pdf (0.9.05.2007)

Gronemeyer, R.: Geleitwort. In: Knipping, C. (Hrsg.): Lehrbuch Palliative Care. Hans Huber, Hogrefe AG, Bern 2006

Heller, A. u.a.: Kultur des Sterbens – Bedingungen für das Lebensende gestalten, 2.Aufl. Lambertus, Freiburg i. Br. 2000

Heller, A. u.a.: Wenn nichts mehr zu machen ist, ist noch viel zu tun, 2. Aufl. Lambertus, Freiburg i. Br. 2000a

Husebö, S., Klaschik, E.: Palliativmedizin – Grundlagen und Praxis, 4. Aufl. Springer, Heidelberg 2006

Kern, M. u.a.: Basiscurriculum Palliative Care – Eine Fortbildung für Pflegende in Palliativmedizin. Verein zur Betreuung von Schwerstkranken und Tumorpatienten e.V. Pallia Med, Bonn 1996

Kern, M.: Palliativpflege Richtlinien und Pflegestandards. Verein zur Betreuung von Schwerstkranken und Tumorpatienten e.V., 2. Aufl. Pallia Med Verlag, Bonn 2006

Kern, M., Aurnhammer, K.: Das müssen wir noch besprechen – Lust und Last palliativer Übergabe. Vortrag auf dem Kongress der Deutschen Gesellschaft für Palliativmedizin, Hamburg 2006a

Klaschik, E.; Nauck F.: Finalphase. In: Zenz, M., Donner, B.: Schmerz bei Tumorkranken. Interdisziplinäre Diagnostik und Therapie. Wissenschaftliche Verlagsgesellschaft, Stuttgart 2002

Knipping, C.: Palliative Betreuung in den letzten Lebenstagen und -stunden. In: Knipping, C. (Hrsg.): Lehrbuch Palliative Care. Hans Huber, Bern 2006

Müller, M.: Dem Sterben Leben geben – Die Begleitung sterbender und trauernder Menschen als spiritueller Weg. Gütersrsloher Verlagshaus, Gütersloh 2006

Müller, M.: Sterbebegleitung. Vortrag auf der Tagung deutscher Krankenhaushilfen. Hamburg 2004

Müller, M.: Die Sprache in der Palliativmedizin. Vortrag auf dem Kongress der Deutschen Gesellschaft für Palliativmedizin. Aachen 2005

Müller, M., Kern, M.: Teamarbeit in der Palliativmedizin. In: Aulbert, E. u.a. (Hrsg.): Lehrbuch der Palliativmedizin, 2. Aufl. Schattauer, Stuttgart 2007

Nauck, F.: Symptomkontrolle in der Finalphase. Schmerz 15 (2001) 362

O'Boyle, C. et al.: Individual quality of life in patients undergoing hip-replacement. Lancet 339 (1992) 1088

Pschyrembel, W.: Pschyrembel. Klinisches Wörterbuch, 260 Aufl. de Gruyter, Berlin, New York 2006

Sabatowski, R. u.a.: Wegweiser Hospiz und Palliativmedizin Deutschland. Der Hospiz Verlag, Wuppertal 2006

Saunders, C.: Pain and impanding death. In: Melzack R., Wall P.: Textbook of pain. Churchill Livingstone, London 1994

World Health Organization: Definition of palliative Care. In: www.who.int/cancer/palliative/definition/en/ (03.05.2007)

Kontaktadressen

Deutscher Hospiz- und PalliativVerband e.V.
Aachener Straße 5
10713 Berlin
Tel.: (030) 83 22 38 93
Fax: (030) 83 22 39 50
E-mail: bag.hospiz@hospiz.net
www.hospiz.net/bag

Zentrum für Palliativmedizin
Malteser Krankenhaus Bonn/Rhein-Sieg
Von-Hompesch-Str. 1
53123 Bonn
Tel.: (0228) 64 81-539
E-mail: palliativmedizin.bonn@malteser.de

16

16.3 Bestattungen

Mirjana Pruss

16.3.1 Der Bestatter – ein Berufsbild im Wandel der Zeit

Im Berufsbild des heutigen Bestatters vereinigen sich Aufgaben, die bis zur Mitte des 19. Jahrhunderts von verschiedenen Personen und/oder Gruppierungen übernommen wurden:

- Trat ein Sterbefall ein, rief man die örtlichen Totenfrauen, die den Verstorbenen wuschen, frisierten, rasierten und ankleideten.
- Der Leichenbitter verkündete den Tod und lud zum Begräbnis ein.
- Die Nachbarschaft bestellte beim Tischler den Sarg und man hielt gemeinsam mit der Familie die Totenwache ab.
- Der Totengräber bereitete die letzte Ruhestätte.
- Die gesamte Dorfgemeinschaft schritt mit in der Prozession.
- Der Leichenschmaus wurde gemeinsam vorbereitet.
- Auch Zünfte und Gilden unterstützten die Hinterbliebenen ihrer Mitglieder.

Die Nachbarn stellten eine Lebens- und Schicksalsgemeinschaft dar. Deren Hilfe war im Todesfall und auch in der Bewältigung des Alltags danach (z. B. Füttern des Viehs) selbstverständlich und wurde ungefragt erledigt. Jeder tat sein Bestes; man legte materiell und finanziell zusammen.

Mit der Reformation im frühen 16. Jahrhundert sollte sich die Rolle der gemeinschaftlichen Totenfürsorge und damit das Begräbniswesen (Abb. 16.21) sukzessiv aber deutlich ändern.

Bei den Protestanten gab es die Erteilung der Sterbesakramente nicht mehr; Brauchtumselemente wie z. B. Weihwasser, Vortragekreuz oder die Totenmesse wurden abgeschafft. Die Bestattung wurde verweltlicht und nüchtern durchgeführt sowie die Zuständigkeit der Kirche in Richtung Gemeinde verlagert.

Mit der Säkularisation (staatliche Enteignung von Kirchengütern) im Jahr 1803 verlor die Kirche weiter an ideellem Einfluss bei der Ausführung der Bestattung, worauf die Kommunen reagieren mussten. Sie stellten

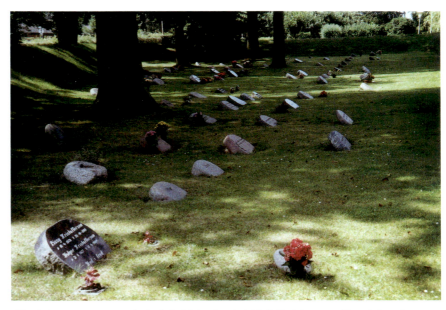

Abb. 16.21 Bestattungswesen. Im Laufe der Jahrhunderte hat sich die Bestattungs- und Trauerkultur sehr gewandelt.

das gesamte erforderliche Personal für die Bestattung: Totenfrauen, Totengräber, Leichenwächter, Fuhrleute, Sargträger.

Die im Jahr 1871 geschaffene allgemeine Gewerbefreiheit ermöglichte die Entwicklung eines bisher unbekannten Berufsbildes. Der Zuständigkeitsbereich von Familie und Nachbarschaft übertrug sich auf den im Entstehen begriffenen Beruf des Bestatters, indem er die Funktion von Menschen der früheren Dorfgemeinschaft und damit die komplette „Nachbarschaftshilfe" übernahm.

Durch die veränderte Arbeits- und Wohnsituation kam es zu neuen gesellschaftlichen Verhältnissen, dahingehend, dass die Menschen emotional distanzierter, hygienisch aufgeklärter und technisch moderner wurden.

Die Särge wurden zunächst weiterhin von Tischlereien individuell gefertigt, doch das Städtewachstum ließ zugleich die Sterbefallzahlen ansteigen, sodass auf Vorrat produziert werden musste. Nach und nach wurde der Sarg zu einem industriellen Massenprodukt.

Mit dem Bau des ersten deutschen Krematoriums im Jahr 1878 in Gotha stand eine Alternative zur Erdbestattung zur Verfügung. Dies bedurfte der Fabrikation von Aschen-

kapseln und Urnen. Eine neue Industrie entstand.

Nach dem Zweiten Weltkrieg löste sich die familiäre und religiöse Bindung immer mehr, wobei regionale Besonderheiten zu erkennen sind. In einigen ländlichen Gegenden ist es heute wie damals üblich, als Dorfgemeinschaft auch eine Glaubensgemeinschaft darzustellen und somit kollektiv am Trauerzug teilzunehmen, als Sargträger mitzuwirken und beim Trauermahl zusammenzukommen.

16.3.2 Aufgaben des Bestatters heute

Heute betreibt der Bestatter ein handwerksähnliches Gewerbe mit Dienstleistungsangebot. Dass seine Tätigkeit interdisziplinär ist, erklärt sich durch die Entstehung des Berufsbildes aus der Geschichte heraus. Er ist seriöser und fachkundiger Berater sowie Vertrauensperson mit Schweigepflicht.

Er unterstützt die Lebenden und versorgt die Verstorbenen, damit eine offene Aufbahrung ermöglicht wird. Er weiß um die Bedeutung dieser unwiederbringlichen, kostbaren Zeit zwischen Tod und Beerdigung, die man noch mit dem Verstorbenen teilen kann. Er

16

Wünsche für die Situation meines Todes

1. Ich möchte in privater Atmosphäre aufgebahrt werden, weil

2. Mir ist es gleichgültig, wo ich die Zeit bis zur Bestattung aufbewahrt bin, weil

3. Es ist mir egal/nicht egal, ob ich private Kleidung oder Totenwäsche vom Bestattungsinstitut trage, weil

4. Ich bevorzuge Erdbestattung/Feuerbestattung, weil

5. Ich möchte anonym/nicht anonym bestattet werden, weil

6. Bei meiner Bestattung soll eine religiöse Zeremonie/nicht religiöse Zeremonie stattfinden, weil

7. Nach der Bestattung soll ein/kein gemeinsames Essen (Leichenschmaus) stattfinden, weil

8. Die Bestattung soll ungefähr .... € kosten

9. Ich bin mit der Sektion meiner Leiche einverstanden/nicht einverstanden, weil

10. Ich bin damit einverstanden/nicht einverstanden, dass meine Leiche einem anatomischen Institut zur Verfügung gestellt wird, weil

11. Ich bin bereit/ nicht bereit, meine Organe zur Transplantation zur Verfügung zu stellen, weil

12. Weitere Wünsche:

Abb. 16.22 Fragebogen zu den Wünschen im Falle des Todes. Zutreffendes wird unterstrichen und die Begründung eingetragen.

kennt die rechtliche Situation, die ein Sterbefall mit sich bringt, entlastet die Familie – sofern gewünscht – von der Organisation und den Formalitäten, regelt die Bestattung, klärt über Trauerriten auf, macht erforderliche Behördengänge und gestaltet die Abschiedsfeier.

Planung

Wenn die Diagnostik und die Kurativtherapie abgeschlossen sind und die Lebensendphase beginnt, setzen sich Angehörige notwendigerweise mit den Themen Tod, Sterben und Beerdigung auseinander. Manche lebensbedrohlich Erkrankten geben auch detaillierte Weisungen für die Art der Bestattung vor (Abb. 16.22). So erfolgt oft ein erstes Kennenlernen des Bestatters schon vor oder während des Finalstadiums, da die Angehörigen von Patienten mit nur noch geringer Lebenszeit Sorge davor haben, am Tag X zu beansprucht zu sein, um die Bestattung zu regeln.

Zuhören und Beraten

Seitens des Bestatters ist es in dieser Zeit wichtig, im Gespräch ein Vertrauensverhältnis aufzubauen, sodass sich der Ratsuchende gut aufgehoben fühlt. Dazu hat die aufmerksame, behutsame Beratung und Betreuung der Angehörigen – ohne sie zu überfordern – oberste Priorität.

Eine Besonderheit in der Fülle der bei einer Bestattungsvorbereitung zu bewältigenden Aufgaben ist die Eigenschaft, Zeit zum aktiven Zuhören zu haben und über ein hohes Maß an Geduld zu verfügen. Das beinhaltet auch das Aushalten der Fragen nach der Ungerechtigkeit des Schicksals, der Vorwürfe gegenüber der Medizin, die nicht helfen konnte, der Selbstanklagen, dass man den Sterbenden noch hätte ins Krankenhaus bringen sollen und in dem Moment da sein wollte, in dem er starb.

Darüber hinaus müssen die Hinterbliebenen alle Informationen erhalten, die sie benötigen und auch alternative Bestattungsmöglichkeiten aufgezeigt bekommen.

Ausnahmesituation der Angehörigen. Manch ein Hilfesuchender verfällt in Sprachlosigkeit und kann verbal nicht ausdrücken, dass ein Abschied ansteht oder der Angehörige bereits gestorben ist.

Es geschieht, dass die über Wochen, Monate oder Jahre stark in die Pflege eingebundenen Familienangehörigen die Beratung unterbrechen. Weinkrämpfe bei besonders sensiblen Themen wie z. B. der Sargwahl oder das Aussuchen des Trauertextes lassen sie an physische und psychische Grenzen stoßen. Sie sind oft kraftlos und erschöpft durch Angst, Unruhe, Müdigkeit und Schlafstörungen.

So ermöglicht die Delegation der Aufgaben an den Bestatter, die früher die Nachbarschaft besorgte, heute den Angehörigen mehr Zeit für die persönliche Vorbereitung auf den Abschied von einem nahestehenden Menschen.

16.3.3 Der Tod ist eingetreten – was ist jetzt zu tun?

Mit dem Tod treten Bestattungsgesetze in Kraft, die der Rechtsprechung der jeweiligen Bundesländer unterliegen und im Inhalt sehr unterschiedlich sind.

Todesbescheinigung

Bundeseinheitlich ist die Vorschrift, dass ein approbierter Arzt (jedoch kein Zahn- oder Tierarzt) den Tod unverzüglich eindeutig festzustellen, eine Todesbescheinigung auszufüllen und zu unterschreiben hat.

Tritt der Tod zu Hause ein, verständigen die Angehörigen zunächst den Hausarzt, der nach sorgfältiger Untersuchung des unbekleideten Verstorbenen die Todesbescheinigung erstellt. Ist dieser nicht erreichbar, nimmt jeder andere niedergelassene Arzt oder auch der Amtsarzt die Leichenschau vor. Im Krankenhaus ist das die Aufgabe einer der dort beschäftigten Ärzte.

Der Arzt, der als Erster den Toten untersucht, muss auch die Todesbescheinigung ausstellen.

Inhalt

Die Todesbescheinigung enthält zwei Teile:
– vertraulicher Teil,
– nicht vertraulicher Teil.

Vertraulicher Teil. Er enthält die Todesursache und dient der Todesursachenstatistik sowie der Bekämpfung übertragbarer Krankheiten.

Nicht vertraulicher Teil. Der nicht vertrauliche Teil enthält Angaben:

- zur verstorbenen Person,
- zum Ort und Zeitpunkt des Todes,
- zur Todesart (natürlich, nicht natürlich, ungeklärt).

Ebenso enthält er Warnhinweise für den Bestatter und das Friedhofspersonal, falls Ansteckungsgefahren durch eine übertragbare Erkrankung nach Infektionsschutzgesetz gegeben sind.

Wenn der Arzt beim Sterbefall zu Hause, in einem Hospiz oder Heim einen natürlichen Tod feststellt, ist die Todesbescheinigung dem Veranlasser der Leichenschau (meistens ein Angehöriger) auszuhändigen. Bei einem im Krankenhaus eingetretenen Todesfall ist sie in dessen Verwaltung zu hinterlegen.

(M) Die Todesbescheinigung ist stets die Voraussetzung für die Überführung des Leichnams, verhindert die Bestattung von Scheintoten und dient außerdem der Beschaffung personenstandsrechtlicher Urkunden.

Rechtsfolgen bei unklarer Todesart

Problematisch wird die Situation, wenn der Hausarzt nicht erreichbar ist und der Leichen schauende Arzt, der die Krankenakte einschließlich der Befunde des Verstorbenen nicht zur Einsicht hat, eine ungeklärte Todesart attestiert. Dies hat zur Folge, dass er die Kriminalpolizei verständigen muss, was zusätzlich Aufregung in die Familie bringt.

Die Polizei wird den Leichnam des Verstorbenen sicherstellen („beschlagnahmen"), diesen an einen neutralen Ort verbringen lassen und danach im Auftrag der zuständigen Staatsanwaltschaft unverzüglich die Ermittlungen in diesem Todesfall aufnehmen.

Während diese andauern, dürfen die Angehörigen keinen Kontakt zum Verstorbenen haben, um die Untersuchungen bezüglich eines möglichen Fremdverschuldens nicht zu verfälschen oder zu beeinflussen.

(P) Angehörige, die Sterbende zu Hause betreuen, sollten daher mit dem behandelnden Arzt dessen Erreichbarkeit klären und ggf. Auszüge der Krankenakte für einen Vertretungsarzt bereithalten.

16.3.4 Wer entscheidet die Bestattungsart?

Bestattungspflicht

Die Bestattungsart richtet sich nach dem Willen des Verstorbenen. Liegt dessen ausdrückliche Erklärung nicht vor, obliegt diese Entscheidung den Bestattungspflichtigen. Das Bestattungsgesetz des jeweiligen Bundeslandes legt den betreffenden Personenkreis fest. In den meisten Bundesländern beginnt die Reihenfolge der Bestattungspflichtigen mit dem Ehegatten, gefolgt vom Lebenspartner nach Lebenspartnerschaftsgesetz, Kindern, Eltern, Geschwistern, Großeltern und Enkeln der verstorbenen Person.

Sind keine Bestattungspflichtigen oder -berechtigten vorhanden, erreichbar oder zu ermitteln, veranlasst die Ordnungsbehörde die Bestattung.

Bestattungsrecht

Die Bestattungspflicht geht meistens – jedoch nicht immer – mit dem Bestattungsrecht einher.

Möglich ist auch, dass der Verstorbene die Totenfürsorge (= Fürsorge für den menschlichen Leichnam) einer Person übertragen hat, die dem Familienkreis nicht angehört. Aus Gründen der Beweisbarkeit sollte derjenige jedoch eine schriftliche Verfügung vorliegen haben, um sich auch rechtlich gegenüber der Familie absichern zu können.

16.3.5 Zum Schluss

Auch wenn der Eindruck entsteht, dass heutzutage alle Handlungen am Verstorbenen auf den Bestatter übergegangen und die Angehörigen von den Aufgaben, die früher selbstverständlich waren, wie z. B. das Waschen, Ra-

sieren, Frisieren und Ankleiden des Verstorbenen entbunden sind, so dürfen sie – sofern gewünscht – selbstverständlich mitwirken.

Für manchen ist es der allerletzte Liebesdienst, den Verstorbenen selbst zu versorgen; auch nach einer langen Zeit der Pflege. Der Bestatter gibt dabei Hilfestellung und erklärt unter anderem die eingetretenen sicheren Todeszeichen:

- Totenflecken,
- Totenstarre,
- Fäulnis- und Auflösungsprozesse.

Er beantwortet Fragen nach dem Grund der Hautverfärbung durch die Totenflecken, löst vorsichtig die Totenstarre und weist darauf hin, dass sich der menschliche Körper durch Zersetzung verändern wird.

Ein durch regelmäßige Fortbildung qualifizierter Bestatter ist professioneller Partner im Umgang mit Lebensthemen wie Tod, Trauer und Abschiednehmen. Er reiht sich damit in die Gruppe von Fachkräften unterschiedlichster Qualifikationen ein, die Sterbende und deren Angehörige betreuen: Ärzte, Pflegekräfte, Psychologen, Seelsorger, Trauerbegleiter.

Seine vielfältige und verantwortungsvolle Tätigkeit lässt ihn über die Bestattung hinaus ansprechbar bleiben, wenn sich Familie und Freunde in ihren Alltag zurückgezogen haben. Er ist der moderne „Nachbar".

Literatur

Gaedke, J., Diefenbach, J.: Handbuch des Friedhofs- und Bestattungsrechts, 9. Aufl. Heymans, Köln 2004

Kontaktadresse

www.bestatter.de

16

TEIL V

Qualitätsmanagement und Organisationsformen

17 Grundlagen und Instrumente der Qualitätssicherung · 382

18 Organisationsformen · 390

17 Grundlagen und Instrumente der Qualitätssicherung

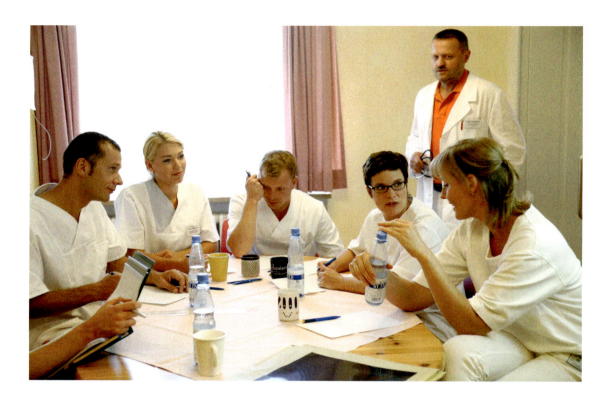

17.1 Grundlagen

Siamak Farhur

Mittlerweile sind die unterschiedlichsten Formen der Qualitätssicherung zu einem festen Bestandteil im Bereich der Gesundheitsdienstleistungen und somit auch der Pflege geworden.

In diesem Beitrag sollen zunächst einige Aspekte, die für jede Form des Qualitätsmanagements von zentraler Bedeutung sind, beschrieben werden, um zu verdeutlichen, dass Qualität im Kontext solcher Systeme mehr ist als die bloße Beschaffenheit einer materiellen oder immateriellen Leistung. Vielmehr wird es darum gehen, die Bedeutung von geplanten, systematischen und normierten Prozessen und Standards aufzuzeigen, an deren Verlaufsende erst ein Produkt mit Qualität stehen kann. Selbstverständlich kann die hier gegebene Beschreibung von Qualitätsmanagement, ihren Elementen und den exemplarischen ausgewählten Instrumenten

nur einen groben Einblick in die verschiedenen zentralen Aspekte und Anforderungen geben. Für die Ein- und Fortführung eines umfassenden Qualitätsmanagement, ebenso wie für dessen ständige Verbesserung bedarf es einer vertieften Auseinandersetzung mit der Thematik und zumeist einer längerfristigen Begleitung durch eigens bestellte Qualitätsmanagementbeauftragte oder -berater.

Anhand ausgewählter Beispiele aus der Normenreihe DIN EN ISO 9000:2005 wird aufgezeigt, wie mittels der Vorgabe durch festgelegte Begriffe und Elemente ein Qualitätsmanagement-System betrachtet werden kann. Ebenso lässt sich an ihrem Beispiel auch eine Reihe konkreter Anforderungen und Instrumente (Planungen, Dokumentation und Offenlegung von Arbeitsprozessen) dezidiert beschreiben.

17.1.1 Begriffsbestimmungen

Qualität

Unabhängig von der zunehmenden Relevanz, die Qualitätssicherungssysteme im Pflegealltag einnehmen, muss zunächst berücksichtigt werden, dass der Begriff „Qualität" zwar zu einer Art Maßstab geworden ist, an sich jedoch keine negative oder positive Bewertung beinhaltet. Zudem bleibt er im Arbeitsalltag oft abstrakt, und Qualität und Qualitätsmanagement werden nicht selten mit dem Abfassen von zusammenhanglosen Berichten gleichgesetzt. Abgeleitet vom lateinischen „qualitas" bedeutet der Begriff Qualität jedoch zunächst lediglich den Zustand bzw. die Beschaffenheit eines Produktes oder einer Leistung.

B Fallbeispiel **D** Definition **M** Merke **L** Lernaufgabe **P** Praxistipp **R** Recht **V** Video

D Bezogen auf die DIN EN ISO-9000-Normenreihe, die nachfolgend noch näher zu beschreiben ist, wird Qualität jedoch als „Grad, in dem ein Satz inhärenter Merkmale Anforderungen erfüllt" definiert (DIN EN ISO 9000:2005 Kap.3.1.1).

Inhärente Merkmale sind in dem Sinne zu verstehen, dass z.B. ein bestimmtes Produkt oder eine Leistung stets charakteristische und zweckmäßige Eigenschaften aufweist. Unter dem Begriff „Anforderung" werden die festgelegten Erwartungen (im Pflegebereich können diese Erwartungen z.B. von Angehörigen formuliert werden) an ein Produkt oder eine Leistung subsumiert (DIN EN ISO 9000:2005 Kap.3.1.2). Letztlich bestimmt die Erfüllung der Anforderungen die Qualität. Sind viele oder alle der festgelegten Anforderungen erfüllt, kann der Grad der Qualität als gut bewertet werden. Sinkt die Anzahl der erfüllten Anforderungen, sinkt auch der Grad der Qualität.

Um einen möglichst hohen Grad an Qualität von Produkten oder Leistungen zu erreichen, müssen systematische Bedingungen und adäquate Prozesse geschaffen werden, die dieses Ziel befördern. Qualitätsmanagement schafft, bei richtiger Anwendung, diese Bedingungen und Prozesse. Die Vorraussetzungen für die Implementierung eines systematischen Qualitätsmanagements ist am Beispiel der DIN EN ISO 9000-Normenreihe gut aufzuzeigen.

DIN EN ISO 9000-Normenreihe

Die DIN EN ISO 9000-Normenreihe ist ein international einsetzbares und bewährtes Modell für die Implementierung eines systematischen Qualitätsmanagement in den unterschiedlichsten privatwirtschaftlichen und öffentlichen Bereichen.

Durch die International Organization for Standardization (deren Abkürzung ISO jede der 9000-Normenreihe trägt), die gegenwärtig Normungsorganisationen aus über 155 Staaten verbindet, wurden seit 1947 international gültige Normen für Verfahren und Produkte entwickelt (Tab. 17.1).

In Deutschland obliegen die Fassungen der 9000-Normenreihen dem DIN (Deutsches Institut für Normung e.V.) mit Sitz in Berlin. Sie ist für das Verfassen, die Revision, die Gültigkeit und die Freigabe ent-

Produkt/Leistung	Inhärente Merkmale (so ist das Produkt/ die Leistung)	Festgelegte Anforderungen (so sollte das Produkt/ die Leistung sein)	Grad der Erfüllung
Produkt/Leistung a)	Merkmal 1 Merkmal 2 Merkmal 3 Merkmal – Merkmal 5 Merkmal 6 } Satz	Merkmal 1 Merkmal 2 Merkmal 3 Merkmal 4 Merkmal 5 Merkmal 6	mehrheitlich erfüllt
Produkt/Leistung b)	Merkmal – Merkmal – Merkmal – Merkmal – Merkmal – Merkmal 6 } Satz	Merkmal 1 Merkmal 2 Merkmal 3 Merkmal 4 Merkmal 5 Merkmal 6	mehrheitlich nicht erfüllt
Produkt/Leistung c)	Merkmal – Merkmal 2 Merkmal 3 Merkmal – Merkmal – Merkmal 6 } Satz	Merkmal 1 Merkmal 2 Merkmal 3 Merkmal 4 Merkmal 5 Merkmal 6	in Teilen erfüllt

Abb. 17.1 Schematisches Beispiel für die Dimensionen des Qualitätsbegriffs.

Tab. 17.1 Beispiele aus der ISO 9000-Normenreihe und anderen Normenreihen

Normenreihe		Inhalt
ISO	9000	Grundlagen und Begriffe in Qualitätsmanagementsystemen
ISO	9001	spezielle Anforderungen in Qualitätsmanagementsystemen
ISO	9004	Leitfaden zur Leistungsverbesserung in Qualitätsmanagementsystemen
ISO	19011	Leitfaden für Audits (s. unten) in Qualitätsmanagement- und/oder Umweltmanagementsystemen
CEN/TS*	15224	u. a. Anleitungen zur Anwendung der ISO 9001 im Bereich der Gesundheitsversorgung
CEN/TR*	15592	u. a. Leitfaden zur Anwendung der ISO 9004 im Bereich der Gesundheitsversorgung

*Diese branchenspezifischen Normenreihen können grundsätzlich als unterstützende Ergänzungen, insbesondere zur oben genannten ISO 9001 verstanden werden.

sprechender Normtexte verantwortlich. Jede von der DIN freigegebene Normenreihe weist in ihrer schriftlichen Abkürzung ein wiederkehrendes Muster auf. Hierdurch können die Reihe der Norm, das Erscheinungsdatum, sowie die nationalen/internationalen Gültigkeitsbereiche und die Verfasser erkannt werden (Abb. 17.2).

Zur Vereinfachung wird nachfolgend zumeist die gebräuchliche Kurzform einer Norm - ISO 9000, ISO 9001 usw. - genutzt.

DIN	EN	ISO	9000	2005
Für die in Deutschland gültige Fassung ist das Deutsche Institut für Normung zuständig	Europäische Norm (Normen liegen z. B. in mehreren Sprachen vor)	Organization for Standardization	Normenreihe für Qualitätsmanagement	Erscheinungsjahr/ Revisionsjahr

Abb. 17.2 Benennungsmuster einer Normenreihe am Beispiel der seit 2005 gültigen DIN EN ISO 9000:2005.

17

Zu den aktuell gültigen 9000-Normenreihen - die häufig auch als ISO-9000-Familie bezeichnet werden - zählen die ISO 9000, die ISO 9001, die ISO 9004 und die ISO 19011. Daneben existieren weitere Normen für spezifische Branchen. Die 9000-Normenreihen wurden entwickelt, „(...) um Organisationen jeder Art und Größe beim Verwirklichen von und beim Arbeiten mit wirksamen Qualitätsmanagementsystemen zu helfen" (DIN EN ISO 9000:2005 Kap 0.1). Gemeinsam bilden diese Normen ein zusammenhängendes Netz von Qualitätsmanagement-Systemnormen, um das gegenseitige Verständnis und Vergleichen im nationalen und internationalen Branchenbereichen zu erleichtern. Jedes der umrissenen Normensysteme aus der ISO 9000-Familie beschreibt bereits ein umfassendes und systematisches Qualitätsmanagement, wobei Qualitätsmanagement als solches aus einzelnen, aufeinander abgestimmte und wechselseitig miteinander verbundenen Teileelementen besteht. Anhand der festgelegten Normen der DIN EN ISO 9000:2005 können diese Teileelemente nachfolgend gut beschrieben werden.

ISO 9000. Hierbei hat die ISO 9000 (deren aktuelle Fassung die DIN EN ISO 9000:2005 ist) die Aufgabe, die Grundlagen für Qualitätsmanagementsysteme zu beschreiben und gleichzeitig die hierfür erforderlichen Begriffe festzulegen. Im Wesentlichen besteht sie, neben erläuternden Anhängen aus drei Themenkapiteln (*Anwendungsbereiche, Grundlagen für Qualitätsmanagementsysteme* und *Begriffe*). Ziel der letzten Revisionen, die zur DIN EN ISO 9000:2005 führte, war es die Begriffe und Begriffsdefinitionen für die Normen der ISO 9001 und der ISO 19011 zu vereinheitlichen.

ISO 9001. Die ISO 9001 legt in acht Normkapiteln die Voraussetzungen und Forderungen an ein Qualitätsmanagement dar, um kundenspezifischen Anforderungen gerecht zu werden und Kundenzufriedenheit zu erhöhen. Die acht Normkapitel beziehen sich auf die Darlegung des *Anwendungsbereich,* das *Qualitätsmanagementsystem,* sog. *normative Verweisungen* (d.h. Verweise auf andere ISO-Normen), *Begriffe,* die *Verantwortung der Leitung,* das *Management von Ressourcen, Produktrealisierung,* sowie auf die *Messung, Analyse und Verbesserung.* Anhand dieser Normkapitel kann u.a. ein Handbuch entwickelt werden, das alle Anforderungen für

eine beliebige Einrichtung beschreibt und festlegt. Werden alle Anforderungen erfüllt, ist das Qualitätsmanagement einer Einrichtung zertifizierungsfähig. Hierzu werden ein Audit oder mehrere Audits durchgeführt.

Ⓓ Ein *Audit* ist ein festgelegtes Untersuchungsverfahren, das dazu dient, ein bestehendes Qualitätsmanagement hinsichtlich der Erfüllung von Anforderungen (wie sie die ISO 9001 beschreibt) zu bewerten. Ein Audit kann intern z. B. durch eigene Mitarbeiter oder durch externe Stellen vorgenommen werden. Ein externes Audit, zum Zwecke der Zertifizierung eines Qualitätsmanagements, wird von speziell geschulten und ausgebildeten Auditoren durchgeführt.

ISO 9004. Zur Unterstützung eines solchen Vorhabens (eine Einrichtung zur Zertifizierung zu befähigen) eignet sich die ISO 9004. Sie stellt gleichsam einen Leitfaden dar, „(...) der sowohl die Wirksamkeit als auch die Effizienz des Qualitätsmanagementsystems betrachtet" (DIN EN ISO 9000:2005, Kap 0.1). Dementsprechend soll dieser Leitfaden auch eine Hilfe zur internen Leistungsverbesserung sowie zur Verbesserung der Kundenzufriedenheit sein. Dennoch ist die ISO 9004 zwar eine Hilfe zur Umsetzung und angemessenen Nutzung eines Qualitätsmanagementsystems, jedoch nicht im engeren Sinne ein Leitfaden zur exakten Erfüllung der Forderungen der ISO 9001.

ISO 19011. Seltener zum Einsatz kommt die ISO 19011. Sie beinhaltet eine genaue Anleitung für das Auditieren von Qualitäts- und Umweltmanagementsystemen. In ihr enthalten sind die Festlegungen für interne Audits und solche, die von externen und unabhän-

gigen Organisationen durchgeführt werden. Solche i.d.R. akkreditierten Organisationen bieten die Zertifizierung der Erfüllung von Anforderungen wie derjenigen nach der ISO 9001 an (DIN EN ISO 9000:2005, Kap 0.1).

17.1.2 Qualitätsmanagement

Wie aus den vorherigen Beschreibungen bereits ersichtlich werden konnte, ist Qualitätsmanagement ein sehr komplexes und prozessorientiertes „Maßnahmenpaket" zur Erreichung eines bestimmten Qualitätsziels. Wie bereits am Beispiel der ISO-9000-Normenfamilie aufgezeigt, beinhaltet ein Qualitätsmanagement stets die notwendigen Bedingungen zur Umsetzung von Maßnahmen, die sich auf die Planung, Lenkung und Verbesserung von Prozessen und Strukturen beziehen, um die Qualität von Dienstleistungen oder Produkten zu erhalten oder zu verbessern.

Ⓓ Im Normenkapitel 3.2.8 der DIN EN ISO 9000: 2005 wird Qualitätsmanagement als „... aufeinander abgestimmte Tätigkeiten zum Leiten und Lenken einer Organisation [...] bezüglich Qualität." definiert.

Ferner ist diesem Normenkapitel auch zu entnehmen, dass ein Qualitätsmanagement auch die Festlegung einer Qualitätspolitik und entsprechender Qualitätsziele, sowie die Segmente der Qualitätsplanung, -lenkung, -sicherung und -verbesserung beinhalten muss **(Abb. 17.3)**.

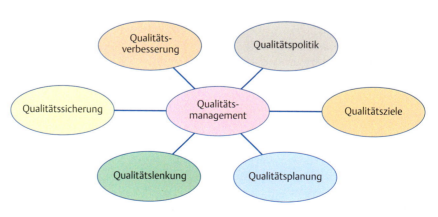

Abb. 17.3 Elemente eines Qualitätsmanagements nach DIN EN ISO 9000: 2005.

17

Qualitätspolitik

Die Basis für ein Qualitätsmanagement ist zunächst die Erkenntnis einer Institution, dass die Implementierung bzw. die Fortführung qualitätssichernder Maßnahmen von hoher Bedeutung für die eigenen Arbeitsprozesse und die materielle oder immaterielle Produkterzeugung ist. Auslöser kann die Überlegung sein, dass zwar die Güte der erzeugten Qualität von Leistungen intern bekannt ist, diese Güte jedoch nicht ausreichend zu verifizieren ist, um sie ggf. nach außen (z. B. für Patienten und deren Angehörige) angemessen darzustellen. Infolgedessen müssen Hauptziele (Qualitätsziele) benannt werden, die es – noch unabhängig von einem bestimmten Qualitätsmanagementsystem – zu erreichen gilt. Diese Aufstellung von Hauptzielen kann als Qualitätspolitik, in manchen Fällen auch als Qualitätsphilosophie verstanden werden. Die DIN EN ISO 9000: 2005 widmet dem Thema Qualitätspolitik und Qualitätsziele ein eigenes Normkapitel (2.5); dort heißt es: „Qualitätspolitik und Qualitätsziele werden aufgestellt, um Schwerpunkte für das Leiten der Organisation zu setzen. Beide legen die gewünschten Ergebnisse fest." Aus dieser Perspektive soll Qualitätspolitik einen Rahmen für das Festlegen und das exakte Bewerten von Qualität und Qualitätszielen erstellen.

Qualitätsziele

Qualitätsziele sind die einzelnen Dimensionen der Qualitätspolitik. Ein Qualitätsziel kann – als Dimension der gesamten Qualitätspolitik – bedeuten, dass ein Standard gehalten werden soll oder es einen neuen zu erreichen gilt. Ein solches Ziel kann sich auf den Zeitraum, innerhalb derer ein Produkt oder eine Leistung erbracht werden soll, beziehen, auf die Kosten, die hierfür notwendig sind, oder aber auch selektiv auf die Güte des Produkts oder der Leistung.

Qualitätsplanung und Qualitätsmanagementplan

Qualitätsplanung bezieht sich auf die einzelnen Schritte, die zur Erreichung einer festgelegten Qualität notwendig sind. Entscheidend ist hierbei, dass eine solche Planung, die i. d. R. durch die Leitung und unter Miteinbeziehung zuständiger Teams erfolgt, schriftlich fixiert wird. Eine in dieser Art schriftliche Ausgestaltung, die auch als Ergebnis der Qualitätsplanung aufzufassen ist, wird auch als Qualitätsmanagement-Plan bzw. QM-Plan bezeichnet. Dieses Dokument legt in Folge möglichst exakt fest, welche „... Verfahren und zugehörigen Ressourcen wann und durch wen bezüglich eines spezifischen Projekts, Produkts, Prozesses oder Vertrages angewendet werden müssen" (ISO 9000 Kap. 3.7.5). Neben solchen inhaltlichen Planungen zielen solche Pläne auch etwa auf einen Zeitraum, innerhalb derer eine bestimmte Leistung zu erbringen ist, ab.

(M) Bewährt haben sich in diesem Kontext häufig schematische Darstellungen, die Zuständigkeiten, einzelne Prozesse und zeitliche Abfolgen visualisieren.

Qualitätslenkung

Qualitätslenkung wird als derjenige Teil des Qualitätsmanagements beschrieben, der auf die Erfüllung von Qualitätsanforderungen gerichtet ist. Angewendet auf die Umsetzung von Anforderungen nach der ISO 9001, umfasst Qualitätslenkung sämtliche Verfahren und Tätigkeiten die sich auf die unmittelbare Steuerung von Dokumenten und Aufzeichnungen, von Prozessen, von Entwicklungsänderungen, von Überwachungs- und Messmitteln, fehlerhafter Produkte (und Leistungen) u. a. beziehen. Insbesondere der Lenkung von Dokumenten wird innerhalb der ISO 9001 eine zentrale Bedeutung beigemessen. Nur wenn Dokumente aktuell, gültig, leicht erkennbar und gut nutzbar sind, können sie einen wichtigen Beitrag zur Erfüllung festgelegter Qualitätsanforderungen leisten (ISO 9001 Kap 4.2.3).

Qualitätssicherung

Im Kapitel 3.2.11 der ISO 9000 wird Qualitätssicherung zunächst als „Teil des Qualitätsmanagements der auf das Erzeugen von Vertrauen darauf gerichtet ist, dass Qualitätsanforderungen erfüllt werden" definiert. Dies bedeutet zunächst, dass eine Leistung oder Produkt die festgelegten Anforderungen durch seine inhärenten Merkmale erfüllt. Alle Faktoren die unmittelbar zu dieser Erfüllung der Anforderungen beitragen, sind dem Bereich der Qualitätssicherung zuzuordnen. Wichtig ist hierbei, dass die Qualitätssicherung im Bereich der Pflege nicht auf qualitätssichernde Maßnahmen wie z. B. in der Industrie zurückgreifen kann. Eine Aufstellung umfassend anerkannter und mittelfristig gültiger patienten- und bedarfsgerechter Anforderungen ist bis dato noch nicht absehbar. Somit gestalten sich auch einheitliche Maßnahmen zur Qualitätssicherung nicht immer einfach.

(M) Unabhängig hiervon ist jedoch zu betonen, dass das Ziel der Qualitätssicherung nicht in der Verbesserung von Qualität besteht, sondern darin, vorgegebene Anforderungen zu erreichen bzw. zu halten.

Qualitätsverbesserung

Da der Grad der Qualität – von Leistungen und Produkten – aus der Sicht des Qualitätsmanagements grundsätzlich verbesserungsfähig ist, müssen auch Elemente und Prozesse geschaffen werden, die sich dezidiert mit der Qualitätsverbesserung befassen. Im Rahmen der Qualitätsverbesserung müssen u. a. Ursachen (z. B. Prozesse und Verfahren) identifiziert werden, die zur Beseitigung von Mängeln beitragen und ebenso die Güte erhöhen. Nach der Identifikation der Ursachen müssen Maßnahmen geplant werden, um die neuen Ziele und Anforderungen zu ereichen. Diese Ziele, die der Qualitätsverbesserung dienen, können somit auch wieder in die Qualitätsplanung einfließen bzw. dort festgeschrieben werden. Im Rahmen eines innerbetrieblichen Qualitätsmanagement kann sich die Qualitätsverbesserung, neben der eigentlichen Leistung auch auf die Wirksamkeit von Prozessen und Verfahren und damit auch auf Fragen der Effizienz beziehen.

Zusätzlich zu dem Hauptelement der eigentlichen Qualitätsverbesserung betont das Normkapitel 2.9 der ISO 9000 die Bedeutung einer dauerhaften Verbesserung innerhalb eines systematischen Qualitätsmanagements. Dort heißt es, dass das Ziel einer ständigen Verbesserung darin besteht „(...), die Wahrscheinlichkeit zu steigern, die Zufriedenheit der Kunden und anderer interessierter Parteien zu erhöhen" (ISO 9000 Kap. 2.9). Nachfolgend werden in diesem Normkapitel sehr konkret entsprechende Verbesserungsmaßnahmen benannt, die aufgrund ihrer

17

Anschaulichkeit hier in Gänze vorgestellt werden sollen:

1. Analysieren und Beurteilen der aktuellen Situation, um verbesserungswürdige Bereiche zu erkennen,
2. Festlegen der Ziele der Verbesserung,
3. Suchen nach möglichen Lösungen, um diese Ziele zu erreichen,
4. Beurteilen dieser Lösungen und Treffen einer Auswahl,
5. Verwirklichen der gewählten Lösung,
6. Messen, Verifizieren, Analysieren und Beurteilen der Ergebnisse der Verwirklichung, um zu ermitteln, ob die Ziele erreicht wurden,
7. Formalisieren der Änderungen,

Werden diese Maßnahmen durchgeführt und als Ergebnisse festgehalten, können diese für neue Qualitätsziele, die Qualitätsplanung und Qualitätslenkung nutzbar gemacht werden. Somit kann ein systematisches Qualitätsmanagement zum einen als Kreislauf betrachtet werden und wie bereits angedeutet, als ein Prozesssystem sich wechselseitig durchdringender Teileelemente.

17.1.3 Instrumente im Qualitätsmanagement

Neben den dargestellten Hauptelementen eines Qualitätsmanagement gibt es eine Reihe essenzieller Instrumente, ohne die eine Form der systematischen Planung, Lenkung oder Verbesserung kaum möglich wäre. Zu den wichtigsten Instrumenten zählen die Erstellung und Nutzung eines Handbuchs, prozessbezogene Dokumentation und in direkter Wechselbeziehung zu ihr die Nutzung statistischer Verfahren.

Handbuch

Um möglichst genau das komplexe Gefüge von Verantwortungen, speziellen Befugnissen, Planungen Lenkungen usw. abzubilden, werden ganz überwiegend sog. Qualitätsmanagement-Handbücher entworfen und genutzt. In einem solchen Handbuch wird zumeist auch die formale Organisationsstruktur (ISO 9000 Kap. 3.3.2) und die Systematik des genutzten Qualitätsmanagement (ISO 9000 Kap. 3.7.4) dargestellt. Für die inhaltliche Gliederung von Qualitätsmanagement-Handbücher wird sehr häufig eine Anlehnung an die Normvorgaben der ISO 9001

(S. 384) vorgenommen, wobei hinsichtlich der Detaillierung die Größe und Komplexität einer jeweiligen Einrichtung entscheidend ist (ISO 9000 Kap. 3.7.4). Ein Qualitätsmanagement-Handbuch kann als wichtigstes Dokument im Qualitätsmanagement betrachtet werden.

Dokumentation und Dokumente

In der ISO 9000 wird die Dokumentation als jenes Instrument beschrieben, durch dass „(...) die Vermittlung der Absichten und die Konsistenz von Maßnahmen (...)" ermöglicht wird (ISO 9000 Kap. 2.7.1). Dokumentation gibt demnach Aufschluss über die Ziele die es zu erreichen gilt (z.B. in der Qualitätsplanung) und die Beständigkeit der hierzu erforderlichen Maßnahmen.

Dokumentationstypen. Unterschieden werden 6 Typen von Dokumenten innerhalb eines Qualitätsmanagement (ISO 9000 Kap. 2.7.2):

– Dokumente, die nach innen und außen konsistente Informationen über das Qualitätsmanagementsystem der Organisation bereitstellen (werden als QM-Handbücher bezeichnet),
– Dokumente, die beschreiben, wie das Qualitätsmanagementsystem auf ein spezifisches Produkt, Projekt oder einen Vertrag angewendet wird (werden als QM-Pläne bezeichnet),
– Dokumente, die Anforderungen enthalten (werden als Spezifikationen bezeichnet),
– Dokumente, die Empfehlungen oder Vorschläge enthalten (werden als Leitfäden bezeichnet),
– Dokumente, die Informationen darüber bereitstellen, wie Tätigkeiten und Prozesse konsistent auszuüben bzw. durchzuführen sind (können dokumentierte Verfahren, Arbeitsanleitungen, Zeichnungen enthalten),
– Dokumente, die einen objektiven Nachweis über ausgeübte Tätigkeiten oder erreichte Ergebnisse liefern (werden als Aufzeichnungen bezeichnet).

Ziele der Dokumentation. Die Durchführung einer umfassenden Dokumentation mittels der beschriebenen Dokumente dient letztlich dem Zweck, Vorhaben (z.B. die Qualitätssicherung) nicht nur zu beschreiben, sondern auch (Zahlen-)Werte für Prozesse

und Ziele festzulegen und zu ermitteln, die berechnet werden können.

Statistische Verfahren

Um bestimmte Prozesse und Verfahren, Pläne und Ziele in Datenwerte zu transformieren und somit messbar zu machen, können im Rahmen des Qualitätsmanagements statistische Verfahren zum Einsatz kommen. Maßzahlen, Quotienten, Assoziationsmaße und Korrelationen können Prozesse und Zusammenhänge in einer einzigen Zahl charakterisieren. So schaffen sie, bei richtiger Nutzung, Orientierung hinsichtlich positiver oder negativer Entwicklungen. In der ISO 9000 wird die Nutzung von Daten im Kontext statistischer Verfahren als „Entscheidungshilfe"(ISO 9000 Kap. 2.10) verstanden. Da der angemessene Einsatz statistischer Verfahren sich häufig schwierig gestaltet, wurde für den Einsatz dieses Instrumentariums die ISO/TR 10017 entwickelt, die genaue Anleitungen für die Verwendung im Qualitätsmanagement enthält.

17.1.4 Qualitätszirkel in der Onkologie

Rolf Bäumer

Ein in den Normen der ISO 9000 Reihe nicht explizit benanntes Instrumentarium für das Qualitätsmanagement ist der Qualitätszirkel.

Eine tatsächlich festgelegte Form bzw. Normen für einen Qualitätszirkel liegen nicht vor, dennoch gibt es eine Reihe von Charakteristika, die für einen Qualitätszirkel typisch sind. Ursprünglich kommt dieses Instrument, das im Rahmen des innerbetrieblichen Qualitätsmanagement auch informelle Züge tragen kann, aus Japan. Bezüglich der Nutzung von Qualitätszirkeln haben sich insbesondere die Niederlande innerhalb der letzten 15 Jahre hervorgetan.

Ein Qualitätszirkel kann ferner als ein internes und sehr entscheidendes Instrument für ein umfassenden Qualitätsmanagement genutzt werden, und neben anderen Methoden zur prozessorientierten Qualitätsbeurteilung und Qualitätssicherung zwischen einzelnen Einheiten einer Einrichtung genutzt werden.

Richard Grol (Nijmegen/Maastricht) betonte bereits 1994 im Kontext der Nutzung von reflektierenden Qualitätszirkeln (verstanden als „peer review") im Bereich der Gesundheitsdienstleistungen: "*Peer review is defined as a continuous, systematic and critical reflection by a number of care providers, on their own and colleagues performance, using structured procedure, with the aim of achieving continuous improvement of the quality of care.*" (Grol, 1994)

Elemente eines Qualitätszirkels

D Für gewöhnlich wird unter einem Qualitätszirkel eine sich *freiwillig* und zeitlich begrenzt zusammengeschlossene Personengruppe innerhalb einer Einrichtung verstanden.

Die im Rahmen eines solchen Zirkels – der etwa 5 oder mehr Personen umfassen kann – systematisch erörterten **qualitätsrelevanten Fragestellungen** sollen insbesondere das Wissen, unterschiedliche Ideen und Haltungen zu einem bestimmten Thema (das Relevanz für das innerbetriebliche Qualitätsmanagement hat) erfassen.

Ferner sollte ein Qualitätszirkel die unterschiedlichen **Potenziale der Mitarbeiter** hinsichtlich dieser temporären qualitätsrelevanten Fragestellungen aktivieren. Erfahrungsgemäß bietet sich hierfür ein regelmäßiges Treffen (z.B. monatlich und für einige wenige Stunden) an.

Ein Qualitätszirkel sollte von einem Mitarbeiter **moderiert** werden, den die Mehrheit der Beteiligten als „neutral" empfindet und der zudem in der Lage ist, den Qualitätszirkel zur sachorientierten Analyse der Themen zu befähigen. Hierunter fällt sowohl das **Identifizieren von Schwachstellen** in relevanten Prozessen, als auch ein adäquater Beitrag zur **Lösung** derselben. Im zeitlichen Verlauf - der regelmäßigen Treffen im Qualitätszirkel - sollten aber auch die erzielten Ergebnisse reflektiert und ggf. auch kontrolliert werden.

Einführung von Qualitätszirkeln

Die Deutsche Gesellschaft für Qualität (DGQ) empfiehlt für die Phase der Einführung von Qualitätszirkeln folgendes Vorgehen:

1. Entscheidung der Unternehmensleitung,
2. Information des Verwaltungs- und Betriebsrates,
3. Benennung eines Koordinators,
4. Bildung einer Steuergruppe,

5. Einstellung und Verabschiedung einer Strategie,
6. Umsetzen in die Praxis.

Wichtiger als diese formalen Empfehlungen, ist jedoch die Möglichkeit auch kontrovers im Rahmen eines Qualitätszirkels zu agieren. Stärker, als etwa bei der Nutzung der ISO-9000 Reihe steht nicht ausschließlich das Interesse der Leitung einer Einrichtung im Vordergrund, sondern auch das sachbezogene Wissen von untergeordneten Stellen.

Qualitätszirkel in der onkologischen Pflege

Wie in **Abb. 17.4** beschrieben, beschäftigen sich Mitglieder eines Qualitätszirkels mit Problemen auf der Abteilungs- bzw. Stationsebene. Dieses wird im Folgenden am Beispiel der Müdigkeit bzw. Fatigue dargestellt.

Zusammensetzung des Qualitätszirkels. Die Gruppe sollte eine Anzahl von 5 Personen nicht überschreiten, da sich sonst die Gruppe schlecht organisieren kann. Terminabsprachen sind ein großes Problem in den Arbeitsgruppen. Die Wahl eines Sprechers sollte unbedingt gemeinsam erfolgen. Aus allen relevanten Berufsgruppen sollten Vertreter

beteiligt sein. In diesem Beispiel können das folgende Mitglieder sein:

– eine onkologische Pflegekraft, die vom gesamten Pflegeteam der Abteilung ein Votum erhalten hat,
– ein ärztlicher Vertreter, der von seiner Leitung benannt wurde,
– ein Vertreter der Bildung, entweder aus der onkologischen Fachweiterbildung des Hauses oder der Innerbetrieblichen Fortbildung,
– ein Vertreter der Pflegewissenschaft, wenn der in dem Haus zu finden ist,
– ein Vertreter der physiotherapeutischen Abteilung des Hauses,
– ein Psychoonkologe .

Qualitätszirkel sollten multiprofessionell besetzt sein, damit ein ebensolcher Konsens erarbeitet werden kann. Pflegequalität und Qualitätssicherung sollten miteinander verbunden werden und die korrekte Qualität des Angebotes sollte definiert und umgesetzt werden. Weiterhin sollten die Grundlagen zur Erarbeitung von Standards in dieser Gruppe definiert werden, damit die Arbeitsweise geklärt werden kann.

Inhalte des Standards. In einem weiteren Schritt sollten die Inhalte des Standards Mü-

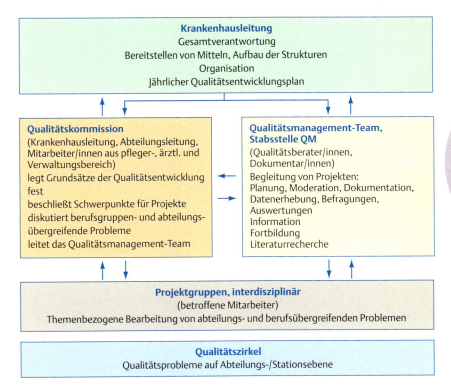

Abb. 17.4 Strukturen eines Qualitätsmanagements.

17

digkeit erarbeitet werden. Diese können folgende Punkte beinhalten:

- Definition von Müdigkeit,
- beeinflussende Faktoren und Ursachen,
- Symptome,
- Bedeutung für betroffen Menschen,
- Bedeutung für Pflegende,
- Assessment der Müdigkeit,
- pflegerische Interventionen,
- Evaluation.

Der Aufbau eines solchen Standards wird auf der Ebene der Struktur-, Prozess- und Ergebniskriterien beschrieben.

Erstellung eines Leitfadens. Der nächste Schritt ist die Erstellung eines Leitfadens oder einer Leitlinie für die Praxis. Diese sollte

mit Unterstützung der Fortbildungsabteilung dann implementiert werden.

(M) Diese Darstellung ist als ein Vorschlag zu verstehen. Einzelne Kliniken oder ambulante Einrichtungen können natürlich individuell entscheiden.

Literatur

Die DIN EN ISO 9000:2005 wurde vom Technischen Komitee ISO/TC 176 „Qualitätsmanagement und Qualitätssicherung", Unterkomitee 1 „Begriffe", in Zusammenarbeit mit dem CEN Management-Zentrum (CMC) erarbeitet. Vgl. „Qualitätsmanagementsysteme

– Grundlagen und Begriffe (ISO 9000:2005); Dreisprachige Fassung EN ISO 9000:2005" DIN Deutsches Institut für Normung e.V. (Hrsg.) Berlin 2005, S.3

Internetadresse

Die Deutsche Gesellschaft für Qualität e. V. (DGQ) mit Sitz in Frankfurt am Main ist ein 1952 gegründete Verein mit der Zielsetzung der wissensbasierten Qualitätssteigerung in unterschiedlichen Institutionen. Die DGQ ist in unterschiedliche Bereiche gegliedert und in über 60 Regionalkreise bundesweit organisiert: www.dgq.de

17.2 Clinical Pathways in der Onkologie

Rolf Bäumer

17.2.1 Einleitung

Strukturen in Onkologiezentren zeigen deutlich den Grad der Koordination, der Arbeitsteilung und den Grad der formalen Kommunikation auf. Diese Zentren gehören mit zu den komplexesten Dienstleistungszentren, die es gibt. Onkologiezentren müssen in der Lage sein, auf jede Behandlungssituation eingehen zu können. Die Organisation muss jeder individuellen Entscheidung auf der Institutionsebene Rechnung tragen. Das bedeutet, dass die Klinik einerseits Prozesse standardisieren und andererseits die individuelle Behandlung eines Patienten ermöglichen muss.

Organisationsstrukuren und -abläufe können aber nur unter den Bedingungen des Krankenhausumfeldes betrachtet werden. Dieses Umfeld ist sehr heterogen und berücksichtigt folgende Aspekte:

- Technologieentwicklung in der Onkologie,
- Aufgabenstellung der Onkologiezentren jetzt und in der Zukunft,
- ökonomische und rechtliche Rahmenbedingungen in den Zentren.

Onkologische Einrichtungen sind nur dann erfolgreich, wenn diese sich in einem hohen Maße spezialisiert haben. Das kann auch bedeuten, dass ein Zentrum viele kleine spezialisierte Einheiten hat, denen die Aufgabe der Versorgung und Forschung obliegt. Ein Pro-

blem ist einerseits die Eigenständigkeit und andererseits die notwendige Zusammenarbeit der einzelnen kleinen Arbeitseinheiten. In onkologischen Einrichtungen mit hochspezialisierten Einheiten müssen Managementinstrumente entwickelt werden, die die Koordination im Sinne der Einrichtungsphilosophie im Fokus behalten.

In der Versorgungslandschaft zeigt sich, dass Spezialisierung und Differenzierung in der Onkologie ein hohes Maß erreicht haben. Die Integration aller Beteiligten ist aber noch auf verschiedenen Ebenen entwicklungsbedürftig. Defizite in der multiprofessionellen Zusammenarbeit und Versorgung der Betroffenen wird zu weiteren ökonomischen Verlusten führen, wenn keine entsprechenden Instrumente eingeführt werden. Die Clinical Pathways haben genau diese Aufgabe. Betroffene sollen durch das System Krankenhaus geführt werden, ohne dass es zu Problemen in den Schnittstellenbereichen kommen kann.

17.2.2 Clinical Pathways

Die Idee der Clinical Pathways wurde im angloamerikanischen Raum geboren. Mit der Einführung neuer Finanzierungskonzepte im Krankenhaus, wurden die Kliniken gezwungen, die Prozesse in den Häusern zu optimieren. In erster Linie soll der Ablauf einer Behandlung eines Patienten im Krankenhaus

verbessert werden. Dabei werden sämtliche Prozesse und Abläufe in Krankenhäusern untersucht und einer Optimierung unterzogen. Die Prozessqualität in Krankenhäusern wird im Ist- und Sollzustand analysiert und definiert. Danach werden die entsprechenden Schritte eingeleitet. Das Konzept der Clinical Pathways beruht darauf, die klinische Behandlung in ihren Abläufen zu standardisieren. Dieses erfolgt auf Basis wissenschaftlicher und wirtschaftlicher Effizienz (Roeder u.a., 2003). Das Ziel der Clinical Pathways ist es u.a., die Ergebnisqualität einer Behandlung zu verbessern.

(D) Ein klinischer Behandlungspfad beschreibt den optimalen Behandlungsablauf eines speziellen Patiententyps mit seinen entscheidenden diagnostischen und therapeutischen Leistungen und seiner zeitlichen Abfolge!

In der Literatur werden häufig verwandte Begrifflichkeiten verwendet. Patientenpfade werden beschrieben als Information für den Patienten und seinen Weg durch die Behandlung. Ein weiterer Begriff ist die Leitlinie, die als systematisch entwickelte Entscheidungshilfe für die angemessene ärztliche Vorgehensweise bei einem gesundheitlichen Problem benannt wird.

Vorteile von Clinical Pathways

Die Vorteile der Clinical Pathways auf der Grundlage EDV gestützter Verfahren werden deutlich. Ein Vorteil liegt in der Erleichterung des Behandlungsablaufes durch Entscheidungsunterstützung. Diese Unterstützung ist durch wissenschaftliche und wirtschaftliche Effizienz belegt. Die Therapeuten in den einzelnen Abteilungen der Kliniken haben einen wesentlich schnelleren Zugriff auf Dokumente, die für die weitere Behandlung notwendig sind. Für berufsunerfahrene Mitarbeiter stellen sie eine gute Unterstützung dar.

Aus der Patientenperspektive sind Clinical Pathways eine Informationsquelle, die sie zu jeder Zeit nutzen können, um zu erkennen wo sie in der Behandlung derzeit stehen um Qualität zu vergleichen.

Aus ökonomischer Perspektive bietet die Behandlung eine verbesserte Transparenz, sodass sich ökonomische Vergleichsanalysen erstellen lassen. Die Vermutung ist, dass es zu einer besseren Kosteneffizienz kommen wird. Diagnose und Therapieschritte werden durch Standardisierung transparent. Durch regelmäßige Überarbeitung fließen die neuesten Erkenntnisse der Wissenschaft und Versorgung in die Pathways ein. Durch einen abgestimmten Ablauf der Einzelleistungen auf der medizinischen und pflegerischen Ebene, können diese Leistungen quantifizierbar gemacht werden und damit auch einer ökonomischen Betrachtung unterzogen werden. Die Ergebnisse werden in den Qualitätsbericht der Kliniken einfließen.

Pathways zeigen die diagnostischen und therapeutischen Maßnahmen auf und erleichtern damit 1. eine Zuordnung der entstandenen Kosten, 2. eine Übersicht über die eingesetzte Qualität der Maßnahmen.

(M) Clinical Pathways sind nicht als Marketinginstrument zu verstehen, sondern beziehen sich ausschließlich auf Behandlungsabläufe.

Die Entwicklung von Clinical Pathways erfordert die Beachtung wichtiger Grundsätze, z. B.:

- Transparenz,
- Prozessorientierung,
- Einfachheit und Nützlichkeit,
- Orientierung an übergeordneten Leitlinien und Standards,
- situative Vorgehensweise,
- Zeitbezug.

Die Behandlungsschritte innerhalb der Clinical Pathways umfassen neben der stationären Phase auch die prästationäre und poststationäre Phasen. So lässt sich die Zusammenarbeit mit dem Umfeld des Krankenhauses erleichtern, da auch diese den Behandlungsablauf in der Klinik kennen.

Literatur

Dykes, P.C., Wheeler, K.: Critical Pathways – Interdisziplinäre Versorgungspfade. Hans Huber, Bern 2000

Hermanns, P.M., Hanisch, L.: Krankenhaus-Marketing im stationären und ambulanten Bereich – Das Krankenhaus als Dienstleistungsunternehmen. Deutscher Ärzte-Verlag, Köln 2003

Hildebrandt, R.: Ziele und Nutzen klinischer Pfade. In: Hellmann, W. (Hrsg.): Praxis klinischer Pfade. ecomed, Landsberg 2003

Jackson, C.L. et al.: Clinical pathways involving general practice – a new approach to integrated health care? Australian Health Care 23 (2000), 88

Müller, H.P. u.a.:. Interne Leitlinien und Patientenpfade. Medizinische Klinik 96 (2001) 692

Roeder, u.a.: Frischer Wind mit klinischen Behandlungspfaden II. Das Krankenhaus 2 (2003) 124

Vogel, S. u.a.: Patientenpfade im Krankenhaus München-Schwabing (KMS). In: Das Krankenhaus 10 (2002) 787

Wuttke, R.: Behandlungspfade führen Patienten, Personal und die Klinik zum Erfolg. Führen & Wirtschaften im Krankenhaus (F&W) 1 (2001) 60

17

18 Organisationsformen

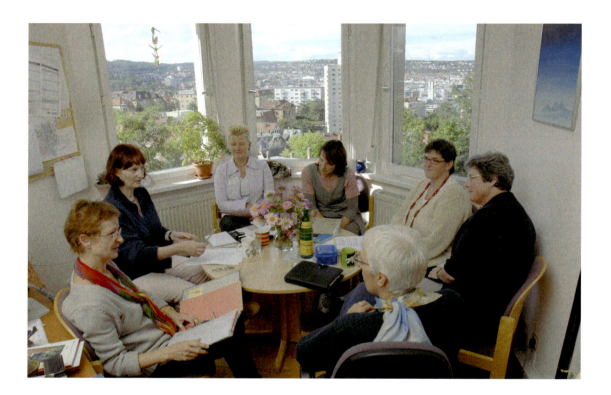

18.1 Entlassungs- und Verlegungsmanagement

Ulrike Höhmann

18.1.1 Einleitung

Für viele, besonders onkologische Patienten bedeutet ihre Diagnose, dass sie mit einem langfristig unsicheren Heilungs-, Krankheits-, oder Pflegeverlauf konfrontiert sind. Perioden der Krankheits- und Symptombesserung wechseln sich mit Phasen der Verschlechterung ab und gehen je nach Ausprägung mit unterschiedlichen Bewältigungsarbeiten einher (Corbin u. Strauss, 2004). Dazu benötigen die Patienten und ihre Angehörigen oft unterschiedliche Unterstützungsinstitutionen: Spezial- oder Rehakliniken, Fach- und Hausärzte, ambulante oder (teil)stationäre Pflege, Physiotherapie, Haushaltshilfen, Psychologen und ganz zu schweigen von weiteren möglichen Diensten, wie Schmerz-, Ernährungs-, Wund- oder Kontinenzspezialisten, Ergotherapeuten, Hospizdiensten usw. Das

deutsche Gesundheitssystem ist bei all seiner spezialisierten Leistungsfähigkeit aber nur begrenzt auf solche nahtlosen Verkettungserfordernisse ausgerichtet. Denn es besteht aus fragmentierten, von einander inhaltlich unabhängig arbeitenden Einrichtungen und Berufsgruppen. Sachlich-inhaltlich eigentlich zusammenhängende Gesundheitsleistungen, wie Kuration, Rehabilitation und Pflege liegen nicht in einer Hand, sondern müssen über Abteilungs-/ Berufs- oder Einrichtungsgrenzen hinweg abgestimmt werden. Oft sind die Patienten bzw. ihre Angehörigen selbst die einzigen, die ihre gesamte Versorgungskette und das Mosaik von Einzelinterventionen überblicken. Besonders jedoch dann, wenn die Patienten und Angehörigen die Koordinationsfunktionen zwischen den verschiedenen Versorgungsstationen nicht selbst übernehmen können, sind Versorgungsbrü-

che vorgezeichnet, weil nachgeschaltete Einrichtungen nicht automatisch an bereits erzielten Behandlungsfortschritten anknüpfen. Denn die unterschiedlichen Finanzierungsgrundlagen, rechtlichen Zuständigkeiten, gesetzlichen Schwerpunktaufträge, Wissenschaftsverständnisse, Therapiekonzepte und Gesundheitsvorstellungen fördern die Herausbildung verschiedenartiger Handlungsroutinen und Denkmuster bei den jeweiligen Berufsgruppen und Einrichtungen. Dies erschwert, dass die beteiligten Leistungserbringer ihre Behandlungsstrategien so aufeinander abzustimmen, dass die Patienten mit all ihren physischen, psychischen und sozialen Krankheitserfordernissen im Blick und Mittelpunkt der Bemühungen bleiben (z.B. Feuerstein, 1993; Höhmann u. a., 1998).

Daraus resultierende Diskontinuitäten in der Versorgung führen dazu, dass Rehabilitationspotenziale verschüttet, unnötige Leidbelastung den Betroffenen aufgebürdet und knappe Ressourcen im Gesundheitssystem vergeudet werden. Kliniken sind jedoch gerade vor dem Hintergrund der DRG bezogenen Finanzierung an der Kürzung der Verweildauer interessiert. Um hier Abhilfe zu schaffen, haben sich unterschiedliche „Brü-

ckungs"-modelle entwickelt (vgl. Höhmann, 2002, Kap. 4), die alle an unterschiedlichen Stellen im Gesundheitssystem verortet sind, unterschiedliche Schwerpunkte und Aufgaben aber auch verschiedene Vor- und Nachteile haben.

18.1.2 Zentrale Brückungsmodelle im Vergleich

Ziel der meisten dieser Vernetzungsformen ist es, weitgehende Nahtlosigkeit der Versorgung durch Informationsweitergabe und gezielte Absprachen herzustellen. Man unterscheidet **(Tab. 18.1)**:

Tab. 18.1 Zentrale Brückungsmodelle im Vergleich

Merkmale und Leistung	tragende Berufsgruppen	Verortung
Direkte Formen: zeichnen sich aus durch direkte Kommunikation (Information, Austausch, usw.) zwischen den Prozessbeteiligten		
Sozialvisite Übergabe und Erhebung des nachstationären Bedarfs am Krankenbett mit klinikinternen und nachsorgenden Berufsgruppen (Pflege, Medizin, evtl. Physiotherapie, Sozialarbeit) unter Einbeziehung von Patienten/ Angehörigen, auch in Verbindung mit „primary nursing" Konzepten	Koordinationsfunktion meist Sozialarbeit oder Pflege, z. B. „primary nurse"	Klinik, mit Beteiligung (von z. T. vertraglich gebundenen) ambulanten Berufsgruppen
Brückenpflege (Mischmodell) je nach Modell: punktuelle personelle Pflege- /Beratungskonstanz im ambulanten Bereich oder wie Überleitungspflege (s.u.)	Pflege	Klinik, onkologische Ambulanz
Therapeutisches Team stations-/ abteilungsbezogene interdisziplinäre Fallbesprechungen, z. T. unter Beteiligung von Patienten/ Angehörigen, z. T. auch Fallbesprechungen und Informationsweitergabe über Einrichtungsgrenzen hinweg im Rahmen von integrierten Versorgungskonzepten und Disease- Managementprogrammen	je nach Verabredung: Medizin, Pflege/ Sozialarbeit/ Ergo-/ Physiotherapie, Leitung: meist Medizin	Klinik, oft in Geriatrie, Psychiatrie, z. T. Onkologie, z. T. auch bei klinikinternen „pathways", einrichtungsübergreifend: in Q-Zirkeln oder an Praxen/ Kliniken angebunden
Indirekte Formen		
Überleitungspflege, Entlassmanagement mittlerweile Pflicht für Kliniken als Beitrag zur Sicherung der Versorgungskontinuität: Übernahme, Zusammenstellung und Koordination von entlassungsrelevanten Informationen aller betreuenden Berufsgruppen der Klinik sowie der Patienten-/ Angehörigen, Weitergabe an nachsorgende Einrichtungen/ nachgeschaltete Abteilungen, oder Leistungserbringer wie Sanitätshäuser, Apotheken, Beratungsstellen usw., Stärkung von Selbstmanagementfähigkeiten, Suche von adäquaten Nachsorgemöglichkeiten, Verweildauerverkürzung meist primäres Ziel der Vernetzung von stationär –ambulant	Pflegende, Sozialarbeit oft gemeinsam mit unterschiedlichen fachlichen Schwerpunkten, z. T. als Beschäftigte der Klinik aber auch als Vertreter von (Zusammenschlüssen) ambulanter Dienste, oder Kranken-/ Pflegekassenmitarbeitern, die Sprechstunden in Kliniken anbieten	Kliniken: intern als Verlegungsmanagement, meist an der Schnittstelle zu nachgeschalteten Einrichtungen
Koordinations-/ Beratungsstellen Information über und Vermittlung von unterschiedlichen Unterstützungsdiensten im ambulanten Sektor, z. T. Zielgruppe: Senioren Angebote von Unterstützungsmanagement, z. T. Case Management und organisatorische Krisenintervention möglich	Sozialarbeit, Pflege, gerontologische Berufsgruppen	Kommunen, Trägerverbände
Case Management systematisch aufgebautes verregeltes Handlungskonzept, ausgerichtet auf die Ermittlung individueller Problemsichten und Ressourcen der Klienten, Organisation und Überprüfung fallbezogener Lösungen, bisher eher proklamiert als praktiziert	Pflege, Sozialarbeit, Kranken-/ Pflegekassenmitarbeitern, z. T. Medizin	Klinik, Trägerverbände/ Kommunen, Krankenkassen

Fortsetzung S. 392

18

Tab. 18.1 Fortsetzung

Merkmale und Leistung	tragende Berufsgruppen	Verortung
Mischformen: z. B. *pathways/ klinische Pfade, Praxisnetze, Integrierte Versorgung, Disease Management*		
Merkmale und Leistung	tragende Berufsgruppen	Verortung
meist institutionalisierte, interprofessionelle Formen, in denen zwischen den Kettengliedern sowohl direkte als auch über Vermittlungsinstanzen gesteuerte Information, Absprachen, Austausch stattfindet Die Einbeziehung der Patienten/ Angehörigenperspektive ist unterschiedlich geregelt – meist steht jedoch die professionelle „Ablaufsicherung und -optimierung" im Vordergrund	alle Berufsgruppen sind beteiligt (auch Apotheken / Sanitätshäuser, usw.), wobei die letzten drei Beispiele deutlich ärztlich dominiert arbeiten, bei der Integrierten Versorgung seit 1.4.2007 aber auch Verträge mit der Pflege und nichtärztlichen Heilberufen möglich sind	**Pathways:** einrichtungsintern, z. T. einrichtungsübergreifend **andere Beispiele:** einrichtungsübergreifend

– direkte Formen,
– indirekte Formen,
– Mischformen.

Direkte Formen

Direkte Formen der Vernetzung zeichnen sich aus durch direkte Kommunikation (Information, Austausch usw.) zwischen den Prozessbeteiligten. Die direkten Formen der Vernetzung sind leistungsfähiger, wenn es um die Lösung sehr komplexer Probleme geht, sie benötigen jedoch einen hohen Koordinationsaufwand, sind schwieriger zu institutionalisieren und einzelnen Kostenstellen zuzurechen. Sie erfordern Kompetenzen aller Beteiligten, setzen darauf, durch Aushandlungs- und Perspektivenvielfalt möglichst bedürfnisgerechte Lösungen auch in schwierigen Situationen zu finden. Sie sind aller Wahrscheinlichkeit nach weniger anfällig für rein ökonomisch gesteuerte Lösungen.

Indirekte Formen

Die indirekten Formen der Vernetzung, die über zwischengeschaltete Instanzen vermittelte Kommunikation betreiben, sind leichter institutionalisierbar, erzeugen aber gleichzeitig wieder neue Kontinuitätsprobleme und Reibungsverluste durch Schaffung einer neuen Schnittstelle. Den Vermittlungsinstanzen zwischen Patienten und nachgeschalteten Einrichtungen (z.B. Überleitungspflege) kommt enorme Entscheidungsmacht zu, sie sind auf bereitwillige und qualifizierte Informationszulieferung z.B. seitens der Station und der anderen Berufsgruppen angewiesen und werden nur dann im Sinne der Patienten entscheiden, wenn sie nicht selbst unter all-

zu großem betriebswirtschaftlichem Druck stehen. Gleichwohl gehört das Entlassungsmanagement in Form der „Überleitungspflege", v.a. in großen Kliniken häufig in Zusammenarbeit mit der Sozialarbeit zu den am häufigsten praktizierten Formen.

18.1.3 Der Expertenstandard „Entlassungsmanagement in der Pflege"

Für die Schnittstelle „Klinikentlassung" verfügt die professionelle Pflege mittlerweile über eine Qualitätsnorm. Denn für die Situationen, die am anfälligsten für Versorgungsbrüche sind, ist der Expertenstandard „Entlassungsmanagement aus klinischen Einrichtungen" entwickelt worden. Damit beschreibt die Berufsgruppe vor dem Hintergrund ökonomischer Restriktionen das Qualitätsniveau, das sie bei ihrer Arbeit sicherstellen will. Besonders im Bereich onkologischer Schwerpunktkliniken trifft dieser Expertenstandard jedoch auf eine schon sehr weit entwickelte Praxis der Brückenpflege und integrierender Versorgungskonzepte. Dieser zweite Expertenstandard wurde im Jahr 2002 konsentiert und anschließend modellhaft eingeführt (DNQP 2004).

Vier grundsätzliche Informationen erscheinen für das Verständnis des Standards bedeutsam:

1. Begründung des Gegenstandsbereichs,
2. Evidenzbasierung und Absicherung der Gültigkeit (Validitätssicherung),
3. inhaltliche Hauptaussagen,
4. zentrale Herausforderungen bei der Umsetzung.

Begründung des Gegenstandsbereichs

Grundsätzlich beruht jeder der Expertenstandards auf einer Literaturrecherche und dem Wissen von Experten aus Wissenschaft und Praxis. Zwölf inhaltlich durch Veröffentlichungen ausgewiesene Experten konnten zur Mitarbeit gewonnen werden; sie kamen je zur Hälfte aus der Praxis und dem wissenschaftlichen Bereich.

Systematische Literaturanalyse

Als Grundlage der Expertenarbeit stellten zwei wissenschaftliche Mitarbeiter in einer systematischen Literaturanalyse national und international verfügbares Wissen zu Bedingungsfaktoren, Formen und Folgen eines qualitativ hochwertigen Entlassungsmanagements aus den Jahren 1990 bis 2001 zusammen. Gesucht wurden in erster Präferenz Arbeiten mit möglichst hohem Evidenzgrad - also randomisierte Kontrollstudien - darüber hinaus sind jedoch - aufgrund der Komplexität des Themas - Studien „niedrigerer" Evidenzgrade einbezogen worden, wie quasiexperimentelle und deskriptive Studien und z. T. qualifizierte Expertenberichte. Nach Ausschluss der englischen nichtwissenschaftlichen Zeitschriften und Durchsicht fast der gesamten aufgefundenen deutschsprachigen Literatur konnten schließlich 253 Titel als „das zur Zeit am besten verfügbare Wissen" identifiziert und ausgewertet werden. Alle erfüllen im Minimum den Evidenzgrad C, wobei angloamerikanische Literaturquellen stark überrepräsentiert sind.

18

Formulierung der Standarditems

In enger Wechselbeziehung zwischen Expertenwissen und den Ergebnissen der systematischen Literaturanalyse werden Standarditems formuliert: Die Experten bewerten die Bedeutsamkeit der Literaturaussagen und entscheiden über die Eingrenzung der relevanten Literatur, den Gegenstandsbereich des Standards sowie über Fragen der Evidenzbasierung und Validitätssicherung bei der Formulierung der Standardaussagen.

Aufgrund ihres Fachwissens vertraten die Experten fast einhellig die Ansicht, dass alle möglichen pflegebezogenen Übergänge von Patienten/ Bewohnern in den Blick genommen werden sollten: Also die vom stationären in den nachstationären Bereich ebenso wie die umgekehrten, vom ambulanten, häuslichen oder der Heimpflege in die Klinik. Dem Argument zugrunde liegt eine patientenbezogene Sicht der Krankheits-/Pflegeverläufe und das Alltagswissen, dass Versorgungsbrüche nur dann vermieden werden können, wenn die Aus- und Übertritte der Patienten aus allen Versorgungssektoren wechselseitig geregelt werden.

Nach der Literatursichtung und heftigen Diskussionen nahmen die Experten jedoch von dieser reizvollen, grade für das deutsche Gesundheitssystem weit reichenden Zielsetzung des Expertenstandards Abstand. Folgende Gründe sprachen dafür:

– Es gab nur wenige Studien, die eine empirisch-methodische Legitimation für entsprechende Standarditems erlaubt hätten. Auch wenn die logische Evidenz des Alltagswissens hinreichende Berechtigung für diese Ausdehnung geliefert hätte, gab ein weiteres Bedenken den Ausschlag:

– Hätte sich der Standard sowohl auf den ambulanten als auch auf den stationären Sektor bezogen, hätten die Standarditems abstrakter formuliert werden müssen. Vor allem die Praktiker befürchteten dann Akzeptanzprobleme in den Einrichtungen und zu hohe Anpassungs- und Konkretisierungserfordernisse in den jeweiligen Arbeitsfeldern.

So einigten sich Expertengruppe und Lenkungsausschuss des DNQP darauf, den Standard vorerst auf die Situationen zu begrenzen, die am häufigsten Versorgungsbrüche auslösen: die Entlassung aus Kliniken, eine, auch für die Mehrzahl onkologischer Patienten heikle Situation.

Zudem gewinnt die Klinikentlassung seit Einführung der DRGs an Brisanz und gehört zur gesetzlichen Qualitätspflicht der Kliniken. In der jüngsten Gesundheitsreform vom 1.4.2007 wird sie sogar nochmals gesondert betont. Neben der Qualitätswirkung für Patienten soll eine frühzeitig gesteuerte Entlassungsplanung nun v. a. auch die Effizienzreserven der Kliniken nutzen. Zwei Aufgaben stehen im Vordergrund:

1. Abstimmung und Koordination der im poststationären Bereich erforderlichen Unterstützungs- und Versorgungsleistungen in Abstimmung mit den Einschätzungen der Betroffenen,
2. Stärkung der Selbststeuerungs- und Selbstmanagementfähigkeiten der Patienten und ihrer Familien im Umgang mit der meist neuen Situation.

Um dies zu erreichen, wird in der Literatur besonders auf die positive Bedeutung von ressourcenstärkenden Informations-, Schulungs- und Beratungsleistungen verwiesen, die im Vorfeld der Entlassung stattfinden müssen aber bei Bedarf auch über den Entlassungsprozess hinaus sicherzustellen sind.

Zwei weitere Probleme kann ein solcher Expertenstandard jedoch systematisch nicht lösen:

Erstes Problem: „Wirksame gesundheitspolitische Steuerungsinstrumente zur Gestaltung von Schnittstellen stecken noch in den Kinderschuhen".

Jedes noch so gute Entlassungsmanagement kann nur Initialfunktionen für die Vermeidung von Versorgungsbrüchen haben. Denn die nachstationären Einrichtungen sind durch die im Entlassungsmanagement getroffenen Vereinbarungen bislang noch nicht regelhaft verpflichtet, die empfohlenen Interventionen bei der Übernahme der Patienten auch entsprechend umzusetzen. Hier fehlen breitenwirksame politische Steuerungsinstrumente, die eine regelhaft abgestimmte Versorgungspraxis auch über die Budgetgrenzen der Sektoren hinweg als gesundheitspolitische Zielgröße anstreben. Erste Schritte in diese Richtung sind – gerade für onkologische Patienten - integrierte Versorgungskonzepte, Disease Managementprogramme, Palliativstützpunkte, Case Managementinitiativen und natürlich die langjährige Brückenpflege onkologischer Schwerpunkt-kliniken (S. 391). Mit der Gesundheitsreform vom 1.4.2007 besteht zwar nun erstmals für alle Patienten die Möglichkeit, dass der zuletzt behandelnde Klinikarzt längstens für drei Tage häusliche Krankenpflege verordnen und erforderliche Medikamente mitgeben kann. Wie diese Möglichkeit genutzt wird und ob im Schutze dieser an sich positiven Neuregelung jedoch die „Freitagnachmittagsentlassungen" wieder vermehrt betrieben werden, bleibt abzuwarten.

Zweites Problem: „Es fehlen inhaltliche Übereinkünfte in der langfristigen Versorgung".

Nur wenn die berufs- und einrichtungsübergreifende Abstimmung von Versorgungsleistungen auch die von Patienten/ Angehörigen als bedeutsam angesehenen Relevanzbereiche systematisch trifft, ist Bedarfs-/Bedürfnisgerechtigkeit, „Compliance" bzw. „Coherence" zu erwarten. Bislang - so argumentieren viele Situationsanalysen - fehlt jedoch ein solcher gemeinsamer Orientierungsrahmen, mit dem die Berufsgruppen sich verständigen können und mit dem auch aus Patientensicht Care und Cure Bedarfe integriert erfasst und berücksichtigt werden (z.B. Schaeffer u. Moers, 1994; Dumas, 1999; Höhmann, 2002). Dieser Mangel tritt besonders an Schnittstellen zu Tage, denn für die Patienten ist ihr medizinisch-pflegerischer Weiterbehandlungsbedarf in der nachklinischen Phase meist unauflöslich mit individuellen psychosozialen Fragen und alltagsbezogenem Unterstützungs- und Betreuungsbedarf verwoben. Deshalb nimmt der Expertenstandard eine versorgungs- und pflegetheoretisch begründete Festlegung von Kernbereichen vor, die bei der Schnittstellenbewältigung mit Hilfe des Entlassungsmanagements von allen Beteiligten zu berücksichtigen sind.

Pflegetheoretische Begründung der Kernbereiche

Vor dem Hintergrund der unterschiedlichen Denkmuster, Interventionsstrategien und Prioritätensetzungen der Kliniken, ambulanten und stationären Einrichtungen und Berufsgruppen – der Therapeuten, Pflege, Altenpflege, Sozialarbeit, Medizin, usw. aber auch von Patienten und Angehörigen empfiehlt der Expertenstandard, gemeinsame übergeordnete Kernbereiche bei der Festlegung des nachstationären Versorgungs-

18

bedarfs als kleinsten gemeinsamen Nenner aller Beteiligten zu nutzen. Die Expertengruppe stützt sich dabei auf konzeptionelle Überlegungen in Anlehnung an die im Trajekt Modell von Corbin und Strauss (1993, modifiziert Höhmann, 2002) formulierten Bewältigungsarbeiten von Patienten und ihren Angehörigen. Danach hat jedes qualitativ gute Entlassungsmanagement – gleich welche Patientengruppe im Mittelpunkt steht - folgende 5 Kernbereiche für die Sicherstellung des poststationären Versorgungs- und Unterstützungsbedarfs zu identifizieren:

- den weiterhin erforderlichen Unterstützungsbedarf bei krankheits-/und pflegebezogenen Bewältigungsarbeiten der Patienten (u.U. Angehörigen),
- den weiterhin erforderlichen Unterstützungsbedarf bei Bewältigungsarbeiten der Patienten (u.U. Angehörigen) zur Aufrechterhaltung des Alltags,
- den weiterhin erforderlichen Unterstützungsbedarf der Patienten (u.U. Angehörigen) bei nun erforderlichen biografischen Rekonstruktions- und psychosozialen Bewältigungsarbeiten zur Anpassung an die meist neuen Situationen,
- den weiterhin erforderlichen Unterstützungsbedarf der Patienten (u.U. Angehörigen) beim Erwerb neuer Selbstmanagementkompetenzen,
- sowie zur Koordination und Auswahl passgenauer Hilfeleistungen.

Die Unterstützung dieser Bewältigungsarbeiten ist sektorunabhängiger Bestandteil der Verantwortungsbereiche sowohl der Pflege als auch der Medizin, der Sozialarbeit, aber auch der therapeutischen Berufsgruppen - allerdings mit jeweils unterschiedlichen Schwerpunkten. Das pflegerische Entlassungsmanagement bezieht sich nun auf die Kontinuitätssicherung für den Aufgabenbereich der Pflege, als ein mit den anderen Berufsgruppen und Patienten/ Angehörigen abgestimmter Mosaikstein. Mit Bezug auf internationale, v.a. anglo-amerikanische Studien, geht der Standard davon aus, dass im Entlassungsprozess die Pflegefachkraft aufgrund ihrer Nähe zu Patienten und Angehörigen die entscheidende Koordinationsfunktion übernimmt. Das heißt nicht, dass sie alle Schritte selbst durchführt. Ein gelungenes Entlassungsmanagement kann nur in multiprofessioneller Zusammenarbeit erreicht werden,

in der auch die anderen Berufsgruppen, wie Medizin, Sozialarbeit, Physiotherapie, Ergotherapie und Psychologie, usw. ihre je spezifischen Anteile wahrnehmen.

Assessment

Diese fünf Kernbereiche jeden guten Entlassungsmanagements sollen nun in spezifischen Einschätz- und Assessmentinstrumenten auftauchen, die in jeder Einrichtung für den jeweiligen Aufgabenbereich und die jeweiligen Besonderheiten der betreuten Patientengruppe zu konkretisieren sind. Empfehlungen für allgemeine standardisierte Assessmentinstrumente, die ein poststationäres Risiko oder den poststationären Unterstützungsbedarf standardisiert erfassen, ergeben sich nicht aus der Literatur. Allerdings sind einige Studien zu ermitteln, die mit eigenen, auf ihre spezifische Zielgruppe, ihre Rechts- und Finanzierungsregeln angepassten Instrumenten erfolgreich arbeiten. Wichtig ist dabei jedoch: die genannten Kernbereiche finden auch dort - wenn auch jeweils zielgruppenspezifisch konkretisiert - Beachtung.

Assessmentinstrumente zu verschiedenen Pflegeproblemen finden Sie im Anhang dieses Buches.

Organisatorisches Vorgehen

Das organisatorische Vorgehen des Entlassungsmanagements innerhalb der jeweiligen Einrichtungen (direkte Absprachen zwischen allen Beteiligten oder Einsatz einer koordinierenden Vermittlungsinstanz) regelt der Expertenstandard bewusst nicht, denn sowohl in der Literatur als auch im Urteil der Experten haben sich je nach Klinik und bestehender Kultur unterschiedliche Modelle als praktikabel und wirkungsvoll erwiesen. Der Standard stellt in Rechnung, dass viele Einrichtungen bereits über Ansätze einer systematischen Entlassung verfügen, die sich systematisch optimieren lassen. Gleichwohl ergeben sich aus dem Erfahrungswissen aber auch auf Grundlage konzeptioneller Überlegungen Anhaltspunkte dafür, dass je komplexer die Patientensituation im Einzelfall ist, die Entlassung um so eher im direkten face-to-face- Austausch aller Beteiligten zu besprechen ist (z.B. Höhmann, 2002).

Datenschutz

Den Maßstab für die Erhebung, Dokumentation und Weitergabe von patientenbezogenen (Entlassungs-) Daten bildet allein die professionelle Handlungsrelevanz; die Prinzipien des Schutzes von persönlichen Daten sind unbedingt einzuhalten. Kliniken können schon in ihrem Versorgungsvertrag explizit auf ihre Weitergabe von Daten im Entlassungsprozess hinweisen. Viele Überleitungsprojekte tragen dem Datenschutz bislang auch insofern Rechnung, als die Patienten als aktive Datenübermittler einbezogen werden und damit die Informationshoheit über ihre Daten behalten (z.B. Hercher, 1998). Überleitungsbögen sollten die theoretisch begründeten Kernbereiche enthalten (Trieschmann u. Höhmann, 2005).

Angehörige

Angehörige, sind häufig die primären Bezugspersonen der Patientnen und nehmen eine Schlüsselrolle bei der Entlassung ein. Der Standard bezieht sie ausdrücklich ein, Voraussetzung ist das Einverständnis der Patienten.

Ablaufsystematik

Aufgrund der Literaturanalyse, dem Expertenwissen und theoretischer Überlegungen entspricht die Abfolge der Standarditems dem auch international favorisierten Pflegeprozessmodell - als einer allgemeinen Handlungssystematik für zielgerichtetes Handeln. Dabei wird in Einklang mit Studienergebnissen, der ressourcenstärkenden Information, Schulung und Beratung der Patienten und ihrer Angehörigen im Vorfeld der Entlassung ein zentraler Stellenwert zugemessen. Als weitgehende Neuheit für die deutsche Entlassungspraxis wurde zusätzlich die Verpflichtung zur Evaluation der Entlassungsprozeduren als letzter Schritt der Handlungsabfolge aufgenommen.

Evidenzbasierung und Validitätssicherung

Für die Studienergebnisse, die als wissenschaftliche Grundlage der Standarditems gelten dürfen, wird ein möglichst hoher Grad an Evidenz gefordert. Das heißt, ein nach vereinbarten wissenschaftlichen Kriterien erzeugtes empirisches Wissen mit hoher Beweiskraft und darüber hinaus die Sicherheit, dass mit den Standarditems die relevanten Einflussgrößen für ein gelungenes Entlassungsmanagement auch gültig erfasst sind.

Die Akzeptanz sehr hoher Evidenz oder Beweiskraft von Studien beruht auf statistischen Vereinbarungen, die vorwiegend in den Naturwissenschaften und bei Fragen, die nur wenige Einflussgrößen messen, eingehalten werden können. Diese Vereinbarungen beziehen sich auf:

1. bestimmte empirische Verfahrensregeln bei der Erstellung und Auswertung von Studien,
2. die graduelle Einhaltung vereinbarter statistischer Gütekriterien,
3. ein i.d.R. experimentelles Design mit zufällig ausgewählten Vergleichsgruppen als randomisierte Kontrollstudien.

In dieser Methodenkonvention, der sich Medizin und Pflege in ihren naturwissenschaftlichen Anteilen – in Einklang mit der dafür tonangebenden Cochrane Collaboration – verpflichtet fühlen, werden solche Verfahrensregeln gefordert, um Verallgemeinerungen ableiteten und eindeutige Schlussfolgerungen über Ursache-Wirkungszusammenhänge ziehen zu dürfen.

Für unser Thema würde das bedeuten, es dürften nur nach diesen Verfahrensregeln ermittelte Studienergebnisse in Standarditems eingehen. Zum Thema Entlassungsmanagement liegen jedoch sowohl international als auch im deutschsprachigen Raum, nur sehr wenige solcher Studien mit so definiertem hohen Evidenzgrad vor. Die meisten Arbeiten beziehen sich auf deskriptive quantitative oder qualitative Studien mit gut und klar angelegtem und dokumentiertem Forschungsdesign, mit zumindest unter naturwissenschaftlicher Perspektive etwas „niedrigerem" Evidenzgrad C oder IV, je nach Einteilung.

Die Vielzahl der Studien mit „niedrigerem" Evidenzgrad hat gute Gründe. Denn: Die Zusammenhänge zwischen den möglichen Einfußgrößen auf ein gelungenes Entlassungsmanagement sind sehr komplex und schwierig in einfachen Zusammenhängen empirisch überprüfbar. Man müsste z.B. überprüfen, ob z.B. ein hoher Qualifikationsgrad und/oder eine hohe Motivation der Pflegenden die Nachteile einer schlechten Organisation oder ressourcenarmer Patienten wettmachen können und ähnliche komplexe Sachverhalte. Für alle angenommenen Zusammenhänge müssten dann eindeutige Überprüfungen

stattfinden. Dies ist jedoch für das Zusammenspiel sehr unterschiedlicher Einflussgrößen und komplexen Interaktionsprobleme, die hier beim Entlassungsmanagement eine Rolle spielen, kaum möglich.

Denn randomisierte Kontrollstudien können aus logischen und forschungstechnischen Gründen immer nur eine begrenzte Anzahl von Wirkungszusammenhängen gleichzeitig in den Blick nehmen und spezielle Einzelfragen beantworten. Solche Studien existieren, wie die Literaturanalyse zeigt durchaus, z.B. zur positiven Wirkung spezifischer Entlassungsprozeduren für 2-16 jährige Asthmakinder (Wesseldine et al., 1999), oder für Frauen mit ungeplanter Sektio (Brooten, 1995). Der Expertenstandard muss aber solche spezifischen Anwendungsfälle überschreiten und allgemeine Empfehlungen geben, für die es aus forschungstechnischen und theoretischen Gründen kaum möglich ist, alle erforderlichen Einzelzusammenhänge zu prüfen, wie ein Cochrane Review zum Entlassungsmanagement aus dem Jahre 2003 ebenfalls betont.

Eine Methodik für solche Fragen anzugeben, ist Alltagsgeschäft in all den Wissenschaften, die über menschliches Handeln Auskunft geben, die es also fast regelmäßig mit komplexen Zusammenhängen zu tun haben und trotzdem sicherstellen müssen, dass ihre Aussagen auch dann gültig sind, wenn nicht für alle einzelnen Möglichkeiten von Zusammenhängen randomisierte Kontrollstudien zugrunde liegen. Deshalb gibt es in der sozialwissenschaftlichen Methodenlehre – v.a. der qualitativen - ausgefeilte Regeln, die hier bei der Entwicklung des Expertenstandards zur Sicherung der Validität, der Gültigkeit der Inhalte Anwendung gefunden haben.

Methodische Regeln. Eine dieser Regeln fordert, die einzelnen Einflussgrößen für ein erfolgreiches Entlassungsmanagement, also die Inhalte aus den Standarditems, in Beziehung zu theoretischen Modellen zu setzen und auf deren „Passung" (Angemessenheit: Adäquanz) hin zu überprüfen: Als solche „Adäquanzgrößen" wurden hier das Trajektkonzept zur inhaltlichen Aufgabenbeschreibung und das Pflegeprozessmodell als Handlungssystematik genutzt.

Eine weitere zentrale Regel empfiehlt die Einbeziehung der qualifizierten Sachkenntnis von Experten und diese ergänzend

und interpretierend zu den in der Literatur aufgefundenen Ergebnissen zu nutzen (vgl. Schwerpunktheft ZaeFQ 2/2007).

Beide Regeln sind bei der Standarderstellung zum Tragen gekommen. Deutlich wird dies v.a. bei der Konkretisierung und inhaltlichen Kommentierung der Einzelitems, auch wenn die mittlerweile geforderte Strukturierung der Kommunikation der Expertengruppe noch nicht so streng gehandhabt wurde (Kopp u.a., 2007). Eine Überprüfung des Standards ist für 2008 geplant.

Inhaltliche Hauptaussagen

Zum Expertenstandard gehören fünf Elemente (vgl. DNQP, 2004):

1. Präambel,
2. Standardaussage mit Begründung,
3. Fünf überprüfbare und wissenschaftlich gestützte Standarditems,
4. Kommentierung der Standarditems,
5. Ergebnisse der systematischen Literaturanalyse.

1. Präambel. Hier sind die oben genannten Erläuterungen zum Gegenstandsbereich zu finden und der Verweis auf das Erfordernis gemeinsamer Anstrengungen der leitenden Managementebene des Hauses für die Umsetzungsbedingungen zu sorgen.

2. Standardaussage mit Begründung. Hier wird das Qualitätsversprechen der Berufsgruppe formuliert, nach dem jeder Patient mit poststationärem Pflege- und Unterstützungsbedarf ein individuelles Entlassungsmanagement zur Sicherung einer kontinuierlichen Versorgung bekommt. Begründet wird dies mit der Gefahr und den negativen Wirkungen von Versorgungsbrüchen, denen Handlungskonzepte der Pflege, wie Assessment, Beratung, Schulung und Koordinationsleistungen als Gegenmittel gegenübergestellt werden.

3. Fünf überprüfbare und wissenschaftlich gestützte Standarditems. Sie benennen in der Reihenfolge der Pflegeprozessschritte jeweils auf Struktur-, Prozess- und Ergebnisebene Handlungsprinzipien, die auf den Einzelfall – die Einrichtung und die Patienten - angepasst werden müssen. Sieben inhaltliche Schwerpunkte gewinnen besonders vor dem Hintergrund der Neuordnung ökonomischer Kalküle und professioneller Kompetenzprofile in den Kliniken, sowie der gefor-

18

derten „Eigenverantwortung" der Patienten an Bedeutung:

a) Voraussetzung für die hausinterne Umsetzung ist eine schriftliche Verfahrensanweisung, die die Aufgabenbereiche der verschiedenen Berufsgruppen im multidisziplinären Entlassungsprozess klarstellt. Nur so kann die Pflegefachkraft Handlungssicherheit bekommen und sichergestellt werden, dass diese neben pflegerischer Einschätzkompetenz ebenso über Beratungs- und Koordinationskompetenzen bei der Auswahl passender nachstationärer Unterstützungsmöglichkeiten und Versorgungsformen verfügt.

b) Schon in den Aufnahmeprozess der ersten 24 Stunden ist ein globales Risikoassessment zur poststationären Versorgungssituation zu integrieren, das laufend zu aktualisieren und für die ermittelten Risiken zu spezifizieren ist.

c) Patienten und Angehörige werden in alle Schritte der Entlassungsplanungen und -vorbereitungen aktiv einbezogen.

d) Information, Schulung und Beratung von Patienten und Angehörigen haben in allen Phasen einen zentralen Stellenwert, um ein größtmögliches Maß an Entscheidungsautonomie zu gewährleisten, Selbstmanagementressourcen zu ermitteln und -fähigkeiten auf allen Ebenen zu stärken.

e) Die Entlassungsplanung wird 24 Stunden vor der Entlassung auf ihre „Krisenfestigkeit" und Bedarfsgerechtigkeit hin geprüft, gegebenenfalls angepasst.

f) Spätestens 48 Stunden nach der Entlassung nimmt die entlassende Einrichtung Kontakt mit PatientInnen / Angehörigen / bzw. nachsorgenden Einrichtungen zur Überprüfung der Bedarfsgerechtigkeit des eigenen Vorgehens auf.

4. Kommentierung der Standarditems. Hier wird jedes Item begründet und erläutert, so dass die Einrichtungen bei der Umsetzung Präzisierungsansätze finden.

5. Ergebnisse der systematischen Literaturanalyse. Hier findet sich die Darlegung der literaturbezogenen Evidenz.

M Diese fünf Elemente gehören zusammen. Die zuweilen alleinig genutzte Matrix der Einzelitems, ohne das Hintergrundwissen aus den anderen Elementen, kann nur unvollständige Umsetzungsanleitung geben.

Zentrale Herausforderungen bei der Umsetzung

Die exemplarische Einführung zur Prüfung der Praktikabilität des Expertenstandards erfolgte im ersten Halbjahr 2003 in 19 unterschiedlichen Einrichtungen, aus denen 60 Pflegeeinheiten beteiligt waren. Das Vorgehen zeigt ein weitgehend übertragbares Muster für entsprechende Implementationsprojekte (DNQP 2004, Kap. 7): Nach zweimonatigem Vorlauf und Fortbildungen in den Einrichtungen, erfolgte dort eine Konkretisierung des Standards, die Standardanpassung und die Festlegung von Verfahrensanweisungen zu Verantwortlichkeiten und zur Klärung der Arbeitsabläufe bei der Umsetzung. Der Standard wurde nun mit sehr unterschiedlichem Aufwand geschult: Zwischen ca. 20 Minuten und 3 ½ Stunden pro Mitarbeiter – je nach Kenntnisstand. Im abschließenden Audit (S. 384) wurden drei Ebenen geprüft:

1. einrichtungsbezogen: die Existenz und Klarheit der Verfahrensanweisungen,
2. patientenbezogen: anhand von 574 Dokumentationsanalysen ging es um die Frage, ob die im Standard formulierten Schritte eingehalten und dokumentiert wurden,
3. personalbezogen: 398 Pflegefachkräfte wurden befragt zu ihrer Praxis im Umgang mit den Standardanforderungen und zu Umsetzungsschwierigkeiten.

Ca. 19 % der meist auf inneren Stationen behandelten Patienten bedurften des gezielten Entlassungsmanagements.

Der ermittelte Zielerreichungsgrad war insgesamt hoch, wenn auch kriterienspezifisch unterschiedlich: Die Anforderungen, die sich auf routinisierbare klinikinterne professionelle Prozesssteuerung bezogen, wurden meist zu über 90 % erfüllt. Überraschenderweise klappte die Überprüfung der Entlassungsplanung bis 48 Stunden nach der Entlassung bei 81 % der Patienten. Auch wenn der Standard keine eindeutigen Empfehlungen zu einem standardisierten Assessmentinstrument gab, konnten die Einrichtungen zu fast 94 % ein zufrieden stellendes Assessment für sich entwickeln und nutzen. Am schwierigsten ließen sich die direkten Beratungs- und Kommunikationsprozesse, wie die Übergabe am Bett realisieren, der Zielerreichungsgrad liegt hier nur bei ca. 56 %.

Diese positiven Ergebnisse dürfen aber nicht darüber hinwegtäuschen, dass über die Hälfte der befragten Pflegefachkräfte für fast alle Anforderungen des Standards noch weiteren Fortbildungsbedarf sehen – zu Einschätz- und Assessmentverfahren sogar zu über 60 % und zur Patienten-/Angehörigenberatung zu fast 75 %.

Diese Ergebnisse geben den Einrichtungen im Vorfeld der Standardeinführung gute Anhaltspunkte zu den beachtenswerten Schwachpunkten: Die Pflege muss sich sowohl durch klare Verfahrenanweisungen seitens der Einrichtungsleitungen und gezielte Kompetenzerweiterungen in die Lage versetzen, gerade die Qualitätsherausforderungen, die sich aus der kommunikativen Anwendung und Weitergabe hohen spezifischen Fachwissens ergeben, zu meistern. Dabei geht es besonders um Kompetenzgewinn bei der Entwicklung und Anwendung von systematischen Einschätzkriterien und eine darauf bezogene Interventionsbegründung, um kommunikativen und fachlichen Kompetenzerwerb für Information, Beratung und Schulung von Angehörigen und Patienten, um Wissenserwerb über nachstationäre Ansprechpartner und Einrichtungen. Außerdem muss sowohl das Bewusstsein, als auch die Fähigkeit entwickelt werden, um solche kommunikativen Arbeiten an einem sichtbaren Ort des Arbeitsalltags zu platzieren. Sie keinesfalls als „unsichtbar", nicht dokumentiert und unüberprüfbar einer hektischen Verrichtungsorientierung im Alltag zu opfern – sondern sie als ein Qualitätsmerkmal des pflegerischen Beitrags zur Verbesserung des patientenbezogenen Outcomes bewusst zu entwickeln.

Über diese allgemeinen Erkenntnisse hinaus ist bei der Umsetzung im onkologischen Bereich besonders auf das Erfordernis einer unbedingten „Phasenangemessenheit" (vgl. Höhmann, 2002) der Entlassungsvorbereitungen und –unterstützungen zu verweisen: Die erste Diagnose zieht für Patienten und Angehörige oft Nachbehandlungen, Unterstützungserfordernisse und psychische Belastungen der Unsicherheit und Neuorientierung nach sich, für die Handlungsroutinen und Bewältigungsressourcen erst aufgebaut werden müssen. Die Entlassung aus der Klinik ist dann ein erster entschei-

18

dender, herbeigesehnter oder gefürchteter Schritt „zurück" ins Leben. Hier gilt es sensibel, die aktuelle Bewältigungssituation der Patienten und Angehörigen in Rechnung zu stellen, ihre krankheits-, alltags-, und biografiebezogenen Unterstützungserfordernisse zu erfassen. Die Stärkung von Selbstmanagementkompetenzen und die Beachtung erforderlicher nachstationärer Unterstützungen bei der Koordination von Informationen und u.U. notwendiger Hilfeleistungen, Notfallansprechpartner und Spezialisten sollte gleichermaßen Beachtung finden – und muss im Prozess des Entlassungsmanagements gekonnt sein.

Im weiteren Verlauf des „Auf und Ab" einer Tumorerkrankung erwerben die Patienten oft hohe Expertise und Autonomie im Umgang mit ihrer Situation. Diese zu achten, zu stützen zu erweitern, aber auch in ihren Grenzen zu erkennen, ist oft die schwierige Aufgabe im Vorfeld der Entlassung von „erfahrenen" Tumorpatienten. Die Betroffenen sind immer existenziell getroffen – in jeder Phase ihrer Erkrankung und fast bei jedem Klinikaufenthalt – selbst wenn es um andere Diagnosen geht – schwebt das Damoklesschwert des Tumors doch meist sehr lange Zeit über jeder auch „harmlosen" Erkrankung.

Wenn Abwärtsphasen deutlich werden, infauste Prognosen sich realisieren oder klinikinterne Palliativmaßnahmen an ihre Grenzen gelangen, stehen wiederum andere Themen beim Entlassungsmanagement im Vordergrund: Es gilt, würdige und autonomieachtende Möglichkeiten der Gestaltung der verbleibenden Lebenszeit zu finden, die alltags- und krankheitsbezogenen Unterstützungsarbeiten zu organisieren, dafür zu sorgen, dass die biografiebezogenen Bewältigungsarbeiten ermöglicht werden, das Selbstmanagement so gut es geht und gewünscht wird, zu stärken, institutionelle Notfallnetze enger zu knüpfen – hierbei

auch die Angehörigen und Bezugspersonen im Blick halten, Verabschiedungen ermöglichen – das sind Aufgaben des Entlassungsmanagements in dieser Phase.

Die Grundregeln jeden Entlassungsmanagementprozesses lassen sich zusammenfassen: Es gilt die zentralen nachstationären Bewältigungserfordernisse der Betroffenen und ihrer Familien/Bezugspersonen in den im Trajektmodell genannten fünf Dimensionen zu erfassen und autorisiert und fähig zu sein, phasenangemessene Unterstützungsangebote im Hinblick auf Information, Schulung, Beratung und Organisation von Maßnahmen und Kontakten zu konzipieren, dies alles mit den Betroffenen abzustimmen, zu organisieren und schließlich zu evaluieren.

Fazit

Der vorliegende Expertenstandard regelt den Beitrag der Pflege, kostenträchtige Prozesse an der Außengrenze der Einrichtungen qualitätsorientiert mitzugestalten. Der Erfolg eines gelungenen Entlassungsmanagements liegt jedoch nicht in der alleinigen Verantwortung der entlassenden Einrichtung. Die nachgeschaltete, „aufnehmende" Einrichtung steht ebenso in der Pflicht, ihren Beitrag zur angestrebten Versorgungskontinuität zu leisten. Vor diesem Hintergrund fordert der hiermit vorgelegte Mosaikstein auf zur gemeinsamen Weiterarbeit an der systematischen Etablierung einer inhaltlich abgestimmten einrichtungsübergreifenden Versorgungskoordination, um die Defizite des fragmentierten Versorgungssystems zu überwinden. Die folgenden Beiträge verweisen auf Ansätze dazu.

Literatur

Brooten, D.: Perinatal care across the continuum: early discharge and nursing home follow up. Journal of Perinatal and Neonatal Nursing 1 (1995) 38

Corbin, J., Strauss, A.: Weiterleben lernen. München. Hans Huber, Bern 2004 (Piper, München 1993)

DNQP (Deutsches Netzwerk für Qualitätsentwicklung in der Pflege): Expertenstandard Entlassungsmanagement in der Pflege. DNQP, Osnabrück 2004

Dumas, L.: Managed care and advocacy- basic contradictions in a failing health care system. National Academies of Practice Forum 1(1999) 279

Feuerstein, G.: Systemintegration und Versorgungsqualität. In: Badura, B., Feuerstein, G., Schott, T. (Hrsg.): System Krankenhaus. Juventa, Weinheim 1994

Hercher, S.: Entwürfe, Konzepte und Standards für Instrumente Kooperativer Qualitätsentwicklung. In: Klie, T. (Hrsg): Kooperative Qualitätssicherung in der geriatrischen Rehabilitation. Kontaktstelle für praxisorientierte Forschung e.V. an der Ev. Fachhochschule Freiburg, Freiburg i.Br. 1998

Höhmann, U. u.a.: Qualität durch Kooperation. Mabuse, Frankfurt 1998

Höhmann, U.: Spezifische Vernetzungserfordernisse für chronisch kranke hochaltrige Menschen. In: Deutsches Zentrum für Altersfragen: Expertisen zum Vierten Altenbericht der Bundesregierung Band III. Vincentz, Hannover 2002

Kopp, I. u.a.: Konsensusfindung in evidenzbasierten Leitlinien – vom Mythos zur rationalen Strategie. In: Z. ärztl. Fortbild. Qual. Gesundh. wes. (ZaeFQ) 101 (2007) 89

Schaeffer, D., Moers, M.: Überleitungspflege – Analyse eines Modells zur Regulation der Schnittstellenprobleme zwischen stationärer und ambulanter Versorgung. ZfG 2 (1994) 7

Trieschmann, J., Höhmann, U.: Der Drehtüreffekt - Welchen Beitrag Überleitungsbögen für die Versorgungsqualität leisten. In: Nightingale 1 (2005) 22

Wesseldine, L.P. et al.: Structured discharge procedure for children admitted to hospital with acute asthma: a randomised control trial of nursing practice. Archives of Disease in Childhood 2 (1999) 110

18

18.2 Entwicklung und gesetzlicher Rahmen der Integrierten Versorgung

Johannes Bruns

Die Absicht, die sektorale Trennung im deutschen Gesundheitswesen durch ein integriertes System abzulösen, wird bereits seit Mitte der 70er Jahre diskutiert. Die Umset-

zung ließ jedoch lange Zeit auf sich warten, da die Interessen der unterschiedlichen Leistungserbringer auf der einen und der Kos-

tenträger auf der anderen Seite lange Zeit als unverrückbar und unvereinbar galten.

In der Gesundheitsreform 2000 wurde dann der Reformversuch „Integrierte Versorgung" durch den Gesetzgeber vorgegeben. Dieser zeigte jedoch erst einmal kaum Wirkung. Wesentliches Hemmnis war, dass Integrationsverträge zwischen Leistungserbringern und Krankenkassen nur mit Zustimmung der Kassenärztlichen Vereinigungen abgeschlossen werden konnten. Die kollektivvertraglichen Interessen der Kassenärztlichen Vereinigungen standen einer Entwicklung selektiver Verträge entgegen. Erst mit der am 1.1.2004 geschaffenen Gesetzesanpassung durch das GKV-Modernisierungsgesetz wurden die Grundlagen geschaffen, um die festgefahrenen Positionen nicht weiter gegen die Entwicklung von IV-Verträgen einnehmen zu können. Im Sozialgesetzbuch V wurden neue Rahmenbedingungen für die Integrierte Versorgung in den §140 a-d des SGB V festgelegt. Leistungserbringer und Krankenkassen konnten jetzt auch ohne Zustimmung der Kassenärztlichen Vereinigungen Verträge zur Integrationsversorgung schließen. Die durch den Gesetzgeber eindeutig zu Gunsten der Krankenkassen verschobenen Kompetenzen sollten den Hebel an den bis dahin dominierenden Kassenärztlichen Vereinigungen ansetzen.

§ 140 a Integrierte Versorgung

„Abweichend von den übrigen Regelungen dieses Kapitels können die Krankenkassen Verträge über eine verschiedene Leistungssektoren übergreifende Versorgung der Versicherten oder eine interdisziplinär-fachübergreifende Versorgung mit den in § 140b Abs. 1 genannten Vertragspartnern abschließen."

Mit dem Einfügen der Worte „oder eine interdisziplinär-fachübergreifende Versorgung" wurden die Möglichkeiten geschaffen, dass auch Leistungsanbieter **eines** Leistungssektors miteinander eine Integrationsversorgung vereinbaren konnten.

In Verträgen der Integrierten Versorgung können Vertragspartner neben der Krankenhausbehandlung, die Versorgung mit Heilmitteln, Hilfsmitteln, Arznei- und Verbandmitteln, die Rehabilitationsleistungen (ambulant und stationär), die ambulante Versorgung mit Leistungen der fachärztlichen Versorgung, die ambulante Versorgung mit Leistungen der vertragzahnsärztlichen Versorgung, Krankentransporte, Soziotherapie, Hebammenleistungen und Pflegeleistungen einbringen. Dies ist aber nur auf der Basis der

für die jeweiligen Partner in der Regelversorgung gültigen Zulassungs- oder Ermächtigungsstatus möglich.

§ 140 b Verträge zu integrierten Versorgungsformen

„Die Krankenkassen können die Verträge nach § 140 a Abs. 1 nur mit 1. einzelnen ... Ärzten und Zahnärzten und einzelnen ... Leistungserbringern ... 2. Trägern zugelassener Krankenhäuser ... 3. Trägern von Einrichtungen nach § 95 Abs. 1 Satz 2 (Medizinische Versorgungszentren) ... 4. Trägern von Einrichtungen, die eine integrierte Versorgung nach § 140 a durch zur Versorgung der Versicherten nach dem 4. Kapitel berechtigte Leistungserbringer anbieten, 5. Gemeinschaften der vorgenannten ... abschließen. ..."

Neben der Beseitigung der „Vetoposition" der Kassenärztlichen Vereinigungen wurde ein ebenso wichtiger Baustein durch den Gesetzgeber im GMG 2004 aufgenommen. Die Motivation, IV-Verträge abzuschließen, wurde durch ein Finanzierungskonzept unterstützt. Im §140 d SGB V wurde eine Anschubfinanzierung in Höhe von 1 % der Gesamtvergütung ambulanter und stationärer Leistungen den Krankenkassen zur Verfügung gestellt. Die veränderten Rahmenbedingungen führten in kürzester Zeit zu einem wahren Boom von Verträgen auf der Basis der neuen gesetzlichen Regelungen. Das Finanzvolumen belief sich über alle Kassen betrachtet pro Jahr auf maximal 680 Mio. €. Aus der Vergütung der Vertragsärzte konnten bis zu 220 Mio. Euro und aus den Budgets der Krankenkäuser bis zu 460 Mio. € angesetzt werden. Die letzten und aktuellen Änderungen zur Integrierten Versorgung im Vertragsarztrechtsänderungsgesetz (VÄndG) haben festgelegt, dass dieser Vorteil für Verträge der integrierten Versorgung Ende 2008 auslaufen wird. Ein Ersatz dieser Anschubfinanzierung durch eine konsequente Budgetbereinigung ist noch nicht absehbar und stellt eine echte Herausforderung an alle Beteiligten.

Verträge nach §140 ff SGB V

Mit den durch das GMG zum 1.1.2004 neu geschaffenen Rahmenbedingungen war im Jahre 2004 zu beobachten, das es sehr schnell zum Abschluss einer erheblichen Anzahl an IV-Verträgen kam. Zur Legitimation gegen-

über den Krankenhäusern und Kassenärztlichen Vereinigungen mussten die Verträge, die den Anspruch auf die Anschubfinanzierung erhoben, nachprüfbar registriert werden. Die „Gemeinsame Registrierungsstelle", eingerichtet bei der Bundesgeschäftsstelle Qualitätssicherung (BQS) konnte zum Jahresende 2004 ca. 300 IV-Verträge melden. Fast ein Jahr später waren es bereits 1000 Verträge und das beanspruchte Vergütungsvolumen betrug bereits über 300 Mio. €. Zum Jahresende 2006 waren es dann bereits 3300 Verträge und ein Finanzvolumen von 571 Mio. €. Die Zahlen zum Ende des 1. Quartals 2007 weisen 3.498 IV-Verträge und ein Vergütungsvolumen von 611 Mio. € aus. Zieht man das angenommene 1 % IV-Budget von 680 Mio. € heran, so sind annähernd 90 % des Volumens durch die Krankenkassen ausgegeben worden.

Die Vertragsstatistik zeigt darüber hinaus, dass ca. 20 % der Verträge alleine mit Krankenhäusern geschlossen wurden. In ca. 18 % der Fälle ist die Kooperation zwischen Krankenhäusern und niedergelassenen Ärzten Grundlage der Vereinbarungen. In gleichem Umfang haben sich Krankenhäuser mit Rehabilitationseinrichtungen auf eine Zusammenarbeit verständigt und in ca. 16 % der Verträge haben sich niedergelassene Ärzte untereinander zusammengefunden. Aus den Entwicklungszahlen seit der Einführung der Integrierten Versorgung lässt sich auch ablesen, dass die kontinuierlich zunehmende Anzahl der Verträge bei der Anzahl der Versicherten pro Vertrag deutlich abgenommen haben und die Ausgaben pro Versichertem geringgradig zugenommen haben. Es wird jedoch abzuwarten sein, was mit den vielen Verträgen sein wird, wenn voraussichtlich Ende 2008 die Anschubfinanzierung in den Verträgen nicht mehr zur Verfügung steht.

Mit der Streichung hat der Gesetzgeber deutlich gemacht, dass zu diesem Zeitpunkt die Verträge in der Lage sein müssen, auf zusätzliche finanzielle Unterstützung zu verzichten. Das bedeutet, dass bereits bei zurückliegenden und zukünftigen Abschlüssen solcher Verträge zwischen den Vertragspartnern geklärt sein sollte, welche Auswirkung diese Änderung der Finanzierung auf die laufenden Verträge haben wird. Es ist damit zu rechnen, dass es dann zu einer Bereinigung der Vertragslandschaft kommen wird. Eine immer wieder diskutierte gesetzliche Auf-

18

stockung des IV-Budgets, gleichbedeutend mit einer Zwangsbereinigung der Budgets der stationären und vertragsärztliche Versorgung ist durch den Gesetzgeber politisch gegen die Interessen der Krankenhäuser und Kassenärztlichen Vereinigungen nicht umgesetzt worden. Es wurden vielmehr an anderen Vertragsoptionen im SGB V Veränderungen vorgenommen. Die Hausarztzentrierte Versorgung, Medizinische Versorgungszentren, ambulante Versorgung im Krankenhaus und die gleichzeitig laufenden Veränderungsprozesse im DRG-System in deutschen Krankenhäusern erhalten laufend durch Gesetzgebung oder Vertragspolitik neue Bedeutung.

Um aber die Zukunft der IV-Verträge bewerten zu können, wäre es wichtig, belastbare Aussagen aus Qualitätssicherung oder Versorgungsforschung solcher Verträge vorliegen zu haben. Diese müssten zeigen, was sich durch die IV-Verträge Positives verändert hat. Somit bleiben lediglich die politischen Daten wie Anzahl der Verträge und Finanzvolumen, um über einen Erfolg oder Misserfolg urteilen zu können. Sicherlich ist die Anzahl der Verträge kein Indiz für die Zukunft der IV-Verträge, denn wenn man 3500 Verträge benötigt, um das Versorgungsvolumen von 1% auszugeben, wie ist das dann erst wenn 50% oder gar 100% über diese Vertragsform abgewickelt würden? Darüber hinaus sind die IV-Versorgungsverträge, die als Instrument der Krankenkassen ein Einkaufmodell symbolisieren sollten, bisher von den über 250 Krankenkassen in Deutschland überwiegend als Marketing und nicht als echtes Versorgungsinstrument genutzt worden. Jede große Krankenkasse stellt die Anzahl ihrer Verträge in Sinne eines „DAX-Wertes" dar: Je mehr je besser. Es gibt auch Beispiele, wie dem Hausarztvertrag der BARMER, der durch den Abschluss mit dem Hausärzteverbund das Signal setzen wollte, dass es eher Sinn machen würde mit wenigen IV-Verträgen die Versorgung zu gestalten, doch auch das hat sich beim Wettbewerb der Kassen untereinander nicht durchsetzen können. Für

die Hausärzte ist der Vertrag zwar politisch eine bemerkenswerte Leistung gewesen, doch trotz der Tatsache, dass die BARMER bundesweit Deutschlands größte Krankenkasse ist, verteilen sich die Versicherten doch bundesweit so, dass der Anteil der BARMER-Patienten in den Praxen der Hausärzte relativ gering ist.

Bei der Ausgestaltung der Verträge zeigen sich vielfältige Varianten. Die Leistungen sind weitestgehend gestaltbar. Bei vielen Verträgen ist die Behandlung eines bestimmten Krankheitsbildes in einer bestimmten Krankheitsphase Vertragsgegenstand. Solche Verträge sind sehr mit dem Fallmanagement vergleichbar, welches Krankenkassen bereits vor der Ära der IV-Verträge z.B. beim künstlichen Ersatz großer Gelenke praktiziert haben. Die guten Möglichkeiten der Standardisierung der Leistung und der Finanzierung waren daher Gründe, dass solche Verträge schnell vorgewiesen werden konnten. Sie wurden aber auch kritisiert, da sie nicht die komplexe sektorenübergreifende Versorgung abgebildet haben.

Es ist aber auch die Übernahme der gesamten Budgetverantwortung denkbar.

Capitationmodelle

Neben indikationsspezifischen Komplexpauschalen, der einfachen Variante von IV-Verträgen wurde eine bevölkerungsbezogenes indikationsunabhängiges und sektorenübergreifendes Konzept bisher nur ansatzweise in Angriff genommen. Bekannt geworden sind solche „Capitationmodelle" durch das Versorgungskonzept „Kinzigtal". Eine solche Versorgung bedeutet im Gegensatz zu der indikationsspezifischen Versorgungen, dass die Leistungserbringer über eine pro Versicherten bezahlte Pauschalen vergütet werden und damit auch das gesamte Krankheitsrisiko tragen. In der Schweiz und in den USA sind solche Versorgungsformen schon länger eingeführt. Ob sich der häufig beschriebene Trend über die anfänglich boomenden Komplexpauschalen hin zu echten Versorgungsnetzen zeigen wird, ist angesichts der etab-

lierten sektoralen Versorgungangebote eher fraglich. Für die betroffenen Patienten wäre dies sicherlich die Lösung. Wenn man sich in Deutschland mal Versorgungsregionen anschaut, die eher knapp mit Leistungserbringern ausgestattet sind, so zeigen sich auch unabhängig von der Einführung der IV-Verträge Versorgungsformen, die für Integrierte Versorgung vorbildlich wären.

Fazit

Wenn man sich die nur begrenzt öffentlich zugänglichen Verträge anschaut, muss man zusammenfassend feststellen, dass bisher immer noch eine ausgeprägte Dominanz der Regelversorgung vorhanden ist. In den Verträgen werden die medizinischen Leistungen aus der Finanzierungstöpfen der Regelversorgung gezahlt und aus dem IV-Budget häufig kleine Dokumentationspauschalen oder QS-Pauschalen dazugegeben. Es werden nur in wenigen Verträgen die medizininschen Leistungen vollständig finanziert.

Viele Verträge müssen mit zusätzlichem Geld Versicherte motivieren, sich an der gesondert vereinbarten IV-Versorgung zu beteiligen. Als Standard hat sich der Erlass von Praxisgebühren bis zu einem Umfang von 30 Euro pro Jahr etabliert. Gerne spricht man hier auch aus Sicht der Patienten von einer „Zuzahlungsspardose".

Für die Leistungserbringer ist die Anpassung an kassenindividuelle Geschäftsprozesse häufig ein Ärgernis. Für einen niedergelassener Kassenarzt, der die einheitliche, krankenkassenunabhängige Abwicklung mit der Kassenärztlichen Vereinigung zu schätzen weiß, ergibt sich dabei aus der Vielzahl der Krankenkassen bereits ein natürliches Hemmnis bei der Umsetzung von intergrierten Versorgungsverträgen. Es wird sich daher erst in der Zeit nach der geförderten Phase zeigen, welche Verträge aus dem Versorgungsgedanken alleine weiter existieren können.

18

18.3 Case Management

Andrea Küpper

Einleitung

Im Zeitalter der German Diagnosis Related Groups (G-DRG`s) steht im Zuge der Ökonomisierung die Optimierung der Patientenversorgung (in der Klinik) im Vordergrund. Verkürzte Liegedauern, erhöhte Fallzahlen und steigende Qualitätsansprüche bilden die Basis für ein Umdenken aller Beteiligten. Die Pflege als Teil des Gesundheitswesens muss schon heute Strategien entwickeln, um auf die ökonomischen Veränderungen zu reagieren (Deutsches Institut für angewandte Pflegeforschung e.V., 2004). Um im Wettbewerb um das „Überleben" der Krankenhäuser zu bestehen, und um den gesundheitspolitischen Anforderungen nach Wirtschaftlichkeit und Verbesserung der festgestellten Defizite in der Versorgungsqualität von Patienten gerecht zu werden, stellt die Methode des Case Management (CM) eine Möglichkeit dar, Hilfen effektiv (zielwirksam) und effizient (wirtschaftlich) zu gestalten. Ziel ist die Überwindung von Desintegration der Patientenversorgung in Bezug auf Hilfsangebote und die Vermeidung von Diskontinuität im Hilfeprozess sowie die Förderung von Patienten- und Ergebnisorientierung (Ewers u. Schaeffer, 2000). Damit kann dem gegenwärtig stattfindenden Umgestaltungsprozess im deutschen Gesundheitssystem begegnet werden. An Krebs erkrankten Patienten, deren Diagnose voraussichtlich einen langen, ressourcenintensiven Krankheitsverlauf vermuten lassen (Fries, 2003) gehören sicherlich zu dem Klientel, welches einer maximalen Prozessbegleitung bedarf.

18.3.1 Definition und Entwicklung

Case Management bedeutet übersetzt Fallmanagement und meint die fallweise Prozesssteuerung. Ein „systemischer Ansatz" bei dieser Methode richtet ihren Fokus auf die ganzheitliche Betrachtung des Patienten und seiner Bedürfnisse/Problemlagen (Müller, 2003). Hierbei geht es darum, gemeinsam mit dem Patienten Lösungen zu erarbeiten und nicht einzeln nebeneinander. Case Management versucht der Lebensweltorientierung von Patienten und der Forderung nach Ökonomisierung im Gesundheitssystem zu entsprechen. Mit Lebensweltorientierung sind die individuellen Lebenserfahrungen von Patienten (Stärken, Schwächen, soziales Umfeld, Wohnraum, Arbeitsplatz, usw.) gemeint. Diese Erfahrungen dienen dem Case Manager als Ressourcen in seiner Arbeit mit dem und für den Patienten. Ökonomisierung bedeutet das Hineintragen von betriebswirtschaftlichen Konzepten in die Praxis aufgrund der immer knapper werdenden Gelder im Gesundheitssystem (Kleve, 2003).

Des Weiteren ist Case Management eine Methode, die durch Koordinations- und Sektoren übergreifende Netzwerkarbeit geprägt ist und somit eine Informationszentrale für alle beteiligten Professionen im Patientenpfad-Management darstellt (Müller, 2003). Durch (präventive) Beratung mit Blick auf eine notwendige Nachsorge kann der sog. Drehtüreffekt vermieden werden. Beispielhaft kann an dieser Stelle die onkologische Pflegeberatung und das Nebenwirkungsmanagement einzelner Therapien durch Aufklärung, Schulung und Anleitung der Patienten und deren Angehörige genannt werden.

M Im Case Management steht nicht die therapeutische Beziehung zum Patienten im Vordergrund, sondern die beratende Unterstützung im Hinblick auf die aktuelle Lebenssituation.

Der Beratungsbedarf wird durch spezielle Assessments (beispielhaft genannt die Psychoonkologische Basisdokumentation = PO Bado, gefördert durch die Deutsche Krebshilfe) ermittelt, wobei die subjektiven Befindlichkeiten des Patienten im Fokus des Handelns liegen. Case Manager fungieren als Lotsen und konkrete Ansprechpartner vor, während und nach dem stationären Aufenthalt. Case Management muss sowohl auf der Fallebene als auch auf der Systemebene angesiedelt werden. Notwendig ist eine hierarchie- und berufsgruppenübergreifende Koordination und Kontrolle der Patientenversorgung im gesamten Krankenhaus (Schwaiberger, 2002).

Die grundsätzlich interdisziplinäre Ausrichtung des Casemanagements gehört zum Wesenskern, bedeutet aber gleichzeitig auch ein Hemmnis in der Umsetzung. Ungleiche Ausbildungsniveaus und eine unterschiedliche berufliche Sozialisation bedingen Kommunikationsbarrieren (Medizin, Pflege, Soziale Arbeit) und professionsspezifische Dissonanzen über Ziele und Werte. „[…], Konkurrenz und Wettbewerb sind nur einige Punkte, die ein Umdenken erfordern. Unterstützende Maßnahmen im Team sind hier ggf. zu initiieren" (Remmel-Faßbender, 2005). Case Management setzt grundsätzlich beim Prinzip der Subsidiarität an, d.h. Selbsthilfe hat Vorrang vor Fremdhilfe (Kleve, 2003). Dabei spielt die Einbeziehung von Angehörigen und Bezugspersonen in den Prozess eine große Rolle. Voraussetzung hierfür ist die Einwilligung des Patienten. Der Prozess im Case Management läuft stets zirkulär ab und orientiert sich am gesamten Betreuungsverlauf. Der Beratungsprozess verbindet stationäre und ambulante Leistungsangebote sowie alle Fall relevanten Personen zu einem Netzwerk = integriertes Hilfesystem. Case Management basiert auf einem Qualitätsmanagementsystem mit Funktions-/Stellenbeschreibungen, Standards und Verfahrensanweisungen (Müller, 2003).

Historische Entwicklung. Die Methode des klassischen Case Management stammt aus dem angloamerikanischen Raum und war dort in den 1970er- Jahren vornehmlich ein Feld der Sozialarbeit. Im Zuge der Reformierung sowie Schließung stationärer Einrichtungen waren mehr hilfebedürftige Menschen als zuvor auf ambulante Hilfen angewiesen. Um den Grundsatz „ambulant vor stationär" zu wahren, wurden für diesen ambulanten Bereich formelle (professionelle) und informelle (privat-lebensweltliche) Hilfen geplant, organisiert, koordiniert und kontrolliert. Auf diese Weise sollen die Patienten zur Stärkung ihrer Gesundheit (Empowerment) befähigt werden (Kleve, 2003).

18

18.3.2 Falleinschätzung und Hilfeplanung in sechs Phasen

Vergleichbar mit dem Krankenpflegeprozess entstand das Sechs-Phasen-Modell im Case Management (Kleve u. a., 2003, **Abb. 18.1**).

Der lebensweltlich-familiäre Kontext umfasst das Wohnumfeld, den gesamten Sozialraum, in dem die Klienten leben. Dazu gehören u. a. infrastrukturelle Gegebenheiten wie Arbeits- und Freizeitmöglichkeiten, die Ausstattung mit medizinischen, erzieherischen, schulischen u. a. Dienstleistungssystemen. Der Beschreibung von Problemen wird im Hinblick auf die ganzheitliche Sichtweise ein hoher Stellenwert beigemessen. Physische, psychische und sozio-kulturelle Bedürfnisse und Problemlagen sind zu berücksichtigen. Bei der Analyse von Ressourcen sind persönliche, lebensweltlich-soziale, soziale Ressourcen im Gemeinwesen sowie sozio-ökonomische Ressourcen zu berücksichtigen. Die Bildung von Hypothesen ermöglicht die Erarbeitung von handlungsleitenden Ideen. Bei der Zielfindung und Auftragsklärung stehen die Bedürfnisse des Patienten im Fokus. Die Handlungen/Interventionen sollten so ausgerichtet sein, dass dem Patienten Hilfe zur Selbsthilfe ermöglicht wird. Im letzten Schritt, der Evaluation, erfolgt die Effektivitäts- und Effizienzanalyse-Dokumentation (Kleve u. a., 2003).

18.3.3 Fallbeispiel einer Patientin mit Mammakarzinom

Anhand eines Ausschnittes des folgenden Falles aus dem klinischen Alltag, Begleitung einer Patientin mit Mammakarzinom im Brustzentrum, soll der Case Management-Prozess verdeutlicht werden. Themen sind die Befundbesprechung und Therapieplanung mit einer 34 jährigen Patientin und deren Ehemann, dem behandelnden Arzt und der Case Managerin nach stanzbioptisch gesicherter Diagnose eines Mammakarzinoms. Unmittelbar nach der Befundmitteilung und Therapieplanung (zunächst neoadjuvant 8 Zyklen ambulante Chemotherapie über einen Zeitraum von 24 Wochen, dann die stationäre operative Behandlung und abschließend die ambulante Radiatio über 6 Wochen) führte die Case Managerin ein erstes Gespräch mit der Patientin und ihrem Ehemann.

Kontextualisierung. Nach der akuten Krisenintervention erfolgte im weiteren Gesprächsverlauf ein erster Ansatz der Kontextualisierung der lebensweltlich-familiären Situation der Patientin und ihres Ehemannes. Während zwei weiterer ambulanter Gesprächstermine konnte dieser Kontext ausführlicher eruiert werden und weiterführende Zusammenhänge wie biografische Entwicklungen, institutionelle Verbindungen und Erwartungen der Patientin und ihres Ehemannes an die Behandlungen und das Behandlungsteam konn-

ten spezifiziert werden. Die Patientin war mit 18 Jahren ohne ihre Familie aus der ehemaligen DDR gekommen. Nach einer Ausbildung zur Zahnarzthelferin absolvierte sie ein Studium auf Lehramt. Zwischenzeitlich hatte sie ihren heutigen Ehemann kennen gelernt, ebenfalls Lehrer. Beide wünschen sich zu diesem Zeitpunkt noch Kinder. Der Kontakt zu Familienangehörigen auf beiden Seiten ist eng und regelmäßig. Einer ihrer Brüder war vor Jahren an Leukämie erkrankt, befindet sich noch in regelmäßiger Behandlung, ihm geht es gut. Die Patientin lebt seit einigen Jahren mit ihrem Mann und einem Hund in einem alten, selbstständig renovierten Bauernhaus in der Eifel. Beide verreisen sehr gerne mit ihrem Wohnmobil und haben den Wunsch, dies auch fortzuführen. Bis auf die Leukämie-Erkrankung ihres Bruders gab es in beiden Familien bis zu diesem Zeitpunkt keine Krisen. Das Paar erwartet vom Behandlungsteam stets korrekte und kompetente Aufklärung, Offenheit und einen konkreten Ansprechpartner für den Behandlungszeitraum. Anhand eines Assessmentinstruments werden soziodemografische Daten sowie die subjektiven Befindlichkeiten der Patientin im Bereich physische, psychische und soziale Belastungsfaktoren erhoben. Diese sind zunächst handlungsleitend, werden aber im Verlauf der Betreuung ständig überprüft und bei Bedarf neu erhoben. Eine spezielle Checkliste soll allen am Prozess Beteiligten eine Übersicht geben, welche Hilfen bereits initiiert wurden.

Analyse von Problemen und Ressourcen. Die Konfrontation mit der eigenen Endlichkeit, die persönlichen Zukunftspläne, das ganz normale alltägliche Leben bricht plötzlich zusammen. Diese akute Belastung galt es Schritt für Schritt im multiprofessionellen Team aufzufangen und mit der Patientin und ihrem Mann gemeinsam zu bearbeiten. Kontakte zu Selbsthilfegruppen, zum psychoonkologischen Dienst sowie zum Sozialdienst wurden angeboten, aber zu diesem Zeitpunkt von der Patientin abgelehnt. Als Ressource im persönlichen sozialen Netzwerk gab die Patientin die Krisenerfahrung durch die damalige Leukämie-Erkrankung ihres Bruders an, der diese Lebenssituation auch gut überstanden hatte. Sie äußerte sich optimistisch, ihre Erkrankung auch mit dem Ziel des gesunden Überlebens zu bewältigen. Neben der medizinischen Behandlung u. a. mit der Hilfe ihres Mannes, der Familie und vielen

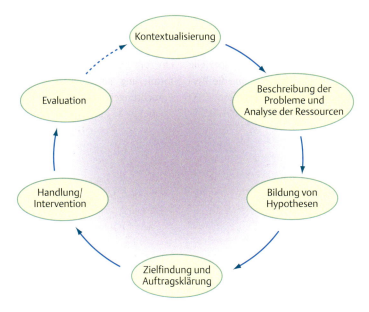

Abb. 18.1 Sechs-Phasen-Modell im Case Management (Kleve u. a., 2003)

18

401

Freunden (= Ressourcen der Lebensbejahung und der sozialen Bindungen). Im physischen Bereich gab die Patientin zu diesem Zeitpunkt noch keine Einschränkung an. Doch mit dem unweigerlich drohenden Verlust der Haare verband sie eine Stigmatisierung, die Erkrankung wird für ihre Umwelt sichtbar. Die Vermittlung zu einem Zweithaarspezialisten sollte dieser Belastung ein Stück weit begegnen. Der Trauer um den Verlust der Haare sollte zudem genügend Raum gegeben werden. Ein weiteres Problem bestand in der Sorge, ihren Eltern ihre Erkrankung mitzuteilen. Hier wurden Möglichkeiten der Gesprächsführung erarbeitet. Dem noch unerfüllten Kinderwunsch konnte nach intensiver Aufklärung durch den behandelnden Arzt mit einer Eizellenkonservierung vor Behandlungsbeginn begegnet werden. Aufgrund des hohen Informationsbedarfs erhielt das Paar ergänzend zu den Aufklärungs- und Beratungsgesprächen schriftliches Informationsmaterial. Auch eine gewünschte Zweitmeinung wurde im Vorfeld organisiert. Zur Unterstützung des Heilungsprozesses wurde auf Wunsch ein Gesprächstermin in einem kooperierenden Naturheilkundeinstitut vereinbart. Uneingeschränkte Lohnfortzahlung aufgrund der Verbeamtung der Patientin stellte sich als materielle Ressource heraus. Vor Behandlungsbeginn erfolgten die Vernetzung zum Staging, zur Portanlage und die Terminierung in der Chemotherapie-Ambulanz.

Hypothesenbildung. Einen ersten Erklärungsansatz, warum sie an Brustkrebs erkrankt ist, findet die Patientin in ihrer sehr ausgelasteten beruflichen Rolle. Sie beschreibt sich als Workaholic und möchte das langfristig ändern.

Zielformulierung. Gesundes Überleben als übergeordnetes Ziel wird formuliert. Als Nahziel wurde eine tolerierbare chemotherapeutische Behandlung im geplanten Zeitrahmen bei guter Lebensqualität benannt. Es wurde ein gemeinsamer Selbsthilfeplan erarbeitet mit den Interventionen, die die Patientin und ihr Mann zur Verbesserung der Verträglichkeit der Chemotherapie durchführen konnten. „Wissen macht stark" – in diesem Grundsatz wollte das Paar jederzeit unterstützt sein, um sich in dieser Lebenssituation entsprechend positionieren zu können. Nach Abschluss der Behandlung soll eine sozialrechtliche Beratung zum Wiedereingliederungsverfahren in den Beruf erfolgen.

Interventionen. Während der Chemotherapie fand stets eine beratende Begleitung mit Nebenwirkungsmanagement (Nausea, Fatigue, Polyneuropathien) durch die Case Managerin statt. Der Fokus wurde auf die Selbsthilfe (Ernährungstipps, Sport, Entspannungstechniken) gerichtet. In den Behandlungspausen meldete sich die Patientin bei Bedarf telefonisch zur Beratung. Die Beratungsinhalte passten sich immer wieder neu der aktuellen Lebenssituation an. Ziele wurden bei Bedarf neu definiert.

Evaluation. Nach Abschluss des ersten Behandlungsschrittes war aus Sicht der Patientin das erste Nahziel erreicht. Die Therapie war gut toleriert worden und hat den festgelegten Zeitraum nicht überschritten (Effektivität). Auch dem Grundsatz „ambulant vor stationär" konnte Folge geleistet werden (Effizienz), da durch das Nebenwirkungsmanagement zu keinem Zeitpunkt eine Gefährdung aufgetreten war, und eine stationäre Behandlung somit vermieden werden konnte. Aufgrund einer sekundären Lebermetastasierung, welche im Restaging festgestellt wurde, konnte der Prozess nicht abschließend evaluiert werden, sondern begann im Sinne einer rhizomatischen Struktur von vorne (Kleve u. a., 2003). Während eines stationären Aufenthaltes findet i.d.R. von Montag bis Freitag ein täglicher Besuch durch die Case Managerin bei den Patienten statt. Die Beratung erfolgt individuell und bedarfsorientiert.

18.3.4 Ziele der Methode

Ziele können im klinischen Alltag durch Rückmeldungen im Rahmen des Qualitätsmanagements von Patienten, Prozessbeteiligten und Medical Codern bestätigt werden. Demnach sind die Stärkung der Patientenautonomie, die Senkung der stationären Verweildauer durch verbesserte Planungs- und Terminierungsqualität sowie die Vermeidung des Drehtüreffekts durch Pflegeberatung, Pflegeüberleitung und Entlassungsmanagement erreichbare Ziele. Der Kommunikationsfluss wird effizienter, die Transparenz der Schnittstellen und des Leistungsgeschehens wird verbessert und eine optimale und patientennahe Prozesssteuerung wird erreicht. Des Weiteren können Stationsteams und das ärztliche Personal entlastet werden. Die Lebensqualität der Betroffenen wird verbessert und die Patienten erfahren vermehrt Selbstkompetenz, indem sie aktiv am Behandlungsprozess mitwirken. Dadurch wird ebenfalls die psychische Stabilität der Patienten gefördert.

Wenn die Beziehung zur Patientin sich über Kategorien von Problemen oder Pathologie bestimmt, entmutigt dies oft die Patientin und fördert bei ihr die Vorstellung, Opfer einer Krankheit zu sein. Patientinnen stärken heißt demgegenüber, Menschen zu helfen, die große Stärke in ihnen selber, in ihrer Familie und in ihrem sozialen Netz zu entdecken (Korinth u. Hasseler, 2006). Sicherheit im Umgang mit der Erkrankung führt zu einer maßgeblichen Reduzierung von Ängsten wodurch der Heilungsprozess unterstützt wird. Aufgrund der durchgängigen Orientierung an den Ressourcen der und Lösungen für die Patienten, sowie der Empowerment-Haltung ihnen gegenüber ist eine Lebensweltorientierung gewährleistet. So werden neue Perspektiven eröffnet und ggf. Neuorientierungen ermöglicht. Durch ständiges Monitoring wird den betriebswirtschaftlichen Anforderungen ebenso Rechnung getragen. Ein Feedback in das multidisziplinäre Team trägt langfristig zu einem verbesserten Follow-up bei.

Literatur

Deutsches Institut für angewandte Pflegeforschung e.V. (Hrsg.): Überleitung und Case Management in der Pflege. Schlütersche, Hannover 2004

Ewers, M., Schaeffer, D.: Case Management in Theorie und Praxis. Hans Huber, Bern 2000

Fries, H.: Case Management als Gesundheitsdienstleistung. In: Löcherbach, P. u. a. (Hrsg.): Case Management. Fall- und Systemsteuerung in der Sozialen Arbeit. Luchterhand, Darmstadt 2003

Kleve, H. u. a.: Systemisches Case Management. Dr. Heinz Kersting Verlag, Aachen 2003

Korinth, A., Hasseler, M.: Natürlich brauchen wir Kommunikation, aber müssen wir darüber sprechen? Kommunikation im Pflege – Case – Management. URL: www.printernet.info/ artikel.asp?id=629 (27.08.2006)

Müller, M.: Verfahren/Techniken und Struktur im Case Management-Prozess. In: Kleve, H. u. a.: Systemisches Case Management. Dr. Heinz Kersting Verlag, Aachen 2003

Remmel-Faßbender, R.: Casemanagement - Chancen für eine Neuorientierung im Sozial- und Gesundheitswesen!? Forum Sozial 4 (2005) 10

Schwaiberger, M.: Case-Management im Krankenhaus. Bibliomed, Melsungen 2002

18.4 Systemisches Projektmanagement

Ulrike Ambrosy

18.4.1 Einleitung

„Sage mir, wie Dein Projekt beginnt, und ich sage Dir, wie es endet." (Lomnitz 1994).
Diese Aussage beruht auf den Erfahrungen aus dem beruflichen Alltag, wo immer wieder festzustellen ist, dass sich zu wenig Zeit und Aufmerksamkeit für einen guten Projektstart genommen wird. Deshalb planen Sie Zeit für die Vorbereitungs- und Planungsphase ein, um die einzelnen Arbeitsschritte schriftlich festzuhalten. Konzentrieren Sie sich auf die wichtigen Aufgaben und Zusammenhänge und das bedeutet auch eine gute interdisziplinäre Zusammenarbeit der verschiedenen Berufsgruppen im Krankenhaus. Fachliche Kompetenz in Verbindung mit der Fähigkeit professionelle Methoden und Werkzeuge des Projektmanagements anzuwenden, sind die Grundlage für das Gelingen von Projekten.

Die hohe Komplexität der Organisation „Krankenhaus", sowie die immer kürzer werdenden Abstände Veränderungen in bestehenden Aufgaben oder Prozessen durchzuführen, macht es erforderlich, Projekte unter dem systemischen Ansatz zu betrachten.

D „Der systemische Ansatz legt die Aufmerksamkeit auf das Zusammenwirken der verschiedenen Elemente in einem System, versucht, ihrer Komplexität gerecht zu werden, und beschreibt Wechselwirkungen, Ergänzungsprozesse und gegenseitige Beeinflussung – im Gegensatz zu kausalen und linearen Betrachtungsweisen" (Ellebracht u. a., 2002)

Systemisches Denken betrachtet nicht den einzelnen Projektleiter oder die Projektmitglieder, sondern betrachtet das Krankenhaus als ein System, welches durch Strukturen, Werte, soziale Regeln, Beziehungen und Komplexität gesteuert ist. Systemisches Projektmanagement greift auf Methoden und Fragestellungen zurück, die zur Steuerung dieser komplexen Zusammenhänge hilfreich sind.

Das Scheitern von Projekten resultiert in zahlreichen Fällen nicht aus inhaltlichen oder fachlichen Problemen, sondern aus Systemproblemen. Kulturelle Werte und Überzeugungen von Menschen sind unterschiedlich, Berufsgruppen haben ihre individuellen Aufgaben und Ziele, die Kommunikation und Information im System ist nicht Schnittstellen übergreifend. Dies sind nur einige Beispiele, die verdeutlichen sollen, dass die Identifizierung des Systems, in dem man arbeitet und Projekte umsetzen möchte, eine wichtige Rolle zum Erfolg oder Scheitern der Projektumsetzung mit sich bringt. Es sind die Menschen vor Ort, die sich Fragen stellen: „Was ist das für ein Projekt?", „Was wollen die mit dem Projekt erreichen?", „Seltsame Sache!", „Das haben wir doch früher alles ganz anders gemacht und da lief es auch!"

Die folgenden Seiten möchten Sie dabei unterstützen Ihre Projektarbeit Berufsgruppen übergreifend zu entfalten, um Synergieeffekte zu nutzen, in dem Sie die Kernkompetenzen der einzelnen Fachbereiche zusammenführen, zum Wohle des Patienten.

18.4.2 Inhalts- und Systemebene in den verschiedenen Phasen des Projekts

Ein Projekt bringt i. d. R. immer etwas Neues mit sich, und damit verbunden sind auch Veränderungen von Abläufen oder Standards in den Arbeitsbereichen. Die Innovations- und Veränderungsbereitschaft eines Krankenhauses hängt auch von der Fähigkeit der Menschen ab, inwiefern man offen ist, gewohnte Denkinhalte und –strukturen zu ändern. Ein kritischer Erfolgsfaktor für das Projekt ist somit die Veränderungsbereitschaft aller vom Projekt betroffenen Mitarbeiter. Um ein Projekt aus systemischer Sicht umzusetzen, braucht man Erkenntnisse, wie der Ablauf von Veränderungsprozessen i. d. R. verläuft. Auch wenn alle Beteiligten eines Projekts motiviert sind, Fragen und Einwände geklärt wurden, gibt es Phasen der Irritation und Instabilität. In diesen Phasen wünscht sich manchmal der ein oder andere den alten Zustand wieder zurück, nach dem Motto: „Früher war alles besser!"

P Seien Sie sich bewusst, dass Sie im Rahmen der verschiedenen Phasen ihres Projekts immer mal wieder aus dem Gleichgewicht kommen, aber dies Veränderung erst möglich macht.

Ein Projekt ist weiterhin gekennzeichnet als ein Vorhaben, in dem komplexe Aufgaben und Themen fach- und hierarchieübergreifend in einem festgelegten Zeitrahmen bearbeitet werden. Projekte befinden sich somit in einem Spannungsfeld und sind gekennzeichnet durch:

– zielorientierte Aufgabenstellung, messbare Ziele (SMART, **Abb. 18.2**),
– begrenzte Ressourcen (zeitliche, finanzielle, personelle Bedingungen),
– definierte Anfangs- und Endpunkte,
– fachübergreifende Zusammenarbeit.

D Nach der DIN-Norm 69901 ist ein *Projekt* ein Vorhaben, das „im Wesentlichen durch die Einmaligkeit der Bedingungen in ihrer Gesamtheit gekennzeichnet ist, wie z. B. Zielvorgabe, zeitliche finanzielle, personelle und andere Begrenzungen, Abgrenzung gegenüber anderen Vorhaben, projektspezifische Organisation."

Bezogen auf das Themenfeld „Onkologie" wäre z. B. ein Projektthema: „Umsetzung der neuesten wissenschaftlichen Erkenntnisse aus der Medizin und Pflege im Bereich Onkologie unter Berücksichtung der Grundlagen und Instrumente der Qualitätssicherung".

18

Spezifisch
- Wer genau ist gemeint?
- Was genau soll erreicht werden?

Messbar
- Wie können Messkriterien definiert werden?

Attraktiv
- Was ist positiv an der Zielerreichung?

Realistisch
- Wie wahrscheinlich ist es, dass das Ziel bei angemessenem Einsatz erreicht werden kann?

Terminorientiert
- Wie sieht der festgelegte Zeitpunkt zur Zielerreichung aus?

Abb. 18.2 Zielformulierung SMART.

Projekte sind somit Vorhaben, die für einen begrenzten Zeitraum die Zusammenarbeit mehrerer Fach- und Funktionsabteilungen verlangen. In der Praxis gilt es, die Beziehungen zwischen dem Projekt und seinem Projektumfeld zu organisieren. Die **Projektorganisation** ist zu klären und damit verbunden ist die Aufgabe, transparent zu machen, wer macht mit und welche Aufgaben, Verantwortungen und Befugnisse übernimmt der Einzelne im Projektteam.

Im folgenden Teil werden die verschiedenen Projektphasen jeweils aus der Inhalts- und Systemebene betrachtet.

Projektauftrag

Projektauftrag auf der Inhaltsebene

Der Projektauftrag hält schriftlich fest, wer Auftraggeber und Projektleiter ist und welche angestrebten Projektziele und zu erarbeitende Ergebnisse bis zu einem festgelegten Zeitpunkt umgesetzt werden sollen. Budget und Rahmenbedingungen werden festgehalten und durch die Unterschrift beider Seiten erhält der Projektauftrag Vertragscharakter (Abb. 18.3).

Projektauftrag auf der Systemebene – Tipps für den Projektleiter

In der Praxis werden viele Projekte erst gar nicht als schriftlicher Projektauftrag festgelegt, sondern es wird eine Person benannt, oftmals mit dem Hinweis: „Das machen Sie schon!" Wenn ein Projekt dann scheitert, muss es nicht an dem Projektleiter liegen, oftmals liegt es an der mangelnden Diagnose des sozialen Systems. Eine Systemanalyse betrachtet sowohl die Anforderungen, die an das System herangetragen werden, als auch die Reaktionsmöglichkeiten. Daraus ergeben sich folgende Fragen:

- Welche Personen sind in Bezug auf das Projektthema relevant?
- Welche Bereiche der Organisation sind betroffen?
- Wie ist die Bereitschaft des Systems für Veränderungen?
- Wer unterstützt das Projekt und wer behindert das Projekt?
- Wie sehen die Ressourcen und Rahmenbedingungen für das Projekt aus? Welche brauchen Sie, um das Projekt erfolgreich umzusetzen?

Projektauftrag: „.."

Projektleiter:

Zielsetzung:

Aufgabenstellung:

zu erarbeitende Ergebnisse:

Budget:

Rahmenbedingungen:

Termine, Meilensteine:

Auftraggeber: Projektleiter:

Abb. 18.3 Beispielformular für einen Projektauftrag.

- Wie groß ist die Unterstützung der Schlüsselpersonen im System, das Projekt zum Gelingen zu bringen?
- Wie ist die Zusammenarbeit mit anderen Teilen des Systems?

Diese Fragen zeigen auf, wie wichtig es ist, von innen heraus das Projekt zu betrachten. Eckhard König und Gerda Volmer vom Wissenschaftlichen Institut für Beratung und Kommunikation formulieren dies am deutlichsten, indem sie erklären, „dass die Erfassung der jeweils relevanten Personen nicht von außen, sondern immer nur aus der Perspektive des jeweiligen sozialen Systems möglich ist" (König u. Volmer, 2000).

Ein weiterer systemischer Ansatzpunkt ist die Diagnose der Regelkreise. Regelkreise sind dadurch gekennzeichnet, dass bestimmte Verhaltensmuster immer wieder auftreten:

- Was passiert bei uns immer wieder?
- Wie laufen bei uns typische Entscheidungsprozesse ab?
- Wer hält sich nie an Abmachungen?
- Wie sehen bei uns typische Konfliktstrukturen aus?
- Wie wird mit Erfolg und Misserfolg umgegangen?

Die Auseinandersetzung mit diesen Fragestellungen sollten Sie klären, bevor der Projektauftrag schriftlich dokumentiert wird. Sie erkennen dadurch, wo Probleme auftauchen könnten, wo unterstützende und blockierende Kräfte zu finden sind. Des weiteren ist es eine gute Voraussetzung für die nächste Projektphase, ein effektives und effizientes Projektteam zu bilden.

Bildung des Projektteams

Bildung des Projektteams auf der Inhaltsebene

Für die Zusammenstellung des Projektteams sind drei Kriterien festzulegen. Die Auswahl des Projektleiters und der Projektmitglieder sowie deren Vertreterregelung. Hier sind insbesondere die Führungserfahrung und Moderationsfähigkeit des Projektleiters gefragt.

Projektleiter und Projektmitarbeiter sind im Idealfall für die Zeit der Projektarbeit von ihren Kernaufgaben ausreichend entlastet und zeitlich für das Projekt freigestellt. Bei der Auswahl der Projektmitglieder sollte versucht werden interessierte, qualifizierte und betroffene Fachbereiche zusammen zu bringen. Idealerweise sollte die Teamgröße der Projektgruppe die Grenze von acht Projektmitgliedern nicht überschreiten.

Bildung des Projektteams auf der Systemebene

Erfolge im Projekt hängen stark von der Zusammenarbeit im Team ab. Ein gutes Projektteam zeichnet sich durch eine offene Kommunikation aus und ist geprägt durch den Gedanken: „Das Ganze ist mehr als die Summe seiner Teile". Setzen Sie sich mit folgenden Fragestellungen auseinander, um eine erfolgreiche Teamarbeit im Projekt zu gewährleisten:

– Haben wir funktionsfähige Rahmenbedingungen, z. B.
  – geeignete Räumlichkeiten,
  – technische Ausstattung (Flip-Chart, Moderationswände, Beamer usw.),
  – ungestörte Arbeitsatmosphäre,
  – Spielregeln für die Kommunikation (Abb. 18.4),
  – Zeit?
– Welche anderen internen oder externen Schnittstellen beeinflussen die Projektarbeit (z.B. gesetzliche Rahmenbedingungen, Vorgaben der Organisation, Qualitätsstandards usw.)?

- Ausreden lassen!
- Zuhören!
- Offen sein!
- Klare, präzise Aussagen treffen!
- Ich-Botschaften
- Konflikte offen und fair austragen, niemanden persönlich angreifen!

Abb. 18.4 Spielregeln für eine gelungene Kommunikation..

– Wie verläuft die Kommunikation und Information mit dem Systemumfeld?
– Sind die Systemgrenzen geklärt?

Projektleiter und Projektteam brauchen auch die Akzeptanz und Anerkennung vom Systemumfeld, um entsprechend den Vorgaben des Projektauftrages effektiv arbeiten zu können. Bestimmte „Grenzen" sollten gewahrt sein, d. h. dass nicht von außen ohne ersichtlichen Grund andere Personen „ins System fallen".

Projektplanung

Projektplanung auf der Inhaltsebene

Alle anstehenden Aufgaben im Rahmen eines Projekts werden nach einer ersten Planungsphase in dem Projektstrukturplan zusammengetragen. Das Gesamtprojekt wird in Teilprojekte mit eigenen Teilzielen gegliedert und einzelne Arbeitspakete mit konkreten Aufgaben jeweils einer Person oder Funktion zugeordnet. Innerhalb der einzelnen Arbeitspakete entstehen einzelne Planungseinheiten. Die Aufteilung dient der Strukturierung und Überschaubarkeit:

– Gesamtprojekt,
– Teilprojekte – mit Teilzielen,
– Projektphasen – Meilensteine festlegen,
– Arbeitspakete- konkrete Aufgaben jeweils einer Person oder Funktion zuordnen,
– Planungseinheiten.

Die Festlegung der Arbeitspakete als kleinste Einheit im gesamten Projektstrukturplan sollte immer klar definiert sein:
– Was ist genau zu tun?
– Welche Rahmenbedingungen sind dafür erforderlich (Personal, Zeit, Sachkosten)?
– Welche Schnittstellen sind zu beachten?
– Was muss zuvor erledigt sein?
– Was muss nacheinander durchgeführt werden?

– Was kann parallel verlaufen?
– Wovon ist die Durchführung des Arbeitspaketes abhängig?
– Wer ist für welches Arbeitspaket verantwortlich?
– Wie ist der Zeitplan der einzelnen Arbeitspakete?

Projektplanung auf der Systemebene

Nehmen Sie sich Zeit die unmittelbaren Schnittstellen, Personen im System, die mit dem Projekt in Berührung kommen, festzuhalten und klären Sie, welche Art von Veränderung auf die jeweiligen im System Beteiligten zukommt. Werden sich durch das Projekt Einstellungen, das Verhalten, Richtlinien oder Abläufe verändern? Wie realistisch ist es, dass sich Veränderungen herbeiführen lassen?

Planen Sie mögliche Interventionen im sozialen System. Welche Möglichkeiten und Chancen sehen Sie, dass das Projekt positiv unterstützt wird? Wie sehen die positiven Ergebnisse bei einer erfolgreichen Projektumsetzung aus? Wie kann ich frühzeitig Menschen zu Beteiligten machen, sozusagen „mit ins Boot nehmen"? Methodisch bietet sich hier die sog. „Kraftfeldanalyse" an? Der Begriff „Kraftfeld" geht auf Kurt Lewin, den Begründer der modernen Sozialpsychologie, zurück. In jedem System gibt es Menschen die dem Projekt positiv gegenüberstehen, somit fördernde Faktoren darstellen und es gibt Menschen die negativen Einfluss ausüben, sog. hemmende Faktoren widerspiegeln. Oftmals ist das Kräfteverhältnis ungleich, manche Mitglieder des Systems haben mehr Einfluss als andere. Für die Projektplanung von Veränderungsprozessen ist es daher ausgesprochen wichtig, das „Kraftfeld" vorher zu analysieren (Abb. 18.5):

– Wie stark ist der Einfluss derjenigen, die das Projekt eher nicht wollen?
– Wie viel Macht und Einfluss besitzen diejenigen,die das Projekt unterstützen und diejenigen, die zu offenem oder verdeckten Widerstand aufrufen?

Projektdurchführung

L *Inhaltsebene*: Welche Projekte bearbeiten Sie z. Z.? Was genau wollen Sie in dem Projekt erreichen? Was soll das Ergebnis des Projektes sein? Welche Zwischenergebnisse sind zu erarbeiten? Wie sehen die

18

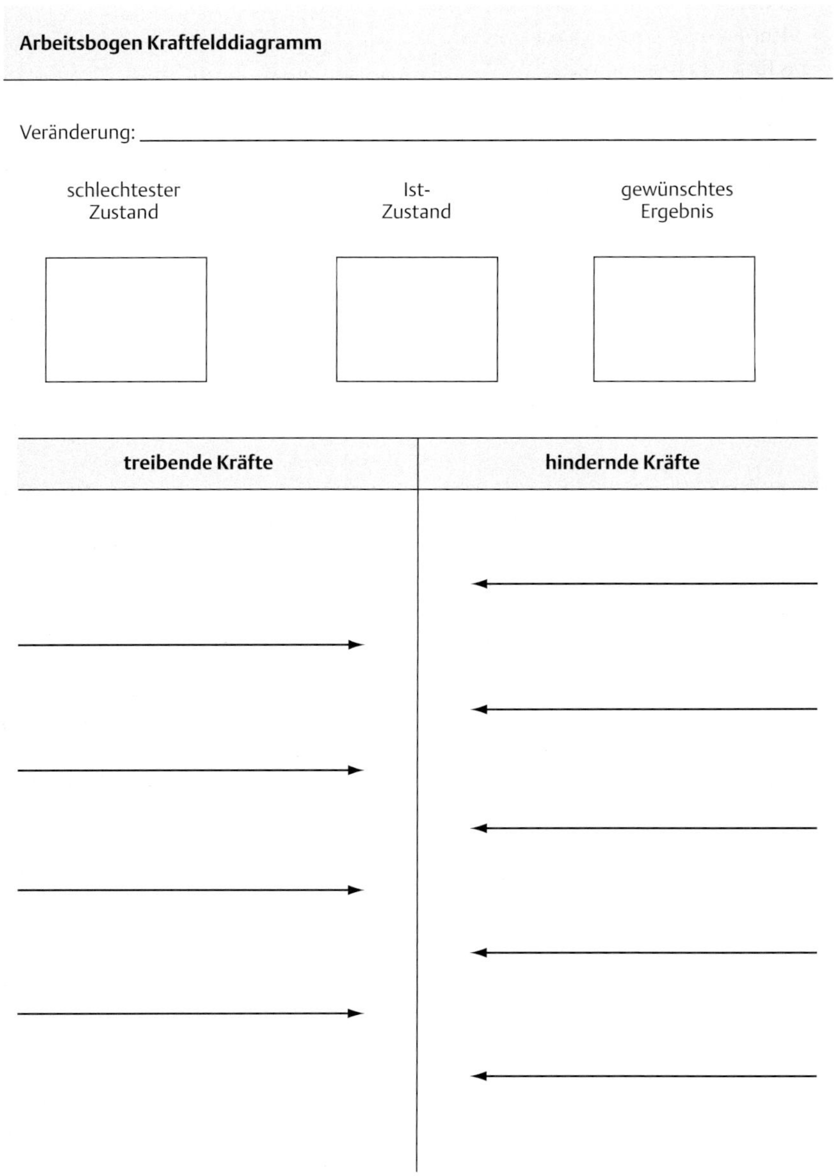

Arbeitsbogen Kraftfelddiagramm

Veränderung: _____

schlechtester Zustand	Ist-Zustand	gewünschtes Ergebnis

treibende Kräfte	hindernde Kräfte

Abb. 18.5 Das Kraftfelddiagramm dient dazu, das „Kraftfeld" vorher zu analysieren.

Meilensteine aus?

Systemebene: Wer kann das Projekt unterstützen oder zum Scheitern bringen? Wer ist offiziell als Auftraggeber und Projektleiter benannt? Welche Schnittstellen sind betroffen? Wer zieht im Hintergrund die Fäden? Was denken andere über das Projekt? Was passiert bei uns immer wieder? Welche typischen Konfliktstrukturen tauchen immer wieder auf? Was soll/muss man in unserer Organisation immer berücksichtigen?

Projektdurchführung auf der Inhaltsebene

Aus der Projektplanung liegen die Vorgaben für die Projektdurchführung vor. Jedes Projektmitglied weiß, was von ihm erwartet wird, und hat in seiner Feinplanung die Maßnahmen zur Abarbeitung seines Arbeitspaketes mit anderen Arbeitspaketverantwortlichen abgestimmt. Solange alles nach Plan läuft, besteht die Hauptaufgabe darin, den Projektfortschritt der Arbeitspakete zu verfolgen und zu dokumentieren (Soll-Ist-Vergleich).

Der berufliche Alltag sieht allerdings anders aus: Projektdurchführung bedeutet v. a. Umgang mit Veränderungen oder Konflikten. Beispiele dafür sind:
- Störungen aus dem System (unterschiedliche Zielvorstellungen, geringe Veränderungsbereitschaft, Missverständnisse usw.),
- projektinterne Anlässe (Kostenvorgabe, Terminverschiebungen, Abhängigkeiten von Arbeitspaketen usw.).

Projektdurchführung auf der Systemebene

Projekte umzusetzen geht zwangsläufig immer damit einher, dass alte Gewohnheiten oder Abläufe sich verändern. Unterschätzen Sie niemals die Wirkung von Veränderungen im Verlauf eines Projekts. Eine erfolgreiche Umsetzung von Projekten setzt voraus, sich in den einzelnen Projektphasen mit den folgenden Fragen auseinander zu setzen:
- Was hat sich zwischenzeitlich im sozialen System verändert?
- Wie reagiert das soziale System auf Veränderungen aus dem Projekt?

In der Projektdurchführung gibt es immer einen Übergang, vom Alten zum Neuen oder vom instabilen zum stabilen Zustand des Systems. Menschen reagieren in dieser Phase sehr unterschiedlich, die einen sehen die Veränderungen als Chance Dinge besser zu machen, andere reagieren defensiv mit Rückzug und Abwehr. Systemische Intervention bedeutet, sich Strategien zum Aufbau von Unterstützungssystemen zu verschaffen. In der Zeit, wo Unsicherheit oder Orientierungslosigkeit vorherrscht, ist es wichtig, durch eine gezielte Informationspolitik Betroffene mit einzubeziehen. Kommunikation wird somit einer der wichtigsten Erfolgsfaktoren in der Phase der Projektdurchführung. Im Einzelnen heißt das:
- frühzeitig offen über geplante Veränderungen informieren,
- regelmäßig über den Projektstand, Zwischenergebnisse und Entscheidungen informieren,
- auf Sorgen, Ängste und Widerstände ebenso eingehen wie auf reale positive oder negative Aspekte der Veränderungen,
- richtige Geschwindigkeit für die Umsetzung des Projekts wählen.

Projektdurchführung auf der Systemebene betrachtet somit auch den sozialen Überzeugungsprozess. Rollen und Positionen können sich ändern, damit verbunden verschieben sich Aufgaben und Verantwortungsbereiche. Funktionsträger und Abteilungen werden durch das Projekt aufgefordert, mehr Transparenz und Offenheit zu zeigen, damit kann auch Verlust von Macht und Status einhergehen.

Jeder der im Rahmen seines Projekts Veränderungen erzielen möchte, sollte sich bewusst sein, dass in der Projektdurchführung Turbulenzen durchschritten werden, weil erst dadurch Veränderungen überhaupt möglich sind. Wichtig ist in dieser Phase Zielklarheit, sich nicht von Emotionen mitreißen zu lassen, Führungsstärke und die Verantwortung für das Projekt und die damit verbundenen Prozessveränderungen zu übernehmen.

Projektabschluss auf der Inhalts- und Systemebene

Am Ende eines jeden Projektes werden die Ergebnisse überprüft und ausgewertet:

– Inwieweit wurden die Ziele erreicht?
– Was ist umgesetzt und was ist nicht umgesetzt?
– Was waren die Gründe dafür?
– Welche Konsequenzen ergeben sich daraus für zukünftige Projekte?

Jeder Projektabschluss sollte bewusst gestaltet werden, dazu gehören die Präsentation der Ergebnisse (Projektabschlussbericht), die offizielle Auflösung des Projektteams und die Entlastung des Projektleiters. Ein erfolgreicher Abschluss des Projekts ist ein guter Grund, das Projektergebnis intern z.B. durch Mitarbeiterzeitschrift, Teamsitzungen oder Intranet vorzustellen und extern durch Presseberichte, Vorstellung in der Patientenbroschüre, Flyer usw. publik zu machen.

(M) Im Anschluss dieser formalen Aktivitäten vergessen Sie nicht, dem gesamten Projekt einen würdigen Abschluss zu geben. Gerade am Ende eines Projektes, wenn jeder Einzelne sein Bestes gegeben hat, sollten Sie einen positiven Abschluss finden!

Literatur

Bateson, G., Geist und Natur. Suhrkamp, Frankfurt a.M. 1981

Broome, A.: Change Management in der Pflege. Hans-Huber, Bern 2000

Brown, M.: Erfolgreiches Projektmanagement in 7 Tagen. Landsberg 1999

Ellebracht H. u.a.: Systemische Organisations- und Unternehmensberatung. Gabler, Wiesbaden 2002

Herzog, D., Reinke, H.: Jedes Projekt gelingt. Hanser, München 2002

König, E., Volmer, G.: Systemische Organisationsberatung, Grundlagen und Methoden. Deutscher Studien Verlag, Weinheim 2000

König, E., Volmer, G.: Systemisch denken und handeln. Beltz, Weinheim 2005

Lewin, K., Frontiers in Group Dynamics. Human Relations (1947)

Litke, H.-D., Kunow, I.: Projektmanagement. Haufe, München 2004

Luhmann, N.: Soziale Systeme. Grundriss einer allgemeinen Theorie. Suhrkamp, Frankfurt a.M. 1984

Maturana, H., Varela, F.L.: Der Baum der Erkenntnis – Wie wir die Welt durch unsere Wahrnehmung erschaffen – Die biologischen Wurzeln des menschlichen Erkennens. Scherz, München 1987

Satir, V.: Kommunikation Selbstwert Kongruenz. Junfermann, München 1990

Simon, F.: Einführung in Systemtheorie und Konstruktivismus, 2.Aufl. Carl-Auer-Systeme, Heidelberg 2007

Watzlawick, P. u.a.: Menschliche Kommunikation, 11.Aufl. Huber, Bern 2007

18

Anhang

Kompetenzprofil der BAGL · 410
Erhebungsbogen zur Schmerzeinschätzung · 413
Patientenbroschüre zu Beschwerden im Mundbereich · 414
Sachverzeichnis · 415

Eine Initiative der Bundesarbeitsgemeinschaft der Leitungen der Weiterbildungsstätten für die Fachkrankenpflege in der Onkologie

Ziel dieser Initiative ist es, einzelne Elemente einer vertieften Krebskrankenpflege zu beschreiben. Die Pflege Krebskranker durch Absolventen der Weiterbildung Pflege in der Onkologie (wie sie derzeit in Deutschland durchgeführt wird) soll damit skizziert und transparent gemacht werden. Auf Strukturdiskussionen im Management und auf die derzeitige Dynamik der Bildungssystematik der Onkologiepflege in Deutschland wird hier nicht näher eingegangen. Der Text ist als Beschreibung und Diskussionsgrundlage gedacht. Er soll dazu anregen, sich mit einer wirksamen Praxis von Pflegenden in der Onkologie auseinanderzusetzen.
Es geht um eine Nahaufnahme konkreter Pflege krebskranker Patienten und ihrer Familien. Prozess- und Ergebniskriterien (weniger Strukturkriterien) der Qualitätsentwicklung stehen dabei im Vordergrund. Die Nahaufnahme richtet sich auf Elemente, welche derzeit zwar eine Vision darstellen, aber dennoch punktuell praktiziert werden (können). Diese Elemente der vertieften Krebskrankenpflege sollen aus Sicht der BAG/KOK weiterent-wickelt und gefördert werden.

Einzelne Aufgaben Pflegender mit vertiefter Kompetenz in der Pflege krebskranker Menschen

Menschen mit einer Krebserkrankung erleben belastende, bedrohliche Situationen und sind zusammen mit ihrer Familie stark gefordert. Durch die verschiedenen Krankheits- und Lebensphasen müssen sie ihr Leben und ihren Alltag mit dieser Erkrankung neu gestalten und bewältigen. Das Risiko eines Menschen im Laufe seines Lebens an Krebs zu erkranken löst häufig Angst und Hilflosigkeit aus. Die Pflege krebskranker Menschen und ihrer Familien ist eine besondere Herausforderung. Komplexe Situationen erfordern deshalb von Pflegenden eine differenzierte Herangehensweise, die sich aus einer vertieften Kompetenz entwickelt. Dabei übernehmen die Pflegenden Verantwortung, die sich über folgende Aufgaben beschreiben lässt:

- Fachpraktisch handeln
- Anleiten und beraten
- Beziehungen gestalten
- Sich für den Patienten einsetzen
- Koordinieren
- Organisieren
- Bei der Forschung mitwirken
- Berufs- und gesellschaftspolitisch aktiv sein

Je nach Pflegesituation lassen sich diese Aufgaben in unterschiedlicher Ausprägung und Variabilität miteinander verbinden. Im Folgenden werden die Aufgaben und das Kompetenzprofil spezialisierter Pflegender[1] in der Onkologie skizziert.

[1] Gemeint sind hier Krankenschwestern/-pfleger, Gesundheits- und Krankenpflegerinnen/-pfleger, Kinderkrankenschwestern/-pfleger, Gesundheits- und Kinderkrankenpflegerinnen/-pfleger, Altenpfleger/-innen mit einer abgeschlossenen Weiterbildung in der Pflege Krebskranker (gemäß länderrechtlicher Regelungen oder Empfehlungsrichtlinien der Deutschen Krankenhausgesellschaft). Sie arbeiten in Krankenhäusern, Rehabilitationseinrichtungen, Praxen niedergelassener Onkologen, Palliativeinrichtungen, Hospizen, ambulanten Pflegediensten und zunehmend auch in anderen Bereichen, z. B. in Einrichtungen der Krebsprävention.

Aufgaben	Die / der Pflegende ...	Beispiel: Eine Frau in der mittleren Lebensphase
Fachpraktisch handeln	- unterstützt krebskranke Menschen und ihre Familien in allen Phasen der Erkrankung - beurteilt klinische Situationen und erfasst systematisch die Probleme der krebskranken Menschen und ihrer Familien - plant und führt Interventionen aus auf der Grundlage aktueller wissenschaftlicher Erkenntnisse, Patientenpräferenzen und reflektiertem Erfahrungswissen - evaluiert Pflege **verfügt über** fachtheoretische und fachpraktische Kompetenz, Grundlagen im Bereich Forschungskompetenz und pflegetechnische Kompetenz	Die Pflegende wendet bei einer Patientin mit Mammakarzinom und adjuvanter Chemotherapie ein valides Instrument zur Erhebung der geäußerten Fatigue an, erfasst Belastungen und Ressourcen der Patientin, ihre Vorerfahrungen und ihre bisherigen Bewältigungsstrategien. Sie plant geeignete Interventionen und unterstützt die Patientin direkt bei der Bewältigung des Tagesablaufs, wenn die Kräfte nicht ausreichen.
Anleiten und beraten	- informiert, berät und leitet gesunde und an Krebs erkrankte Menschen und deren Angehörige an - informiert, berät und leitet KollegInnen und MitarbeiterInnen der eigenen Station und (konsiliarisch) MitarbeiterInnen anderer Stationen an - entwickelt Konzepte zur Patientenedukation krebskranker Patienten und ihrer Familien **verfügt über** pädagogisch-didaktische Kompetenz, Beratungskompetenz	Nachdem die Patientin über ihre familiäre Situation erzählt hat (2 kleine Kinder, eines davon schulpflichtig, Ehemann arbeitet halbtags), entwickelt die Pflegende gemeinsam mit der Patientin Möglichkeiten, wie sie zu Hause nach ihrer Entlassung Kräfte einteilen und sparen kann und sie erläutert die Bedeutung eines moderaten aeroben Ausdauertrainings. Sie führt parallel eine teaminterne Fortbildung zum Thema Fatigue durch, um auch das Wissen der KollegInnen zu diesem Thema auf den aktuellen Stand zu bringen.

Kompetenzprofil der BAGL

Beziehungen gestalten	• baut eine pflegetherapeutische Beziehung zu den Krebskranken und ihren Familien auf • nimmt Patientenperspektiven und Perspektiven der Familienmitglieder wahr • begleitet vorausschauend, verantwortungsvoll, kontinuierlich und verlässlich • reflektiert und analysiert die physische, psychische, soziale und spirituelle Situation von Patienten und deren Bewältigungsstrategien • handelt kultursensibel und gestaltet mit dem Patienten eine individuelle wertschätzende Pflege • orientiert ihr Handeln an psychoonkologischen Erkenntnissen, informiert und vermittelt Kontakte • kann sich in die Situation von Patienten und deren Angehörige in allen Phasen der Erkrankung und auch in der Zeit des Sterbens und der Trauer einfühlen • reflektiert die eigene Rolle, eigene Belastungen und wendet Entlastungsstrategien an • baut kollegiale Beziehungen auf der Basis von Respekt, Kritikfähigkeit und Solidarität auf • sucht gemeinsam mit KollegInnen in psychosozialen Fragen Lösungen und bietet Beratung an, z. B. auch in Situationen, in denen Nähe und Distanz wichtig ist **verfügt über** psychosoziale, kommunikative und emotionale Kompetenz	Die Patientin – als kooperativ und freundlich bekannt – verhält sich kritisch und lehnt die Behandlung ihres massiven Erbrechens mit einem Antiemetikum entschieden ab. Ihr Verhalten ist abweisend. Die Pflegende geht auf die Patientin ein und erfährt die Bedeutung und Gründe des Verhaltens (die Patientin möchte so wenig Medikamente wie möglich einnehmen). Dabei gewinnt die Patientin wieder Vertrauen, sie ist wieder offener für eine Beratung zur Linderung von Übelkeit und Erbrechen. Gleichzeitig ist die Pflegende offen für die Sorgen und Anliegen des Ehemannes und der Kinder und hilft ihnen durch Information und Empathie dabei, die Situation zu verstehen und zu akzeptieren.
Sich für den Patienten einsetzen	• erfasst Bedürfnisse (z. B. spirituelle Bedürfnisse) der krebskranken Patienten und ihrer Angehörigen und integriert diese in die Pflegearbeit • unterstützt die Patienten in der Wahrnehmung ihrer Rechte, ihrer Autonomie und Entscheidungsfreiheit • reflektiert das eigene Handeln und die eigene innere Haltung, um so deren Einfluss auf Entscheidungen und den Umgang mit der Patientin bzw. seiner Familie wahrzunehmen **verfügt über** rechtliche und ethische Kompetenz	Die Pflegende weiß, dass die Patientin im Moment nicht offen mit ihrem Mann und ihren Kindern über ihre Erkrankung reden kann und will. Die Patientin fühlt sich unter Druck gesetzt, da viele Informationen in Broschüren dazu raten, in der Familie offen mit der Erkrankung umzugehen. Die Pflegende diskutiert im betreuenden Team die Situation kontrovers und setzt sich für den Wunsch der Patientin ein.
Koordinieren	• nimmt eine zentrale Rolle bei der Koordination einzelner Gesundheitsleistungen für Krebskranke und ihre Familien ein: Innerhalb der Klinik sowie auch bei der Koordination verschiedener Gesundheitsleistungen außerhalb der Klinik vor allem bei der Entlassungsplanung aus dem Akutkrankenhaus • übernimmt dabei Verantwortung und trägt zu einer patientenorientierten und wirtschaftlichen Ablauforganisation bei • ermöglicht dadurch die Verbesserung der integrativen Versorgung während der verschiedenen Phasen der Erkrankung des krebskranken Menschen und ihrer Familien: Erstdiagnose, instabile und stabile Phasen, Verschlechterung und Sterben **verfügt über** organisatorische Kompetenz und Führungskompetenz	Die Pflegende koordiniert die Anordnung einer hochkalorischen Ernährung und den Besuch der Ernährungsberaterin. Diese und die Ärztin werden rechtzeitig von der Pflegenden darüber informiert, dass die Patientin es nach wie vor eher in Kauf nimmt, dass ihr übel ist, als zu viele Antiemetika einzunehmen. Sie regelt und organisiert rechtzeitig die logistischen Fragen der Medikamentversorgung vor der Entlassung.
Organisieren	• formuliert Kriterien zur Effektivität und Effizienz in der Pflege krebskranker und ihrer Familien z. B. überprüft sie neue onkologische Pflegekonzepte auf ihre Wirksamkeit und Wirtschaftlichkeit hin • übernimmt Leitungsverantwortung innerhalb von Gruppen, welche die Effektivität und Effizienz dieser Pflege zum Ziel haben • arbeitet bei Leitungsaufgaben innerhalb der Pflege mit und/oder unterstützt leitende KollegInnen bei deren Aufgaben, z. B. im Sinne einer pflegefachlichen Beratung • setzt sich für eine patienten-und bedarfsorientierte Optimierung von Arbeitsabläufen, die eine fachlich kompetente und anspruchsvolle Pflege garantieren können, ein • arbeitet mit im Qualitätsmanagement mit dem Ziel, die Betreuung von krebskranken Menschen und deren Familien auf einem hohen Qualitätsniveau zu halten • unterstützt die Entwicklung neuer Pflegekonzepte, ihr Beitrag ist hier v. a. das Einbringen von aktuellen pflegefachlichen Erkenntnissen, die bei der Einführung neuer Pflegekonzepte Berücksichtigung finden müssen. **verfügt über** betriebswirtschaftliche Kompetenz, Führungskompetenz, organisatorische Kompetenz, rechtliche Kompetenz	Auf der Station kommt der Patientin das Primary Nursing System zugute: Sie hat eine erkennbare Ansprechpartnerin. Das Primary Nursing System schafft durch direkte Informationswege Chancen zur effektiven und effizienteren Betreuung der Patienten innerhalb der Klinik. Die Pflegende hat beim Einführungsprozess maßgeblich mitgewirkt. Der Klinikaufenthalt der Patientin wird genau dokumentiert und evaluiert. Die Pflegende evaluiert gemeinsam mit der Stationsleitung und den Ärzten, ob die vorgesehene Verweildauer der Patientin mit adjuvanter Chemotherapie zeitlich eingehalten und fachlich vertretbar durchgeführt wurde. Innerhalb der Organsiation ist sie, was die fachlich sichere bis angemessene Umsetzung der Pflege betrifft, gegenüber anderen Mitarbeiterinnen weisungsbefugt.

Bei der Forschung mitwirken	• arbeitet mit in Projekten zur Anwendung von Forschungs-ergebnissen • entwickelt Forschungsfragen und -aufträge aus der Praxis • arbeitet in Forschungsprojekten mit • wirkt konstruktiv und kritisch bei der Umsetzung von Forschungsergebnissen mit **verfügt über** Grundlagen im Bereich Forschungskompetenz, fachtheoretische und fachpraktische Kompetenz	Eine interdisziplinäre Arbeitsgruppe hat im Klinikum evidenzbasierte Leitlinien für den prak-tischen Umgang mit krebskranken Patienten mit Fatigue entwickelt. Die Pflegende ist mit für die Einführung dieser Leitlinien verantwortlich. Bei mittlerer und schwerer Fatigue der Patientin wird sie primäre Faktoren für Fatigue (Schmerz, seelische Belastung, Schlafstörungen, Anämie, Hypothyreose) abklären lassen.

Berufs- und gesellschaftspolitisch aktiv sein	• nimmt den gesellschaftlichen Auftrag in der Gesundheitsver-sorgung von Krebskranken zusammen mit anderen Gesund-heitsberufen wahr und setzt sich mit der Rolle der Pflege in diesem Kontext auseinander.
	• setzt sich für die Belange der Krebskranken und ihrer Familien ein
	• wirkt mit bei der Weiterentwicklung des Pflegeberufs, ins-besondere des onkologischen Fachbereichs
	  – innerhalb der eigenen Arbeitswelt (z. B. interdisziplinäre Fortbildungen)
	  – innerhalb des Gesundheitswesens (z. B. durch Erschließung neuer Arbeitsfelder für onkologische Pflegekräfte)
	  – in der Fachöffentlichkeit und in der allgemeinen Öffentlich-keit (z. B. durch Publikationen, Vorträge, Arbeit mit Förder-vereinen)
	• engagiert sich für die eigene berufliche Fortbildung und „lebenslanges" Lernen
	• setzt sich für ein bundes- (bzw. europa-) weites einheitliches Qualitätsniveau in der Weiterbildung Onkologie und in der Ver-sorgung Krebskranker und ihrer Familien ein
	• entwickelt Selbstkompetenz: achtet auf eigene Psychohygiene und nützt Möglichkeiten der Selbstentlastung
	
	verfügt über
	berufspolitische Kompetenz, Interdisziplinäre Kompetenz, Selbstkompetenz
		Nach der Entlassung kann die Patientin die Pflegende bei Problemen anrufen. Das Nach-sorgetelefon für Patienten und deren An-gehörige wurde von der Pflegenden innerhalb ihrer Abteilung aufgebaut.
		Die Pflegende hält Vorträge über dieses spezielle Nachsorgesystem, sie veröffentlicht das Konzept und die Erfahrungen in einem Fachartikel und nimmt an einer Beratungsaktion für die Öffent-lichkeit zu diesem Angebot teil.

Literatur

KELLNHAUSER, E. u. a. (2003): Berufskompetenzen professionell Pflegender. Hrsg.: Deutscher Bildungsrat für Pflegeberufe (DBR). Berlin, Göttingen, Wuppertal.
RADWIN, L. (2000): Oncology Patients' Perceptions of Quality Nursing Care. Research in Nursing & Health, 23, 179-190.

Die Bundesarbeitsgemeinschaft der Leitungen der Weiterbildungsstätten für die Fachkrankenpflege in der Onkologie freut sich über kritisch konstruktive Rückmeldungen. Die Diskussion sollte aus unserer Sicht von einem gemeinsamen Engagement für eine qualitativ gute Pflege Krebskranker und ihrer Familie getragen sein.

Januar 2005

Kontakt:
E-mail: fachpflege.onkologie@web.de · Tel.: 06421-28-62774

Kompetenzprofil der BAGL

download unter:

http://www.kok-krebsgesellschaft.de/content/pdf/bag_aufgabenprofil_05_04_04.pdf

Erhebungsbogen zur Schmerzeinschätzung

Datum: _____

Patientenname _____ Alter _____ Station _____

Diagnose _____ Arzt _____

_____ Pflegender _____

I. Lokalisation: Patient oder Pflegender markiert die Zeichnung.

rechts links

rechts links

links rechts

rechts links

rechts links links rechts

links rechts

links rechts

rechts links links rechts

II. Intensität: Patient bestimmt die Schmerzstärke. Verwendete Skala:

Aktueller Zustand: _____

Stärkstes Schmerzmaß: _____

Schwächstes Schmerzmaß: _____

Akzeptables Schmerzmaß: _____

III. Qualität: (Verwenden Sie eigene Worte des Patienten, z.B. stechend, dumpf, brennend, klopfend, ziehend, spitz)

_____

IV. Beginn, Verlaufsform, Rhythmus: _____

V. Art des Schmerzausdrucks: _____

VI. Was lindert die Schmerzen? _____

VII. Was verursacht/verstärkt die Schmerzen? _____

VIII. Auswirkungen der Schmerzen: (Vemerken Sie einen reduzierten Allgemeinzustand, herabgesetzte Lebensqualität.)

Begleitsymptome: (z. B. Übelkeit) _____

Schlaf: _____

Appetit: _____

Körperliche Aktivitäten: _____

Beziehung zu anderen: (z. B. Reizbarkeit) _____

Gefühle: (z. B. Ärger, Neigung zur Selbsttötung, Weinen) _____

Konzentrationsfähigkeit: _____

Anderes: _____

IX. Zusätzliche Bemerkungen: _____

X. Pflegeplan: _____

Darf für die klinische Praxis vervielfältigt werden. Georg Thieme Verlag aus McCaffery, M; Beebe, A und Latham, J; Osterbrink, J. (Hrsg.): Schmerz. Ullstein Mosby, Berlin/Wiesbaden 1997

Beschwerden im Mund nach Chemotherapie

Was kann ich tun?

Informationen und Pflegetipps für Patientinnen und Patienten in ambulanter Behandlung

Was verändert sich im Mund durch die Chemotherapie?

Die Chemotherapie soll verhindern, dass Tumoren oder andere kranke Zellen (z. B. bei Leukämie) weiter wachsen. Die Therapie hat aber nicht nur eine Wirkung auf kranke Zellen, sie schädigt teilweise auch gesunde Zellen. Vor allem Haare, Blutzellen und Schleimhäute sind betroffen.

Die Mundschleimhaut wird nach der Chemotherapie dünn und empfindlich. Sie können sich dann leicht verletzen, z. B. beim Zähneputzen, oder wenn Sie eine schlecht sitzende Prothese haben. Es kann aber auch von allein zum Wundsein kommen.
Durch die Chemotherapie verringert sich oft die Zahl der weißen Blutkörperchen. Sie sind für die Abwehr von Krankheitserregern zuständig. Wenn Sie zu wenige weiße Blutkörperchen haben, sind Sie besonders anfällig für Entzündungen – auch im Mund.

Genauso kann die Zahl der Blutplättchen nach der Therapie abfallen. Wenn das bei Ihnen der Fall ist, neigen sie leicht zu Blutungen, z. B. Zahnfleischbluten.

Die ersten Veränderungen im Mund treten meist ein paar Tage nach Beginn der Chemotherapie auf. Sie heilen dann in der Regel nach zwei bis drei Wochen wieder ab. Mindestens jede dritte Patientin bzw. jeder dritte Patient ist von diesen Veränderungen betroffen.

Wie wirken sich die Veränderungen aus?

Die Veränderungen können sehr verschieden sein. Die Art der Medikamente hat Einfluss darauf, wie schwer die Auswirkungen sind. Fragen Sie Ihren Arzt oder Ihr Pflegeteam, womit Sie bei Ihrer Chemotherapie rechnen müssen.

Man kann aber nicht genau voraussagen, welche Beschwerden bei Ihnen auftreten werden. Jeder Patient reagiert anders auf die Therapie.

Bekannte Beschwerden sind:

- veränderter Geschmack
- trockener Mund
- aufgesprungene Lippen, Bläschen
- belegte Zunge

- weiße Beläge
- wunde oder offene Stellen
- starke Rötung

- geschwollenes Zahnfleisch
- Zahnfleischbluten
- Kratzen im Hals, heisere Stimme

- Schluckbeschwerden
- Schmerzen
- Fieber

Schauen Sie jeden Tag in Ihren Mund, um Veränderungen rechtzeitig festzustellen. Sie brauchen dazu einen Spiegel und gutes Licht. Ihr Pflegeteam oder Ihr Arzt zeigen Ihnen, wie Sie das am besten machen. Die Zahnprothese muss vorher herausgenommen werden.

Wie kann ich Beschwerden vorbeugen?

Es ist nicht immer möglich, Beschwerden zu vermeiden. Aber Sie können doch einiges tun:

- Nach jedem Essen Zähne putzen
  Putzen Sie sanft mit einer weichen Zahnbürste und einer milden Zahnpasta. Reinigen Sie auch die Zahnprothese gründlich, sofern Sie eine haben.
- Mehrmals am Tag gründlich gurgeln
  Gurgeln Sie in Mund und Rachen. Geeignet sind Wasser, Sprudelwasser, warmes Salzwasser (1 Teelöffel Salz auf ½ Liter Wasser) oder Tee (z. B. Salbei). Nehmen Sie das, womit Sie gut zurechtkommen.
- Lippen geschmeidig halten
  Benutzen Sie eine Lippencreme. Fettstifte sind aus hygienischen Gründen ungeeignet.
- Ausreichend trinken
  Trinken Sie mindestens 1,5 – 2 Liter Flüssigkeit pro Tag, um den Mund feucht zu halten.
  Meiden Sie schleimhautreizende Stoffe:
- alkoholhaltige Mundwasser (z. B. aus der Drogerie; sie trocknen den Mund aus)
- saure, scharfe, heiße oder harte Speisen
- Nikotin, Alkohol

Was kann ich bei Beschwerden tun?

- Gurgeln Sie häufig – so oft, wie es Ihnen gut tut.
- Trinken Sie viel.
- Bei Entzündungen ist es besser, die Zahnprothese nur zum Essen zu tragen.

Das hilft gegen *leichte* Schmerzen:

- kühle Getränke, Eiswürfel (probieren Sie auch gefrorenen Tee oder Saft)
- kalte Speisen (z. B. Joghurt, Milkshakes, Geleespeisen)
- weiche Speisen (z. B. Pürees, gebundene Suppen)

Bei *starken* Schmerzen benötigen Sie zusätzlich ein Schmerzmittel. Fragen Sie dazu Ihren Arzt.

Vielleicht hatten Sie früher schon einmal eine Halsentzündung oder eine wunde Stelle im Mund. Überlegen Sie, was Ihnen geholfen hat.

Melden Sie sich bei Ihrem Arzt oder Pflegeteam, wenn Sie an einem der folgenden Probleme leiden:

- wunde oder offene Stellen im Mund
- weiße Beläge im Mund
- Schluckbeschwerden

- Schmerzen im Mund
- starkes Zahnfleischbluten
- Fieber

Diese Seite kann für den Einsatz in der Klinik oder Praxis kopiert werden.

Sachverzeichnis

A

ABCD-Regel 319
Abdominalchirurgie
– Entlassungsplanung 275
– Mobilisation 329
– Nahrungskarenz 273
– Schmerzen, postoperative 274 f
Abführmittel 235
Abgeschlagenheit 282
ABL-Gen 99
Abrasio, fraktionierte 327
Absaugen 314, 370
Abschiednehmen 353
Abstoßung 138 f
Abszess, analer 236
Acetylsalicylsäure 194, 220
Actinomycin 119
Adapterprotein 123
Adenin 116
Adenokarzinom 94
– bronchiales 249 f
– duktales 268
– ösophageales 269
Adenom 93
Adenomatose, familiäre 266
Adenosintriphosphat (ATP) 123
Adhäsion 273
Adhäsionsmolekül 100 f
Adipositas 24 f, 104, 327
Adriamycin, Kardiotoxizität 291
Aerodigestivtrakt
– Plattenepithelkarzinom 29 f
– Tumor 308
Aflatoxin 97
Afterloading-Technik 142
Ageusie 155
Agranulozytose 191
Aktionismus 370
Aktivität 24, 35 f
– Energie erhaltende 186
Aktivkohlekompresse 199, 201
Aktiv-Sauerstoff 234
Akupunktur 169
Akut-Phase-Reaktion 153 f
Alant-Wurzelöl 234 f
Alemtuzumab 132
Alginate 199 ff
Alkaloide 120
Alkoholkonsum 22 ff, 30, 104
– Kopf-Hals-Tumor 308
– Pankreaskarzinom 268
Alkoholsuchterkrankung 312, 315
Alkylanzien 97, 119 f
Alkyllysophospholipide 118
Allergie 323
Allergische Reaktion 126
Allgemeinzustand 251
Allopurinol 119
Aloe vera 235 ff
Alopezie s. Haarausfall
Alter 102 f
Amine 26, 97
Aminosäure 116
Amsacrin 118 f
Anabolika 29
Anaerobier 234
Analgetika 220 ff
– Atemdepression 71

– Kindesalter 290
– Terminalphase 371 f
Analgetikagabe
– intravenöse 371
– parenterale 221
– subkutane 221
Analkarzinom 110, 266
Analpflege 280
Analtampon 198, 280
Anämie
– aplastische 183
– Definition 195, 285 f
– Knochenmarkdepression 190
– Kolonkarzinom 266
– Leukämie 282
– Maßnahmen 195 f
– Müdigkeit 183
– refraktäre 282 f
– Symptome 195, 285
– Therapie 188
Anamnese, biografische 243 f
Anastomose
– biliodigestive 114
– Druckbelastung 273
– Ernährung 155
Anastomosendehiszenz 276
Anastomoseninsuffizienz 267, 274
Anastomosenschwellung 273
Androgenproduktion 121
Androgenrezeptor 300
ANE-Syndrom 161
Angehörige 334
Angehörigen-Begleitung 355 f, 362 ff
Angehörigenberatung 168
Angiogenese 100, 130
– Hemmung 122, 130 f
Angiom 95
Angiosarkom 95, 97
Angiostatin 131
Angst 183, 233, 357 f
Anionenaustauschharz 177
Anisokaryose 92
Anisonukleose 92
Anordnungsbefugnis 80 f
Anorexia-Nausea-Emesis-Syndrom 161
Anorexie 151 f
Anschlussheilbehandlung (AHB) 31, 34
Anthrazykline 119, 259
Antiandrogene 300
Anti-Aromatasewirkstoff 259 f
Antibiotika 119 f, 173
Anti-CD20-Antikörper 132
Anti-CD52-Antikörper 132
Anticholinergika 371
Antidepressiva, trizyklische 222
Anti-EGFR-Antikörper 99
Antiemetika 168 f, 289
– Nebenwirkung 179
– Wirkort 163
Antifolate 118 f
Antigene 125
Anti-Gen-Therapie 124
Anti-HER2-Antikörper 99
Antikonvulsiva 306, 222
Antikörper
– bispezifische 126
– chimäre 132
– EGF-R-Blockade 129
– gekoppelte 32
– humanisierte 126, 132

– monoklonale 121
– murine 126, 132
Antikörpertherapie 125 f, 132
– Mammakarzinom 260
Antimetaboliten 118 f
Anti-Onkogene 98
Antioxidanzien 25, 158
Antisense-Oligonukleotide 124, 133
Antiseptika 199, 204
Antrieb, verminderter 184
Antriebslosigkeit 195
Aphasie 307
Aphten 233
Aplasie 137 f, 290 f
Aplastisches Syndrom 190
Apoptose 90
– Definition 100
– Induktion 122, 127 ff, 132 f
Apoptose-Regulator 99
Appell 342
Appetitmangel 254
– Ernährungshinweis 155
– pflegerische Maßnahmen 255
Arbeitsplatz 25
– rauchfreier 22 f
Arbeitsstoffe, krebserregende 28
Arbeitsvertrag 80
Arbeitsweise, Rücken schonende 246
Area postrema 162 f
Aromastream 233
Aromatasehemmer 36
Arrosion 317
Arsen 105
Arteria mesenterica inferior 267
Arzneimittelwechselwirkung 123 f
Arzt/Pflegekraft-Patienten-Verhältnis 66
Arztfachhelferin 10 f
Arzthelferin 9
Asbest 95, 250
ASE = atemstimulierende Einreibung 241 ff
Asparaginase 120 f
Aspergillus flavus 97
Aspirationsgefahr 273
Assessment 3, 16, 296
Assessmentinstrument 262
Astrozytom 303, 305
Aszites 139, 274, 328
Atemerleichterung 255
Atemnot 253 ff
Atemrhythmus 242, 370 f
Atemwegsbefeuchtung 314
Atmung, postoperative 275
ATP = Adenosintriphosphat 123
Atypie 92
Audit 384
Aufklärung 67, 306
Auflichtmikroskopie 319
Aufmerksamkeit 247
Aufmerksamkeitsstörung 84
Aufrichten, schonendes 329
Ausfall, neurologischer 307
Ausfluss, vaginaler 325 f
Autonomie 64, 66, 367

B

Bakterienfilter 198
Ballaststoffe 176, 179 f
Barrett-Karzinom 269

Barrettschleimhaut 269
Basale Stimulation 239 ff
– – ASE 241 ff
– – Berührungsqualität 243 f
– – Wirkprinzip 242
Basalzellkarzinom 91, 318, 321 f
Basalzellnävussyndrom 321
Baseler Leitfaden 75 f
Basisplatte 277
Bauchumfang, Zunahme 328
Bcl-2 100
Bcl-2-Hemmung 132 f
Bcr-Abl-TK 133
Beckenbodentraining 330
Bedürfnismodell 52
Befindlichkeit 247
Begrüßung 243
Behandlungsabbruch 69 f
Behandlungspfad, klinischer 388
Behandlungsverweigerung 70
Beihilfe zum Suizid 71
Beinbeutel 279
Belastung, berufliche 246
Benefiber Ressource 280
Benzol 105
Beratung 343 f
– sozialrechtliche 264
Beratungsbedarf 400
Berufsausbildung 65
Berufsbild 2, 9 ff
Berufskodex 65
Beruhigung 242
Berührung 242 f
Bestatter 377 ff
Bestattung 377 ff
Bestattungspflichtige 379
Bestattungsrecht 379
Bestrahlung s. Strahlentherapie
Bestrahlungsfeld 146
Bestrahlungsmaske 146
Bestrahlungsschutzöl 237
Bestrahlungstechnik 141 f
Betäubung 88
Betreuungsrecht 84
Betreuungsverfügung 68
Bettruhe 287
Bevacizumab 131 f, 260
Bewegung 247 f
Bewegungskonzept, funktionales 245
Bewegungsunterstützung 248
Bewegungsverhalten, spiraliges 247 f
Beziehungserfahrung 247
BH3-Protein 133
Biologie 90 ff
Biopsie 111 f
Bisphosphonate 222, 260
Bittersalz 180
Blähungen 156, 180
Blasenentzündung 139
Blasenkrebs 26 ff
Blasten 95
Bleomycin 119 f
Blockade, neurolytische 222
Blut im Stuhl 266
Blutbildung 189 f, 285
Bluterguss 287
Blutstammzellen, periphere 137
Blutung
– intraorale 205
– prophylaktische Maßnahmen 194 f
– Thrombozytopenie 194
– vaginale 325, 327
– zerebrale 194, 287
Blutungszeit 194
Blutzuckerwert 306

Bobath-Konzept 307
Body Mass Index (BMI) 25, 150
Borderline-Tumor 95
Borreliose 323 f
Bortezomib 133, 171
Bottom-up-Modell 73
Brachytherapie 141 f
– intrakavitäre 142
– Kopf-Hals-Tumor 310
– Prostatakarzinom 300
– Stomaversorgung 279
Bradykinin 230
Braun-Anastomose 268
BRCA-1/-2 257
Brechreflex 163
Brechzentrum 162 ff
Bronchialkarzinom 28, 249 ff
– Beratung 255
– kleinzelliges 250, 252 f
– Mortalitätsrate 103 f
– nicht-kleinzelliges 250 ff
– Pflege 253 ff
– Pflegedokumentation 256
– Prognose 252 f
– Risikofaktor 28
– Stadieneinteilung 250 f
– Symptom 28
– Therapie 251 ff
Bronchitis 234 f
Bronchoskopie 250
Broviac-Katheter 294
Brückenpflege 33, 391 f
Brust, Selbstuntersuchung 26, 258
Brustamputation 212
Brustasymmetrie 257
Brusterhaltung 258 f
Brustkrebs s. Mammakarzinom
Brustprothese 264 f
Bryostatin 134
B-Symptom 282
Buprenorphin 220 f
Burkitt-Lymphom 97
Busulfan 119
B-Zellen 96, 125
B-Zell-Lymphom 283 f
– kutanes 323 f

C

Calcitonin 222
Camptothecinderivate 120
Capecitabine 120, 171
Capitationsmodell 399
Carbamazepin 290
Carboplatin 119
Carcinoma in situ 257
Carmustin 119, 163
Case Management 15 f, 391, 400 ff
– Vorteil 16 f
– Ziel 402
Caspase 100, 127 f
-Catenin 100
Cava-Typ, Metastasierung 101
CCT (craniale Computertomografie) 107
CD20-Molekül 121
CD55 132
CD95 128
CDKs 99
Cetuximab 129 f, 132
Charta für Kinder im Krankenhaus 293
Chemorezeptoren-Trigger-Zone 162 f
Chemotherapie
– Bronchialkarzinom 252 f
– Diarrhö 171 f

– Emetogenität 164
– Ernährung 156 f
– Flussdiagramm 117
– Folgestörung 32 f
– intraperitoneale, hypertherme 115
– Kardiotoxizität 37
– Kindesalter 289
– Kombinationsverfahren 144
– konditionierende 137
– Nebenwirkung 37, 46, 151 f
– Spätfolgen 291
– Übelkeit 163 f
– Ziel 191
Cheyne-Stokes-Atmung 370 f
Chimärismus 138
Chlorambucil 119
Chlorophyll-Lösung 199
Choledochusstent 268
Cholinerges Syndrom 172, 176
Chondrom 95
Chondrosarkom 95
CHOP-Schema 117, 284
Chorionkarzinom 96
Chromosom 116 f
Ciclosporin A 139
Cilengitide 131
CINE = chemotherapieinduzierte Nausea
    und Emesis 163 f
Cisplatin 119, 163
– Kopf-Hals-Tumor 310
– Toxizität 120, 291
c-Kit TK-Inhibitor 133
Clinical Pathways 388 f, 392
Clostridium difficile assoziierte
    Diarrhö (CDAD) 173
Colestyramin 177
Colon-ascendens-Karzinom 114
Colon-transversum-Karzinom 114
Common Toxicity Criteria (NCI) 174
Compliance 343
Computertomografie (CT) 107 f
Cornu cutaneum 322
COX2-Hemmer 220
C-reaktives Protein 154
cTNM 112
Cuffdruck 314
Cyclooxygenase-2 131
Cyclophosphamid 119, 163
Cytarabin 118
Cytochrom-P-System 123
Cytosin 116, 119
Cytosinarabinosid 120

D

Dacarbazin 119, 163
Darmatonie 179, 275
Darmdekontamination 290
Darmentleerung 181, 272
Darmepithel, zerstörtes 171
Darmkrebs s. Kolorektales Karzinom
Darmoperation, Resorptionsstörung 274
Darmreinigung, orthograde 272, 330
Darmsekret 170
Darmtätigkeit, postoperative 274 f
Dasatinib 123, 130, 133
Da-Sein 246 f
Datenbank 49 f
Dauertyp 344
Daunorubicin 119
De Toni Debré Fanconi-Syndrom 291
Débridement 198
Defäkationsreflex 177 f
Dehydratation 174 f, 371

Dekubitus 196, 366 ff
– Wundassessment 367
Delegation 81, 84
Delegationsfähigkeit 85 f
Deliktshaftung 83 f
Demografischer Wandel 102 f
Depression 151, 183 f, 357 f
Dermoidzyste 96
Desorientiertheit 353
2-Desoxycoformicin 120
Desoxyribose 116
Deutsche
– Krebsgesellschaft 3
– Leukämie-&Lymphom-Hilfe (DLH) 348 ff
Dexpanthenol 197
Diabetes mellitus 268, 274, 327
Diagnosesicherung 111 f
Diagnoseverfahren 105 ff
Diagnosis Related Groups (DRGs) 391, 393, 400
Diarrhö 170 f
– akute 176
– Assessment 174
– chemotherapiebedingte 171 f
– Common Toxicity Criteria (NCI) 174
– Differenzialdiagnose 172
– Ernährung 176
– motilitätsbedingte 171
– osmotische 171
– paradoxe 170
– sekretorische 171
– bei Sondenernährung 173
– Strahlentherapie 172 f
– Therapie 174 ff
– verzögerte 176
Diätberatung 158 f
Diathermie 228
Dickdarmadenom 93
Dickdarmkarzinom s. Kolorektales Karzinom
Dickdarmstoma 114, 156
Diclofenac 220, 227
Dienstübergabe 374 ff
Dignität 91 f, 111
DIN EN ISO-9000-Normenreihe 383 f
Distanztyp 344
Diversionskolitis 276
DNA-Alkylantien 118
DNA-Doppelhelix 116, 120
DNA-Impfstoff 127
DNA-Microarray 122
DNA-Polymerasehemmer 118
DNA-Reparaturgen 98, 100
DNA-Replikation 116 f
DNA-Schädigung 98, 119 f, 141
DNA-Synthese, Interferenz 118 f
DNA-Viren 97
Docetaxel 120
Dokumentation, Lebensqualität 338 f
Dokumentationstyp 386
Donorlymphozyteninfusion (DLI) 139
Doppelhelix 116
Dosepainting 142
Doxorubicin 119
Drainage 274
DRGs 391, 393, 400
Druckgeschwür 366
Dumping-Syndrom 156
Dünndarmresektion 152
Duodenopankreatektomie, partielle 268
Durchblutungsstörung 229, 196
Durchbruchschmerz 227
Durchführungsverantwortung 84
Duschen 330
Dyschezie 170
Dysfunktion, erektile 297
Dysgerminom 96

Dysgeusie 155
Dysphagie 270
Dysplasie 92, 308
Dysurie 286

E

EACH-Charta 293 f, 297
EBN (Evidence-Based Nursing) 48 ff
E-Cadherin 100
ECOG Performance Status 251
Effleurage 229 f
EGF (epidermal growth factor) 128
EGF-R 128 f
EGF-R-TK-Inhibitor 123, 129 ff
Eierstock, Metastase 327
Einflussstauung, obere 250, 252
Eingriff, interventioneller 114
Einlauf 180, 330
Einreibung 232 f, 241
– atemstimulierende (ASE) 241 ff
– rhythmische 241 f
Einwilligung 66 f
Eisenmangel 285
Eiweißmolekül 115 f
Eiweißstoffwechsel 152 f
Eiweißzufuhr 158
Ekelgefühl 161, 212, 368
Elektrolytsubstitution 175
Elektrotherapie 228
Eltern 292, 296
Emesis 161
Emla-Pflaster 289
Empathie 343
Empfindung, basale 246 f
Empowerment 335
Endometriumkarzinom 326 ff
Endoskopie 108
Endosonografie 106
Endothelin-Blocker 131
Energieaufnahme, unzureichende 154
Energieumsatz 158
Energiezufuhr 157 f
Engraftment 138
Enteritis, radiogene 157
Entlassungsmanagement 390 ff
– Assessment 394
– Ergebnisse 396 f
– Evidenzbasierung 394 f
– Expertenstandard 392 ff
– Kernbereich 393 f
– Kontrollstudie 395
– Literaturanalyse 392
– Patienteninformation, ressourcen-
  stärkende 394
– Standarditems 393, 395 f, 401
Entlassungsplanung 393, 396
Entscheidungsfindung 48, 51
– bei Behandlungsabbruch 69 f
Entscheidungsfreiheit 64
Entscheidungshilfe 49
Entspannungstechnik 168
Entwicklungsdefekt 321
Entwicklungsmodell 52
Entwicklungsstörung, psychomotorische 291
Entzündung 92, 158
Enzyme 120
EONS (European Oncology Nursing Society) 5,
  7 f
Ep-CAM 132
Ependymom 302 ff
Epidemiologie 102 ff
Epitheliolyse 280
Epstein-Barr-Virus 97, 138, 308

Erbrechen 151, 161 ff
– antizipatorisches 164
– Assessment 166
– Beratungsgespräch 167
– chemotherapieinduziertes 163 f
– Dokumentation 169
– Ernährungsberatung 155, 167 f
– Folgen 165
– Mangelernährung 151
– Pflegeintervention 167 ff
– postoperatives 273
– Symptomlinderung 167
– Therapie 168 f
– verzögertes 164
Erektionsstörung 217
Ergotherapie 228
Erlotinib 129
Ernährung 24 f
– ballaststoffreiche 179
– bei besonderen Problemen 155
– bei Chemo-/Radiotherapie 156 f
– nach Darmoperation 273 f
– enterale 157
– Krebsrisiko 104
– Magenkrebs 29
– bei Operationen 155 f
– parenterale 157, 255
– – beim Kind 290
– Radiotherapie-Diät 280
– Sterbephase 157
– unterstützte 255
Ernährungsanamnese 159
Ernährungsberatung 158 ff, 167 f
Ernährungsdiagnostik 154
Ernährungsprotokoll 154
Ernährungssonde 108, 315
Ernährungsstörung 150 ff
Ernährungstagebuch 255
Ernährungstherapie 154 ff
Ernährungszustand 153
Erreger, infektiöse 105
Erschöpfung 37, 182 f
Erythrodermie 324
Erythroplakie 308
Erythroplasie Queyrat 322
Erythropoetin 183, 188
Erythrozyten 183, 189 f, 285
– Lebensdauer 195
Erythrozytentransfusion 195, 290
Ethik 62 ff
– Paliativmedizin 70
– Prinzipien 64 f
– spezielle Problemfelder 69 ff
– Sterbehilfe 70 f
– Urteilsbildung 75
Ethikberater, klinischer 73 ff
Ethikberatung, klinische 74 ff
– – Baseler-Leitfaden 75 f
Ethikkodex 65
Ethikkommission 72
Ethikkomitee, klinisches (KEK) 72 f
Etoposid 118, 120
European Oncology Nursing Society 7 f
Evaluation 265
Evidence-Based Nursing (EBN) 48 ff
Expertenstandard 392
Exspiration 242
Extensive disease 250, 252
Extremitätenperfusion, hypertherme 114 f
Exulzeration 317
Exzisionsbiopsie 111

F

Fahrlässigkeit 83
Fallbesprechung 74 ff
Familie 362
Farnesyltransferase-Inhibitor 134
Fastentest 171
Fatigue 37, 181 ff
– Aktivität, Energie erhaltende 186
– Assessment 185
– Beratung 185 ff
– Definition 182
– Evaluation 188
– Häufigkeit nach Tumorart 285
– Pflegeziel 185
– pharmakologische Intervention 186, 188
– Selbstbeurteilung 185
– Symptome 184
Fentanyl 220
Fentanyl-Pflaster 221, 290
Fernmetastase 92
Fertilitätsstörung 214, 292
Fett, tierisches 27, 29, 104
Fettabbau 152 f
Fettsäuren 156 f
Fettsäurenmalabsorption 173
Fettstoffwechsel 152 f
Fettstuhl 152
Fettunverträglichkeit 156
FGF-R 130
Fibrinbelag 199 f
Fibroadenom 93
Fibroblastenwachstumsfaktor (FGF) 99
Fibrom 95
Fibrosarkom 95
Fieber 174, 286 f
Finalphase 353
Fissur 280
Fistel 326
Fitness, körperliche 37 f
Fixierverband, silikonbeschichteter 198
Flavopiridol 134
FLT3-Kinase 134
5-Fluorouracil 118 ff, 171
– Kopf-Hals-Tumor 310
– Schleimhautschädigung 206
Flupirtin 220, 222
Flüssigkeitszufuhr 157, 175, 206
Folienverband 197
Folinsäure 118 f
Fotosensibilität 291
Fragebogen
– Krankheitsbewältigung 334 f
– Lebensqualität 337 f
Fraktionierung 145
Freiburger Fragebogen 335
Freie Radikale 25
Freiheit 66, 84
Friktion 229, 231
Frühkarzinom 270
Führungsverantwortung 83
Fumagilin 131
Funktionsprotein 115
Funktionsstörung, gonadale 291
Fürsorge 67
– Modell 52
– Pflicht 87
– Theorie 54 f

G

G1-Phase 115 f, 119
G2-Phase 115, 119
Gallengangsstent 114

Gallensäurenmalabsorption 173
Gamma-knife 142
Ganglionblockade 222
Gangunsicherheit 307
Ganzkörperbestrahlung 140, 191
Ganzkörper-CT 107
Ganzkörperwahrnehmung, beruhigende 243
Gastrektomie 156, 271
Gastritis, chronisch-atrophische 29
Gastrojejunostomie 114
Gastroskopie 108, 282
Gastrostomie, endoskopische, perkutane
   (PEG) 108, 157, 315
G-CSF 137 f
Gebärmutterhalskrebs s. Zervixkarzinom
Gefäßarrosion 317
Gefäßneubildung s. Angiogenese
Gefäßruptur 368
Gefäßspasmus 229
Gefitinib 129
Gefühle 369
Gelatinase 100
Gen, Apoptose-regulierendes 98, 100
Genaddition 124
Genexpressionsprofil 122
Gentest 22
Gentherapie 122, 124 f
Gentuzumab-Ozogamin 132
Geruchsbildung 211
Geruchsbindung 199
Gesamtneutrophilenzahl 286
Geschmacksveränderung 151, 155, 206
Geschwisterkind 292
Gesicht, Veränderung 211
Gesichtsfeldausfall 307
Gespräch 342 f
Gestagentherapie 158, 328
Gesundheit, Protektivfaktor 20
Gesundheitsförderung 18 ff, 333
Gesundheits-Krankheits-Kontinuum 20
Gesundheitssystem, Ökonomisierung 400
Gesundheitsverletzung 84
Gewichtsverlust 28, 150 f
– Ernährungsdiagnostik 154
– Immunkompetenz 158
– Lymphom 282
– Magenkarzinom 270
Gingivahyperplasie 282
GIST-Tumor 133
GKV-Modernisierungsgesetz 398
Glaubersalz 180
Gleason-Score 297 ff
Glioblastom 301 ff
– Prognose 304
Glukokortikoide s. Kortikosteroide
Glukoneogenese 152 f
Glukoseumsatz 153
Glutamin 157
GnRH-Analoga 259 f
Goltz-Gorlin-Syndrom 321
Grading 93
Graft-versus-Host-Disease (GVHD) 137, 139
Granulationsgewebe 204
Granulozyten, neutrophile 205
Granulozytopenie
   (s. auch Neutropenie) 191, 205
Gray 145
Grippe-Symptomatik 183
Grounding 246 f
Guanin 116
Gürtelrose 138
GVHD = Graft-versus-Host-Disease 137, 139
Gynäkomastie 300

H

Haarausfall 212, 264, 291
Haarzellen-Leukämie 96, 119, 283
Hackung 231
Haftung
– deliktische 82 f
– zivilrechtliche 81 ff
Halsschmerzen 286
Haltung 364 f
Hämangiom 95
Hämatokrit 190
– Abfall 195
Hämatologische Erkrankung 281 ff
– Pflege 285 ff
Hämatopoese 189 f
Hämaturie 298
Hämoglobin (Hb) 37, 190
– Abfall 188, 195, 285
Hämoptyse 250
Händedesinfektion 192, 286
Handeln
– ethisch-moralisches 63, 66 ff, 77
–– bei Schmerzen 69
– pflegerisches 45, 54, 79 ff
Handhabbarkeit 19
Handlungsfähigkeit 333
Handlungskompetenz 63, 245
Handlungsmodell, prozesshaftes 56
Handlungsverantwortung 83, 86
Handstütz 255
Harnableitung, künstliche 278 f
Harndrang 328
Harnreservoir 278
Harnstoff 197
Hartmann-Stoma 275 f
Haut 211
– bleiche wächserne 353
– Marmorierung 353
– peristomale 276
– schuppige 197, 323
Hautablösung 236
Hautausschlag 130, 139
Hautblutung 195
Hautgefäßblutung 281
Hautirritation 235 ff
Hautkrebs 318 ff
– Prävention 28
– Risikogruppe 27 f
Hautlymphom 323 ff
Hautnekrose 239
Hautpflege 197 f, 280
Hautrötung 144, 257, 324
Hautschuppung 323
Hautschutzfilm 197 f
Hautveränderung, Naturheilmittel 235 ff
Hautverfärbung 323 f, 352
HDR-Brachytherapie 300
Heilverfahren (HV) 31 f
Heimvertrag 79
Heiserkeit 250
Helicobacter pylori 29, 98, 270
Hemikolektomie 112, 114, 267
Hemiplegie/-parese 307
HEPA (High Efficancy Particulate Air Filter) 286
Hepatitis-B-Virus 97
Hepatitis-C-Virus 97
Hepatoblastom 96
Hepatomegalie 281
HER1 128
HER2 99, 260, 256 f
HER-2/neu 129
Herpes zoster 138
Herzrasen 287
Herzrhythmusstörung 120

Hickman-Katheter 288, 294
HIFU (High intensity focused ultrasound) 300
Hiluslymphknoten, vergrößerter 249
Hirndrucksteigerung 162, 306
Hirnmetastase 101, 107
– Bronchialkarzinom 249 f
– Strahlentherapie 304
Hirnödem 164, 169, 306
Hirntod 352
Hirntumor 301 ff
– Anamnesegespräch 305
– Epidemiologie 303
– Komplikation 304 f
– Krankheitsbewältigung 306
– Krankheitserleben 307
– neurologische Ausfälle 307
– PDGF-R 130
– Pflege 305 ff
– Prognose 304
– Progression 307
– Spätfolgen 291
– Therapie 142, 302, 304
– Therapiebegleitung 306 f
Histamin 230
Histiozytom, fibröses, benignes 95
Histokompatibilitätsantigene (HLA) 136
Hitzeschock-Protein 134
Hitzewallungen 300
HLA-Merkmal 136
Hodenhochstand 28
Hodenkrebs 96
– Körperbildveränderung 213
– Prävention 28
– Risikogruppe 28
– Sexualitätsstörung 217
Hodgkin-Lymphom 96, 281 ff
– Therapie 284
Hodgkin-Zellen 96, 282
Hohlnadelstanzbiopsie 111
Homecare-Team 15 f
Homecareversorgung 12 ff
– Casemanagement 15 f
– Kompetenz 14
– Leistungserbringer 13 f
– Vorteil 16 f
– Zielgruppe 14 f
Honig, antibakterieller 238
Hormonablation, intermittierende 300
Hormonentzug 260
Hormonpräparat 26 f
Hormonrezeptor 259
Hormontherapie 215, 300 f
– Folgestörung 32 f
– Kombinationsverfahren 144
Horner-Syndrom 250
Hörstörung 291
Hospiz 5, 360 f
– und Palliativberatungsdienst (AHPB) 361
– und Palliativ-Pflegedienst (AHPP) 361
5-HT3-Antagonist 168 f
Huber-Nadel 294
Hungern, Überlebenszeit 157
Husten 28, 234 f, 250
Hutchinson-Zeichen 319
Hyalogranzäpfchen 280
Hyaluronsäure 203
Hydroaktivverband, transparenter 202
Hydrofase 201
Hydrogel 198, 200, 202
Hydrogenkarbonat 175
Hydrokapillarverband 202
Hydrokolloidverband 198, 202
Hydromorphon 220
Hydrotherapie 228
Hydroxyharnstoff 118 ff

Hydroxyurea 119
Hygiene 192
Hypalbuminämie 152
Hyperämisierung 229
Hyperkalzämie 250, 371
Hyperkeratose 324
Hyperlaktatämie 152
Hyperthermie 144 f
Hypertonie 139, 327
Hypopharynxkarzinom 308
Hypophysenadenom 302
Hypothyreose, strahlenbedingte 291
Hypoventilation 275
Hysterektomie 215, 329 f

I

Ibuprofen 220, 227
ICN Ethik-Kodex 65
Idarubicin 119
Identität, weibliche 215 f
Ifosmamid 119, 291
IGF = insulin growth factor 35 f, 128
IgG-Antikörper, monoklonale 131
Ikterus 139, 268
Ileostoma 156, 211, 276 f
Ileus 178 f
– Schmerztherapie 221
Imatinib 123, 130, 133
Imiquimod 321
Immunglobuline 125
Immunsuppression 137, 139
– Ernährung 155
Immunsuppressiva 118, 139
Immunsystem 138
Immuntherapie 32, 37, 122
– Fatigue 183
– spezifische 125 ff
– unspezifische 127
Impftherapie 126 f, 132
Impfung
– gegen Papillom-Virus 25 f
– nach Stammzelltransplantation 138
Induktionstherapie 284
Infektabwehr, lokale 205
Infektion
– Aplasie 138
– chronische 92
– Kardinalsymptom 193
– Karzinogenese 98
– beim Kind 290
– Neutropenie 191 f
– nosokomiale 192
Infektionsvermeidung 192 f
Infektneigung, erhöhte 151
Inflammationsprozess 153, 157
Informationsverarbeitung
– kognitive 19
– kognitiv-emotionale 19
Informationsweitergabe 342, 374
Informed Consent 67
Infusionsreaktion 126
Injektion
– intravenöse 85
– subkutane 221
Inkontinenz 170, 173, 198
– Prostatektomie 299 f
Inkontinenzeinlage 280
Inselzellkarzinom 268
Inspiration 242
Insulin 35
Insulinresistenz 152
Integrierte Versorgung 397 ff
Integrine 131

Interaktionsmodell 52
Interferon-α 127, 320
Interleukin-2 127
Interphase 115
Intervention 53
– Anordnung 57
– Wirksamkeit 48, 50 f
Interventionsstudie 48 ff
Interview 43
Invasion 100 f
Invasionstiefe nach Clark 319
Inzidenz 102
Inzisionsbiopsie 111
IPI-Score 284
Irinotecan 118, 120, 172
ISO (International Organization for Standardization) 383 f
Isolation, protektive 189
IV-Vertrag 398 f

J

Jod, radioaktives 97
Johanniskrautöl 237
Jojobaöl 233, 236
Juckreiz 220, 235 f

K

Kachexie 150, 158
Kaliumchlorid 175
Kalorienbedarf 254
Kälteanwendung 229
Kanülengröße 313 f
Kanülenwechsel 314
Kanzerogenese 98
Kardiakarzinom 114, 270
Kardiomyopathie 291
Kardiotoxizität 120, 291
Kariesprävention 155
Karotisarterie, Ruptur 317
Karzinogene 96 f, 105, 322
Karzinom 93 ff
– anaplastisches 95
– Differenzierungsmerkmal 94
– embryonales 96
– endophytisches 94
– exophytisches 93
– multizentrisches 94
– muzinöses 94 f
– ulzerierendes 94
– undifferenziertes 95
Karzinosarkom 95
Kastration 300
Katheterisierung 87
Katheterplatzierung 115
Kathetersystem 287 f, 294
Kehlkopfkrebs s. Larynxkarzinom
Keimbahntherapie 124
Keimzelltumor 93, 96, 288 f
Keratinozyten 318
Keratinozyten-Wachstumsfaktor 206
Keratose, aktinische 322 f
Kernhyperchromasie 92
Kern-Plasma-Relation 92
Kernpolychromasie 92
Kernpolymorphie 92
Kernspinmammografie 258
Kernspintomografie s. Magnetresonanztomografie
Killerzellen, natürliche 36
Kinase, Cyclin-abhängige (CDKs) 98 f, 134
Kinaseinhibitor 123 f, 133 f
Kinästhetik 244 ff

Kinästhetik-Expertin 246
Kind
– Pflege 292 ff
– Tumorerkrankung 288 ff
– Venenverweilkatheter 294
Kinderwunsch 292
Kissing-Phänomen 281
Kleinhirnmetastase 249
Klopfung 229
Knetung 229, 231
Knochenabbau 132
Knochenmark, blutbildendes 136, 189 f
Knochenmarkaplasie 190 f
Knochenmarkdepression
– Auswirkung 191 ff
– Definition 190
– Infektionsvermeidung 192 f
Knochenmarkdepression 189 ff
Knochenmarkentnahme 136
Knochenmarkinfiltration 282
Knochenmarkmetastase 190
Knochenmarkneoplasie 95
Knochenmarkpunktion 295
Knochenmarkschädigung 182 f
Knochenmarktoxizität 285 ff
Knochenmetastase 108
– Schmerzen 219 f
– Strahlentherapie 143, 145
Knochenschmerzen 222, 282
Knochenszintigrafie 108
Knochentumor 288 f
Koanalgetika 222
Kohärenzgefühl 19 f, 333
Kohlenhydratstoffwechsel 152 f
Kohlenwasserstoffe
– aromatische 96 f
– polyzyklische 105
KOK (Konferenz Onkologische Kranken- und
    Kinderkrankenpflege) 3 f
Kolitis, pseudomembranöse 173
Kollagenase 100
Kollagenwundauflage 203
Kolonkarzinom 266 ff
– EGF-R-Expression 129
– Koloskopie 108
– Prognose 267 f, 271
– Risikofaktor 36
– Therapie 267
Kolorektales Karzinom 266 ff
– Mutatorgen 100
– nicht polypöses, hereditäres
    (HNPCC) 100, 266
– Prävention 26 f, 35
– Risikofaktor 27
– Therapie 131 f, 267
Koloskopie 108, 266
Kolostomie 275 f
– doppelläufige 276
Kommunikation 211, 405 f
– Grundlagen 341 f
– non-verbale 240, 243, 342
– bei Schmerzen 69
– des Sterbenden 354
– verbale 342, 354
Kommunikationsstil 344
Kompetenz, erlebte 346
Kompetenzerwartung 333
Konditionierung 136 f
– intensitätsreduzierte 140
Konferenz Onkologische Kranken-
    und Kinderkrankenpflege (KOK) 3 f
Konisation 326
Konsiliardienst, palliativmedizinischer
    (PKD) 361
Konstrastmittelsonografie 106

Kontaktblutung 325
Kontrollüberzeugung, gesundheits-
    bezogene 333
Kontrollverlust 357
Konzentrationsstörung 182, 184
Kopf-Hals-Tumor 308 ff
– EGF-R-Expression 129
– Ernährungssituation 315
– Komplikation 317
– Mundpflege 316
– Nachsorge 310
– Pflege 311 ff
– Rehabilitation 311
– Therapie 309 f
Körper 214
Körperbild, Definition 209
Körperbildveränderung 209 ff, 262
– exulzerierender Tumor 368
– Laryngektomie 314
Körperempfindung 210
Körpererleben 209 ff
Körpergewicht 158
Körperkontakt 211
Körperöffnung 211
Körperreinigung, präoperative 330
Körpersekret 211
Körpersprache 211
Körperverletzung 82, 84
Körperversöhnung 212 f
Körper-Wissen 54
Körperzellmasse, Verlust 151
Korpuskarzinom 326 ff
Korrelationsstudie 45
Kortikosteroide 121, 169, 222
– Mangelernährung 158
Kortisonbehandlung 306
Kost, leichte 154 f
Kostabbau 272
Kostaufbau 273
Krampfanfall, epileptischer 301, 306
Krankengymnastik 228
Krankenhaus, rauchfreies 23
Krankenhausaufenthalt, verlängerter 151
Krankenhausaufnahmevertrag 79
Krankenhausbesuchsdienst 346
Krankenhausträger
– Deliktshaftung 83
– Haftung 82 f
– Organisationsverantwortung 81
– Organisationsverschulden 82
Krankheit
– Auflehnung 356
– externale Attribuierung 357
– internale Attribuierung 357
– Körpererleben 209 ff
Krankheitsbewältigung 306
Krankheitserleben 307
Krankheitsmodell, biomedizinisches 18
Krankheitsverarbeitung 263, 332 ff
– Diagnostik 334 f
– Krankheitsverlauf 335
– Patientenkompetenz 334
– Ressourcenorientierung 333
– im sozialen Kontext 333 f
Krankheitsverlauf 335
Krebsdiät 154
Krebsentstehung 35, 98 ff
Krebserkrankung 102
– erblich bedingte 22
– Gewichtsverlust 150 f
– Häufigkeit 21
– Kindesalter 288 ff
– Risikofaktor 22 ff, 104 f
– nach Stammzelltransplantation 140

Krebsprävention 21 ff, 30
– Ernährung 24 f
– primäre 26 ff
– sekundäre 30
– tertiäre 33
Krebsprognose 35 f
Krebsregister 102
Krebs-Selbsthilfe 347 f
Krebsvorläufer 92
Krukenberg-Tumor 328
Kryotherapie 206, 229
Kurzatmigkeit 253
Kurzdarmsyndrom 156

L

Lagerung 367
– bei Rasselatmung 370
Lähmung 302
Laktat 230
Laktoseintoleranz 172
Laktulose 180
Laparoskop 112
Laparoskopie 111
Laparotomie, explorative 111 f
Lapatinib 129, 260
Laryngektomie
– Beratung 312
– Ernährung 315 f
– Folgen 313
– Kommunikation 312
– Mobilisation 317
– Pflege 311 ff
– Pflegeziel 312
– Schmerzmanagement 317
– Selbsthilfegruppe 312
Laryngo-Pharyngektomie 308
Larynxkarzinom 23, 308
– Schluckstörung 315
– Überlebensrate 309
Larynxpapillomatose 308
Lasertherapie 309
L-Asparaginase 118
LDR-Brachytherapie 300
Leben 83
Lebensende 69 f, 362, 365 f
Lebensmittel, Unverträglichkeit 154 f
Lebensorientierung 20
Lebensphase, letzte 353, 362 f
Lebensqualität 37 f, 336 ff
– Definition 337
– Dokumentation 338 f
– Erfassung 337 f
– Ernährung 160
– gesundheitsbezogene 337 f
– Hb-Wert 285
– individuelle 365
– am Lebensende 365 f
– Mangelernährung 151
Lebensverkürzung 70 f
Leberfleck 161
Lebermetastase 112
Leberzellkarzinom 97
Leiomyom 95
Leiomyosarkom 95
Leistung, Qualität 383
Leistungsdreieck, klassisches 79 f
Leistungsempfänger 79, 82
Leistungserbringer
– rechtlicher 79 ff, 87 f
– tatsächlicher 80
Leistungsverbesserung 383
Leistungsverweigerungsrecht 86

Leitlinie
- Definition 49
- evidenzbasierte 49
Leitlinien-Bewertung 50
Lentigo-maligna-Melanom 319
Leukämie 282 ff
- akute myeloische 95, 283 f
- Chemotherapie 119
- chronisch myeloische 95, 99
-- Therapie 123, 133, 284
- Diagnostik 283
- Kindesalter 288 f
- Pflege 285 ff
Leukämiezellen 190
Leukopenie 155, 191
Leukoplakie 308, 322
Leukozyten 189 f, 285
Leukozyten-Engraftment 138
Leukozytenzelltyp 286
LHRH-Agonisten 121, 300
Libidoverlust 214, 300
Lichtempfindlichkeit 291
Lichttherapie 324
Lidocain 289
Liebe 214
Limited disease 250, 252
Linearbeschleuniger 140 f
Lipid Mobilizing Faktor (LMF) 152
Lipom 95
Liposarkom 95
Literatur, wissenschaftliche 49 ff
Literatursuche 49 f
Lobektomie 251
Logopädie 312
Lokalanästhesie 198
Lokalanästhetika 289
Loperamid 176 f
Lubrifikation 216
Luftverschmutzung 22
Lumbalpunktion 295
Lung Cancer Coalition 254
Lungenbestrahlung 291
Lungenfibrose 120
Lungenkrebs s. Bronchialkarzinom
Lungenresektion 251
Lungenvenen-Typ, Metastasierung 101
Lymphabfluss 231
Lymphangiom 95
Lymphfistel 274
Lymphknotenexstirpation 111
Lymphknotenmetastase 92, 111 f
Lymphknotenschwellung 96, 281 f, 308
Lymphödem 36, 259
- Neck Dissection 317
Lymphödemprophylaxe 264
Lymphom 96, 282 ff
- EBV 105
- Kindesalter 288 f
- Klassifikation 283
- kutanes 318, 323 ff
- Pflege 285 ff
- Therapie 284
Lymphonodektomie, axilläre 259
Lymphozyten 189 f
Lymphozytopenie 191

M

Maden 198
Magen, Überdehnungsreiz 162
Magen-Darm-Trakt-Blutung 195
Magen-Darm-Trakt-Tumor 162, 266 ff, 271
Magenentleerung 181, 268
Magenfrühkarzinom 270

Magenhochzug 269, 273
Magenkarzinom 266, 270 f
- Endosonografie 106
- Helicobacter-pylori-Infektion 98
- Metastase, ovarielle 328
- Mortalitätsrate 103 f
- Prävention 29
- Prognose 270 f
- Risikogruppe 29
- Therapie 114
Magenpolyp 29
Magenschleimhautbiopsie 108
Magnetresonanztomografie (MRT) 107, 302
MAK (Mamillen-Areolakomplex) 259
Malabsorption 152, 172
Malassimilationssyndrom 174
Maldigestion 172, 174
Mallory-Weiss-Syndrom 165
MALT-Lymphom 282
Mamillensekretion, blutige 258
Mammakarzinom 256 ff
- altersabhängige Probleme 263
- Belastung 262 f
- Beratung 265
- Case Management 401 f
- duktales 256 f
- erbliches 257
- exulzerierendes 263, 368
- Gendefekt 257
- hormonrezeptorpositives 259 f
- inflammatorisches 257 f
- Informationssammlung 262
- lobuläres 257
- Lokalrezidiv 259
- metastasiertes 260
- Palliativpflege 263
- Pflege 261 ff
- Prävention 26, 35 f
- Prognose 36, 261
- Resektionsrand 259
- Risikogruppe 26
- Schwangerschaft 263
- Sexualität 216
- Therapie 258 ff
- Therapiekomplikation 260 f
- Ursache 257
Mammaoperation, brusterhaltende 258 f
Mammasonografie 258
Mammografie 26, 258
Mammografiedichte 36
Mammotom 258
Mangelernährung 60, 150 ff
- Diagnose 254
- Fatigue 183
- Folgen 159
- Mediatoren 152
- pflegerische Maßnahmen 255
- Screening 153
Manschettenresektion 251
Massage
- klassische 229 ff
- schmerzreduzierende 227 ff
- Wirkung 230
Mastektomie 259, 262
- Brustprothese 264 f
- Pflegeintervention 265
- Verbandwechsel 265
Matrixmetalloproteinase-Inhibitor 131
Matuzumab 129
Mediastinoskopie 111 f
Medihoney 238 f
Medikamente
- angstlösende 169
- entzündungsmodulierende 158
- Mundtrockenheit 372

- No-Label-Use 350
- Off-Label-Use 350
Medizin, prädiktive 30
Medizinethik 72 f
Medizinische Fachangestellte 9 ff
-- Fortbildung 11
-- Handlungskompetenz 11 f
Medulloblastom 96, 302, 304
Melanom, malignes 27, 318 ff
-- Extremitätenperfusion, hypertherme 114 f
-- Fallbeispiel 161
-- Mortalitätsrate 321
-- Stadieneinteilung 112
Melanozyten 318 f
Melphalan 119, 206
Meningeom 302 f, 305
Menorrhagie 327
Menschenrechte 65
Menschlichkeit 360
Menstruation 215
6-Mercaptopurin 118 ff
MeSH 49 f
Mesotheliom 95
Meta-Analyse 49
Metabolisches Equivalent 38
Metalloproteinase 100
Metamizol 220
Metaplasie 94
Metastase, peritoneale 114 f
Metastasierung 29, 91, 101
- Hemmung 131
Methotrexat (MTX) 118 f
Metoclopramid 169, 181
Metrorrhagie 327
Microarrays 122
Migration 100
Mikronährstoffe 158
Mikrotubulus-Depolymerisation 120
Mikroverkalkung 258
Miktionsstörung 275
Miserere 162, 165
Mitfühlen 343
Mitose 92, 115 f
Mitosehemmer 118
Mitosespindel 120
Mitoxantron 119
Mittelmeerküche 24
Mobilisation, postoperative 330
Moral 63
Morbus
- Bowen 322
- Hodgkin 96, 281 ff
Morphin 220 f
Mortalität, geschlechtsspezifische 103 f
Motilität, intestinale 162 f, 177, 181
Motilitätsstörung 170 f, 173
MRSA 238
MRT = Magnetresonanztomografie 107, 302
MTK-Inhibitor 130, 133
mTOR (mammalian Target of Rapamycin) 131, 134
Müdigkeit 37, 144, 181 ff
Mukosabarriere 171, 192
Mukosakarzinom 269
Mukositis 138, 172
- Definition 205
- Ernährung 157
- Schmerzen 207
- Symptome 205
- Therapie 289 f
- WHO-Einteilung 206
Multi-leaf-Kollimator 142
Multityrosinkinaseinhibitor 123
Mundbefeuchtung 373
Mundbodenausräumung 310

Mundgeruch 206, 234
Mundhöhle
- Inspektion 207 f
- Reinigungsmechanismus 207
Mundhöhlenkarzinom 308
Mundhygiene beim Kind 290 f
Mundpflege 138, 193
- Abwehrreaktion 372
- Kopf-Hals-Tumor 316
- Naturheilmittel 233 f
- Patienteninformation 207
- Thrombozytopenie 287
Mundschleimhautveränderung 205 ff
- Patientenbroschüre 414
- Schmerzeinschätzung 207
Mundschutz 192
Mundspüllösung 206
Mundspülung 207
Mundstatus 316
Mundtrockenheit 144, 151, 205
- Ernährungshinweis 155
- medikamentenbedingte 372
- Pflegemaßnahme 316
- Terminalphase 157, 372 f
Muskeldehnung 229
Muskeleiweiß, Abbau 152 f
Muskelspasmen 222
Muskelverspannung 231, 246
MUST (Malnutrition Universal Screening
    Tool) 153
Mutationsanalyse 133
Mutationsrate 100
Muttermal 319
MYC-Protein 99
Myeloblast 189
Myelodysplastisches Syndrom 282
- Therapie 284
- WHO-Einteilung 283
Myelofibrose, idiopathische, chronische 95
Myeloproliferatives Syndrom 282
Myelosuppression 190, 307
Myelotoxizität 191
MYH-Mutation 266
Mykosis fungoides 323 ff
Myotonolytika 222

N

Nachladeverfahren 142
Nachricht 342
Nachtschweiß 282
Naevuszellnaevus (NZN) 319
Nagelplatte, Verfärbung 319
Nagelwachstumsstörung 319
Nähe 211 f, 358
Nähetyp 344
Nährstoffzufuhr 157 f
Nahrungsaufnahme 255
- verminderte 151
Nahrungskarenz 154, 273
- postoperative 330
Nahrungsmittel, hochkontaminierte 193
Nahrungsmittelaversion 151
NAKOS 347
Naloxon 227
NANDA (North American Nursing Diagnoses
    Association) 59
Narkose 272
Nasenbluten 194 f, 287
Nasennebenhöhlenkarzinom 308
Nasopharynxkarzinom 97, 308
Natriummangel 173
Naturheilkunde 232 ff
Nausea 161

Nebenwirkungsmanagement 3
Neck Dissection 309 f, 317
Nekrose 198 ff
Neoplasie 90
- intraduktale, pankreatische 268
- intraepitheliale 92
-- prostatische 297
Neostigmin 181
Nervenläsion 220
Nervus thoracicus longus 259
Neuroblastom 96, 288, 291
- Fallbeschreibung 295 f
Neurodermitis 236 f
Neuroleptika 222
Neuropathie, vegetative 178
Neurotoxizität 120
Neutropenie 191 ff, 285 f
- Infektionsrisiko 205
- Pflege 193, 286 f
Nichteinwilligungsfähigkeit 67 f
Nichtopioidanalgetika 220
Nierenadenom 93
Nierenfunktionsstörung 291
Nierenschädigung 139
Nierentumor 288
Nierenzellkarzinom 132
Nilotinib 133
Nimustin 119
Nitrosamine 97, 270
Nitrosoharnstoffe 118 f
N-Lost-Derivate 118 ff
Non-Hodgkin-Lymphom (NHL) 96, 296
- extranodales 323
- Therapie 117 f, 284
NRS (Nutritional Risk Screening) 153
Nukleolus, vergrößerter 92
Numerische Rating Skala (NRS) 225 f, 296
NYHA-Klassifizierung 253 f

O

Oberflächenantigen 132
Obstipation 176 ff
- Common Toxicity Criteria (NCI) 174
- opiatbedingte 227
- Therapie 179 ff
Octenidin 199
Octreotid 131, 177
OINV = opiatinduzierte Nausea und
    Vomiting 162
Ökologie menschlicher Bewegung 247 f
Öle, ätherische 232 ff, 373
Ondansetron 168 f
Onkogene 98 f, 133
Onkologie
- clinical pathways 388 f
- pädiatrische 72, 288 ff
-- Pflege 292 ff
- psychosozialer Bereich 331 ff, 382 ff
Onkologische Pflege 2 ff
- Aufbaulehrplan 5
- in Europa 7 ff
- gesundheitswissenschaftliche
    Aspekte 18 ff
- Internetadressen 4
- Qualitätszirkel 387 f
- rechtliche Aspekte 79 ff
- Weiterbildung 4 ff
Onkologische Therapie 110 ff
Operationsfolge 152, 183
Opioidapplikation
- intravenöse 221
- peridurale 221, 3
- rektale 371

Opioide 177, 220
- hochpotente 220
- Kindesalter 290
- niedrigpotente 220
- Obstipation 178 f
- orale 227
Opioidrezeptor 221
Optimismus 333
Oral Assessment Guide 316
Orchiektomie 214, 217, 300
Organisationsformen 390 ff
Organschädigung 139
ORS = Oral Rehydration Solution 175
Ösophagogastroskopie 269
Ösophago-Gastro-Duodenoskopie 108
Ösophagojejunostomie 270
Ösophagusersatz 270
Ösophagus-Ersatzstimme 312
Ösophaguskarzinom 266, 269 f
- Endosonografie 106
- Prognose 271
Osteomyelofibrose 282
Osteoporose 36, 300
Osteosarkom 95, 97
Östrogenabfall 215
Östrogeneinnahme 301, 327
Östrogenrezeptor 260
Östrogenrezeptorantagonist 121
Ototoxizität 291
Ovarektomie 215
Ovarialkarzinom 257, 328 f
Ovarialtumor 96
Ovulationshemmer 328
Oxazaphosphorine 118 f
Oxycodon 220
Oxytocin 230

P

P53-Gen 99
Packyear 308
Paclitaxel 120
Palifermin 206
Palliation 37
Palliative Care 359 ff
-- Ziel 362 ff
Palliativmedizin, Ethiknormen 70
Palliativoperation 114
Palliativpflege 7
- Aufgabe 364
- Dienstübergabe 374 f
- Ganzheitlichkeit 374 f
- Haltung 364 f
- Patientenorientierung 365 f
- Wundversorgung 366 ff
- Ziel 359 f
Palliativstation 361
Palliativteam, multidisziplinäres 373 ff
Palliativversorgung 12, 359
- Casemanagement 15 f
- Organisationsform 361
- Qualifikation 14
- Zielgruppe 360
Pancoast-Syndrom 250
Panendoskopie 309
Panitumumab 129
Pankreasinsuffizienz, exokrine 173
Pankreaskarzinom 268 f
- Epidemiologie 266
- Prognose 269, 271
- Sonografie 105 f
- Therapie 114, 268 f
Papillenkarzinom 106
Papillom 93
- invertiertes 93

Papillom-Virus, humanes (HPV) 25 ff, 97, 308
Papulose, bowenoide 322
Paracetamol 220, 227
Paraffinöl 180
Paraneoplastisches Syndrom 250
Paravasat 261
Partnerschaft, gleichgeschlechtliche 218
PÄS-Format 60
Paspertin 181
Passagestörung 273
Passivrauchen 104
Pathologie 90 ff
Patientenanwaltschaft 88, 345 ff
Patientenbeistand 348 f
Patientenberatung 343 f
Patientenbroschüre 207, 414
Patientenkompetenz 334 f
Patienten-Kontrollierte Analgesie (PCA) 221
Patientenorientierung, radikale 365 f
Patientenpersönlichkeit 344
Patientenpfad 388
Patientenverfügung 67 f, 87 f
Patientenwille 87
Patientenzufriedenheit 338 f
PCA-Pumpe 221, 227
PCR = Polymerasekettenreaktion 122
PDE-5-Hemmer 297
PDGF = Platelet derived growth factor 99, 128
PDGF-R 130
Peau d'orange Phänomen 257
PEG (perkutane endoskopische Gastro-
   stomie) 108, 157, 315
Peniskarzinom 217
Perikarderguss 251
Peritonealkarzinose 268, 270, 329
Peritonitis, Hartmann-Stoma 276
Persönlichkeitsanteile 344
Persönlichkeitsrecht 66
Perspektivwechsel 75 f, 375
PET = Positronen-Emissions-Tomografie 105,
   107 f, 140
PET/CT 108, 112
Petechien 194
Pfefferminzöl 2341, 3
Pflasterspray 198
Pflege (s. auch Onkologische Pflege)
– Aufgabe 41 f, 65
– bedürfnisorientierte 19
– Definition 31, 59
– Dokumentation 265
– Evaluation 56, 58, 256
– gefährliche 80
– Gerechtigkeitsprinzip 64
– bei Hirndrucksteigerung 306
– Hysterektomie 329 f
– Interkulturalität 366
– Kindesalter 292 ff
– Leistungsstörung 80
– Leitprinzip, ethisches 64 f
– bei neurologischen Ausfällen 307
– patientenorientierte 366
– Qualitätszirkel 387 f
– rehabilitative 31
– Terminalphase 369 ff
– Wirksamkeit 42
– Ziel 41, 53
Pflegeangebot, komplementäres 232 ff
Pflegeassessment 59
Pflegebedarf 56 f, 241, 253
Pflegediagnose 58 ff, 253
– Anschlussheilbehandlung 32
– Anwendung in der Onkologie 61
– Definition 59
– PÄS-Format 60
Pflegedienstleistung, Deliktshaftung 83

Pflegefachkraft 5 f
– Anpassungsfähigkeit 246
– Belastung 244 f, 369
– Deliktshaftung 82
– Dienstvertrag 80
– Eigenverantwortung 81
– Ethik-Kodex 65
– Kompetenzprofil 410 ff
– Leistungsdreieck 79 f
– Pflichten 80 ff
– psychosoziale Aufgabe 244 f
– Qualifikation 86
– für Rehabilitation 34
– Schmerzmanagement 224
– Überforderung 246
– Weiterbildung 245
Pflegeforschung 3, 41 ff
– ethische Probleme 72
– Forschungsbereich 43
– Forschungsdesign 45
– Forschungsergebnis 48, 51
– Forschungsgegenstand 42, 46
– Forschungsprozess 44 f
– klinische 45 ff
– Literaturübersicht 46 f
– Methodologie 43
– qualitative 43 f, 47
– quantitative 43 f, 47
Pflegekraft/Patienten-Verhältnis 82
Pflege-Management 14
Pflegemodell 52 f
– Kritik 54
– Umsetzung 55
Pflegende, Hilfestellung 212
Pflegeplan 56 f
– Evaluation 58
Pflegepolitik 42
Pflegeprobleme 56 f, 59, 150 ff
Pflegeprozess 53 ff, 261
– Anregung 246 f
– Anwendung 58
– Definition 56
Pflegequalitätssicherungsgesetz 83
Pflegeresultat 57
Pflegestandard 254
Pflegetheorie 53 f
Pflegevisite 256
Pflegewissenschaft 41 ff
Pflegeziel 57, 254
Pflichtverletzung 82
Pfortader-Typ, Metastasierung 101
Pförtnerlymphknoten s. Wächterlymphknoten
Phagozytose 205
Phantomschmerz 290
Pharynxkarzinom 308 f
Phase-I-Studie 118
Phase-II-Studie 118
Phase-III-Studie 118
Phlebitisrate 287
Photopherese, extrakorporale 324
Physikalische Therapie 228
Physiotherapie 228
PI3-Kinase 134
PIF (Proteolysis Inducing Faktor) 152
PIKE-Schema 48
Pilzinfektion 138, 192
Piritramid 227
PKI166 129
Plaques, livid-rote 323 f
Plateauphänomen 257
Platinderivate 118 f
Plättchen-Wachstumsfaktor (PDGF) 99, 128
Plattenepithelkarzinom 29 f, 94
– Aerodigestivtrakt 308
– kutanes 322 f

– ösophageales 269
Pleuraerguss 250 f
Pleurodese 252
Pneumocystis-carinii-Pneumonie 290
Podophyllotoxinderivate 120
Polychemotherapie 256
Polycythemia vera 95, 282
Polymerasekettenreaktion (PCR) 122
Polyp 93
Polypektomie 111, 267
Polyurethanschaum 200 f
Port-Katheter 288, 294 f
Portnadel-Wechsel 87
Portpflege 193
Positronen-Emissions-Tomografie (PET) 105,
   107 f, 140
Postmenopause 259 f
Postremissionstherapie 284
Präkanzerose 92, 308
– kutane 322 f
Prävention s. Krebsprävention
Probiotika 176
Procarbazin 118 f, 163
Projekt, Definition 404
Projektabschluss 407
Projektauftrag 404 f
Projektdurchführung 406 f
Projektmanagement, systemisches 403 ff
Projektorganisation 404
Projektplanung 405 f
– Kraftfelddiagramm 406 f
Projektteam 405
Prokarzinogene 96 f
Prokinetika 272
Proktitis 280
Promotor 116
Promyelozytenleukämie 121, 283
Prostata spezifisches Antigen (PSA) 103, 297 ff
Prostatabiopsie 297
Prostatakarzinom 29, 297 ff
– hormonrefraktäres 301
– Prävention 29
– PSA-Wert 299
– Risikogruppe 29
– Sexualitätsstörung 217
– Therapie 299 ff
Prostatavergrößerung 298
Prostatektomie 299 f
Proteaseregulation 203
Proteasomen-Inhibition 133
Protein
– Primärstruktur 116
– saures, fibrilläres, gliales (GFAP) 93
Proteinabbau 118
Proteinbiosynthese 115 f
Proteinkinase C 134
Protonen 141
Protoonkogene 98 f
PSA 103, 297 ff
Pseudodiarrhö 170
Psoralen 324
Psychoonkologie 334 f
Psychoonkologische Basisdokumentation 262
PTCH1-Gen 321
pTNM 112
Pubertas praecox 328
PubMed 49 f
Punktion 295
Pupillenerweiterung 352
Purinantagonisten 118, 120
Purpura, thrombotisch-thrombozytopenische
   (TTP) 139
PUVA 324
Pyometra 327
Pyrimidinantagonisten 118 ff

Q

Qualität 382 ff
– Definition 383
Qualitätskommission 387
Qualitätslenkung 385
Qualitätsmanagement
– Definition 384
– Dokumentation 386
– Instrumente 386
– Normenreihe 383 f
– Strukturen 387
– systematisches 383
– Zertifizierung 384
Qualitätsmanagement-Handbuch 386
Qualitätsmanagementplan 385
Qualitätsmanagementsystem 400
Qualitätsplanung 385
Qualitätspolitik 385
Qualitätssicherung 382 ff
Qualitätsverbesserung 385 f
Qualitätsziel 385
Qualitätszirkel 386 ff
Quellstoffe 180

R

R0-Resektion 113, 143, 256
Radio-Chemotherapie 110, 113, 144
– simultane 310
– stationäre 146 f
Radiochirurgie 304
Radionuklid 142
Radioonkologie 140 ff
Radiotherapie-Diät (RHT) 280
Radon 250
Ras-Blockade 130, 133 f
RAS-Gen 99
Rasselatmung 353, 370 f
Ras-Signalweg 129
Rasur 329 f
Rauchen 22, 104
– Atemwegskarzinom 30
– Blasenkrebsrisiko 26
– Kopf-Hals-Tumor 308
– Lungenkrebs 28, 250
– Pankreaskarzinom 268
RB-Gen 99
Rechtsfähigkeit 84
Rechtsgüter 83 f
Rechtsgüterverletzung 82
Reflexdystrophie, sympathische 290
Regelkreis 404
Rehabilitation 31 ff
– ambulante 34
– Entlassungsmanagement 33
– Evaluation 338
– Fachpflegekraft 34
– gesetzliche Regelung 34
– Sport 38
– stationäre 34
– teilstationäre 34
Rehabilitationsphase 353
Reibung 229 ff
Reiter 277
Reizhusten 234 f
Rektumexstirpation 267
Rektumkarzinom 106 f, 266
– Pflege 271 ff
– Prognose 268, 271
– Therapie 113, 267
Rektumoperation 216, 272
Repräsentation, mentale 241
Resektion, multiviszerale 114

Residualtumor 113
Respirator, Entwöhnung 242
Ressourcen 19 f, 263
– Fallbeispiel 402
– materielle 402
– persönliche 333, 402
– soziale 333
Ressourcenorientierung 333
Retikulozyten 189 f
Retinoblastom 96
Retinoblastoma-Gen 99
Retinoide 121
Retroviren, onkogene 97
Rezeptortyrosinkinase (RTK) 123
Rhabdomyom 95
Rhabdomyosarkom 95 f
Ribonukleotidreduktasehemmer 118 ff
Ribose 116
RINE 164 f
RINV = radiotherapie-induzierte Nausea und
Vomiting 162
Risikofaktor 104 f
Risiko-Pflegediagnose 60
Rituximab 121, 126, 132, 284
Rizol 234
R-Klassifikation 113
mRNA 116, 124
dsRNA 124
RNA-Impfstoff 127
RNA-Interferenz 124
RNA-Polymerase 116
RNA-Viren 97
Röntgendiagnostik 107, 250
Röntgenstrahlen 97
Rooming-In 292
Roux-Dünndarmschlinge 270
rTNM 112
Rückenschmerzen 268
Ruheenergieumsatz 157
Rundherd, pulmonaler 107

S

S-100beta-Protein 319
Sacharomyces Boulardii 176
Salutogenese 19 ff, 333
Salutogenetisches Modell nach Antonovsky 20
Salvage-Therapie 284
Samenerguss, retrograder 217
Samenspende 214, 218
Sanddornöl 233, 238
Sarkom 95
Sättigungsgefühl 151, 273
Scapula alata 259
Schadensersatz 81, 83
Schadensvermeidung 64
Scham 212
Scheidentrockenheit 280
Schilddrüsenadenom 93
Schlaf 330
Schlafbedürfnis, erhöhtes 182, 184
Schlafstörung 183 f
Schleimhautbeobachtung 195
Schleimhautveränderung 205 ff, 316
Schlingenabtragung, endoskopische 111
Schluckauf 273
Schluckbeschwerden 155, 317
Schluckstörung 273, 313
– Ernährung 315 f
Schlucktraining 316
Schmerzanalyse 220, 223
Schmerzdurchbruch 221
Schmerzeinschätzung 223, 225
– Erhebungsbogen 413

Schmerzen
– abdominelle 180
– einschießende 290
– und Ethik 69
– Fatigue 183
– Fragenkatalog 225
– Gefäßspasmus 229
– Knochenmetastase 219 f
– und Kommunikation 69
– muskuläre 220
– neuropathische 220, 222
– nozizeptorvermittelte 220
– postoperative 274 f
– Strahlentherapie 143
– Terminalphase 371 f
– Ursache 219
– viszerale 220
Schmerzensgeld 81
Schmerzhemmungsmechanismus 230
Schmerzmanagement 219 ff, 223
– Patientenschulungsprogramm 226
Schmerzmessung 295 f
Schmerzmittel s. Analgetika
Schmerzreduktion, Basale Stimulation 242
Schmerzreduzierende Massage 227 ff
Schmerzskala 225
Schmerztherapie 219 ff
– adäquate 226
– Aufgabe der Pflegenden 225 f
– Expertenstandard 223 ff
– invasive 227
– beim Kind 289 f
– Koanalgetika 222
– lokale 280
– Naturheilmittel 233
– Nebenwirkung 178
– Physikalische Therapie 228 f
– postoperative 227
– rückenmarksnahe 221
– unzureichende 224
– WHO-Stufenschema 220
Schmierblutung 327
Schock, anaphylaktischer 126
Schuppenbildung 322
Schüttelung 229
Schutzkolostoma 276
Schutzreflex 161, 164
Schwäche 182
Schwangerschaft 218, 328
– Mammakarzinom 263
Schwangerschaftsverhütung 218
Schwingung 231
Scopolamin 371
Sedierung 289
Seeds, radioaktive 142
Sehstörung 302
Selbstbestimmung 64, 66
– Informed Consent 67
Selbstbestimmungsrecht 87 f
Selbstbild, kohärentes 247
Selbsteinschätzung 262
Selbstekel 212
Selbstfürsorge 53 f
Selbsthilfe 333, 345 ff, 400
– gesundheitsbezogene 346
– Kontaktadressen 347, 350 f
– Krebsselbsthilfe 347 ff
– nicht-gesundheitsbezogene 346 f
Selbsthilfe-Defizit-Theorie 53
Selbsthilfeförderung 345, 347
Selbsthilfegruppe 345 ff
Selbsthilfekontaktstelle 347
Selbsthilfeorganisation 347
– Öffentlichkeitsarbeit 349
– Patientenbeistand 348 f

Selbstpflegetheorie 53
Selbstregulierung 247 f
Selbstständigkeit 66
Selbststeuerung 66
Selbstverantwortung 66, 333
Selbstwirksamkeit 333, 335
Seminom 96
Sender-Empfänger-Modell 341 f
Sensibilitätsstörung 302
Sentinel Lymphknoten 256
Sepsis 138, 192, 286
– beim Kind 290
Serin/Threonin-Kinase 124, 134
Serotonin 152, 230
– Antagonisten 168 f, 179
– Brechreiz 162
Serum 259
Sexualität
– am Lebensende 218
– männliche 216 ff
– Störung 213 ff
– weibliche 215 f
Sézary-Syndrom 324 f
SGA (Subjective Global Assessment) 153
Shared Decision-Making (SDM) 51
Siegelringkarzinom 94 f
Signaltransduktionsprotein 98 f
Simulator 146
Sinnhaftigkeit 19 f
Small molecules 123
Smiley-Analogskala 295 f
SOC-Skala 20
Solidarität 66
Somatostatin-Analoga 131, 177
Sondenernährung 173, 315
Sonnenbrand 27 f, 319
Sonnenlichtexposition 97, 322
Sonnenschutzmittel 28
Sonografie 105 ff
Sorafenib 123, 130 f, 133 f
Sorgfaltspflicht 86
Sorgfaltspflichtverletzung 81
Sozialarbeit 391 f
Sozialvisite 391
Spannungszustand 20
Spastik 233
Speicheldrüsenadenom, pleomorphes 93
Speicheldrüsenschäden 205, 316
Speicheldrüsentumor 309
Speichelfistel 314
Speichelfluss 155, 206, 372 f
Speichelmangel 205
Spenderchimärismus 138 f
Spender-gegen-Wirt-Reaktion 137
S-Phase 115, 117, 119
Splitstoma 278
Sport 35 ff
– Leistungsniveau 38
– Wirkpotenzial 36 f
– Wirkung, negative 37
Sporttherapie, ausgewogene 37 f
Sprachentwicklungsverzögerung 291
Spurenelemente 158
SSS = Simple Sugar Salt-solution 175
Stadieneinteilung, klinische 112
Staging 110, 112
– endosonografisches 106 f
Stammzellen 189
– Nabelschnurblut 140
Stammzelltransplantation 135 ff
– Abstoßung 138 f
– allogene 33, 136 f
– autologe 135 ff
– Ernährung 157
– haploidente 140

– Infektionsrisiko 138
– Komplikation 138 ff
– Konditionierung 137
– Unverträglichkeitsreaktion 137
Standarditem 401
Stanzbiopsie (core-cut) 256
– transrektale, ultraschallgesteuerte 299
Steatorrhö 170
Stehen, atemerleichterndes 255
Sterbebegleitung 233, 358
– ärztliche 71
– emotionale 355 ff
– Hirntumor 307
– pflegerische Herausforderung 362
– Zugehörigenbegleitung 362 ff
Sterbefall, krebsbedingter 102 f
Sterbehilfe 70 f
– aktive 70 f
– gesetzliche Regelung 87
– indirekte 70 f
– passive 70 f
Sterbekultur 360
Sterben 33, 352 f
– in Institutionen 360
– soziale Dimension 358 f
Sterbende, Kommunikation 354
Sterbephase 355 ff
– Depression 357 f
– erkennen 353 f
– Ernährung, künstliche 157
– Nichtwahrhabenwollen 356 f
– Verhandeln 357
Sterbeprozess 352 f
– Fatigue 188
– körperlicher 353 ff
– spirituelle Deutung 354 f
– Symptombehandlung 370 ff
– Verlauf 355
Sterblichkeit 102 f
Sternberg-Reed-Zellen 96
Stimmbandbeweglichkeit 308
Stimmbildung 312
Stimme 211
Stimmhilfe, elektronische 312
Stimmungsaufhellung 233
Stimulation, basale 239 ff
Stoffwechsel, gesteigerter 108
Stoffwechselveränderung 152 f
Stoma
– doppelläufiges 276 ff
– endständiges 278
– Nekrose 280
– protektives 267
– Schmerztherapie, lokale 280
– Sexualitätsstörung 217 f
Stomabeutel 276
Stomapflege 275 ff
Stomatitis 49 f, 205
– beim Kind 295
Stomatitisprophylaxe, Interventionsstudie 48 f
Stomaversorgung
– bei Chemotherapie 280 f
– einteilige 276 f
– bei Radiotherapie 279 f
– mit Reiter 277 f
– zweiteilige 276 f
Strahlenchemotherapie, myeloablative 284
Strahlenenergie 141
Strahlenenteritis, akute 172 f
Strahlenexposition, Hirntumor 302
Strahlenquelle 141 f
Strahlentherapie 140 ff
– Ablauf 145 ff
– adjuvante 143
– Diarrhö 172 f

– Dosiseinheit 145
– Ernährung 156 f
– externe 141 f
– Folgestörung 32 f
– Fraktionierung 145
– Hautpflege 280
– Hirntumor 304
– hyperfraktionierte, akzelerierte 145
– intensitätsmodulierte (IMRT) 142 f
– interstitielle 142
– intraoperative 279
– Knochenmarkaplasie 191
– Kombinationsverfahren 144
– Kopf-Hals-Bereich 316
– kurative 143
– Müdigkeit 183
– Nebenwirkung 144, 152
– Nebenwirkungsprophylaxe 237 f
– neoadjuvante, präoperative 143
– palliative 143 ff
– Planung 145
– postoperative 143
– Prostatakarzinom 300
– Qualitätssicherung 146
– Schleimhautschädigung 205
– sequenzielle 144
– Simulation 145 f
– Spätfolgen 291
– stereotaktische 142
– Stomaversorgung 279 f
– Supportivbehandlung 147
– Übelkeit und Erbrechen 164 f
– Wirkung 141
Strahlung
– ionisierende 97, 140
– ultraviolette 97
Streichung 229 ff
Streptozotocin 163
Stress 183
Stressauswirkung, körperliche 246 f
Stressbelastung 245 f
Stresshormon 230
Stressor 20
Stroke Massage 230
Stromatumor, gastrointestinaler 133
Studie 49
– Anwendbarkeit 50 f
– Aussagekraft 50 f
– Bewertung 50 f
– deskriptive 45
– ethische Probleme 72
– experimentelle 45
– kontrollierte, randomisierte 50
– nicht-kommerzielle 350
– qualitative 49 f
– quantitative 48, 50
– Validität, innere 50
– Zytostatikawirkung 118
Stuhl, Blutbeimengung 266
Stuhlausscheidung, postoperative 275
Stuhldrang 170
Stuhlerbrechen 165
Stuhlfettausscheidung 170
Stuhlgewicht 170
Stuhlkonsistenz, Regulierung 280
Stuhlverhalt 281
Sturzneigung 195, 307
Subileus 178, 272
Suizid, Beihilfe 71, 88
Suizidgen 124
Summaries 49
Sunitinib 123, 133
Symbolsprache 354
Synaptophysin 93
5q-Syndrom 282

Syndrom-Pflegediagnose 60
Synopses 49
Syntheses 49
Systemmodell 52

T

Tachykardie 195
TAFs (tumour angiogenic factors) 131
Tamoxifen 121, 259 f
Tannin 177
Tapetement 229, 231
Targeted Therapie s. Therapie, gezielte
Tätigkeit, ärztliche, Delegation 85 f
Taxane 118, 120, 259
Taxotere 301
Team, multidisziplinäres 32, 75, 373 ff
Teamkommunikation 374 ff
Teleangiektasie 321
Teniposid 118, 120
TENS (transkutane elektrische Nerven-
  stimulation) 228
Teratom 96
Terminalphase 353
– Krankenbeobachtung 369
– Pflege 369 ff
– Symptombehandlung 370 ff
Testosteron 300
Tetrahydrofolsäure 118
Tetrazine 119
TGF-α 99, 131
Thalidomid 131
Therapie
– adjuvante 129, 259
– antiemetische 163, 168 f
– Antikörpertherapie 125 f, 132
– antiöstrogene 257
– Apoptose-induzierende 132 ff
– chirurgische 113 ff
– endokrine 259 f
– individualisierte 135
– kurative 110
– neoadjuvante 113
– photodynamische (PDT) 321
– Spätfolgen 291
– supportive beim Kind 289 f
– Übelkeit und Erbrechen 162
– zielgerichtete 121 ff, 134 f, 171
–– Bronchialkarzinom 252
–– Grenzen 134
–– Melanom 320
Therapieentscheid 112 f
Therapienebenwirkung 3
– ernährungsrelevante 151 f
– Forschungsgegenstand 46
– Sport 36 f
Therapieplanung 110
6-Thioguanin 118 ff
Thorakoskopie 111
Thorakotomie, explorative 111 f
Thoraxübersichtsaufnahme 107, 250
Thrombose 304, 306
Thromboseprophylaxe 330
Thrombozyten 189 f, 285
Thrombozytenaggregation, Hemmung 194
Thrombozytentransfusion 194 f, 290
Thrombozythämie, essenzielle 95
Thrombozytopenie 193 ff
– Blutungsneigung 37, 205
– essenzielle 282
– Knochenmarkdepression 285 f
– pflegerische Maßnahmen 287
Thymidin 118
Thymin 116

Tilidin 220, 227
TK-Inhibitor s. Tyrosinkinase-Inhibitor
TNM-Klassifikation 92 f, 112
– Bronchialkarzinom 250 f
Tod
– bevorstehender, körperliche Anzeichen 353
– biologischer 352
– dissoziierter 352
– klinischer 352
– therapiebedingter 139
Todesart, unklare 378 f
Todesbescheinigung 378 f
Todesrasseln 370
Todesrezeptor 127 f
Todesursache 378
Todeszeichen 352, 379
Tolperison 220
Top-down-Modell 73
Topoisomerasehemmer 118, 120
Topotecan 118, 120, 171
Totenfürsorge 379
Totenstarre 352, 379
Tötung 83 f
Trachealkanüle 313 f
– Cuffdruck 314
Trachealsekret 314
Tracheostoma 211, 311
– Atemwegsbefeuchtung 314
– Fistelbildung 314
– Patientenanleitung 314
– Pflegeevaluation 314 f
– Pflegemaßnahme 312
– Pflegeziel 314
– Sexualitätsstörung 218
– Umgang 313 ff
– Wundmanagement 314
Tracheostomapflege 314
Tracheotomie
– Folgen 313
– Nahtinsuffizienz 314
– Sekretproduktion 314
TRAIL-Rezeptor 127 f, 132
Tramadol 220
Transaktionales Modell 332 f
Transfusion 86, 188, 290
Transitionalzellkarzinom 95
Transitzeit, intestinale 177
Transkription 116 f
Transkriptionsfaktor, nukleärer 98 f
Translation 116
Transparentfolie, semipermeable 202
Transplantat-gegen-Empfänger-Reaktion 139
Transportstörung 273
Trastuzumab (Herceptin) 37, 129, 132, 257
– Angiogenesehemmung 131
– Mammakarzinom 260
Trauer 362 ff
Trauerprozess 364
Trauerrad 364
Traurigkeit 357
Treosuflan 119
Tretinoin 121
Trierer Skala zur Krankheitsverarbeitung 335
Trofosamid 119
Trommelbauch 275
Trommelschlegelfinger 250
Trommelung 231
Trositumomab 132
Tru-cut-Nadel 111
Tumor
– bösartiger 91 ff, 95
– Definition 90
– dermatologischer 318 ff
– Differenzierungsgrad 93
– Einteilung 91 ff

–– histologische 93 ff
– embryonaler 93, 96
– Entdifferenzierung 92
– epithelialer 93 ff
– exulzerierender 368
– gastrointestinaler 162, 266 ff
–– Prognose 271
– gutartiger 91 ff, 95
– gynäkologischer 325 ff
– Inoperabilität 272
– mesenchymaler 93, 95
– neuroektodermaler 93
– neuroendokriner 93
– semimaligner 91
– spindelzellreicher 95
– Stadieneinteilung 112
– Veränderung, genetische 122
– Wachstumsform 93 f
– Wachstumsverhalten 91 f
Tumorantigene 125
Tumorausbreitung 112
Tumorbiologie 100
Tumorchirurgie 113 ff
– elektive 271
– Verfahren, kombinierte 114 f
Tumordiagnostik 90, 105 ff
– Histologie 91 f
– mikroskopische 92
Tumordicke nach Breslow 319
Tumorentstehung 98 ff
– Risikofaktor 96
Tumorkachexie 158
Tumormarker 319
Tumorprogression 121
Tumorresektion
– erweiterte 114
– kurative 113 f
– palliative 113 f
– radikale 114
Tumorrezidiv 91, 111, 145
Tumorschmerz 219
Tumorstadium 92 f
Tumorsuppressorgene 98 f
Tumorsyndrom, familiäres 92
Tumorwachstum 100 f
– diskontinuierliches 325
– Hemmung 122
– kontinuierliches 325
Tumorwunde, exulzerierende 199
Tumorzellen 121
– Devitalisierung 143
– Oberflächenstruktur 126
– resistente 134
Tumorzellenthrombus 101
Tyrosinkinase
– Hemmung 123
– zytoplasmatische 123
Tyrosinkinaseaktivität 99
Tyrosinkinase-Inhibitor 99, 123, 129 f, 133 f
– Mammakarzinom 260
T-Zellen 96
– regulatorische 125
– zytotoxische 125, 127
T-Zell-Leukämie-Virus (HTLV-1) 97
T-Zell-Lymphom 283
– kutanes 323 f

U

Übelkeit 161 ff
– akute 163 f
– antizipatorische 164, 168 f
– Beratungsgespräch 167
– chemotherapieinduzierte 163 f

– Definition 161
– Dokumentation 169
– Ernährung 155, 167 f
– Mangelernährung 151
– Naturheilkunde 232 f
– obstruktive 165
– opiatbedingte 165, 227
– paraneoplastische 162
– Pflegeanamnese 165
– Pflegeintervention 167 ff
– Pflegeziel 166 f
– Risiko-Assessment 165 f
– subjektive Dimension 165 f
– Symptomlinderung 167
– Therapie 168 f
– therapiebedingte 162
– verzögerte 164
Überforderung 246
Übergangsepithelkarzinom 95
Übergewicht 22, 24 f, 327
– Krebsrisiko 104
Überlastungsanzeige 86
Überlauf-Erbrechen 162
Überlebenszeit 335
– gesundheitsbezogene 337
– qualitätsadjustierte 337
Überleitungspflege 391
Übernahmeverantwortung 84
Übernahmeverschulden 81, 84
Übersichtsarbeit, systematische 46 f, 49 f
Übertragung 245
Überwachung, postoperative 330
Überwachungsstrategie 299
Überwärmung 144
UICC-Stadieneinteilung 112
UICC-Tumorklassifikation 92
Ulkus
– infiziertes 199
– orales 205 f, 233
Ultraschall, transrektaler (TRUS) 299
Ultraschallkontrastmittel 106
Ulzeration 94
Umweltbelastung 105
Unterbauchschmerzen 327 f
Unterdrucktherapie 204
Untersuchung, digitorektale (DRU) 298 f
Unverträglichkeitsreaktion 137
Upfront-Therapie 259
Uracil 116
Urea 197
Urin, blutiger 139
Urinausscheidung, postoperative 275
Urostomie 278 f
Urothelkarzinom 95
Ursachenzusammenhang, haftungs-
 begründeter 82
Urteilsbildung, ethische 75
UV-Strahlung 27, 97, 105, 319
– Präkanzerose 322
ÜWE-Syndrom 161

V

Vagina, Veränderung, therapiebedingte 216
Vakzinierung 126
Varizella-Zoster-Virus, Reaktivierung 138
VAS = Visuelle Analogskala 225 f
Vascular-distupting agents (VDA) 131
Vasodilatation 229
VEGF = vascular endothelial growth factor 100,
 128, 130 f
VEGF-Hemmung 131
Vena-Cava-Superior-Syndrom 250, 252
Venookklusive Erkrankung (VOD) 139
Ventilationsstörung, restriktiv-obstruktive 291

Veränderungsbereitschaft 403
Verbale Rating Skala (VRS) 225 f
Verbandwechsel 239
– atraumatischer 197
– schmerzhafter 197
Verdauungstrakt, Plattenepithelkarzinom 29 f
Verhandeln 357
Verlegungsmanagement 390 ff
Verleugnung 356
Verlusterfahrung 362 ff
Vermännlichung 328
Verschleimung 234
Verschulden 83
Versorgung
– Brückungsmodell 391 f
– Capitationsmodell 399
– häusliche 13
– integrierte 392, 397 ff
Versorgungsbedarf 16
Versorgungsbruch 393
Versorgungseinrichtung, Vernetzung 391 f
Versorgungskontinuität 390 ff
Versorgungsplan 16
Versorgungswechsel 276 f
Verständigung, dialogische 64 f
Verstopfung 176 ff
Vertragsarztrechtänderungsgesetz (VÄndG) 398
Vertrauensperson 305
Vibration 229, 231, 240
Vigilanzveränderung 194
Vimentin 93, 95
Vinblastin 120, 178
Vinca-Alkaloide 118, 120
Vincristin 120, 178
Vinorelbin 120
Virchow'scher Lymphknoten 111
Viren, Karzinogenese 97
Virusinfektion 138
Visuelle Analogskala (VAS) 225 f
Vitalfunktion 330
Vitamin B$_{12}$ 271
Vitamine 25, 158
Völlegefühl 151, 328
– postoperatives 273
Vollkost, leichte 154 f
Vorsatz 83
Vorsorgevollmacht 68
VRS = Verbale Rating Skala 225 f
Vulvakarzinom 216

W

Wachstumsfaktor 98 f
– Blutbildung 138
– transformierender 99
Wachstumsfaktor-Rezeptor 98 f, 122
– Blockade 128 ff
– epidermaler (EGFR) 99
Wachstumskontrolle
– Defekt 122
– gestörte 128
Wachstumsretardierung 291
Wächterlymphknoten 113, 256
Wächterlymphknotenbiopsie 259, 319
Wahrnehmung, reduzierte 353
Wahrnehmungserfahrung 240
Wahrnehmungsstufenkonzept 240
Wahrnehmungssystem, kinästhetisches 246
Wärmeanwendung 228 f
Wasser/Öl-Emulsion 197
Wechseljahre 215
Wechseltyp 344
Weichgewebstumor 95
Weichteilsarkom 142
Weichteiltumor 49 f, 111, 288

Weiterbildung 4 ff
– Definition 8
– EONS Leitlinie 7 f
– modular strukturierte 6
– Motivation 8
Wellness-Pflegediagnose 60
Wertheim-Meigs-Operation 326, 328
Wertschätzung 363
Wesensveränderung 307
Whipple'sche Operation 268
WHO-Klassifikation 283
WHO-Trinklösung 175
Widerstandskraft 333
Widerstandsressourcen, generalisierte 20
Wille 66, 71
– mutmaßlicher 67
Wilms-Tumor 96
Wohlbefinden 64, 337
Wundableitung 274
Wundanamnese 196
Wundauflage 199 ff
– Geruchsbekämpfung 201
– kohlehaltige 199
– bei Nekrose 199 f
– silberhaltige 200
– spezielle 203
Wundbad 198
Wunddistanzgitter 196
Wunde
– blutende 199, 369
– epithelisierende 204
– exulzerierende 199
– granulierende 201, 204
– Hautschutz 197 f
– infizierte 199 f, 203, 369
– Keimschutz 197
– nekrotische 369
– sezernierende, fistelnde 369
– überriechende 199, 369
– unterminierte 204
– Wärmeisolation 197
Wundexsudat 199, 201 f, 204
Wundgaze, beschichtete 196
Wundheilung 198
Wundheilungsstörung 196, 238 f
– Strahlentherapie 280
Wundinfektion 239
Wundkonditionierung 203
Wundpeeling 197
Wundrandschutz 314
Wundreinigung 198
– Ultraschall-assistierte 198
Wundsekret 274
Wundspülung 198 f
Wundverband, idealer 197
Wundversorgung
– feuchte 196 ff
– palliativpflegerische 366 ff
– trockene 196 f
– Unterdrucktherapie 204
Würde 66
Würgen 161
Würzburger Schmerzperfusor 227

X

Xanthinoxidase-Hemmer 119
Xerostomie s. Mundtrockenheit

Y

ypTNM 112
Y-Roux-Anastomose 270

Z

Zähneputzen 206
Zahnfleischbluten 194, 205, 287
Zahnprothese 207
Zahnstatus 316
Zangenbiopsie 111, 250
Zelladhäsionsmolekül 100
Zellen, dendritische 127
Zellpolymorphie 92
Zellproliferation 90
– Hemmung 118
Zellproliferationsrate, hohe 118
Zellteilung 115 f
Zellteilungsrate 92
Zelltod, programmierter 100, 122
–– Induktion 127 f
Zelltransfer, adoptiver 125
Zell-Zell-Kontakt 100
Zellzyklus 115, 119
Zervixkarzinom 25 f, 325 f
– Operation 215

– Prävention 27
– Risikofaktor 27
– Stadieneinteilung 326
– Therapie 326
Zitrat 175
ZNS-Tumor 288 f, 291
Zorn 356 f
Zugang
– peripherer 287 f
– venöser 287 f
– zentralvenöser 288
Zugehörigenbegleitung 362 ff, 371
Zuhören, aktives 357
Zumutbarkeit 74
Zungengrundtumor 309
Zweittumor 144, 266, 291
Zykline 98 f
Zystadenokarzinom 94 f, 328
Zystadenom 93
Zytokeratin 93, 95
Zytokine 127, 152
Zytomegalievirus, Reaktivierung 138

Zytostatika 115 ff
– Angriffspunkt 117 f
– Applikation, intrathekale 304
– Definition 118
– diarrhöinduzierende 171 f
– Einteilung 119 f
– emetogenes Potenzial 163
– Entwicklung 118
– Fatigue 182 f
– Kardiotoxizität 120
– Kindesalter 289
– Krebsenstehung 96 f
– Neurotoxizität 120
– Phasenspezifität 119
– Schleimhautschädigung 205
– verstopfend wirkende 178
– Wirkmechanismus 118
– Zytotoxizität 191
Zytostatikaintoxikation, iatrogene 289
Zytotoxizität, zelluläre, antikörperabhängige
  (ADCC) 126 f

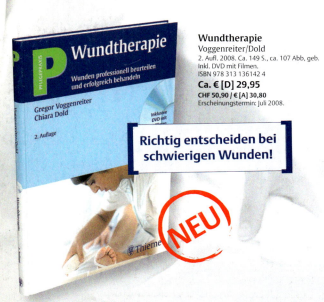
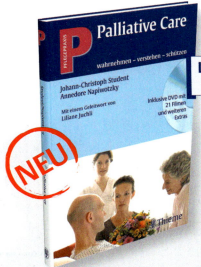
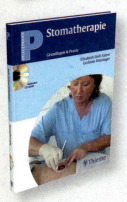
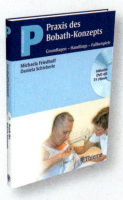
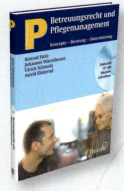
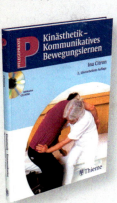
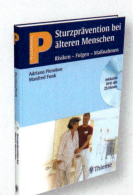 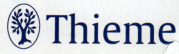